李顺保　主编

伤寒论版本

大全

U0200209

学苑出版社

图书在版编目（CIP）数据

伤寒论版本大全/李顺保主编. —北京：学苑出版社，2000.9（2019.1重印）

ISBN 978-7-5077-1540-8

Ⅰ.①伤…　Ⅱ.①李…　Ⅲ.①伤寒论-研究　Ⅳ.①R222.2

中国版本图书馆 CIP 数据核字（2000）第 07832 号

责任编辑：付国英

责任校对：木　子

出版发行：学苑出版社

社　　址：北京市丰台区南方庄 2 号院 1 号楼

邮政编码：100079

网　　址：www.book001.com

电子信箱：xueyuanpress@163.com

电　　话：010-67603091（总编室）、67601101（销售部）

经　　销：新华书店

印　刷　厂：北京市京宇印刷厂

开本尺寸：787×1092　1/16

印　　张：45.75

字　　数：781 千字

版　　次：2000 年 9 月第 1 版

　　　　　　2006 年 8 月第 1 次修订

印　　次：2019 年 1 月第 3 次印刷

定　　价：168.00 元

自　序

张仲景是我国伟大的医学家，以撰著《伤寒杂病论》名震中外，1993 年国际著名的英国维尔康医史研究所推崇世界医学伟人 29 位，张仲景名列第五位。

《伤寒论》是中医四大经典著作之一，是一部具有辉煌成就的著作，是"医门之圣书"，被中医界奉为圭臬。《伤寒论》以他完整、系统的理论性和有效的实践性，奠定了伤寒学的基础，促进和发展了中医临床医学。

《伤寒论》自诞生之日起，尤其在晋代以后，倍受中医学者关注，明清时代研究《伤寒论》出现"百家争鸣"的局面，新中国成立后，《伤寒论》的研究进入鼎盛期，获得空前的发展。《伤寒论》并享有极高的国际声誉，尤其在日本，不仅收藏《伤寒论》多种古传本，为研究《伤寒论》提供了丰富的资料和文献，而且发展和提高了伤寒学。

千百年来从事《伤寒论》研究的著名学者就达百余名，《伤寒论》类著作书目截止 1999 年已达 1604 种之多（李顺保统计，详见本书汇总表），在日本亦达 297 种（李顺保统计，详见本书汇总表），其数量之多，实属罕见。

《伤寒论》自问世后，不久就散佚，千百年来，经学者、收藏家不断发现、整理和刊行，其版本日趋增多，为学习和研究《伤寒论》提供了宝贵的资料和文献。

时至今日，发现的《伤寒论》版本种类前所未有，为古人所未见，是我们学习和研究《伤寒论》的良好机遇，这是不争的事实。

为创造研究《伤寒论》的良好氛围，现将《伤寒论》各版本汇总成册，提供较为完整的文献和资料，企望为发展伤寒学尽绵薄之力。

本书搜集和校注的《伤寒论》版本如下。

《敦煌本伤寒论》：敦煌莫高窟藏经洞发现的《伤寒论》抄本残卷。

《康治本伤寒论》：日本康治二年（1143 年）沙门了纯抄本。

《康平本伤寒论》：日本康平三年（1060 年）国医丹波雅忠藏本。

《金匮玉函经》：北宋治平三年（1066年）校正医书局校正本。

《高继冲本伤寒论》：荆南国节度使高继冲藏本，于淳化三年（992年）收编入《太平圣惠方》中。

《唐本伤寒论》：唐·孙思邈收编于《千金翼方》中的《伤寒论》。

《宋本伤寒论》：北宋治平二年（1065年）校正医书局校正本，明万历二十七年（1599年）赵开美影刻本（《仲景全书》）。

《注解伤寒论》金·成无己注，明万历二十七年（1599年）赵开美影刻本（《仲景全书》）。

以上八种《伤寒论》版本，《伤寒论》学者和专家取得共识，一致认为是《伤寒论》的原始古传版本。此外，《伤寒论》无系统、散见于《脉经》、《千金要方》、《外台秘要》等医藉中，今不作《伤寒论》版本论而搜集。

二十世纪三十年代后，在国内尚陆续发现《桂林本伤寒杂病论》（又名《白云阁本》）、《长沙本伤寒杂病论》（又名《刘昆湘本》）、《涪陵本伤寒论》三种，众学者皆言为"伪书"、"赝品"，证据不足，尚难定论。由于明清以来，重订错简派的兴起，《宋本伤寒论》逐渐被推崇为标准本和通行本，而视其他《伤寒论》版本出自"旁门"，因而削弱了研究和考证其他《伤寒论》版本的力度，造成"目不邪视"的局面，失之颇偏。拟今后以《伤寒杂病论》为绳，再行合编校注之。

《伤寒论》学，是指以研究《伤寒论》著作为主的学科，或词句诠释、或条分缕析、或文字考证、或版本校勘、或补充发挥、或体例改编等。伤寒学则是指以《伤寒论》为基础，以六经辨证和"经方"论治为主的中医临床医学。两者既有区别，又有联系。本书为《伤寒论版本大全》，是属《伤寒论》学范畴无疑。

本书将八种《伤寒论》版本汇总在册，其目的不仅在于便利相互校勘、相互补充，为研究《伤寒论》提供完整、系统的文献和资料，避免"以偏概全"。更为重要的是通过汇总，我们不难看出《伤寒论》学发展的五个重要的里程碑。

第一里程碑：张仲景吸收秦汉前的医学成就，结合自己丰富的临床经验，参考《素问》、《九卷》、《八十一难》、《阴阳大论》、《胎胪药录》、《平脉辨证》等，于汉末著成《伤寒杂病论》十六卷，但因战火而很快散佚。晋太医令王叔和"撰次仲景遗论"，不仅挽救即将湮没的《伤寒论》，而撰次整理出《伤寒论》，将《伤寒论》从《伤寒杂病论》中析出，因此可以说无王叔和就无《伤寒论》。金·成无己曰："仲景之书，逮今千年而显于世者，王叔和之力也"（《注解伤寒论·伤寒例第三》），清·徐灵胎在《医学源流论》：《伤寒论》一书中写道："苟无叔和，安有此书？"。王叔和的功绩为《伤寒论》建立了第一块里程碑。

第二里程碑：唐初我国著名医药家孙思邈在编纂《千金要方》时，仅见到残缺不全的《伤寒论》，经过他30年的苦心经营，终于在他晚年编纂《千金翼方》时，见到"江南诸师秘《仲景要方》不传"的《伤寒论》，整编后收入《千金翼方》中（卷第九和卷第十）。孙思邈不仅仅是整编《伤寒论》，重大的贡献在于对《伤寒论》的体例进行重大的改革和创新，将《伤寒论》的"前论后方"旧体例，改变为"方证同条"和"同类相附"，他的立论根据是："旧法方证，意义幽隐，乃令近智所迷，览之者造次难悟，中庸之士，绝而不思，故使闾里之中，岁致夭枉之痛，远想令人慨然无已"，指出"前论后方"的"旧法方证"之弊端，而创新地改革旧体例，遂"今以方证同条，比类相附，须有检讨，仓卒易知"。这两项重大改革，高保衡、孙奇、林亿等赞叹道："一时之新意"。这种《伤寒论》新的体例，彻底改变了《伤寒论》旧貌，深深地影响了后世《伤寒论》的发展，使其体例沿袭至今。因此可以说，孙思邈在《伤寒论》发展史建立了第二块里程碑。

第三里程碑：北宋之前，《伤寒论》的古传本，除经王叔和整理的版本外，还有其他版本，仅就现在我们发现而言，就有《敦煌本伤寒论》、《金匮玉函经》、《唐本伤寒论》、《高继冲本伤寒论》以及唐代流传到日本的《康治本伤寒论》和《康平本伤寒论》等，各版本的卷数、篇章、条文、文字、方药配伍及服法和禁忌等等，差异甚多，舛错皆是。为了结束《伤寒论》版本的混乱局面，北宋官方校正医书局于治平二年（1065年）由高保衡、孙奇、林亿（执笔者）等人，本着"以为百病之急，无急于伤寒"的旨意，全面地、认真地、系统地校正出《伤寒论》，世称《宋本伤寒论》，《宋本伤寒论》为"十卷"本，总二十二篇，证外合三百九十七法，除重复，定有一百一十二方（实为398条，113方，阙1方），当时亦称"官本"。《宋本伤寒论》的出现，结束了《伤寒论》版本的混乱局面和传本歧出的历史，《宋本伤寒论》成为定型本、标准本、统一本，致成流行本。为了便利民众的购买，北宋朝廷又于元祐三年

（1088 年）雕印小字本刊行。因此，可以说北宋官方校正医书局校正《伤寒论》的功绩，是《伤寒论》发展史上的第三块里程碑。不无遗憾的是，由于宋、元、辽、金民族战争频繁，社会动荡不稳，《宋本伤寒论》因之流佚，民间几乎不见。直至明·万历年间，赵开美发现《宋本伤寒论》，并于万历二十七年（1599 年）收编在《仲景全书》中影刻刊行，保存了《宋本伤寒论》原貌。因此，赵开美对《宋本伤寒论》的流传，功不可没，也可说赵开美重新修葺和装潢了《伤寒论》发展史上的第三块里程碑，完整无损地保存了这块里程碑。

第四里程碑：《伤寒论》在北宋前皆为白文本，这对学习、普及《伤寒论》带来诸多不便，因而影响提高。严器之曰："《伤寒论》十卷，其言精而奥，其法简而详，非寡闻浅见所能赜究。后虽有学者，又各自名家，未见发明"。鉴于此，金·成无己开创注解《伤寒论》之先河，精心注释全文，"皆引《内经》，旁牵众说（编著者按：指《难经》、《脉经》、《易经》、《诸病源侯论》、《圣济总录》、《外台秘要》、《针灸甲乙经》、《千金方》、《金匮玉函经》等），方法之辨，莫不允当，实前贤所未言，后学所未识，是得仲景之深意者也"，成无己注解《伤寒论》犹如王冰解《内经》。成无己《注解伤寒论》于金·皇统四年（1144 年）由严器之刊行，由于该书对阅读、学习、研究《伤寒论》极为方便，因而逐步取代了《宋本伤寒论》，流行范围广，流传时间长，是《伤寒论》各种版本所不及，以致成为宋元明清学习和研究《伤寒论》主要版本，甚至为唯一版本，大有取《宋本伤寒论》而代之之势。据不完全统计，《注解伤寒论》自宋至今，在国内共刊行 41 种本，仅人民卫生出版社于 1963 年～1997 年间印刷汪济川版《注解伤寒论》共 10 次，总数达 345700 册之多，若再加上各学者的点校本，总数不下 40 万册，这是《伤寒论》诸多版本无法比拟的。由此可见《注解伤寒论》在推进和提高《伤寒论》发展的意义和价值，可以说成无己《注解伤寒论》建立了《伤寒论》学发展史上第四块里程碑。

第五里程碑：新中国成立后，中医事业迅速发展，二十世纪五十年代，各地中医院、中医院校相继成立，并蓬勃发展。《伤寒论》成为中医师和中医院校的基础课和必修科目，1960 年出版中医学院试用教材《伤寒论讲义》及 1961 年出版中医学校试用教材《伤寒论中级讲义》，1964 年又出版了重订本《伤寒论讲义》，1979 年出版全国高等医药院校试用教材《伤寒论选读》，1985年出版高等医学院校教材《伤寒论讲义》，以及陆续出版的协编教材《伤寒论讲义》等，据不完全统，《伤寒论讲义》印刷发行已逾一百万册以上，并且还在增加。《伤寒论讲义》继承和发扬了《伤寒论》，继承者即忠实于《宋本伤寒论》原文，发扬者即按证重新编次，阐述伤寒学。《伤寒论讲义》的出现，标志着《伤寒论》学进入一个崭新的阶段，建立了《伤寒论》学发展史上的第五块里程碑。

上述《伤寒论》学发展史上的五个里程碑，即重要标志。正如上文所言，《伤寒论》学和伤寒学是两个不同的概念，尽管两者之间有着密切的联系。

现就伤寒学的发展史，简要试分析如下。

1. **伤寒学形成期**：早在商代伊尹撰《汤液》，秦汉的《素问》、《九卷》、《难经》、《阴阳大论》、《胎胪药录》、《平脉辨证》中就开始出现伤寒学的雏形，《居延汉简》和《武威汉代医简》都有伤寒学的记载。虽然有些文献已散佚，但从保存下来的文献资料中，可以看出早在西汉前，伤寒学已逐步形成，至西汉末年，张仲景"勤求古训，博采众方"，在吸收前人研究成果的基础上，结合自己的经验，撰《伤寒杂病论》十六卷，创立伤寒六经辨证的方法，从而奠定了伤寒学的核心理论和治疗学基础，标志着伤寒学已形成。

2. **伤寒学成熟期**：《伤寒杂病论》的出现，标志着伤寒学形成，但到了晋、唐、宋时期，一面由于《伤寒杂病论》散佚和多种版本歧出，而加强了伤寒学典籍的收编、校勘、整理、注释工作，如王叔和撰次《伤寒论》，孙思邈改革《伤寒论》体例，北宋校正医书局校正《伤寒论》，金成无己注释《伤寒论》等，国家已有标准《伤寒论》本，亦列为考试课目。另一方面研究和学习伤寒学，发展伤寒学，如韩祗和的《伤寒微旨论》、朱肱的《南阳活人书》、庞安时的《伤寒总病论》、许叔微的《伤寒发微论》、郭雍的《伤寒补亡论》、刘完素的《伤寒直格论》等，以及元代王好古的《阴证略例》、杜本的《敖氏伤寒金镜录》等，皆从伤寒学理论、六经辨证、诊断和治疗原则和方法、方药配伍的发挥等方面，扩大了《伤寒论》的范围，发展了伤寒学，使伤寒学日趋成熟为完整的体系，亦即后世所称的"经方"学派。

3. **伤寒学百家争鸣期**：宋元时期，伤寒学已趋成熟，为明清时期的百家争鸣打下坚实的基础。明清时期伤寒学派崛起，各门户林立，形成百家争鸣的局面，促进了伤寒学的各方面齐头并进，取得了显著成果。就伤寒学的著作而言，据不完全统计，明清时期共有880种伤寒学著作，占我国伤寒学类著作54.9%，其数字惊人。明清时期，研究伤寒学气氛浓厚，逐步形成了多个学派互相争鸣，伤寒学成为明清时期医学活动的主要内容和核心。此时期伤寒学的主要学派有：重订错简派、维护旧论派、辨证论治派、中西汇通派等。诚然，这些学派中尚有分支，甚至发展到各立门户，自成一家。正是由于各学派之间的纷争，促进伤寒学各方面的发展，如对《伤寒论》校勘、考证、注释、发挥，对伤寒学的广义概念发展，对伤寒学六经辨证再发展，对"经方"治疗学的再扩大，对伤寒学和温病学的汇通，对伤寒学的中西医汇通等。由于明清时期，伤寒学派的崛起，也造就我国众多的伤寒学学者，如方有执、喻嘉言、张璐、吴仪洛、吴谦、张遂辰、张志聪、张锡驹、陈修国、柯琴、徐灵胎、钱潢、尤在泾、陈念祖、包诚、王肯堂、刘纯、秦之桢、沈金鳌、陶华、戈维城、俞根初、唐容川等等。正是由于伤寒学的百家争鸣，促进伤寒学的蓬勃发展和迅速提高，同时亦启迪了温病学的产生及其发展，具有深远的历史意义。

4. **伤寒学鼎盛期：**新中国成立后，伤寒学进入鼎盛期，主要表现在：一是相继成立了中医院校和《伤寒论》教研室，编纂高等医学院校教材《伤寒论讲义》，印数逾百万册之上，其中以李培生、刘渡舟、聂惠民为突出代表。二是对《伤寒论》的文献学、版本学、校勘学、训诂学、辞书学等的研究和发展，其中以马继兴、任应秋、刘渡舟、钱超尘为代表。三是对伤寒学的理论研究，包括六经辨证理论、诊断和治疗理论、药法理论等，不仅应用我国古代哲学思想，而且应用现代多学科理论或学说来阐明伤寒学的科学性、先进性。三是开展伤寒学的科学实验基础研究，特别是对"证"本质的研究、药理的研究、脉象的研究，都取得可喜成果。四是开展伤寒学的临床研究，充实、扩大、提高了伤寒学的治疗学，并且逐步取得重大突破和科研成果。五是成立了"全国仲景学说专业委员会"和各种"仲景学说研究会"，多次召开国际性、全国性、地方性及各学术团体的"仲景学说研讨会"等，促进和提高了伤寒学的发展，造就了大批伤寒学学者，其影响极其深远。

以上是对伤寒学发展史的简要说明，诚然伤寒学学者对伤寒学发展史的阶段划分各有其说，姑且仁者见仁智者见智吧，我权作抛砖引玉之举耳。

《伤寒杂病论》作者张机，字仲景，生于142～152年，卒于210～219年，今河南省南阳地区邓县稂东镇人，生平事迹不详。因为《东汉书》中无"传"，故知张仲景生时尚不是社会知名人物，因《汉书》有一艺名皆尽举而录之故。随《伤寒论》的发展和传播，张仲景亦随之声名大震，奉为"医圣"乃是张仲景卒后之事。有关张仲景生平事迹的一鳞半爪，其资料文献来源于：《伤寒杂病论集》（自序）、皇甫谧《黄帝甲乙经·序》、王叔和《伤寒论序例》、《太平御览》、甘伯宗《名医录》、王冰《素问·序》、刘知玑《史通·人物志》、林亿等《伤寒论·序》等中的零星文字记载。至于明清时期，李濂《张机补传》和陆九芝《补后汉书张机传》，皆因取自间接文献，其可信度不高。因之，有关张仲景其人、生卒年代、藉贯、官长沙太守、建安或建宁、《伤寒杂病论》成书年代等等，后世颇多争议，终因无历史文物和凿确的史料，未能取得共识，看来尚有继续争论的趋势。好在本书为讨论《伤寒论》，对张仲景其人毋庸发表个人管见，留待历史学家，说得更确切一点，留待医史学家们去探讨吧。我十分赞赏姜春华先生所说："《伤寒论》决非仲景个人所创作，也决非个人经验，因为个人经验不可能如此丰富而准确。更不是个人推想与杜撰，如果是杜撰，那是经不起考验的，又不足为训了"（《历代中医学家评析》1989年上海科技出版社）。

本书对八种《伤寒论》版本皆作了初步考证，并附于各版本之后，仅供研究之参考。

本书对八种《伤寒论》版本，进行了初步校勘和注释，参考了众多《伤寒论》学学者的成果，在此向他们表示衷心的谢忱！

为伤寒学学者进一步研究和学习之便利，本人将古今《伤寒论》类著作书目（截止1999年）和日本《伤寒论》类著作书目汇总成表，列于书末，供参考。

研究和发掘《伤寒论》，本身是一项浩大工程，本人虽经十数寒暑工作，但菲薄之才只可登堂尚不可入室，谬论在所难免，祈望专家学者斧正！

海陵六十叟李顺保主任医师己卯年嘉平月
于金城黄河之阴苔花斋

总 目 录

自 序 ………………………………………………………………… 1

《敦煌本伤寒论》（残卷） ……………………………………… 1
　　《敦煌本伤寒论》考 ………………………………………… 10
《康治本伤寒论》 ………………………………………………… 17
　　《康治本伤寒论》考 ………………………………………… 36
《康平本伤寒论》 ………………………………………………… 43
　　《康平本伤寒论》考 ………………………………………… 104
《金匮玉函经》 …………………………………………………… 113
　　《金匮玉函经》考 …………………………………………… 202
《高继冲本伤寒论》 ……………………………………………… 209
　　《高继冲本伤寒论》考 ……………………………………… 240
《唐本伤寒论》 …………………………………………………… 245
　　《唐本伤寒论》考 …………………………………………… 293
《宋本伤寒论》 …………………………………………………… 303
　　《宋本伤寒论》考 …………………………………………… 428
《注解伤寒论》 …………………………………………………… 435
　　《注解伤寒论》考 …………………………………………… 577

历代《伤寒论》类著作书目汇总表………………………………… 583
日本《伤寒论》类著作书目汇总表………………………………… 711

敦煌本伤寒论（残卷）

〔汉〕　张仲景　撰

〔南朝〕　无名氏　抄录

海陵　李顺保　校注

学苑出版社

《敦煌本伤寒论》校注说明

　　本书底本采用英国伦敦博物院图书馆东方写本部所藏卷子中，有关《伤寒论》的残卷，根据 1957 年 Sir Aurel Stein 氏编号（简称"S"或"斯"，该编号系该图书馆对馆藏斯坦因氏所盗敦煌汉文卷子 2500 件的编号）中的 202 号（S. 202）和法国巴黎国立图书馆所藏卷子中，有关《伤寒论》的残卷，根据 Pelliot Chinols Toven-hovang 编号（简称"P"或"伯"，该编号系该图书馆对馆藏伯希和氏所盗敦煌汉卷子 6038 件的编号）中的 3287 号（P. 3287）等卷子。

　　原卷书中的缺字或字迹模糊无法辨认者，均用"□"替代。原卷书中重复前一字的省略字符号，用"и"替代。

　　为保持残卷的原貌，一律不作改动，对古俗字、假借字改为通用字。个别不明音义者，不作改动，待考。

《敦煌本伤寒论·辨脉法》残卷之一

（S202）

其脉自沉而迟，不能食，身体重，大便反坚①，名曰阴结，期十四日当剧。

问曰：病有洗沂恶寒而后反发热者何？答曰：阴脉不足，阳往从之；阳脉不足，阴往乘之。何谓阳不足？答曰：假令阳微，□②阳不足，阴气入阳，则恶寒。何谓阴不足？答曰：尺脉弱，为□③不足。阳气下流入阴中，则发热。

脉阳浮阴濡而弱，弱④则血虚，血虚⑤则伤筋⑥。其脉沉，营气微。其脉浮，则汗出如流珠，卫气衰。营气微，加烧针，留□□⑦，□□⑧热而燥烦。

脉蔼蔼⑨如车之盖，名曰阳结。累累⑩如顺长竿，名曰阴结。嗳嗳⑪如吹榆荚，名曰数⑫。瞥瞥⑬如羹上肥者，阳气微。萦萦⑭如蜘蛛系者，阳气衰。绵绵⑮如漆⑯之绝者，亡其血。

脉来缓，时一止复来，名曰结。脉来时数一止，名曰促。

---

① 坚：《金匮玉函经》同，而《宋本伤寒论》、《注解伤寒论》等均作"鞕"，皆避讳隋文帝杨坚的"坚"。以下同此，不再注。

② □：残卷缺字。《金匮玉函经》作"为"。宋本、成本作"名曰"。

③ □：残卷缺字。《金匮玉函经》作"阴"。

④ 弱：残卷作"и"，为略写符号。今补之。

⑤ 血虚：残卷作"и"。今补之。

⑥ 筋：残卷作"箭"，古俗字，今改之。

⑦ □□：残卷字迹模糊不清，细审之，结合《金匮玉函经》此句作"血留不行"，此缺字当作"不行"。

⑧ □□：残卷中上一字仅存残笔，下一字全缺。《金匮玉函经》、成本、宋本等作"更发"。

⑨ 蔼蔼：残卷作"蔼и"。

⑩ 累累：残卷作"累и"。

⑪ 嗳嗳：残卷作"瑃и"，"瑃"缺部首。《金匮玉函经》作"聂聂"，《敦煌古医藉考释》和陈可冀考证作"嗳嗳"，《敦煌医粹》作"蹑蹑"。

⑫ 此句：《金匮玉函经》有，而《宋本伤寒论》和《注解伤寒论》无。

⑬ 瞥瞥：残卷作"瞥и"。

⑭ 萦萦：残卷作"萦и"。

⑮ 绵绵：残卷作"绵и"。

⑯ 漆：残卷作"涞"。陈可冀、马继兴、赵建雄、钱超尘等均作"漆"。《敦煌中医药全书》作"沫"。《金匮玉函经》、成本、宋本均作"泻漆"。

脉阳盛即促，阴盛即缓，病。阴阳相薄，名曰动。阳动即汗出，阴动即发热。形冷而寒，此为进。

数脉见于关上，无头尾，大如大豆，厥厥[①]动摇，名为动。脉浮大濡，阴浮，与阳同等，故名之为缓。夫脉浮紧，名为弦。

脉紧者，如转索无常。

脉弦，状如弓弦，案[②]之不移。

脉弦而大，弦即为藏，大即为荘[③]，藏即为寒，荘即为虚。寒荘相薄，脉即为革，妇人即半产而漏下，男子即亡血。

问曰：病有战而汗出，因得解者何？答曰：脉浮而紧，案之反荘，此为本虚，故当战而汗出。其人本虚，是以发战，其脉反浮，故当汗出乃解。若脉浮数，案之不荘，此人本虚。若欲自解，但汗出耳，不发战也。

问曰：病有不战复不汗出而解者何？答曰：其脉大浮而数，故知汗出而解。

问曰：病有不战复不汗出而解者何？答曰：其脉自微弦，此曾以发汗，若吐、若下、若亡血，无津液，阴阳自和，自愈，故不战不汗出而解。

问曰：伤寒三日，其脉浮数而微，人凉身和何？答曰：是为欲解，解[④]以夜半。浮而解者，濈然而汗出；数而解者，必能食；微而解者，而大汗出。

问曰：脉病，欲知愈不，何以别之？答曰：寸口、关上、尺中三处，大、小、浮、沉、迟、疾同等，虽有寒热不解，脉阴阳为平，当剧今愈。

问曰：立夏得浮大脉，是其位。其人病，身体苦瘀痛重，发其汗者，明日身不疼不重痛者，不须发其汗。汗蜀蜀[⑤]自出，明日解矣。

问：病者何时发病？假令夜半得病者，旦日日[⑥]中愈。日中发病，夜半愈。何以言之？立夏脉浮，是其时脉，故使然。四时相救。所以言日中得夜半愈者，阳得阴解。夜半得，旦日日[⑦]中愈者，何以言之？阴得阳则解矣。

寸口脉浮在表，沉在里，数在府，迟在藏。今脉迟，此为在藏。

跌阳脉浮而涩，少阴如经，其病在脾，法当下利。何以知之？脉浮而大，气实血虚。跌阳脉浮而涩，故知脾气不足，气虚也。少阴脉弦沉才见为调，故称如经。而反滑数者，故知当溺脓也。

---

① 厥厥：残卷作"厡и"。"厥"的异体字。
② 案：《金匮玉函经》、成本、宋本等作"按"。以下同，不再注。
③ 荘（kōng 空）："扎"的假借字。
④ 解：残卷作"и"，为省略写符号，今补之。
⑤ 蜀：残卷作"и蜀蜀"，"蜀蜀"无此汉字，其音义不详。其他伤寒论本作"濈濈"。
⑥⑦ 日：残卷作"и"。为省略写符号，今补之。

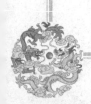

寸口脉浮紧，浮则为风，紧则为寒。风即伤卫，寒即伤荣。荣①卫俱病，骨节疼烦，当发其汗。

趺阳脉迟而缓，胃气如经。趺阳脉浮而数，浮则伤胃，数则动脾。此非本病，医将下之所为。荣卫内陷，其数先微，脉反但浮，其人必坚，气噫而除。何以言之？本数脉动脾，其数先微，故知脾气而治，大便而坚，气噫而除。浮脉反微数，气独留，心中则饥，邪。热杀谷。朝暮发温，数脉当迟缓，脉因前度数如前，病者则肥。数脉不时，则生恶创。

师曰：一日脉一病人，其脉微而涩者，此为医所病也。大发其汗，若数大下之，若其人亡血，病当恶寒而发热，无休止时。五月盛热，欲着复衣；冬月盛寒，欲裸出身。所以然者，阳微即恶寒，阴弱即发热。医数发汗，使阳气微，又大下之，令阴气弱。五月之时，阳气在表，胃中虚冷，阳微不能胜之，故欲着衣。十月之时，阳气在里，胃中烦热，阴气弱，不能胜之，故欲裸身。又阴脉复迟涩，故知亡血。

脉浮而大，心下反坚，有热，属藏，攻之，不令微汗；属府，复数即坚，汗多即愈，少汗复难。迟尚未可取。

趺脉微涩，少阴反坚，微即下逆，则躁烦。少阴紧者，复即为难。汗出在头，谷气为下。复难者，愈微溏，不令汗出，甚者遂不得便。烦逆鼻鸣，上竭下虚，不得复通②。

脉浮而洪，躯反如沾，濡而不休，水浆不下，形体不仁，乍理乍乱，此为命绝。

未知何藏受寒？汗出发润，喘而不休，此为肺绝。阳反独留，形体如咽③，直视摇头，此为心绝。唇吻反青，四支絷习，此为肝绝。还口黎黑，柔汗发黄，此为脾绝。复便狂语，目反直视，此为肾绝。未知何藏前绝？阳气前绝，其死必青。阴气前绝，阳气后绝，其死必赤。腋下为温，心下温，心下必热。

寸口脉浮大，医反下之，此为大逆。浮即无血，大则为寒。寒④气相薄，即为肠鸣。医反不知，而反饮水，令汗大出。水得于气寒，气冷相薄，其人即饲⑤

---

① 荣：残卷作"и"。为省略字符号，今补之。
② 此段条文，《金匮玉函经》有，而《宋本伤寒论》和《注解伤寒论》无。
③ 咽：咽字。据马继兴氏考，应为"烟"，下脱"熏"。
④ 寒：残卷作"и"。
⑤ 饲（yē 椰）：同"噎"。《灵枢·刺节真邪篇》："病恶埃烟，饲不得息"。

趺阳脉浮，浮①即为虚，浮虚相薄，故气上饱，胃②胃气。滑者，其人即哕，此为医，责虚取实，守空迫血。脉浮，鼻口燥者，必衄。

诸浮数脉，当发热而洗淅恶寒，若有痛处，食饮如常，慉积有脓。

脉浮迟，其面热而赤，戴阳，六七日当汗出而解，反发热，迟为无阳，不能作汗，其身必痒。

脉虚而不吐、下、发汗，其面反有热，令③色欲解，不能汗出，其身必痒④。

寸口脉弦，阴阳俱紧，清耶中上，浊耶中下。清耶中上，名曰浑。浊耶中下，名曰紧。阴中耶，名曰栗。表气微虚，里则不守，故使耶中阳。阳中耶，发热，项强颈挛，要痛胫酸，所谓阳中雾露。故曰清耶中上，浊耶中下。阴气为栗，足逆而冷。狂热妄出，表气微虚，里气微急。三焦相溷，内外不通。上焦怫郁，藏气相动，口烂食断。中焦不治，胃气上鼻，脾气不转，胃中为浊。荣卫不通，血凝不流。卫气前通，小便赤黄，与热相薄，因热作使，游于经络，出入藏府。热气所过，则为灉⑤脓。阴气前通，阳气厥微，阴无所使，客气内入，嚏⑥而出之，声嗳⑦便白。寒厥相追，为热所推，血凝自下，状如豚肝。阴阳俱厥，脾气孤弱，五液狂下。下⑧焦不涩，清溲下重，令便数难，齐筑湫⑨痛，命将难全。脉阴阳俱紧，口中气出，唇口干燥，捲卧，足恒冷，鼻中涕出者，舌上胎滑，勿妄治。到七日上，其人微热，足温，此为欲解。或到七八日上，反发热，此为难治。设恶寒，必欲呕；腹中痛者，利。

阴阳俱紧，主于吐利，其脉续不解。紧去人安，此为欲解。脉迟至六七日，不欲食，此为晚发，水停故也。夫为未解，食自可者，为欲解。

病六七日，手足三部脉皆至，大烦，口噤不能言，其人躁扰，此为解。

脉和，其人大烦，目重睑际，此为欲解。

脉浮而数，浮即为风，数即为虚，风即为热，数即恶寒。虚风相薄，则洗沜⑩而恶寒。

---

① 浮：残卷作"и"。
② 胃：字迹模糊，但上半部"四"和下半部月"清晰。《敦煌中医药全书》考证作"胃"。陈可冀作"胃"。钱超尘作"胃"。
③ 令：马继兴、钱超尘作"今"。
④ 此段条文，《金匮玉函经》有，而《宋本伤寒论》及《注解伤寒论》无。
⑤ 灉（yōng 痈）："痈"的假借字。
⑥ 嚏（shà 霎）：义不同。恐"嚏"的讹字。《注解伤寒论》作"嚏"。
⑦ 嗳：意义不详。
⑧ 下：残卷作"и"。
⑨ 湫（chóu 愁）：腹中有水气。《注解伤寒论》作"湫"。
⑩ 沜（pàn 盼）：水流。

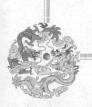

趺阳脉浮而微，浮则为虚，微即汗出①。

脉浮而滑，浮则为阳，滑则为实，阳实相薄，其脉数疾，卫气失度，发热汗出。

浮滑之脉，其脉数疾，热汗出，此为不治。脉散，其人形损，伤□□□□□□②。

---

① 此段条文：《金匮玉函经》有，而《宋本伤寒论》、《注解伤寒论》无。
② □：残卷至"伤"止。据《金匮玉函经》作"寒而咳，上气者死"。

《敦煌本伤寒论·辨脉法》残卷之二

（P3287）

　　问曰：上脉状如此，未知何藏先受其灾？答曰：若汗出发润，喘而不休者，肺先绝也。身如烟熏，直视摇头者，心先绝也。唇吻反出色青者，四支①絷②习者，肝先绝也。还③口梨④黑，糅汗⑤发黄者，脾先绝也。泄⑥便遗失，狂言、目皮反直视者，肾先绝也。

　　又问：未知何者藏阴阳于先绝，其状何似？答曰：若阳气先绝，阴气后竭者，死必肉色青也。若阴气先绝，阳气后竭者，死必肉⑦色赤，腋下暖，心下热也。

---

① 支：同"肢"。
② 絷：宋本、《金匮玉函经》、《注解伤寒论》均作"漐"。
③ 还：宋本、《金匮玉函经》、《注解伤寒论》：均作"环"。
④ 梨：宋本、《金匮玉函经》、《注解伤寒论》均作"黧"。
⑤ 糅汗：宋本、《金匮玉函经》、《注解伤寒论》均作"柔汗"。
⑥ 泄：宋本、《金匮玉函经》、《注解伤寒论》均作"溲"。
⑦ 肉：原卷作"宍"，古"肉"字。

《敦煌本伤寒论·伤寒例》残卷

（P3287）

　　仲景曰：《阴阳大论》云：凡伤寒之病，多从风寒始也。表中风寒，必里不消化也。未有温覆而当不消者也。若病不存证，疑欲攻之者，犹须先解其表，后乃下之。若表以解，而内不消者，自非大满大实，腹靷①者，必内有燥屎也，自可徐徐下之。虽经四五日，不能为害也。若病不宜下而强攻之者，内虚热入，则为协热遂利，烦躁诸变，不可胜数也。则轻者困笃，重者必死。

　　夫阳盛者府也，阴虚者藏也，此是两感脉也，汗出即死，下之即愈。若阴盛阳虚者，汗出即愈，下之则死。如是者，神丹安可误发，甘遂何可妄攻也。虚盛之治，相偕②千里。吉凶之机，应如影响。然则桂枝入咽，阳盛必亡也。承气入胃，阴盛必夭也。死生之要，在于□□③，瞬息之间，克于时限。然阴阳虚实交错者，证候至微也。发汗吐下相反者，祸福至速也。医术浅迷④者，必不识不知也。病人殒没者，谓为其分也。致令怨魂塞于逑路⑤，夭死盈于旷野。仁爱鉴兹，能不伤楚。

　　凡两感俱病者，治⑥则有其先后也。发表攻里者，归本不同也。然好存生意者，乃云神丹、甘遂即可合而服之，且解其表，又除其里。巧言似是，其理实违。夫智人之举措也，恒详而慎之；愚夫之动作也，常果而速之。安危之变，岂不诡哉？世⑦士唯知翕沓之荣，不见倾危之败。明达居然谁见本真也。近取诸身，何远之有。

---

①　靷（ying硬）：通"硬"。
②　偕：讹字，应据宋本改"皆"。《注解伤寒论》作"背"为是。
③　□□：原卷缺此二字，今据宋本应为"须臾"。
④　迷：音义不详。钱超尘氏考为"狭"之俗字。
⑤　逑路：宋本作"冥路"。
⑥　治：原卷此字缺笔，作"治"，避讳唐高宗李治之名。
⑦　世：原卷此字缺笔，作"廿"，避讳唐太宗李世民之名。

《敦煌本伤寒论》考

《敦煌本伤寒论》是指在 100 年前，在甘肃省敦煌市莫高窟藏经洞中，发现大量的古文献中的有关《伤寒论》抄本的残卷，因其内容与《伤寒论》中的《伤寒例》和《辨脉法》大同小异，且系手抄本，故拟名《敦煌本伤寒论》。

一、《敦煌本伤寒论》发现经过

甘肃省敦煌市（原称敦煌县）位于河西走廊西端，历史上曾是古丝绸之路的重镇，著名的佛教艺术中心之一，在隋唐时代曾鼎盛一时。自公元 13 世纪开始衰落直至 19 世纪末，几乎被人们遗忘，敦煌复燃缘由 20 世纪初莫高窟藏经洞的发现。

莫高窟位于敦煌市区东南约 25 公里处，鸣沙山东麓的断崖下，对面系三危山，两山之间有宕泉河流过（今剩下一条小溪）。莫高窟为人工在崖壁上开凿的石窟，自前秦始，历经北魏、隋、唐、宋、西夏、元等，最盛时期有一千多个窟室，因此又称"千佛洞"，现今保存 492 个窟室。

莫高窟藏有大量的壁画和彩塑，据统计现存壁画达 45000 平方米多，其内容涉及佛教中的经、律、论、史等。现存彩塑 2415 身，基本完好 1400 余身。因地处沙漠，空气和洞窟墙壁极度干燥，使用的颜料性能又质高耐久，故能保存至今。

约在清·道光年间，湖北省麻城县人王圆箓，为避灾荒，流浪至甘肃酒泉，稽首受戒成道士，后浪迹敦煌，定居于莫高窟，此时莫高窟窟室多为流沙掩埋。王圆箓积 30 余年之功夫，化缘募捐，雇请民工清除积沙，使莫高窟重见天日，并在山崖之下兴建一座太清宫，恢复昔日的香火。

1900 年农历 5 月 25 日，王道士聘请抄经人杨河清，在 16 号窟室（编号为后来敦煌石窟的编号）内一面抄经书一面抽水丝烟，他用芨芨草作火捻，抽完烟，熄灭了芨芨草，将剩余的芨芨草插在墙壁的裂缝中以备再用，可是插不到底，全插进去后仍不到实处，敲敲壁画，发出瓮瓮声，估计为空壁，叫来王圆箓鉴定。两人剥去壁画、泥土，显出沙砾岩石，中间有一道用土砖封住的长方形门，抽出顶部土砖，发现一洞窟，为掩盖民工们的耳目，他们于当日夜间方打开砖门进入洞窟中，发现藏有五六万余件重要文献文物资料和珍贵的艺术品和丝织品。此洞窟后被人们称为"藏经洞"，后编为 017 号。也就是说，在 16

号洞室中的右侧壁有一套间为 17 号窟室，即为王道士打开的"藏经洞"。我曾于 1987 年在 16 号洞窟中进行过实地考察。

"藏经洞"发现的时间和经过，应该说以王圆箓的徒子赵玉明、徒孙方至福所立的王道士圆箓墓志为准，因此碑立于 1931 年，即王圆箓逝世三年，其内容为王圆箓临终前所口述，现转录如下（摘自《新敦煌县志·文艺篇》）。

太清宫大方丈道会司王师法真墓志

　　民国廿年古历七月卅日，为吾师王法真仙游之百日。门弟子咸愿碑记行略，请命绅耆等，皆曰可，何幸如之！夫吾师姓王氏，名圆箓，湖北麻城县人也。风骨飘然，常有出世之想。嗣以麻城连年荒旱，逃之四方，历尽磨劫，灰心名利。至酒泉，见盛道道行高洁，稽首受戒，孳孳修练。迨后，云游敦煌，纵览名胜，登三危之名山，见千佛之古洞，乃慨然曰："西方极乐世界，其在斯乎！"于是速修太清宫，以为栖鸾伏龙之所。又苦口劝募，极力经营，以流水疏通三层洞沙，沙出壁裂一孔，仿佛有光。壁破，则有小洞，豁然开朗，内藏经万卷、古物多名。见者惊为奇观，闻者传为神物。光绪廿五年五月廿五日事也。呜呼！以石室之秘录，千百年而出观，宜乎价重连城，名驰中外。观其建筑三层楼、古汉桥，以及补葺大小佛洞，积卅余年之功果，费卅多万之募资，佛像于焉壮严，洞宇于焉灿烂；神明有感，人民受福矣！惟五层佛楼规模粗具，尚未观厥成功。陆前县长嘉其功德，委为道会司以襄之。今者羽纶虽渺，道范常存。树木垦田，成绩卓著，道家之香火可继，门徒之修持有资。实足以垂不朽而登道岸矣！夫何必绝食炼形而后谓之飞升哉！

千佛洞太清宫徒子赵玉明孙方至福稽首谨志

"藏经洞"发现的消息不胫而走，1905 年俄国勃奥鲁切夫探险队首次盗走古经卷，1907 年 3 月英国人斯坦因（原藉匈牙利人）偕同翻译蒋孝琬贿通王圆箓，盗走万余卷古文献和古文物，1908 年 7 月法国人伯希和（原藉安南河内人）亦采用同样手段，盗走 6000 余卷古文献，并于 1909 年在北京展出少量古文献，震惊朝野，下令将剩余经卷运往北京，嗣后又有日本人、俄国人、美国人等及斯坦因二次窜入莫高窟盗走大量古文献和古文物。这场历时二十多年的文化大劫掠，造成莫高窟文库的巨大损失。

"藏经洞"的发现和文物被浩劫，仍不能说明《敦煌本伤寒论》的再现。

直至 1957 年有人从英国带回一份"S—202"残卷照片，交中国中医研究院鲁之俊院长，转交医史学家陈邦贤，再转至陈可冀和陈维养二教授，经陈可冀教授对照《注解伤寒论》、《宋本伤寒论》和《金匮玉函经》，发现该残卷与《伤寒论·辨脉法》基本雷同，并撰文"关于敦煌石室旧藏伤寒论辨脉法残卷"载于《人民保健》(1959；(5)：477)，引起中医界人士的关注。嗣后，1984 年马继兴研究员出版《敦煌古医籍考释》，1988 年赵建雄教授出版《敦煌医粹》，1994 年丛春雨院长出版《敦煌中医药全书》以及相关的论文，《敦煌本伤寒论》始得重视和研究，并取得成果。

二、《敦煌本伤寒论》存书情况

敦煌遗书的数量之多、内容之广、时间之长乃世界罕见，且多为手抄本。分别收藏于英国、法国、俄国、日本、印度、美国、台湾及中国图书馆等。

《敦煌本伤寒论》分别藏于英国不列颠博物馆图书馆东方写本部和法国巴黎国家图书馆，前者为斯坦因所盗窃，后者为伯希和所盗窃。

《敦煌本伤寒论》含编号 S.202 残卷和编号 P.3287 残卷中二部分。

编号 S.202 即 Sir Aurel Stein 202 的缩写，系 1907 年英国人斯坦因（A·Stein）所盗的残卷。编号 P.3287 即 Pelliot Chinois Toven-hovang 3287 的缩写，系 1908 年法国人伯希和（P·Pelliot）所盗残卷。

S.202 残卷，高 27.7cm，现存 103 行，每行 22～24 字不等，为墨笔楷书抄写，首尾缺残，亦缺书名和篇名。核对该残卷内容，对照《伤寒论》中的"辨脉法"，两者内容基本相同，故拟名《敦煌本伤寒论·辨脉法》。

P.3287 残卷，高 28.5cm，有上下栏框及行线，现存 149 行，每行 21～27 字不等，为墨笔抄写，每节之首用红笔作"、"或"O"标记，缺前 7 行和后 6 行，亦缺书名和篇名。该残卷含五种中医古籍内容，其中第 32～50 行内容与《伤寒论》中的"伤寒例"内容基本相同，故拟名《敦煌本伤寒论·伤寒例》；其中第 61～67 行内容与《伤寒论》中的"辨脉法"部分文字基本相同，故拟名《敦煌本伤寒论·辨脉法》。S.202 和 P.3287 中的《辨脉法》虽不在同一残卷之中，但其内容均在同一篇之中，故前者称"之一"，后者称"之二"。

《敦煌中医药全书》称上述抄本为《伤寒论·伤寒例》和《伤寒论·辨脉法》，似觉欠妥，因易与其他《伤寒论》版本混淆，今改用《敦煌本伤寒论·辨脉法》之一、之二和《敦煌本伤寒论·伤寒例》似较贴切。

现行版本有：

① 1984 年马继兴《敦煌古医籍考释》江西科技出版社。

② 1988 年赵建雄《敦煌医粹》贵州人民出版社。

③ 1993 年钱超尘《伤寒论文献通考》学苑出版社。
④ 1994 年丛春雨《敦煌中医药全书》中医古籍出版社。
⑤ 2000 年李顺保《伤寒论版本大全》学苑出版社。

三、《敦煌本伤寒论》的抄写年代

应该说《敦煌本伤寒论》的抄写年代无确切时间，这是因为《敦煌本伤寒论》属残卷，既无首又无尾，更无抄写人姓名和抄写时间，以及抄写之原版本，所以对其抄写年代只能通过考证作推测，因而说法不一。更应该说明的，国内学者所见的皆为摄影胶片，见其实物者寥寥。

国内学者考证《敦煌本伤寒论》的抄写年代都是以其残卷中的避讳字来推断的。主要依据陈垣的《励耘书屋丛刻·讳字举例》以及陆费墀的《历代帝王庙谥年讳谱》等。

《敦煌本伤寒论·辨脉法》残卷之一（S·202）抄本中不见避讳的字，如不避讳南朝梁武帝萧衍之父名顺之的"顺"字、隋文帝杨坚之"坚"字、杨坚之父杨忠之"忠"（同音字"中"）字，如"大便反坚"、"口中气出"、"累累如顺长竿"等，故推测此抄本的最晚年限应在南朝梁武帝之前，即 502 年前。丛春雨《敦煌中医药全书》推断在隋文帝（581 年）前，赵建雄《敦煌医粹》推断在唐代，马继兴《敦煌古医籍考释》推断在隋以前，陈可冀推断在隋末唐初，钱超尘《伤寒论文献通考》推断在南朝宋齐时代。

《敦煌本伤寒论·伤寒例》残卷（P.3287）的抄写年代的推测，仍是根据残卷中的避讳字来考证的，如"凡两感俱病者，治则有其先后也"句中的"治"字，缺笔写作"治"字。又如"世士唯知翕旮之荣，不见倾危之败"句中的"世"字，缺笔写作"廿"字。"治"为避唐高宗李治之名而缺笔，"世"为避唐太宗李世民之名而缺笔，此残卷避讳字采用缺笔的方法，而不是采用改换字或空字的方法，根据陈垣《励耘书屋丛刻·讳字举例》所说："避讳缺笔之例始见于唐"，可见该残卷抄写年代应在唐代，依据"世"和"治"字的避讳，当推断在唐高宗时代，《讳字举例》论证："避讳缺笔当起于唐高宗之世"。但又根据同一卷本中《素问·三部九候论》（P.3287）："凡诊脉之法常以平旦"、"歧伯曰：所以常用平旦者"之"旦"字，未缺笔，根据《旧唐书·睿宗本纪》："睿宗玄真大圣大兴孝皇帝，讳旦"，因此又进一步推断应在唐睿宗之前，即 684 年前。《敦煌医粹》推断在唐代武则天时代（684～701 年），《敦煌中医药全书》认为在唐中宗李显即位期，《伤寒论文献通考》考证后认为在唐高宗时代。

《敦煌本伤寒论·辨脉法》残卷之二（P.3287）因与《敦煌本伤寒论·伤

寒例》残卷（P.3287）在同一卷上，故抄写年代应与《敦煌本伤寒论·伤寒例》残卷相同，不再赘述。

四、《敦煌本伤寒论》的学术价值。

1.《敦煌本伤寒论》的发现，无疑地对研究和校勘《伤寒论》具有极高的学术价值，这是因为《敦煌本伤寒论》的抄写年代较早，而且在一千余年中，也未再发现与《敦煌本伤寒论》相同的版本，因此可以说《敦煌本伤寒论》是一部独立的《伤寒论》版本，其价值不言而喻。敦煌莫高窟藏经洞的封洞时间，多数学者考证认为在西夏时代，而他的发现距今仅一百年，且对《敦煌本伤寒论》的研究也仅仅是近五十年的事，真真研究并获得成果还是近二十年的事，因此元明清研究《伤寒论》的诸多名家均未见到《敦煌本伤寒论》，所以研究《敦煌本伤寒论》可以澄清元明清诸多学者是似而非模糊的观点，也就是说我们现在研究《伤寒论》较元明清学者多了一份史料，其观点又多了一份有力证据，当然论点也就较为明确了。

2.上面已述及《敦煌本伤寒论》是一部独立的《伤寒论》版本，在同一处，发现的《敦煌本伤寒论·辨脉法》残卷又有两种，即 S.202 和 P.3287，仅从抄写纸张、笔法及内容看，此两残卷不尽相同，可以认为《敦煌本伤寒论·辨脉法》抄写于两个不同的《伤寒论》版本，尽管抄写的原版本作于何时已无法考证，但至少说明当时已流传两个《伤寒论》版本，否则何必抄写两个卷子呢？加之在日本发现的《康平本伤寒论》和《康治本伤寒论》，以及《唐本伤寒论》、《高继冲本伤寒论》、《金匮玉函经》等，皆说明《伤寒论》在张仲景完成后散佚较为严重，虽经西晋太医令王叔和整理，但其他版本仍在流传，这就是现在我们所能见到众多《伤寒论》版本的原因。

3.虽然《敦煌本伤寒论》是张仲景的原著抑或是王叔和的整理本，已无法考证，但有一点可以肯定，即《伤寒论·伤寒例》和《伤寒论·辨脉法》在南北朝、隋、唐时代已经流传，这就否定了认为《伤寒例》和《辨脉法》是成无己（明·黄仲理、清·柯琴）、高继冲（日本·川越正椒）、唐宋俗医（清·曹禾）编入的错误论点。如果进一步推测，根据《敦煌本伤寒论·辨脉法》残卷之一（S.202）的抄写的下限时间不晚于南朝齐梁，那么距王叔和整理《伤寒论》版本大约100余年，在此期间存在流传两个王叔和版本比流传张仲景两个版本的可能性要少，因此极有可能出自张仲景《伤寒论》的版本，所以《伤寒论》和《辨脉法》的作者是张仲景的可能性极大。

4.现将《敦煌本伤寒论·辨脉法》残卷之一（S.202）与《金匮玉函经》、《注解伤寒论》、《宋本伤寒论》对照，可以发现有如下四条，即：

① 嗫嗫如吹榆英，名曰数。

② 趺脉微涩，少阴反坚，微即下逆，涩则燥烦。少阴紧者，便即为难，汗出在头，谷气为下。便难者，愈微溏，不令汗出，甚者遂不得便。烦逆鼻鸣，上竭下虚，不得复通。

③ 脉虚而不吐、下、发汗，其面反有热，令色欲解，不能汗出，其身必痒。

④ 趺阳脉浮而微，浮则为虚，微则汗出。

《金匮玉函经》中有，而《注解伤寒论》和《宋本伤寒论》则无，"表明过去有人提出陈世杰重刻的《金匮玉函经》是清代人伪作的观点，是不足信的"（陈可冀语），同样澄清了《金匮玉函经》是《伤寒论》的早期传本。

5. 若将《敦煌本伤寒论·伤寒例》残卷（P.3287）与日本《康平本伤寒论》对照，发现此两版本内容大致相同，仅少数字略有差异，因此可以佐证《康平本伤寒论》不但不是伪书，而且是隋唐时期的流传本，后传入日本。

总之，《敦煌本伤寒论》的发现对整理、校勘《伤寒论》具有极大的学术价值，对诸多《伤寒论》版本的考证提供了重要的佐证，澄清了许多学者不足信的推断乃至错误的论点，因此价值斐然。

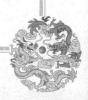

康治本伤寒论

〔汉〕　张仲景　撰

〔日·康治〕　沙门了纯　抄录

海陵　李顺保　校注

学苑出版社

《康治本伤寒论》校注说明

本书的底本采用日本安政五年（1858 年）京都书林刻本，1982 年中医古籍出版社影印本。为保持原刻本全貌，仍保存前序、后跋、凡例和目次，此等非为《伤寒论》所固有。主校本采用《宋本伤寒论》。

为保存《伤寒论》抄本原貌，现删去刻本中户上重较之眉注。

原书每页（古籍线装书正反面为一页）十八行，每行十六字。原书有七个字被蛀蚀，今补上，以□示之。

因改为横排本，一律将"右×味"，改为"上×味"。并将假借字、古俗字等改为通用字。其中"谇语"改为"谵语"、"茵蓯蒿"改为"茵陈蒿"。

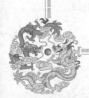

《康治本伤寒论》序

　　余平生喜聚古写方书，苟闻有藏之者必求而观焉。往年越后①人某示影抄康治②年间沙门了纯③写《伤寒论》一卷，开合数回不能释手，问其原本，则云藏同乡某处。余欲之而口不敢言，到今宛然心目矣。一日柳河户上玄斐来谒，亦出示一卷，盖其友河口春龙誊从奥人④，而玄斐以宋板对校者也。然则奥人所藏转归越人手，而余曾观其影抄，吁！亦可谓奇矣！抑玄斐之苦心笃志实可嘉也。因怂恿寿诸梨枣⑤，而他日余亦或得越人影抄而梓之，与此并行焉，则岂不亦一大快事乎！乃为弁其由于卷端。

　　嘉永二年⑥春王正月

中务少辅丹波赖易

池内奉时填讳

　　先考⑦既作此序，未及净书而易箦⑧矣。玄斐因请余代书，援笔不堪风木之叹也。

丙辰⑨嘉平月⑩　丹波赖德识

---

　①　越后：日本旧古国名，今新泻县。
　②　康治：日本平安朝近卫天皇年号（1142 年～1155 年）。
　③　沙门了纯：日本僧侣了纯，生平不详。
　④　奥人：奥州人氏，奥州，日本古地名，今东北陆奥地区。
　⑤　梨枣：刻书版的代称，古时刻书多用梨木或枣木之故。
　⑥　嘉永二年：日本江户时代孝明天皇年号，二年即 1849 年。
　⑦　先考：对已去世的父亲的尊称。
　⑧　箦：用竹片编成的床垫，易箦为换床垫，代表已死换床。
　⑨　丙辰：干支纪年，即 1856 年。
　⑩　嘉平月：十二月的别名。

康
治
本
伤
寒
论

刻《康治本伤寒论》叙

　　余尝游北筑①，与唐津②人河口春龙相善。乙巳③春，余将东游，邅道过肥④，会其不在焉。其明年邂逅于京师，欢如旧日矣。示一小册于余曰：此书比睿山⑤所藏，奥之医生得之武州⑥永源寺⑦僧。吾学于东武⑧，与其人欢，固请得见，因写藏之，原本唐·贞元乙酉⑨所写。相传昔者睿山僧入唐，誊写以归。康治二年癸亥，沙门了纯再写焉，卷末所录，可参征也。唯卷中作圈及二四八、六十四等字，不知何故。余受读之者再三，较诸宋板、成本及近世坊本，所载方仅五十首，如其阙文，是固无论。以余臆之，此书或别有所流传，而未经叔和氏之撰次者欤。盖李唐距西晋三百余年，互相传写，固当有别本，且前辈所疑而阙如者，此书概不载，以为古之遗文，亦不诬也。自贞元至于康治三百余年，自康治至于今七百余年，既经千载之久，彼之所逸，而独岿然存乎本邦者，谓之灵祇所护。谁曰不然？岂非国家文明之化，施及方技者邪！览者不以余言之固陋弃之，则幸甚。

　　嘉永改元⑩春三月望⑪

　　　　　　　　　　　柳河⑫医官　户上重较玄斐谨撰

---

　①　北筑：日本古国旧地名，今福冈地区。
　②　唐津：日本地名，在佐贺县境内。
　③　乙巳：干支纪年，即 1845 年。
　④　肥：日本古国旧地名，今熊本县地区。
　⑤　比睿山：位于京都府与滋贺县境内的名山，为佛教圣地之一，为传教大师最澄和尚布道传教的地方。
　⑥　武州：即武藏，日本古国名，今东京都、埼玉县、神奈县的北东部。
　⑦　永源寺：日本名寺，1360 年园应禅师寂室元光为开山祖师。
　⑧　东武：即武藏的东部，日本古国名，今埼玉县一带。
　⑨　贞元乙酉：唐德宗李适的年号，乙酉年即 805 年。
　⑩　嘉永改元：1854 年。
　⑪　望：望日，十五日。
　⑫　柳河：日本古地名，今写柳川，位于福冈县南西部。

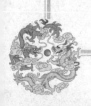

凡　例

一、此书在卷末蠹毁者，似乙字。按唐书德宗贞元二十一年乙酉崩，而顺宗即位，其八月改元永贞也。

一、唐贞元二十一年，当我延历①二十四年，至康治二年，三百三十九年。自康治二年，至嘉永纪元，七百五年，合计之，则千四十四年也。

一、此书较宋板、成本及近世坊本，仅什一也，其前后次第，亦颇不同，蠹毁误脱，不敢补之，所以存旧也。

一、此书所载方，通计五十首。而原本不举其目次，今录之，以备便鉴耳。

一、此书原题曰《伤寒论》，然宋板及其他类本甚多，而近世所行小刻本，独以《伤寒论》称焉，因冠以《康治本》三字，而别小刻而已。

一、世所传《伤寒论》，宋板最古，故标注引宋板，以辨异同，抑以余之浅学疏卤。恐多误谬，览者恕焉。

户上重较又识

---

① 延历：日本奈良时代桓武天皇年号，二十四年即 805 年。

方 目 次

桂枝汤 ·· 25

桂枝加葛根汤 ·· 25

桂枝加附子汤 ·· 25

桂枝去芍药汤 ·· 25

桂枝去桂枝加白术茯苓汤 ·· 26

甘草干姜汤 ·· 26

芍药甘草汤 ·· 26

葛根汤 ·· 26

葛根加半夏汤 ·· 26

麻黄汤 ·· 26

青龙汤 ·· 27

干姜附子汤 ·· 27

麻黄甘草杏仁石膏汤 ·· 27

茯苓桂枝甘草大枣汤 ·· 27

茯苓桂枝甘草白术汤 ·· 27

茯苓四逆汤 ·· 28

芍药甘草附子汤 ·· 28

调胃承气汤 ·· 28

栀子豉汤 ·· 28

栀子甘草豉汤 ·· 28

栀子生姜豉汤 ·· 28

小柴胡汤 ·· 29

建中汤 ·· 29

大柴胡汤 ·· 29

桃仁承气汤 ·· 29

陷胸汤 ·· 29

柴胡桂枝干姜汤 ·· 30

半夏泻心汤 ·· 30

十枣汤 ·· 30

生姜泻心汤 ……………………………………………… 30

甘草泻心汤 ……………………………………………… 31

黄连汤 …………………………………………………… 31

黄芩汤 …………………………………………………… 31

黄芩加半夏生姜汤 ……………………………………… 31

白虎汤 …………………………………………………… 31

白虎加人参汤 …………………………………………… 31

大承气汤 ………………………………………………… 32

茵陈蒿汤 ………………………………………………… 32

桂枝加芍药汤 …………………………………………… 32

桂枝加芍药大黄汤 ……………………………………… 32

黄连阿胶汤 ……………………………………………… 33

附子汤 …………………………………………………… 33

桃花汤 …………………………………………………… 33

吴茱萸汤 ………………………………………………… 33

甘草汤 …………………………………………………… 33

白通汤 …………………………………………………… 33

真武汤 …………………………………………………… 33

通脉四逆汤 ……………………………………………… 34

猪苓汤 …………………………………………………… 34

四逆汤 …………………………………………………… 34

通计五十方

太阳之为病，脉浮，头项强痛而恶寒①。

太阳病，发热，汗出，恶风，脉缓者，名为中风②。

太阳病，或已发热，或未发热，必恶寒，体痛，呕逆，脉阴阳俱紧者，名曰伤寒③。

太阳中风，阳浮而阴弱。阳浮者热自发；阴弱者汗自出。啬啬恶寒，淅淅恶风，翕翕发热，鼻鸣干呕者，桂枝汤主之④。

　　　　桂枝三两，去皮　芍药三两　甘草二两，炙　生姜三两，切　大枣十二
枚，擘

　　　　上五味，㕮咀三味，以水七升，微火煮取三升，去滓，适寒温，
服一升。

太阳病，头痛发热，汗出恶风者，桂枝汤主之⑤。

太阳病，项背强几几，反汗出恶风者，桂枝加葛根汤主之⑥。

　　　　桂枝三两，去皮　芍药三两　甘草二两，炙　生姜三两，切　大枣十二
枚，擘　葛根四两

　　　　上六味，以水一斗，先煮葛根，减二升，去上沫，内诸药，煮取
三升，去滓，温服一升。

太阳病，发汗，遂漏不止，其人恶风，小便难，四肢微急，难以屈伸者，桂枝加附子汤主之⑦。

　　　　桂枝三两，去皮　芍药三两　甘草二两，炙　生姜三两，切　大枣十二
枚，擘　附子一枚，炮，去皮，破八片

　　　　上六味，以水七升，煮取三升，去滓，温服一升。

太阳病，下之后，脉促，胸满者，桂枝去芍药汤主之⑧。

　　　　桂枝三两，去皮　甘草二两，炙　生姜三两，切　大枣十二枚，擘

　　　　上四味，以水七升，煮取三升，去滓，温服一升。

服桂枝汤，或下之后，仍头项强痛，翕翕发热，无汗，心下满微痛，小便

---

① 同《宋本伤寒论》第一条。
② 同《宋本伤寒论》第二条。
③ 同《宋本伤寒论》第三条。但《宋本》作"名为伤寒"。
④ 同《宋本伤寒论》第十二条。但《宋本》在"服一升"后有131字服法。
⑤ 同《宋本伤寒论》第十三条。但无"者"字。
⑥ 同《宋本伤寒论》第十四条。但《宋本》有"麻黄去节三两"，并在"温服一升"后有十九字服法。
⑦ 同《宋本伤寒论》第二十条。但《宋本》中甘草作"三两"。
⑧ 同《宋本伤寒论》第二十一条。

不利者，桂枝去桂枝加白术茯苓汤主之①。

芍药三两　甘草二两，炙　生姜三两，切　大枣十二枚，擘　白术三两

茯苓三两

上六味，以水七升，煮取三升，去滓，温服一升。

服桂枝汤，不汗出后，大烦渴不解，脉洪大者，白虎加人参汤主之②。

伤寒脉浮，自汗出，小便数，心烦，微恶寒，脚挛急，反服桂枝汤，得之便厥，咽中干，烦躁、吐逆者，与甘草干姜汤，以复其阳。若厥愈者，与芍药甘草汤，以其脚伸。若胃气不和，谵语者，与调胃承气汤。若重发汗者，四逆汤主之③。

甘草四两，炙　干姜三两

上二味，以水三升，煮取一升二合，去滓，分温再服。

芍药三两　甘草三两，炙

上二味，以水五升，煮取一升五合，去滓，分温三服。

太阳病，项背强几几，无汗，恶风者，葛根汤主之④。

葛根四两　麻黄三两，去节　桂枝二两，去皮　芍药二两　甘草二两，炙　生姜三两，切　大枣十二枚，擘

上七味，以水一斗，先煮葛根、麻黄，减二升，去白沫，内诸药，煮取三升，去滓，温服一升。

太阳与阳明合病者，必自下利，葛根汤主之⑤。

太阳与阳明合病，不下利但呕者，葛根加半夏汤主之⑥。

葛根四两　麻黄三两，去节　桂枝二两，去皮　芍药二两　甘草二两，炙　大枣十二枚，擘　生姜三两　半夏半升，洗

上八味，以水一斗，先煮葛根、麻黄，减二升，去白沫，内诸药，煮取三升，去滓，温服一升

太阳病，头痛，发热，身疼，腰痛，骨节疼痛，恶风无汗而喘者，麻黄汤主之⑦。

---

①　同《宋本伤寒论》第二十八条。但《宋本》中无"后"字，又作"翕翕发热"、"桂枝去桂加白术茯苓汤主之"、"以水八升"。

②　同《宋本伤寒论》第二十六条，但《宋本》作"大汗出后"，并有方药。《康治本》的方药列在该书 42 条下。

③　基本上同《宋本伤寒论》第二十九条，其条文与方药略有差异。

④　同《宋本伤寒论》第三十一条。《宋本》作"恶风"，在"温服一升"后有 20 字服法。

⑤　同《宋本伤寒论》第三十二条。

⑥　同《宋本伤寒论》第三十三条。但《宋本》生姜作"二两切"。

⑦　同《宋本伤寒论》第三十五条。但《宋本》甘草作"一两"。

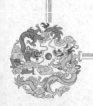

麻黄三两，去节　桂枝二两，去皮　甘草二两，炙　杏仁七十个，去皮尖

上四味，以水九升，先煮麻黄，减二升，去上沫，内诸药，煮取
二升半，去滓，温服八合。

太阳中风，脉浮紧，发热恶寒，身疼痛，不汗出而烦躁者，青龙汤
主之。①

麻黄六两，去节　桂枝二两，去皮　甘草二两，炙　杏仁四十个，去皮尖
生姜三两，切　大枣十二枚，擘　石膏如鸡子大，碎

上七味，以水九升，先煮麻黄，减二升，去上沫，内诸药，煮取
三升，去滓，温服一升。

伤寒，脉浮缓，身不疼但重，乍有轻时，无少阴证者，青龙汤发之。②

发汗，若下之后，昼日烦躁不得眠，夜而安静，不呕，不渴，脉沉微，身
无大热者，干姜附子汤主之③。

干姜一两半　附子一枚，生用，去皮，破八片

上二味，以水三升，煮取一升二合，分温服，再服。

发汗后，汗出而喘，无大热者，麻黄甘草杏仁石膏汤主之④。

麻黄四两，去节　甘草二两，炙　石膏半斤，碎

上四味，以水九升，先煮麻黄，减二升，去上沫，内诸药，煮取
二升，去滓，温服一升。

发汗后，脐下悸，欲作奔豚者，茯苓桂枝甘草大枣汤主之⑤。

茯苓半斤　桂枝三两，去皮　甘草二两，炙　大枣十五枚，擘

上四味，以甘烂水一斗，先煮茯苓，减二升，内诸药，煮取三
升，去滓，温服一升。

发汗，若下之后，心下逆满，气上冲胸，起则头眩者，茯苓桂枝甘草白术
汤主之⑥。

茯苓四两　桂枝三两，去皮　甘草二两，炙　白术二两

----

① 同《宋本伤寒论》第三十八条。但《宋本》作"大青龙汤主之"，后有禁忌证26字，且杏
仁作"四十枚"，大枣作"十枚"，在温服一升后有36字服法注意事项。
② 同《宋本伤寒论》第三十九条。但《宋本》作"大青汤发之"。
③ 同《宋本伤寒论》第六十一条。但《宋本》作"下之后，复发汗"，"不呕、不渴"下有
"无表证"，生姜作"一两"，附子作"切八片"，服法作"煮取一升，去滓，顿服"。
④ 同《宋本伤寒论》第六十三条。但《宋本》在"发汗后"下有"不可更行桂枝汤"，"无大
热者"下作"可与麻黄杏仁甘草石膏汤"。药物中有"杏仁，去皮尖五十个"，"以水七升"。
⑤ 同《宋本伤寒论》第六十五条。但《宋本》作"其人脐下悸者"，"欲作奔豚"。服法后有
"日三服"，且有作甘澜水法31字
⑥ 同《宋本伤寒论》第六十七条。但《宋本》作"伤寒，若吐、若下后"，"头眩者"无
"者"，其后有"脉沉紧，发汗则动经，身为振振摇者"13字。"温服一升"作"分温三服"。

上四味，以水一斗，煮取三升，去滓，温服一升。

发汗，若下之后，烦躁者，茯苓四逆汤主之。①

茯苓四两　甘草二两，炙　干姜一两半　附子一枚，生用，去皮，破八片

人参二两

上五味，以水三升，煮取一升二合，去滓，分温，再服。

发汗，若下之后，反恶寒者，虚也，芍药甘草附子汤主之。但热者，实也，与调胃承气汤②。

芍药三两　甘草三两，炙　附子一枚，炮，去皮，破八片

上三味，以水五升，煮取一升五合，去滓，分温三服。

大黄四两，酒洗　甘草二两，炙　芒消半升

上三味，以水三升，煮取一升，去滓，内芒硝，更煮两沸，顿服。

发汗，若下之后，虚烦不得眠，若实剧者，必反复颠倒，心中懊憹，栀子豉汤主之。若少气者，栀子甘草豉汤主之。若呕者，栀子生姜豉汤主之③。

栀子十四个，擘　香豉四合，绵裹

上二味，以水四升，先煮栀子，得二升半，内豉，煮取一升半，去滓，分为二服，温进一服。

栀子十四个，擘　甘草二两　香豉四合，绵裹

上三味，以水四升，先煮栀子、甘草，得二升半，内豉，煮取一升半，去滓，分为二服，温进一服。

栀子十四个，擘　生姜五两　香豉四合，绵裹

上三味，以水四升，先煮栀子、生姜，得二升半，内豉，煮取一升半，去滓，分为二服，温进一服。

太阳病，发汗，汗出后，其人仍[发]热，心下悸，头眩，身瞤动，振振欲擗地，脉沉紧者，真武汤主之④。

伤寒中风，往来寒热，胸胁苦满，嘿嘿不欲饮食，心烦喜呕，或胸中烦而不呕，或渴，或腹中痛，或胁下痞鞭，或心下悸，小便不利，或不渴，身有微

---

① 同《宋本伤寒论》第六十九条。但《宋本》作"若下之，病仍不解"。人参作"一两"，煎法中作"以水五升，煮取三升"。

② 基本上同《宋本伤寒论》第六十八条和第七十条，文字略有异同。

③ 同《宋本伤寒论》第七十六条。但《宋本》此条前作"发汗后，水药不得入口，为逆。若更发汗，必吐下不止"。"若下之后"作"吐下后"。"温进一服"下有"得吐者，止后服"。三方剂后均同此。

④ 同《宋本伤寒论》第八十二条。但《宋本》"汗出后"作"汗出不解"，且无"脉沉紧"字。《宋本》此条下载方药及煎法。

热，或咳者，小柴胡汤主之①。

柴胡半斤　黄芩三两　半夏半升，洗　生姜三两，切　人参三两　甘草三两，炙　大枣十二枚，擘

上七味，以水一斗二升，煮取六升，去滓，再煎取三升，温服一升，日三服。

伤寒，身热恶风，颈项强，胁下满，手足温而渴者，小柴胡汤主之②。

伤寒，阳脉涩，阴脉弦，法当腹中急痛，先与建中汤，不愈者，小柴胡汤主之③。

桂枝三两，去皮　芍药六两　甘草二两，炙　生姜三两，切　大枣十二枚，擘　胶饴一升

上六味，以水七升，煮取三升，去滓，内饴，更上微火消尽，温服一升。

伤寒，心中悸而烦者，建中汤主之④。

太阳病，反二三下之，后呕不止，心下急，郁郁微烦者，大柴胡汤主之⑤。

柴胡半斤　黄芩三两　半夏半升　生姜五两　芍药三两　枳实四枚　大枣十二枚，擘

上七味，以水一斗二升，煮取六升，去滓，再煎，取三升，温服一升，日三服。

太阳病，热结膀胱，其人如狂，血自下，下者愈，但少腹急结者，与桃仁承气汤⑥。

桃仁五十个，去皮尖　大黄四两，酒洗　甘草二两，炙　芒硝二合　桂枝二两，去皮

上五味，以水七升，煮取二升半，去滓，内芒硝，更上微火一二沸，温服五合。

伤寒，结胸热实，脉沉紧，心下痛，按之石硬者，陷胸汤主之⑦。

---

① 同《宋本伤寒论》第九十六条。但《宋本》"伤寒中风"作"伤寒五六日中风"。"日三服"下《宋本》有加减法122字。

② 同《宋本伤寒论》第九十九条。但《宋本》作"伤寒四五日"。

③ 同《宋本伤寒论》第一百条。但《宋本》"不愈者"作"不差者"，且服法下有"日三服。呕家不可用建中汤，以甜故也"15字。

④ 同《宋本伤寒论》第一百零二条。但《宋本》作"伤寒二三日"。

⑤ 基本上同《宋本伤寒论》第一百零三条，但文字略有差异。

⑥ 同《宋本伤寒论》第一百零六条。条文文字略有异同，《宋本》作"桃核承气汤"，芒硝作"二两"。

⑦ 同《宋本伤寒论》第一百三十五条。《宋本》作"伤寒六七日"，"按之石鞕者"，《康治本》不避讳"坚"字，方药《宋本》则附在134条下，名"大陷胸汤方"。

康治本伤寒论

大黄六两，酒洗　芒硝一升　甘遂一两，末

上三味，以水六升，先煮大黄，取二升，去滓，内芒硝，煮一二沸，内甘遂末，温服一升。

太阳病，发汗而复下之后，舌上燥，渴，日晡所有潮热，从心下至小腹鞭满痛，不可近者，陷胸汤主之①。

伤寒，发汗而复下之后，胸胁满微结，小便不利，渴而不呕，但头汗出，往来寒热，心烦者，柴胡桂枝干姜汤主之②。

柴胡半斤　黄芩三两　牡蛎二两，熬　栝蒌根三两　桂枝三两，去皮
甘草二两，炙　干姜一两

上七味，以水一斗二升，煮取六升，去滓，再煎取三升，温服一升，日三服。

太阳病，发汗而复下之后，心下满鞭痛者，为结胸，但满而不痛者，为痞，半夏泻心汤主之③。

半夏半升，洗　黄连三两　黄芩三两　人参三两　干姜三两　甘草三两，炙　大枣十二枚，擘

上七味，以水一斗，煮取六升，去滓，再煎取三升，温服一升，日三服。

太阳中风，下利呕逆，发作有时，头痛，心下痞鞭满，引胁下痛，干呕短气，汗出不恶寒者，表解里未和也，十枣汤主之④。

大枣十枚，擘　芫花熬，末　甘遂末　大戟末

上四味，以水一升半，先煮大枣，取一升，去滓，内诸药末，等分一两，温服之。

伤寒汗出解之后，胃中不和，心下痞鞭，干噫食臭，胁下有水气，腹中雷鸣，下利者，生姜泻心汤主之⑤。

生姜四两，切　黄连三两　黄芩三两　人参三两　甘草三两，炙　大枣十二枚，擘　半夏半升，洗

上七味，以水一斗，煮取六升，去滓，再煎取三升，温服一升，

---

① 同《宋本伤寒论》第一百三十七条。《宋本》作"重发汗复下之，不大便五六日"，"陷胸汤主之"作"大陷胸汤主之"。

② 同《宋本伤寒论》第一百四十七条。但《宋本》作"伤寒五六日，已"，在"心烦者"下有"为未解也"。栝楼根作"四两"，干姜作"二两"。

③ 基本上同《宋本伤寒论》第一百四十九条的后半条。方药中黄连，《宋本》作"一两"。

④ 同《宋本伤寒论》第一百五十二条。但《宋本》在"呕逆"下有"表解者，乃可攻之。其人漐漐汗出"十三字，且"表解里未和也"上有"此"字，服法有加减法。

⑤ 同《宋本伤寒论》第一百五十七条。方药中《宋本》有干姜一两，黄连作"一两"。

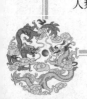

日三服。

伤寒中风，反二三下之后，其人下利日数十行，谷不化，腹中雷鸣，心下痞鞕满，干呕心烦不得安者，甘草泻心汤主之①。

甘草四两，炙　黄连三两　黄芩三两　干姜三两　大枣十二枚，擘　半夏半升，洗

上六味，以水一斗，煮取六升，去滓，再煎取三升，温服一升，日三服。

伤寒胸中有热，胃中有邪气，腹中痛，欲呕吐者，黄连汤主之②。

黄连三两　人参三两　干姜三两　桂枝三两，去皮　甘草三两，炙　大枣十二枚，擘　半夏半升，洗

上七味，以水一斗，煮取三升，去滓，温服一升。

太阳与少阳合病，自下利者，黄芩汤主之。若呕者，黄芩加半夏生姜汤主之③。

黄芩三两　芍药三两　甘草二两，炙　大枣十二枚，擘

上四味，以水一斗，煮取三升，去滓，温服一升。

黄芩三两　芍药三两　甘草二两，炙　大枣十二枚，擘　半夏半升，洗　生姜三两

上六味，以水一斗，煮取三升，去滓，温服一升。

伤寒，脉浮滑，表有热，里有寒者，白虎汤主之④。

石膏一斤，碎　知母六两　甘草二两，炙　粳米六合

上四味，以水一斗，煮米熟汤成，去滓，温服一升。

伤寒下后，不解，热结在里，表里但热，时时恶风，大渴，舌上干燥而烦，欲饮水数升者，白虎加人参⑤。

石膏一斤，碎　知母六两　甘草二两，炙　粳米六合　人参二两

上五味，以水一斗，煮米熟汤成，去滓，温服一升。

---

① 基本同《宋本伤寒论》第一百五十八条。"反二三十之后"，《宋本》作"医反下之"；"心烦不得安"下，《宋本》有"医见心下痞，谓病不尽，复下之，其痞益甚，此非结热，但以胃中虚，客气上逆，故使鞕也"句。《宋本》黄连作"一两"。

② 同《宋本伤寒论》第一百七十三条。《宋本》人参作"二两"。

③ 同《宋本伤寒论》第一百七十二条。"黄芩汤主之"，《宋本》作"与黄芩汤"。芍药作"二两"。《宋本》在"温服一升"后均有"日再，夜一服"五字。

④ 同《宋本伤寒论》第一百七十六条。"表有热"《宋本》作"此以表有热"，且无"者"字。"温服一升"下《宋本》有"日三服"三字。

⑤ 同《宋本伤寒论》第一百六十八条。但《宋本》作"伤寒若吐若下后，七八日不解"，"表里但热"，《宋本》作"表里俱热"，"白虎加人参"《宋本》后有"汤主之"三字。在服法后，《宋本》有禁忌证六十二字。

伤寒，无大热，口烦渴，心烦，背微恶寒者，白虎加人参汤主之①。

阳明之为病，胃实也②。

阳明病，发热汗出，谵语者，大承气汤主之③。

　　　大黄四两，酒洗　厚朴半斤，炙去皮　枳实五枚，炙　芒硝三合

　　　上四味，以水一斗，先煮厚朴、枳实，取五升，内大黄，更煮取
二升，去滓，内芒硝，更上微火一二沸，分温再服。

阳明病，发热，但头汗出，渴，小便不利者，身必发黄，茵陈蒿汤
主之④。

　　　茵陈蒿六两　栀子十四个，擘　大黄二两，酒洗

　　　上三味，以水一斗二升，先煮茵陈蒿，减二升，内栀子、大黄，
煮取三升，去滓，分温三服。

三阳合病，腹满，身重，难以转侧，口不仁，面垢，遗尿，发汗谵语，下
之额上生汗，手足逆冷，若自汗出者，白虎汤主之。⑤

少阳之为病，口苦，咽干，目眩也⑥。

太阴之为病，腹满而吐，自利也⑦。

太阴病，腹满而吐，食不下，自利益甚，时腹自痛者，桂枝加芍药汤主
之。大实痛者，桂枝加芍药大黄汤主之⑧。

　　　桂枝三两，去皮　芍药六两　甘草二两，炙　生姜三两，切　大枣十二
枚，擘

　　　上五味，以水七升，煮取三升，去滓，温服一升。

　　　桂枝三两，去皮　芍药六两　甘草二两，炙　生姜三两，切　大枣十二
枚，擘　大黄二两，酒洗

　　　上六味，以水七升，煮取三升，去滓，温服一升。

---

①　同《宋本伤寒论》第一百六十九条。
②　同《宋本伤寒论》第一百八十条。《宋本》作"胃家实是也"。
③　《宋本伤寒论》缺此条。但方药《宋本》列在第二百零八条下，且在"分温再服"下有"得下，余勿服"五字。
④　基本上同《宋本伤寒论》第二百三十六条。《宋本》作"阳明病，发热，汗出者，此为热越，不能发黄也。但头汗出，身无汗，剂颈而还，小便不利，渴引水浆者，此为瘀热在里，身必发黄，茵陈蒿汤主之"。大黄酒洗，《宋本》作"去皮"，减二升作"减六升"，分温三服作"分三服"，后尚有服后情况二十三字。
⑤　同《宋本伤寒论》第二百一十九条。"遗尿，发汗谵语，下之额上生汗"，《宋本》作"谵语、遗尿。发汗则谵语，下之额上生汗"，《宋本》此条下附白虎汤方药及煎法和服法。
⑥　同《宋本伤寒论》第二百六十三条。
⑦、⑧二条，《宋本伤寒论》合为一条，即第二百七十三条。另"桂枝加芍药主之。大实痛者，桂枝加芍药大黄汤主之"，《宋本》列在第二百七十九条后半条。且"温服一升"作"温分三服"。桂枝加大黄汤服法后有"日三服"三字。

少阴之为病，脉微细，但欲寐也⑤。

少阴病，心中烦，不得眠者，黄连阿胶汤主之⑥。

黄连四两　黄芩二两　芍药二两　鸡子黄二枚　阿胶三两

上五味，以水六升，先煮三物，取二升，去滓，内胶烊尽，小冷，内鸡子黄，搅令相得，温服七便，日三服。

少阴病，口中和，其背恶寒者，附子汤主之⑦。

附子二枚，炮，去皮，破八片　白术三两　茯苓三两　芍药三两　人参二两

上五味，以水八升，煮取三升，去滓，温服八合，日三服。

少阴病，身体疼，手足寒，骨节痛，脉沉者，附子汤主之⑧。

少阴病，下利便脓血者，桃花汤主之⑨。

赤石脂一斤，一半全用，一半筛末　干姜一两　粳米一升

上三味，以水七升，煮米熟汤成，去滓，内赤石脂末，温服七合，日三服。

少阴病，吐利，手足逆冷，烦躁欲死者，吴茱萸汤主之⑩。

吴茱萸一升　人参二两　大枣十二枚，擘　生姜六两

上四味，以水七升，煮取二升，去滓，温服七合，日三服。

少阴病，咽痛者，甘草汤主之⑪。

甘草二两

上一味，以水三升，煮取一升二合，去滓，温服七合，日三服。

少阴病，下利者，白通汤主之⑫。

葱白四茎　干姜一两半　附子一枚，生用，去皮，破八片

上三味，以水三升，煮取一升二合，去滓，分温再服。

少阴病，腹痛，小便不利，四肢沉重、疼痛，自下利，或咳，或小便利，或不下利，呕者，真武汤主之⑬。

---

⑤　同《宋本伤寒论》第二百八十一条。但《宋本》作"但欲寐也。"

⑥　同《宋本伤寒论》第三百零三条。但《宋本》作"少阴病，得之二三日以上，心中烦，不得卧，黄连阿胶汤主之。"

⑦　同《宋本伤寒论》第三百零四条。《宋本》作"少阴病，得之一二日，口中和，其背恶寒者，当灸之，附子汤主之"。白术《宋本》作"四两"。"温服八合"《宋本》作"温服一升"。

⑧　同《宋本伤寒论》第三百零五条。但《宋本》作"身体痛"。

⑨　同《宋本伤寒论》第三百零六条。"日三服"后有"若一服愈，余勿服"七字。

⑩　同《宋本伤寒论》第三百零九条。

⑪　同《宋本伤寒论》第三百一十一条。《宋本》作"少阴病二三日，咽痛者，可与甘草汤；不差，与桔梗汤"。

⑫　同《宋本伤寒论》第三百一十四条。《宋本》无"者"字，附子下无"用"字。

⑬　同《宋本伤寒论》第三百一十六条。《宋本》在"少阴病"下有"二三日不已，至四五日"，在"自下利"下有"者，此为有水气。其人"，"或不下利"，《宋本》作"或下利，或"。"日三服"下，《宋本》有加减法五十一字。

康治本伤寒论

白术三两　茯苓三两　芍药三两　生姜三两，切　附子一枚，炮，去皮，破八片

上五味，以水八升，煮取三升，去滓，温服七合，日三服。

少阴病，下利清谷，里寒外热，手足厥逆，脉微欲绝，身反不恶寒，其人面赤色，或腹痛，或干呕，或咽痛，或利止，脉不出者，通脉四逆汤之①。

甘草二两，炙　附子一枚，生用，去皮，破八片　干姜三两

上三味，以水三升，煮取一升二合，去滓，分温再服。

少阴病，下利，咳而呕渴，心烦不得眠者，猪苓汤主之②。

猪苓一两　泽泻一两　茯苓一两　阿胶一两　滑石一两

上五味，以水六升，煮取二升，去滓，内阿胶烊尽，温服七合，日三服。

少阴病，脉沉者，宜四逆汤③。

草草二两，炙　干姜一两半　附子一枚，生用，去皮，破八片

上三味，以水三升，煮取一升二合，去滓，分温再服。

厥阴之为病，消渴，气上撞心，心中 疼 热，饥而不欲食，食则吐，下之利不止④。

发汗若下之后，烦热，胸中窒者，栀子豉汤主之⑤。

伤寒，脉滑，厥者，里有热，白虎汤主之⑥。

○二四八　　六十四　　五十

⑤⊕　　四十五　　五十五○⑦

唐贞元 乙 酉岁写之

康治二年⑧亥九月书写之　沙门了纯

---

① 同《宋本伤寒论》第三百一十七条。但《宋本》作"面色赤"。附子一枚《宋本》作"大者一枚"。在"分温再服"下《宋本》有加减法六十七字。

② 同《宋本伤寒论》第三百一十九条。但《宋本》在"下利"后有"六七日"，猪苓《宋本》有"去皮"二字。且煎法《宋本》有"以水四升，先煮四物，煮"取二升。

③ 同《宋本伤寒论》第二百二十三条。但《宋本》在"脉沉者"下有"急温之"三字。"草草"《宋本》作"甘草"。在"分温再服"下《宋本》有"强人可大附子一枚、干姜三两"十二字。

④ 同《宋本伤寒论》第三百二十六条。但《宋本》作"食则吐蛔"。

⑤ 同《宋本伤寒论》第七十七条。"后"《宋本》作"而"。

⑥ 同《宋本伤寒论》第三百五十条。《宋本》作"伤寒脉滑而厥者，其里有热，白虎汤主之"。

⑦ 以上两行数字，其意义不详，待考。

⑧ 康治二年：1143 年。

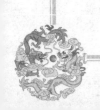

康治本伤寒论

《康治本伤寒论》五十方，盖系抄书者，卷末有："唐贞元乙酉岁写之康治二年沙门了纯"十八字，柳河户上玄斐传写以示余。余曰：唐贞元乙酉即皇朝延历二十四年而传教航海东隅之岁也。曾闻最澄①博物兼知阴阳医方，则了纯所写原本或出最澄手书，亦未可知也。但了纯不知何人耳？玄斐愕然曰；何以征诸？余曰：尝观横川②松禅院所藏澄手书《将来目录》③，卷尾曰：大唐贞元二十一年岁次乙酉五月朔十三日，日本国求法沙门最澄录。今此本，干支亦同，故云尔。子若能影抄以传，则亦可嘉尚也。玄斐曰：此书盖尝在延历寺④人或得之后，往江户⑤传之奥人某，珍重如拱璧不妄示人，友人河口春龙窃誊之，而不及影抄，为可惋也。余得此书与宋板校仇，互有异同，而此本为优，且今子之言信而可徵，若得子一语，则亦为有据矣。余意者，岐黄一道既非所知，而又恐徒变画虎之诮也，固辞不许，因录其所答问者以还之。

　　　嘉永纪元之嘉平月

　　　　　　　华顶王府侍读池内奉时跋　并书于如利书院

---

　①　最澄：日本高僧传教大师，详见"《康治本伤寒论》考"文。
　②　横川：近江国，今滋贺县，比睿山周围。
　③　《将来目录》：为《请来目录》之误，此指日本高僧最澄从唐朝带回日本的经卷、书籍目录，现存日本《大藏经·目录部》。
　④　延历寺：日本名寺，在今滋贺县，为最澄788年（延历7年）在比睿山创立，
　⑤　江户：日本江户时代（1611年～1866年）。

《康治本伤寒论》考

　　《康治本伤寒论》系我国早期东传日本的《伤寒论》版本之一，倍受日本学者的重视，而在我国却散佚此版本，因此研究《康治本伤寒论》在文献学上有重要意义。

一、《康治本伤寒论》发现经过

　　《康治本伤寒论》是在日本国内发现，该书前有《序》后有《跋》，我国学者多数依《序》和《跋》进行了复述，很少参阅日本学者研究《康治本伤寒论》的文献资料进行综述，因此都偏于简述。

　　根据《康治本伤寒论》书尾所记"唐贞元乙酉岁写之"，应该说该本首先抄写于公元805年，即唐德宗李适贞元二十一年，该年正月癸巳日德宗卒，其子李诵即位为唐顺宗，于同年八月五日又传位于其子唐宪宗李纯，并改年号为永贞元年。根据年号判断，《康治本伤寒论》抄写时间最迟应在805年八月之前。

　　根据《康治本伤寒论》池内奉时的《跋》中说明："余曰：'尝观横川松禅院所藏澄手书《将来目录》，卷尾曰：'大唐贞元二十一年岁次乙酉五月朔十三日，日本国求法沙门最澄录。'今此本，干支亦同，故云尔"。《将来目录》为《请来目录》之笔误，《请来目录》系最澄从中国带回的书目，因此可以断定《康治本伤寒论》的抄写时间应在805年五月之前。

　　根据我国纪年和《请来目录》卷尾记时是相符的，因此，《康治本伤寒论》的抄写时间在805年农历五月之前是肯定的。

　　根据文字资料记载，《康治本伤寒论》系日本最澄和尚在我国唐代抄写带回，最澄何许人也？最澄公元767年出生于近江（江州）滋贺，幼名广野，俗姓三津首，最澄系其法号。最澄的祖先系在汉献帝时代东渡日本的汉人，最澄可算是日本的华裔。年青时代曾在南都进修学习由唐高僧鉴真和尚带到日本的佛教天台宗，天台宗当时在日本正处于鼎盛时期，为主要教派。最澄二十岁学成后自潜入比睿山，建寺传教，于日本延历十三年（公元794年）最澄在比睿山寺举行盛大法会，宣讲佛教天台宗，名噪一时，并受到日本桓武天皇的器重（村上专精：《日本佛教史纲》，商务印书馆1981年51页）。

　　在我国初唐和中唐时代，日本与我国的文化交流处于繁荣时期，日本先后派遣十九次遣唐使团来华学习，主要是佛教。公元 804 年日本桓武天皇批准最澄的请求，参加第 17 次遣唐使团来华学习，当时最澄年方 37 岁。《旧唐书》（149 卷）载："贞元二十年，遣使来朝，留学生橘逸势、学问僧空海"，《新唐书》（145 卷）亦载："贞元末，其王曰桓武，遣使来朝。其学子橘逸势、浮屠空海，愿留肆业"。

第 17 次遣唐使团于公元 804 年五月十二日由大使藤原葛野麻吕率领，分乘四条大船从今大阪（难波）出发，七月六日经平户市驶入我国东海。留学生橘逸势、学问僧空海与大使乘坐第一艘船，学问僧最澄和弟子义真同乘坐第二艘船。当时日本遣唐使团来华有南路和北路两条航线，南路出九州，横渡东海，到长江口附近登岸；北路经壹歧、对马，沿朝鲜西岸到仁川登岸沿陆路，或横渡黄海，或再沿辽东半岛东岸渡渤海，至山东半岛登岸。第 17 次遣唐使团来华是沿南路航线，第三艘船和第四艘船因风暴中途返航，第一艘船经过风暴袭击后，艰难地于八月十日抵达今福建省霞浦县赤岸镇海口（福州长溪县），第二艘船更是艰难地于九月一日漂流至今浙江省宁波市（明州鄞县）。十一月三日大使、空海、橘逸势等一行 23 人，从福州出发，过衢州、杭州、扬州、开封、洛阳，于十二月二十三日抵长安。最澄率弟子义真等人进抵天台山，学习天台宗，在台州（今浙江省临海市）龙兴寺抄写经论 128 部 340 卷，在越州（今浙江省绍兴市）龙兴寺抄写经论 102 部 115 卷。最澄一行人于贞元二十一年（805 年）六月返回日本，七月进入京都。空海一行人于元和元年（806 年）八月从宁波出发，十月返回日本（黄道立：《日本著名高僧空海》，商务印书馆 1984 年），《旧唐书》："元和元年，日本国使判官高阶真人上言：'前件学生，业艺稍成，愿归本国，便请与臣同归'，从之。"

弘仁十三年（823 年）六月四日最澄圆寂，享年 56 岁。贞观八年（866 年）清和天皇赐赠最澄"传教大师"谥号，这是日本有"大师"封号的开始。因此，《康治本伤寒论》系最澄于 805 年在浙江台州雇人抄写，夹在大量佛经中带回日本。因为《康治本伤寒论》不是佛经，所以最澄没有上交国家，而留在比睿山寺。

日本平安朝近卫天皇康治二年（1143 年）九月和尚了纯再行抄写，随后传入武州永源寺、延历寺，嗣后传入奥州（日本古地名，今东北陆奥地区）某医生之手，唐津（日本古地名，今佐贺县境内）人河口春龙"窃誊之"，后被其友人柳河医官户上玄斐得之，户上玄斐将《康治本伤寒论》与其他版本核校并作眉批，认为是"古之遗文"，"未经叔和氏之撰次者"，且作"刻康治本伤寒论叙"和"凡例"及"方目次"。奥州某医生之原抄本后传入越后（日本古地名，今新泻县）某人之手，嗣后被中务少辅丹波赖易所得，于嘉永二年

（1849 年）丹波赖易在户上玄斐处又见到户上的校对本，并为之作序，序成未及出版即去世，后户上玄斐委托丹波赖易之子丹波赖德"代书援笔"，于 1856 年代父誊写了"康治本伤寒论序"，后于安政五年（1858 年）十一月在京都书林出版，共 58 页。龍野一雄先生在上野国立博物馆图书室和大阪杏雨书屋发现该版本，长沢元夫则在平户图书馆亦发现此版本（龍野一雄·康治本伤寒论について，漢方の臨床，1966；13（1）：26）。

1965 年日本民族医学研究所将荒木正胤和浅野正義两人所藏的《康治本伤寒论》复刻印刷出版发行（山元章平·康治本《伤寒论》の阴阳虚实について，漢方の臨床，1966；13（3）：11）。

1965 年 10 月 6 日全日本医疗机关联合会访华代表团来华访问，在访问期间由色部春夫等赠送两部《康治本伤寒论》给我国，现藏中国中医研究院图书馆。封皮上书写"谨呈　中医研究院　日本民族医学研究所"。

1982 年 4 月我国中医古籍出版社据京都书林本影印出版发行 18500 册，至此在我国开始流传，并引起学者的研究。

2000 年学苑出版社出版李顺保编著《伤寒论版本大全》，重新排印简化字横排本《康治本伤寒论》。

《康治本伤寒论》在最澄和了纯抄写时，原题为《伤寒论》，户上玄斐标注时为有别于《伤寒论》和其他版本，根据了纯僧抄写于康治二年而冠以"康治本"三字，遂成《康治本伤寒论》。因《康治本伤寒论》最早抄写于"唐·贞元"，后又流入永源寺、延历寺，故在日本又称《贞元本伤寒论》、《永源寺本伤寒论》、《延历寺本伤寒论》（大塚敬节·修琴堂藏书目录抄，漢方の臨床，1974；21（2）：3），又有人称《锦小路本伤寒论》，但因京都书林于 1858 年和日本民族医学研究所于 1965 年均以《康治本伤寒论》名称印刷出版，所以《康治本伤寒论》名称较为通行，我国出版的影印本亦名为《康治本伤寒论》，故我国则通用《康治本伤寒论》名称。

二、《康治本伤寒论》的特点

《康治本伤寒论》在日本称之为"最小的伤寒论"（山元章平）和"原始型伤寒论"（长沢元夫·康治本伤寒论に關する考察，漢方の臨床，1966；13（2）：3）。

1. 无序、无作者名、无目次。

《康治本伤寒论》原书名《伤寒论》，在眉注上有"康治本伤寒论　柳河户上重较标注"，但无张仲景（机）名，亦无仲景自序和目次（方目次为户上玄斐自己补加），而《宋本》、《成本》等版本前均有"汉张机撰"和"序"及

"目次"。

2. 不分卷。

《康治本伤寒论》全书为一卷（册），与《伤寒论》其他版本分卷有别，虽然分卷数目有差异，但仅有一卷的只有《康治本伤寒论》。

3. 条文少。

《康治本伤寒论》条文仅有65条，比《宋本》398条少333条，可谓"最小伤寒论"，在65条中，太阳病43条、阳明病4条、少阳病1条、太阴病2条（实为1条）、少阴病12条、厥阴病3条。

4. 处方少。

《康治本伤寒论》全书仅有处方50首，比《宋本》113首缺63首，且无丸剂、散剂、单方等，同时"青龙汤、陷胸汤、建中汤"无大小之分，有大承气汤而无小承气汤。

5. 方证同条。

《康治本伤寒论》的体例为"方证同条"，不似《金匮玉函经》和《高继冲本伤寒论》前论后方的结构，而与《宋本伤寒论》体例相同。

6. 行字不等。

《康治本伤寒论》行字无限制，而《康平本伤寒论》则有限制，分成15字、14字、13字一行3种形式刻印。

7. 书末附有数字。

《康治本伤寒论》书末附有"〇　二四八　六十四　五十　五⊕　四十五　五十五　〇"数字，诸学者均无考证，成不解之谜，不明其义。

8. 书末附有抄写时间。

《康治本伤寒论》书尾有"唐贞元乙酉岁写之，康治二年亥九月书写之沙门了纯"的抄写时间纪载。

9. 有蛀蚀。

《康治本伤寒论》全书共有7个字见蛀蚀，其中3个字完全虫蛀，如汗、芩、主，可据上下文和《宋本》对照补加；其中4个字不完全虫蛀，可根据残笔补上，如恶、发、疼、乙等。

三、《康治本伤寒论》的学术价值。

《康治本伤寒论》的发现，无疑对《伤寒论》版本的研究有重大意义。

1. 《康治本伤寒论》的"方证同条"体例。

《伤寒论》的版本按体例可分为两大系统，即"前论后方"和"方证同条"。一般认为《伤寒论》原本为"前论后方"，以《金匮玉函经》为代表，接近王叔和整理之原貌，而"方证同条"体例的《伤寒论》则始于孙思邈《千金翼方》中的《伤寒论》，后北宋校正书局林亿等校注的《宋本伤寒论》亦沿用"方证同条"的体例，致"方证同条"的体例比较流行。如是说，《康治本伤寒论》也就是比较流行的版本，否则他不可能在浙江天台山出现，而被最澄抄录带回日本。

2.《康治本伤寒论》的条文顺序基本上与《宋本》相同。

《康治本伤寒论》的六经排列和条文顺序经与《宋本》对照，结果示两者基本相符，见表。

《康治本》与《宋本》条文对照表

	太 阳 病														
《康治本》	1	2	3	4	5	6	7	8	9	10	11	12	13	14	15
《宋 本》	1	2	3	12	13	14	20	21	28	26	29	31	32	33	35
	太 阳 病														
《康治本》	16	17	18	19	20	21	22	23	24	25	26	27	28	29	30
《宋 本》	38	39	61	63	65	67	69	68	76	82	96	99	100	102	103
	太 阳 病														
《康治本》	31	32	33	34	35	36	37	38	38	40	41	42	43		
《宋 本》	106	135	137	147	149	152	157	158	173	172	176	168	169		

	阳 明 病				少阳病	太阴病	
《康治本》	44	45	46	47	48	49	50
《宋 本》	180	缺	236	219	263	273	273

	少 阴 病												厥阴病		
《康治本》	51	52	53	54	55	56	57	58	59	60	61	62	63	64	65
《宋 本》	281	303	304	305	306	309	311	314	316	317	319	323	326	77	350

3.《康治本伤寒论》方药剂量与《宋本伤寒论》有差异。

《康治本伤寒论》载方50首，在药物组成、炮制、服法上基本与《宋本伤寒论》相同，但在药物剂量上存有多处差异，如半夏泻心汤、生姜泻心汤、甘草泻心汤中的黄连，《宋本》中均为一两，而《康治本伤寒论》中则均为三两，其他差异处甚多，不一一列举。

4.《康治本伤寒论》与《宋本伤寒论》条文互异。

《康治本伤寒论》与《宋本伤寒论》相对应的条文中，其字句在个别处尚存差异，可供校勘时对照。如《宋本伤寒论》173条黄连汤服法后有"疑非仲景方"，而《康治本伤寒论》则无，《唐本伤寒论》亦无，考《康平本伤寒论》可见"疑非仲景方"为小字旁注，则可佐证《宋本伤寒论》将旁注作正文窜入，即可解疑了。

《康治本伤寒论》45条："阳明病，发热汗出，谵语者，大承气汤主之。

大黄四两，酒洗　厚朴半斤，炙，去皮　枳实五枚，炙　芒硝三合　上四味，以水一斗，先煮厚朴、枳实，取五升，内大黄，更煮取二升，去滓，内芒硝，更上微火一二沸，分温再服"。《宋本伤寒论》缺失此条的条文，而大承气汤方药列在第 208 条下，缺《康治本伤寒论》45 条的不仅是《宋本伤寒论》，其他版本亦缺，因此可将《康治本伤寒论》45 条中关于阳明病应用大承气汤的条文补进，增加大承气汤证的适应证范围。

四、诸家评说《康治本伤寒论》

《康治本伤寒论》虽说在日本发现较早，1858 年京都书林又印刷出版，但都未能引起注意，直至 1965 年日本民族医学研究所复刻印刷后才真正引起关注，我国从 1980 年才陆续有学者撰文讨论。

不论在日本还是在中国，研究《康治本伤寒论》的学者可分为两类，一类认为《康治本伤寒论》是唐代传本之一，一类认为《康治本伤寒论》是伪作，但以前者学者多。

在我国王琦先生等于 1980 年最早在《中医杂志》（1980；21（8）：68）上以"东传日本的两种《伤寒论》古传本简介"首先介绍了《康治本伤寒论》，并认为《康治本伤寒论》系《伤寒论》的节要本。

1982 年马继兴先生在"伤寒论版本概说"一文中（北京中医学院学报，1982；（2）：1）说："此本早在林亿等校订《伤寒论》之前，故具有一定历史价值和供校勘参考作用"。

同年杨继益先生撰文"关于康治本伤寒论"（北京中医学院报，1982；（2）：52），分别从文字学、文献学考证后认为："康治本很可能不是在唐代由中国流入日本的伤寒论传抄本，而是在古方派兴起的江户时代，由受到古方派影响，但并非真正的古方派的日本某人或某些人的作品"，持否定态度。

1993 年钱超尘先生在《伤寒论文献通考》一书中，用近 4 万言的文字，引用翔实的史料，从文字学、文献学、版本学方面，认真仔细地考证后认为《康治本伤寒论》是唐代传本之一，系由最澄带回日本，在研究《伤寒论》发展史时，应该对此书给予足够的重视。迄今为止，他是我国研究《康治本伤寒论》最富有成果的学者。嗣后在一些《伤寒论》的著述中，多数简单地介绍或论述，如《伤寒论古今研究》、《伤寒论学术史》等，今不再介绍。

日本研究《康治本伤寒论》早于我国，1963 年荒木正胤先生在《大法轮》30 卷七月号上撰文，明确认为《康治本伤寒论》为《伤寒论》的原始型。1966 年龍野一雄先生和长沢元夫先生分别在《漢方の臨床》发表"康治本伤寒论について"（论康治本伤寒论）和"康治本伤寒论に關する考察"（康治本伤寒论考察），都具有很高的学术水平和研究成果，充分肯定了《康治本伤寒论》的价值。此外，山元章平先生从阴阳虚实方面对《康治本伤寒论》进行了研究，撰文"康治本《伤寒论》の阴阳虚实について"（论康治本《伤寒论》之阴阳虚实），认为《康治本伤寒论》为最小的《伤寒论》。长沢元夫先生还在《东洋医学》上连载论文，发表了研究《康治本伤寒论》的成果。

诚然在日本也有持《康治本伤寒论》系江户末期的伪作之说的学者，但为数甚少，没有获得共识。

康平本伤寒论

〔汉〕　长沙太守　南阳张机　著

〔晋〕　太医令　　王叔和　撰次

〔日·康治〕　国医丹波雅忠　抄录

海陵　　　　　李顺保　校注

学苑出版社

《康平本伤寒论》校注说明

　　本书底本取自日本康平三年丹波雅忠藏本，后经昭和丁丑年大冢先生本复刻，嗣后传入我国，于 1947 年叶橘泉先生再将大冢先生本复刻。今为保持原书面貌，均将大冢眉注删去。

　　因改横排本，故将"右"，一律改为"上"。对假借字、古俗字等，一律改为通用字，其中：脉沈改脉沉、蚘改蛔、评改谵、茵蔯蒿改茵陈蒿等。个别明显错刻之字，已改正。凡□缺字，则根据宋本、或其他版本、或前后文义而补阙。

　　原书为每页 16 行，行字有 15 字、14 字、13 字三种，叶氏复刻本改为每页 24 行，行字改为 27 字、26 字、25 字三种，实质为 15 字（27 字）为顶格，14 字（26 字）为降一字格，13 字（25 字）为降二字格。今改横排本为每页 34 行、每行 34 字，将原书 15 字（顶格）行改为首行退二字格，转行后顶格；14 字（降一字格）行改为首行退三字格，转行后退一字格；13 字（降二字格）行改为首行退四字格，转行后退二字格。

　　原书夹注，现改排在正文下方以小字标出。附注及嵌注仍按原书格式改成横排。

　　本书"例言"和"目次"是后加的，为查阅方便，保留之。

　　叶氏复刻本有前序、后跋数篇，非原书之序、跋，今删去。

例　言

　　一、本书题曰《康平伤寒论》，又别有称《和气氏古本伤寒论》者，共是同文异题。盖康平①中丹波雅忠②跋卷尾，厥后三百余年，贞和③中和气嗣成④跋其次，所以有是题名。

　　一、在昔，方技家之有道也，会乎意、传乎神、存术其人，故虽有书传，非得心授，则不能通晓其用。《传》云：汉时张仲景，集成医方药术，及至魏晋之代，其子弟散居湖江之间，岐径支分，渐丧真传。于是晋太医令王叔和撰次之，以传于世。撰次者谓撰叙以承续其次也。从是之后，六朝之颓乱，佛巫掺方技百家，而过李唐、迄赵宋，残籍混溷，殆无存真本，故诸家之纂辑校注邈邈尔，恰如探梦，捕捉甚难。予赖获本书，窃参较之，其有审人、有伪托、有阙文、有僭补、有转倒、有铲削者，截然而分。呜呼！张氏之传，其存于此耶？否耶？

　　一、晋宋之史，已记我通聘之事，及李唐兴，经史百家之学术多入于我，而医方药术渐致其盛矣。按：延历⑤弘仁⑥之际，和气清麻吕⑦以一国之耆宿，好学重医，以其采邑供大学之资，建文库搜集经史百家书，子孙承及，延喜⑧之后，显于医者甚多，与国医丹波氏两两相倚，大开其道云，本书存于我者，岂为无因由于此乎。

　　一、晚唐五季之间，方技百家多丧其传，虽有书传，谬妄伪托不足置信，迨赵宋之时，古书之纂修补订大起，乃开宝⑨中，高继仲⑩编录《伤寒论》，后英宗⑪命儒臣纂修医籍，高保衡、孙奇、林亿等，校定《伤寒论》，其书今不

---

　　①　康平：日本年号，为后冷泉天皇纪年，自 1058 年至 1064 年。相当于我国宋仁宗嘉祐纪年。
　　②　丹波雅忠：日本后冷泉天皇康平年间的御医。
　　③　贞和：日本年号，为光严天皇纪年（1345～1347 年）。相当于我国元代末期，至正五年～七年。
　　④　和气嗣成：日本医药学家。和气清麻吕家族的后代。
　　⑤　延历：日本年号，为桓武天皇纪年中 782～805 年。
　　⑥　弘仁：日本年号，为嵯峨天皇纪年中 810～822 年。
　　⑦　和气清麻吕：和气嗣成的先祖。详见“《康平本伤寒论》考”文。
　　⑧　延喜：日本年号，为醍醐天皇纪年中 910～922 年。
　　⑨　开宝：宋太祖赵匡胤年号，自 968 年至 976 年。
　　⑩　高继仲：即高继冲，详见《高继冲本伤寒论》注。
　　⑪　英宗：宋英宗赵曙（1064～1067 年）。

传，后世以明赵开美所梓行者，称诸宋本，固非有信据也；又别有金人成无己之注解本，称《成本伤寒论》，盖开美刻本，则录加减之方各条下，无己注本集之附卷尾，其章句文字，虽有异同，亦是钝骡雌雄之辨而已。

一、国朝庆元①之后，明人舶载医药百家书者渐多，然医家皆难读解，及明医郑一元来长崎讲习诊方药术，《金匮》、《千金》、《脉经》、《外台》之诸书，大行于世，从是读诵讲论竞起，然《金匮玉函经》虽谓前唐之遗典，对较诸《千金翼方》，则或同其引例，几不留一超见，而《金匮要略》、《脉经》、《外台秘要》诸书，亦皆据宋后之《伤寒论》为其说，混淆古义者比比皆然，而医家各立门户之见，相竞注疏论补《伤寒论》至杂然以百数，其称古方派、称近方派、称折衷派、称韩方、称和方，钓名渔利之术，不猗其真者几罕，予仍参较考核，辨异同于栏外。

一、本书之传来，在大宝②以前耶？将在天平③以后耶？固不可考之。然袭藏传写以及康平之时，依然存其古态式，一丁④十六行，行十五字，间有十四字及十三字，嵌注、旁书极分明，阙字以□示之，自足窥晋代之遗型。予今参较之宋后之诸本，其旁书、嵌注多混入本文，阙处有滥补、有铲削，伤意灭义者不为鲜，又有分一章为二三章者，有合二三章为一章者，有转倒次序者，后世人，古书改窜之罪，信不为轻也。

一、辨脉法、平脉法、及辨不可发汗病脉证并治，以下诸篇，注家多是为王叔和所增益，然本书不揭此诸篇，乃可知增益之者非叔和而为后世人也；又诸本皆大阳病作太阳病、回逆汤作四逆汤、玄武汤作真武汤之类颇多，且章句或有增损、或剩、或鸩、一一辨之栏外。

一、本书之刻，专在存古态式，故行数、字数、旁书、嵌注，一莫所改窜，但加之句读、添《目次》者，予之婆心供初学之便而已。

一、上栏随便，以本书称原本，随俗称以赵开美梓行本称《宋本》，以成无己注本称《成本》，以《金匮玉函经》称《玉函》，以《金匮要略》称《金匮》，而称坊本者坊间伤寒论之杂籍也。

一、本书系川越⑤利根川尚方氏⑥遗藏，予获之参较他家藏本一部，及《和气氏古本伤寒论》二部，皆是传写之旧本，子午亥豕之讹，修订难尽，博

① 庆元：南宋宋宁宗赵扩年号（1195～1200 年）。
② 大宝：日本年号，为文武天皇纪年中 701～703 年。相当于唐武则天大足元年至长安三年。
③ 天平：日本年号，为孝谦天皇纪年中 729～748 年。相当于唐玄宗开元年代。
④ 一丁：一张。古代线装书正面和背面为对折一张，称一页。现代书为二页。
⑤ 川越：日本地名川越市，隶属埼玉县。
⑥ 利根川尚方：日本医家。

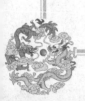

康平本伤寒论

雅君子幸谅之。闻利根川尚方氏，幕末之人，有《国玉医则》、《神遗方发挥》之著，以和方为一家云。

昭和丁丑^①立春　　　　　　　　　　　　　大冢敬节^②拜识

---

①　昭和丁丑：昭和为日本年号，昭和丁丑即 1937 年。
②　大冢敬节：日本现代汉方医学家。

《康平本伤寒论》目次

伤寒例 ·· 55

辨大阳病　痉湿暍 ·· 59

辨大阳病 ·· 60

　桂枝汤 ·· 61

　桂枝加葛根汤 ·· 61

　桂枝加附子汤 ·· 61

　桂枝去芍药汤 ·· 62

　桂枝去芍药加附子汤 ·· 62

　桂枝麻黄各半汤 ··· 62

　桂枝二麻黄一汤 ··· 62

　桂枝二越婢一汤 ··· 63

　桂枝去桂加茯苓白术汤 ··· 63

　甘草干姜汤 ··· 63

辨大阳病 ·· 64

　葛根汤 ·· 64

　葛根加半夏汤 ·· 64

　葛根黄芩黄连汤 ··· 64

　麻黄汤 ·· 65

　大青龙汤 ·· 65

　小青龙汤 ·· 65

　桂枝加厚朴杏子汤 ·· 66

　桂枝加芍药生姜人参新加汤 ·································· 67

　麻黄杏仁甘草石膏汤 ·· 67

　桂枝甘草汤 ··· 67

　茯苓桂枝甘草大枣汤 ·· 67

　厚朴生姜半夏甘草人参汤 ······································ 68

　茯苓桂枝白术甘草汤 ·· 68

　芍药甘草附子汤 ··· 68

康平本伤寒论

茯苓回逆汤 ……………………………………… 68

调胃承气汤 ……………………………………… 68

五苓散 …………………………………………… 68

茯苓甘草汤 ……………………………………… 69

栀子豉汤 ………………………………………… 69

栀子甘草豉汤 …………………………………… 69

栀子生姜豉汤 …………………………………… 69

栀子厚朴汤 ……………………………………… 70

栀子干姜汤 ……………………………………… 70

干姜附子汤 ……………………………………… 70

小柴胡汤 ………………………………………… 71

小建中汤 ………………………………………… 72

大柴胡汤 ………………………………………… 72

柴胡加芒硝汤 …………………………………… 72

桃核承气汤 ……………………………………… 73

柴胡加龙骨牡蛎汤 ……………………………… 73

桂枝去芍药加蜀漆牡蛎龙骨救逆汤 …………… 74

桂枝甘草龙骨牡蛎汤 …………………………… 75

抵当汤 …………………………………………… 75

抵当丸 …………………………………………… 75

辨大阳病　结胸 ……………………………… 76

大陷胸汤 ………………………………………… 76

大陷胸丸 ………………………………………… 76

小陷胸汤 ………………………………………… 77

文蛤散 …………………………………………… 77

白散 ……………………………………………… 77

柴胡桂枝汤 ……………………………………… 78

柴胡桂枝干姜汤 ………………………………… 78

半夏泻心汤 ……………………………………… 79

十枣汤 …………………………………………… 79

大黄黄连泻心汤 ………………………………… 79

附子泻心汤 ……………………………………… 80

生姜泻心汤 ……………………………………… 80

甘草泻心汤 …………………………………………… 80

赤石脂禹余粮汤 ………………………………………… 80

旋复代赭汤 …………………………………………… 80

桂枝人参汤 …………………………………………… 81

瓜蒂散 ………………………………………………… 81

白虎加人参汤 ………………………………………… 81

黄芩汤 ………………………………………………… 82

黄芩加半夏生姜汤 …………………………………… 82

黄连汤 ………………………………………………… 82

桂枝附子汤 …………………………………………… 82

桂枝附子去桂加白术汤 ……………………………… 82

甘草附子汤 …………………………………………… 83

白虎汤 ………………………………………………… 83

炙甘草汤 ……………………………………………… 83

辨阳明病 ……………………………………………… 83

大承气汤 ……………………………………………… 85

小承气汤 ……………………………………………… 85

蜜煎方 ………………………………………………… 87

茵陈蒿汤 ……………………………………………… 88

麻子仁丸 ……………………………………………… 89

栀子蘗皮汤 …………………………………………… 90

麻黄连轺赤小豆汤 …………………………………… 90

辨少阳病 ……………………………………………… 90

辨大阴病 ……………………………………………… 91

桂枝加芍药汤 ………………………………………… 91

桂枝加大黄汤 ………………………………………… 91

辨少阴病 ……………………………………………… 92

麻黄细辛附子汤 ……………………………………… 93

麻黄附子甘草汤 ……………………………………… 93

黄连阿胶汤 …………………………………………… 93

附子汤 ………………………………………………… 93

桃花汤 ……………………………………………… 93

吴茱萸汤 …………………………………………… 94

猪肤汤 ……………………………………………… 94

甘草汤 ……………………………………………… 94

桔梗汤 ……………………………………………… 94

半夏苦酒汤 ………………………………………… 94

半夏散及汤 ………………………………………… 94

白通汤 ……………………………………………… 94

白通加猪胆汁汤 …………………………………… 94

玄武汤 ……………………………………………… 95

通脉回逆汤 ………………………………………… 95

回逆散 ……………………………………………… 95

猪苓汤 ……………………………………………… 95

回逆汤 ……………………………………………… 96

辨厥阴病 ……………………………………… 96

乌梅丸 ……………………………………………… 97

当归回逆汤 ………………………………………… 98

当归回逆加吴茱萸生姜汤 ………………………… 98

麻黄升麻汤 ………………………………………… 99

干姜黄芩黄连人参汤 ……………………………… 99

白头翁汤 …………………………………………… 100

辨厥阴病　霍乱 …………………………… 100

回逆加人参汤 ……………………………………… 101

理中丸 ……………………………………………… 101

通脉回逆加猪胆汁汤 ……………………………… 101

辨阴阳易差后劳复病 ……………………… 102

烧裈散 ……………………………………………… 102

枳实栀子汤 ………………………………………… 102

牡蛎泽泻散 ………………………………………… 102

竹叶石膏汤 ………………………………………… 102

康平伤寒论目录终

伤寒卒病论

余每览越人入虢之诊，望齐侯之色，未尝不慨然叹其才秀也。怪当今居世^{集论曰}
之士，曾不留神医药，精究方术，上以疗君亲之病①，下以救贫贱之厄，中以
保身长全，以养其生，但竞逐荣势，企踵权豪，孜孜汲汲，惟名利是务，崇饰
其末，忽弃其本，华其外而悴其内，皮之不存，毛将安附焉。哀乎！趋世之
士，又驰竞浮华，不固根本②。卒然遭邪风之气，婴非常之疾，患及祸至，而
方震栗，降志屈节，钦望巫祝，告穷归天，束手受败，赍百年之寿命，持至贵
之重器，委付 凡 ③医，而④恣其所措，咄嗟呜呼！厥身已毙，神明消灭，变为
异物，幽潜重泉，徒为啼泣，痛夫！举世昏迷，莫能觉悟，不惜其命，若是轻
生，彼何荣势之云哉！而进不能爱人知人，退不能爱身知己，遇灾值祸，身居
厄地，蒙蒙昧昧，蠢若游魂，忘躯徇物，危若冰谷，至于是也。余宗族素多，
向余二百，建安纪年以来，犹未十稔，其死亡者三分有二，伤寒十居其七。感
往昔之沦丧，伤横夭之莫救，乃勤求古训，博采众方^注撰用《素问》、《九卷》、《八十
一难》、《阴阳大论》、《胎胪药录》，并平脉辨证⑤。 经 为《伤寒卒病论》⑥，虽未能尽愈
诸病，庶可以见病知源，若能寻余所集，思过半矣。

夫天布五行，以运万类，人禀五常，以有五藏，经络府俞，阴阳
会通，玄冥幽微，变化难极，自非才高识妙，岂能探其理致哉！上古
有神农、黄帝、岐伯、伯高、雷公、少俞、少师、仲文，中世有长
桑、扁鹊，汉有公乘阳庆及仓公，下此以往，未之闻也。观今之医，
不念思求经旨，以演其所知，各承家技，终始顺旧，省疾问病，务
有⑦口给，相对斯须，便处汤药，按寸不及尺，握手不及足，人迎、
趺阳，三部不参，动数发息，不满五十，短期未知决诊，九候曾无仿

---

① 病：《宋本》作"疾"。
② 哀乎！趋世之士，又驰竞浮华，不固根本：《宋本》在"蠢若游魂"句下。
③ 凡 ：校注者补阙，下同，不再注释。
④ 而：《宋本》无。
⑤ 注：该段注释文字在《宋本》中为正文，但观文字语气，以注释为佳，疑《宋本》混入正文。
⑥ 《伤寒卒病论》：《宋本》作"《伤寒卒病论》合十六卷。"
⑦ 务有：《宋本》作"务在"。

康平本伤寒论

佛，明堂阙庭，尽不见察，所谓窥管而已。夫欲视死别生，实为难矣。孔子云：生而知之者上，学则亚之，多闻博识，知之次也。余宿尚方术，请事斯语①。

---

① "夫天布五行，以运万类……余宿尚方术，请事斯语"：此段文字原排版低二格。经考证，多数学者一致认为此段文字非张仲景原文，为后人注释发挥之词，北宋林亿等人校定《伤寒论》时窜入正文。《康平本伤寒论》为其重要佐证。

汉长沙守南阳张机著
晋大医令王叔和撰次

伤 寒 例

凡春气温和，夏气暑热，秋气漓冷，冬气冰冽，此则四时正气之序也。《阴阳大论》云注冬时严寒，万类深藏，君子固密，则不伤寒。触冒之者，乃名伤寒耳。例其于伤四时之气，皆能为病。中寒而即病者，名曰伤寒。以伤寒为毒者，以其最成杀疠之气也。

中寒，不即病者，寒毒藏于肌肤，至春变为温病，至夏变为暑病。暑病者，热极重于温也。注是以辛苦之人，春夏多温热病者，皆由冬时触寒所致，非时行之气也。

凡时行者，春时应暖而反大寒，夏时应热而反大凉，秋时应凉而反大热，冬时应寒而反大温注是以一岁之中，长幼之病，多相似者也。凡此则时行之气也。此非其时，而有其气。

夫欲候知四时正气为病，及时行疫气之法，皆当按斗历占之。九月霜降节后，宜渐寒，向冬大寒，至正月雨水节后，宜解也。所以谓之雨水者，以冰①解而为雨水故也。至惊蛰二月节后，气渐和暖，向夏大热，至秋便凉。从霜降以后，至春分以前寒冽，凡有触冒霜露，体中寒即病者，谓之伤寒也。九月、十月，寒气尚微，为病则轻。十一月、十二月，寒冽已严，为病则重。正月、二月，寒渐将解，为病亦轻。此以冬时不调，适有伤寒之人，即为病也。冬有非节之暖者，名为冬温，冬温之毒，与伤寒大异，冬温复有先后，更相重沓，亦有轻重，为治不同，证如后章。从立春节后，其中无暴大寒，又不冰雪，而有人壮热为病者，此属春时阳气，发于冬时伏寒，发为温病。从春分以后，至秋分节前，天有暴寒者，皆为时行寒疫也。

三月、四月，或有暴寒，其时阳气尚弱，为寒所折，病热犹轻。

五月、六月，阳气已盛，为寒所折，病热则重。七月、八月，阳气已衰，为寒所折，病热亦轻②。

病与温及暑病相似，但治有殊耳。十五日得一气，于四时之中，

---

① 冰：《宋本伤寒论》作"冰雪"。
② 轻：《宋本伤寒论》作"微"。

一时有六气，四六名为二十四气。然气候亦有应至而不至，或有未应至而至者，或有至而大过①者，皆成病气也。

但天地动静，阴阳鼓击者，各正一气耳。

是以彼春之暖，为夏之暑。彼之秋之忿，为冬之怒。是故冬至后，一阳爻升，一阴爻降也。夏至之后，一阳气下，一阴气上也。斯则冬夏二至，阴阳合也；春秋二分，阴阳离也。阴阳交易，人变病焉。此君子春夏养阳，秋冬养阴，顺天地之刚柔也。小人触冒，必婴暴疹。须知毒烈之气，留在何经？而发何病？详而取之。是以春伤于风，夏必飧泄；夏伤于暑，秋必病 疟 ；秋伤湿②，冬必咳嗽；冬伤于寒，春必病温。此必然之道，可不审明之。

伤寒之病，逐日浅深，以施方治。今世人伤寒，或始不早治，或治不对病，或日数久淹，困乃告医。医人又不依次第而治之，则不中病。皆宜临时消息制方，无不效也。今搜采仲景旧论，录其证候、诊脉、声色，对病 真 方，有神验者，拟防世急也。

凡③土地温凉，高下不同，物性刚柔，餐居亦异。是故黄帝兴四方之问，岐伯举四治之能，以训后贤，开其未悟者。临病之工，宜须两审也。

凡伤于寒，则为病热，热虽甚，不死。若两感寒而病者，必死。若更感异气，变为他病者，当依后坏病证而治之④。

尺寸俱浮者，大阳⑤受病也，当一二日发。以其脉上连风府，故头项痛，腰背强。

尺寸俱长者，阳明受病也，当二三日发。以其脉夹鼻、络于目，故身热、目疼、鼻干、不得卧。

尺寸俱弦者，少阳受病也，当三四日发。以其脉循胁络于耳，故胸胁痛而耳聋。此三经皆受病，未入于府者，可汗而已。

尺寸俱沉细者，大阴⑥受病也，当四五日发。以其脉布胃中，络于嗌，故腹满而嗌干。

尺寸俱沉者，少阴受病也，当五六日发。以其脉贯肾，络于肺，系舌本，故口燥、舌干而渴。

---

① 大过：《宋本伤寒论》作"太过"。
② 秋伤湿：《宋本伤寒论》作"秋伤于湿"。
③ 凡：《宋本伤寒论》作"又"。
④ 此句，《宋本伤寒论》在"若过十三日以上不间，寸尺陷者，大危"后。
⑤ 大阳：《宋本伤寒论》作"太阳"，以下均同，不再注。
⑥ 大阴：《宋本伤寒论》作"太阴"，以下均同，不再注。

尺寸俱微缓者，厥阴受病也，当六七日发。以其脉循阴器，络于肝，故烦满而囊缩。此三经皆受病，已入于府，可下而已。

若两感于寒者，一日大阳受之，即与少阴俱病，则头痛、口干、烦满而渴；二日阳明受之，即与大阴俱病，则腹满身热、不欲食、谵语；三日少阳受之，即与厥阴俱病，则耳聋、囊缩而厥、水浆不入、不知人者，六日死。若三阴三阳、五脏六府皆受病，则荣卫不行，藏府不通，则死矣。其两感于寒，更不传经，不加异气者，至七日大阳病衰，头痛少愈也；八日阳明病衰，身热少歇也；九日少阳病衰，耳聋微闻也；十日大阴病衰，腹减如故，则思饮食；十一日少阴病衰，渴止、舌干已而嚏也；十二日厥阴病衰，囊纵、少腹微下，大气皆去，病人精神爽慧也。若过十三日以上不间，寸尺陷者，大危。若脉阴阳俱盛，重感于寒者，变成温疟。阳脉浮滑，阴脉濡弱者，更遇于风，变为风温。阳脉洪数，阴脉实大者，更遇温热，变为温毒。温毒为病最重也，阳脉濡弱，阴脉弦坚者，更遇温气，变为温疫。以此冬伤于寒，发为温病，脉之变证，方治如说。

凡人有疾，不时即治，隐忍冀差，以成痼疾。小儿女子，益以兹甚，时气不和，便当早言，寻其邪由，及在腠理，以时治之，罕有不愈者。患人忍之，数日乃说，邪气入藏，则难可制，此为家有患，备虑之要。

凡作汤药，不可避晨夜，觉病须臾，即宜便治，不等早晚，则易愈矣。如或差迟，病即传变，虽欲除治，必难为力。服药不如方法，纵意违师，不须治之。

凡伤寒之病，多从风寒得之。始表中风寒，入里则不消。然[1]未有温覆而当不消散者。拟欲攻之，犹当先解表，乃可下之。若表已解，而内不消，虽[2]非大满，犹生寒热，　不在证治　□□□□□，则病不除。若表已解，而内不消，大满有大实坚　燥屎，自可除下之。虽四五日，不能为祸也。若不宜下，而便攻之，内虚热入，协热遂利，烦燥[3]诸变，不可胜数，轻者困笃，重者必死矣。

凡两感病俱作，治有先后，发表攻里，本自不同，而执迷妄意[4]者，乃云神丹、甘遂，合而饮之，且解其表，又除其里，言巧似是，其理实违。夫智者之举措也，常审以慎；愚者之动作也，必果而速。安危之变，岂可诡哉！世上

---

① 然：《宋本伤寒论》作"矣"，并在上句末。
② 虽：《宋本伤寒论》无。
③ 烦燥：《宋本伤寒论》作"烦躁"。是。
④ 妄意：《宋本伤寒论》作"用意"。

士，俱务彼翕习之荣，而莫见此倾危之败，惟明者，居然能护其本，近取诸身，夫何远之有焉。

夫阳盛阴虚，汗之则死，下之则愈；阳虚阴盛，汗之则愈，下之则死矣。夫如是，则神丹安可以误发？甘遂何可以妄攻？虚盛之治，相背千里，吉凶之机，应若影响，岂容易哉！况桂枝下咽，阳盛即毙；承气入胃，阴盛以凶①。死生之要，在乎须臾，视身之尽，不暇计日。此阴阳虚实之交错，其候至微；发汗吐下之相反，其祸至速，而医术浅狭，懵然不知病源，为治乃误，使病者殒没，自谓其分，至今冤魂塞于冥路，死尸盈于旷野，仁者鉴此，岂不痛欤！②

凡发汗，温服③汤药，其方虽言日三服，若病剧不解，当促其间，若与病 ^{可半日中}相阻，即便有所觉，病重者，一日一夜，当晬时观之，如服一剂，病证犹在，^{尽三服。}故当复作本汤服之。至有不肯汗出，服三剂乃解。㊟若汗不出者，死病也。

凡得时气病，至五六日而渴，欲饮水，饮不能多，不当与也，何者？以腹中热尚少，不能消之。㊟便更与作病也。 例 至七八日，大渴欲饮水者，犹当依证而与之。与之令④不足，勿极意也。若饮而腹满，小便不利，若喘若哕，不可^{言能饮一斗，与五升。}与之也。若饮水⑤，忽然大汗出，是为自愈也。

凡得病，反能饮水，此为欲愈之病。其不晓病者，但闻病饮水自愈，小渴者，乃强而与饮之，因成其祸，不可复数也。

凡得病厥，脉动数，服汤药更迟。脉浮大减小，初躁后静，此皆愈证也。

凡治温病，可刺五十九穴。

又身之穴，三百六十有五。其三十穴，灸之有害。七十九穴，刺之为灾，并中髓也。

又⑥脉四损，三日死。平人四息，病人脉一至，名曰四损。脉五损，一日死。平人五息，病人脉一至，名曰五损。脉六损，一时死。平人六息，病人脉一至，名曰六损。脉盛身寒，得之伤寒，脉虚身热，得之伤暑。脉阴阳俱盛，大汗出，不解者，死。脉阴阳俱虚，热不止者，死。脉至乍数、乍疏者，死。脉至如转索，其日死。谵言妄

---

① 凶：《宋本伤寒论》作"亡"。
② 此段，《宋本伤寒论》在上段前。
③ 服：《宋本伤寒论》作"暖"。
④ 令：《宋本伤寒论》作"常令"。
⑤ 若饮水：《宋本伤寒论》无。
⑥ 又：《宋本伤寒论》无，《注解伤寒论》作"凡"。

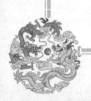

语，身微热，脉浮大，手足温者，生。逆冷，脉沉细者，不过一日，死矣。

此以前是伤寒热病证候也。

辨大阳病① 痉湿暍注此三种，宜应别论，以为与伤寒相似，故此见之。
伤寒所致

大阳病，发热无汗，反恶寒者，名曰刚痉。

大阳病，发热汗出，而不恶寒，名曰柔痉。

大阳病，发热，脉沉而细者，名曰痉。

大阳病，发汗太多，致痉②。

病身热足寒，颈项强急，恶寒，时头热，面赤，目脉赤，独头面摇，卒口噤，背反张者，痉病也。

大阳病，关节疼痛而烦，脉沉而细者，名③中湿。

湿痹之候，其人小便不利，大便反快，但当其利小便。

湿家之为病，一身尽痛④，发热，身色如薰黄。

湿家，其人头汗出⑤，背强，欲得被覆向火，若下之早，则哕，胸满，小便不利，舌上如胎⑥，渴欲得水而不能饮，口燥渴也⑦。
丹田有热，胃中有寒。

湿家下之，额上汗出，微喘，小便利者，死。若下利不止者，亦死。

问曰：风湿相搏，一身尽疼痛，法当汗出而解。医曰：此可汗，
值天阴雨未止。
汗之病不愈者，何也？答曰：发其汗，汗大出者，但风气去，湿气在，是故不愈也。

若治风湿者，发其汗，微微⑧□似欲汗出者，风湿俱去也。

湿家病，身上疼痛，发热面黄而喘，头痛，鼻塞而烦，其脉大，自能饮

---

① 大阳病：《宋本伤寒论》及其他版本皆作"太阳病"。以下皆同，不再注。
② 致痉：《宋本伤寒论》作"因致痉"。
③ 名：《宋本伤寒论》作"此名"。
④ 痛：《宋本伤寒论》作"疼"。
⑤ 头汗出：《宋本伤寒论》作"但头汗出"。
⑥ 如胎：《宋本伤寒论》作"如胎者"。
⑦ 口燥渴也：《宋本伤寒论》作"则口燥烦也"。
⑧ 微微：《宋本伤寒论》作"但微微"。

食，腹中和无病，内药病鼻中，则愈。_{在头，中寒湿，故鼻塞。}

病者一身尽痛，发热，日晡所剧者，此名风湿。^注此病伤于汗出当风，或久伤取冷所致也。

大阳中热者，暍是也。其人汗出恶寒，身热而渴也。

大阳中暍者，身热疼重，而脉微弱。^注此亦以夏月伤冷水，水行皮中所致也。

大阳中暍者，发热恶寒，身重而疼痛，其脉弦细，小便已，洒洒然毛耸，手足逆冷，小有劳，身则热，口开，前板齿燥。

若发汗，则恶寒甚。加温针，则发热甚。下之^①，则淋甚。

辨大阳病

大阳之为病，脉浮，头项强痛而恶寒。

大阳病，发热，汗出，恶风，脉缓者，名为中风。

大阳病，或已发热，或未发热，必恶寒，体痛，呕逆，脉阴阳俱紧者，名曰伤寒。

伤寒一日，大阳受之，脉若静者，为不传。颇欲吐，若躁烦，脉数急者，为传也。

伤寒二三日，阳明、少阳证不见者，为不传也。

大阳病，发热而渴，不恶寒者，为温病。

若发汗已，身灼热者，名风温。

风温为病，脉阴阳俱浮，自汗出，身重，多眠睡，鼻息必鼾，语言难出。

若被下者，小便不利，直视，失溲。若被火者，微发黄色，剧则如惊痫，时瘛疭。若火熏之，一逆尚引日，再逆促命期。

病有发热恶寒者，发于阳也；无热恶寒者，发于阴也。发于阳者，七日愈。发于阴者，六日愈。以阳数七，阴数六故也。

大阳病，头痛至七日以上自愈者，以行尽其经故也。若欲作再经者，针足阳明，使经不传则愈。

大阳病欲解时，从巳至未上。

风家，表解而不了了者，十二日愈。

病人身大热，反欲得衣者，热在皮肤，寒在骨髓也。身大寒，反不欲近衣者，寒在皮肤，热在骨髓也。

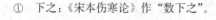

① 下之：《宋本伤寒论》作"数下之"。

大阳中风，脉①阳浮而阴弱。啬啬恶寒，淅淅恶风，翕翕发热，鼻鸣干呕
_{阳浮者，热自发；阴弱者，汗自出。}
者，桂枝汤主之。

桂枝_{三两} 芍药_{三两} 甘草_{二两} 生姜_{三两} 大枣_{十二枚}
_{去皮} _炙 _切 _擘

上②五味，哎咀三味，以水七升，微火煮，取三升，去滓，适寒
温，服一升。服已须臾，啜热稀粥一升余，以助药力，温覆令一时
许，遍身漐漐，微似有汗者益佳，不可令如水流离，病必不除。若一
服汗出病差，停后服，不必尽剂。若不汗，更服，依前法。又不汗，
后服小促其间，半日许，令三服尽。若病重者，一日一夜服，周时
观之。

服一剂尽，病证犹在者，更作服。若汗不出，乃服至二三剂。禁
生冷、粘滑、肉面、五辛、酒酪、臭恶等物。

大阳病，头痛发热，汗出恶风者，桂枝汤主之。

大阳病，项背强几几，反汗出恶风者，桂枝加葛根汤主之。

葛根_{四两} 芍药_{二两} 生姜_{三两} 甘草_{二两} 大枣_{十二枚} 桂枝_{二两}③
_切 _炙 _擘

上六味④，以水一斗，先煮葛根⑤，减二升，去白沫⑥，内诸药，
煮取三升，去滓，温服一升，覆取微似汗，不须啜粥，余如桂枝法、
将息及禁忌。

大阳病，下之后，其气上冲者，可与桂枝汤。_{㊟若不上冲者，不可与之。}
_{方用前法}

大阳病三日，已发汗，若吐，若下，若温针，仍不解者，此为坏病。<sub>㊟桂
枝不中与之也</sub>，观其脉证，知犯何逆，随证治之。

桂枝本为解肌，若其人脉浮紧，发热汗不出者，不可与之也。常
须识此，勿令误也。

若酒客病，不可与桂枝汤，得汤则呕，以酒客不喜甘故也。

喘家作桂枝汤，加厚朴杏子佳。又⑦服桂枝汤吐者，其后必吐脓
血也。

大阳病，发汗，遂漏不止，其人恶风，小便难，四肢微急，难以屈伸者，
桂枝加附子汤主之。

---

① 脉：《宋本伤寒论》无。
② 上：原书为竖排本，作"右"，今改横排本，一律改为"上"。下皆同此，不再注。
③ 桂枝二两：《宋本伤寒论》后有"去皮"，且有"麻黄三两"。
④ 六味：《宋本伤寒论》作"七味"。
⑤ 先煮葛根：《宋本伤寒论》作"先煮麻黄、葛根"。
⑥ 白沫：《宋本伤寒论》作"上沫"。
⑦ 又：《宋本伤寒论》作"凡"。

桂枝三两　芍药三两　甘草三两　生姜三两　大枣十二枚
　　去皮　　　　　　　　炙　　　切　　　擘

附子一枚
炮，去皮，破八片

　　　　上六味，以水七升，煮取三升，去滓，温服一升。㊟本云：桂枝汤，

今加附子。例将息如前法。

　　大阳病，下之后，脉促胸满者，桂枝去芍药汤主之。若微恶寒者，桂枝去

芍药加附子汤主之。

　　　　桂枝去芍药汤方

　　　　桂枝三两　甘草二两　生姜三两　大枣十二枚
　　　　去皮　　　炙　　　切　　　擘

　　　　上四味，以水七升，煮取三升，去滓，温服一升。㊟本云：桂枝汤，

今去芍药。例将息如前法。

　　　　桂枝去芍药加附子汤

　　　　前方加附子一枚。
　　　　　　炮，去皮，破八片

　　　　上五味，以水七升，煮取三升，去滓，温服一升。㊟本云：桂枝汤，

今去芍药，加附子。例将息如前法。

　　大阳病，得之八九日，如疟状，发热恶寒，热多寒少，其人不呕，清便欲

自可，一日二三度发。㊟脉微缓者，为欲愈也。脉微而恶寒者，此阴阳俱虚，不可更发汗、

更下、更吐也。面色反有热色者，未欲解也。经以其不能得少汗出，身必痒，宜桂枝

麻黄各半汤。

　　　　桂枝一两十六铢　芍药　生姜　甘草　麻黄各一两　大枣四枚
　　　　去皮　　　　　　　　　　切　　炙　　去节　　　　擘

杏仁二十四枚
汤渍去皮尖及两仁者

　　　　上七味，以水五升，先煮麻黄一二沸，去上沫，内诸药，煮取一

升八合，去滓，温服六合。㊟本云：桂枝汤三合，麻黄汤三合，并为六合，顿服

例将息如上法。

　　大阳病，初服桂枝汤，反烦不解者，先刺，却与桂枝汤则愈。
　　　　　　　　　　　　　　　　　　　　　　风池、风府

　　服桂枝汤，大汗出，脉洪大者，与桂枝汤，如前法，若形如疟①，一日再

发者，汗出必解，宜桂枝二麻黄一汤。

　　　　桂枝一两十六铢②　芍药一两六铢　麻黄十六铢　生姜一两十六铢③
　　　　去皮　　　　　　　　　　　　　　去节　　　　切

　　────────

　　①　如疟：《宋本伤寒论》作"似疟"。

　　②　十六铢：《宋本伤寒论》作"十七铢"。

　　③　十六铢：《宋本伤寒论》作"六铢"。

杏仁十六铢^①　甘草一两二铢　大枣五枚
去皮尖　　　　　　　炙　　　　　　擘

　　上七味，以水五升，先煮麻黄一二沸，去上沫，内诸药，煮取二升，去滓，温服一升，日再服。_注本云：桂枝汤二分，麻黄汤一分，合为二升，分再服，今合为方^②。[例]将息如上法^③。

服桂枝汤，大汗出后，大烦渴不解，脉洪大者，白虎加人参汤主之。

大阳病，发热恶寒，热多寒少，脉微弱者，不可大发汗，宜桂枝二越婢一
　　　　　　　　　　　　　　　　　此无阳也
汤。服桂枝汤，或下之，仍头项强痛，翕翕发热，无汗，心下满，微痛，小便不利者，桂枝去桂加茯苓白术汤主之。

　　桂枝二越婢一汤

　　桂枝　芍药　麻黄　甘草各十八铢　大枣四枚　生姜一两二铢
　　去皮　　　　　　　炙　　　　　　擘　　　　切

石膏二十四铢
擘^④，绵裹

　　上七味，以水五升，煮麻黄一二沸，去上沫，内诸药，煮取二升，去滓，温服一升。_注本云：当裁为越婢汤、桂枝汤，合之饮一升，今合为一方，桂枝汤二分，越婢汤一分。

　　桂枝去桂加茯苓白术汤

　　芍药三两　甘草二两　生姜　白术　茯苓各三两　大枣十二枚
　　　　　　　炙　　　　切　　　　　　　　　　　擘

　　上六味，以水八升，煮取三升，去滓，温服一升。小便利则愈。_注

本云：桂枝汤，今去桂枝加茯苓、白术。

伤寒脉浮，自汗出，小便数，心烦，微恶寒，脚挛急，反与桂枝汤^⑤。_注
欲攻其表，此误也。[经]得之便厥，咽中干躁^⑥，吐逆者，作甘草干姜汤与之。若
　　　　　　　　　　　　　　　　　　　　　　　　　以复其阳
厥愈，足温者，更作芍药甘草汤与之^⑦。若胃气不和，谵语者，小^⑧与调胃承气汤。若重发汗，复加烧针，得之者^⑨，回逆汤^⑩主之。

　　甘草干姜汤方

---

① 十六铢：《宋本伤寒论》作"十六个"。
② 为方：《宋本伤寒论》作"为一方"。
③ 上法：《宋本伤寒论》作"前法"。
④ 擘：《宋本伤寒论》作"碎"。
⑤ 桂枝汤：《宋本伤寒论》作"桂枝"。
⑥ 躁：《宋本伤寒论》作"烦躁"。
⑦ 此句下，《宋本伤寒论》有"其脚即伸"。
⑧ 小：《宋本伤寒论》作"少"。
⑨ 得之者：《宋本伤寒论》无。
⑩ 回逆汤：《宋本伤寒论》作"四逆汤"。下皆同，不再注。

康平本伤寒论

甘草四两　干姜二两
　　炙

上二味，以水三升，煮取一升五合，去滓，分温再服。

问曰：证象阳旦，按法治之而增剧，厥逆，咽中干燥，两胫拘急而谵语。师曰：言夜半手足当温，两脚当伸，后如师言，何以知之？答曰：寸口脉浮而大，浮为风，大为虚，风则生微热，虚则两胫挛。病形象桂枝，因加附子参其间，增桂令汗出，附子温经，亡阳故也。厥逆，咽中干，烦躁，阳明内结，谵语，烦乱，更饮甘草干姜汤。夜半阳气还，两足当热，胫尚微拘急，重与芍药甘草汤，尔乃胫伸，以承气汤微溏，则止其谵语，故知病可愈。

辨大阳病

大阳病，项背强几几，无汗，恶风，葛根汤主之。

葛根四两　麻黄三两　桂枝二两　生姜三两　甘草二两　芍药二两
　　　　　　去节　　　去皮　　　切　　　炙

大枣十二枚
　　擘

上七味，以水一斗，先煮麻黄、葛根，减二升，去白沫，内诸药，煮取三升，去滓，温服一升，覆取似^①汗，余如桂枝法、将息及禁忌。㊟诸汤药^②皆仿之。

大阳与阳明合病者，必自下利，葛根汤主之。

大阳与阳明合病，不下利，但呕者，葛根加半夏汤主之。

葛根四两　麻黄三两　甘草二两　芍药二两　桂枝二两　生姜二两
　　　　　去节　　　炙　　　　　　　　　去皮　　　切

半夏半升　大枣十二枚
　洗　　　　擘

上八味，以水一斗，先煮葛根、麻黄，减二升，去白沫，内诸药，煮取三升，去滓，温服一升，覆取微似汗。

大阳病，桂枝证，医反下之，利遂不止，喘而汗出者，葛根黄连黄芩汤^③
　　　　　　　　　　　　　　　　脉促者，表不解也。
主之。

葛根半斤　甘草二两　黄芩三两　黄连三两
　　　　　炙

_____

① 似：《宋伤伤寒论》作"微似"。
② 诸汤药：《宋本伤寒论》作"诸汤"。
③ 葛根黄连黄芩汤：《宋本伤寒论》作"葛根黄芩黄连汤"。

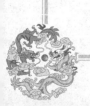

上四味，以水八升，先煮葛根，减二升，内诸药，煮取二升，去滓，分温再服。

大阳病，头痛发热，身疼，腰痛，骨节疼痛，恶风，无汗而喘者，麻黄汤主之。

麻黄_{三两}_{去节}　桂枝_{二两}_{去皮}　甘草_{一两}_炙　杏仁_{七十个}_{去皮尖}

上四味，以水九升，先煮麻黄，减二升，去上沫，内诸药，煮取二升半，去滓，温服八合，覆取微似汗，不须啜粥，余如桂枝法将息。

大阳与阳明合病，喘而胸满者，不可下，宜麻黄汤。

大阳病，十日以去，脉浮细而嗜卧者，外已解也。设胸满胁痛者，与小柴胡汤。脉但浮者，与麻黄汤。

大阳中风，脉浮紧，发热恶寒，身疼痛，不汗出而烦燥者，大青龙汤主之。若脉微弱，汗出恶风者，不可服之。服之则厥逆，筋惕肉瞤。_{此为逆也}

大青龙汤方

麻黄_{六两}_{去节}　桂枝_{二两}_{去皮}　甘草_{二两}_炙　杏仁_{四十枚}_{去皮尖}　生姜_{三两}_切　大枣_{十枚}_擘

石膏_{鸡子大}_碎

上七味，以水九升，先煮麻黄，减二升，去上沫，内诸药，煮取三升，去滓，温服一升，取微似汗。_注汗出多者，温粉扑之。□一服汗者，停后服。_注若复服，汗多亡阳，遂虚，恶风，烦躁，不得眠也。

伤寒脉浮缓，身不疼，但重，乍有轻时，大青龙汤主之。_{无少阴症者}

伤寒表不解，心下有水气，干呕发热而咳，或渴，或利，或噎，小便不利①，小腹满②，或喘者，小青龙汤主之。

麻黄_{去节}　芍药　细辛　干姜　甘草_炙　桂枝_{各三两}_{去皮}　五味子_{半升}　半夏_洗_{半升}

上八味，以水一斗，先煮麻黄，减二升，去上沫，内诸药，煮取三升，去滓，温服一升。

若渴者③，去半夏，加括蒌根三两，若微利，去麻黄，加荛花如一鸡子。若噎者，去麻黄，加附子一枚。若小便不利，少腹满者，去
_{熬令赤色}　_炮

---

① 小便不利：《宋本伤寒论》作"或小便不利"。
② 小腹：《宋本伤寒论》作"少腹"。
③ 若渴者：《宋本伤寒论》作"若渴"。

麻黄，加茯苓四两。若喘者，去麻黄，加杏仁半升，_{去皮尖}注且荛花不治利，麻黄主喘，今此语反之，疑非仲景意。

伤寒，心下有水气，咳而微喘，发热不渴，小青龙汤主之。_{服汤已渴者，此寒去欲解也。}

大阳病，外证未解，脉浮弱者，当以汗解，宜桂枝汤。

大阳病，下之微喘者，表未解故也，桂枝加厚朴杏子汤主之。

桂枝_{三两 去皮}　甘草_{二两 炙}　生姜_{三两 切}　芍药_{三两}　大枣_{十二枚 擘}　厚朴_{二两 炙，去皮}

杏仁_{五十枚 去皮尖}

上七味，以水七升，微火煮，取三升，去滓，温服一升，覆取微似汗。

大阳病，外证未解，不可下①。欲解外者，宜桂枝汤。_{下之为逆。}

大阳病，先发汗不解，而复下之，脉浮者不愈。浮为在外，而反下之，故令不愈。今脉浮，故在外，当须解外则愈，宜桂枝汤。

大阳病，脉浮紧，无汗，发热，身疼痛，八九日不解，表证仍在。注此当发其汗，服药已，微除也②。经其人发烦，目瞑，剧者必衄。所以然者，阳气重故_{衄乃愈}也，麻黄汤主之。

大阳病，脉浮紧，发热，身无汗，自衄者愈。

二阳并病，大阳初得病时，发其汗，汗先出不彻，因转属阳明，续自微汗出，不恶寒。注大阳病证③不罢者，不可下，之为逆④。经如此可以小发汗，设面色缘缘正赤者，阳气拂郁。注若发汗不彻、不足⑤，阳气拂郁。经不得越。注当汗不汗，_{在表，当解之、熏之。}其人躁烦。○不知痛处，乍在腹中，乍○⑥四肢，按之不可得。经其人短气，但坐，更发汗_{以汗出不彻故也}则愈。注何以知汗出不彻？以脉涩故知也。经若阙文。

脉浮数者，法当汗出而解⑦。若下之，身重，心悸者，不可发汗，当自汗出乃解。所以然者，尺中脉微，此里虚，须表里实，津液自和，便自汗出愈。

---

① 不可下：《宋本伤寒论》作"不可下也"。
② 也：《宋本伤寒论》无。
③ 大阳病证：《宋本伤寒论》作"若太阳病证"。
④ 之为逆：《宋本伤寒论》作"下之为逆"。
⑤ 不足：《宋本伤寒论》作"不足言"。
⑥ ○：《宋本伤寒论》作"在"。
⑦ 解：《宋本伤寒论》作"愈"。

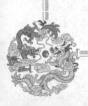

康平本伤寒论

脉浮紧者，法当身疼痛，宜以汗解之。假令尺中迟者，不可发汗。何以知然？以荣气不足，血少故也。

脉浮者，病在表，可发汗，宜麻黄汤。脉浮而数者，可发汗，宜麻黄汤。

病常自汗出者，此为荣气和。荣气和者，外不谐，以卫气不共荣气谐和故尔。以荣行脉中，卫行脉外，复发其汗，荣卫和则愈，宜桂枝汤。

病人藏无他病，时发热，自汗出而不愈者，此卫气不和也。先其时发汗则愈，宜桂枝汤。

伤寒脉浮紧，不发汗，因致衄者，麻黄汤主之。

伤寒，不大便六七日，头痛在热者，与承气汤。其小便清者，知不在里，仍在表也，当须发汗。若头痛者，必衄，宜桂枝汤。

伤寒发汗已解，半日许，复烦，脉浮数者，可更发汗，宜桂枝汤。

凡病，若发汗、若吐、若下、若亡津液，如此者，阴阳自和则必自愈。

发汗后，身疼痛，脉沉迟者，桂枝加芍药生姜各一两人参三两新加汤主之。

发汗后，喘家①不可更行桂枝汤。汗出而喘，无大热者，可与麻黄杏仁甘草石膏汤。

麻黄四两 杏仁五十个 甘草二两 石膏 半斤
去节　　去皮　　　炙　　碎,绵裹

上四味，以水七升，煮麻黄，减二升，去上沫，内诸药，煮取二升，去滓，温服一升。

发汗过多，其人叉手自冒心，心下悸，欲得按者，桂枝甘草汤主之。

桂枝四两 甘草二两
去皮　　炙

上二味，以水三升，煮取一升，去滓，顿服。

发汗后，其人脐下悸者，欲作奔豚，茯苓桂枝甘草大枣汤主之。

茯苓半斤 桂枝四两 甘草二两 大枣十五枚
　　　　去皮　　炙　　　擘

上四味，以甘烂水一斗，先煮茯苓，减二升，内诸药，煮取三升，去滓，温服一升，日三服。

---

① 喘家：《宋本伤寒论》无。

作甘烂水法：取水二斗，置大盆内，以杓扬之，水上珠子五六千颗相逐，取用之。

发汗后，腹胀满者，厚朴生姜半夏甘草人参汤主之。

厚朴半斤_{去皮} 生姜二两_切 半夏半斤_洗 甘草二两 人参一两

上五味，以水一斗，煮取三升，去滓，温服一升，日三服。

伤寒若吐、若下后，心下逆满，气上冲胸，起则头眩，脉沉紧，发汗则动经，身为振振摇者，茯苓桂枝白术甘草汤主之。发汗，病不解，反恶寒者，芍药甘草附子汤主之。发汗，若下之，病仍不解，烦燥①者，茯苓回逆汤②_{虚故也}主之。发汗后，恶寒者，虚故也；不恶寒，但热者，实也。当和胃气，与调胃承气汤。

茯苓桂枝甘草汤方③

茯苓四两 桂枝三两_{去皮} 白术 甘草各二两_炙

上四味，以水六升，煮取三升，去滓，分温三服。

芍药甘草附子汤④

芍药 甘草各三两_炙 附子一枚_{炮，去皮，破八片}

上三味，以水五升，煮取一升五合，去滓，分温三服。

茯苓回逆汤⑤方

茯苓四两 人参一两 附子一枚_{生用，去皮，破八片} 甘草二两_炙 干姜一两

上五味，以水五升，煮取三升，去滓，温服七合，日三服。

调胃承气汤方

芒硝半升 甘草⑥_炙 大黄四两_{去皮，清酒洗}

上三味，以水三升，煮取一升，去滓，内芒硝，更煮一二沸，顿服。^注加减方疑非仲景方⑦。

大阳病，发汗后，大汗出，胃中干，燥烦⑧不得眠，欲得饮水者，少少与饮之，令胃气和则愈。若脉浮，小便不利，微热消渴者，五苓散主之。

---

① 烦燥：《宋本伤寒论》作"烦躁"。
② 茯苓回逆汤：《宋本伤寒论》作"茯苓四逆汤"。
③ 茯苓桂枝甘草汤方：应作"茯苓桂枝白术甘草汤方"。
④ 此方名后，应有"方"字，为妥。
⑤ 茯苓回逆汤：《宋本伤寒论》作"茯苓四逆汤"。
⑥ 《宋本伤寒论》有"二两"字。
⑦ 疑非仲景方：原文为"非疑仲景方"，今据文义改正。
⑧ 燥烦：《宋本伤寒论》作"烦躁"。

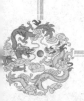

发汗已，脉浮数，烦渴者，五苓散主之。

　　猪苓十八铢　泽泻一两六铢　白术十八铢　茯苓十八铢　桂枝半两
　　　　去皮　　　　　　　　　　　　　　　　　　　　　　　　去皮

　　上五味，捣为散，以白饮和，服方寸匕，日三服，多饮暖水，汗出愈，如法将息。

伤寒汗出而渴者，五苓散主之。小渴者，茯苓甘草汤主之。

　　茯苓二两　桂枝二两　甘草一两　生姜三两
　　　　　　　去皮　　　炙　　　　切

　　上四味，以水四升，煮取二升，去滓，分温三服。

中风发热，六七日不解而烦，渴欲饮水，水入口吐者①，五苓散主之。
　　　　　　　　　　　　有表里证　　　　　　　　　　名曰：水逆

　　未持脉时，病人叉手②自冒心，师因教试令咳而不咳者，此必两
　耳聋无闻也。所以然者，重以发汗，虚故也③。

　　发汗后，饮水多，必喘，以水灌之，亦喘。

发汗后，水药不得入口，若更发汗，必吐下不止。发汗吐下后，虚烦不得
　　　　　　　　　为逆
眠，若剧者，必反覆颠倒，心中懊侬，栀子豉汤主之。若少气者，栀子甘草豉
汤主之。若呕者，栀子生姜豉汤主之。

　　栀子豉汤方

　　栀子十四个　香豉四合
　　　　擘　　　　绵裹④

　　上二味，以水四升，先煮栀子，得二升半，内豉，煮取一升半，
去滓，分为二服，温进一服。得吐者，止后服。

　　栀子甘草豉汤方

　　栀子十四枚⑤　甘草二两　香豉四合
　　　　擘　　　　炙　　　　绵裹

　　上三味，以水四升，先煮栀子、甘草，取二升半，内豉，煮取一
升半，去滓，分二服，温进一服，得吐者，止后服。

　　栀子生姜豉汤方

　　栀子十四个　生姜五两　香豉四合
　　　　擘　　　　　　　　绵裹

　　上三味，以水四升，先煮栀子、生姜，取二升半，内豉，煮取一
升半，去滓，分二服，温进一服，得吐者，止后服。

发汗，若下之，而烦热，胸中窒者，栀子豉汤主之。

---

①　水入口吐者：《宋本伤寒论》作"水入则吐者"。
②　叉手：《宋本伤寒论》作"手叉"。
③　虚故也：《宋本伤寒论》作"虚故如此"。
④　裹：原书为"囊"。误，今改正。下同，不注。
⑤　枚：《宋本伤寒论》作"个"。

伤寒五六日，大下之后，身热不去，心中结痛者，未欲解也，栀子豉汤主之。

伤寒下后，心烦，腹满，卧起不安者，栀子厚朴汤主之。

栀子十四个　厚朴四两　枳实四枚
擘　　　　　去皮①　　　浸水，炙令黄

上三味，以水三升半，煮取一升半，去滓，分二服。温进一服，得吐者，止后服。

伤寒，医以丸药大下之，身热不去，微烦者，栀子干姜汤主之。大下之后，复发汗，小便不利者，勿治之，得小便利必自愈。下之后，复发汗，必振寒，脉微细。亡津㊟所以然者，以内外俱虚故也。经下之后，发汗，昼日烦燥不得眠，夜而安静，不呕，不渴，无表证，脉沉微，身无大热者，干姜附子汤主之。

栀子干姜汤方

栀子十四个　干姜一两
擘

上二味，以水三升半，煮取一升半，去滓，分二服。温进一服，得吐者，止后服。

凡用栀子汤，病人旧微溏者，不可与服之。

干姜附子汤方

干姜一两　附子一枚
生，去皮，切八片

上二味，以水三升，煮取一升，去滓，顿服。

大阳病，发汗，汗出不解，其人仍发热，心下悸，头眩，身𥆧动，振振欲擗地者，玄武汤②主之。

咽喉干燥者，不可发汗。

淋家，不可发汗，发汗必便血。

疮家，虽身疼痛，不可发汗，汗出则痉。衄家，不可发汗，汗出则③必额上陷，脉急紧，直视不能目眴④，不得眠。

亡血家，不可发汗，发汗则寒栗而振。汗家重发汗，必恍惚心乱，小便已，阴疼，与禹余粮丸。

病人有寒，复发汗，胃中冷，吐蛔。

本发汗而复下之，此为逆也。若先发汗，治不为逆。本先下之，而反

---

① 去皮：《宋本伤寒论》作"炙，去皮"。
② 玄武汤：《宋本伤寒论》作"真武汤"。《金匮玉函经》则作"玄武汤"。
③ 则：《宋本伤寒论》无。
④ 目眴：《宋本伤寒论》作"眴"。

汗之，此①为逆。若先下之，治不为逆。

伤寒，医下之，续得下利，清谷不止，身疼痛者，急当救里。后身疼痛，清便自调者，急当可②救表。救里宜回逆汤③，救表宜桂枝汤。

病发热，头痛，脉反沉者④，□□若不差，身体疼痛，当救其里，宜回逆汤⑤。

大阳病，先下而不愈，因后⑥发汗⑦，其人因致冒。

冒家汗出自愈，所以然者，汗出表和故也。里未和，然后复下之。

大阳病未解，脉阴阳俱停，下之⑧必先振栗，汗出而解。㊟但阳脉微者，汗出而解；但阴脉微者，下之而解。经若欲下之，宜调胃承气汤。

大阳病，发热汗出者，此荣弱卫强，故使汗出。欲救邪风者，宜桂枝汤。

伤寒五六日，往来寒热，胸胁苦满，默默不欲饮食，心烦喜呕，或胸中烦中风而不呕，或渴，或腹中痛，或胁下痞鞕，或心下悸、小便不利，或不渴、身有微热，或咳者，小柴胡汤主之。

柴胡半斤　黄芩三两　人参三两　半夏半升洗　甘草炙　生姜各三两切

大枣十二枚擘

上七味，以水一斗二升，煮取六升，去滓，再煮⑨，取三升。温服一升，日三服。

若胸中烦而不呕者，去半夏、人参，加栝楼实一枚。若渴者，去半夏，加人参，合前成四两半，加栝楼根四两。若腹中痛者，去黄芩，加芍药三两。若胁下痞鞕，去大枣，加牡蛎四两。若心下悸，小便不利者，去黄芩，加茯苓四两。若不渴，外有微热者，去人参，加桂枝三两，温覆微汗愈。若咳者，去人参、大枣、生姜，加五味子半升，干姜二两。

血弱气尽，腠理开，邪气因入，与正气相抟⑩，结于胁下，正邪分

---

① 此：《宋本伤寒论》无。
② 可：《宋本伤寒论》无。
③ 回逆汤：《宋本伤寒论》作"四逆汤"。
④ 者：《宋本伤寒论》无。
⑤ 回逆汤：《宋本伤寒论》作"四逆汤"。
⑥ 后：《宋本伤寒论》作"复"。
⑦ 此句下，《宋本伤寒论》有"以此表里俱虚"句。
⑧ 下之：《宋本伤寒论》无。
⑨ 再煮：《宋本伤寒论》作"再煎"。
⑩ 抟：《宋本伤寒论》作"搏"。

争，往来寒热，休作有时，嘿嘿不欲饮食。藏府相违①，其病②必下，邪高病下，故使呕也，小柴胡汤主之。

服柴胡汤已，渴者，属阳明，以法治之。得病六七日，脉迟浮弱，恶风寒，手足温。医二三下之，不能食，而胁下满痛，面目及身黄，颈项强，小便黄③者，与柴胡汤，后必下重。

本渴，饮水而呕者，柴胡汤不中与也。食谷者哕。

伤寒四五日，身热恶风，颈项强，胁下满，手足温而渴者，小柴胡汤主之。

伤寒，阳脉涩，阴脉弦，□□先与小建中汤。不差者，小柴胡汤主之。
法当腹中急痛

小建中汤方

桂枝三两　　甘草二两　　大枣十二枚　　芍药六两　　生姜三两　　胶饴一升
去皮　　　　炙　　　　　擘　　　　　　　　　　　　切

上六味，以水七升，煮取三升，去滓，内饴，更上微火消解，温服一升，日三服。

呕家不可用建中汤，以甜故也。

伤寒中风，有柴胡证，但见一证便是，不必悉具。

凡柴胡汤病证而下之，若柴胡证不罢者，复与柴胡汤，必蒸蒸而振，却复发热汗出而解。

伤寒二三日，心中悸而烦者，小建中汤主之。

大阳病，十余日，反二三下之，后四五日，柴胡证仍在者，先与小柴胡汤④。呕不止，心下急，郁郁微烦者，为未解也，与大柴胡汤下之，则愈。
过经

柴胡半斤　　黄芩三两　　芍药三两　　半夏半升　　生姜五两　　枳实四枚
　　　　　　　　　　　　　　　　　　洗　　　　　切　　　　　炙

大枣十二枚
擘

上七味，以水一斗二升，煮取六升，去滓，再煎，温服一升，日三服。注一方加大黄二两，若不加，恐不为大柴胡汤。

伤寒十三日不解，胸胁满而呕，日晡所发潮热，已而微利。注此本柴胡⑤，
潮热者实也
下之而不得利，今反利者，知医以丸药下之，非其治也。经先宜服小柴胡汤以解外，后以柴胡加芒硝汤主之。

---

① 相违：《宋本伤寒论》作"相连"。
② 病：《宋本伤寒论》作"痛"。
③ 小便黄：《宋本伤寒论》作"小便难"。
④ 汤：《宋本伤寒论》无。
⑤ 柴胡：《宋本伤寒论》作"柴胡证"。

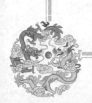

柴胡二两十六铢　黄芩一两　人参二两　甘草一两_炙　生姜一两_切

半夏二十铢_{洗，本云五枚}　大枣四枚_擘　芒硝二两

上八味，以水四升，煮取二升，去滓，内芒硝，更煎微沸，分温再服。㊟不解更作。

伤寒十三日不解，时①_{过经}谵语者，以有热也，当以汤下之。

若小便利者，大便当鞕，而反下利，脉调和者，知医以丸药下之，非其治也。若自下利者，脉当微厥，今反和者，此为内实也，调胃承气汤主之。

大阳病不解，热结膀胱，其人如狂，血自下，_{血自下者，愈}其外不解者，尚未可攻，当先解其外。外解已，但小腹②急结者，乃可攻之，宜桃核承气汤。

桃仁五十个_{去皮尖}　大黄四两　桂枝二两_{去皮}　甘草二两_炙　芒硝二两

上五味，以水七升，煮取二升半，去滓，内芒硝，更上火微沸，下火。先食温服五合，日三服。㊟当微利。

伤寒八九日，下之，胸满烦惊，小便不利，谵语，一身尽重，不可转侧者，柴胡加龙骨牡蛎汤主之。㊟本云：柴胡汤，今加龙骨等。

又方

柴胡四两　龙骨　黄芩　生姜_切　铅丹　人参　桂枝③　茯苓各一两

半　半夏二合半_洗　大黄二两　牡蛎一两半_擘大枣六枚

上十二味，以水八升，煮取四升，内大黄，切如棋子，更煮一二沸，去滓，温服一升。

伤寒腹满谵语，寸口脉浮而紧，此肝乘脾也，名曰纵，刺期门。

伤寒发热，啬啬恶寒，大渴欲饮水，其腹必满，自汗出，小便利，其病欲解，此肝乘肺也，名曰横，刺期门。

大阳病二日，反躁，反熨背④，而大汗出，大热入胃，胃中水竭，躁烦，必发谵语。㊟十余日，振栗，自下利者，此为欲解⑤。｜经｜故其发汗，从腰以下不得汗，欲小便不得，反呕，欲失溲，足下恶风，大便鞕。㊟小便当数，而反不数，及不多。

---

① 时：《宋本伤寒论》无。

② 小腹：《宋本伤寒论》作"少腹"。

③ 桂枝：《宋本伤寒论》后有"去皮"。

④ 反熨背：《宋本伤寒论》作"凡熨其背"。

⑤ 欲解：《宋本伤寒论》作"欲解也"。

康平本伤寒论

経 大便已，头卓然而痛，其人足心必热。

谷气下流故也

大阳病中风，以火劫发汗，邪风被火热，血气流溢，其身必发黄②。注阳盛

失其常度，两相①薰灼

则欲衄，阴虚则小便鞕③，阴阳俱虚竭，身体则枯燥。経但头汗出，剂颈而还，腹满微

喘，口干，咽烂，或不大便，久则谵语，甚者至哕，手足躁扰，捻衣摸床。注

小便利者，其人可治。

伤寒脉浮，医以火迫劫之，必惊狂，卧起不安者，桂枝去芍药加蜀漆牡蛎

亡阳

龙骨救逆汤主之。

桂枝三两　甘草二两　生姜三两　大枣十二枚　牡蛎五两　蜀漆三两

去皮　　　　炙　　　　切　　　　擘　　　　　　熬　　　　洗，去腥④

龙骨四两

上七味，以水一斗二升，先煮蜀漆，减二升，内诸药，煮取三

升，去滓，温服一升。注本云：桂枝汤，今去芍药，加蜀漆、牡蛎、龙骨。

形作伤寒，其脉不弦坚⑤而弱。弱者必渴，被火必谵语，弱者发

弱者发热

热。脉浮者⑥，解之当汗出，愈。

大阳病，以火熏之，不得汗，其人必躁，必清血，名为火邪。火邪⑦，脉

到经不解

浮热甚，而反灸⑧之，因火而动，必咽燥吐血。

此为实，实以虚治。

微数之脉，慎不可灸⑤，因火为邪，则为烦逆，血散脉中，火气虽微，内

追虚追实⑨

攻有力，血难复也。

焦骨伤筋

脉浮，宜以汗解，用火灸⑤之，邪无从出，因火而盛，病从腰以下必

重而痹。欲自解者，必当先烦，乃⑪有汗而解。注何以知之？脉浮，知汗出解。

火逆之也⑩

烧针令其汗，针处被寒，核起而赤者，必发奔豚。灸①其核上各一壮，与

气从小腹⑫上冲心者

---

① 两相：《宋本伤寒论》作"两阳相"。
② 必发黄：《宋本伤寒论》作"发黄"。
③ 鞕：《宋本伤寒论》作"难"。
④ 腥：原书作"醒"。误，今改正。
⑤ 坚：《宋本伤寒论》作"紧"。
⑥ 者：《宋本伤寒论》无。
⑦ 火邪：《宋本伤寒论》无。
⑧ 灸：原书为"炙"。误，今修正。
⑨ 追实：《宋本伤寒论》作"逐实"。
⑩ 火逆之也：《宋本伤寒论》作"名火逆也"。
⑪ 乃：《宋本伤寒论》作"烦乃"。
⑫ 小腹：《宋本伤寒论》作"少腹"。

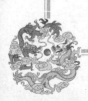

康平本伤寒论

桂枝加桂汤。^注更加桂枝二两也。本云：桂枝汤，今加桂五两，所以加桂者，以能泄奔豚气也。

火逆，下之，因烧针烦燥^①者，桂枝甘草龙骨牡蛎汤主之。

　　　　桂枝一两　甘草二两　牡蛎二两　龙骨二两
　　　　　　去皮　　　　　炙　　　　熬

　　上四味，以水五升，煮取二升半，去滓，温服八合，日三服。

大阳伤寒者，加温针，必惊也。

大阳病，当恶寒发热，今自汗出，反不恶寒不发热^②，脉细数者，以医吐之_{关上}　　_{此为小逆}过也。

一二日吐之者，腹中饥，口不能食；三四日吐之者，不喜糜粥，欲冷食，朝食夕吐^③，以医吐之所致也。

大阳病吐之，但大阳病当恶寒，今反不恶寒，不欲近衣，此为吐之内烦也。

病人脉数，数为热，当消谷引食^④，而反吐者，此以发汗，令阳气微，膈气虚，脉乃数也。数为客热，不能消谷，以胃中虚冷，故吐也。

大阳病，十余日，心下温温欲吐，而胸中痛，大便反溏，腹微满，郁郁微_{过经}烦。先此时，自极吐下者，与调胃承气汤。^注若不尔者，不可与。○但欲呕，胸中痛，微溏者，此非柴胡汤证，以呕故知极吐也^⑤。

大阳病六七日，表证仍在，脉微而沉，反不结胸，其人发狂者，以热在下焦，小腹^⑥当鞕满，小便自利者，下血乃愈。^注所以然者，以大阳随症^⑦，瘀热在里故也。 经 抵当汤主之。

　　　　水蛭　虻虫各三十个　桃仁二十个　大黄二两^⑧
　　　　熬　　去翅足，熬　　去皮尖　　酒洗

　　上四味，以水五升，煮取三升，去滓，温服一升。不下更服。

大阳病，身黄，脉沉结，小腹^④鞕，小便自利，其人如狂者，抵当汤_{小便不利者，为无血也。}　　　　　_{血证谛也}主之。

伤寒有热，小腹^④满，应小便不利，今反利者，当可下之，宜抵当丸。_{为有血也}　　　　　　_{不可余药}

　　　　水蛭二十个　虻虫二十个　桃仁二十五个　大黄三两
　　　　熬　　　　去翅足，熬　　去皮尖

---

①　烦燥：《宋本伤寒论》作"而烦躁"。
②　不发热：《宋本伤寒论》作"发热"。
③　欲冷食，朝食夕吐：《宋本伤寒论》作"欲食冷食，朝食暮吐"。
④　引食：《宋本伤寒论》作"欲食"。
⑤　吐也：《宋本伤寒论》作"吐下也""
⑥　小腹：《宋本伤寒论》作"少腹"。
⑦　随症：《宋本伤寒论》作"随经"。
⑧　二两：《宋本伤寒论》作"三两"。

上四味，捣分四丸，以水一升，煮一丸，取七合服之，晬时当
下血。^{若不下者，更服。}

大阳病，小便利者，以饮水多，必心下悸。小便少者，必苦里急也。

辨大阳病　结胸

问曰：病在①结胸，有脏结，其状如何②？答曰：按之痛，寸脉浮，关脉沉，名曰结胸也。何谓脏结？答曰：如结胸状，饮食如故，时时下利，寸脉浮，关脉小细沉紧，名曰脏结。舌上白胎滑者，难治。

脏结无阳症，不往来寒热，其人反静，舌上胎滑者，不可攻也。

病发于阳，而反下之，热入，因作结胸；病发于阴，而反下之，因作痞也。

所以成结胸者，以下之太早故也。

结胸者，项亦强，如柔痓状，下之则和，宜大陷胸丸。

结胸证，其脉浮大者，不可下，下之则死。结胸证悉具，烦燥③者，亦死。

大阳病，脉浮而动数。^{注浮则为风，数则为热，动则为痛，数则为虚。} 经 头痛发热，微盗汗出，而反恶寒者，表未解也。医反下之，动数变迟，膈内拒痛，短气躁烦，心中懊憹，阳气内陷，心下因鞕，^{胃中空虚，客气动膈}则为结胸，大陷胸汤主之。若不大结胸④，但头汗出，余处无汗，剂颈而还，小便不利，身必发黄也⑤，宜大陷胸丸。

大陷胸汤方

大黄_{六两}　芒硝_{一升}　甘遂_{一钱匕}
_{去皮}

上三味，以水六升，先煮大黄，取二升，去滓，内芒硝，煮一二沸，内甘遂末，温服一升，得快利，止后服。

大陷胸丸方

---

① 在：《宋本伤寒论》作"有"。
② 如何：《宋本伤寒论》作"何如"。
③ 烦燥：《宋本伤寒论》作"烦躁"。
④ 不大结胸：《宋本伤寒论》作"不结胸"。
⑤ 也：《宋本伤寒论》无。

大黄半斤　葶苈子半升　芒硝半升　杏仁半升
　　　　　　熬　　　　　　　　　　去皮尖，熬黑

上四味，捣筛二味，内杏仁、芒硝，合研如脂，和散，取如弹丸
一枚。别捣甘遂末一钱匕，白蜜二合，水二升，煮取一升，温顿服
之，一宿乃下，如不下，更服，取下为效，禁如药法。

伤寒六七日，结胸热实，脉沉而紧，心下痛，按之石鞕者，大陷胸汤
主之。

伤寒十余日，热结在里，复往来寒热者，与大柴胡汤。但结胸无大热①，但
头微汗出者，大陷胸汤主之。 _{无大热者，此为水结在胸胁也。}

大阳病，重发汗，而复下之，不大便五六日，舌上燥而渴，日晡所小有潮
热，发心胸大烦②，从心下至少腹，鞕满而痛，不可近者，大陷胸汤主之。少
结胸③者，正在心下，按之则痛，脉浮滑者，小陷胸汤主之。

黄连一两　半夏半升　括蒌实一枚
　　　　　　洗　　　　大者

上三味，以水六升，先煮括蒌实，取三升，去滓，内诸药，煮取
二升，去滓，分温三服。

大阳病，二三日，不能卧，但欲起，心下必结，脉微弱者，反下之，若利
止，必作结胸。未止者，四五日复下之，此作胁热利也。 _{此本有寒饮④也}

大阳病下之，其脉促，不结胸者，□□□□□。 _{此为欲解也}

脉浮者，必结胸。脉紧者，必咽痛。脉弦者，必两胁拘急。脉细数
者，头痛未止；脉沉紧者，必欲呕。脉沉滑者，协热利。脉浮滑者，必
下血。

病在阳，应以汗解之，反以冷水潠之，若灌之，其热被劫不得去，弥更益
烦，肉上粟起，意欲饮水，反少渴者，服文蛤散。若不差者，与五苓散。寒实
结胸，无热证者，与三物小陷胸汤。注白散亦可服。

文蛤散

文蛤五两

上一味，为散，以沸汤，和一方寸匕服，汤用五合。

白散

桔更三分　巴豆一分　　　　　贝母三分
　　　　　去皮心，熬黑，研如脂。

----

① 无大热：《宋本伤寒论》无
② 发心胸大烦：《宋本伤寒论》无此句。
③ 少结胸：《宋本伤寒论》作"小结胸"。
④ 寒饮：《宋本伤寒论》作"寒分"。

上三味，为散，内巴豆，更于臼中杵之，以白饮和服，强人半钱匕，羸者减之。病在膈上必吐，在膈下必利，不利进热粥一杯，利过不止，进冷粥一杯。

五苓散。

身热，皮粟不解，欲引衣自覆者，若以水潠之，洗之，益令热劫不得出，当汗而不汗，则烦。假令汗出已，腹中痛，与 芍药三两如上法。

太阳与少阳并病，头项强痛，或眩冒，时如结胸，心下痞鞕者，当刺太椎①第一间、肺俞、肝俞，慎不可发汗，发汗则谵语，脉弦。五日，谵语不止，当刺期门。

妇人中风，发热恶寒，经水适来，得之七八日，热除而脉迟，身凉，胸胁下满，如结胸状，谵语者，此为热入血室也，当刺期门，随其实而取之。

妇人中风，七八日，续得寒热，发作有时，经水适断者，其血必结，故使如疟状，发作有时，小柴胡汤主之。_{此为热入血室}

妇人伤寒，发热，经水适来，昼日明了，暮则谵语，如见鬼状者，此为热入血室。无犯胃气及上二焦，必自愈。

伤寒六七日，发热微恶寒，支节烦疼②，微呕，心上支结，外证未去者，柴胡桂枝汤主之。

桂枝③_{去皮} 黄芩_{一两半} 人参_{一两半} 甘草_{一两 炙} 半夏_{二合半 洗} 芍药_{一两半}

大枣_{六枚 擘} 生姜_{一两半 切} 柴胡_{四两}

上九味，以水七升，煮取三升，去滓，温服一升。_注本云：人参汤，作如桂枝法，加半夏、柴胡、黄芩，复如柴胡法，今用人参作各半剂。

伤寒五六日，已发汗而复下之，胸胁满，微结，小便不利，渴而不呕，但头汗出，往来寒热，心烦者，柴胡桂枝干姜汤主之。_{此为未解也}

柴胡_{半斤} 桂枝_{三两 去皮} 干姜_{二两} 括蒌根_{四两} 黄芩_{三两} 牡蛎_{二两 熬}

甘草_{二两 炙}

上七味，以水一斗二升，煮取六升，去滓，再煎，取三升，温服一升，日三服。初服微烦，复服汗出，便愈。

---

① 太椎：《宋本伤寒论》作"大椎"。
② 疼：《宋本伤寒论》作"痛"。
③ 桂枝：《宋本伤寒论》作"桂枝一两半"。

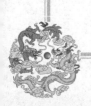

伤寒五六日，头汗出，微恶寒，手足冷，心下满，口不欲食，大便鞕，脉细
者。㊟汗出为阳微，假令纯阴结，不得复有外证，悉入在里，此为半在里半在外也。脉虽沉紧，不
_{此为阳微结，必有表，复有里也。脉沉，亦有里也。}

得为少阴病，所以然者，少阴①不得有汗，今头汗出，故知非少阴也。经可与小柴胡汤。设
不了了者，得屎而解。

伤寒五六日，呕而发热者，柴胡汤证具，而以他药下之，柴胡证仍在者，
复与柴胡汤。必蒸蒸而振，却发热汗出而解。若心下满，而鞕痛者，大陷胸
㊟此虽已下之，不为逆也。_{此为结②}
汤主之。但满而不痛者，柴胡不中与之，宜半夏泻心汤。
_{此为痞}

半夏半升　黄芩　干姜　人参　甘草各三两　黄连一两　大枣十二枚
洗　　　　　　　　　　　　　　　　　　　炙　　　　　　　　　　　擘

上七味，以水一斗，煮取六升，去滓，再煮，取三升，温服一
升，日三服。

大阳少阳并病，而反下之，成结胸，心下鞕，下利不止，水浆不下，其人
心烦，□□□□□。

脉浮而紧，复下之③，紧反入里，则作痞。按之自濡，但气痞耳。

大阳中风，下利，呕逆，㊟表解者，乃可攻之。经其人漐漐汗出，发作有时，
头痛，心下痞，鞕满，引胁下痛，干呕，短气，汗出，不恶寒者，十枣汤主之。
_{此表解，里未和也}

芫花　甘遂　大戟
熬

上三味等分，各别捣为散。以水一升半，先煮大枣肥者十枚，取
八合，去滓，内药末。㊟强人服一钱匕，羸人者服半钱。经温服之。若下
平旦服
少，病不除者，明日更服，得快下利后，糜粥自养。
加半钱

大阳病，医发汗，遂发热恶寒，因复下之，心下痞。㊟表里但虚，阴阳气并竭。
_{无阳则阴独，}
经复加烧针，因胸烦。㊟面色青黄，肤𥆧者，难治。今色微黄，手足温者，易愈。经心
下痞，按之濡，其脉浮者，大黄黄连泻心汤主之。心下痞，而复恶寒，汗出
关上
者，附子泻心汤主之。心下痞，与泻心汤。痞不解，其人渴而口燥烦，小便不
本以下之故
利者，五苓散主之。㊟一方云：忍之一日乃愈。

大黄黄连泻心汤方

---

① 少阴：《宋本伤寒论》作"阴"。
② 此为结：《宋本伤寒论》作"此为结胸也"。
③ 复下之：《宋本伤寒论》作"而复下之"。

大黄二两　黄连　黄芩各一两①

上三味②，以麻沸汤二升渍之，须臾，绞去滓，分温再服。

附子泻心汤方

大黄二两　黄连一两　黄芩一两　附子二枚
炮，去皮，破，别煮取汁

上四味，切三味，以麻沸汤二升渍之，须臾，绞去滓，内附子汁，分温再服。

伤寒，汗出解之后，胃中不和，心下痞鞭，干噫，食臭，胁下有水气，腹中雷鸣，下利者，生姜泻心汤主之。

生姜二两　甘草三两　人参三两　干姜一两　黄芩三两　半夏半升
切　　　炙　　　　　　　　　　　　　　　　洗

黄连一两　大枣十二枚
擘

上八味，以水一斗，煮取六升，去滓，再煎取三升，温服一升，日三服。

伤寒中风，医反下之，其人下利，日数十行，谷不化，腹中雷鸣，心下痞鞭而满，干呕，心烦不得安。医见心下痞，谓病不尽，复下之，其痞益甚。注此非结热但以胃中虚，客气上逆，故使鞭也。经甘草泻心汤主之。

甘草四两　黄芩三两　干姜三两　半夏半升　大枣③十二枚　黄连一两
炙　　　　　　　　　　　　　　洗

上六味，以水一斗，煮取六升，去滓，再煎取三升，温服一升，日三服。注附子泻心汤，本云：加附子半夏泻心汤。甘草泻心汤，同体别名耳。生姜泻心汤，本云：理中人参黄芩汤，去桂枝、术，加黄连，并泻肝法。

伤寒服汤药，下利不止，心下痞鞭。服泻心汤已，复以他药下之，利不止，医以理中与之，利益甚。注理中者，理中焦，此利在下焦。经赤石脂禹余粮汤主之。注复不止者，当利其小便。

赤石脂一斤　太一禹余粮一斤
碎　　　　　碎

上二味，以水六升，煮取二升，去滓，分温三服。

伤寒吐下后发汗，虚烦，脉甚微。八九日心下痞鞭，胁下痛，气上冲咽喉，眩冒。经脉动惕者，久而成痿。

伤寒发汗，若吐、若下，解后，心下痞鞭，噫气不除者，旋复代赭汤主之。

---

① 黄芩：《宋本伤寒论》无。
② 三味：《宋本伤寒论》作"二味"。
③ 大枣：大枣下《宋本伤寒论》有"擘"字。

旋复花三两　人参二两　生姜五两　代赭一两　甘草三两炙　半夏半升洗

大枣十二枚擘

　　上七味，以水一斗，煮取六升，去滓，再煎，取三升。温服一升，日三服。

　　喘家①，下后，不可更行桂枝汤。若汗出而喘，无大热者，可与麻黄杏子甘草石膏汤。

　　大阳病，外证未除，而数下之，遂协热而利，下不止②，心下痞鞕，表里不解者，桂枝人参汤主之。

　　桂枝四两别切　甘草四两炙　白术三两　人参三两　干姜三两

　　上五味，以水九升，先煮四味，取五升，内桂更煮，取三升，去滓，温服一升。注日再，夜一服。

　　伤寒大下后，复发汗，心下痞，恶寒者，不可攻痞，当先解表，表解乃可攻痞。注表未解也 解表宜桂枝人参汤③，攻痞宜大黄黄连泻心汤。

　　伤寒，发热，汗出不解，心中痞鞕，呕吐而下利者，大柴胡汤之④。

　　病如桂枝证，头不痛，项不强，寸脉微浮，胸中痞鞕，气上冲喉咽，不得息者，当吐之，宜瓜蒂散。此为胸中有寒饮⑤也

　　瓜蒂一分熬黄　赤小豆一分

　　上二味，各别捣筛，为散已，合治之，取一钱匕。以香豉一合，用热汤七合，煮作稀糜，去滓，取汁和散，温顿服之。不吐者，少少加，得快吐乃止。注诸亡血虚家，不可与瓜蒂散。

　　病胁下素有痞，连在脐傍，痛引少腹，入阴筋者，此名脏结，死。

　　伤寒，若吐、若下后，七八日不解，注热结在里 经表里俱热，时时恶风，大渴，舌上干燥而烦，欲饮水数升者，白虎加人参汤主之。

　　知母六两　石膏一斤碎　甘草二两炙　人参二两　粳米六合

　　上五味，以水一斗，煮米熟，汤成去滓，温服一升，日三服。

---

①　喘家：《宋本伤寒论》无。
②　下不止：《宋本伤寒论》作"利下不止"。
③　桂枝人参汤：《宋本伤寒论》作"桂枝汤"。
④　之：《宋本伤寒论》作"主之"。
⑤　有寒饮：《宋本伤寒论》作"有寒"。

注此方，立夏后，立秋前乃可服，立秋后不可服，正月、二月、三月尚凛冷，亦不可与服之，与之则呕利而腹痛。○诸亡血虚家，亦不可与，得之则腹痛下利①者，但可温之，当愈。

伤寒无大热，口燥渴，心烦，背微恶寒者，白虎加人参汤主之。

伤寒脉浮，发热无汗。注其表不解者②，不可与白虎汤。经渴欲饮水，无表证者，白虎加人参汤主之

　　大阳少阳并病，心下鞕，颈项强而眩者，当刺大椎、肺愈③、肝愈⑤，慎勿下之。

大阳与少阳合病，自下利者，与黄芩汤。若呕者，黄芩加半夏生姜汤主之。

　　黄芩汤

　　黄芩三两　芍药二两　甘草二两炙　大枣十二枚擘

　　上四味，以水一斗，煮取三升，去滓，温服一升。注日再，夜一服。

　　黄芩加半夏生姜汤

　　黄芩三两　芍药二两　甘草二两炙　大枣十二枚擘　半夏半升洗　生姜一两半切

　　上六味，以水一斗，煮取三升，去滓，温服一升。注日再，夜一服。

伤寒，胸中有热，胃中有邪气，腹中痛，欲呕吐者，黄连汤主之。

　　黄连三两　甘草三两炙　干姜三两　桂枝三两去皮　人参二两　半夏半升洗

大枣十二枚擘

　　上 七 味，以 水 一 斗，煮 取 六 升，去 滓，温服。注昼三，夜二。
　　昼三夜二，疑非仲景法④。

伤寒八九日，风湿相搏，身体疼烦，不能自转侧，不呕，不渴，脉浮虚而涩者，桂枝附子汤主之。若其人大便鞕，小便不利者⑥，去桂加白术汤主之。
脐下心下鞕⑤

　　桂枝附子汤

　　桂枝四两去皮　附子三两炮，去皮，破　生姜三两切　大枣十二枚擘　甘草二两炙

　　上五味，以水六升，煮取二升，去滓，分温三服。

---

①　下利：《宋本伤寒论》作"利"。
②　不解者：《宋本伤寒论》作"不解"。
③　愈：《宋本伤寒论》作"俞"。
④　仲景法：《宋本伤寒论》作"仲景方"。
⑤　脐下、心下鞕：《宋本伤寒论》无此句。
⑥　小便不利者：《宋本伤寒论》作"小便自利者"。

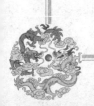

去桂加白术汤

附子三两　　白术四两　生姜三两　甘草二两　大枣十二枚
炮，去皮，破　　　　　　切　　　　炙　　　　　擘

上五味，以水六升，煮取二升，去滓，分温三服。

初一服，其人身如痹，半日许复服之，三服都尽，其人如冒状，勿怪，此以附子、术，并走皮内，逐水气，未得除，故使之耳，□法当加桂四两。㊟此本一方二法，以大便鞕，小便不利，去桂也。以大便不鞕，小便不利，当加桂，附子三枚，虚弱家及产妇，宜减服之。
恐多也

风湿相搏，骨节疼烦，掣痛，不得屈伸，近之则痛剧，汗出短气，小便不利，恶风不欲去衣，或身微肿者，甘草附子汤主之。

甘草二两　附子二枚　　白术二两　桂枝四两
　　　　　炮，去皮，破　　　　　　去皮

上四味，以水六升，煮取三升，去滓，温服一升，日三服。㊟初服得微汗则解。能食，汗出止①，复烦者，将服五合，恐一升多者，宜服六七合为妙。

伤寒脉浮滑②，白虎汤主之。

知母六两　石膏一斤　甘草二两　粳米六合
　　　　　碎　　　　炙

上四味，以水一斗，煮米熟，汤成，去滓，温服一升，日三服。

伤寒解而后③，脉结代，心动悸，炙甘草汤主之。

甘草四两　生姜三两　人参二两　生地黄一斤　桂枝三两　阿胶二两
炙　　　　切　　　　　　　　　　　　　　　去皮

麦门冬半斤　麻仁半升　大枣三十枚
去心　　　　　　　　　擘

上九味，以清酒七升，水八升，先煮八味，取三升，去滓，内胶烊消尽，温服一升，日三服。一名复脉汤。

脉按之来缓，时一止复来者，名曰结。又脉来动而中止，更来小数，中有还者反动，名曰结，阴也。脉来动而中止，不能自还，因而复动者，名曰代，阴也。得此脉者，必难治。

辨阳明病

问曰：病有大阳④阳明，有正阳阳明，有少阳阳明，何谓也？答曰：大阳

---

① 汗出止：《宋本伤寒论》作"汗止"。
② 此句后，《宋本伤寒论》有"此以表有热，里有寒"句。
③ 解而后：《宋本伤寒论》无。
④ 大阳：《宋本伤寒论》作"太阳"。

阳明者，脾约是也。正阳阳明者，胃家实是也。少阳阳明者，发汗，利小便已，胃中燥烦实，大便难是也。

阳明之为病，胃家实是也。

问曰：何缘得阳明病？答曰：大阳病①发汗②，若下、若利小便，此亡津液，胃中干燥，因转属阳明。不更衣，内实，大便难者，此名阳明也。

问曰：阳明病，外证云何？答曰：身热，汗自出，不恶寒，反恶热也。

问曰：病有得之一日，不发热而恶寒者，何也？答曰：虽得之一日，恶寒将自罢，即自汗出恶热也。

问曰：恶寒何故自罢？答曰：阳明居中，主土也，万物所归，无所复传。始虽恶寒，二日自止，此为阳明病也。

本大阳③，初得病时，发其汗，汗先出不彻，因转属阳明也。

伤寒发热无汗，呕不能食，而反汗出濈濈然者，是转属阳明也。

伤寒三日，阳明脉大。

伤寒脉浮而缓，手足自温者，是为系在太阴。太阴者，身当发黄。若小便自利者，不能发黄。至七八日，大便难者，为阳明病也。

伤寒转系阳明者，其人濈然微汗出也。

阳明中风，口苦咽干，腹满微喘，发热恶寒，脉浮而紧。若下之，则腹满，小便难也。

阳明病，若能食，名中风。不能食，名中寒。

阳明病，若中寒者，不能食，小便不利，手足濈然汗出，必大便初鞭后溏。^{此欲作固瘕} ㊟所以然者，以胃中冷，水谷不别故也。

阳明病，初欲食，小便反不利，大便自调，其人骨节疼，翕翕如有热状，奄然发狂，□□□□濈然汗出而解④。㊟汗出而解者⑤，此水不胜谷气，与汗共并，脉紧则愈。

阳明病，欲解时，从申至戌上。

阳明病，不能食，攻其热必哕。^{以其人本虚，攻其热必哕。} ㊟所以然者，胃中虚冷故也。

阳明病，脉迟，食难用饱，饱则微烦，头眩，必小便难，虽下之，腹满如故。^{此欲作谷瘅⑥} ㊟所以然者，脉迟故也。

---

① 大阳病：《宋本伤寒论》作"太阳病"。
② 发汗：《宋本伤寒论》作"若发汗"。
③ 大阳：《宋本伤寒论》作"太阳"。
④ 而解：《宋本伤寒论》作"而解者"。
⑤ 此句，《宋本伤寒论》无。是。
⑥ 谷瘅：《宋本伤寒论》作"谷疸"。

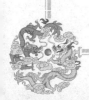

阳明病，法多汗，反无汗，其身如虫行皮中状者，此以久虚故也。

阳明病，反无汗，而小便利，二三日，呕而咳，手足厥者，必苦头痛。若不咳不呕，手足不厥者，头不痛。

阳明病，但头眩，不恶寒，故能食而咳，其人咽必痛。若不咳者，咽不痛。

阳明病无汗，小便不利，心中懊憹者，身必发黄。

阳明病，被火，额上微汗出，而小便不利者，必发黄。

阳明病，脉浮而紧者，必潮热，发作有时。但浮者，必盗汗出。

阳明病，口燥，但欲漱水，不欲咽者，此必衄。

阳明病，本自汗出，医更重发汗，病已差，尚微烦不了者①，以亡津液，胃中干燥，故令大便鞕。_{此必大便鞕故也} 註当问其小便，日几行。若本小便日三四行，今日再行，故知大便不久出。今为小便数少，以津液当还入胃中，故知不久必大便也。

伤寒呕多，虽有阳明证，不可攻之。

阳明病，心下鞕满者，不可攻之。攻之，利遂不止者死；止者②，愈。

阳明病，面合赤色，不可攻之，必发热，色黄者，小便不利也。

阳明病，不吐不下，心烦者，可与调胃承气汤。

阳明病，脉迟，虽汗出，不恶寒者，其身必重，短气腹满而喘，有潮热，_{有潮热者，}手足濈然汗出者，大承气汤主之。_{此外欲解，可攻里也。汗出者，此大便已鞕也。}

若汗多，微发热恶寒者，外未解也，其热不潮，未可与承气汤。若腹大满不通者，可与小承气汤，微和胃气，勿令至大泄下。

大承气汤

大黄_{四两}_{酒洗} 厚朴_{半斤}_{炙，去皮} 枳实_{五枚}_炙 芒硝_{三合}

上四味，以水一斗，先煮二物，取五升，去滓，内大黄，更煮取二升，去滓，内芒硝，更上微火一二沸，分温再服。註得下，余勿服。

小承气汤

大黄_{四两} 厚朴_{二两}_{炙，去皮} 枳实_{三枚}_{大者，炙}

上三味，以水四升，煮取一升二合，去滓，分温二服。註初服汤，当更衣，不尔者，尽饮之。若更衣者，勿服之。

---

① 不了者：《宋本伤寒论》作"不了了者"。
② 止者：《宋本伤寒论》作"利止者"。

阳明病，潮热，大便微鞭者，可与小承气汤①。_{不鞭者，不可与之。}

若不大便六七日，恐有燥屎，欲知之法，少与小承气汤，汤入腹中，转失气者，此有燥屎也，乃可攻之。若不转失气者，此但初头鞭，后必溏，不可攻之，攻之，必胀满不能食也。欲饮水者，与水则哕。其后发热者，必大便复鞭而少也，以小承气汤和之。不转失气者，慎不可攻也。

夫实则谵语，虚则郑声。_{注郑声②，重语也。}

直视谵语，喘满者死。下利者亦死。发汗多，若重发汗者，亡其阳，谵语。脉短者死，脉自和者不死。

伤寒，若吐、若下后，不解，不大便五六日以上③，至④十余日，日晡所发潮热，不恶寒，独语如见鬼状。若剧者，发则不识人，循衣摸床，怵惕⑤而不安，微喘直视，谵语者大承气汤主之。_{注若一服利，则止后服。}_{脉弦者生，涩者死，微者但发潮热。}

阳明病，其人多汗，以津液外出，胃中燥，大便必鞭，鞭则谵语，小承气汤主之。若一服谵语止者，更莫复服。

阳明病，谵语发潮热，脉滑而疾者，小承气汤主之。

因与承气汤一升，腹中转气者，更服一升。若不转气者，勿更与之。明日又不大便，脉反微涩者，里虚也，为难治，不可更与承气汤也。

阳明病，谵语有潮热，反不能食者，胃中必有燥屎五六枚。若能食者，但鞭耳，宜大承气下之。

阳明病，下血谵语者，此为热入血室，但头汗出者，刺期门，随其实而泻之，濈然汗出则愈。

汗出谵语者，以有燥屎在胃中也⑥。须下者，过经乃可下之。下之若早，语言必乱，以表虚里实故也，宜大承气汤。_{此为风⑦}_{下之愈⑧}伤寒四五日，脉沉而喘满。而反发其汗，津液越出，大便为难，表虚里实，久则谵语。_{沉为在里}

三阳合病，腹满身重，难以转侧，口不仁，面垢，谵语，遗尿。发汗谵

---

① 小承气汤：《宋本伤寒论》作"大承气汤"。
② 郑声：《宋本伤寒论》作"郑声者"。
③ 以上：《宋本伤寒论》无。
④ 至：《宋本伤寒论》作"上至"。
⑤ 怵惕：《宋本伤寒论》作"惕"。
⑥ 也：《宋本伤寒论》无。
⑦ 此为风：《宋本伤寒论》作"此为风也"。
⑧ 下之愈：《宋本伤寒论》作"下之则愈"。

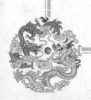

语，□□□下之则额上生汗，手足逆冷。若自汗出者，白虎汤主之。

二阳并病，大阳①证罢，但发潮热，手足漐漐汗出，大便难而谵语者，下之则愈，宜大承气汤。

阳明病，脉浮而紧，咽燥，口苦，腹满而喘，发热汗出，不恶寒，反恶热，身重。若发汗则躁，心愦愦，反谵语。若加温针，必怵惕烦躁，不得眠。若下之，则胃中空虚，客气动膈，心中懊憹，舌上胎者，栀子豉汤主之。若渴欲饮水，口干舌燥者，白虎加人参汤主之。若渴欲饮水，小便不利者，猪苓汤主之。

脉浮发热

阳明病，汗出多而渴者，不可与猪苓汤，以汗多胃中燥，猪苓汤复利其小便故也。

脉浮而迟，表热里寒，下利清谷者，回逆汤②主之。

若胃中虚冷，不能食者，饮水则哕。脉浮发热，口干鼻燥，能食者，则衄。

阳明病，下之，其外有热，手足温，心中懊憹，饥不能食，但头汗出者，
小结胸③
栀子豉汤主之。

阳明病，发潮热，大便溏，小便自可，胸胁满不去者，柴胡汤④主之。

阳明病，胁下鞕满，不大便而呕，舌上白胎者，可与小柴胡汤。上焦得通，津液得下，胃气因和，身濈然汗出而解。

阳明病⑤，中风，脉弦浮大而短气，腹都满，胁下及心痛，久按之气不通，鼻干不得汗，嗜卧，一身及面目⑥悉黄，小便难，有潮热，时时哕，耳前后肿，刺之小差。外不解，病过十日⑦，脉续浮者，与小柴胡汤。脉但浮，无余症⑧者，与麻黄汤。注若不尿，腹满加哕者，不治。

阳明病，自汗出，若发汗，小便自利者，虽鞕不可攻之，当须自欲大便，
此为津液内竭
宜蜜煎导而通之。若土瓜根及大猪胆汁，皆可为导。

蜜煎方

食蜜七合

上一味，于铜器内微火煎，当须凝如饴状，搅之勿令焦著，候可

---

① 大阳：《宋本伤寒论》作"太阳"。
② 回逆汤：《宋本伤寒论》作"四逆汤"。
③ 小结胸：《宋本伤寒论》作"不结胸"。
④ 柴胡汤：《宋本伤寒论》作"小柴胡汤"。
⑤ 阳明病：《宋本伤寒论》作"阳明"。
⑥ 面目：《宋本伤寒论》作"目"。
⑦ 十日：《宋本伤寒论》作"十余日"。
⑧ 余症：《宋本伤寒论》作"余证"。

康平本伤寒论

丸，并手捻作挺，令头锐，大如指，长二寸许。当热时急作，冷则鞕。以内谷道中，以手急抱，欲大便时乃去之，已试其良。^{疑非仲景意}

又大猪胆一枚，泻汁，和少许法酢①，以灌谷道内，如一食顷，当大便出宿食、恶物，甚效。

阳明病，脉迟，汗出多，微恶寒者，表未解也，可发汗，宜桂枝汤。

阳明病，脉浮，无汗而喘者，发汗则愈，宜麻黄汤。

阳明病，发热汗出者，不能发黄也。但头汗出，身无汗，^{此为热越}剂颈而还，小便不利，渴引水浆者，身必发黄，茵陈蒿汤主之。
^{此为瘀热有②里}

茵陈蒿_{六两} 　栀子_{十四枚}　 大黄_{二两}
　　　　　　　　　 擘　　　　　　去皮

上三味，以水一斗二升，先煮茵陈，减六升，内二味，煮取三升，去滓，分三服，小便当利。^注尿如皂荚汁状，色正赤，一宿腹减，黄从小便去也。

阳明证，其人喜忘者，必有畜血。尿虽难③，大便反易，而④其色必黑者，^{所以然者，本有久瘀血，故令喜忘。}宜抵当汤下之。

阳明病，下之，心中懊憹而烦，胃中有燥屎者，宜大承气汤。^注若有燥屎者，可攻。腹微满，初头鞕，后必溏者，不可攻之。

病人不大便五六日，绕脐痛，烦燥⑤，发作有时者，此有燥屎，故使不大便也。病人烦热，汗出则解，又如疟状，日晡所发热者，属阳明也。脉实者，宜下之；脉浮虚者，宜发汗。下之与大承气汤，发汗宜桂枝汤。

大下后，六七日不大便，烦不解，腹满痛者，此有燥屎也。宜大承气汤。^{所以然者，本有宿食故也。}

病人小便不利，大便乍鞕乍易，时有微热，喘冒不能卧者，有燥屎也，宜大承气汤。

食谷欲呕者⑥，属阳明也，吴茱萸汤主之。^注得汤反剧者，属上焦也。

大阳病，脉缓浮弱，其人发热汗出，复恶寒，不呕，但心下痞者，此以医^{寸关尺}

---

① 法酢：《宋本伤寒论》作"法醋"。
② 有：《宋本伤寒论》作"在"。
③ 尿虽难：：《宋本伤寒论》作"屎虽鞕"。
④ 而：《宋本伤寒论》无。
⑤ 烦燥：《宋本伤寒论》作"烦躁"。
⑥ 者：《宋本伤寒论》无

下之也。如其不下者，病人不恶寒而渴，小便数者，大便必鞕，不更衣十日，
渴者此转属阳明也
无所苦也。渴欲饮水，少少与之，但以法救之。渴者，宜五苓散。

脉阳微而汗出少者，为自和也；汗出多者，为大过①。阳脉实，
因发其汗，汗②出多者，亦为大过③。大过④者为阳绝于里，亡津液，
大便因鞕也。

脉浮而芤，浮为阳，芤为阴，浮芤相搏，胃气生热，其阳则绝。

趺阳脉浮而涩，浮则胃气强，涩则小便数，浮涩相搏，大便则
难⑤，其脾为约，麻子仁丸主之。

麻子仁二升　芍药半斤　枳实半斤　大黄一斤　厚朴一尺　杏仁一升
　　　　　　　　　　　炙　　　　去皮　　　　炙，去皮　　去皮尖，熬

上六味，蜜和丸如梧桐子大，饮服十丸，日三服。注渐加，以知
为度。

大阳病三日，发汗不解，蒸蒸发热者，属胃也，调胃承气汤主之。

伤寒吐后，腹胀满者，与调胃承气汤。大阳病，若吐、若下、若发汗后，
微烦，小便数，大便因鞕者，与小承气汤和之，愈。

得病二三日，脉弱，无大阳⑥柴胡证，烦燥⑦，心下鞕，至四五
日，虽能食，以小承气汤，少少与之⑧，微和之，令小安，至六日，
与承气汤一升。若不大便六七日，小便少者，虽不受食，但初头鞕，
后必溏，未定成鞕，攻之必溏，须小便利，屎定鞕，乃可攻之，宜大
承气汤。

伤寒六七日，目中不了了，睛不和，无表里证，大便难，身微热者，
此为实也
急下之，宜大承气汤。

阳明病，发热，汗多者，急下之，宜大承气汤。

发汗不解，腹满痛者，急下之，宜大承气汤。腹满不减，减不足
言，当下之，宜大承气汤。

阳明少阳合病，必下利。注负者，失也。互相克贼，名为负也。论脉滑而数
其脉不负者，为顺也。
者，有宿食也，当下之，宜大承气汤。

病人无表里证，发热七八日，虽脉浮数者，可下之。假令已下，

---

①③④　大过：《宋本伤寒论》皆作"太过"。
②　汗：《宋本伤寒论》无。
⑤　则难：《宋本伤寒论》作"则鞕"。
⑥　大阳：《宋本伤寒论》作"太阳"。
⑦　烦燥：《宋本伤寒论》作"烦躁"。
⑧　少少与之：《宋本伤寒论》作"少少与"。

脉数不解，合热则消谷喜饥，至六七日，不大便者，有瘀血，宜抵当汤。若脉数不解，而下不止，必协热便脓血也。

伤寒，发汗已，身目为黄，所以然者，以寒湿在里，不解故也。以为不可下也，□□□□□□注于寒湿中求之。

伤寒七八日，身黄如橘子色，小便不利，腹微满者，茵陈蒿①主之。

伤寒，身黄发热者，栀子蘗皮汤主之。

肥栀子十五个_擘　甘草一两_炙　黄蘗二两

上三味，以水四升，煮取一升半，去滓，分温再服。

伤寒瘀热在里，身必发黄②，麻黄连轺赤小豆汤主之。

麻黄二两_{去节}　连轺二两_{连翘根是也③}　杏仁四十个_{去皮尖}　赤小豆一升　大枣十二枚_擘

生梓白皮一升_切　生姜二两_切　甘草二两_炙

上八味，以潦水一斗，先煮麻黄，再沸，去上沫，内诸药，煮取三升，去滓，分温三服。注半日服尽。

辨少阳病

少阳之为病，口苦，咽干，目眩也。

少阳病④，两耳无所闻，目赤，胸中满而烦者，不可吐下，吐下则悸而惊。

伤寒，脉弦细，头痛发热者，属少阳。

少阳不可发汗，发汗则谵语，胃和则愈。_{此属胃，胃不和，烦而悸。}

本大阳病不解，转入少阳者，胁下鞕满，干呕不能食，往来寒热，尚未吐下，脉沉紧者，与小柴胡汤。

若已吐下、发汗、温针，谵语，柴胡证⑤罢，此为坏病。注知犯何逆，以法治之。

三阳合病，脉浮大，但欲眠睡，目合则汗。_{上关上}

伤寒六七日，无大热，其人躁烦者，此为阳去入阴故也。

---

① 茵陈蒿：《宋本伤寒论》作"茵陈蒿汤"。
② 身必发黄：《宋本伤寒论》作"身必黄"。
③ 也：《宋本伤寒论》无。
④ 少阳病：《宋本伤寒论》作"少阳中风"。
⑤ 柴胡证：《宋本伤寒论》作"柴胡汤证"。

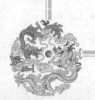

康平本伤寒论

伤寒三日，三阳为尽，三阴当受邪。其人反能食而不呕，此①三
阴不受邪也。

伤寒三日，少阳脉小者，欲已也。少阳病，欲解时，从寅至
辰上。

辨大阴病②

大阴③之为病，腹满而吐，食不下，自利益甚，时腹自痛。若下之，必胸
下结鞭。

大阴④中风，四肢烦疼，脉⑤阳微阴涩而长者，为欲愈。

大阴病⑥，欲解时，从亥至丑上。

大阴病⑦，脉浮者，少可发汗⑧，宜桂枝汤。自利不渴者，属大
阴⑨，其藏有寒故也，当温之。㊟宜服回逆辈⑩。

伤寒，脉浮而缓，手足自温者，系在大阴⑪，当发身黄⑫。若小
便自利者，不能发黄。□□□□至七八日，虽暴烦，下利日十余行，
必自止。㊟以脾家实，腐秽当去故也。

本大阴病⑬，医反下之，因尔⑭腹满时痛者，桂枝加芍药汤主之。
属大阴也⑮

大实痛者，桂枝加大黄汤主之。

桂枝加芍药汤

桂枝三两　芍药六两　甘草二两　大枣十二枚　生姜三两
去皮　　　　　　　　　炙　　　擘　　　　　　切

上五味，以水七升，煮取三升，去滓，温分三服。㊟本云：桂枝汤，
今加芍药。

桂枝加大黄汤

桂枝三两⑯　大黄二两　芍药六两　生姜三两　甘草二两　大枣十二枚
切　　　　炙　　　　擘

---

① 此：《宋本伤寒论》作"此为"。
②⑥⑦⑬ 大阴病：《宋本伤寒论》作"太阴病"。
③④⑨⑪ 大阴：《宋本伤寒论》作"太阴"。
⑤ 脉：《宋本伤寒论》无。
⑧ 少可发汗：《宋本伤寒论》作"可发汗"。
⑩ 回逆辈：《宋本伤寒论》作"四逆辈"。
⑫ 当发身黄：《宋本伤寒论》作"太阴当发身黄"。
⑭ 因尔：《宋本伤寒论》作"因而"。
⑮ 属大阴也：《宋本伤寒论》作"属太阴也"。
⑯ 三两：《宋本伤寒论》下有"去皮"二字。

上六味，以水七升，煮取三升，去滓，温服一升，日三服。

大阴①为病，脉弱，其人续自便利，设当行大黄芍药者，宜减之，以其人胃气弱，易动故也。

辨少阴病

少阴之为病，脉微细，但欲寐也。

少阴病，欲吐不吐，心烦，但欲寐，五六日，自利而渴者，虚故引水自救。若小便色白者，少阴病形悉具。^{属少阴也}注小便白者，以下焦虚有寒，不能制水，故令白色也。

病人脉阴阳俱紧，反汗出者，亡阳也，此属少阴，法当咽痛，而复吐利。

少阴病，咳而下利，谵语者，被火气劫故也，小便必难，以强责少阴汗也。

少阴病，脉细沉数，病为在里，不可发汗。

少阴病，脉微，不可发汗，亡阳故也。阳已虚，尺脉弱涩者，复不可下之。

少阴病，脉紧，至七八日，自下利，脉暴微，手足反温，脉紧反去者，为欲解也。虽烦，下利，必自愈。

少阴病，下利，若利自止，恶寒而蜷卧，手足温者，可治。

少阴病，恶寒而蜷，时自烦，欲去衣被者，可治。

少阴中风，脉阳微阴浮者，为欲愈。

少阴病，欲解时，从子至寅上。

少阴病，吐利，手足不逆冷，反发热者，不死。脉不至者，灸②少阴七壮。

少阴病，八九日，一身手足尽热者，以热在膀胱，必便血也。

少阴病，但厥无汗，而强发之，必动其血，未知从何道出，或从口鼻，或从目出者③，是名下厥上竭，为难治。少阴病，恶寒身蜷而利，手足逆冷者，不治。

少阴病，吐利，躁烦，四逆者，死。

---

① 大阴：《宋本伤寒论》作"太阴"。
② 灸：原书作"炙"。误，今改正。
③ 目出者：《宋本伤寒论》作"目出"。

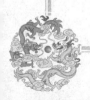

少阴病，下利止而头眩，时时自冒者，死。

少阴病，四逆，恶寒而身踡，脉不至，不烦而躁者，死。

少阴病，六七日，息高者，死。

少阴病，脉微细沉，但欲卧，汗出不烦，自欲吐，至五六日，自利，复烦躁，不得卧寐者，死。

少阴病，始得之，反发热，脉沉者，麻黄细辛附子汤主之。

　　麻黄二两　细辛二两　附子一枚
　　去节　　　　　　　　炮，去皮，破八片
　　上三味，以水一斗，先煮麻黄，减二升，去上沫，内诸药，煮取三升，去滓，温服一升，日三服。

少阴病，得之二三日，麻黄附子甘草汤，微发汗。㊟以二三日无里证，故微发汗也。

　　麻黄二两　甘草二两　附子一枚
　　去节　　　炙　　　　炮，去皮，破八片
　　上三味，以水七升，先煮麻黄一二沸，去上沫，内诸药，煮取三升，去滓。温服一升，日三服。

少阴病，得之二三日以上，心中烦，不得卧者，黄连阿胶汤主之。

　　黄连四两　黄芩二两　芍药二两　鸡子黄二枚　阿胶三两
　　　　　　　　　　　　　　　　　　　　　　　一云：三挺
　　上五味，以水六升，先煮三物，取二升，去滓，内胶烊尽，小冷，内鸡子黄，搅令相得。温服七合，日三服。

少阴病，得之一二日，口中和，其背恶寒者①，附子汤主之。

　　附子二枚　　　茯苓三两　人参二两　白术四两　芍药三两
　　炮，去皮，破八片
　　上五味，以水八升，煮取三升，去滓。一升②，日三服。

少阴病，身体痛，手足寒，骨节痛，脉沉者，附子汤主之。

少阴病，下利，便脓血者，桃花汤主之。

　　赤石脂一斤　　　干姜一两　粳米一升
　　一半全用，一半筛末
　　上三味，以水七升，煮米令熟，去滓，内赤石脂末方寸匕，日温服七合三服。㊟若一服愈，余勿服。

少阴病，二三日至四五日，腹痛，小便不利，下利不止，便脓血者，桃花汤主之。

少阴病，下利，便脓血者，可刺。

①　此句下，《宋本伤寒论》有"当灸之"句。
②　一升：《宋本伤寒论》作"温服一升"。

少阴病，吐利，手足逆冷，烦躁欲死者，吴茱萸汤主之。

吴茱萸一升　人参二两　生姜六两_切　大枣十二枚_擘

上四味，以水七升，煮取二升，去滓。温服七合，日三服。

少阴病，下利，咽痛，胸满，心烦者①，猪肤汤主之。

猪肤一斤

上一味，以水一斗，煮取五升，去滓，加白蜜一斤，白粉五合，熬香，和令相得。温分六服。

少阴病二三日，咽痛者，可与甘草汤。不差，与桔梗汤。

甘草汤方

甘草二两

上一味，以水三升，煮取一升半，去滓。温服七合，日三服。

桔梗汤方

桔梗一两　甘草二两

上二味，以水三升，煮取一升，去滓。温分再服。

少阴病，咽中伤，生疮，不能语言，声不出者，半夏苦酒汤②主之。

半夏十四枚_{洗，破，如枣核}　鸡子一枚_{去黄，内上苦酒，著鸡子壳中}

上二味，内半夏，著苦酒中，以鸡子壳置刀环中，安火上，令三沸，去滓。少少含咽之。不差，更作三剂。

少阴病，咽中痛，半夏散及汤主之。

半夏_洗　桂枝_{去皮}　甘草_炙

上三味，等分，各别捣筛已，合治之。白饮和，服方寸匕，日三服。若不能散服者，以水一升，煮七沸，内散二方寸匕，更煮三沸，下火，令小冷，少少咽之。^注半夏有毒，不当散服。

少阴病，下利，白通汤主之。

葱白四茎　干姜一两　附子一枚_{生，去皮，破八片}

上三味，以水三升，煮取一升，去滓。分温再服。

少阴病，下利，脉微者，与白通汤。利不止，厥逆无脉，干呕，烦者，白通加猪胆汁汤主之。^注服汤，脉暴出者死，微续者生。

葱白四茎　干姜一两　附子一枚_{生，去皮，破八片}　人尿五合　猪胆汁一合

上五味，以水三升，煮取一升，去滓，内胆汁、人尿，和令相

---

① 心烦者：《宋本伤寒论》作"心烦"。
② 半夏苦酒汤：《宋本伤寒论》作"苦酒汤"。

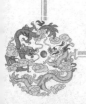

得。分温再服。_注若无胆，亦可用。

少阴病，二三日不已，至四五日，腹痛，小便不利，四肢沉重疼痛，自下利，其人或咳，或小便利，或下利，或呕者，玄武汤①主之。
^{自下利者，此为有水气也。}

茯苓三两　芍药三两　白术二两　生姜三两　附子一枚
^切　　　　　　　　　　^{炮，去皮，破八片}

上五味，以水八升，煮取三升，去滓。温服七合，日三服。

若咳者，加五味子半升，细辛一两，干姜一两。若小便利者，去茯苓。若下利者，去芍药，加干姜二两。若呕者，去附子，加生姜，足前为半斤。

少阴病，下利清谷，里寒外热，手足厥逆，脉微欲绝，身反不恶寒，其人面色赤，或腹痛，或干呕，或咽痛，或利止，脉不出者，通脉回逆汤②主之。

甘草二两　附子大者一枚　　干姜三两
^炙　　^{生用，去皮，破八片}　^{强人可四两}

上三味，以水三升，煮取一升二合，去滓，分温再服。

其脉即出者，愈。面色赤者，加葱九茎。腹中痛者，去葱，加芍药二两。呕者，加生姜二两。咽痛者，去芍药，加桔梗一两。利止脉不出者，去桔梗，加人参二两。^注脉病③皆与方相应者，乃服之。

少阴病，其人或咳，或悸，或小便不利，或腹中痛，或泄利下重者，回逆
^{四逆}
散④主之。

甘草　枳实　　　柴胡　芍药
^炙　^{破，水渍，炙干}

上四味，各等分⑤，捣筛。白饮和，服方寸匕，日三服。

咳者，加五味子、干姜各五分，并主下利。悸者，加桂枝五分。小便不利者，加茯苓五分。腹中痛者，加附子一枚，炮，令坼⑥。泄利下重者，先以水五升，煮薤白三茎，煮取三升，去滓，以散三方寸匕，内汤中，煮取一升半。分温再服。

少阴病，下利六七日，咳而呕渴，心烦不得眠者，猪苓汤主之。

猪苓⑦　茯苓　阿胶　泽泻　滑石各一两

上五味，以水四升，先煮四物，取二升，去滓，内阿胶，烊尽。温服七合，日三服。

---

①　玄武汤：《宋本伤寒论》作"真武汤"。
②　通脉回逆汤：《宋本伤寒论》作"通脉四逆汤"。
③　脉病：《宋本伤寒论》作"病"。
④　回逆散：《宋本伤寒论》作"四逆散"。
⑤　各等分：《宋本伤寒论》作"各十分"。
⑥　坼：原文为"折"，误，今据《宋本伤寒论》改。
⑦　猪苓：《宋本伤寒论》下有"去皮"二字。

少阴病，得之二三日，口燥咽干者，急下之，宜大承气汤。

少阴病，自利清水，色纯青，心下必痛，口干燥者，可下之，宜大承气汤。

少阴病，六七日，腹胀，不大便者，急下之，宜大承气汤。

少阴病，脉沉者，急温之，宜回逆汤①。

甘草二两　干姜一两半　附子一枚
　　　　　炙　　　　　　　　生用，去皮，破八片

上三味，以水三升，煮取一升二合，去滓。分温再服。

强人可大附子一枚，干姜三两。

少阴病，饮食入口则吐，心中温温欲吐，复不能吐，始得之，手足寒，脉弦迟，不可下也。若膈^{脉弦}上有寒饮，干呕者，不可吐也，当温之，宜回逆汤②。
迟者，此胸中实，当吐之。

少阴病，下利，脉微涩，呕而汗出，必数更衣。反少者，当温其背上③，灸④之。

辨厥阴病

厥阴之为病，气上撞心，心中疼热，饥而不欲食，食则吐。下之，利
　　　　　　消渴　　　　　　　　　　　　　　　　　　　吐蛔
不止。

厥阴中风，脉微浮，为欲愈；不浮，为未愈。

厥阴病，欲解时，从丑至卯上。

厥阴病，渴欲饮水者，少少与之，愈。

诸四逆厥者，不可下之，虚家亦然。

伤寒，先厥，后发热而利者，必自止。见厥复利。

伤寒，始发热六日，厥反九日而利。凡厥利者，当不能食，今反能食者，恐为除中，食以索饼，不发热者，知胃气尚在，必愈。恐暴热来出而复去也。后三日脉之，其热续在者，□期之旦日夜半愈。所以然者，本发热六日，厥反九日，复发热三日，并六日⑤，亦为九日，与厥阴⑥相应，故期之旦日夜半愈。后三日脉之，而脉数，其热

---

① ② 回逆汤：《宋本伤寒论》作"四逆汤"。
③ 其背上：《宋本伤寒论》作"其上"。
④ 原书为"炙"。误，今改正。
⑤ 六日：《宋本伤寒论》作"前六日"。
⑥ 厥阴：《宋本伤寒论》作"厥"。

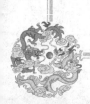

不罢者，此为热气有余，必发痈脓也。

伤寒脉迟，六七日，而反与黄芩汤彻其热。脉迟为寒，今与黄芩汤，复除其热，腹中应冷，当不能食。今反能食，此名除中，必死。

伤寒先厥后发热，下利必自止，而反汗出，咽中痛者，其喉为痹。发热无汗，而利必自止，若不止，必便脓血。便脓血者，其喉不痹。

伤寒二三日①至四五日，厥者必发热，前热者，后必厥，厥深者，热亦深，厥微者，热亦微。厥应下之，而反发汗者，必口伤烂赤。

伤寒病，厥五日，热亦五日，设六日，当复厥，不厥者，自愈。厥终不过五日，以热五日，故知自愈。

凡厥者，阴阳气不相顺接，便为厥。㊟厥者，手足厥冷者是②。

伤寒，脉微而厥，至七八日，肤冷，其人躁，无暂安时者，非为蛔厥也。㊟蛔厥者，其人当吐蛔。 [论] 令病者静，而复时烦③。㊟蛔上入其膈，故烦， [论] 须更④复止，得食而呕，又烦，其人当自吐蛔。蛔厥者，乌梅丸主之。烦者，蛔闻食臭出。

^{此为藏厥}

^{此为藏寒}

㊟又主久利。

乌梅三百枚　细辛六两　干姜十两　黄连十六两　当归四两　附子六两_{炮，去皮}

蜀椒六两_{出汗}　桂枝六两_{去皮}　人参六两　黄檗六两

上十味，异捣筛，合治之。以苦酒渍乌梅一宿，去核，蒸之五斗米下，饭熟，捣成泥，和药令相得，内臼中，与蜜杵二千下，丸如梧桐子大，先食饮，服十丸，日三服，稍加至二十丸。禁生冷、滑物、臭食等。

伤寒，热少厥微，指头寒，嘿嘿不欲食，烦躁。数日，小便利，色白者，此热除也。欲得食，其病为愈。若厥而呕，胸胁烦满者，其后必便血。

病者手足厥冷，言我不结胸，小腹满，按之痛者，此冷结在膀胱关元也。

伤寒发热四日，厥反三日，复热四日，厥少热多者，其病当愈。

---

① 二三日：《宋本伤寒论》作"一二日"。
② 是：《宋本伤寒论》作"是也"。
③ 时烦：《宋本伤寒论》作"时烦者"。
④ 须更：《宋本伤寒论》作"须臾"。是。

四日至七日，热不除者，必便脓血。

伤寒厥四日，热反三日，复厥五日，其病为进。寒多热少，阳气退，故为进也。

伤寒六七日，脉微，手足厥冷，烦躁，灸①厥阴。厥不还者，死。

伤寒发热，下利，厥逆，躁不得卧者，死。

伤寒发热，下利至甚，厥不止者，死。

伤寒六七日，不利，便发热而利，其人汗出不止者，死。有阴无阳故也。

伤寒五六日，不结胸，腹濡，脉虚，复厥者，不可下，此亡血，下之死。发热而厥，七日，下利者，为难治。

伤寒脉促，手足厥逆者②，可灸③之。

伤寒脉滑而厥者，里有热也，白虎汤主之。

手足厥寒，脉细欲绝者，当归回逆汤④主之。

若其人内有久寒者，宜当归回逆⑤加吴茱萸生姜汤。

又方

当归三两　桂枝三两_{去皮}　芍药三两　细辛三两　甘草二两_灸　通草二两

大枣二十五枚_{擘，一法十二枚}

上七味，以水八升，煮取三升，去滓，温服一升，日三服。

当归回逆加吴茱萸生姜汤

当归三两　芍药三两　甘草二两_灸　通草二两　桂枝三两_{去皮}　细辛三两

生姜半斤_切　茱萸⑥二升　大枣二十五枚_擘

上九味，以水六升，清酒六升和，煮取五升，去滓。分温⑦五服。

大汗出，热不去，内拘急，四肢疼，又下利，厥逆而恶寒者，回逆汤⑧主之。

大汗，若大下利而厥冷者，回逆汤⑨主之。

---

①③　灸：原书作"炙"。误，今改正。

②　者：《宋本伤寒论》无。

④　当归回逆汤：《宋本伤寒论》作"当归四逆汤"。

⑤　回逆：《宋本伤寒论》作"四逆"。

⑥　茱萸：《宋本伤寒论》作"吴茱萸"。

⑦　分温：《宋本伤寒论》作"温分"。

⑧⑨　回逆汤：《宋本伤寒论》作"四逆汤"。

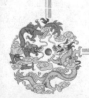

康平本伤寒论

病人手足厥冷，脉乍紧者，邪结在胸中。心下满而烦，饥不能食者，病在胸中，当须吐之，宜瓜蒂散。

伤寒，厥而心下悸，宜先治水，当服茯苓甘草汤，却治其厥。不尔，水渍入胃，必作利也。

伤寒六七日，大下后，脉沉而迟，手足厥逆，与回逆汤①。下部脉不至，咽喉不利，唾脓血，泄利不止者，属麻黄升麻汤②。

_寸

_{为难治}

麻黄_{二两半}　升麻_{一两一分}　当归_{一两一分}　知母_{十八铢}　黄芩_{十八铢}
_{去节}

萎蕤_{十八铢}　芍药_{六铢}　天门冬_{六铢}　桂枝_{六铢}　茯苓_{六铢}　甘草_{六铢}
_{一作菖蒲}　　　　　　　　　_{去心}　　　_{去皮}　　　　　　　　　　_炙

石膏_{六铢}　白术_{六铢}　干姜_{六铢}
_{碎，绵裹}

上十四味，以水一斗，先煮麻黄一二沸，去上沫，内诸药，煮取三升，去滓。分温三服。相去如炊三斗米顷，令尽，汗出，愈。

伤寒四五日，腹中痛，若转气下趣③少腹者，此欲自利也。

伤寒本自寒下，医复吐下之，寒格，更逆吐下。若食入口即吐，干姜黄芩黄连人参汤主之。

干姜　黄芩　黄连　人参各三两

上四味，以水六升，煮取二升，去滓。分温再服。

下利，有微热而渴，脉弱者，令④自愈。

下利，脉数，有微热汗出，令⑤自愈。设复紧，为未解。

下利，手足厥冷，无脉者，灸⑥之不温，若脉不还，反微喘者，死。小阴⑦负趺阳者，为顺也。

下利，寸脉反浮数，尺中自涩者，必清脓血。

下利，脉沉弦者，下重也。脉大者，为未止。脉微弱数者，为欲自止，虽发热，不死。

下利清谷，不可攻表，汗出，必胀满。下利，脉沉而迟，其人面少赤，身有微热，下利清谷者，必郁冒，汗出而解。

病人必微厥，所以然者，其面戴阳，下虚故也。

下利，脉数而渴者，令⑧自愈。设不差，必清脓血，以有热

---

① 与回逆汤：《宋本伤寒论》无。
② 属麻黄升麻汤：《宋本伤寒论》作"麻黄升麻汤主之"。
③ 趣：《宋本伤寒论》作"趋"。
④⑤⑧ 令：《宋本伤寒论》作"今"。
⑥ 灸：原书作"炙"。误，今改正。
⑦ 小阴：《宋本伤寒论》作"少阴"。

故也。

下利后脉绝，手足厥冷，晬时脉还，手足温者，生。脉不还者，死。

伤寒，下利，日十余行，脉反实者，死。

下利清谷，里寒外热，汗出而厥者，通脉回逆汤①主之。

热利下重者，白头翁汤主之。

　　白头翁二两　　黄蘗三两　　黄连三两　　秦皮三两

上四味，以水七升，煮取二升，去滓。温服一升，不愈，更服一升。

下利，腹胀满，身体疼痛者，先温其里，乃攻其表。温里宜回逆汤②，攻表宜桂枝汤。

下利，欲饮水者，以有热故也，白头翁汤主之。

下利，谵语者，有燥屎也，宜小承气汤。

下利后更烦，按之心下濡者，为虚烦也，宜栀③子豉汤。

呕家有痈脓者，不可治呕，脓尽自愈。

呕而脉弱，小便复利，有④微热，见厥者，难治，回逆汤⑤主之。

干呕，吐涎沫，头痛者，吴茱萸汤主之。

呕而发热者，小柴胡汤主之。

伤寒，大吐大下之，极虚，复极汗出者⑥，其人外气怫郁，复与之水，以发其汗，因得哕。所以然者，胃中寒冷故也。

伤寒，哕而腹满，视其前后，知何部不利，利之即愈。

辨厥阴病　霍乱

问曰：病有霍乱⑦何？答曰：呕吐而利，此名霍乱。

问曰：病发热，头痛，身疼，恶寒，吐利者，此属何病？答曰：此名霍乱。霍乱自吐下，又利止，复发热也。

---

① 通脉回逆汤：《宋本伤寒论》作"通脉四逆汤"。
② 回逆汤：《宋本伤寒论》作"四逆汤"。
③ 栀：原书作"豉"，误，今改正。
④ 有：《宋本伤寒论》作"身有"。
⑤ 回逆汤：《宋本伤寒论》作"四逆汤"。
⑥ 汗出者：《宋本伤寒论》作"汗者"。
⑦ 霍乱：《宋本伤寒论》作"霍乱者"。

伤寒，其脉微涩①，本是霍乱，今是伤寒，却四五日，至阴经上，转入阴必利，本呕，下利者，不可治也。欲以大便，而反失气，仍不利②，此属阳明也，便必鞕，十三日愈，所以然者，经尽故也。下利后，当便鞕，鞕则能食者愈。今反不能食，到后经中，颇能食，后过一经能食，过之一日，当愈。不愈者，不属阳明也。

吐利③恶寒，脉微而复利，回逆加人参汤④_{利止，亡血也}主之。

　　　甘草_{三两}　附子_{一枚}　　干姜_{一两半}　人参_{一两}
　　　　　　_炙　　　　_{生，去皮，破八片}
　　　上四味，以水三升，煮取一升二合，去滓，分温再服。

吐利⑤_{霍乱}，头痛，发热，身疼痛，热多，欲饮水者，五苓散主之。寒多，不用水者，理中丸主之。

　　　人参　干姜　甘草　白术_{各三两}
　　　　　　　　_炙
　　　上四味，捣筛，蜜和为丸，如鸡子黄许大，以沸汤数合，和一丸，研碎，温服之。_注日三四，夜一服。

腹中未热，益至三四丸，然不及汤。汤法：以四物，依两数切，用水八升，煮取三升，去滓。温服一升，日三服。

若脐上筑者，肾气动也，去术加桂四两。吐多者，去术，加生姜三两。下多者，还用术。悸者，加茯苓二两。渴欲得水者，加术，足前成四两半。腹中痛者，加人参，足前成四两半。寒者，加干姜，足前成四两半。腹满者，去术，加附子一枚。服汤后，如食顷，饮热粥一升许，微自温，勿发揭衣被。吐利止而身痛不休者，当消息和解其外，宜桂枝汤⑥。
　　　　　　　　　　　　　　　　　　　　　　　　_{小和利之⑦}

吐利，汗出，发热恶寒，四肢拘急，手足厥冷者，回逆汤⑧主之。

既吐且利，小便复利，而大汗出，下利清谷，内寒外热，脉微欲绝者，回逆汤⑨主之。吐已下断，汗出而厥，四肢拘急不解，脉微欲绝者，通脉回逆⑩加猪胆汁汤主之。

　　　甘草_{二两}　干姜_{三两}　　附子_{大者一枚}　猪胆汁_{半合}
　　　　　　_炙　　_{强人可四两}　_{生，去皮，破八片}

----

① 微涩：《宋本伤寒论》作"微涩者"。
② 不利：《宋本伤寒论》作"不利者"。
③ 吐利：《宋本伤寒论》无此二字。
④ 回逆加人参汤：《宋本伤寒论》作"四逆加人参汤"。
⑤ 吐利：《宋本伤寒论》无此二字。
⑥ 自"吐利止"至"桂枝汤"，《宋本伤寒论》为另一条。
⑦ 小和利之：《宋本伤寒论》作"小和之"。
⑧⑨ 回逆汤：《宋本伤寒论》作"四逆汤"。
⑩ 回逆：《宋本伤寒论》作"四逆"。

上四味，以水三升，煮取一升二合，去滓，内猪胆汁，分温再服。㊟无猪胆，以羊胆代之。

^{其脉即来}

吐利，发汗，脉平，小烦者，新虚①不胜谷气故也。

辨阴阳易差后劳复病

伤寒，阴阳易之为病，其人身体重，小气②，少腹里急，或引阴中拘挛，热上冲胸，头重不欲举，眼中生花，膝胫拘急者，烧裈散主之。

妇人中裈近隐处，取烧作灰。

上一味，水服方寸匕，日三服。小便即利，阴头微肿。㊟此为愈矣。妇人病，取男子裈烧服。

大病差后，劳复者，枳实栀子汤主之。

枳实_{三八} 栀子_{十四个} 豉_{一升}
_炙 _擘 _{包绵③}

上三味，以清浆水七升，空煮取四升，内枳实、栀子，煮取二升，下豉，更煮五六沸，去滓。温分再服，覆令微似汗。㊟若有宿食者，内大黄如博棋子五六枚，服之愈。

伤寒差以后，更发热，小柴胡汤主之。

脉浮者，少④以汗解之。脉沉实者，少⑤以下解之。

大病差后，从腰以下有水气者，牡蛎泽泻散主之。

牡蛎 泽泻 蜀漆 葶苈子 商陆根 海藻⑦括蒌根各
_熬 _{暖水洗，去腥⑥} _熬 _熬
等分

上七味，异捣，下筛为散，更于臼中治之，白饮和服方寸匕，日三服。小便利，止后服。

大病差后，喜唾，久不了了，宜理中丸。

^{胸上有寒，当以丸药温之。}

伤寒解后，虚羸少气，逆⑧欲吐，竹叶石膏汤主之。

---

① 新虚：《宋本伤寒论》作"以新虚"。
② 小气：《宋本伤寒论》作"少气"。
③ 包绵：《宋本伤寒论》作"绵裹"。
④⑤ 少：《宋本伤寒论》无。
⑥ 腥：原书作"醒"。误，今改正。
⑦ 海藻下，《宋本伤寒论》有"洗，去咸"三字。
⑧ 逆，《宋本伤寒论》作"气逆"。

竹叶二把　　石膏①　　半夏半升　　麦门冬一升　　人参二两　　甘草二两
　　　　　　　　　　　　洗　　　　　去心　　　　　　　　　　　　　　炙
粳米半升

上七味，以水一斗，煮取六升，去滓，内粳米，煮米熟，汤成去米。温服一升，日三服。

病人脉已解，而日暮微烦，以病新差，人强与谷，脾胃气尚弱，不能消谷，故令微烦，损谷则愈。

凡疗治之方，有奇恒之理奥，毒药之化机，又经旨之所秘，多传方文字，传法□□□□□□□□□□□□□□□□□□□□□□□□□□□□□□□□□□中之学，先讲家传之论说，而后可令逅四部之教习□也。

康平三年②二月十七日
　侍医丹波雅忠
贞和二年③十二月十五日以家秘说授典药权助毕
　和气朝臣嗣成

　　　　　　　　　　　　　　　南山④隐士山秋五徂谨书⑤

---

① 石膏下，《宋本伤寒论》有"一斤"二字。
② 康平三年：日本后冷泉天皇年号，三年即 1060 年（北宋嘉佑六年）。
③ 贞和二年：1346 年（元至正六年）。
④ 南山：日本山名，又称高野山。弘法大师空海又称南山大师。
⑤ 另一版本无此句。

《康平本伤寒论》考

一、《康平本伤寒论》名称溯源

《康平本伤寒论》在日本又称为"和气氏本、高野本、南朝本、有栖川本、室町本"（长沢元夫·康治本伤寒论に關する考察，汉方の临床 1966；13（2）：3）。

1. 《康平本伤寒论》：该本《伤寒论》系流传在日本的古传本，因由侍医丹波雅忠抄录于康平三年二月十七日，康平系日本后冷泉天皇年号（1058 年～1164 年），康平三年即 1060 年，故后人称其为《康平本伤寒论》，是据其抄录时代而命名。

2. 《和气氏本伤寒论》：该本《伤寒论》亦系流传在日本的古传本，虽与《康平本伤寒论》相同，因是和气朝臣嗣成家藏本，故称《和气氏本伤寒论》，是据藏书者的姓氏而命名的。延历弘仁时代，和气氏先祖和气清麻吕为一国耆宿，好学重医，以其采邑供大学之资，建文库，搜集经史百家书，和气氏子孙承及，延喜之后，名医辈出，与国医丹波氏家族两两相倚，两家皆贵显家族，故藏有该书。

3. 《南朝本伤寒论》：南朝是日本吉野朝的旧称，为日本南北朝时代建在吉野的朝廷，自后醍醐天皇延元年（1336 年）至明德元年（1393 年）。《和气氏本伤寒论》是"贞和二年十二月十五日"家藏本，而"贞和"是北朝年号，即 1346 年，此时又是南朝正平元年。因此又称《南朝本伤寒论》，是据其家藏朝代而命名的。

4. 《高野本伤寒论》："高野"是日本"高野山"的代名词，高野山是日本的佛教圣地，在今和歌山县伊都郡境内。《康平本伤寒论》在末尾有一行小字——"南山隐士山秋五徂谨书"，大冢敬节在校正该书时，又作眉注——"一本，无'南山'以下十字"。这一行字及眉注皆为中日《伤寒论》学者所疏忽，尤其是中国学者，或许因不了解日本的地理及《和气氏本伤寒论》版本缘故。这一行小字及眉注至少说明两个问题：一"南山"即指日本的高野山，弘法大师空海亦称南山大师，高野山的金刚峰寺即为空海讲经布道的场所，"南山"说明该版本出于高野山（何以落入民间隐士之手，后文再讨论）。二"眉注"说明另一本不是出自南山，那是指《和气氏本伤寒论》，大冢敬节在《康平本伤寒论》的"凡例"写明"本书系川越利根川尚方氏遗藏，予获之参较他家藏本一部，及《和气氏古本伤寒论》二部"，大冢敬节在"修琴堂藏目录抄"一文中（漢方の臨床 1974；21（2）：3）写道："《和气氏本伤寒论》著作者井上彻序，2 卷本 1 册"，大冢敬节在校正《康平本伤寒论》时采用的底本为《康平本》，而旁校本为《和气氏本》，故大冢敬节眉注"一本"，当指《和气氏本》。《高野本》的名称，则是根据"南山隐士"的地名而命名的。

5.《有栖川本伤寒论》：有栖川为日本的河流名，发源于和歌山县的高野山，与《高野本》地名命名同。

6.《室町本伤寒论》："室町"是指日本的"室町时代"，为足利氏掌权时代，时间自 1392 年至 1573 年。《康平本伤寒论》抑或《和气氏本伤寒论》在室町时代出现，亦未可知，故以时代命名。

《康平本伤寒论》虽有多种别名，但不如《康平本伤寒论》流行通用较广，故多数学者概称《康平本伤寒论》，本书亦承袭而采用之。

二、《康平本伤寒论》发现经过

《康平本伤寒论》的发现经过，及其承嗣关系，因文献资料匮乏而不甚清楚，仅从大冢敬节先生为印行《康平本伤寒论》的凡例及该书的跋中获知。《康平本伤寒论》系由日本侍医丹波雅忠先生于康平三年二月十七日（1060年）抄录，全书共 1 卷，12 篇。和气朝臣嗣成先生于贞和二年十二月十五日（1346 年）又抄录一本，全书共 2 卷。丹波雅忠的抄录本后被高野山隐士山秋五徂收藏，再转入川越市利根川尚方先生收藏，和气朝臣嗣成的抄录本由和气氏自家收藏。其时还有其他几种抄本，但都限于收藏而未刊行。直至昭和丁丑年（1937 年），日本现代汉方医学家大冢敬节先生，在利根川尚方氏家藏遗书中发现丹波雅忠的抄录本，参校和气氏家藏抄录本，又对照《宋本伤寒论》和《注解伤寒论》，对其进行了校勘，并加以眉注，由日本汉方医学会刊行。1946年我国中医药学家叶橘泉先生与大冢敬节先生互相交换著作而获得《康平本伤寒论》排印本，叶先生如获至宝，并准备在国内重印而函告大冢敬节先生，嗣后大冢敬节先生将《康平本伤寒论》原抄本赠叶橘泉先生。叶橘泉先生亲自校勘，并请陆渊雷、范行准、李畴人等名家作序，请余岩、洪贯之名人作跋，于1947 年由上海千顷堂刊印发行。1954 年上海千顷堂又再版印刷刊行，1986 年湖南科技出版社根据 1947 年上海千顷堂版，重新排版印发，至此《康平本伤寒论》得以在国内广泛流传，而研究者日益增多。2000 年学苑出版社李顺保编著《伤寒论版本大全》，其中有《康平本伤寒论》简化字横排本的重排印本。

三、《康平本伤寒论》原版本年代

《康平本伤寒论》最早抄录于康平三年（1060 年），先于北宋校正医书局高保衡、孙奇、林亿等人校订《伤寒论》（1065 年）、《金匮玉函经》（1066 年）之前，因此可以肯定地说《康平本伤寒论》原版本至少在北宋前，甚或隋唐间。又据抄录本收藏于南山隐士山秋五徂之手，南山者日本高野山也，故《康平本伤寒论》在日本又称《高野本伤寒论》。高野山位于今日本和歌山县境内，是日的佛教圣地，日本著名高僧弘法大师空海讲经布道的场所，并创建金刚峰寺。

《康平本伤寒论》在高野山发现，并称之为《高野本伤寒论》，完全有可能藏于高野山寺中，正如《康治本伤寒论》藏于比睿山延历寺一样。如果是这样，《康平本伤寒论》完全有可能是空海大师在唐代作为遣唐使时带回日本的我国早期《伤寒论》的抄本。

空海日本赞歧国（今香川县）人，生于774年，俗姓佐伯，幼名真鱼，豪门贵族子弟。自幼随舅父阿刀大足学习儒教，15 岁入京都学习，18 岁进入大学明经科学习，但他致志于佛教，22 岁时出家，投奈良大安寺学习三论宗（村上专精：《日本佛教史纲》商务印书馆 1981 年），法号如空，31 岁在奈良东大寺戒坛院受戒，法号改为空海。同年（804 年）5 月 12 日随同第十七次遣唐使来唐留学，在大使藤原葛野麻吕率领下，分乘四艘大船，从难波（今大阪）出发，7 月 6 日经九州肥前国松浦郡田浦（今平户市）驶入中国东海。空海与大使及留学生橘逸势乘坐第一船，学问僧最澄乘坐第二船。第十七次遣唐使团沿南路：出九州，横过中国东海，抵长江口登岸。由于海上风暴，加之当时航海技术尚欠发达，空海此行经过千难万险，于 8 月 10 日抵达福州长溪县赤岸镇（今福建省霞浦县）的海口登岸，第二船则于 9 月 1 日抵达明州鄞县（今浙江省宁波市），其余第三船、第四船因风暴而返航。空海一行 23 人，取道福州—衢州—杭州—扬州—楚州—汴州（今开封市）—洛阳，于同年 12 月 23 日抵达唐都长安（黄道立：《日本著名高僧空海》商务印书馆 1984 年）。

空海与橘逸势等先住长安宣阳坊，后迁居西明寺，拜中国高僧惠果为师，学习真言密教。在唐留学期间，空海除学习钻研佛经外，还经常出入宫廷，历访学者，学习诗文、书帖、钻研哲理，阅读传记，采集雕绘，以及涉猎音乐、卜医、碑铭等等。总之，凡是中国文化的各个方面，空海都留心注意学习（黄道立：《日本著名高僧空海》商务印书馆 1984 年）。

唐元和元年（806 年）元月，日本第十七次遣唐使判官高阶真人上书唐皇："前件学生，艺业稍成，愿归本国，便请与臣同归"，从之（《旧唐书》149 卷 5341 页）。4 月到达越州（今浙江省绍兴市），8 月空海一行取道明州（今浙江省宁波市）返回，于同年 10 月抵达日本。

弘法大师在唐二年，于大同元年（806 年）携带内典、外典等数百部书册回国（村上专精：《日本佛教史纲》商务印书馆 1981 年）。

空海回国致力宣传密教真言宗，随着在日本的影响与日俱增，816 年日本天皇嵯峨将高野山赐于空海，作为他修行和讲经的基地。自 818 年至 832 年在高野山先后营造了塔、寺、佛像、讲堂等，其中最著名的是高野山的金刚峰寺。835 年 3 月 21 日因病去世于高野山真言堂，享年 62 岁，葬于高野山，921年醍醐天皇敕赐"弘法大师"谥号。

空海带回的内典（佛教典籍）和外典（非佛教书籍）均藏于高野山。空海"深感天皇之宠遇，把从唐朝带来的诗文集、书贴等物献上，以供天皇阅览（《日本佛教史纲》）。唐前古本《伤寒论》极有可能被空海作为"外典"带回日本，而且遣唐使的队伍中不乏翻译、医师、画师、乐师、史生（文书）、玉工匠、造船匠等。医师来中国"请问疑义"。这就更可证明《伤寒论》被空海带回日本，同时日后发现《康平本伤寒论》亦在高野山，前后时间、地点都可佐证《康平本伤寒论》出自高野山空海之藏书。《康平本伤寒论》既藏于高野山，为何流落民间？须知日本佛教的发展到后来，由于教派甚多，以致后来争权而发生多次大规模的寺之间的械斗和焚毁对方寺庙，其中以比睿山延历寺与圆城寺之间最甚，高野山也曾发生械斗，因此完全有可能在械斗或焚毁中，寺中藏书流失，逐渐流向民间，藏于隐士手中。

《和气氏本伤寒论》系和气氏家族先祖和气清麻吕（733 年～796 年）之家藏本，和气氏生于备前国藤野郡，别名别部秽麻吕、辅治能真人、吉备藤野和气真人，任奈良朝代桓武天皇的民部大辅、中宫大夫等要职，功绩卓著，赐姓和气朝臣。好学重医，以其采邑供大学之资，建文库，搜集经史百家书时所收藏，按时间推算，当在 805 年～810 年之间，此时间与《康平本伤寒论》由空海于 806 年从中国捎回时间相吻合。和气清麻吕的文库后由子孙承嗣，至延喜（醍醐天皇年号 782 年～822 年）后，和气氏家族名医辈出，与国医丹波氏家族双双齐名，直至贞和二年（1346 年）此《和气氏本伤寒论》传于和气朝臣嗣成收藏。

《和气氏本伤寒论》与《康平本伤寒论》流入日本的时间基本吻合，说明两版本的可靠性和可信性。

此外，从《康平本伤寒论》的避讳字中亦可看出："坚"字改"鞕，避讳隋文帝杨坚之"坚"，应该说《康平本伤寒论》原版本应该在隋唐之间，而且未经唐宋人再次抄写翻刻。诚然，如《康平本伤寒论》的"大"字，为"太"字的古体字，"回逆"较"四逆"更确切等，皆可作为佐证。

四、《康平本伤寒论》的特点

1.《康平本伤寒论》为一卷十二篇，不分卷，与《宋本伤寒论》相对照，缺少《辨脉法》、《平脉法》两篇及"可"与"不可"诸篇等，两者的条文顺序和内容及数目也基本相同（《康平本伤寒论》中的 59 条、60 条、61 条置于 80 条下）。《康平本伤寒论》的体例是"方证同条"，与《宋本伤寒论》相同，不同于《金匮玉函经》和《高继冲本伤寒论》的"前论后方"体例。《康平本伤寒论》无"可"与"不可"诸篇，说明《康平本伤寒论》更接近《伤寒论》的原型版本，因为"可"与"不可"诸篇皆为王叔和重新归纳、排列、整理的《伤寒论》条文。

2. 《康平本伤寒论》的另一重要特点，是他在排版格式上与《伤寒论》其他版本显著不同而独树一帜，《康平本伤寒论》的排版有每行 15 字、每行 14 字、每行 13 字三种格式，即顶格式、降一字格式、降二字格式。顶格式和降一字格式似乎应看作为《伤寒论》所原有的内容，而降二字格内容似乎可看作为王叔和所写。这种排版格式，在校勘《宋本伤寒论》时，有些内容可以解释学者们的一些疑问和异议。

3. 《康平本伤寒论》的另一个显著特点，是在正文中，多数有"小字旁注"、"小字夹注（或嵌注）和"大字附注"三种形式，凡阙文或阙字，皆以□示之。大冢敬节先生认为《康平本伤寒论》的排版格式"存其古态式"，"自足窥晋代之遗型"，评价极高。而这些《康平本伤寒论》中的"小字旁注"、"小字夹注"、"大字附注"，在林亿等校正《宋本伤寒论》时，都窜改为正文，今天看到《康平本伤寒论》，对《宋本伤寒论》中的一些条文疑惑之处，很快冰释了。

《康平本伤寒论》的体例和排版格式的特点，有别于《伤寒论》的其他版本，这不仅说明《康平本伤寒论》未经北宋高保衡、孙奇、林亿等人校正，是隋唐之间的版本，而且对校勘其他《伤寒论》版本，特别是《宋本伤寒论》，具有重大价值。

五、《康平本伤寒论》的学术价值

1. 《康平本伤寒论》从唐德宗时代流入日本，于 20 世纪 40 年代又返回中国，由于发行范围不广，也只引起少数学者关注，后于 1986 年湖南科技出版社重新排印，逐步引起伤寒论学者的关注。

大冢敬节先生认为《康平本伤寒论》"自足窥晋代之遗型"。陆渊雷先生"惟有一言敢告于读是书者，《伤寒论》传世诸本，以予所见所闻，当以《康平本》为最善尔"（陆序）。范行准先生云："然则谓此书胜于《宋本》可也。谓真为长沙嫡胤又何不可乎？"（范序）。叶橘泉先生云："我国《伤寒论》之存世者，惟《宋本》、《成本》为善，而文字犹多疑义。盖自西晋迄北宋，传抄既久，错乱粗杂割裂窜补，已失叔和撰次之真面目也。予近得日本所藏《康平本伤寒论》，与通行本大异，殆系叔和撰次之真本"（叶序）。洪贯之认为："因知本书价值且在宋本之上"（洪跋）。马继兴先生认为："真原始传本当在北宋之前而具有一定的历史价值。（按：此本近代重刊后，我国及日本医界对其年代问题曾有多种不同看法，但据1959年《漢方の臨床》6卷8号载《关于敦煌出土医书的意义》一文中提到石原明及渡边幸三氏不久前发现了日本镰仓时代即1184—1334年朱笔加点的钞本断简"太阳病篇"，进一步证实《康平本》的真实性）"（伤寒论版本概说，北京中医学院学报1982；（2）：1）。

对《康平本伤寒论》的认识，不尽如上述，亦有持异议者。如张拱端先生指出："通查康平本全书，或将原文数条，并作一条，或将一条分作数条，或则不明条文义旨，前后逻移，或者不明文法曲折，割作注语，成为有关哲理之条文，降格书写，示以非仲景文，迎合时流，其种种心裁，将整整洁洁之圣经，弄成支离破裂之蠹简，已无研究之价值矣。若逐条批明，不胜其批，故第举太阳篇数条为例，以后三阳三阴各篇，其变易其处，不言可知。至于改太阳为大阳，改真武汤为玄武汤，改四逆汤为回逆汤，以及挖去一二字或多字作空格，俱是浅近伪作，无多难明深义，不必批评（古本康平伤寒论之评判，现代医药杂志1946；（1）：29）。张家骏先生亦指出："据说日人中西惟忠就是以这种方法研究《伤寒论》的，即将《伤寒论》条文析出孰为原文，孰为后人窜改及注文。故有人怀疑好事者据中西惟忠之说而托为《康平本》"，其实此语原自出自范行准的"序"中。张氏在文中同时指出与张拱端先生的相同内容的意见，如"太"改"大"、"人"改"仁"、"四逆"改"回逆"、"证"改"症"等四字为伪本的破绽（《康平本伤寒论》真伪考，上海中医药杂志1982；（9）：40）。中医学家，训诂学家余云岫先生早在其"跋"中已解释："（二）为真武汤作玄武汤，按《云麓漫抄》卷三云：'朱雀玄武青龙白虎为四方之神，祥符间避圣祖讳，始改玄武为真武，玄冥为真冥，玄枵为真枵，玄戈为真戈'，祥符宋真宗号也。然则此书为未经改窜之本，为北宋以前之本，未经林亿等校正者也。然《千金方》卷九发汗吐下第九，《翼方》卷十少阴病状第二，及发汗吐下后病状第五，亦仍玄武汤之名，岂改未尽耶！（三）为四逆汤作回逆汤，此恐传抄之误，按《伤寒论》而外，《千金》、《外台》皆作四逆汤，无作回逆者，且《千金》霍乱篇有四顺汤，即仿四逆而命名，则汤之有四逆名久矣。（四）方中杏人麻人字皆作仁，此恐亦传抄者所改，非原本然也。按段玉裁《说文解字注》卷八，人部人字下注云'果人之字，自宋元以前本草方书诗歌记载无不作人字，自明成化重刊本草乃尽改为仁字'，古书皆然，段说信也。今宋元刊《千金》、《外台》皆作人，独《千金翼》作仁，亦后人改之也。（五）辨大阳病结胸有'藏结无阳症'之文,此'症'字中土字书所无,医家皆用證字,后人误以证为證,于是病證字简书为证,又变而为症,此最后起之俗字也"。钱超尘先生解释道:"'太'与'大'是区别字,若从时间的先后说,先有'大',后有'太',则'太'是'大'的后出字。从康平本'太阳病'写为'大阳病'观之,此书大存古意",又云:"康平本凡'四逆汤'皆作'回逆汤'。'四逆汤'由'甘草、干姜、附子'三味药组成,主要用来回逆(救逆)……《伤寒论》方剂之命名,多可循名求实,唯'四逆'之名与实难求,今依康平本作'回逆',则名实相符(注者:应为"副"),尤可见'回逆'之名仍存古方命名精义"(钱超尘:《伤寒文献通考》学苑出版社1993年673页)。诚然《康平本伤寒论》中仍有别字,如"绵囊"应为"绵裹"、"炙"字多处误为"灸",恐系刻版之误。

2. 张家骏先生曾指出:"《康平本伤寒论》基本上是从《宋本》脱胎而来,故未能越《宋本》之雷池,亦无法释《宋本》之疑窦"。(《康平本伤寒论》真伪考,上海中医药杂志1982;(9):40)。《宋本伤寒论》是在北宋治平二年由校正医书局高保衡、孙奇、林亿等人校正,经朝廷批准雕印大字本《宋本伤寒论》,又于北宋元佑三年雕印小字本《宋本伤寒论》,即1065年雕印大字本《宋本伤寒论》,1088年雕印小字本《宋本伤寒论》,而《康平本伤寒论》是806年由日本高僧弘法大师空海从唐朝带回日本,嗣后于康平三年,即1060年,由国医丹波雅忠抄录。《康平本伤寒论》抄录在前,《宋本伤寒论》校正在后,何以言《康平本伤寒论》脱胎于《宋本伤寒论》耶!更不可言小字本《宋本伤寒论》了。

我们更要看到另一史实,日本学者抄录和研究古医籍的态度是既认真又严谨的,更何况《康平本伤寒论》还有另一本相同内容的《和气氏本伤寒论》,同时日本还发现了《康治本伤寒论》。我们如果轻易断定为"伪作",不是失之严谨治学的学风!古本《伤寒论》在王叔和整理前就流行几种版本,王叔和整理后又出现多种版本,林亿等人校正的《宋本伤寒论》也仅是其中一种,岂可言非《宋本伤寒论》者皆为"伪作"、"赝品"。《伤寒论》流传千余年,各版本由于抄录者、整理者、校正者的取舍及雕印之误,各版本之间存在差异乃是正常之现象,今日将各版本相互校勘,方不失旷世之举。

3. 由于《康平本伤寒论》的排版格式与诸《伤寒论》版本不同,作为校勘本能冰释许多疑问,具有甄别价值。例如:

《伤寒论·自序》中的文风前后不一致,许多注家认为非出仲景一人之手,但苦于证据不足。今观《康平本伤寒论·自序》自"余每览越人入虢之诊"至"若能寻余所集,思过半矣"为顶格排,自"夫天布五行"至"余宿尚方术,诸事斯语"为低二字格排，可见此段非出仲景之手，是后人添加的。叶橘泉先生认为："仲景自序前后文气之不同，注家颇有疑非一人之手笔者，亦莫能决其疑，读是本，始知自序原文至'若能寻余所集，思过半矣'为止，夫'天布五行，以运万类'云云，为叔和之附注（仲景序原文每行十五字，此附注为每行十三字，另成一段，厘然分明）明分段目也"（叶序）。是后人添加无疑，是否为王叔和增益，还待考证。钱超尘先生又依据《千金要方》和《千金翼方》中引用《伤寒论·自序》的不同语气，也断定《自序》中后半段亦非仲景原文。林亿等人校正《宋本伤寒论》时，将此段作原文排印，而造成后世注家的疑窦，现读《康平本伤寒论·自序》则涣然冰释。与此相同的还有《康平本伤寒论·伤寒例》中最后一段，"凡治温病，可刺五十九穴"后的经文，实为后人增益的注文，也非仲景原文。如此之类尚有，不一一列举了。《康平本伤寒论·伤寒例》中凡降二字格排的条文共有4处，计1457字，皆为王叔和或后人增益的，从《伤寒例》的体例、文风等方面也可看出《康平本伤寒论·伤寒例》的正确性。

4.《康平本伤寒论》除顶格、降一字格、降二字格排印的格式外，还有"小字旁注"、"小字夹注（或嵌注）"和"大字附注"三种排印形式，而这三种注释形式不仅不同于《伤寒论》的其他版本，而且能解释《伤寒论》内容中的许多疑窦，不愧为极佳版本。

《康平本伤寒论·自序》中："乃勤求古训，博采众方"句下注："撰用《素问》、《九卷》、《八十一难》、《阴阳大论》、《胎胪药录》，并平脉辨证"，《宋本伤寒论》将此注窜入正文。

《康平本伤寒论·伤寒例》第一条，旁注："《阴阳大论》云"，是注出处。第四条旁注："此非其时，而有其气"，是注释意。在"大满有燥屎"句旁注"大实坚"，是注证。还有注释服药法的，如"可半日中，尽三服"。有注释疾病预后的，如"若汗不出者，死病也"。凡此种种，不一而足。

《康平本伤寒论·辨大阳病　痉湿暍》脚注："此三种，宜应别论，以为与伤寒相似，故此见之"，似为评论式注释，《宋本伤寒论》窜入正文。

《宋本伤寒论》第23条，在服法后云："本云：桂枝汤三合，麻黄汤三合，并为六合，顿服"。第40条，在服用加减法最后云："且荛花不治利，麻黄主喘，今此语反之，疑非仲景意"。第107条在服法后云："本云：柴胡汤，今加龙骨等"。第173条在服法后云："昼三夜二，疑非仲景方"。第233条在服法后云："疑非仲景意"。以上所引之条文字句在《宋本伤寒论》中皆为正文，观其语气，不应该为正文，而在《康平本伤寒论》中，这些字句皆为脚注或旁注，非为正文，《康平本伤寒论》为是。如此之类的条文字句被《宋本》窜入正文的颇多，不胜枚举。

　　鉴于《康平本伤寒论》在校勘《伤寒论》上的价值和意义，钱超尘先生感叹说："这两个传本（编著者：指《康治本》和《康平本》）绝不是伪本，而是金声玉振、价值连城的传本"。（《伤寒论文献通考》）。洪贯之先生说："本书价值且在《宋本》之上"（洪跋）。陆渊雷先生说："《伤寒论》传世诸本，以予所见所闻，当以《康平本》为最善尔"（陆序）。难得叶橘泉先生赞叹说："骤得是书，如获至宝而惊喜不寐"。

　　上述学者名流之评价，胜我蛇足评论十倍之上，故不再赘述矣。

金匮玉函经

〔汉〕　张仲景　著

〔晋〕　王叔和　撰次

〔宋〕　林亿　等校正

〔清〕　何义门　鉴定

海陵　李顺保　校注

学苑出版社

《金匮玉函经》校注说明

　　《金匮玉函经》校注的底本，取自清康熙五十五年（1716年）陈士杰的雕刻本。

　　原本为繁体字竖排本，封面上刻有"汉仲景张先生著　何义门先生鉴定金匮玉函经真本　本衙藏板"。

　　原书为每页三十二行，每行十八字。在卷一、卷五前均有"汉仲景张机著　晋王叔和撰次　宋林亿等校正　上海陈士杰怀三重校　门人张邵焕有文参平江余谦牧心恭重校　门人张嵩峻天阅"七行字，今删去。正文大字，顶格排，今排自然段起，退二字格排。药物剂量为小字双行，今排六号宋体字单行。

　　校注时，改为简化横排本。凡古体字、假借字，一律改现行通用字。原书方剂中的"右×味"，改为"上×味"。

　　校注时，与《唐本伤寒论》、《宋本伤寒论》、《注解伤寒论》（成本）、《敦煌本伤寒论》、《脉经》等互校，互异者均出注说明。

　　第三、第四、第五、第六、第七、第八、第九、第十、第十一、第十二等篇条文后括号内数字为《宋本》条文序号，系校注者所加。

重刻张仲景《金匮玉函经》序

《金匮玉函经》八卷，汉张仲景论著，晋王叔和所撰次也，其标题盖亦后人所加，取珍秘之意。仲景当汉季年，笃好方术以拯夭横，其用心仁矣。故自《素》、《难》、《本草》、《汤液》诸书，咸抉根得髓，其为《伤寒杂病论》，实为万世群方之祖。自叔和尊尚以后，年岁久远，错乱放失者屡矣。宋治平初，命诸臣校定，其目有三：曰《伤寒论》、《金匮方论》（一名《金匮玉函要略》）以及此经是也。虽未必尽复仲景本书之旧，然一家之学粗完。余幼读二论，精微简要，务令上口，以通思索，遍求是经，独不可得。后检鄱阳马氏①《经籍考》，虽列其目，而所引晁序，则实《金匮玉函要略》也。则此经盖自元时，而不行于世矣。岁壬辰②，义门何内翰③以予粗习张书句读，手抄宋本见授，拜受卒业，喜忘寝食。惜其讹脱者多，甚或不能以句。既无他本可校，乃博考众籍，以相证佐，补亡灭误，十得八九。稿凡数易而始可读，则掩卷而叹曰："是可报命于内翰矣。"内翰尝以古明医多以医案示人，见爱过实，嘱刻其平生医药病状之验者。予瞿然不敢当，语云："三折肱为良医，"予虽老是，然处方设剂，吾斯未信。因念是经，世久未见，而内翰既得禁方，不自秘匿，虽古人尤难之。开以传后，其弘济岂但一师之说哉！夫岐黄之书，经也。仲景之经，律也。临证疗疾，引经案律，十不失一二，论所述略具矣。是书则兼综两者，而整齐形证，附类方药，各有门部，次第不可淆乱，则知经又论之自出，尤医门之金科玉条也。八卷之中，上顺天和，以疗人患，非通三才之道，而得往圣之心者不能。观者苟能潜心玩索，而知其所以，则因病发药，应如桴鼓。顺之则能起死，畔之则立杀人。先儒以孙思邈尚为粗晓其旨，得其书者，未可谓不过与《伤寒论》及《要略》相出入，而卤莽治之也。不揆浅陋，愿与同志者熟读而精思之。

康熙丙申④阳月⑤上海陈世杰⑥书

---

① 鄱阳马氏：即马端临（约 1254～1323），字贵与，今江西乐平人，宋元之际史学家，元初任慈湖、柯山两书院山长。著《文献通考》，其《经籍考》为《文献通考》中章节。
② 壬辰：清康熙五十一年，即 1712 年。
③ 义门何内翰：即何焯，详见"《金匮玉函经》考"文。
④ 康熙丙申：1716 年。
⑤ 阳月：十月的别名。
⑥ 陈世杰：详见"《金匮玉函经》考"文。

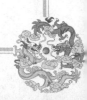

重刻《金匮玉函经》序

吾宗怀三①先生，自幼学儒，以多病废，遂笃嗜方书，壮年由上海流寓吴门②，坐卧一阁，近十年所。手不释卷帙，精通诸禁方。然未尝以医自夸，所治辄效，益务实，不近名，名久大震。性高亮疏豁，无软熟态。两游京师，贵人争迎之，皆翩然谢归。出入里中，乘坏肩舆，有谒必往，切脉诊病，其可药与否，常直言以对，不为挟要欺佯。富贵人或为药所误，垂死乃相招，或投药有起势，遽以庸医间之，先生益厌苦，常谩语来者，曰：吾不能医富贵人也。儒门单户，有急相告，即毒热严冻，随早晚必赴，愈，不计其所酬薄厚。其学长于仲景，尝谓纲要精微，实轩岐之继别，而自晋唐以还，名家撰论，悉衍其绪，故读《伤寒论》及《要略》，不但诵数，悉能心知其意。惟恨未见《金匮玉函经》，市中见杜光庭所撰书，标题恰同，喜极购归，既启乃知非是，于是求之益亟。义门何先生知先生最深，得宋抄本授之，穷日夜校阅，即有脱误，以他书是正，历三四寒温，而后可句。寻考本序，为宋馆阁秘本，元明以来，相沿以《要略》为此经，虽丹溪之精通，安道之淹贯，盖皆未见。先生于是刻而传之，间尝语余，黄岐之经义深以远，仲景之书理切而要，不深其书，而求以通经，如讨源而未有楫也。然年久散失，晦蚀于诸家之说多矣。故吾读是书，自成无己外，注凡七十有二家，皆庋而不观，惧文多而益昧其经尔。今吾刻是，幸其久未见，不为注所厖③，学者潜心刻意庶几得之，虽然，其间条绪同于《伤寒论》者几什之七，惧或者之，又略而弗观，不知发凡起例，仲景别有精义存焉，读《论》与《略》者不可阙也。余曰：经籍之显晦存乎其人，仲景悯宗人之彫丧，拯后世之夭横，其利溥矣。是经不绝如线，而今章之，其用心既与古密契，来者难诬其宝，而传之决也，则仲景一家之书，自此大昭矣。

丙申长至④后长洲⑤弟汝楫⑥书

---

① 怀三：陈士杰，字怀三，详见"《金匮玉函经》考"文。
② 吴门：今江苏省吴县的古别称。
③ 厖（máng忙）：杂乱。
④ 长至：夏至日的别名。
⑤ 长州：今江苏省吴县的古称。
⑥ 汝楫：陈汝楫与陈士杰为同宗，其生平不详。

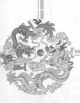

《汉书·艺文志》载，成帝之世，诏李柱国①校方技，刘氏②《七略》③，有医经七家，二百一十六卷，经方十一家，二百七十四卷。其存于今，独《黄帝内经》而已，《素问》、《难经》、《本草》之属，皆见于郑荀《经薄》、王阮《志录》要之最为古，书比于六经，继出者，东汉张仲景《伤寒论》，西晋王叔和撰次《玉函经》，二书实相表里，评病处方，具有条理，各诣其极，乃方技中之《论语》、《孟子》书，不得其门者，末由语于生生也。《隋书·经籍志》与唐宋《艺文志》卷目时有不同，然行于世者，犹出宋治平间，三馆校定，可以据信。吾友陈先生怀三，研精覃思，于张、王二书有年所矣。遇疾危急，群疑共却，必予全济，于是同术惊诧，目为神奇。不知惟能熟复古贤方剂，视证所宜，不肯妄行胸臆，以人之寄命为戏剧尔。以书考之，一一可覆也。先生深闵其道之暗昧，务思援古正今，谓《伤寒论》世多有，而《金匮玉函经》几无传，乃从藏书家访求善本，与箧中本再三勘校，重开以通流之。盖仁人之用心也博与爱，其禁而戒勿泄者殊绝矣。昔东垣李明之著《伤寒会要》④ 书，遗山元裕之⑤为之作序。余无遗山之文辞，而此书为医学之《论语》、《孟子》，其已试之效，亦不假予言而始张，特重先生之用心，可与进于孔孟之道也。辄书其后，盖先生本儒者云。

康熙丁酉⑥正月义门何焯

---

①　李柱国：西汉成帝刘骜的侍医，对校订和保存汉前医籍有贡献。

②　刘氏：即刘歆，字子骏，后改名秀，字颖叔，江苏沛县人，刘向之子，西汉末年古文经学派的开创者，目录学家，天文学家。

③　《七略》：书名，西汉刘歆撰，是我国第一部图书分类目录，分为七类书目，方技书为其中一类。

④　《伤寒会要》：李东垣著，原书已佚。

⑤　遗山元裕之：元好问（1190～1257）字裕之，号遗山，金代文学家，任尚书省左司员外郎。

⑥　康熙丁酉：1717年。

校正《金匮玉函经》疏

　　《金匮玉函经》与《伤寒论》同体而别名，欲人互相检阅而为表里，以防后世之亡逸，其济人之心，不已深乎。细考前后，乃王叔和撰次之书。缘仲景有《金匮录》①，故以《金匮玉函》名，取宝而藏之之义也。王叔和西晋人，为太医令，虽博好经方，其学专于仲景，是以独出于诸家之右。仲景之书，及今八百余年，不坠于地者，皆其力也。但此经自晋以来，传之既久，方证讹谬，辨论不伦，历代名医虽学之，皆不得仿佛。惟孙思邈粗晓其旨，亦不能修正之，况其下者乎。

　　国家诏儒臣校正医书，臣等先校定《伤寒论》，次校成此《经》，其文理或有与《伤寒论》不同者，然其意义皆通。圣贤之法，不敢臆断，故并两存之。凡八卷，依次旧目，总二十九篇，一百一十五方。

　　恭惟。

　　主上，大明抚运，视民如伤，广颁其书，为天下生生之具，直欲跻斯民于寿域者矣。

　　治平②三年正月十八日。

太子右赞善大夫臣高保衡

尚书员外郎臣孙奇

尚书司封郎中秘阁校理臣林亿

等谨上

---

　　①　《金匮录》：此书已散佚，藏书目中亦无。据考应为《金匮玉函经》在未经王叔和整理编纂前的书名。

　　②　治平：北宋英宗赵曙纪年，三年即 1066 年。

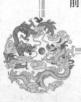

《金匮玉函经》目录

校注说明 …………………………………………………… 114

序 …………………………………………………………… 115

疏 …………………………………………………………… 118

卷一

证治总例 ………………………………………………… 125

卷二

辨痓湿暍第一 ………………………………………… 130

辨脉第二 ………………………………………………… 131

辨太阳病形证治上第三 ……………………………… 135

卷三

辨太阳病形证治下第四 ……………………………… 144

辨阳明病形证治第五 ………………………………… 147

辨少阳病形证治第六 ………………………………… 153

卷四

辨太阴病形证治第七 ………………………………… 154

辨少阴病形证治第八 ………………………………… 154

辨厥阴病形证治第九 ………………………………… 156

辨厥利呕哕病形证治第十 …………………………… 157

辨霍乱病形证治第十一 ……………………………… 159

辨阴阳易差后劳复病形证治第十二 ………………… 160

卷五

辨不可发汗病形证治第十三 ………………………… 161

辨可发汗病形证治第十四 …………………………… 163

辨不可吐病形证治第十五 …………………………… 165

金匮玉函经

辨可吐病形证治第十六 ···165

辨不可下病形证治第十七 ···166

辨可下病形证治第十八 ···169

卷六

辨发汗吐下后病形证治①第十九 ···172

辨可温病形证治第二十 ···177

辨不可火病形证治第二十一 ···178

辨可火病形证治第二十二 ···179

辨不可灸病形证治第二十三 ···180

辨可灸病形证治第二十四 ···180

辨不可刺病形证治第二十五 ···181

辨可刺病形证治第二十六 ···181

辨不可水病形证治第二十七 ···182

辨可水病形证治第二十八 ···183

论热病阴阳交并生死证第二十九 ···183

卷七

方药炮制 ···185

桂枝汤方第一 ··185

桂枝麻黄各半汤方第二 ···185

桂枝二麻黄一汤方第三 ···186

桂枝二越婢一汤方第四 ···186

桂枝加桂汤方第五 ···186

桂枝加附子汤方第六 ··186

桂枝去芍药汤方第七 ···186

桂枝去芍药加附子汤方第八 ···186

桂枝去桂加茯苓白术汤方第九 ··186

桂枝去芍药加蜀漆龙骨牡蛎救逆汤方第十 ·····························187

桂枝加芍药生姜人参新加汤方第十一 ····································187

桂枝倍加芍药汤方第十二 ···187

桂枝加大黄汤方第十三 ···187

---

① 证治：原作"脉证"，误。今据正文改。

桂枝人参汤方第十四···187

桂枝甘草龙骨牡蛎汤方第十五·····································187

桂枝甘草汤方第十六···187

桂枝加葛根汤方第十七···187

葛根汤方第十八··188

葛根加半夏汤方第十九···188

葛根黄芩黄连汤方第二十···188

麻黄汤方第二十一···188

麻黄杏子甘草石膏汤方第二十二··································188

麻黄附子甘草汤方第二十三··188

麻黄附子细辛汤方第二十四··188

麻黄连轺赤小豆汤方第二十五······································188

麻黄升麻汤方第二十六···189

大青龙汤方第二十七···189

小青龙汤方第二十八···189

小建中汤方第二十九···189

小柴胡汤方第三十···189

柴胡桂枝干姜汤方第三十一··190

柴胡桂枝汤方第三十二···190

柴胡加龙骨牡蛎汤方第三十三······································190

大柴胡汤方第三十四···190

柴胡加芒硝汤方第三十五···190

柴胡加大黄芒硝桑螵蛸汤方第三十六···························190

茯苓桂枝甘草大枣汤方第三十七···································191

茯苓桂枝白术甘草汤方第三十八···································191

茯苓甘草汤方第三十九···191

五苓散方第四十··191

甘草干姜汤方第四十一···191

芍药甘草汤方第四十二···191

炙甘草汤方第四十三···191

甘草汤方第四十四···191

厚朴生姜半夏甘草人参汤方第四十五····························191

栀子豉汤方第四十六···192

栀子甘草豉汤方第四十七···192

栀子生姜豉汤方第四十八 ··· 192

栀子厚朴汤方第四十九 ··· 192

栀子干姜汤方第五十 ··· 192

栀子黄檗汤方第五十一 ··· 192

卷八

小陷胸汤方第五十二 ··· 193

大陷胸汤方第五十三 ··· 193

大陷胸丸方第五十四 ··· 193

又大陷胸汤方第五十五 ··· 193

文蛤散方第五十六 ··· 193

白散方第五十七 ··· 193

大黄泻心汤方第五十八 ··· 193

附子泻心汤方第五十九 ··· 194

半夏泻心汤方第六十 ··· 194

甘草泻心汤方第六十一 ··· 194

生姜泻心汤方第六十二 ··· 194

禹余粮丸方缺 ··· 194

赤石脂禹余粮汤方第六十三 ··· 194

旋覆代赭石汤方第六十四 ··· 194

瓜蒂散方第六十五 ··· 194

白虎汤方第六十六 ··· 194

白虎加人参汤方第六十七 ··· 195

桂枝附子汤方第六十八 ··· 195

术附汤方第六十九 ··· 195

甘草附子汤方第七十 ··· 195

芍药甘草附子汤方第七十一 ··· 195

干姜附子汤方第七十二 ··· 195

十枣汤方第七十三 ··· 195

附子汤方第七十四 ··· 195

大承气汤方第七十五 ··· 195

小承气汤方第七十六 ··· 196

调胃承气汤第七十七 ··· 196

桃仁承气汤方第七十八 ··· 196

金匮玉函经

猪苓汤方第七十九 …………………………………………………… 196

蜜煎导方第八十 ……………………………………………………… 196

麻子仁丸方第八十一 ………………………………………………… 196

抵当丸方第八十二 …………………………………………………… 196

抵当汤方第八十三 …………………………………………………… 197

茵陈蒿汤方第八十四 ………………………………………………… 197

黄连阿胶汤方第八十五 ……………………………………………… 197

黄连汤方第八十六 …………………………………………………… 197

桃花汤方第八十七 …………………………………………………… 197

吴茱萸汤方第八十八 ………………………………………………… 197

猪肤汤方第八十九 …………………………………………………… 197

桔梗汤方第九十 ……………………………………………………… 197

苦酒汤方第九十一 …………………………………………………… 197

半夏散方第九十二 …………………………………………………… 198

白通汤方第九十三 …………………………………………………… 198

白通加猪胆汁汤方第九十四 ………………………………………… 198

真武汤方第九十五 …………………………………………………… 198

乌梅丸方第九十六 …………………………………………………… 198

干姜黄芩黄连人参汤方第九十七 …………………………………… 198

白头翁汤方第九十八 ………………………………………………… 198

黄芩人参汤方第九十九 ……………………………………………… 198

黄芩汤方第一百 ……………………………………………………… 199

黄芩加半夏生姜汤方第一百一 ……………………………………… 199

理中丸及汤方第一百二 ……………………………………………… 199

四逆散方第一百三 …………………………………………………… 199

四逆汤方第一百四 …………………………………………………… 199

通脉四逆汤方第一百五 ……………………………………………… 199

人参四逆汤方第一百六 ……………………………………………… 200

茯苓四逆汤方第一百七 ……………………………………………… 200

通脉四逆加猪胆汁汤方第一百八 …………………………………… 200

当归四逆汤方第一百九 ……………………………………………… 200

当归四逆加吴茱萸生姜汤方第一百十 ……………………………… 200

烧裈散方第一百十一 ………………………………………………… 200

枳实栀子豉汤方第一百十二 ………………………………………… 200

牡蛎泽泻散方第一百十三 …………………………………………… 200

竹叶石膏汤方第一百十四 …………………………………………… 201

麦门冬汤方第一百十五 ……………………………………………… 201

附遗 ………………………………………………………………… 201

《金匮玉函经》考 ………………………………………………… 202

《金匮玉函经》卷第一

证治总例

夫二仪之内，惟人最灵，禀天地精英之气，故与天地相参。天一生水，刚柔渐形，是以人之始生，先成其精，脑髓既足，筋骨斯成，皮坚毛长，神舍于心。头圆法天，足方象地，两目应日月，九窍应九州，四肢应四时，十二节应十二月。五藏应五音，六府应六律。手十指应十干，足十指茎垂应十二支。三百六十节以应一岁。天有风雨，人有喜怒，天有雷电，人有音声，天有阴阳，人有男女，月有大小，人有虚实，万物皆备，乃名为人。服食五味，以养其生。味有所偏，藏有所胜，气增而久，疾病乃成。诸经藏中，金木水火土，自相克贼。地水火风，复加相乘，水行灭火，土救其母，迭为胜负，藏气不精，此为害道。不知经脉，妄治诸经，使气血错乱，正气受刑，阴阳不和，十死一生。《经》①云：地水火风，合和成人。凡人火气不调，举身蒸热，风气不调，全身强直，诸毛孔闭塞，水气不调，身体浮肿，胀满喘粗。土气不调，四肢不举，言无音声，火去则身冷，风止则气绝，水竭则无血，土败则身裂。愚医不思脉道，反治其病，使藏中金木水火土，互相攻克，如火炽然，重加以油，不可不慎，又使经脉者如流水迅急，能断其源者，此为上也。

凡四气合德，四神安和，人一气不调，百一病生，四神动作，四百四病，同时俱起。其有一百一病，不治自愈；一百一病，须治而愈；一百一病，难治难愈；一百一病，真死不治②。

问曰：人随土地，得合阴阳，禀食五谷，随时相将，冬得温室，夏遂清凉，消沴③调寒暑，四季不遭伤，恐惧畏无时，忽然致不祥，肺魄不能静，肝魂欲飞扬，心神失所养，脾肾亦乖方。六府彷徨乱，何以致安康。非针药不定，盍自究精详。答曰：肝虚则目暗，其魂自飞扬；肺衰则气上，其魄自掩

---

① 经：指佛经《金光明经》。
② 此段内容出自佛经《大智度论》。
③ 沴（lì 丽）：天地四时之气反常所致的灾害。

藏；心虚则不定，诸藏受迍①殃，脾肾虚衰至，内结作痈疽；六府病蝟②集，诸脉失经常。及时加针药，勿使及沦亡。

古者上医相色，中医听声，下医诊脉。诊候之法，固是不易。又云：问而知之，别病深浅，命曰巧焉。上医相色知病者，色脉与身形不得相失，黑乘赤者死，赤乘青者生之类。中医听声知病者，声合五音，火闻水声，烦闷惊悸，木得金声，恐畏相刑，脾者土也，生育万物，回助四傍，善者不见，恶则归之，太过则四肢不举，不及则九窍不通，六识③闭塞，犹如醉人，四季运转，终而复始。下医诊脉知病者，源流移转，四时逆顺，相害相生，审知藏府之微，此为妙也。

夫诊法：常以平旦，阴气未动，阳气未散，饮食未进，经脉未盛，络脉调匀，气血未乱，精取其脉，知其逆顺，必察四难而明告之，然愚医不能如斯。逆四难而生乱阶者，此为误也。

肝病治肺，心病折肾，其次取俞募，不令流转藏府。见肝之病，当泻肺金补肝木，木子火为父报仇，故火克金，子病以母补之，母病以子泻之。盖云：王者不受其邪，而为邪传，以得奸贼之侵病，及于一藏之中，五贼相害，于彼前路，当先断之一藏，不可再伤，精神不中数劳，次取俞募，其令五邪气当散去之。

凡妇人之病，比之男子，十倍难治。考诸经言，病本一体，所以难治者，妇人众阴所集，常与湿居，十五以上，阴气浮溢，百想经心，内伤五藏，外损姿容，月水去留，前后交互，瘀血停凝，中路断绝，其中伤隳④，不可具论，生熟二藏，虚实交错，恶血内漏，气脉损竭，或饮食无度，损伤非一，或胎疮未愈，而合阴阳，或出行风来便利穴厕之上，风从下入，便成十二痼疾。男子病者，众阳所归，常居于燥，阳气游动，强力施泄，便成劳损，损伤之病，亦众多矣。食草者力，食谷者智，食肉者勇，以金治金，真得其真，以人治人，真得入神。

凡欲和汤合药灸刺之法，宜应精思，必通十二经脉，三百六十孔穴。营卫气行，知病所在，宜治之法，不可不通，汤散丸药，针灸膏摩，一如其法。然愚医不通十二经脉，不知四时之经，或用汤药倒错，针灸失度，顺方治病，更增他疾，惟致灭亡。故张仲景曰：哀哉烝民，枉死者半，可谓世无良医，为其

---

① 迍（zhūn 屯）：困顿。
② 蝟（wèi 胃）：汇。
③ 六识：出自佛经《阿毗达摩俱舍论》，称"眼识、耳识、鼻识、舌识、身识、意识"为六识，指由色、声、香、味、触、法六境而生的见、闻、嗅、味、觉、知六种认识作用。
④ 隳（huī 灰）：毁坏。

解释。

　　吾常见愚人疾病，有三不治：重财轻命一不治，服食不节二不治，信邪贼药三不治。若主候常存，形色未病，未入腠理，针药及时，服将调节，委以良医，病无不愈，咸共思之。又自非究明医术，素识明堂流注者，则身中荣俞，尚不能知其所在，安能用针药以治疾哉。今列次第，以示后贤，使得传之万世。

　　张仲景曰：若欲治疾，当先以汤洗涤五藏六府，开通经脉，理导阴阳，破散邪气，润泽枯槁，悦人皮肤，益人气血，水能净万物，故用汤也。若四肢病久风冷发动，次当用散，散能逐邪风湿痹，表里移走，居无常处者，散当平之。次当用丸，丸能逐沉冷，破积聚，消诸坚①症，进饮食，调营卫，能参合而行之者，可谓上工。医者意也，圣道非不妙，愚医不能寻圣意之要妙，怨嗟药石不治者，此为谬也，非圣人之过也。又能寻膏煎摩之者，亦古之例也。虚则补之，实则泻之，寒则散之，热则去之，不虚不实，以经取之。虚者十补，勿一泻之，实者泻之，虚实等者，泻勿太泄，膏煎摩之，勿使复也。若虚者重泻真气绝，实者补之重其疾，大热之气，寒以取之，盛热之气，以寒发之，又不须汗下而与汗下之者，此为逆也。仲景曰：不须汗而强与汗之者，夺其津液，令人枯竭而死。又须汗而不与汗之者，使诸毛孔闭塞，令人闷绝而死。又不须下而强与下之者，令人开肠洞泄，便溺不禁而死。又须下而不与下之者，令人心内懊憹，胀满烦乱，浮肿而死。又不须灸而强与灸之者，令人火邪入腹，干错五藏，重加其烦而死。又须灸而不与灸之者，使冷结重冰，久而弥固，气上冲心，无地消散，病笃而死。又须珍贵之药，非贫家野居所能立办，由是怨嗟以为药石无验者，此弗之思也。

　　问曰：凡和合汤药，治诸草石虫兽，用水升合，消减之法则云何？答曰：凡草木有根茎枝叶皮毛花实，诸石有软鞭消走，诸虫有毛羽甲角头尾骨足之属，有须烧炼炮炙，生熟有定，一如后法。顺方是福，逆之者殃。又或须皮去肉，或去皮须肉，或须根去茎，又须花须实，依方拣采，治削极令净洁，然后升合秤两，勿令参差。药有相生相杀，相恶相反，相畏相得，气力有强有弱，有君臣相理，佐使相持。若不广通诸经，焉知草木好恶，或医自以意加减，更不依方分配，使诸草石，强弱相欺，胜负不顺，入人腹内，不能治病，自相斗争，使人逆乱，力胜刀剑，若调和得宜，虽未去病，犹得利安五藏。令病无至增剧。若合治汤药，当取井花水，极令洁净，升斗勿令多少，煮之调和，一如其法。若合蜜丸，当须看第七卷，令童子杵之，极令细熟，杵数千百下，可至

---

　　① 坚：不避讳隋文帝杨坚的名字。

金匮玉函经

千万，过多益佳，依经文和合调匀。当以四时王相日造合。则所求皆得，穰灾灭恶，病者得瘥，死者更生，表针内药，与之令服，可调千金之药，内消无价之病。

夫用针刺者，先明其孔穴，补虚泻实，送坚①付濡，以急随缓，营卫常行，勿失其理，行其针者，不乱乎心，口如衔索，目欲内视，消息气血，不得妄行。针入一分，知天地之气；针入二分，知呼吸之气；针入三分，知逆顺之气。针皮毛者，勿伤血脉；针血脉者，勿伤肌肉；针肌肉者，勿伤筋膜；针筋膜者，勿伤骨髓。经曰：东方甲乙木，主人筋膜魂；南方丙丁火，主人血脉神；西方庚辛金，主人皮毛魄；北方壬癸水，主人骨髓志；中央戊己土，主人肌肉智。针伤筋膜者，令人愕视失魂；针伤血脉者，令人烦乱失神；针伤皮毛者，令人上气失魄；针伤骨髓者，令人呻吟失志；针伤肌肉者，令人四肢不举失智。针能杀生人，亦能起死人。

凡用针之法，补泻为先，呼吸应江汉，补泻应星斗，经纬有法则，阴阳不相干，震为阳气始，兑为阴气终，坎为太玄华，坤为太阴精。欲补从卯南，欲泻从西北，针入因日明，针出随月光。夫治阴阳风邪，身热脉大者，以焠针刺之。治诸邪风鬼疰痛处少气，以毛针去之。凡用焠针者，除疾速也，先补五呼，刺入五分，留入十呼，刺入一寸，留二十呼，随师而将息之。刺急者，深内而久留之；刺缓者，浅内而疾发针。刺大者，微出其血，刺滑者，浅内而久留之，刺涩者，必得其脉，随其逆顺，久留之，疾出之，压穴勿出其血，刺诸小弱者，勿用大针。然气不足，宜调以甘药，余三针者，止中破痈坚②痛结息肉也。非治人疾也。

夫用灸之法，头身腹背肩臂手足偃仰侧其上中诸部，皆是阴阳营卫经络俞募孔穴，各有所主。相病正形，随五藏之脉，当取四时相害之脉，如浮沉滑涩，与灸之人，身有大小长短，骨节丰狭，不可以情取之。宜各以其部分尺寸量之，乃必得其正，诸度孔穴，取病人手大拇指第一节，横度为一寸，四指为一部，亦言一夫，又以文理缝纵会言者，亦宜审详。

凡点灸法，皆取平正身体，不得倾侧宽纵缩狭也。若坐点则坐灸之，卧点则卧灸之，立点则立灸之。反此者，不得其穴。

凡诸言壮数者，皆以中平论也。若其人丁壮，病重者可复一倍，其人老弱，病微者可复减半。然灸数可至二三百也，可复倍加火治之，不然则气不下沉，虽焦而病不愈，又新生小儿，满一朞③以还者，不过一七止，其壮数多

---

① 坚：不避讳隋文帝杨坚的名字。
② 坚：不避讳隋文帝杨坚的名字。
③ 朞（ji基）：周年。

少，随病大小也。凡灸须合阴阳九部诸府，各有孔穴，而有多少。故头背为阳部，参阴而少，臂脚为阳部，亦参阴而少，胸为阴部，参阳而少，腹为阴部，亦参阳而少，此为阴阳营卫经脉事也。行壮多少在数，人病随阴阳而灼灸之。若不知孔穴，勿妄灸之，使病增重。又人体腰以上为上部，腰以下为下部，外为阳部，内为阴部，营卫藏府周流，名曰经络，是故丈夫四十以上气在腰，妇人四十以上气在乳，以丈夫先衰于下，妇人先衰于上。灸之生熟，亦宜撙①节之，法当随病迁转，大法外气务生，内气务熟，其余随宜耳。头者身之元首，人神之所注，气血精明，三百六十五络，皆归于头。头者诸阳之会也，故头病必宜审之灸其穴，不得乱灸，过多伤神，或阳精玄精阴魄再卒，是以灸头止得满百，背者是体之横梁，五藏之系着，太阳之会合，阴阳动发，冷热成病，灸大过熟，大害人也。臂脚手足者，人之枝干，其神系于五藏六府，随血脉出，能远近采物，临深履薄，养于诸经，其地狭浅，故灸宜少，过多则内神不得入，精神闭塞，否滞不仁，即手臂不举，故四肢之灸，不宜太熟也。然腹藏之内，性贪五味，无厌成疾，风寒固结，水谷不消，灸当宜熟，若大杼、脊中、肾俞、膀胱、八窌，可至二百壮，心主手足太阴，可至六七十壮，三里、太溪、太冲、阴阳二泉、上下二廉，可至百壮，腹上、上管、下管、太仓、关元，可至一百壮，若病重者，三复之乃愈耳。若治诸沉结寒冷，必灸之宜熟，量病轻重而攻治之，表针内药，随宜用之，消息将之，与天同心，百年永安，终无横夭。此要略说之，非贤勿传，请秘而用之，今以察色诊脉，辨病救疾，可行合宜之法，并方药共成八卷，号为《金匮玉函经》，其篇目次第，列于卷首。

---

① 撙（zǔn尊上）：节省。

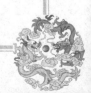

《金匮玉函经》卷第二

辨痉湿暍第一

太阳病，痉湿暍三种，宜应别论，以为与伤寒相似，故此见之。

太阳病，发热无汗，而反恶寒，是为刚痉。

太阳病，发热汗出，而不恶寒，是为柔痉。

太阳病，发热，其脉沉细，是为痉。

太阳病，发其汗①，因致痉。

病者，身热足寒，颈项强恶寒，时头热面赤，目脉赤，独头动摇，卒口噤，背反张者，为痉。

脊强者，五痉之总名，其证卒口噤，背反张而瘛疭，诸药不已，可灸身柱、大椎、陶道②。

太阳病，无汗，而小便反少，气上冲胸，口噤不得语，欲作刚痉，葛根汤主之。

刚痉为病，胸满口噤，卧不著席，脚挛急，其人必龂齿，可与大承气汤。

痉病，发其汗已。其脉浛浛③如蛇，暴腹胀大者为欲解，脉如故，反复④弦者，必痉。

痉脉来按之筑筑而弦，直上下行。

痉家其脉伏坚，直上下。

夫风病，下之则痉，复发其汗，必拘急。

太阳病，其症备，身体强，几几然，脉沉迟，此为痉，栝楼桂枝汤主之。

痉病有灸疮，难疗。

疮家，虽身疼痛，不可发其汗，汗出则痉。

太阳病，而关节疼烦，其脉沉缓，为中湿。

病者一身尽疼烦，日晡即剧，此为风湿，汗出当风所致也。

---

① 发其汗：《金匮要略》、《宋本伤寒论》为"发汗太多"，但《脉经》亦作"发其汗"。
② 此条条文，《金匮要略》"痉湿暍病脉证治第二"、《宋本伤寒论》、《脉经》中无。
③ 浛（hán 含）：广大貌。
④ 复：《脉经》、《金匮要略》作"伏"，为是。

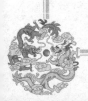

湿家之为病，一身尽疼，发热，而身色似熏黄也。

湿家之为病，其人但头汗出而背强，欲得被覆向火。若下之蚤^①则哕，或胸满，小便不利，舌上如胎，此为丹田有热，胸上有寒，渴欲饮而不能饮，则口燥烦也。

湿家下之，额上汗出，微喘，小便利者，死；若下利不止者，亦死。

问曰：病风湿相搏，身体疼痛，法当汗出而解，值天阴雨溜不止。师云：此可发汗，汗之而其病不愈者，何故？答曰：发其汗，汗大出者，但风气去，湿气仍在，是故不愈。若治风湿者，发其汗，微微似欲出汗者，则风湿俱去也。

病身上疼痛，发热面黄而喘，头痛鼻塞而烦，其脉大，自能饮食，腹中和无病，病在头中寒湿，故鼻塞，内药鼻中，即愈。

湿家身烦疼，可与麻黄汤加术四两，发其汗为宜，慎不可以火攻之。

风湿脉浮，身汗出，恶风者，防已汤主之^②。

太阳中热，暍是也，其人汗出，恶寒，身热而渴也，白虎汤主之^③。

太阳中暍，身热疼重，而脉微弱，此以夏月伤冷水，水行肤中所致也，瓜蒂汤主之。^④

太阳中暍，发热恶寒，身重而疼痛，其脉弦细芤迟，小便已，洒洒然毛耸，手足逆冷，小有劳，身即热，口开，前板齿燥。若发其汗，恶寒则甚。加温针，发热益甚。数下之，则淋甚。

辨脉第二

问曰：脉有阴阳，何谓也？答曰：脉大为阳，浮为阳，数为阳，动为阳，滑为阳；沉为阴，涩为阴，弱为阴，弦为阴，微为阴。阴病见阳脉者生，阳病见阴脉者死。

问曰：脉有阳结阴结者，何以别之？答曰：其脉自浮而数，能食不大便，名曰阳结，期十七日当剧。其脉自沉而迟，不能食，身体重，大便反坚，名曰阴结，期十四日当剧。

问曰：病有洒淅恶寒，而复发热者，何也？答曰：阴脉不足，阳往从之；

---

① 蚤（záo 早）：通"早"。

② 此条《金匮要略》为"防已黄芪汤主之"，但《脉经》亦作"防已汤主之"。

③ 此条《金匮要略》为"白虎加人参汤主之"，但《经脉》亦作"白虎汤主之"。

④ 此条《宋本伤寒论》无"瓜蒂汤主之"，但《脉经》则有"瓜蒂汤主之"。

阳脉不足，阴往乘之。何谓阳不足？答曰：假令寸口脉微，为阳不足。阴气上入阳中，则洒淅恶寒。何谓阴不足？答曰：尺脉弱为阴不足，阳气下陷入阴中，则发热。

阳脉浮，阴脉弱者，则血虚。血虚则筋急。

其脉沉者，营气微也。其脉浮，而汗出如流珠者，卫气衰也。营气微，加烧针，血留不行，更发热而燥①烦也。

脉蔼蔼如车盖者，名曰阳结也。

脉累累如循长竿者，名曰阴结也。

脉聂聂如吹榆荚者，名曰散也②。

脉瞥瞥如羹上肥者，阳气脱③也。

脉萦萦如蜘蛛丝者，阳气衰也。

脉绵绵如泻漆之绝者，亡其血也。

脉来缓时一止复来，名曰结。脉来数时一止复来，名曰促。脉阳盛则促，阴盛则结，此皆病脉。

阴阳相搏，名曰动。阳动则汗出，阴动则发热。形冷恶寒者，此三焦伤也。若数脉见于关上，上下无头尾，如豆大，厥厥动摇者，名曰动也。

阳脉浮大而濡，阴脉浮大而濡，阴与阳同等者，名曰缓也。

脉浮而紧者，名曰弦也。弦者状如弓弦，按之不移也。脉紧者，如转索无常也。

脉弦而大，弦即为减，大即为芤。减即为寒，芤即为虚。寒虚相搏，脉即为革。妇人即半产漏下，男子即亡血失精。

问曰：病有战而汗出自得解者，何也？答曰：其脉浮而紧，按之反芤，此为本虚，故当战而汗出也。其人本虚，是以发战。以脉浮，故当汗出而解。若脉浮而数，按之不芤，此本不虚。若欲自解，但汗出耳，即不发战也。

问曰：病有不战而汗出解者，何也？答曰：其脉大而浮数，故知不战汗出而解也。

问曰：病有不战，复不汗而解者，何也？答曰：其脉自微，此以曾发汗、若吐、若下、若亡血，内无津液，阴阳自和，必自愈，故不战不汗而解也。

问曰：伤寒三日，其脉浮数而微，病人身自凉和者，何也？答曰：此为欲解也，解以夜半。脉浮而解者，濈然汗出也。脉数而解者，必能食也。脉微而解者，必大汗出也。

---

① 燥：《宋本伤寒论》作"躁"，是。

② 此条见《敦煌本伤寒论》S202，不见《宋本伤寒论》。

③ 脱：《宋本伤寒论》作"微"，成本亦作"微"。

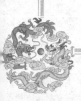

问曰：脉病欲知愈未愈，何以别之？答曰：寸口、关上、尺中三处，大小、浮沉、迟数同等，虽有寒热不解者，此脉阴阳为和平，虽剧当愈。

师曰：立夏得洪大脉，是其本位。其人病身体苦疼重者，须发其汗。若明日身不疼不重者，不须发汗。若汗濈濈然自出者，明日便解矣。何以言之？立夏脉洪大，一本作浮大，是其时脉，故使然也。四时仿此。

问曰：凡病欲知何时得？何时愈？答曰：假令夜半得病者，日中愈。日中得病者，夜半愈。何以言之？日中得病夜半愈者，以阳得阴则解也；夜半得病日中愈者，以阴得阳则解也。

夫寸口脉，浮在表，沉在里，数在府，迟在藏。假令脉迟，此为在藏。

趺阳脉浮而涩，少阴脉如经，其病在脾，法当下利。何以知之？脉浮而大者，气实血虚也。今趺阳脉浮而涩，故知脾气不足，胃气虚也。以少阴脉弦而浮，才见此为调脉，故称如经。而反滑数者，故知当溺脓也。

寸口脉浮而紧，浮即为风，紧即为寒。风即伤卫，寒即伤营。营卫俱病，骨节烦疼，当发其汗也。

趺阳脉迟而缓，胃气如经也。趺阳脉浮而数，浮则伤胃，数则动脾，此非本病，医特下之所为也。营卫内陷，其数先微，脉反但浮，其人必大便坚，气噫而除。何以言之？脾脉本缓，今数脉动脾，其数先微，故知脾气不治，大便坚气噫而除。今脉反浮，其数改微，邪气独留，心中则饥，邪热不杀谷，潮热发渴，数脉当迟缓，脉因前后度数如法，病者则饥。数脉不时，则生恶疮也。

师曰：病人脉微而涩者，此为医所病也。大发其汗，又数大下之，其人亡血，病当恶寒，而发热无休止，时夏月盛热，而欲著复衣，冬月盛寒，而欲裸其体，所以然者，阳微即恶寒，阴弱即发热。医发其汗，使阳气微，又大下之，令阴气弱。五月之时，阳气在表，胃中虚冷，内以阳微不能胜冷，故欲著复衣。十一月之时，阳气在里，胃中烦热，内以阴弱不能胜热，故欲裸其体。又阴脉迟涩，故知亡血也。

脉浮而大，心下反坚，有热，属藏者，攻之，不令发汗。属府者，不令溲数，溲数则便坚。汗多则热愈，汗少即便难，脉迟尚未可攻。

趺阳脉数微涩，少阴反坚，微即下逆，涩即躁烦，少阴坚者，便即为难。汗出在头，谷气为下。便难者令微溏，不令汗出，甚者遂不得便，烦逆鼻鸣，上竭下虚，不得复还①。

脉浮而洪，躯汗如油，喘而不休，水浆不下，形体不仁，乍静乍乱，此为命绝，未知何藏先受其灾？若汗出发润，喘而不休，此为肺绝。阳反独留，形

---

① 　此条见《敦煌本伤寒论》S202，不见于《宋本伤寒论》。

体如烟熏，直视摇头，此为心绝。唇吻反青，四肢漐习，此为肝绝。环口黧黑，柔汗发黄，此为脾绝。溲便遗失、狂语、目反直视，此为肾绝。又未知何藏阴阳先绝？若阳气先绝，阴气后竭，其人死，身色必青，肉必冷。阴气先绝，阳气后竭，其人死，身色必赤，腋下温，心下热也。

寸口脉浮大，医反下之，此为大逆。浮即无血，大即为寒，寒气相搏，即为肠鸣。医乃不知，而反饮之水，令汗大出，水得寒气，冷必相搏，其人即噎。趺阳脉浮，浮即为虚，浮虚相搏，故令气噎，言胃气虚竭也。脉滑则为哕。此为医咎，责虚取实，守空迫血。脉浮、鼻口①燥者，必衄。

诸脉浮数，当发热，而洒淅恶寒。若有痛处，食饮如常者，畜积有脓也。

脉浮而迟，面热赤而战惕者，六七日当汗出而解。反发热者差迟。迟为无阳，不能作汗，其身必痒也。

脉虚者，不可吐下发汗，其面反有热色为欲解。不能汗出，其身必痒②。

寸口脉，阴阳俱紧，法当清邪中上，浊邪中下。清邪中上，名曰洁；浊邪中下，各曰浑。阴中于邪，必内栗，表气微虚，里气失守，故使邪中于阴也。阳中于邪，必发热、头痛、项强③、颈挛、腰痛、胫酸，所谓阳中雾露之气，故曰清邪中上，浊邪中下。阴气为栗，足膝逆冷，溲便妄出，表气微虚，里气微急。三焦相溷，内外不通。若上焦怫郁，藏气相熏，口烂食齗④。若中焦不治，胃气上冲，脾气不转，胃中为浊，营卫不通，血凝不流。卫气前通，小便赤黄，与热相搏，因热作使，游于经络，出入藏府，热气所过，即为痈脓。阴气前通，阳气厥微，阴无所使，客气内入，嚏而出之，声嗢咽塞。寒厥相追，为热所拥，血凝自下，状如豚肝。阴阳俱厥，脾气弧弱，五液注下，若下焦不阖，清便下重，令便数难，脐筑湫痛，命将难全。

脉阴阳俱紧，口中气出，唇口干燥，踡卧足冷，鼻中涕出，舌上胎滑，勿妄治也。到七日已来，其人微发热，手足温，此为欲解，或到八日已上，反大发热，此为难治。设恶寒者，必欲呕。腹痛者，必欲利也。

脉阴阳俱紧，至于吐利，其脉独不解。紧去人安，此为欲解。若脉迟，至六七日，不欲食，此为晚发，水停故也，为未解。食自可者，为欲解。

病六七日，手足三部脉皆至，大烦，口噤不能言，其人躁扰，此为欲解。若脉和，其人大烦，目重，睑内际黄，亦为欲解。

解浮而数，浮即为风，数即为虚，风即发热，虚即恶寒，风虚相搏，则洒

---

① 鼻口：《宋本伤寒论》作"鼻中"，成本同宋本。
② 此条见《敦煌本伤寒论》S202，不见《宋本伤寒论》。
③ 项强：《宋本伤寒论》在此下尚有"颈挛"一证。成本同宋本。
④ 齗（yín 银）：同龈，齿根肉。

淅恶寒而发热①也。

跌阳脉浮而微，浮即为虚，微即汗出②。

脉浮而滑，浮即为阳，滑即为实，阳实相搏，其脉数疾，卫气失度。浮滑之脉数疾，发热汗出者，此为不治。

脉散，其人形损，伤寒而咳上气者，死。

脉微而弱，微即为寒，弱即发热，当骨节疼痛，烦而极出汗③。

寸口脉濡而弱，濡即恶寒，弱即发热，濡弱相搏，藏气衰微，胸中苦烦，此非结热，而反劫之，居水渍布冷铫贴之，阳气遂微。诸府无所依，阴脉凝聚，结在心下，而不肯移。胃中虚冷，水谷不化，小便纵通，复不能多。微则可救，聚寒在心下，当奈何④。

辨太阳病形证治第三

夫病有发热而恶寒者，发于阳也。不热而恶寒者，发于阴也。发于阳者七日愈，发于阴者六日愈，以阳数七，阴数六故也。(7)

太阳之为病，头项强痛而恶寒。(1)

太阳病，其脉浮⑤。

太阳病，发热汗出而恶风，其脉缓，为中风。(2)

太阳中风，发热而恶寒⑥。

太阳病，或已发热，或未发热，必恶寒，体痛，呕逆，其脉阴阳俱紧，为伤寒。(3)

伤寒一日，太阳脉弱，至四日，太阴脉大⑦。

伤寒一日，太阳受之，脉若静者为不传，颇欲吐，躁烦脉数急者，乃为传。(4)

伤寒，其二阳证不见，此为不传。(5)

伤寒三日，阳明脉大者，为欲传。⑧(186)

---

① 而发热：《宋本伤寒论》无，成本同《宋本》。
② 此条见《敦煌本伤寒论》S202，不见《宋本伤寒论》。
③ 此条不见《宋本伤寒论》。
④ 此条不见《宋本伤寒论》。
⑤ 此条不见《宋本伤寒论》，但见于《唐本伤寒论》
⑥ 此条不见《宋本伤寒论》，但见于《唐本伤寒论》。
⑦ 此条不见《宋本伤寒论》，但见于《唐本伤寒论》。
⑧ 《宋本伤寒论》无"者为欲传"四字。

伤寒三日，少阳脉小者，为欲已。(271)

太阳病，发热而渴，不恶寒，为温病，若发汗已，身体灼热者，为风温，风温之为病，脉阴阳俱浮，汗出体重，多眠，鼻息必鼾，语声难出。若下之，小便不利，直视失溲。若被火，微发黄，剧则如惊痫，时瘛纵发作，复以火熏之。一逆尚引日，再逆促命期。(6)

太阳病，三四日不吐下，见芤乃汗之①。

太阳病头痛，至七日有当愈者，其经竟故也，若欲作再经者，当针足阳明，使经不传，则愈。(8)

太阳病欲解时，从巳尽未。(9)

风家表解，而不了了者，十二日愈。(10)

夫病身大热，反欲得衣者，寒在骨髓，热在皮肤，身大寒，反不欲近衣者，热在骨髓，寒在皮肤也。(11)

太阳中风，阳浮而阴濡弱，阳浮者热自发，濡弱者汗自出，啬啬恶寒，淅淅恶风，翕翕发热，鼻鸣干呕，桂枝汤主之。(12)

太阳病，发热汗出，此为营弱卫强，故使汗出，欲解邪风，桂枝汤主之。

太阳病，头痛发热，汗出恶风，桂枝汤主之。(13)

太阳病，项背强几几，而反汗出恶风，桂枝汤主之。《论》云：桂枝加葛根汤主之。(14)

太阳病，下之，其气上冲者，可与桂枝汤；不冲者，不可与之。(15)

太阳病三日，已发汗，若吐、若下、若温针而不解，此为坏病，桂枝不复中与也。观其脉证，知犯何逆，随证而治之②。(16)

桂枝汤，本为解肌，其人脉浮紧，发热无汗，不可与也。常须识此，勿令误也③。(16)

酒客不可与桂枝汤，得之则呕，酒客不喜甘故也。(17)

喘家，作桂枝汤加厚朴杏仁佳。(18)

服桂枝汤吐者，其后必吐脓血。(19)

太阳病，发其汗，遂漏而不止，其人恶风，小便难，四肢微急，难以屈伸，桂枝加附子汤主之。(20)

太阳病，下之，其脉促，胸满，桂枝去芍药汤主之④。(21)　　若微恶寒者，桂枝去芍药加附子汤主之⑤。(22)

---

①　此条不见《宋本伤寒论》，但见于《唐本伤寒论》。
②③　此2条《宋本伤寒论》为一条，即第十六条。
④　此条《宋本伤寒论》作一条，即第二十一条。
⑤　此条《宋本伤寒论》作一条，即第二十二条。

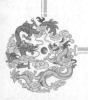

太阳病，得之八九日，如疟状，发热而恶寒，热多而寒少，其人不呕，清便自调，日二三发，脉微缓者为欲愈。脉微而恶寒，此阴阳俱虚，不可复吐下发汗也，面反有热色者，为未欲解，以其不能得小汗出，身必当痒，桂枝麻黄各半汤主之。(23)

太阳病，初服桂枝汤，反烦不解者，当先刺风池、风府，却与桂枝汤即愈。(24)

服桂枝汤大汗出，若脉但洪大，与桂枝汤，若其形如疟，一日再发，汗出便解，宜桂枝二麻黄一汤。(25)

服桂枝汤，大汗出后，大烦渴不解，若脉洪大者，白虎加人参汤主之。(26)

太阳病，发热而恶寒，热多寒少，脉微弱者，此无阳也，不可复发其汗，宜桂枝二越婢一汤。(27)

服桂枝汤，或下之，仍头项强痛，翕翕发热，无汗，心下满而微痛，小便不利者，桂枝去桂加茯苓白术汤主之。(28)

伤寒脉浮，自汗，小便数，颇微恶寒。论曰：心烦微恶寒，两脚挛急，反与桂枝汤，欲攻其表，得之便厥，咽干烦躁吐逆，当作甘草干姜汤，以复其阳，厥愈足温，更作芍药甘草汤与之，其脚即伸。若胃气不和，谵语，少与调胃承气汤。若重发汗，复加烧针者，四逆汤主之。(29)

问曰：证象阳旦，按法治之而增剧，厥逆，咽中干，两胫拘急而谵语，师言夜半手足当温，两脚当伸，后如师言，何以知之？答曰：寸口脉浮而大，浮即为风，大即为虚，风则生微热，虚则两胫挛，其形象桂枝，因加附子于其间，增桂令汗出，附子温经，亡阳故也。厥逆咽中干，烦躁，阳明内结，谵语烦乱，更饮甘草干姜汤，夜半阳气还，两足当热，胫尚微拘急，与芍药甘草汤，尔乃胫伸，与承气汤微溏，止其谵语，故知其病可愈。(30)

太阳病，项背强几几，无汗恶风者，葛根汤主之。(31)

太阳与阳明合病，必自利，葛根汤主之。不下利但呕者(32)，葛根加半夏汤主之[①]。(33)

太阳病，桂枝证，医反下之，遂利不止，其脉促，表未解，喘而汗出，葛根黄连黄芩汤主之。(34)

太阳病，头痛发热，身体疼，腰痛，骨节疼痛，恶风，无汗而喘，麻黄汤主之。(35)

太阳与阳明合病，喘而胸满者，不可下，宜麻黄汤主之。(36)

----

① 此条《宋本伤寒论》作二条，即第三十二，第三十三条。

病十日已去，其脉浮细，嗜卧，此为外解，设胸满胁痛，与小柴胡汤，脉浮者，与麻黄汤。(37)

太阳中风，脉浮紧，发热恶寒，身体疼痛，不汗出，而烦躁头痛①，大青龙汤主之。若脉微弱，汗出恶风不可服，服则厥，筋惕肉瞤，此为逆也。(38)

伤寒脉浮缓，其身不疼，但重乍有轻时，无少阴证者，可与大青龙汤发之。(39)

伤寒表不解，心下有水气②，咳而发热，或渴或利或噎，或小便不利，小腹满，或微喘，小青龙汤主之。(40)

伤寒心下有水气，咳而微喘，发热不渴，服汤已，而渴者，此为寒去欲解，小青龙汤主之。(41)

太阳病，外证未解，其脉浮弱，当以汗解，宜桂枝汤主之。(42)

太阳病，下之微喘者，表未解故也，桂枝加厚朴杏仁汤主之。(43)

太阳病，外证未解者，不可下，下之为逆，解外者，宜桂枝汤主之。(44)

太阳病，先发汗不解，而下之，其脉浮不愈，浮为在外，而反下之，故令不愈。今脉浮，故知在外，当解其外则愈，宜桂枝汤。(45)

太阳病，脉浮紧，无汗而发热，其身疼痛，八九日不解，其表候仍在，此当发其汗，服药已微除。其人发烦目瞑，剧者必衄，衄乃解，所以然者，阳气重故也，麻黄汤主之。(46)

太阳病，脉浮紧，发热，其身无汗，自衄者愈。(47)

二阳并病，太阳初得病时，发其汗，汗先出不彻。因转属阳明，续自微汗出，不恶寒，若太阳病证不罢，不可下，下之为逆，如此者可小发其汗。设面色缘缘正赤者，阳气怫郁不得越，当解之熏之，当汗而不汗，其人躁烦，不知痛处，乍在腹中，乍在四肢，按之不可得，其人短气，但坐以汗出不彻故也，更发其汗即愈。何以知汗出不彻，以脉涩故知之。(48)

脉浮数，法当汗出而愈，若下之，身体重心悸者，不可发汗，当自汗出而解。所以然者，尺中脉微，此里虚，须表里实，津液自和，即自汗出愈。(49)

脉浮而紧，法当身疼头痛，宜以汗解之，假令尺中脉迟者，不可发其汗，何以故，此为营气不足，血气微少故也。(50)

脉浮者，病在表，可发汗，宜麻黄汤。一云：桂枝汤。(51)

脉浮而数者，可发汗，宜麻黄汤。(52)

病常自汗出者，此为营气和，卫气不和故也。营行脉中，为阴主内，卫行

---

① 头痛：《宋本伤寒论》作"者"，成本同宋本。
② 水气：《宋本伤寒论》下有"干呕"二字，成本同宋本。

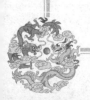

脉外，为阳主外，复发其汗，卫和则愈，宜桂枝汤。（53）

病人藏无他病，时发热，自汗出而不愈，此卫气不和也，先时发汗即愈，宜桂枝汤。（54）

伤寒，脉浮紧，不发汗，因致衄者，宜麻黄汤。（55）

伤寒，不大便，六七日，头痛有热，未可与^①承气汤，其小便反清，此为不在里而在表也，当发其汗。头痛者必衄，宜桂枝汤。（56）

伤寒，发汗已解，半日许，复烦，其脉浮数，可与复发汗，宜桂枝汤。（57）

凡病若发汗、若吐、若下、若亡血无津液，而阴阳自和者，必自愈。（58）

大下后，发汗，其人小便不利，此亡津液，勿治之，其小便利，必自愈。（59）

下之后，发其汗，必振寒，脉微细，所以然者，内外俱虚故也。（60）

下之后，复发其汗，昼日烦躁不得眠，夜而安静，不呕不渴，而无表证，脉沉微，身无大热者，干姜附子汤主之。（61）

发汗后，身体疼痛，其脉沉迟，桂枝加芍药生姜人参汤主之。（62）

发汗后，不可更行桂枝汤，汗出而喘，无大热者，可与麻黄杏子甘草石膏汤。（63）

发汗过多，其人叉手自冒心，心下悸，欲得按者，桂枝甘草汤主之。（64）

发汗后，其人脐下悸者，欲作贲豚，茯苓桂枝甘草大枣汤主之。（65）

发汗后，腹胀满，厚朴生姜甘草半夏人参汤主之。（66）

伤寒，若吐、若下、若发汗^②后，心下逆满，气上冲胸，起即头眩，其脉沉紧，发汗即动经，身为振振摇，茯苓桂枝白术甘草汤主之。（67）

发其汗不解，而反恶寒者，虚故也，芍药甘草附子汤主之。（68）　不恶寒，但热者实也，当和胃气，宜小承气汤^③（70）。

发汗，若下，病仍不解，烦躁，茯苓四逆汤主之。（69）

太阳病，发汗后，大汗出，胃中干，烦躁不得眠，其人欲引水，当稍饮之，令胃中和则愈，若脉浮，小便不利，微热消渴者，与五苓散主之。（71）

发汗后，脉浮而数，烦渴者，五苓散主之。（72）

伤寒，汗出而渴者，五苓散主之。不渴者，茯苓甘草汤主之。（73）

中风发热，六七日不解而烦，有表里证，渴欲饮水，水入即吐，此为水逆，五苓散主之。（74）

---

① 未可与：《宋本伤寒论》作"可与"，成本同宋本，是。
② 若发汗：《宋本伤寒论》无，《成注伤寒论》有之。
③ 宜小承气汤：《宋本伤寒论》为"与调胃承气汤"，成本同。

未持脉时，病人叉手自冒心，师因教试令咳，而不即咳者，此必两耳聋无闻也，所以然者，以重发其汗，虚故也。（75）

发汗后，饮水多者必喘，以水灌之亦喘①。（75）

发汗后，水药不得入口为逆②。（76）

发汗吐下后，虚烦不得眠，剧者反覆颠倒，心中懊恼，栀子豉汤主之。若少气，栀子甘草豉汤主之。若呕，栀子生姜豉汤主之。（76）

发汗，若下之，烦热胸中窒者，栀子豉汤主之。（77）

伤寒，五六日，大下之后，身热不去，心中结痛，此为未解，栀子豉汤主之。（78）

伤寒下后，烦而腹满，卧起不安，栀子厚朴汤主之。（79）

伤寒，医以丸药大下之，身热不去，微烦，栀子干姜汤主之。（80）

凡用栀子汤证，其人微溏者，不可与服之。（81）

太阳病，发其汗而不解，其人仍发热，心下悸，头眩身𥆧而动，振振欲擗地者，真武汤主之。（82）

咽喉干燥者，不可发其汗。（83）

淋家不可发汗，发其汗必便血。（84）

疮家虽身疼痛，不可攻其表，汗出则痉。（85）

衄家不可攻其表，汗出必额上促急而紧，直视不能眴，不得眠。（86）

亡血家不可攻其表，汗出则寒栗而振。（87）

汗家重发其汗，必恍惚心乱，小便已，阴疼，与禹余粮丸。（88）

病人有寒，复发其汗，胃中冷，必吐蛔。（89）

本发汗，而复下之，为逆，先发汗者，治不为逆，本先下之，而反汗之，为逆，先下之者，治不为逆。（90）

伤寒，医下之，续得下利清谷不止，身体疼痛，急当救里，后身疼痛，清便自调，急当救表，救里宜四逆汤，救表宜桂枝汤。（91）

病发热头痛，脉反沉，若不瘥，身体更疼痛，当救其里，宜四逆汤。（92）

太阳病，先下之而不愈，因复发其汗，表里俱虚，其人因致冒，冒家当汗出自愈，所以然者，汗出表和故也。里未和，然后复下之。（93）

太阳病未解，脉阴阳俱停，必先振汗而解，但阳微者先汗之而解，阴微者先下之而解，汗之宜桂枝汤，下之宜承气汤③。（94）

血弱气尽，腠理开，邪气因入，与正气相搏，结于胁下，正邪分争，往来

---

① 此条《宋本伤寒论》与上条并为一条，即第七十五条。

② 此条《宋本伤寒论》与下条并作一条，即第七十六条。

③ 《宋本伤寒论》无"汗之宜桂枝汤"，"承气汤"作"调胃承气汤"，成本同。

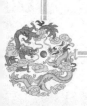

寒热，休作有时，嘿嘿不欲食饮，藏府相连，其痛必下，邪高痛下，故使呕也，小柴胡汤主之。（97）

服柴胡汤已，渴者，此为属阳明，以法治之①。（97）

得病六七日，脉迟浮弱，恶风寒，手足温，医二三下之，不能食，其人胁下满痛，面目及身黄，颈项强，小便难，与柴胡汤后，必下重，本渴饮水而呕，柴胡汤不复中与也，食谷者哕。（98）

中风，五六日，伤寒，往来寒热，胸胁苦满，嘿嘿不欲饮食，心烦喜呕，或胸中烦而不呕，或渴，或腹中痛，或胁下痞坚，或心中悸，小便不利，或不渴，外有微热，或咳，小柴胡汤主之。（96）

伤寒，四五日，身热恶风，颈项强，胁下满，手足温而渴，小柴胡汤主之。（99）

伤寒，阳脉涩，阴脉弦，法当腹中急痛，先与小建中汤。不差，即与小柴胡汤主之。（100）

伤寒中风，有小柴胡证，但见一证便是，不必悉具②。（101）

凡柴胡汤证，而下之，柴胡证不罢者，复与柴胡汤，必蒸蒸而振，却发热汗出而解。（101）

伤寒，二三日，心中悸而烦，小建中汤主之。

太阳病，过经十余日，及③二三下之，后四五日柴胡证仍在，先与小柴胡汤，呕止小安，其人郁郁微烦者，为未解，与大柴胡汤下之，愈。（102）

伤寒，十三日不解，胸胁满而呕，日晡发潮热而微利，此本柴胡证，下之不得利，今反利者，知医以丸药下之，非其治也。潮热者实也，先再服小柴胡汤解其外，后以柴胡加芒硝汤主之。（104）

伤寒十三日，过经而谵语，内有热也，当以汤下之，小便利者，大便当坚，而反下利，其脉调和者，知医以丸药下之，非其治也。自利者，其脉当微厥，今反和者，此为内实也，调胃承气汤主之。（105）

太阳病不解，热结膀胱，其人如狂，血自下，下者即愈，其外不解，尚未可攻，当先解其外，外解小腹急结者，乃可攻之，宜桃核承气汤。（106）

伤寒八九日，下之，胸满烦惊，小便不利，谵语，一身尽重，不可转侧，柴胡加龙骨牡蛎汤主之。（107）

伤寒，腹满而谵语，寸口脉浮而紧者，此为肝乘脾，名曰纵，当刺期门。（108）

---

① 此条《宋本伤寒论》与上条并为一条，即第九十七条。
② 此条《宋本伤寒论》与下条并作一条，即一〇一条。
③ 及：《宋本伤寒论》、《成注伤寒论》均作"反"，为是。

伤寒发热，啬啬恶寒，其人大渴，欲饮酢浆者其腹必满而自汗出，小便利，其病欲解，此为肝乘肺，名曰横，当刺期门。（109）

太阳病二日，而反烧瓦熨其背，而大汗出，火热入胃，胃中水竭，躁烦，必当谵语，十余日，振而反汗出者①，此为欲解也。其汗从腰以下不得汗，欲小便不得，反呕，欲失溲，足下恶风，大便坚者，小便当数，而反不数，及不多，大便已，头卓然而痛，其人足心必热，谷气下流故也。（110）

太阳中风，以火劫发其汗，邪风被火热，血气流溢，失其常度，两阳相熏灼，其身发黄，阳盛即欲衄，阴虚小便难，阴阳俱虚竭，身体则枯燥，但头汗出，剂颈而还，腹满微喘，口干咽烂，或不大便，久则谵语，甚者至哕，手足躁扰，寻衣摸床，小便利者，其人可治。（111）

伤寒脉浮，医以火迫劫之，亡阳，惊狂卧起不安，桂枝去芍药加蜀漆牡蛎龙骨救逆汤主之。（112）

伤寒，其脉不弦紧而弱者，必渴，被火必谵语，弱者发热，脉浮，解之，当汗出愈。（113）

太阳病，以火熏之，不得汗者，其人必燥，到经不解，必清血，名火邪。（114）

脉浮热盛，而灸之，此为实，实以虚治，因火而动，咽燥必吐血。（115）

微数之脉，慎不可灸，因火为邪，则为烦逆，追虚逐实，血散脉中，火气虽微，内攻有力，焦骨伤筋，血难复也②。（116）

脉浮，当以汗解，而反灸之，邪无从出，因火而盛，病从腰以下必重而痹，此为火逆。（116）

欲自解者，必当先烦，乃有汗，随汗而解，何以知之？脉浮故知汗出而解。（116）

烧针令其汗，针处被寒，核起而赤者，必发贲豚。气从少腹上冲心者，灸其核上各一壮，与桂枝加桂汤。（117）

火逆，下之，因烧针烦躁者，桂枝甘草龙骨牡蛎汤主之。（118）

太阳伤寒，加温针必惊。（119）

太阳病，当恶寒而发热，今自汗出，反不恶寒而发热，关上脉细而数，此医吐之故也。一日二日吐之者，腹中饥，口不能食。三日四日吐之者，不喜糜粥，欲食冷食，朝食夕吐，以医吐之所致也，此为小逆。（120）

太阳病，吐之，但太阳病当恶寒，今反不恶寒，不欲近衣，此为吐之内烦

---

① 反汗出者：《宋本伤寒论》作"自下利者"，成本同，但注云："一本下利二字作汗"

② 此条与下面二条，《宋本伤寒论》并为一条，即——六条。

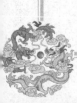

也。（121）

病人脉数，数为热，当消谷引食，而反吐者，以医发其汗，阳气微，膈气虚，脉则为数，数为客热，不能消谷，胃中虚冷故吐也。（122）

太阳病，过经十余日，心下嗢嗢^①欲吐，而又胸中痛，大便反溏，其腹微满，郁郁微烦，先时自极吐下者，与调胃承气汤，不尔者，不可与，反欲呕，胸中痛，微溏，此非汤证，以呕故知极吐下也。（123）

太阳病，七八日，表证仍在，其脉微沉，反不结胸，其人发狂，此热在下焦，少腹当坚而满，小便自利者，下血乃愈。所以然者，太阳随经瘀热在里故也^②。（124）

太阳病，身黄，其脉沉结，少腹坚，小便不利，为无血也，小便自利，其人如狂者，血证谛也^③。（125）

伤寒有热，而少腹满，应小便不利，今反利者，为有血也，当下之，不可余药，宜抵当丸。（126）

太阳病，小便利者，为多饮水，心下必悸，小便少者，必苦里急也。（127）

金匮玉函经

---

① 嗢嗢（wò 蛙去）：咽。《宋本伤寒论》及《注解伤寒论》均作"温温"。
②③ 《宋本伤寒论》有"抵当汤主之"句，《注解伤寒论》本同。

《金匮玉函经》卷第三

辨太阳病形证治下第四

问曰：病有结胸，有藏结，其状何如？答曰：按之痛，其脉寸口浮，关上自沉，为结胸。（128）

问曰：何为藏结？答曰：如结胸状，饮食如故，时小便不利①，阳脉浮，关上细，沉而紧，为藏结。舌上白胎滑者，为难治。（129）

藏结者无阳证，不往来寒热，一云：寒而不热，其人反静，舌上胎滑者，不可攻也。（130）

夫病发于阳，而反下之，热入因作结胸，发于阴而反下之，因作痞。结胸者，下之早，故令结胸②。（131）

结胸者，其项亦强，如柔痉状，下之即和，宜大陷胸丸。（131）

结胸证，其脉浮大，不可下，下之即死。（132）

结胸证悉具，而躁者死。（133）

太阳病，脉浮而动数，浮则为风，数则为热，动则为痛，数则为虚，头痛发热，微盗汗出，而反恶寒者，其表未解也。医反下之，动数变迟，头痛则眩，胃中空虚，客气动膈，短气烦躁，心中懊憹，阳气内陷，心下因坚，则为结胸，大陷胸汤主之。若不结胸，但头汗出，其余无汗，剂颈而还，小便不利，身必发黄。（134）

伤寒六七日，结胸热实，其脉浮③紧，心下痛，按之如石坚，大陷胸汤主之。（135）

伤寒十余日，热结在里，复往来寒热，当与大柴胡汤。但结胸无大热，此为水结在胸胁。头微汗出，大陷胸汤主之。（136）

太阳病，重发其汗，而复下之，不大便，五六日，舌上燥而渴，日晡小有潮热，从心下至少腹坚满而痛，不可近，大陷胸汤主之。（137）

小结胸者，正在心下，按之即痛，其脉浮滑，小陷胸汤主之。（138）

---

① 时小便不利：《宋本伤寒论》作"时时下利"，《注解伤寒论》同。
② 此条与下条，《宋本伤寒论》为一条，即第一三一条。
③ 浮：《宋本伤寒论》为"沉"，《注解伤寒论》同。

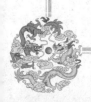

太阳病，二三日不能卧，但欲起者，心下必结，其脉微弱者，此本寒也。而反下之，利止者必结胸。未止者，四日复重下之，此挟热利也。（139）

太阳病，下之，其脉促，不结胸者，此为欲解。其脉浮者，必结胸。其脉紧者，必咽痛。其脉弦者，必两胁拘急。其脉细而数者，头痛未止。其脉沉而紧者，必欲呕。其脉沉而滑者，挟热利。其脉浮而滑者，必下血。（140）

病在阳，当以汗解，而反以水潠之，若灌之，其热被劫不得去，益烦，皮上粟起，意欲饮水，反不渴，服文蛤散。若不差，与五苓散。若寒实结胸，无热证者，与三物小白散①。（141）

太阳与少阳并病，头项强痛，或眩，时如结胸，心下痞而坚，当刺大椎第一间、肺俞、肝俞，慎不可发汗，发汗即谵语。谵语则脉弦，谵语五六日不止，当刺期门。（142）

妇人中风，发热恶寒，经水适来，得之七八日，热除而脉迟，身凉，胸胁下满，如结胸状，其人谵语，此为热入血室，当刺期门，随其虚实而取之②。（143）

妇人中风，七八日，续得寒热，发作有时，经水适断者，此为热入血室，其血必结，故使如疟状，发作有时，小柴胡汤主之。（144）

妇人伤寒，发热，经水适来，昼日明了，暮则谵语，如见鬼状者，此为热入血室。无犯胃气，及上二焦，必当自愈。（145）

伤寒六七日，发热微恶寒，支节烦疼，微呕，心下支结，外证未去者，柴胡桂枝汤主之。（146）

伤寒五六日，已发汗，而复下之，胸胁满，微结，小便不利，渴而不呕，但头汗出，往来寒热，心烦，此为未解也，柴胡桂枝干姜汤主之。（147）

伤寒五六日，头汗出，微恶寒，手足冷，心下满，口不欲食，大便坚，其脉细，此为阳微结，必有表，复有里。沉亦为病在里，汗出为阳微，假令纯阴结，不得有外证，悉入在于里，此为半在外半在里。脉虽沉紧，不得为少阴，所以然者，阴不得有汗，今头汗出，故知非少阴也，可与小柴胡汤。设不了了者，得屎而解。（148）

伤寒五六日，呕而发热，柴胡汤证具，而以他药下之，柴胡证仍在者，复与柴胡汤，此虽以下之，不为逆，必蒸蒸而振，却发热汗出而解，若心下满而坚痛者，此为结胸。大陷胸汤主之。若但满而不痛者，此为痞，柴胡不复中与

---

① 与三物小白散：《宋本伤寒论》为"与三物小陷胸汤，白散亦可服"。成氏《注解伤寒论》同，是。

② 虚实而取之：《宋本伤寒论》"实而取之"，成氏《注解伤寒论》作"实而写之"，可知虚字为衍文。

也，半夏泻心汤主之。（149）

太阳少阳并病，而反下之，结胸心下坚，利复不止，水浆不肯下，其人必心烦。（150）

脉浮而紧，而反下之，紧反入里，则作痞，按之自濡，但气痞耳。（151）

太阳中风，下利呕逆，表解乃可攻之，其人漐漐汗出，发作有时，头痛，心下痞坚，满引胁下痛，呕即短气①，此为表解里未和，十枣汤主之。（152）

太阳病，医发其汗，遂发热恶寒，复下之，则心下痞，表里俱虚，阴阳气并竭，无阳则阴独，复加烧针，因胸烦，面色青黄，肤瞤，如此者为难治。今色微黄，手足温者，易愈。（153）

心下痞，按之濡，其脉关上自浮，大黄黄连泻心汤主之。（154）

若心下痞，而复恶寒汗出者，附子泻心汤主之。（155）

本以下之，故心下痞，与泻心汤，痞不解，其人渴而口燥烦，小便不利者，五苓散主之。一方云：忍之一日，乃愈。（156）

伤寒汗出解之后，胃中不和，心下痞坚，干噫食臭，胁下有水气，腹中雷鸣而利，生姜泻心汤主之。（157）

伤寒中风，医反下之，其人下利，日数十行，谷不化，腹中雷鸣，心下痞坚而满，干呕而烦，不得安，医见心下痞，谓病不尽，复下之，其痞益甚，此非结热，但胃中虚，客气上逆，故使之坚，甘草泻心汤主之。（158）

伤寒，服汤药下利不止，心下痞坚。服泻心汤已，复以他药下之，利不止，医以理中与之，利益甚。理中者理中焦，此利在下焦，赤石脂禹余粮汤主之。若不止者，当利其小便。（159）

伤寒吐下后，发汗虚烦，脉甚微，八九日，心下痞坚，胁下痛，气上冲咽喉，眩冒，经脉动惕者，久而成痿。（160）

伤寒汗出，若吐、若下解后，心下痞坚，噫气不除者，旋覆代赭石汤主之。（161）

太阳病，外证未除，而数下之，遂挟热而利不止，心下痞坚，表里不解者，桂枝人参汤主之。（163）

大下以后，不可更行桂枝汤，若汗出而喘，无大热者，可与麻黄杏仁甘草石膏汤。（162）

伤寒大下后，复发其汗，心下痞，恶寒者，表未解也，不可攻痞，当先解表，解乃可攻其痞。解表宜桂枝汤，攻痞宜大黄黄连泻心汤。（164）

伤寒，发热，汗出不解，心下痞坚，呕吐下利者，大柴胡汤主之。（165）

---

① 《宋本伤寒论》及《注解伤寒论》此下均有"汗出不恶寒者"六字。

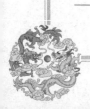

病如桂枝证，头不痛，项不强，寸脉微浮，胸中痞坚，气上冲咽喉不得息者，此为胸有寒也，当吐之，宜瓜蒂散。(166)

病者若胁下素有痞，连在脐傍，痛引少腹，入阴侠阴筋者，此为藏结，死。(167)

伤寒，若吐、若下后，七八日不解，热结在里，表里俱热，时时恶风，大渴，舌上干燥而烦，欲饮水数升者，白虎加人参汤主之。(168)

伤寒脉浮，发热无汗，其表不解者，不可与白虎汤，渴欲饮水，无表证者，白虎汤①主之。(170)

凡用白虎汤，立夏后至立秋前得用之，立秋后不可服也②。

春三月病常苦里冷，白虎汤亦不可与，与之则呕利而腹痛③。

诸亡血虚家，亦不可与白虎汤，得之腹痛而利者，急当温之④。

太阳与少阳并病，心下痞坚，头项强而眩，当刺大椎第一间、肺俞、肝俞，慎勿下之。(171)

伤寒无大热，口燥渴而烦，其背微恶寒者，白虎加人参汤主之。(169)

太阳与少阳合病，自下利者，与黄芩汤，若呕者，黄芩加半夏生姜汤主之。(172)

伤寒，胸中有热，胃中有邪气，腹中痛，欲呕吐，黄连汤主之。(173)

伤寒八九日，风湿相搏，身体疼烦，不能自转侧，不呕不渴，脉浮虚而涩者，桂枝附子汤主之。若其人大便坚，小便自利，术附子汤⑤主之。(174)

风湿相搏，骨节疼烦，掣痛不得屈伸，近之则痛剧，汗出短气，小便不利，恶风不欲去衣，或身微肿，甘草附子汤主之。(175)

伤寒脉浮滑，而表热里寒者，白通汤⑥主之。旧云白通汤；一云白虎者，恐非。(176) 旧云以下，出叔和。

伤寒脉结代，心中惊悸，炙甘草汤主之。(177)

辨阳明病形证治第五

阳明之为病，胃家实是也。(180)

---

① 白虎汤：《宋本伤寒论》及《注解伤寒论》均作"白虎加人参汤主之"。
②③④ 此三条内容在《宋本伤寒论》为："此方（白虎汤）立夏后，立秋前乃可服，立秋后不可服。正月、二月、三月尚凛冷，亦不可与服之，与之则呕利而腹痛。亡血、虚家亦不可与，得之则腹痛利者，但可温之，当愈"。且不是条文，为白虎加人参方后的内容。
⑤ 术附子汤：《宋本伤寒论》为"去桂加白术汤"，《注解伤寒论》同。
⑥ 白通汤：《宋本伤寒论》、《注解伤寒论》及《唐本伤寒论》均作"白虎汤"，是。

问曰：病有太阳阳明，有正阳阳明，有微阳阳明，何谓也？答曰：太阳阳明者脾约一作脾结是也。正阳阳明者，胃家实是也。微阳阳明者，发其汗，若利其小便，胃中燥[①]，大便难是也。（179）

问曰：何缘得阳明病？答曰：太阳病发其汗，若下之[②]亡其津液，胃中干燥，因转属阳明，不更衣，内实大便难者，为阳明病也。（181）

问曰：阳明病外证云何？答曰：身热汗出，而不恶寒，但反恶热也。（182）

问曰：病有得之一日，不恶热而恶寒者云何？答曰：然虽一日恶寒自罢，即汗出恶热也。（183）

问曰：恶寒何故自罢？答曰：阳明居中土也。万物所归，无所复传，始虽恶寒，二日自止，此为阳明病也。（184）

本太阳初得病时，发其汗，汗先出不彻，因转属阳明也[③]。（185）

病发热无汗，呕不能食，而反汗出濈濈然，是为转属阳明。（185）

伤寒脉浮而缓，手足自温，是为系在太阴，太阴身当发黄，若小便自利者，不能发黄，至七八日便坚，为属阳明。（187）

伤寒转系阳明者，其人濈濈然微汗出也。（188）

阳明中风，口苦咽干，腹满微喘，发热恶寒，脉浮紧，若下之，则腹满小便难也。（189）

阳明病，能食为中风，不能食为中寒。（190）

阳明病，中寒不能食，而小便不利，手足濈然汗出，此欲作坚瘕，必大便初坚后溏，所以然者，胃中冷，水谷不别故也。（191）

阳明病，初欲食，食之小便反不数[④]，大便自调，其人骨节疼，翕翕如有热状，奄然发狂，濈然汗出而解，此为水不胜谷气，与汗共并，脉紧即愈。（192）

阳明病欲解时，从申尽戌。（193）

阳明病，不能食，攻其热必哕，所以然者，胃中虚冷故也，其人本虚，故攻其热必哕。（194）

阳明病脉迟，食难用饱，饱即发烦，头眩，必小便难，此欲作谷疸，虽下之，腹满如故，所以然者，脉迟故也。（195）

阳明病久久而坚者，阳明当多汗，而反无汗，其身如虫行皮中之状，此以

---

① 燥：《宋本伤寒论》及《注解伤寒论》均作"燥烦实"。
② 之：《宋本伤寒论》为"若利小便"。
③ 此条与下条，《宋本伤寒论》为一条，即第一八五条。
④ 不数：《宋本伤寒论》及《注解伤寒论》均作"不利"。

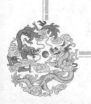

久虚故也。（196）

各^①阳明病，反无汗而但小便，二三日呕而咳，手足若厥者，其人头必痛，若不呕不咳，手足不厥者，其头不痛。（197）

各^②阳明病，但头眩，不恶寒，故能食而咳，其人咽必痛，若不咳者，其咽不痛。（198）

阳明病，脉浮而紧，其热必潮，发作有时，但浮者，必盗汗出。（201）

阳明病，无汗，小便不利，心中懊憹者，必发黄。（199）

阳明病，被火，额上微汗出，小便不利者，必发黄。（200）

阳明病，口燥，但欲嗽水，不欲咽者，必衄。（202）

阳明病，本自汗出，医复重发汗，病已瘥，其人微烦，不了了者，此大便坚也，以亡精液胃中燥，故令其坚，当问其小便日几行？若本日三四行，今日再行者，知必大便不久出，今为小便数少，津液当还入胃中，故知必当大便也。（203）

夫病阳多者热，下之则坚，汗出多，极，发其汗亦坚^③。

伤寒呕多，虽有阳明证，不可攻之。（204）

阳明病，心下坚满，不可攻之，攻之遂利不止者死，止者愈。（205）

阳明病，面合赤色，不可攻之，攻之必发热色黄，小便不利也。（206）

阳明病，不吐下而烦者，可与调胃承气汤。（207）

阳明病，其脉迟，虽汗出不恶寒者，其身必重，短气腹满而喘，有潮热，如此者其外为欲解，可攻其里也，手足濈然汗出，此为已坚，大承气汤主之。若汗出多，微发热恶寒者，外为未解，其热不潮，未可与承气汤。若腹大满不通者，可与小承气汤，微和其胃气，勿令至大下。（208）

阳明病，潮热，大便微坚者，可与大承气汤，不坚者勿与之，若不大便六七日，恐有燥屎。欲知之法，可与小承气汤，汤入腹中，转矢气者，为有燥屎，乃可攻之；若不转矢气者，此但头坚后溏，不可攻之，攻之必胀满不能食也。欲饮水者，与水即哕，其后发潮热，必复坚而少也，以小承气汤和之。若不转矢气者，慎不可攻也。（209）

夫实则谵语，虚则郑声，郑声者，重语是也^④。（210）

直视谵语，喘满者死，若下利者亦死。（210）

发汗多，重发其汗，若已下，复发其汗，亡其阳，谵语脉短者死，脉自和

---

①②　各：《高继冲本伤寒论》、《唐本伤寒论》均作"冬"，《宋本伤寒论》注云："一云冬阳明"，为是，可知"各"系"冬"字之笔误。

③　此条不见《宋本伤寒论》，但见于《唐本伤寒论》。

④　本条与下条，《宋本伤寒论》为一条，即第二一○条。

者不死。(211)

伤寒，吐下后，不解，不大便五六日，上至十余日，日晡时发潮热，不恶寒，独语如见鬼状，若剧者，发则不识人，循衣撮空，怵惕不安，微喘直视，脉弦者生，涩者死，微者但发热。谵语者，大承气汤主之。若一服利，止后服。(212)

阳明病，其人多汗，以津液外出，胃中燥，大便必坚，坚则谵语，小承气汤主之，一服谵语止，莫复服。(213)

阳明病，谵语，发潮热，其脉滑而疾者，小承气汤主之。因与承气汤一升，腹中转矢气者，复与一升。若不转矢气，勿更与之，明日不大便，脉反微涩者，里虚也，为难治，不可更与承气汤也。(214)

阳明病，谵语，有潮热，而反不能食者，必有燥屎五六枚也。若能食者但坚耳，大承气汤主之。(215)

阳明病，下血谵语者，此为热入血室，但头汗出者，当刺期门，随其实而泻之，濈然汗出则愈。(216)

汗出谵语者，以有燥屎在胃中，此为风也，须下之，过经乃可下之，下之若早，语言必乱，以表虚里实故也。下之则愈，宜大承气汤。(217)

伤寒四五日，脉沉而喘满，沉为在里，而反发其汗，津液越出，大便为难，表虚里实，久则谵语。(218)

三阳合病，腹满身重，难以转侧，口不仁而面垢，谵语遗溺，发汗则谵语甚，下之则额上生汗，手足厥冷，若自汗出者，白虎汤主之。(219)

二阳并病，太阳证罢，但发潮热，手足漐漐汗出，大便难而谵语者，下之即愈，宜大承气汤。(220)

阳明病，其脉浮紧，咽干口苦，腹满而喘，发热，汗出，不恶寒，反恶热，身重，发其汗即躁，心愦愦反谵语，加温针必怵惕烦躁，不得眠，下之，即胃中空虚，客气动膈，心中懊憹，舌上胎者，栀子豉汤主之。(221)　若渴欲饮水，口干舌燥者，白虎汤主之。(222)　若脉浮，发热，渴欲饮水，小便不利者，猪苓汤主之[①]。(223)

阳明病，汗出多而渴者，不可与猪苓汤，以汗多胃中燥，猪苓汤复利其小便故也。(224)

脉浮而迟，表热里寒，下利清谷者，四逆汤主之。(225)

若胃中虚冷，其人不能食，饮水即哕。(226)

脉浮，发热，口干鼻燥，能食者即衄。(227)

---

①　本条《宋本伤寒论》分为三条，即第二二一、二二二、二二三条。

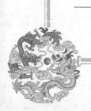

阳明病，下之，其外有热，手足温，不结胸，心中懊憹，饥不能食，但头汗出，栀子豉汤主之。（228）

阳明病，发潮热，大便溏，小便自可，而胸胁满不去者，小柴胡汤主之。（229）

阳明病，胁下坚满，不大便而呕，舌上白胎者，可与小柴胡汤。上焦得通，津液得下，胃气因和，身濈然汗出而解。（230）

阳明中风，脉弦浮大，而短气，腹都满，胁下及心痛，久按之气不通，鼻干，不得汗，其人嗜卧，一身及面目悉黄，小便难，有潮热，时时哕，耳前后肿，刺之小差，其外不解，病过十日，脉续浮者，与小柴胡汤。（231）　但浮无余证者，与麻黄汤。不溺腹满，加喘①者，不治②。（232）

阳明病，自汗出，若发其汗，小便自利，此为津液内竭，虽坚不可攻之，当须自欲大便，宜蜜③煎导而通之，若土瓜根猪胆汁皆可为导。（233）

阳明病，其脉迟，汗出多而微恶寒者，表为未解，可发其汗，宜桂枝汤。（234）

阳明病，脉浮，无汗，其人必喘，发其汗即愈，宜麻黄汤主之。（235）

阳明病，发热而汗出，此为热越，不能发黄也，但头汗出，身无汗，齐颈而还，小便不利，渴引水浆，此为瘀热在里，身必发黄，茵陈汤主之。（236）

阳明证，其人喜忘者，必有畜血，所以然者，本有久瘀血，故令喜忘，屎虽坚，大便反易，其色必黑，抵当汤主之。（237）

阳明病，下之心中懊憹而烦，胃中有燥屎者，可攻。其人腹微满，头坚后溏者，不可攻之。若有燥屎者，宜大承气汤。（238）

病者五六日不大便，绕脐痛，躁烦，发作有时，此为有燥屎，故使不大便也。（239）

病人烦热，汗出即解，复如疟状，日晡所发热者，属阳明也。脉实者，当下之，脉浮虚者，当发汗，下之宜大承气汤，发汗宜桂枝汤。（240）

大下后，六七日不大便，烦不解，腹满痛者，此有燥屎，所以然者，本有宿食故也，大承气汤主之。（241）

病人小便不利，大便乍难乍易，时有微热，喘冒不能卧者，有燥屎故也，大承气汤主之。（242）

食谷欲呕者，属阳明，吴茱萸汤主之。得汤反剧者，属上焦。（243）

太阳病，寸缓，关小浮，尺弱，其人发热，汗出复恶寒，不呕，但心下痞

---

① 喘：《宋本伤寒论》及《注解伤寒论》均作"哕"。
② 本条《宋本伤寒论》为二条，即第二三一，第二三二条。
③ 蜜：原文为"密"，误，今据《宋本伤寒论》改正。

者，此以医下之也，若不下，其人复不恶寒而渴者，为转属阳明，小便数者，大便即坚，不更衣十日无所苦也。渴欲饮水者，少少与之，但以法救之，渴者，宜五苓散。（244）

脉阳微，而汗出少者，为自和，汗出多者为太过。阳脉实，因发其汗，出多者亦为太过。太过者，阳绝于内，亡津液，大便因坚。（245）

脉浮而芤，浮则为阳，芤则为阴，浮芤相搏，胃气生热，其阳则绝。（246）

趺阳脉浮而涩，浮则胃气强，涩则小便数，浮涩相搏，大便则坚，其脾为约，麻子仁丸主之。（247）

太阳病，三日，发其汗，不解，蒸蒸然发热者，属胃也，调胃承气汤主之。（248）

伤寒吐后，腹胀满者，与调胃承气汤。（249）

太阳病，吐下发汗后，微烦，小便数，大便坚，可与小承气汤和之，愈。（250）

得病二三日，脉弱，无太阳柴胡证，烦躁，心下坚，至四五日虽能食，以小承气汤，少少与，微和之，令小安，至六日，与承气汤一升。若不大便，六七日，小便少者，虽不能食，但头坚后溏，未定成坚，攻之必溏，须小便利，屎定坚，乃可攻之，宜大承气汤。（251）

伤寒六七日，目中不了了，睛不和，无表里证，大便难，身微热者，此为实，急下之，宜大承气汤。（252）

阳明病，发热汗多者，急下之，宜大承气汤。（253）

发汗不解，腹满痛者，急下之，宜大承气汤。（254）

腹满不减，减不足言，当下之，宜大承气汤。（255）

伤寒腹满，按之不痛者为虚，痛者为实，当下之。舌黄未下者，下之黄自去，宜大承气汤[①]。

阳明与少阳合病，必下利，其脉不负者为顺，负者为失，互相克贼，名为负。若滑而数者，有宿食也，当下之，宜大承气汤。（256）

病人无表里证，发热七八日，脉虽浮数者，可下之，假令下已，脉数不解，合热则消谷善饥，至六七日，不大便者，有瘀血，宜抵当汤（257）。若脉数不解，而下不止，必挟热便脓血[②]。（258）

伤寒七八日，身黄如橘子色，小便不利，少腹微满，茵陈蒿汤主之。（260）

---

① 此条不见于《宋本伤寒论》，但见于《金匮要略》。
② 此条《宋本伤寒论》为二条，即二五七、第二五八条。

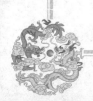

伤寒，身黄，发热，栀子檗皮汤主之。（261）

伤寒，瘀热在里，身必发黄，宜麻黄连轺赤小豆汤主之。（262）

伤寒，发其汗已，身目为黄，所以然者，以寒湿相搏在里，不解故也，以为非瘀热而不可下，当于寒湿中求之。（259）

辨少阳病形证治第六

少阳之为病，口苦、咽干、目眩也。（263）

少阳中风，两耳无闻，目赤，胸中满而烦，不可吐下，吐下即悸而惊。（264）

伤寒，脉弦细，头痛发热者，属少阳，少阳不可发汗，发汗则谵语，此属胃，胃和即愈，胃不和则烦而悸。（265）

太阳病不解，转入少阳者，胁下坚满，干呕，不能食饮，往来寒热，尚未吐下，其脉沉紧，与小柴胡汤（266）。若已吐下、发汗、温针，谵语，柴胡证罢，此为坏病，知犯何逆，以法治之①。（267）

三阳合病，脉浮大，上关上，但欲寐，目合则汗。（268）

伤寒六七日，无大热，其人躁烦，此为阳去入阴也。（269）

伤寒三日，三阳为尽，三阴当受邪，其人反能食而不呕，此为三阴不受邪也。（270）

少阳病欲解时，从寅尽辰。（272）

---

① 此条《宋本伤寒论》为二条，即第二六六，第二六七条。

《金匮玉函经》卷第四

辨太阴病形证治第七

太阴之为病，腹满而吐，食不下，自利益甚，时腹自痛，若下之，必胸下痞坚。（273）

太阴病，脉浮者，可发其汗，宜桂枝汤。（276）

太阴中风，四肢烦疼，阳微阴涩而长者，为欲愈。（274）

太阴病欲解时，从亥尽丑。（275）

自利不渴者属太阴，以其藏有寒故也，当温之，宜四逆辈。（277）

伤寒脉浮而缓，手足自温者，系在太阴，太阴当发身黄，若小便自利者，不能发黄，至七八日，虽暴烦，下利日十余行，必自止，所以然者，此脾家实，腐秽当去也。（278）

太阳病，医反下之，因尔腹满时痛者，属太阴也，桂枝加芍药汤主之。大实痛者，桂枝加大黄汤主之。（279）

太阴为病，脉弱，其人续自便利，设当行大黄芍药者，宜减之，其人胃气弱易动故也。下利，先煎芍药三沸。（280）

辨少阴病形证治第八

少阴之为病，脉微细，但欲寐。（281）

少阴病，欲吐不吐，心烦，但欲寐，五六日自利而渴者，属少阴也，虚故引水自救，若其人小便色白者，为少阴病形悉具，所以然者，以下焦虚有寒，不能制溲，故白也。（282）

病人脉阴阳俱紧，而反汗出，为亡阳，此属少阴，法当咽痛，而复吐利。（283）

少阴病，咳而下利，谵语者，被火气劫故也，小便必难，为强责少阴汗也。（284）

少阴病，脉细沉数，病为在里，不可发其汗。（285）

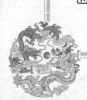

少阴病，脉微，不可发汗，亡阳故也。阳已虚，尺中弱涩者，复不可下之。（286）

少阴病，脉紧，至七八日自下利，其脉暴微，手足反温，脉紧去，此为欲解，虽烦下利，必自愈。（287）

少阴病下利，若利自止，恶寒而蹉，手足温者，可治。（288）

少阴病，恶寒而蹉，时自烦，欲去衣被者，可治。（289）

少阴中风，脉阳微阴浮，为欲愈。（290）

少阴病，欲解时，从子尽寅。（291）

少阴病，八九日，一身手足尽热者，以热在膀胱，必便血也。（293）

少阴病，吐利，手足不逆冷，反发热者，不死，脉不至者，灸少阴七壮。（292）

少阴病，但厥，无汗，而强发之，必动其血，未知从何道出，或从口鼻，或从目出，是名下厥上竭，为难治。（294）

少阴病，恶寒，身蹉而利，手足逆冷者，不治。（295）

少阴病，下利止，而头眩，时时自冒者死。（297）

少阴病，吐利，烦躁，四逆者死。（296）

少阴病，四逆，恶寒而身蹉，脉不至，不烦而躁者死。（298）

少阴病，六七日，息高者死。（299）

少阴病，脉微细沉，但欲卧，汗出不烦，自欲吐，五六日自利，复烦躁不得卧寐者死。（300）

少阴病，始得之反发热，脉沉者，麻黄附子细辛汤主之。（301）

少阴病，得之二三日，麻黄附子甘草汤微发汗，以二三日无里证，故微发汗。（302）

少阴病，得之二三日已上，心中烦，不得卧，黄连阿胶汤主之。（303）

少阴病，得之一二日，口中和，其背恶寒者，当灸之，附子汤主之。（304）

少阴病，身体痛，手足寒，骨节痛，脉沉一作微者，附子汤主之。（305）

少阴病，下利便脓血，桃花汤主之。（306）

少阴病，二三日至四五日腹痛，小便不利，下利不止而便脓血，桃花汤主之。（307）

少阴病，下利便脓血者，可刺。（308）

少阴病，吐利，而手足逆冷，烦躁欲死者，吴茱萸汤主之。（309）

少阴病，下利，咽痛，胸满心烦，猪肤汤主之。（310）

少阴病，二三日，咽痛者，可与甘草汤。不差者，与桔梗汤。（311）

少阴病，咽中伤，生疮，不能语言，声不出者，苦酒汤主之。（312）

少阴病，咽中痛，半夏散及汤主之。（313）

少阴病，下利，白通汤主之。（314）

少阴病，下利，脉微，服白通汤利不止，厥逆无脉，干呕烦者，白通加猪胆汁汤主之，服汤脉暴出者死，微续者生。（315）

少阴病，二三日不已，至四五日腹痛，小便不利，四肢沉重，疼痛而利，此为有水气，其人或咳，或小便自利，或下利，或呕者，真武汤主之。（316）

少阴病，下利清谷，里寒外热，手足厥逆，脉微欲绝，身反不恶寒，其人面赤色，或腹痛，或干呕，或咽痛，或利止而脉不出，通脉四逆汤主之。（317）

少阴病，四逆，其人或咳，或悸，或小便不利，或腹中痛，或泄利下重者，四逆散主之。（318）

少阴病，下利，六七日，咳而呕渴，心烦不得眠者，猪苓汤主之。（319）

少阴病，得之二三日，口燥咽干者，急下之，宜大承气汤。（320）

少阴病，下利清水，色纯青，心下必痛，口干燥者，急下之，宜大承气汤。（321）

少阴病，六七日，腹胀不大便者，急下之，宜大承气汤。（322）

少阴病，脉沉者，急温之，宜四逆汤。（323）

少阴病，饮食入口即吐，心下嗢嗢①欲吐，复不能吐，始得之手足寒，脉弦迟者，此胸中实，不可下也，当吐之。若膈上有寒饮，干呕者，不可吐，急温之，宜四逆汤。（324）

少阴病，下利，脉微涩，呕而汗出，必数更衣，反少者，当温其上，灸之。脉经云：灸厥阴五十壮。（325）

辨厥阴病形证治第九

厥阴之为病，消渴，气上撞心，心中疼热，饥不欲食，甚者食则吐蛔，下之不肯止。（326）

厥阴中风，其脉微浮为欲愈，不浮为未愈。（327）

厥阴病欲解时，从丑尽卯。（328）

厥阴病，渴欲饮水者，少少与之即愈。（329）

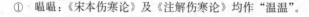

① 嗢嗢：《宋本伤寒论》及《注解伤寒论》均作"温温"。

辨厥利呕哕病形证治第十①

诸四逆厥者，不可下之，虚家亦然。（330）

伤寒，先厥后发热而利者，必自止，见厥复利。（331）

伤寒，始发热六日，厥反九日，而利，凡厥利者，当不能食，今反能食，恐为除中，食以索饼，不发热者，知胃气尚在，必愈。恐暴热来出而复去也。后三日脉之，其热续在，期之旦日夜半愈②，后三日脉之而数，其热不罢，此为热气有余，必发痈脓。（332）

伤寒脉迟，六七日，而反与黄芩汤彻其热，脉迟为寒，而与黄芩汤复除其热，腹中应冷，当不能食，今反能食，此为除中，必死。（333）

伤寒，先厥后发热，下利必自止，而反汗出，咽中痛者，其喉为痹，发热无汗，而利必自止。不止者必便脓血，便脓血者，其喉不痹。（334）

伤寒一二日，至四五日而厥者，必发热，前热者后必厥，厥深者热亦深，厥微者热亦微，厥应下之，而反发其汗，必口伤烂赤。（335）

凡厥者，阴阳气不相顺接便为厥，厥者手足逆冷是也。（337）

伤寒病，厥五日，热亦五日，设六日当复厥，不厥者，自愈，厥终不过五日，以热五日，故知自愈。（336）

伤寒，脉微而厥，至七八日肤冷，其人躁，无暂安时者，此为藏厥，非蛔厥也。蛔厥者，其人当吐蛔。今病者静，而复时烦，此为藏寒，蛔上入膈，故烦，须臾复止，得食而呕又烦者，蛔闻食臭出，其人当自吐蛔，蛔厥者，乌梅丸主之③。（338）

伤寒，热少厥微，指头寒，嘿嘿不欲食，烦躁数日，小便利，色白者，此热除也，欲得食，其病为愈。若厥而呕，胸胁烦满者，其后必便血。（339）

病者手足厥冷，言我不结胸，小腹满，按之痛者，此冷结在膀胱关元也。（340）

伤寒发热四日，厥反三日，复热四日，厥少热多，其病当愈，四日至七日热不除，必清脓血。（341）

伤寒厥四日，热反三日，复厥五日，其病为进，寒多热少，阳气退，故为进。（342）

---

① 此篇《宋本伤寒论》及《注解伤寒论》、《唐本伤寒论》均与上篇并作一篇。

② 《宋本伤寒论》及《注解伤寒论》此下有"所以然者，本发热六日，厥为九日，复发热三日，并前六日，亦为九日，与厥相应，故期之旦日夜半愈"，38字。

③ 《宋本伤寒论》及《注解伤寒论》下均有"又主久利"句。

伤寒六七日，其脉微，手足厥冷，烦躁，灸厥阴，厥不还者死。（343）

伤寒发热，下利厥逆，躁不得卧者死。（344）

伤寒六七日，不便利，忽发热而利，其人汗出不止者死，有阴无阳故也。（346）

伤寒五六日，不结胸，腹濡，脉虚，复厥者，不可下，此为亡血，下之死。（347）

伤寒，发热而厥，七日下利者，为难治。（348）

伤寒脉促，手足厥逆者，可灸之。（349）

伤寒脉滑而厥者，里有热也，白虎汤主之。（350）

手足厥寒，脉为之细绝，当归四逆汤主之（351）。若其人内有久寒，当归四逆加吴茱萸生姜汤主之①。（352）

大汗出，热不去，内拘急，四肢疼，又下利，厥逆而恶寒者，四逆汤主之。（353）

大汗出，若大下利而厥冷者，四逆汤主之。（354）

表热里寒者，脉虽沉而迟，手足微厥，下利清谷，此里寒也，所以阴证亦有发热者，此表热也②。

表寒里热者，脉必滑，身厥舌干也，所以少阴恶寒而倦，此表寒也，时时自烦，不欲厚衣，此里热也③。

病者手足厥冷，脉乍紧者，邪结在胸中，心中满而烦，饥不能食者，病在胸中，当吐之，宜瓜蒂散。（355）

伤寒厥而心下悸者，宜先治水，当与茯苓甘草汤，却治其厥，不尔，水渍入胃，必作利也。（356）

伤寒六七日，大下后，寸脉沉迟，手足厥逆，下部脉不至，咽喉不利，唾脓血，泄利不止者，为难治，麻黄升麻汤主之。（357）

伤寒四五日，腹中痛，若转气下趣少腹者，为欲自利也。（358）

伤寒本自寒下，医复吐之，寒格更逆吐下，食入即出者，干姜黄芩黄连汤主之。（359）

下利有微热而渴，脉弱者自愈。（360）

下利脉数，有微热，汗出者自愈，设复紧，为未解。（361）

下利手足厥冷，无脉者，灸之不温，而脉不还，反微喘者死。（362）

少阴负趺阳者，为顺也④。（362）

---

① 此条《宋本伤寒论》为二条，即第三五一条、第三五二条。
② 此条，不见于《宋本伤寒论》。
③ 此条，不见于《宋本伤寒论》。
④ 此条，《宋本伤寒论》与上条为一条，即三六二条。

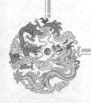

下利，寸脉反浮数，尺中自涩者，必清脓血。（363）

下利清谷，不可攻其表，汗出必胀满。（364）

下利，脉沉弦者，下重，脉大者为未止，脉微弱数者，为欲自止，虽发热不死。（365）

下利，脉沉而迟，其人面少赤，身有微热，下利清谷，必郁冒汗出而解，病人必微厥，所以然者，其面戴阳，下虚故也。（366）

下利，脉反数而渴者，今自愈，设不差，必清脓血，以有热故也。（367）

下利后，其脉绝，手足厥，晬时脉还，手足温者生，不还不温者死。（368）

伤寒下利，日十余行，脉反实者死。（369）

下利清谷，里寒外热，汗出而厥，通脉四逆汤主之。（370）

热利下重，白头翁汤主之。（371）

下利腹胀满，身体疼痛，先温其里，乃攻其表，温里宜四逆汤，攻表宜桂枝汤。（372）

下利欲饮水，为有热也，白头翁汤主之。（373）

下利谵语者，有燥屎也，宜小承气汤。（374）

下利后更烦，按之心下濡者，为虚烦也，栀子豉汤主之。（375）

呕家有痈脓，不可治呕，脓尽自愈。（376）

呕而发热者，小柴胡汤主之。（379）

呕而脉弱，小便复利，身有微热，见厥者难治，四逆汤主之。（377）

干呕吐涎沫，而复头痛，吴茱萸汤主之。（378）

伤寒，大吐大下之，极虚复极汗出者，以其人外气怫郁，复与之水，以发其汗，因得哕，所以然者，胃中寒冷故也。（380）

伤寒哕而腹满，问其前后，知何部不利，利之即愈。（381）

辨霍乱病形证治第十一

问曰：病有霍乱者何？答曰：呕吐而利，名曰霍乱。（382）

问曰：病发热、头痛、身疼、恶寒，不复吐利①，当属何病？答曰：当为霍乱。吐下利止，复更发热也。（383）

伤寒，其脉微涩，本是霍乱，今是伤寒，却四五日，至阴经上，转入阴，当利，本素呕下利者，不治，若其人，似欲大便，但反失气，而仍不利，是为

---

① 不复吐利：《宋本伤寒论》为"呕吐而利"，《注解伤寒论》作"吐利者"均无"不"字，为是。

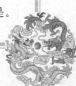

属阳明，便必坚，十三日愈，所以然者，经尽故也①。（384）

下利后，便当坚，坚则能食者愈，今反不能食，到后经中，颇能食，复过一经，能食，过之一日当愈，若不愈，不属阳明也。（384）

恶寒，脉微，而复利，利止，亡血也，四逆加人参汤主之。（385）

霍乱，头痛发热，身疼痛，热多欲饮水，五苓散主之。寒多不用水者，理中汤主之。（386）

吐利止，而身痛不休者，当消息和解其外，宜桂枝汤小和之。（387）

吐利，汗出，发热恶寒，四肢拘急，手足厥冷者，四逆汤主之。（388）

既吐且利，小便复利，而大汗出，下利清谷，里寒外热，脉微欲绝者，四逆汤主之。（389）

吐已下断，汗出而厥，四肢拘急不解，脉微欲绝者，通脉四逆加猪胆汁汤主之。（390）

辨阴阳易差后劳复病形证治第十二

伤寒，阴阳易之为病，其人身体重，少气，少腹里急，或引阴中拘挛，热上冲胸，头重不欲举，眼中生花，眼胞赤，膝胫拘急，烧裈散主之。（392）

大病差后劳复者，枳实栀子汤主之。若有宿食者，加大黄，如博棋子大五六枚②。（393）

伤寒差已后，更发热者，小柴胡汤主之。脉浮者，以汗解之，脉沉实者，以下解之。（394）

大病差后，从腰以下有水气，牡蛎泽泻散主之。（395）

大病差后，其人喜唾，久不了了者，胃上有寒，当温之，宜理中丸。（396）

伤寒解后，虚羸少气，气逆欲吐，竹叶石膏汤主之。（397）

伤寒脉已解，而日暮微烦者，以病新差，人强与谷，脾胃气尚弱，不能消谷，故令微烦，损谷即愈。吐下发汗后，其人脉平而小烦者，此新虚不胜谷气故也③。（398）

病后劳复发热者，麦门冬汤主之④。

---

① 此条，《宋本伤寒论》与下条合为一条，即第三八四条。
② 若有宿食……五六枚：此一节，《宋本伤寒论》在附方枳实栀枝豉汤方后。
③ "吐下发汗后……谷气故也"，此一节，《宋本伤寒论》无。
④ 此条不见于《宋本伤寒论》。

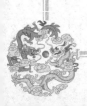

《金匮玉函经》卷第五

辨不可发汗病形证治第十三

　　夫以为疾病至急，仓猝寻按，要者难得，故重集诸可与不可方治。比之三阴三阳篇中，此易见也，又时有不止是三阴三阳，出在诸可与不可中也。

　　少阴病，脉细沉数，病为在里，不可发其汗。

　　脉浮而紧，法当身体疼痛，当以汗解，假令尺中脉迟者，不可发其汗，何以故？此为荣气不足，血气微少故也。

　　少阴病，脉微，不可发其汗，亡阳故也。

　　脉濡而弱，弱反在关，濡反在巅，微反在上，涩反在下，微则阳气不足，涩则无血，阳气反微，中风汗出，而反躁烦，涩则无血，厥而且寒，阳微发汗，躁不得眠。

　　动气在右，不可发汗，发汗则衄而渴，心苦烦，饮即吐水。

　　动气在左，不可发汗，发汗则头眩，汗不止，筋惕肉瞤。

　　动气在上，不可发汗，发汗则气上冲心。

　　动气在下，不可发汗，发汗则无汗，心中大烦，骨节苦疼，目运恶寒，食则反吐，谷不得前。一云：谷不消化。

　　咽中闭塞，不可发汗，发汗则吐血，气微绝，手足逆冷，虽欲蜷卧，不能自温。

　　诸脉数动微弱，并不可发汗，发汗则小便反难，胞中反干，胃燥而烦，其形相象，根本异源。

　　脉濡而弱，弱反在关，濡反在巅，弦反在上，微反在下，弦为阳运，微为阴寒，上实下虚，意欲得温，微弦为虚，不可发汗，发汗则寒栗不能自还。

　　咳者则剧，数吐涎沫，咽中必干，小便不利，心中饥烦，晬时而发，其形似疟，有寒无热，虚而寒栗，咳而发汗，蜷而苦满，腹中复坚。

　　厥而脉紧，不可发汗，发汗则声乱，咽嘶，舌萎，其声不能出。

　　诸逆发汗，微者难愈，剧者言乱，睛眩者死，命将难治。

　　太阳病，得之八九日，如疟状，发热而恶寒，热多寒少，其人不呕，清便续自可，一日再三发，其脉微而恶寒者，此为阴阳俱虚，不可复发其汗。

太阳病，发热恶寒，寒多热少①，脉微弱，则无阳也，不可复发其汗。

咽喉干燥者，不可发其汗。

亡血家不可攻其表，汗出则寒栗而振。

衄家不可攻其表，汗出则额陷脉上促急而紧，直视而不能眴，不得眠。

汗家重发其汗，必恍惚心乱，小便已，阴疼，可与禹余粮丸。

淋家不可发汗，发汗必便血。

疮家虽身疼痛，不可攻其表，汗出则痉。

冬温，发其汗，必吐利，口中烂，生疮②。

下利清谷，不可攻其表，汗出必胀满。

咳而小便利，若失小便者，不可攻其表，汗出则厥逆冷。

伤寒一二日，至四五日厥者，必发热，前厥者后必热，厥深热亦深，厥微热亦微，热③应下之，而发其汗者，必口伤烂赤。

伤寒头痛，翕翕发热，形象中风，常微汗出，又自呕者，下之益烦；懊憹如饥，发汗即致痉，身强难以屈伸，熏之即发黄，不得小便，灸④即发咳唾。

伤寒其脉弦细，头痛发热，此为属少阳，少阳不可发其汗。

中风，往来寒热，伤寒五六日已后，胸胁苦满，嘿嘿不欲食饮，烦心喜呕，或胸中烦而不呕，或渴，或腹中痛，或胁下痞坚，或心中悸，小便不利，或不渴，外有微热，或咳，属小柴胡汤证。

伤寒四五日，身体热，恶风，颈项强，胁下满，手足温而渴，属小柴胡汤。

伤寒六七日，发热，微恶风，支节烦疼，微呕，心下支结，外证未去者，属柴胡桂枝汤证。

太阳病，发其汗，因致痉。

太阳与少阳并病，头项强痛，或眩，时如结胸，心下痞而坚，不可发其汗。

少阴病，咳而下利，谵语，是为被火气劫故也。小便必难，以强责少阴汗也。

少阴病，但厥无汗，而强发之，必动其血，未知从何道出，或从口鼻，或从耳目出，是为下厥上竭，为难治。

伤寒有五，皆热病之类也，同病异名，同脉异经，病虽俱伤于风，其人自有固疾，则不得同法，其人素伤风，因复伤于热，风热相薄，则发风温，四肢

---

① 寒多热少：《宋本伤寒论》为"热多寒少"，《脉经》同，为是。

② 此条，《宋本伤寒论》无，《脉经》有此条，但"冬温"作"冬时"。

③ 热：《宋本伤寒论》作"厥"，《脉经》亦作"厥"，为是。

④ 灸：《宋本伤寒论》作"久"，《脉经》亦作"久"，为是。

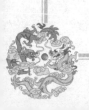

不收，头痛身热，常汗出不解，治在少阴、厥阴，不可发汗，汗出谵语独语，内烦燥①扰不得卧，善惊，目乱，无精，治之复发其汗，如此者，医杀之也②。

伤寒湿温，其人常伤于湿，因而中暍，湿热相薄，则发湿温病，若两胫逆冷，腹满叉胸，头目痛苦，妄言，治在足太阴，不可发汗，汗出必不能言，耳聋，不知痛所在，身青面色变，名曰重暍，如此者，医杀之也③。

辨可发汗病形证治第十四

凡发汗，欲令手足俱周，漐漐然一时间许，益佳，不可令如水流漓，若病不解，当重发汗，汗多必亡阳，阳虚不得重发汗也。

凡服汤药发汗，中病便止，不必尽剂也。

凡云可发汗，无汤者，丸散亦可，要以汗出为解，然不如汤，随证良验④。

大法，春夏宜发汗⑤。

太阳病，外证未解，脉浮弱者，当以汗解，宜桂枝汤。

太阳病，脉浮而数者，可发汗，宜桂枝汤。一云麻黄汤。

阳明病，其脉迟，汗出多而微恶寒，表为未解，可发其汗，宜桂枝汤。

夫病脉浮大，问病者言但坚耳，设利者为虚，大逆，坚为实，汗出而解，何以故，脉浮当以汗解⑥。

伤寒，其脉不弦紧而弱，弱者必渴，被火必谵语。弱者发热，脉浮，解之当汗出愈⑦。

病者烦热，汗出则解，复如疟状，日晡发热者，属阳明，脉浮虚者，当发其汗，宜桂枝汤。

病常自汗出，此为营气与卫气不和也，营行脉中，为阴主内，卫行脉外，为阳主外，复发其汗，卫和则愈，宜桂枝汤。

病人藏无他病，时发热，自汗出，不愈，此卫气不和也，先其时发汗则愈，宜桂枝汤。

---

① 燥：《脉经》作"躁"，为是。

②③ 此二条不见于《宋本伤寒论》，《脉经》有之。注云："右二首，出《医律》"，可知非仲景文，系王叔和所加。

④⑤ 此二条不见于《宋本伤寒论》，但见于《唐本伤寒论》及《脉经》。

⑥ 此条，不见于《宋本伤寒论》，但见于《脉经》。

⑦ 此条，不见于《宋本伤寒论》，但见于《脉经》。

脉浮而紧，浮则为风，紧则为寒，风则伤卫，寒则伤营，营卫俱病，骨节烦疼，可发其汗，宜麻黄汤。

太阳病不解，热结膀胱，其人如狂，血必自下，下者即愈，其外未解，尚未可攻，当先解其外，宜桂枝汤。

太阳病，下之微喘者，表未解故也，宜麻黄汤。又云：桂枝加厚朴杏子汤。

伤寒脉浮紧，不发其汗，因衄，宜麻黄汤。

阳明病，脉浮，无汗，其人必喘，发其汗即愈，宜麻黄汤。

太阳①病脉浮者，可发其汗，宜桂枝汤。

太阳脉浮紧，无汗而发热，其身疼痛，八九日不解，其表候续在，此当发其汗，服汤药微除，发烦目眩，剧者必衄，衄乃解，所以然者，阳气重故也，宜麻黄汤。

伤寒不大便，六七日，头痛，有热者，不可②与承气汤，其小便清者，此为不在里，仍在表也，当发其汗，头痛者必衄，宜桂枝汤。

下利腹胀满，身体疼痛，先温其里，乃攻其表，宜桂枝汤。

下利后，身体疼痛，清便自调，急当救表，宜桂枝汤。

太阳病，头痛发热，汗出恶风，属桂枝汤证。

太阳中风，脉阳浮而阴濡弱，浮者热自发，濡弱者汗自出，啬啬恶寒，淅淅恶风，翕翕发热，鼻鸣干呕，属桂枝汤。

太阳病，发热汗出，此为营弱卫强，故使汗出，欲救邪风，属桂枝汤证。

太阳病，下之其气上撞，属桂枝汤证。

太阳病，初服桂枝汤，而反烦不解者，当先刺风池、风府，乃与桂枝汤则愈。

烧针令其汗，针处被寒核起而赤者，必发贲豚，气从小腹上撞心者，灸者核上各一壮，却与桂枝加桂汤。

太阳病，项背强几几，反汗出恶风者，属桂枝加葛根汤。

太阳病，项背强几几，无汗恶风，属葛根汤。

太阳与阳明合病而自利，属葛根汤证，不利但呕者，属葛根加半夏汤证。

太阳病，桂枝证，而反下之，遂利不止，其脉促，表未解，喘而汗出，属葛根黄芩黄连汤证。

太阳病，头痛发热，身体疼，腰痛，骨节疼痛，恶风，无汗而喘，属麻黄

---

① 太阳：《宋本伤寒论》、《脉经》均作"太阴"，为是。

② 不可：《宋本伤寒论》无，《脉经》亦无，为是。

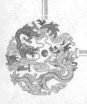

汤证。

太阳与阳明合病，喘而胸满者，不可下也，属麻黄汤证。

太阳中风，脉浮紧，发热恶寒，身体疼痛，不汗出而烦躁，头痛，属大青龙汤证，脉微弱，汗出恶风，不可服之，服之则厥，筋惕肉瞤，此为逆也。

阳明中风，脉弦浮大，而短气，腹满，胁下及心痛，久按之气不通，鼻干不得汗，其人嗜卧，一身及目悉黄，小便难，有潮热，时时哕，耳前后肿，刺之小差，其外不解，病过十日，脉续浮，与柴胡汤，但浮，无余证，与麻黄汤。不溺，腹满，加哕者，不治。

太阳病，十日已去，其脉浮细，嗜卧，此为外解，设胸满胁痛，与小柴胡汤；脉浮，麻黄汤。

伤寒，脉浮缓，其身不疼，但重，乍有轻时，无少阴证者，可与大青龙汤发之。

伤寒，心下有水气，咳而微喘，发热不渴，服汤已而渴者，此为寒去，为欲解，属小青汤证。

少阴病，得之二三日，麻黄附子甘草汤，微发汗。脉浮，小便不利，微热，消渴，可与五苓散，利小便发汗。

辨不可吐病形证治第十五

太阳病，当恶寒而发热，今自汗出，反不恶寒发热，关上脉细而数者，此医吐之故也。若得病一日二日吐之者，腹中饥，口不能食，三日四日吐之者，不喜糜粥，欲食冷食，朝食暮吐，此医吐之所致也，此为小逆。

太阳病，吐之，但太阳病当恶寒，今反不恶寒，不欲近衣，此为吐之内烦也。

少阴病，其人饮食入口即吐，心中嗢嗢欲吐，复不能吐，始得之手足寒，脉弦迟者，此胸中实，不可下也。若膈上有寒饮，干呕者，不可吐，当温之。诸四逆厥者，不可吐之，虚家亦然。

辨可吐病形证治第十六

凡服汤吐，中病便止，不必尽剂也。

大法，春宜吐。

病如桂枝证，其头不痛，项不强，寸口脉微浮，胸中痞坚，气上撞咽喉，不得息，此为胸有寒，当吐之。

病胸上诸实，胸中郁郁而痛，不能食，欲使人按之，而反有涎沫唾，下利日十余行，其脉反迟，寸口微滑，此可吐之，吐之利则止。

少阴病，其人饮食入则吐，心中嗢嗢欲吐，复不能吐，当遂吐之。

宿食在上脘，当吐之。

病者手足逆冷，脉乍紧，邪结在胸中，心下满而烦，饥不能食，病在胸中，当吐之。

辨不可下病形证治第十七

脉濡而弱，濡反在关，弱反在巅①，微反在上，涩反在下，微则阳气不足，涩则无血，阳气反微，中风汗出而反躁烦，涩则无血，厥而且寒，阳微不可下，下之则心下痞坚。

动气在右，不可下，下之则津液内竭，咽燥鼻干，头眩心悸。

动气在左，不可下，下之则腹里拘急，食不下，动气反剧，身虽有热，卧反欲踡。

动气在上，不可下，下之则掌握热烦，身上浮冷，热汗自泄，欲水自灌。

动气在下，不可下，下之则腹满，卒起头眩，食则下清谷，心下痞坚。

咽中闭塞，不可下，下之则上轻下重，水浆不下，卧则欲踡，身体急痛，复下利日数十行。

诸外实者，不可下，下之则发微热，亡脉则厥，当脐握热。

诸虚者，不可下，下之则渴，引水者易愈；恶水者剧。

脉濡而弱，弱反在关，濡反在巅，弦反在上，微反在下，弦为阳运，微为阴寒，上实下虚，意欲得温，微弦为虚，虚者不可下，微则为咳，咳则吐涎沫，下之咳则止而利不休，胸中如虫啮，粥入则出，小便不利，两胁拘急，喘息为难，胫②背相牵，臂则不仁，极寒反汗出，躯冷若冰，眼睛不慧，语言不休，谷气多入则为除中，口虽欲言，舌不得前。

脉濡而弱，弱反在关，濡反在巅，浮反在上，数反在下，浮则为阳虚，数则为无血，浮则为虚，数则生热，浮则为虚，自汗而恶寒，数则为痛，振而寒

---

① 濡反在关，弱反在巅：《宋本》及《成本》、《脉经》均作"弱反在关，濡反在巅"，为是。

② 胫：《宋本伤寒论》及《脉经》作"颈"，是。

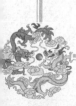

栗，微弱在关，心下为急，喘汗不得呼吸，呼吸之中，痛在于胁，振寒相搏，其形如疟，医反下之，令脉急数，发热狂走，见鬼，心下为痞，小便淋漓，小腹甚坚，小便血也。

脉濡而紧，濡则阳气微，紧则营中寒，阳微卫中风，发热而恶寒，营紧胃气冷，微呕心内烦，医以为大热，解肌发其汗，亡阳虚烦躁，心下苦痞坚，表里俱虚竭，卒起而头眩，客热在皮肤，怅怏不得眠，不知胃气冷，紧寒在关元，技巧无所施，汲水灌其身，客热应时罢，栗栗而振寒，重被而覆之。汗出而冒巅，体惕而又振，小便为微难，寒气因水发，清谷不容间，呕吐反肠出，颠倒不得安，手足为微逆，身冷而内烦，迟欲从后救，安可复追还。

脉浮而大，浮为气实，大为血虚，血虚为无阴，孤阳独下阴部，小便难，胞中虚，今反小便利而大汗出，法应卫家当微，今反更实，津液四射，营竭血尽，干烦不得眠，血薄肉消，而成暴液，医复以毒药攻其胃，此为重虚，客阳去有期，必下如污泥而死。

趺阳脉迟而缓，胃气如经也，趺阳脉浮而数，浮则伤胃，数则动脾，此非本病，医特下之所为也。营卫内陷，其数先微，脉反但浮，其人必大便坚，气噫而除，何以言之？脾脉本缓，今数脉动脾，其数先微，故知脾气不治，大便坚，气噫而除。今脉反浮，其数改微，邪气独留，心中则饥，邪热不杀谷，潮热发渴，数脉当迟缓，脉因前后度数如法，病者则饥，数脉不时，则生恶疮也。

脉数者久数不止，止则邪结，血[1]气不能复，正气却结于藏，故邪气浮之，与皮毛相得，脉数者不可下，下之必烦，利不止。

少阴病，脉微，不可发其汗，无阳故也。阳已虚，尺中弱涩者，复不可下之。

脉浮大，宜发汗，医反下之，此为大逆[2]。

脉浮而大，心下反坚，有热，属藏者攻之，不令发汗。属府者，不令溲数，溲数则大便坚，汗多即热愈，汗少则便难，脉迟尚未可攻。

二阳并病，太阳初得病时，发其汗，汗先出复不彻，因转属阳明，欲自汗，不恶寒，若太阳证不罢，不可下，下之为逆。

结胸证，其脉浮大，不可下，下之即死。

太阳与阳明合病，喘而胸满，不可下，下之即死。

太阳与少阳合病，心下痞坚，头项强而眩，勿下之。

---

① 血：《宋本伤寒论》及《脉经》均作"正"，为是。
② 此条，《宋本伤寒论》无，但见于《唐本伤寒论》及《脉经》。

诸四逆厥者，不可下之，虚家亦然。

病欲吐者，不可下之。

太阳病，有外证未解，不可下，下之为逆。

夫病发于阳，而反下之，热入因作结胸。发于阴，而反下之，因作痞。

脉浮紧，而下之，紧反入里，则作痞。

夫病阳多者热，下之则坚。

本虚攻其热，必哕。

无阳阴强而坚，下之必清谷而腹满。

太阴之为病，腹满而吐，食不下，下之益甚，腹时自痛，胸下痞坚。

厥阴之为病，消渴，气上撞心，心中疼痛热，饥而不欲食，甚者则欲吐，下之不肯止。

少阴病，其人饮食入则吐，心中嗢嗢欲吐，复不能吐，始得之手足寒，脉迟[①]，此胸中实，不可下之。

伤寒五六日，不结胸，腹濡，脉虚，复厥者，不可下，下之亡血死。

伤寒发热，但头痛，微汗出，发其汗则不识人，熏之则喘，不得小便，心腹满，下之短气而腹胀，小便难，头痛背强，加温针则必衄。

伤寒，其脉阴阳俱紧，恶寒发热，则脉欲厥，厥者脉初来大，渐渐小，更来渐大，是其候也。恶寒甚者，翕翕汗出，喉中痛。热多者，目赤睛不慧，医复发之，咽中则伤，若复下之，则两目闭，寒多清谷，热多便脓血，熏之则发黄，熨之则咽燥。小便利者可救，难者危殆。

伤寒发热，口中勃勃气出，头痛目黄，衄不可制，贪水者必呕，恶水者厥，下之咽中生疮。假令手足温者，下重便脓血，头痛目黄者，下之目闭。贪水者，下之其脉必厥，其声嘤，咽喉塞，发其汗则战栗，阴阳俱虚。恶水者，下之里冷，不嗜食，大便完谷出，发其汗，口中伤，舌上胎滑，烦躁，脉数实，不大便，六七日后必便血，发其汗，小便即自利。得病[②]六七日，小便少者，虽不大便，但头坚后溏，未必其成坚，攻之必溏，当须小便利，定坚乃可攻之[③]。

藏结者无阳证，不往来寒热，其人反静，舌上胎滑者，不可攻也。

伤寒呕多，虽有阳明证，不可攻之。

阳明病，潮热微坚，可与承气汤，不坚勿与之。若不大便，六七日，恐有

---

① 脉迟：《宋本伤寒论》及《脉经》为"脉弦迟"。

② 得病：《宋本伤寒论》及《脉经》下接："二三日，脉弱，无太阳柴胡证，而烦躁，心下坚，至四日，虽能食，以承气汤少与微和之，令小安。至六日与承气汤一升，不大便"47字。

③ 得病……可攻之：《宋本伤寒论》及《脉经》均为另一条。

燥屎，欲知之法，可与小承气汤。若腹中转矢气者，为有燥屎，乃可攻之。若不转矢气者，此为但头坚后溏，不可攻之，攻之必腹满不能食，欲饮水者，必哕，其后发热者，必复坚，以小承气汤和之。若不转矢气者，慎不可攻之。

阳明病，面合赤色者，不可攻之，必发热；色黄者，小便不利也。

阳明病，当心下坚满，不可攻之，攻之利遂不止者死，止者生。

阳明病，自汗出，若发其汗，小便自利，此为津液内竭，虽坚不可攻之，当须自欲大便，宜蜜煎导而通之，若土瓜根、猪胆汁皆可以导。

伤寒中风，医反下之，其人下利日数十行，谷不化，腹中雷鸣，心下痞坚而满，干呕而烦，不能得安。医见心下痞，为病不尽，复重下之，其痞益甚，此非结热，但以胃中虚，客气上逆，故使之坚，属甘草泻心汤证。

下利，其脉浮大，此为虚，以强下之故也。设脉浮革，因尔肠鸣，属当归四逆汤证。

辨可下病形证治第十八

凡服下药，用汤胜丸，中病即止，不必尽剂。

大法，秋宜下。

阳明病，发热汗多者，急下之，宜承气汤。一云：大柴胡汤。

少阴病，得之二三日，口燥咽干，急下之，宜承气汤。

少阴病，六七日，腹满不大便者，急下之，宜承气汤。

少阴病，下利清水，色青者，心下必痛，口干燥者，可下之，宜大柴胡汤、承气汤。

下利，三部脉皆平。一云：浮。按其心下坚者，可下之，宜承气汤。

下利脉迟而滑者，内实也，利未欲止，当下之，宜承气汤。

阳明与少阳合病而利，不负者为顺，负者失也，互相克贼为负。

脉滑而数者，有宿食也，当下之，宜大柴胡汤、承气汤。

问曰：人病有宿食，何以别之？师曰：寸口脉浮大，按之反涩，尺中亦微而涩，故知有宿食，当下之，宜承气汤。

下利不欲食者，有宿食也，当下之，宜承气汤。

下利已瘥，至其年月日时复发者，此为病不尽故也，复当下之，宜承气汤。

下利脉反滑，当有所去，下之乃愈，宜承气汤。

病腹中满痛者为实，当下之，宜大柴胡汤①。

腹满不减，减不足言，当下之，宜大柴胡汤、承气汤。

伤寒后，脉沉实，沉实者②下之解，宜大柴胡汤。

伤寒六七日，目不了了，睛不和，无表里证，大便难，微热者，此为实，急下之，宜大柴胡汤、承气汤。

太阳病未解，其脉阴阳俱停，必先振，汗出而解。但阳脉微者，先汗之而解，阴脉微者，先下之而解，宜承气汤。一云：大柴胡汤。

脉双弦而迟，心下坚，脉大而坚③者，阳中有阴也。可下之，宜承气汤。

结胸者项亦强，如柔痉状。下之即和，宜陷胸丸。

病者无表里证，发热七八日，脉虽浮数，可下之，宜大柴胡汤。

太阳病，六七日，表证续在，其脉微沉，反不结胸，其人发狂，此热在下焦，小腹当坚而满，小便自利者，下血乃愈。所以然者，太阳随经，瘀热在里故也，属抵当汤证。

太阳病身黄，其脉沉结，小腹坚，小便不利，为无血也，小便自利，其人如狂者，血证谛也，属抵当汤。

伤寒有热，而小腹满，应小便不利，今反利者，为有血也，当下之，宜抵当丸。

阳明病，发热而汗出，此为热越，不能发黄也，但头汗出，其身无有，齐颈而还，小便不利，渴饮水浆，此为瘀热在里，身必发黄，属茵陈蒿汤证。

阳明证，其人喜忘，必有畜血，所以然者，本有久瘀血，故令喜忘。屎虽坚，大便必黑，属抵当证。

汗出而谵语者，有燥屎在胃中，此为风也，过经乃可下之，下之若早，谵语而乱，以表虚里实故也，下之则愈，宜大柴胡汤、承气汤。

病者烦热，得汗出即解，复如疟状，日晡所发热者，属阳明，脉实者当下之，宜大柴胡汤、承气汤。

阳明病谵语，有潮热，而反不能食者，必有燥屎五六枚，若能食者，但坚耳，属承气汤。

下利而谵语者，为有燥屎也，属承气汤。

得病二三日，脉弱，无太阳柴胡证而烦，心下坚。至四日虽能食，以承气汤少与微和之，令小安，至六日，与承气汤一升。不大便六七日，小便少者，

---

① 宜大柴胡汤：《宋本伤寒论》为"宜大承气汤、大柴胡汤"。

② 脉沉实，沉实者：《宋本》、《成本》均作"脉沉，沉者，内实也"。《脉经》为"脉沉，沉为内实"。

③ 坚：《脉经》及《唐本伤寒论》均作"紧"，为是。

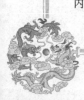

虽不能食①，但头坚后溏，未定其成坚，攻之必溏，当须小便利，定坚，乃可攻之，宜大柴胡汤、承气汤。

太阳中风，下利呕逆，表解乃可攻之，其人漐漐汗出，发作有时，头痛心下痞坚，满引胁下痛，呕即短气，不恶寒，此为表解里未和，属十枣汤证。

太阳病不解，热结膀胱，其人如狂，血自下，下者即愈，其外不解，尚未可攻，当先解其外，外解小腹急结者，乃可攻之，宜桃仁承气汤。

伤寒七八日，身黄如橘子色，小便不利，小腹微满，属茵陈汤证。

伤寒发热，汗出不解，后心中痞坚，呕而利者，属大柴胡汤证。

伤寒十余日，热结在里，复往来寒热，属大柴胡汤证。但结胸无大热，此为水结在胸胁，头微汗出，属大陷胸汤证。

伤寒六七日，结胸热实，其脉沉紧，心下痛，按之如石坚，属大陷胸汤证。

阳明病，其人汗多，津液外出，胃中燥，大便必坚，坚者则谵语，属承气汤证。

阳明病，不吐下而心烦者，属承气汤证。

阳明病，其脉迟，虽汗出而不恶寒，其体必重，短气腹满而喘，有潮热，如此者，其外为解，可攻其里。若手足濈然汗出，此大便已坚，承气汤主之②。其热不潮③，腹大满而不大便者，属小承气汤，微和其胃气，勿令至大下。

阳明病，潮热微坚，可与承气汤，不坚勿与之，言不大便六七日，恐有燥屎。欲知之法，可与小承气汤，若腹中转矢气者，为有燥屎，乃可攻之。

阳明病，谵语妄言，发潮热，其脉滑疾，如此者，承气汤主之，因与承气汤一升，腹中转矢气者，复与一升，如不转矢气者，勿与之。明日又不大便，脉反微涩，此为里虚，为难治，不可复与承气汤。

大下后六七日，不大便，烦不解，腹满痛，此有燥屎，所以然者，本有宿食故也，属承气汤证。

病者小便不利，大便乍难乍易，时有微热，怫郁，不能卧，有燥屎故也，属承气汤证。

二阳并病，太阳证罢。但发潮热，手足漐漐汗出，大便难而谵语者，下之即愈，宜承气汤。

---

① 不能食：《宋本伤寒论》为"不大便"。
② 此下《宋本伤寒论》有"若汗出多，微发热恶寒者，桂枝汤主之"15字，但《脉经》无。
③ 此下《脉经》有"未可与承气汤"6字。为是。

《金匮玉函经》卷第六

辨发汗吐下后病形证治第十九

发汗后，水药不得入口，为逆①。

发汗后，饮水多者必喘，以水灌之亦喘。

未持脉时，病人叉手自冒心。师因教试令咳，而不即咳者，此必两耳无所闻也。所以然者，重发汗虚故也。

发汗后身热，又重发其汗，胸中虚冷，必反吐也②。

二阳并病，太阳初得病时，发其汗，汗先出，复不彻，因转属阳明，续自微汗出，不恶寒。若太阳证不罢者，不可下之，下之为逆，如此者，可小发其汗。设面色缘缘正赤者，阳气怫郁在表，当解之，熏之。若发汗不大彻，不足言，阳气怫郁不得越，当汗而不汗，其人燥烦，不知痛处，乍在腹中，乍在四肢，按之不可得，其人短气，但坐汗出而不彻故也，更发其汗即愈。何以知其汗出不彻？以脉涩，故知之。

阳明病，本自汗出，医复重发其汗，病已瘥，其人微烦，不了了，此大便坚也，以亡津液，胃中燥，故令其坚，当问小便日几行？若本日三两行，今日再行者，故知大便不久出，今为小便数少，津液当还入胃中，故知必当大便也。

大下后发汗，其人小便不利，此亡津液，勿治之，其小便利必自愈。

病人脉数，数为热，当消谷引食，而反吐者，以医发其汗，阳气微，膈气虚，脉则为数，数为客热不能消谷，胃中虚冷故吐也。

病者有寒，复发其汗，胃中冷，必吐蛔。

伤寒发其汗，身目为黄，所以然者，寒湿相搏，在里不解故也。

发汗后，重发其汗，亡阳谵语，其脉反和者不死。

伤寒发汗已解，半日许，复烦，其脉浮数，可复发其汗，宜桂枝汤。

伤寒大下后，复发其汗，心下痞，恶寒者，表未解也。不可攻其痞，当先解表，表解乃可攻其痞，解表宜桂枝汤，攻痞宜大黄泻心汤。

---

① 此条《宋本伤寒论》无，但见于《唐本伤寒论》。
② 此条《宋本伤寒论》无，但见于《唐本伤寒论》。

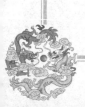

发其汗，反躁，无表证者，宜大柴胡汤。

服桂枝汤大汗出，若脉但洪大者，与桂枝汤。若其形如疟状，一日再发，汗出便解，与桂枝二麻黄一汤。

服桂枝汤，大汗出，大烦渴不解，若脉洪大，属白虎汤证。

太阳病，发其汗，遂漏不止，其人恶风，小便难，四肢微急，难以屈伸，属桂枝加附子汤证。

发汗不解，腹满痛者，急下之，宜承气汤。一云：大柴胡汤。

发汗后，身体疼痛，其脉沉迟，属桂枝加芍药生姜人参汤证。

太阳病，发其汗而不解，其人发热，心下悸，头眩身𥆧而动，振振欲僻地者，属真武汤证。

发汗后，其人脐下悸，欲作贲豚，属茯苓桂枝甘草大枣汤证。

发汗过多，以后其人叉手自冒心，心下悸而欲得按之，属桂枝甘草汤证。

发汗后，腹胀满，属厚朴生姜半夏甘草人参汤。

发其汗不解，而反恶寒者，虚故也，属甘草附子汤证。

不恶寒但热者，实也，当和其胃气，属小承气汤。

太阳病，发汗后，大汗出，胃中干燥，烦不得眠，其人欲饮水，当稍饮之，令胃中和即愈。

太阳病，三日，发其汗不解，蒸蒸发热者，属调胃承气汤。

伤寒脉浮，自汗出，小便数，颇复微恶寒，而脚挛急，反与桂枝汤，欲攻其表，得之便厥，咽燥干，烦吐逆，作甘草干姜汤以复其阳。厥愈足温，更作芍药甘草汤与之。其脚即伸，而胃气不和，谵语，可与承气汤。重发汗，复加烧针者，属四逆汤。

伤寒汗出解之后，胃中不和，心下痞坚，干噫食臭，胁下有水气，腹中雷鸣而利，属生姜泻心汤。

伤寒五六日，其人已发汗，而复下之，胸胁满，微结，小便不利，渴而不呕，但头汗出，往来寒热而烦，此为未解，柴胡桂枝干姜汤证。

阳明病汗出，若复发其汗，小便自利，此为津液内竭，虽坚不可攻之，当须自欲大便，宜蜜煎导而通之，若土瓜根、猪胆汁皆可以导。

凡病，若发汗，若吐、若下、若亡血，无津液而阴阳自和者，必自愈。

伤寒大吐、下之极虚，复极汗者，其人外气怫郁，复与之水，以发其汗，因得哕，所以然者，胃中寒冷故也。

伤寒，吐下、发汗后，心下逆满，气上撞胸，起则头眩，其脉沉紧，发汗即动经，身为振摇，属茯苓桂枝白术甘草汤证。

发汗、吐下以后，不解烦躁，属茯苓四逆汤证。

发汗、吐下后，虚烦不得眠，剧者反覆颠倒，心中懊恼，属栀子汤。若少气，栀子甘草汤。若呕者，栀子生姜汤证。

伤寒下后，烦而腹满，卧起不安，属栀子厚朴汤。

伤寒吐下、发汗，虚烦，脉甚微，八九日，心下痞坚，胁下痛，气上冲咽喉，眩冒，经脉动惕者，久而成痿。

伤寒发汗，吐下解后，心下痞坚，噫气不除者，属旋覆代赭汤证。

太阳病，吐下发汗后，而微烦，小便数，大便因坚，可与小承气汤和之，则愈。

太阳病不解，转入少阳，胁下坚满，干呕不能食，往来寒热，尚未吐下，其脉沉紧，可与小柴胡汤，若已吐下、发汗、温针，柴胡汤证罢，此为坏病，知犯何逆，以法治之。

吐利发汗，其人脉平而小烦，此新虚不胜谷气故也。

下已，后发其汗，必振寒，又其脉微细，所以然者，内外俱虚故也。

发汗，若下之，烦热胸中塞者，属栀子汤证。

下以后，复发其汗者，则昼日烦躁不眠，夜而安静，不呕不渴，而无表证，其脉沉微，身无大热，属附子干姜汤证。

大汗出，若大下利，厥者，属四逆汤证。

太阳病，先下而不愈，因复发其汗，表里俱虚，其人因冒，冒家当汗出愈，所以然者，汗出表和故也，表和故下之。

太阳病，先发汗，不解，而下之，其脉浮，不愈，浮为在外，而反下之，故不愈。今脉浮，故在外，当解其外则愈，宜桂枝汤。

伤寒六七日，发热微恶寒，支节烦疼，微呕，心下支结，外证未去者，属柴胡桂枝汤证。

发汗多，亡阳狂语者，不可下，可与柴胡桂枝汤，和其营卫，以通津液，后自愈。

太阳病，医发其汗，遂发热恶寒，复下之，则心下痞坚，表里俱虚，阴阳气并竭，无阳则阴独，复加火针，因而烦，面色青黄，肤𥆧，如此者为难治，今色微黄，手足温者易愈。

夫病阳多热，下之则坚，汗出多，极发其汗，亦坚。

太阳病重发汗，而复下之，不大便五六日，舌上燥而渴，日晡所小有潮热，从心下至小腹坚满而痛，不可近，属大陷胸汤证。

三阳合病，腹满身重，难以转侧，口不仁，面垢，谵语，遗溺，发汗则谵语，下之则额上生汗，手足厥冷，自汗，属白虎汤证。

伤寒服汤药，而下利不止，心下痞，服泻心汤已，复以他药下之，利不止，医以理中与之，利益甚，理中者理中焦，此利在下焦，与赤石脂禹余粮汤，若不止者，当利其小便。

伤寒，医以丸药下之，身热不去，微烦，属栀子干姜汤证。

伤寒中风，柴胡汤证具，而以他药下之，若柴胡汤证不罢，复与柴胡汤，必蒸蒸而振，却发汗出而解，此虽已下，不为逆也，若心下满而坚痛者，此为结胸，属大陷胸汤证。若但满而不痛者，此为痞，柴胡不复中与也，属半夏泻心汤证。

得病六七日，脉迟浮弱，恶风寒，手足温，医再三下之，不能食[①]，其人胁下满，面目及身黄，头项强，小便难，与柴胡汤，后必下重，渴饮水而呕，柴胡不复中与也，食谷则哕。

病者无表里证，发热七八日，脉虽浮数者，可下之，假令已下，脉数不解，而合热，则消谷善饥，至六七日不大便者，有瘀血，属抵当汤证。若脉数不解，而下不止，必挟热便脓血。

脉浮数，法当汗出而愈，而下之则体重心悸者，不可发其汗，当自汗出而解，所以然者，尺中脉微，此里虚，须表里实，津液和，自汗出愈。

阳明病，其脉浮紧，咽干口苦，腹满而喘，发热汗出，而不恶寒，反偏恶热，其身体重，发其汗即燥，心愦愦而反谵语，加温针必怵惕，烦躁不得眠，下之即胃中空虚，客气动膈，心中懊憹，舌上胎者，属栀子汤证。若渴欲饮水，口干舌燥者，与白虎汤。若脉浮，发热，渴欲饮水，小便不利，与猪苓汤。

发汗已后，不可更与桂枝汤，汗出而喘，无大热，属麻黄杏子石膏甘草汤证。

病人脉微而涩者，此为医所病也，大发其汗，又数大下之，其人亡血，病当恶寒，而发热无休止，时夏月盛热，而欲着复衣，冬月盛寒，而欲裸其体，所以然者，阳微即恶寒，阴弱即发热，此医发其汗，使阳气微，又大下之，令阴气弱。五月之时，阳气在表，胃中虚冷，阳气内微，不能胜冷，故欲着复衣。十一月之时，阳气在里，胃中烦热，阴气内弱，不能胜热，故欲裸其体。又阴脉迟涩，故知亡血也。

伤寒吐后，腹满者，属承气汤证。

伤寒本自寒下，医复吐下之，寒格更逆吐，食入即出，属干姜黄芩黄连人参汤证。

伤寒吐下，七八日不解，热结在里，表里俱热，时时恶风，大渴，舌上干

---

① 食：原本作"多"，误，此据"辨太阳病形第三"同条改正。《脉诀》亦作"多"，但有注云："多一作食"。

燥而烦，欲饮水数升，属白虎汤证。

伤寒吐下后，未解，不大便五六日，至十余日，其人日晡所发潮热，不恶寒，独语如见鬼神之状。若剧者发则不识人，循衣妄撮，怵惕不安，微喘直视，脉弦者生，涩者死，微者但发热谵语，属承气汤证，若下者勿复服。

太阳病，过经十余日，心下嗢嗢欲吐，而胸中痛，大便反溏，其腹微满，郁郁微烦，先时自极吐下者，可与承气汤，不尔者不可与，欲呕胸中痛，微溏者，此非柴胡汤证，以呕故知极吐下也。

太阳病，下之微喘者，表未解故也，属桂枝汤证。一云：麻黄汤证。

太阳病，脉浮而动数，浮则为风，数则为热，动则为痛，数则为虚，头痛发热，微盗汗出，而反恶寒，其表未解，医反下之，动数则迟，头痛则眩，胃中空虚，客气动膈，短气躁烦，心中懊憹，阳气内陷，心下因坚，则为结胸，属大陷胸汤证。若不结胸，但头汗出，其余无有，齐颈而还，小便不利，身必发黄。

太阳病，下之脉促，不结胸者，此为欲解，其脉浮者，必结胸，其脉紧者，必咽痛，其脉弦者，必两胁拘急，其脉细而数者，头痛未止，其脉沉而紧者，必欲呕，脉沉而滑者，挟热利，其脉浮而滑者，必下血。

太阳病，下之，其脉促胸满者，属桂枝去芍药汤。若微恶寒，桂枝去芍药加附子汤证。

太阳病，桂枝证，医反下之，遂利不止，其脉促，表未解，喘而汗出，属葛根黄芩黄连汤证。

太阳病，医反下之，因腹满时痛，为属太阴，属桂枝加芍药汤证，其大实痛，属桂枝加大黄汤证。

太阳病，下之，其气上冲，可与桂枝汤，不上冲者，不可与之也。

太阳病，二三日，终不能卧，但欲起者，心下必结，其脉微弱者，此本寒也，而反下之，利止者，必结胸，未止者，四五日复重下之，此挟热利也。

太阳病，外证未除，而数下之，遂挟热利而不止[①]，心下痞坚，表里不解，属桂枝人参汤证。

大下以后，不可更行桂枝汤，汗出而喘，无大热，属麻黄杏仁石膏甘草汤证。

太阳病，五日，下之，六七日不大便而坚者，属柴胡汤证。

太阳病，过经十余日，反再三下之，后四五日，柴胡汤证续在，先与柴胡汤，呕止小安，其人郁郁微烦者，为未解，属大柴胡汤证。

伤寒八九日，下之，胸满烦惊，小便不利，谵语，一身不可转侧，属柴胡

---

① 利不止：原本作"利止"，误，今据"辨太阳病形证治下第四"同条改正。

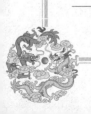

加龙骨牡蛎汤证。

伤寒，十三日不解，胸胁满而呕，日晡所发潮热，而微利，此证当柴胡汤下之，不得利，今反利者，故知医以丸药下之，非其治也，潮热者实也，先再服小柴胡汤以解其外，后属柴胡加芒硝汤。

伤寒十三日，过经而谵语，内有热也，当以汤下之，小便利者，大便当坚，而反利，其脉调和者，故知医以丸药下之，非其治也，自利者，其脉当微厥，今反和者，此为内实，属承气汤证。

伤寒五六日，呕而发热，柴胡汤证具，而以他药下之，心下满而坚痛者，此为结胸，属大陷胸汤。

阳明病，下之，其外有热，手足温，不结胸，心中懊憹者，饥不能食，但头汗出，属栀子汤证。

阳明病，下之，心中懊憹而烦，胃中有燥屎者，可攻，其人腹微满，头坚后溏者，不可下之，有燥屎者，宜承气汤。

阳明病，不能食，下之不解，其人不能食，攻其热必哕，所以然者，胃中虚冷故也。

阳明病，脉迟，食难用饱，饱即发烦，头眩者，必小便难，此欲作谷疸，虽下之，其腹满即如故耳，所以然者，脉迟故也。

趺阳脉微弦，而如此，为强下之。

下利，其脉浮大，此为虚，以强下之故也。设脉浮革，故尔肠鸣，属当归四逆汤证。

伤寒，医下之，续得下利清谷不止，身体疼痛，急当救里，后身体疼痛，清便自调，急当救表，救里宜四逆汤，救表宜桂枝汤。

大下后，五七日不大便，烦不解，腹痛而满，有燥屎者，本有宿食故也。

大下后，口燥者，里虚故也[1]。

火逆下之，因烧针烦躁，属桂枝甘草龙骨牡蛎汤。

辨可温病形证治第二十[2]

大法，冬宜服温热药及灸。

师曰：病发热头痛，脉反沉，若不差，身体更疼痛，当救其里，宜温药四

---

① 此条，不见于《宋本伤寒论》，但见于《唐本伤寒论》。
② 本篇不见于《宋本伤寒论》，但见于《唐本伤寒论·宜温第七》。其中相同的条文有七条，与《脉经》相同有十一条。

逆汤。

下利腹满，身体疼痛，先温其里，宜四逆汤。

自利不渴者属太阴，其藏有寒故也，当温之，宜四逆辈。

少阴病，其人饮食入则吐，心中嗢嗢欲吐，复不能吐，始得之手足寒，脉弦迟，若膈上有寒饮，干呕者，不可吐，当温之，宜四逆汤。

少阴病，其脉沉者，急当温之，宜四逆汤。

下利欲食者，就当温之。

下利，脉迟紧，为痛未欲止者，当温之，得冷者满而便肠垢。

下利，其脉浮大，此为虚，以强下之故也，设脉浮革，因尔肠鸣，当温之，与水者哕，宜当归四逆汤。

少阴病下利，脉微涩者，即呕，汗出必数更衣反少，当温之。

伤寒，医下之，而续得下利清谷不止，身体疼痛，急当救里，宜温之，以四逆汤。

诸温之属，可与理中、四逆、附子汤，热药治之。

辨不可火病形证治第二十一[①]

太阳中风，以火劫发其汗，邪风被火热，血气流溢，失其常度，两阳相熏灼，其身发黄，阳盛即欲衄，阴虚小便难，阴阳俱虚竭，身体即枯燥，但头汗出，齐颈而还，腹满微喘，口干咽烂，或不大便，久则谵语，甚者至哕，手足躁扰，循衣摸床，小便利者，其人可治。

太阳病，医发其汗，遂发热恶寒，复下之，则心下痞，此表里俱虚，阴阳气并竭，无阳则阴独，复加火针，因而烦，面色青黄肤𥆧者，难治，今色微黄，手足温者愈。

伤寒，加温针必惊。

阳脉浮，阴脉弱者，则血虚，血虚则筋惕，其脉沉者，营气微也，其脉浮，而汗出如流珠者，卫气衰也，营气微者，加烧针，血留不行，更发热而烦躁也。

伤寒脉浮，医以火迫之，亡阳，惊狂，卧起不安，属桂枝去芍药加蜀漆龙骨牡蛎救逆汤。

---

① 本篇不见于《宋本伤寒论》，但见于《唐本伤寒论·忌火第八》，其中相同的条文有六条，与《脉经》相同者有十二条。

问曰：得病十五六日，身体黄，下利，狂欲走，师脉之，言当清血，如豚肝乃愈，后如师言，何以知之？师曰：寸口脉，阳浮，阴濡而弱，阳浮则为风，阴濡弱为少血，浮虚受风，少血发热，风则微寒洒淅，项强，头眩，医加火熏郁令汗出，恶寒遂甚，客热因火而发，怫郁蒸肌肤，身目为黄，小便微难，短气，从鼻出血，而复下之，胃无津液，泄利遂不止，热瘀在膀胱，畜结成积聚，状如豚肝，当下未下，心乱迷愦，狂走赴水，不能自制，畜血若去，目明心了。此皆医为，无他祸患，微难得愈，剧者不治。

伤寒，其脉不弦紧而弱，弱者必渴，被火必谵语。

太阳病，以火熏之，不得汗，其人必躁，到经不解，必清血。

阳明病被火，额上微汗出，而小便不利，必发黄。

阳明病，其脉浮紧，咽干口苦，腹满而喘，发热汗出，而不恶寒，反恶热，其身体重，发其汗即躁，心愦愦而反谵语，加温针者必怵惕，又烦躁不得眠。

少阴病，咳而下利，谵语，是为被火气劫故也，小便必难，为强责少阴汗也。

太阳病二日，而反烧瓦熨其背，大汗出，火热入胃，胃中水竭燥烦，必发谵语，十余日振而反汗出者，此为欲解，其汗从腰以下不得汗，其人欲小便不得，反呕，欲失溲，足下恶风，大便坚者，小便当数，而反不数，及多便已，其头必卓然而痛，其人足心必热，谷气从下流故也。

风温为病，脉阴阳俱浮，自汗出，身重多眠，鼻息必鼾，语言难出。若被火者，微发黄色，剧则如惊痫，时瘛疭。若火熏之，一逆尚引日，再逆促命期。

火逆下之，因烧针烦躁者，桂枝甘草龙骨牡蛎汤主之。

伤寒头痛，翕翕发热，形象中风，常微汗出，自呕者，熏之则发黄，不得小便。

伤寒，发热头痛，微汗出，熏之则喘，加温针则必衄。

伤寒，脉阴阳俱紧，恶寒发热，则脉欲厥，厥者脉初来大，渐渐小，更来渐渐大，是其候也，若熏之则发黄，熨之则咽燥，小便利者可救，难者危殆。

辨可火病形证治第二十二[①]

二阳并病，太阳初得病时，发其汗，汗先出不彻，因转属阳明，续自微汗

---

① 本篇不见于《宋本伤寒论》，但见于《唐本伤寒论·宜火第九》，相同条文为一条，与《脉经》同者亦为一条。

出，不恶寒，若太阳病证不罢者，不可下，可小发其汗。设面色缘缘正赤者，阳气怫郁在表不得越，当解之熏之，当汗而不汗，其人躁烦，不知痛处，乍在腹中，乍在四肢，按之不可得，其人短气，但坐以汗出不彻故也。更发其汗则愈，何以知汗出不彻？以脉涩故知之。

下利，谷道中痛，当温之，以为宜火熬末盐熨之。一方：炙枳实熨之。

辨不可灸病形证治第二十三①

微数之脉，慎不可灸，因火为邪，则为烦逆，追虚逐实，血散脉中，火气虽微，内攻有力，焦骨伤筋，血难复也。

脉浮，当以汗解，而反灸之，邪无从出，因火而盛，病从腰以下必重而痹，此为火逆。若欲自解，当须汗出。

脉浮，热甚，反灸之，此为实，实以虚治，因火而盛，必咽燥唾血。

辨可灸病形证治第二十四②

烧针令其汗，针处被寒核起而赤者，必发贲豚，气从小腹上冲者，灸其核上各一壮，与桂枝加桂汤。

少阴病，得之一二日，口中和，其背恶寒者，当灸之。

少阴病，其人吐利，手足不逆，反发热者，不死，脉不至者，灸其少阴七壮。

少阴病，下利脉微涩者即呕，汗出必数更衣反少，当温其上灸之。

诸下利，皆可灸足大都五壮，一云：七壮。商丘、阴陵泉皆三壮。

下利，手足厥冷，无脉，灸之，主足厥阴是也。灸不温，反微喘者死。

伤寒五六日，脉微，手足厥冷，烦躁，灸厥阴，厥不还者死。

伤寒脉促，手足厥逆，可灸之，灸少阴、厥阴。

---

① 本篇不见于《宋本伤寒论》，但见于《唐本伤寒论·忌灸第十》，条文全同，仅文字稍有差异，与《脉经》相同者为二条。

② 本篇不见于《宋本伤寒论》，但见于《唐本伤寒论·宜灸第十一》，相同条文六条，与《脉经》全部相同。

辨不可刺病形证治第二十五①

大怒无刺 "大"一作"新"，后同。已刺无怒。"已"一作"新"，下同。

新内无刺 已刺无内。

大劳无刺 已刺无劳。

大醉无刺 已刺无醉。

大饱无刺 已刺无饱。

大饥无刺 已刺无饥。

大渴无刺 已刺无渴。

大惊无刺。

无刺熇熇之热，无刺漉漉之汗，无刺浑浑之脉。身热甚，阴阳皆争者，勿刺也，其可刺者，急取之。不汗则泄，所谓勿刺者，有死徵也。

无刺病与脉相逆者，上工刺未生，其次刺未盛，其次刺已衰，粗工逆此，谓之伐形。

辨可刺病形证治第二十六②

太阳病，头痛，至七日自当愈，其经竟故也。若欲作再经者，当针足阳明，使经不传则愈。

太阳病，初服桂枝汤，而反烦不解者，当先刺风池、风府，却再与桂枝汤则愈。

伤寒，腹满而谵语，寸口脉浮而紧者，此为肝乘脾，名曰纵，当刺期门。

伤寒，发热，啬啬恶寒，其人大渴，欲饮酢浆者，其腹必满而自汗出，小便利，其病欲解，此为肝乘肺，名曰横，当刺期门。

阳明病，下血而谵语，此为热入血室，但头汗出者，刺期门，随其实而泻之，濈然汗出则愈。

妇人中风，发热恶寒，经水适来，得之七八日，热除，脉迟，身凉，胸胁

金匮玉函经

———————

① 本篇不见于《宋本伤寒论》，但见于《唐本伤寒论·忌刺第十二》，条文基本相同，与《脉经》亦全同。

② 本篇不见于《宋本伤寒论》，但见于《唐本伤寒论·宜刺第十三》，条文相同者八条，与《脉经》同者为九条。

下满，如结胸状，其人谵语，此为热入血室，当刺期门，随其实而取之。平病云热入血室，无犯胃气，及上二焦，与此相反，岂谓药不谓针。

太阳与少阳并病，心下痞坚，颈项强而眩，当刺大椎第一间，肺俞、肝俞，勿下之。

妇人伤寒，怀娠，腹满不得大便，从腰以下重，如有水气状，怀娠七月，太阴当养不养，此心气实，当刺泻劳宫，及关元，小便利则愈①。

伤寒喉痹，刺手少阴，少阴在腕②当小指后动脉是也，针入三分补之③。

少阴病，下利便脓血者，可刺。

辨不可水病形证治第二十七④

发汗后，饮水多者，必喘，以水灌之，亦喘。

伤寒吐下之，极虚复极汗出者，其人外气怫郁。复与之水，以发其汗，因得哕者，胃中寒冷故也。

脉浮而迟，表热里寒，下利清谷，胃中虚冷，其人不能食，饮水即哕。

下利，其脉浮大，此为虚，以强下之故也。设脉浮革，因尔肠鸣，当温之，与水者哕⑤。

阳明病，潮热微坚，可与承气汤，不坚勿与之。若不大便六七日，恐有燥屎，欲知之法，可与小承气汤，若腹中转矢气者，此为但头坚后溏，不可攻之，攻之必腹满不能食，欲饮水者即哕。

病在阳，当以汗解，而反以水潠之，若灌之，其热却不得去，须臾益烦，皮上粟起，意欲饮水，反不渴，服文蛤散。不差，与五苓散。寒实结胸，无热证者，与三物小白散。

身热皮粟，不解，欲引衣自覆，若以水灌之洗之，其热被劫，益不得去，当汗而不汗，即烦，假令汗出已，腹中痛，与芍药三两，如上法。

寸口脉浮大，医反下之，此为大逆，浮即无血，大则为寒，寒气相搏，则为肠鸣，医乃不知，而反饮水，令汗大出，水得寒气，冷必相搏，其人必噎。

---

① 此条文，《宋本伤寒论》无，但见于《唐本伤寒论》及《脉经》。

② 腕：原本作："脘"，误，今据《唐本伤寒论》改正。

③ 此条文，《宋本伤寒论》无，但见于《唐本伤寒论》及《脉经》。

④ 本篇不见于《宋本伤寒论》，但见于《唐本伤寒论·忌水第十四》，但条文相同者仅有二条，与《脉经》相同条文则有七条。

⑤ 此条文，《宋本伤寒论》无，但见于《唐本伤寒论》。

寸口脉濡而弱，濡即恶寒，弱则发热，濡弱相搏，藏气衰微，胸中苦烦，此非结热，而反搏之，居水渍布，冷铫贴之，阳气遂微，诸府无依，阴脉凝闭，结在心下，而不肯移，胃中虚冷，水谷不化，小便纵通，复不能多，微则可救，剧则寒在心下，当奈何。

辨可水病形证治第二十八①

太阳病，发汗后，若大汗出，胃中干燥，烦不能眠，其人欲饮水，当稍饮之，令胃中和则愈。

厥阴病，渴欲饮水者，与水饮之即愈。

太阳病，寸口缓，关上小浮，尺中弱，其人发热而汗出，复恶寒，欲呕②，但苦心下痞者，此为下之故也。若不下，其人复不恶寒而渴者，为转属阳明病，小便数者，大便必坚，不更衣十日无所苦也。欲饮水者，与之，但当如法救之，宜五苓散。

寸口脉洪而大，数而滑，洪大则营气长，滑数则胃气实，营长则阳盛怫郁不得出，胃实则坚难，大便则干燥。三焦闭塞，津液不通，医发其汗，阳盛不周，复重下之，胃燥热蓄，大便遂摈，小便不利，营卫相搏，心烦发热，两眼如火，鼻干面赤，舌燥齿黄焦，故大渴，过经成坏病，针药所不能制，与水灌枯槁，阳气微散，身寒，温衣覆汗出，表里通利，其病即除，形脉多不同，此愈非法治，但医所当慎，妄犯伤营卫③。

霍乱而头痛，发热，身体疼痛，热多，欲饮水，属五苓散证。

呕吐，而病在膈上，后必思水者，急与猪苓汤饮之，水亦得也。

论热病阴阳交并生死证二十九④

问曰：温病汗出，辄复热，而脉躁疾，不为汗衰，狂言不能食，病名为何？对曰：病名阴阳交，交者死。人所以汗出者，生于谷，谷生于精，今邪气

---

① 此篇不见于《宋本伤寒论》，但见于《唐本伤寒论·宜水第十五》，相同条文有二条，《脉经》相同条文则全同。

② 欲呕：《脉经》作"不呕"。

③ 此条文，不见于《宋本伤寒论》，但见于《脉经》。

④ 此篇不见于《宋本伤寒论》，但见于《脉经》。

交争于骨肉之间，而得汗者，是邪却而精胜也，精胜则当能食，而不复热，热者邪气也，汗者精气也，今汗出而辄复热者，邪胜也，不能食者，精无俾也，汗出而热留者，寿可立而倾也。夫汗出而脉尚躁盛者死，今脉不与汗相应，此不能胜其病也，狂言者是失志，失志者死，此有三死，不见一生，虽愈必死。

热病已得汗，而脉尚躁盛，此阴脉①之极也，死。其得汗而脉静者生。

热病脉尚躁盛，而不得汗者，此阳脉之极也，死。脉躁盛得汗者生。

热病已得汗，而脉尚躁喘，且复热，勿肤刺，喘甚者死。热病阴阳交者死。

热病阳进阴退，头独汗出死，阴进阳退，腰以下至足汗出，亦死。阳阴俱进，汗出已，热如故，亦死。阴阳俱退，汗出已，寒栗不止，鼻口气冷，亦死。

热病，所谓并阴者，热病已得汗，因得泄，是谓并阴，故治。一作"活"。

热病，所谓并阳者，热病已得汗，脉尚躁盛，大热汗出，虽不汗出，若衄，是谓并阳，故治。

---

① 阴脉：《脉经》作"阳脉"，为是。

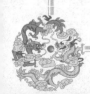

《金匮玉函经》卷第七

方药炮制

　　凡野葛不入汤，入汤则杀人，不谓今葛根也。凡半夏不㕮咀，以汤洗十数度，令水清滑尽，洗不熟有毒也。茱萸、椒之类，不㕮咀。生姜一斤，出汁三合半，生姜皆薄切之，乃捣绞取汁，汤成乃熟煮，如升数，无生者，用干者一两当二两。附子、大黄之类，皆破解，不㕮咀，或炮或生，皆去黑皮，刀刮取里白者，故曰中白。用木芍药刮去皮。大枣擘去核。厚朴即斜削如脯法。桂削去皮，用里黑润有味者为佳。细辛斩折之，麻黄亦折之，皆先煮数沸，生则令人烦，汗出不可止，折节益佳。用桃核、杏核，皆须泡去皮乃熬，勿取两人者，作汤不熬。巴豆去皮心，复熬变色。瞿麦、小草，斩折不㕮咀。石苇手扑，速吹去毛尽，曝令燥，复扑之，不尽令人淋。藜芦去头毛。葶苈皆熬黄黑色，巴豆、桃仁、杏仁，皆不可从药，别捣令如膏，乃稍纳药末中，更下粗罗。凡㕮咀药，欲如大豆，粗则药力不尽。凡煎药皆去沫，沫浊难饮，令人烦。胶，乃成下，去滓，乃纳之，饴亦然。凡丸药，胶炙之乃可捣。用胶，炙令尽沸，凡捣丸药，欲各异捣，药有难易捣耳。凡煮药用迟火，火驶药力不出尽，当以布绞之，绵不尽汁也。凡筛药欲细筛，筛讫更合治之。和调蜜丸者，益杵数为佳。凡散石药，以药计分之，下绢筛佳。散药粗筛佳，凡作膏欲生，熟则力少。

桂枝汤方 ［第一］

　　桂枝三两　芍药三两　甘草二两，炙　生姜三两，切　大枣十二枚，擘

　　上五味，㕮咀三物，水七升，微火煮取三升，去滓。温服一升。须臾饮热粥一升余，以助药力，温覆令汗出，一时许益佳。若不汗，再服如前，又不汗，后服当小促其间，令半日许，三服尽。病重者，一日一夜服，晬时观之，服一剂尽，病证犹在，当复作服。若汗不出者，服之二三剂，乃解[①]。

桂枝麻黄各半汤方 ［第二］

　　桂枝一两十六铢　芍药　生姜　甘草炙　麻黄各一两　大枣四枚　杏仁二十四枚

---

① 《宋本伤寒论》下有："禁生冷、黏滑、肉面、五辛、酒酪、臭恶等物"句。

上七味，㕮咀，以水五升，先煮麻黄一二沸，去上沫，内诸药，煮取一升八合，去滓，温服六合。本方二汤各三合，并为六合，顿服，今裁为一方。

桂枝二麻黄一汤方 ［第三］

桂枝一两十七铢　芍药一两六铢　麻黄十六铢　生姜一两六铢　杏仁十六枚　甘草一两二铢　大枣五枚

上七味，以水五升，先煮麻黄一二沸，去上沫，内诸药，煮取二升，去滓，温服一升，本方桂枝汤二分，麻黄汤一分，合为二升，分再服，今合为一方。

桂枝二越婢一汤方 ［第四］

桂枝　芍药　甘草　麻黄各十八铢　生姜一两三铢　大枣四枚　石膏二十四铢

上七味，㕮咀，以水五升，先煮麻黄一二沸，去上沫，内诸药煮，取二升，去渣，温服一升。本方当裁为越婢汤桂枝汤合之，饮一升，今合为一方，桂枝汤二分，越婢汤一分。

桂枝加桂汤方 ［第五］

桂枝五两　芍药三两　甘草二两，炙　生姜二两[①]　大枣十二枚

上五味，以水七升，煮取三升，去滓，温服一升。本方桂枝汤，今加桂

桂枝加附子汤方 ［第六］

桂枝　芍药各三两　甘草二两，炙　生姜三两　大枣十二枚　附子一枚，炮，去皮，破八片

上六味，㕮咀三物，以水七升，煮取三升，去滓，温服一升。本方桂枝汤，今加附子。

桂枝去芍药汤方 ［第七］

桂枝三两　甘草二两，炙　生姜三两　大枣十二枚

上四味，㕮咀，以水七升，煮取三升，去渣，温服一升。本方桂枝汤，今去芍药。

桂枝去芍药加附子汤方 ［第八］

桂枝三两　甘草二两，炙　生姜三两　大枣十二枚　附子一枚，炮

上五味，㕮咀，以水七升，煮取三升，去滓，温服一升。本方桂枝汤，今去芍药加附子。

桂枝去桂加茯苓白术汤方 ［第九］

芍药三两　甘草二两，炙　生姜三两　大枣十二枚　茯苓　白术各三两

上六味，㕮咀，以水七升，煮取三升，去滓，温服一升。小便利即愈。本

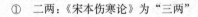

① 二两：《宋本伤寒论》为"三两"

方桂枝汤，今去桂加茯苓、术。

桂枝去芍药加蜀漆龙骨牡蛎救逆汤方 ［第十］

桂枝三两　甘草二两，炙　生姜三两　蜀漆三两，洗，去腥　大枣十二枚　牡蛎五两，熬　龙骨四两

上七味，㕮咀，以水八升，先煮蜀漆，减二升，纳诸药，取三升，去渣，温服一升。本方桂枝汤，今去芍药，加蜀漆、龙骨、牡蛎。一法以水一斗二升，煮取五升。

桂枝加芍药生姜人参汤方 ［第十一］

桂枝三两　芍药　生姜各四两　甘草二两，炙　人参三两　大枣十二枚

上六味，㕮咀四味，以水一斗一升①煮，取三升，去滓，温服一升。本方桂枝汤，今加芍药、生姜、人参。

桂枝倍加芍药汤方 ［第十二］

桂枝三两　芍药六两　生姜三两　甘草二两，炙　大枣十二枚

上五味，㕮咀，以水七升煮，取三升，去滓，温服一升。本方桂枝汤，今加用芍药。

桂枝加大黄汤方 ［第十三］

桂枝三两　芍药六两　生姜三两　甘草二两，炙　大枣十二枚　大黄三两②

上六味，㕮咀，以水七升煮，取三升，去滓，温服一升。

桂枝人参汤方 ［第十四］

桂枝　甘草炙，各四两　人参　白术　干姜各三两

上五味，以水九升煮四味，取五升，去滓，内桂更煮，取三升，去滓，温服一升，日再，夜一服。

桂枝甘草龙骨牡蛎汤方 ［第十五］

桂枝一两　甘草　龙骨　牡蛎熬，各三两③

上为末，以水五升煮，取二升，去滓，温服八合，日三服。

桂枝甘草汤方 ［第十六］

桂枝四两　甘草二两，炙

上二味，以水三升煮，取一升，去滓，顿服。

桂枝加葛根汤方 ［第十七］

桂枝三两　芍药二两　甘草二两，炙　生姜三两　大枣十二枚　葛根四两④

---

① 一升：《宋本伤寒论》为"二升"。
② 三两：《宋本伤寒论》为"二两"。
③ 各三两：《宋本伤寒论》为"各二两"。
④ 《宋本伤寒论》此方中尚有"麻黄"。

金匮玉函经

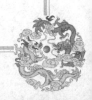

上六味，以水九升，先煮葛根，减二升，去上沫，内诸药煮，取三升，去滓，温服一升，覆取微似汗，不须啜粥，余如桂枝法。

葛根汤方［第十八］

葛根四两　麻黄　生姜各三两　桂枝　芍药　甘草各二两　大枣十二枚

上七味，㕮咀，以水一斗，先煮麻黄、葛根，减二升，去上沫，内诸药煮，取一升，去滓，温服一升，取汗，不须啜粥。

葛根加半夏汤方［第十九］

葛根四两　麻黄　生姜　桂枝　芍药　甘草各二两　大枣十二枚　半夏半升，洗

上八味，以水一斗，先煮葛根、麻黄，减二升，去上沫，内诸药煮，取三升，去滓，温服一升，取汗。

葛根黄芩黄连汤方［第二十］

葛根半斤　甘草二两，炙　黄芩　黄连各三两

上四味，㕮咀，以水八升，先煮葛根，减二升，内诸药煮，取二升，去滓，温分服。

麻黄汤方［第二十一］

麻黄三两　桂枝二两　甘草一两，炙　杏仁七十枚

上四味，㕮咀，以水九升，先煮麻黄，减二升，去上沫，内诸药煮，取二升半，去滓，温服八合，温覆出汗，不须啜粥，余如桂枝法。

麻黄杏子甘草石膏汤方［第二十二］

麻黄四两　杏子五十枚　石膏半斤，碎，绵裹　甘草一两[1]，炙

上四味，以水七升，先煮麻黄，减二升，去上沫，内诸药煮，取二升，去滓，温服一升。

麻黄附子甘草汤方［第二十三］

麻黄二两　附子一枚，泡，去皮，破八片　甘草二两，炙

上三味，以水七升，先煮麻黄一二沸，去上沫，内诸药煮，取二升半，去滓，温服八合。

麻黄附子细辛汤方［第二十四］

麻黄二两　附子一枚，去皮，破作八片，炮　细辛二两

上三味，以水一斗，先煮麻黄，减二升，去上沫，内诸药煮，取三升，去滓，温服一升。

麻黄连轺赤小豆汤方［第二十五］

---

[1]　一两：《宋本伤寒论》为"二两"。《注解伤寒论》亦作"二两"。

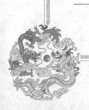

麻黄　连轺　生姜各二两　赤小豆一升　杏仁三十枚①，去皮尖　甘草一两，炙　大枣十二枚　生梓白皮一升

上八味，以潦水一斗，先煮麻黄一二沸，去上沫，内诸药煮，取三升，去渣，温服一升。

麻黄升麻汤方［第二十六］

麻黄二两半　升麻　当归各一两六铢　黄芩　萎蕤　知母各十八铢　石膏碎，绵裹　甘草炙　桂枝　芍药　干姜　白术　茯苓　麦门冬去心，各六铢

上十四味，咬咀，以水一斗，先煮麻黄一二沸，去上沫，内诸药煮，取三升，去渣，分温三服，一饭间，当出汗愈。

大青龙汤方［第二十七］

麻黄六两　桂枝二两　甘草二两，炙　石膏鸡子大，碎，绵裹　杏仁四十枚　生姜三两　大枣十二枚

上七味，以水九升，先煮麻黄，减二升，去上沫，内诸药煮，取三升，去滓，温服一升，覆令汗出，多者温粉扑之，一服汗者，停后服，若复服，汗多亡阳，遂虚，恶风烦躁，不得眠。

小青龙汤方［第二十八］

麻黄　芍药　细辛　桂枝　干姜　甘草②　五味子碎　半夏各半升

上八味，以水一斗，先煮麻黄，减二升，去上沫，内诸药煮，取三升，去滓，温服一升。渴者去半夏加栝楼根三两。微利去麻黄加荛花如鸡子，熬令赤色。噎者去麻黄加附子一枚炮。小便不利，少腹满者去麻黄加茯苓四两。喘者去麻黄加杏仁半升。荛花不治利，麻黄定喘，今反之者，疑非仲景意。

小建中汤方［第二十九］

桂枝　甘草炙　生姜各三两　芍药六两　大枣十二枚　胶饴一升

上六味，以水七升煮，取三升，去滓，内胶饴，更上火消解，温服一升。呕家不可服，以甘故也。

小柴胡汤方［第三十］

柴胡半斤　黄芩　人参　甘草　生姜各三两　半夏半升　大枣十二枚

上七味，咬咀，以水一斗二升煮，取六升，去滓，再煮取三升，温服一升，日三。若胸中烦，不呕者，去半夏、人参加栝蒌实一枚。若渴者，去半夏加人参，合前成四两半，栝蒌根四两。若腹中痛者，去黄芩加芍药三两。若胁下痞坚者，去大枣加牡蛎四两。若心下悸，小便不利者，去黄芩加茯苓四两。

---

① 三十枚：《宋本伤寒论》为"四十个"。

② 以上五味药，《宋本伤寒论》为"各三两"，为是。

若不渴，外有微热者，去人参加桂三两，温覆微发其汗。若咳者，去人参、大枣、生姜，加五味子半升，干姜二两。

柴胡桂枝干姜汤方［第三十一］

柴胡半斤　桂枝三两　干姜二两　甘草二两，炙　牡蛎二两，熬　栝蒌根四两　黄芩三两

上七味，以水一斗二升煮，取六升，去滓，再煎取三升，温服一升，初服微烦，复服汗出愈。

柴胡桂枝汤方［第三十二］

柴胡四两　黄芩　人参各一两半　半夏二合半　甘草一两，炙　桂枝　芍药　生姜各一两半　大枣六枚

上九味，以水七升煮，取三升，法滓，温服一升。

柴胡加龙骨牡蛎汤方［第三十三］

柴胡四两　黄芩　生姜　龙骨　人参　桂枝　牡蛎熬　黄丹　茯苓各一两半　半夏二合半　大枣六枚　大黄二两

上十二味，以水八升煮，取四升，内大黄更煮，取二升，去滓，温服一升。本方柴胡汤内加龙骨、牡蛎、黄丹、桂、茯苓、大黄也，今分作半剂。

大柴胡汤方［第三十四］

柴胡半斤　黄芩三两　芍药三两　半夏半升　生姜三两①　枳实四枚，炙　大枣十二枚　大黄二两

上八味，以水一斗二升煮，取六升，去滓，再煎取三升，温服一升。一方无大黄，然不加不得名大柴胡汤也。

柴胡加芒硝汤方［第三十五］

柴胡二两十六铢　黄芩一两　人参一两　甘草一两，炙　生姜一两　半夏五枚　大枣四枚　芒硝二两

上七味②，以水四升，煮取三升，去滓，分二服，以解为差，不解更作服。

柴胡加大黄芒硝桑螵蛸汤方③［第三十六］

柴胡二两　黄芩　人参　甘草炙　生姜各十八铢　半夏五枚　大枣四枚　芒硝三合　大黄四两　桑螵蛸五枚

上前七味，以水四升煮，取二升，去滓，下芒硝、大黄、桑螵蛸煮，取一升半，去滓，温服五合，微下即愈。本方柴胡汤，再服以解其外，余一服加芒

---

① 三两：《宋本伤寒论》及《注解伤寒论》均作“五两”。
② 七味：《宋本伤寒论》作“八味”，是。
③ 此方，《宋本伤寒论》无。

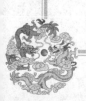

硝、大黄、桑螵蛸。

茯苓桂枝甘草大枣汤方［第三十七］

茯苓半斤　桂枝四两　甘草二两，炙　大枣十五枚

上四味，以甘澜水一斗，先煮茯苓，减二升，内诸药煮，取三升，去滓，温服一升，日三。

茯苓桂枝白术甘草汤方［第三十八］

茯苓四两　桂枝　白术各三两　甘草二两

上四味，以水六升煮，取三升，分温三服，小便即利。

茯苓甘草汤方［第三十九］

茯苓三两　甘草一两，炙　桂枝二两　生姜三两

上四味，以水四升煮，取二升，去滓，分温三服。

五苓散方［第四十］

猪苓十八铢　泽泻一两六铢　茯苓十八铢　桂半两　白术十八铢

上五味，为末，以白饮和服方寸匕，日三服，多饮暖水，汗出愈。

甘草干姜汤方［第四十一］

甘草二两①，炙　干姜二两

上二味，㕮咀，以水三升煮，取一升五合，去滓，分温再服。

芍药甘草汤方［第四十二］

芍药四两　甘草四两，炙

上二味，㕮咀，以水三升煮，取一升五合，去滓，分温再服。

炙甘草汤方［第四十三］

甘草四两，炙　生姜三两　人参二两　生地黄一斤　桂枝三两　阿胶②　麦门冬半升，去心　麻子仁半升　大枣三十枚

上九味，酒七升，水八升煮，取三升，去滓，内胶烊尽，温服一升，日三服。

甘草汤方［第四十四］

甘草二两

上一味，以水三升煮，取一升半，去滓，温服七合，日二服。

厚朴生姜半夏甘草人参汤方［第四十五］

厚朴　生姜　半夏各半斤③　甘草二两　人参一两

---

① 二两：《宋本伤寒论》为"四两"。

② 阿胶：《宋本伤寒论》及《注解伤寒论》均有"二两"，为是。

③ 《宋本伤寒论》为"厚朴、生姜各半斤，半夏半升"，是。

金匮玉函经

上五味，㕮咀，以水一斗煮，取三升，去滓，温服一升，日三服。

栀子豉汤方［第四十六］

栀子十四枚，擘　香豉四合，绵裹

上二味，以水四升，先煮栀子得二升半，内豉煮，取一升半，去滓，分二服，温进一服，得快吐，止后服。

栀子甘草豉汤方［第四十七］

栀子十四枚，擘　甘草二两　香豉四合，绵裹

上三味，以水四升，先煮栀子、甘草得二升半，内豉煮取一升半，去滓，分为二服，温进一服，得快吐，止后服。

栀子生姜豉汤方［第四十八］

栀子十四枚，擘　生姜五两　香豉四合，绵裹

上三味，以水四升，先煮栀子、生姜得二升半，内豉煮，取一升半，去滓，分为二服，温进一服，得快吐，止后服。

栀子厚朴汤方［第四十九］

栀子十四枚，擘　厚朴四两　枳实四枚，去穰，炒

上三味，以水三升煮，取一升半，去滓，分为二服，温进一服，得吐，止后服。

栀子干姜汤方［第五十］

栀子十四枚，擘　干姜二两

上二味，以水三升煮，取一升，去滓，分为三服，温进一服，得快吐，止后服。

栀子黄檗汤方［第五十一］

栀子十四①枚，擘　黄檗二两十六铢②　甘草一两，炙

上三味，㕮咀，以水四升煮，取一升半，去滓，分温再服。

---

① 十四：《宋本伤寒论》为"十五"。
② 十六铢：《宋本伤寒论》无。

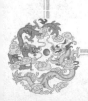

《金匮玉函经》卷第八

小陷胸汤方［第五十二］

栝楼实一枚　黄连二两①　半夏半升

上三味，以水六升，先煮栝楼，取三升，去渣，内诸药煮，取二升，去滓，分温三服。

大陷胸汤方［第五十三］

大黄六两，去皮　芒硝一升　甘遂一钱②

上三味，以水六升，先煮大黄，取二升，去滓，内芒硝煮一二沸，内甘遂末，温服一升，得快利，止后服。

大陷胸丸方［第五十四］

大黄半斤　葶苈　芒硝　杏仁各半升

上四味，捣和取如弹丸一枚，甘遂末一钱匕，白蜜一两，水二升煮，取一升，顿服，一宿乃下。

又大陷胸汤方③［第五十五］

桂枝四两　甘遂四两　大枣十二枚　栝楼实一枚，去皮　人参四两

上五味，以水七升煮，取三升，去滓，温服一升，胸中无坚，勿服之。

文蛤散方［第五十六］

文蛤五两

上一味为散，沸汤和服，一方寸匕。

白散方［第五十七］

桔梗　贝母各十八铢　芭豆六铢，去皮心，熬黑

上三味为散，白饮和服，强人半钱④，羸人减之，病在膈上必吐，在膈下必利，不利进热粥一杯，利过不止，进冷粥一杯。

大黄泻心汤⑤**方**［第五十八］

大黄二两　黄连一两

---

① 二两：《宋本伤寒论》及《注解伤寒论》均作"一两"。
② 一钱：《宋本伤寒论》为"一钱匕"。
③ 此方，《宋本伤寒论》及《注解伤寒论》均无。
④ 半钱：《宋本伤寒论》为"半钱匕"
⑤ 大黄泻心汤：《宋本伤寒论》为"大黄黄连泻心汤"。

上二味㕮咀，以麻沸汤二升渍之，须臾绞去滓，分温再服。

附子泻心汤方［第五十九］

大黄二两　黄连　黄芩各一两　附子一枚，炮，去皮，破，别煮，取汁

上四味，㕮咀，三味以麻沸汤二升渍之，须臾绞去滓，内附子汁，分温再服。

半夏泻心汤方［第六十］

半夏半升　黄芩　干姜　甘草炙　人参各三两　黄连一两　大枣十六枚

上七味，以水一斗煮，取六升，去滓再煮，取三升，温服一升，日三服。

甘草泻心汤方［第六十一］

甘草四两　黄芩三两　干姜三两　半夏半升　黄连一两　大枣十二枚

上六味，以水一斗煮，取六升，去滓再煎，取三升，温服一升，日三服。

生姜泻心汤方［第六十二］

生姜四两　人参　甘草　黄芩各三两　半夏半升　干姜　黄连各一两　大枣十二枚

上八味，以水一斗煮，取六升，去滓再煎，取三升，温服一升，日三服。

禹余粮丸方

阙

赤石脂禹余粮汤方［第六十三］

赤石脂一斤，碎　禹余粮一斤，碎

上二味，以水六升煮二升，去滓，分温三服。

旋覆代赭石汤方①［第六十四］

旋覆花三两　代赭石一两　人参二两　大枣十二枚　生姜五两　半夏半升　甘草二两

上七味，以水一斗煮，取六升，去滓再煎，取三升，温服一升，日三服。

瓜蒂散方［第六十五］

瓜蒂熬黄　赤小豆各六铢

上二味，各别捣，筛为散，合治之，取一钱匕，以香豉一合，用热汤七合煮，作稀糜，去滓，取汁和散，温顿服之，不吐者少少加，得快吐乃止。诸亡血虚家，不可与瓜蒂散。

白虎汤方［第六十六］

石膏一斤，碎　知母六两　甘草二两　粳米六合

上四味，以水一斗煮，米熟汤成，去滓，温服一升，日三服。

---

① 方：原本无，今据目录补。

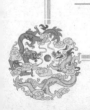

白虎加人参汤方 ［第六十七］

人参三两　石膏一斤　知母六两　甘草二两　粳米六合

上五味，以水一斗煮，米熟汤成，去滓，温服一升，日三服。

桂枝附子汤方 ［第六十八］

桂枝四两　附子三枚，炮　甘草二两，炙　大枣十五枚　生姜三两

上五味，以水六升煮，取二升，去滓，分温三服。

术附汤方① ［第六十九］

白术四两　附子三枚，炮　甘草三两，炙　生姜二两　大枣十五枚

上五味，以水六升煮，取二升，去滓，分温三服。一服觉身痹半日许，再服如冒状，勿怪也，即是附子与术，并走皮中逐水气，未得除，故使之耳，法当加桂四两，其人大便坚，小便自利，故不加桂也。

甘草附子汤方 ［第七十］

甘草三两，炙　附子二枚，炮　白术三两　桂枝四两

上四味，以水六升煮，取三升，去滓，温服一升，日三服，汗出即解，能食，汗止复烦者，服五合，恐一升多者，宜服六七合为始。

芍药甘草附子汤方 ［第七十一］

芍药　甘草各一两②　附子一枚，炮

上三味，㕮咀，以水三升，煮，取一升三合，去滓，分温三服。

干姜附子汤方 ［第七十二］

干姜一两　附子一枚

上二味，以水三升煮一升，顿服之。

十枣汤方 ［第七十三］

芫花熬　甘遂　大戟

上三味，等分为散，以水一升半，先煮枣十枚，取八合，去滓，内药末，强人一钱③，羸人半钱。若下少病不除，明日加半钱。

附子汤方 ［第七十四］

附子二枚，炮　茯苓三两　人参二两　白术四两　芍药三两

上五味，㕮咀，以水八升煮，取三升，去滓，温服一升，日三服。

大承气汤方 ［第七十五］

大黄四两，酒洗　厚朴半斤，炙，去皮　枳实五枚，炙　芒硝三合

---

① 《宋本伤寒论》名"去桂加白术汤"。
② 各一两：《宋本伤寒论》为"各三两"。
③ 一钱：《宋本伤寒论》为"一钱匕"。

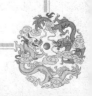

上四味，以水一斗先煮二味，取五升，去滓，内大黄煮，取二升，去滓，内芒硝更上微火一二沸，分温再服，得下，余勿服。

小承气汤方［第七十六］

大黄四两　厚朴二两，炙，去皮　枳实三枚大者，炙

上三味，以水四升煮，取一升二合，去滓，分温三服，初服当更衣，不尔尽饮之，若更衣，勿复服。

调胃承气汤方［第七十七］

大黄四两，清酒浸　甘草二两，炙　芒硝半升

上三味，㕮咀，以水三升煮，取一升，去滓，内芒硝更上火，微煮令沸，少少温服。

桃仁承气汤方［第七十八］

桃仁五十枚，去皮尖　大黄四两　桂枝二两　甘草二两，炙　芒硝二两

上五味，以水七升，先煮四味，取二升半，去滓，内硝更煮微沸，温服五合，日三服，微利。

猪苓汤方［第七十九］

猪苓　茯苓　阿胶　泽泻　滑石碎，各一两

上五味，以水四升，先煮四味，取二升，去滓，内胶消尽，温服七合，日三服。

蜜煎导方［第八十］

蜜七合

上一味内铜器中，微火煎如饴，勿令焦，俟可丸，捻作挺如指许长二寸，当热作，令头锐，内谷道中，以手急抱，欲大便时，乃去之。

又大猪胆一枚，泻汁，和醋少许，以灌谷道中，如一食顷，当大便出，宿食恶物。

麻子仁丸方［第八十一］

麻子仁二升　芍药半斤　大黄一斤　厚朴一斤①，炙　枳实半斤，炙　杏仁一斤

上六味为末，炼蜜为丸桐子大，饮服十丸，日三服，渐加，以和②为度。

抵当丸方［第八十二］

水蛭二十个，熬　虻虫二十五个　桃仁三十个，去皮尖　大黄三两

上四味，杵分为四丸，以水一升煮一丸，取七合服之，晬时当下血，若不下，更服。

---

① 一斤：《宋本伤寒论》为"一尺"，为是。
② 和：《宋本伤寒论》作"知"，为是。

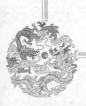

抵当汤方［第八十三］

水蛭三十个，熬　虻虫三十个，熬，去翅足　桃仁二十个，去皮尖　大黄三两，酒浸

上四味为末，以水五升煮，取三升，去滓，温服一升，不下再服。

茵陈蒿汤方①［第八十四］

茵陈蒿六两　栀子十四枚，擘　大黄二两，去皮

上三味以水一斗，先煮茵陈，减六升，内二味煮，取三升，去滓，分温三服，小便当利，尿如皂角汁状，色正赤，一宿腹减，黄从小便去也。

黄连阿胶汤方［第八十五］

黄连四两　黄芩一两　芍药二两　鸡子黄二枚　阿胶三两

上五味，以水五升，先煮三物，取二升，去滓，内胶烊尽，小冷，内鸡子黄，搅令相得，温服七合，日三服。

黄连汤方［第八十六］

黄连二两　甘草炙，一两　干姜一两　桂枝二两②　人参二两　半夏五合　大枣十二枚

上七味，以水一斗煮，取六升，去滓，分五服，日三服，夜二服。

桃花汤方［第八十七］

赤石脂一斤，一半全用，一半筛末　干姜一两　粳米一升

上三味，以水七升煮米令熟，去滓，温服七合，内赤石脂末方寸匕，日三服，若一服愈，余勿服。

吴茱萸汤方［第八十八］

吴茱萸一升，洗　人参三两　生姜六两　大枣十二枚

上四味，以水七升煮，取二升，去滓，温服七合，日三服。

猪肤汤方［第八十九］

猪肤一斤

上以水一斗煮，取五升，去滓，加白蜜一升，白粉五合熬香，和相得，温分六服。

桔梗汤方［第九十］

桔梗一两　甘草二两

上二味，以水三升煮，取一升，去滓，分温再服。

苦酒汤方［第九十一］

鸡子一枚，去黄，内苦酒于壳中　半夏洗，破如枣核大，十四枚，内苦酒中

---

① 方：原本脱，今据目录补。
② 以上四味药的分量，《宋本伤寒论》及《注解伤寒论》同为"三两"。

上以鸡子壳，置刀环中，安火上，三沸，去滓，细含咽之，不差更作。

半夏散方［第九十二］

半夏　桂枝　甘草炙，各等分

上三味，各别捣，筛合治之，白饮和服方寸匕，日三服。若不能散服，以水一升，煎七沸，内散一二方寸匕，更煎三沸，下火令小冷，少少咽之。

白通汤方［第九十三］

葱白四茎　干姜一两　附子一枚，生用，去皮，破

上三味，以水三升煮，取一升，去滓，分温再服。

白通加猪胆汁汤方［第九十四］

葱白四茎　干姜一两　附子一枚，生　人尿五合　猪胆汁一合

上以水三升，煮一升，去滓，内入尿胆汁，和相得，分温再服，无胆亦可。

真武汤方［第九十五］

茯苓　芍药　生姜各三两　白术二两　附子一枚，炮

上五味，以水八升煮，取三升，去滓，温服七合，日三服。若咳者，加五味子半升，细辛、干姜各一两。若小便利者，去茯苓。若下利者，去芍药加干姜二两。若呕者，去附子加生姜，足前成半斤。

乌梅丸方［第九十六］

乌梅三百个　细辛六两　干姜十两　黄连一斤　当归四两　附子六两，炮　蜀椒四两，去子　桂枝六两　人参六两　黄檗六两

上十味，异捣筛，合治之，以苦酒渍乌梅一宿，去核，蒸之五升米下，饭熟取捣成泥，和药令相得，内臼中，与蜜杵二千下[1]，丸如梧桐子大，先食饮服十丸，日三服，稍加至二十丸，禁生冷、滑物、食臭等。

干姜黄芩黄连人参汤方［第九十七］

干姜　黄芩　黄连　人参各三两

上四味，以水六升煮，取二升，去滓，分温再服。

白头翁汤方［第九十八］

白头翁　黄连　黄檗　秦皮各三两

上四味，以水七升煮，取二升，去滓，温服一升，不愈更服一升。

黄芩人参汤方[2]　［第[3]九十九］

黄芩　人参　桂枝　干姜各二两　半夏半升　大枣十二枚

---

① 下：原本脱，今据《宋本伤寒论》补。

② 黄芩人参汤方：此方不见于《宋本伤寒论》及《注解伤寒论》。

③ 第：原本脱，今据目录补。

上六味，以水七升煮，取二升，去滓，分温再服。

黄芩汤方［第一百］

芍药二两　黄芩①　甘草二两，炙　大枣十二枚

上四味，以水一斗煮，取三升，去滓，温服一升，日再服，夜一服。

黄芩加半夏生姜汤方［第一百一］

黄芩三两　芍药　甘草炙，各二两　大枣十二枚　半夏半升　生姜一两半

上六味，以水一斗煮，取三升，去滓，温服一升，日再服，夜一服。

理中丸及汤方［第一百二］

人参　甘草炙　白术　干姜各三两

上四味，捣筛为末，蜜和丸，如鸡黄大，以沸汤数合，和一丸，研碎温服之，日三服，夜二服，腹中未热，益至三四丸。然不及汤，汤法以四物依两数切，用水八升升煮，取三升，去滓，温服一升，日三服。

加减法

若脐上筑者，肾气动也，去术加桂四两。吐多者，去术加生姜三两。下多者，还用术。悸者，加茯苓二两。渴欲得水者加术，足前成四两半。腹中痛者加人参，足前成四两半。寒者加干姜，足前成四两半。腹满者去术加附子一枚。

服汤后如食顷，饮热粥一升许，微自温，勿发揭衣被。

四逆散方［第一百三］

甘草炙　柴胡　芍药　枳实炙，各十分

上四味为散，白饮服方寸匕，日三服。咳者加五味子、干姜各五分，并主久痢。悸者加桂枝五分。小便不利者加茯苓五分。腹痛者加附子一枚炮。泄利下重者先以水五升煮薤白三升，取三升，去滓，以散三方寸匕，内汤中煮，取一升半，分温再服。

四逆汤方［第一百四］

甘草二两，炙　干姜一两半　附子一枚，生，去皮，破

上三味，以水三升煮，取一升二合，去滓，分温再服，强人可大附子一枚，干姜三两。

通脉四逆汤方［第一百五］

干姜三两，强人四两　甘草二两，炙　附子大者一枚，生用，破

上三味，以水三升煮，取一升二合，去滓，分温再服，其脉即出者愈。

---

① 黄芩：原本脱剂量，《宋本伤寒论》为"三两"。

金匮玉函经

面色赤者加葱九茎。腹中痛者①加芍药二两。呕者加生姜二两。咽痛者②加桔梗二两。利止脉不出者加人参二两。

人参四逆汤方［第一百六］

人参一两　甘草二两，炙　干姜一两半　附子一枚，生

上四味，以水三升煮，取一升二合，去滓，分温再服。

茯苓四逆汤方［第一百七］

茯苓四两　甘草二两，炙　干姜一两半　附子一枚，生　人参一两

上五味，㕮咀，以水五升煮，取一升二合，去滓，分温再服。

通脉四逆加猪胆汁汤方［第③一百八］

干姜三两　甘草二两，炙　附子大者一枚，生　猪胆汁四合④

上三味，以水三升煮，取一升二合，去滓，内猪胆汁，分温再服。

当归四逆汤方［第⑤一百九］

当归　桂枝　芍药各二两　细辛一两　大枣二十五枚　甘草炙　通草各二两

上七味，㕮咀，以水八升煮，取三升，去滓，温服一升，日三服。

当归四逆加吴茱萸生姜汤方［第一百十］

当归　桂枝　芍药　细辛　甘草炙　通草各三两　大枣二十五枚　吴茱萸二两　生姜半斤

上九味，㕮咀，以水四升，清酒四升煮，取三升，去滓，温服一升，日三。

烧裈散方［第一百十一］

上取妇人中裈近隐处，剪烧灰，以水和服方寸匕，日三服。小便即利，阴头微肿则愈。妇人病，取男子裈当烧灰。

枳实栀子豉汤方［第一百十二］

枳实三枚，炙　栀子十四枚，擘　豉一升，绵裹

上以清浆水七升，空煎，减三升，内枳实栀子煮，取二升，内豉更煮五六沸，去滓，分温再服，取汗出，若有宿食，加大黄，如博棋子大五六枚。

牡蛎泽泻散方［第一百十三］

牡蛎熬　泽泻　栝蒌根　蜀漆洗，去腥　葶苈熬　商陆根熬　海藻洗去咸，各等分

---

① 者：《宋本伤寒论》下有"去葱"二字。

② 者：《宋本伤寒论》下有"去芍药"句。

③ 第：原本脱，今据目录补。

④ 四合：《宋本伤寒论》及《注解伤寒论》均为"半合"，是。

⑤ 第：原本脱，今据目录补。

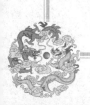

上七味为散，白饮和服方寸匕，小便利即止。

竹叶石膏汤方 ［第一百十四］

竹叶二把　石膏一斤　半夏半升　人参三两　甘草二两，炙　粳米半升　麦门冬一升，去心

上七味，以水一斗煮，取六升，去滓，内粳米煮，米熟汤成，去米，温服一升，日三服。

麦门冬汤方① ［第一百十五］

麦门冬七升　半夏一升　人参二两　甘草二两，炙　粳米三合　大枣十二枚

上六味，以水一斗六升煮，取六升，温服一升，日三，夜一服。

附　遗

调气饮　治赤白痢，小腹痛不可忍，下重，或面青手足俱变者，用黄蜡三钱，阿胶三钱，同溶化，入黄连末五钱，搅匀，分三次热服，神妙。

猪肚黄连丸　治消渴饮水，用雄猪肚一枚，入黄连末五两，栝蒌根、白粱米各四两，知母三两，麦门冬三两，缝定蒸熟，捣丸如梧子大，每服三十丸，米饮下。

青木香丸　主阳衰诸不足，用昆仑青木香，六路诃子皮，各二十两，捣筛，糖和丸，梧子大，每空腹酒下三十丸，日再，其效尤速。

治五噎吐逆，心膈气滞，烦闷不下，用芦根五两，锉，以水三大盏，煮取二盏，去渣，温服。

治小儿赢瘦，用甘草三两，炙焦为末，蜜丸绿豆大，每温水下五丸，日二服。

治小儿撮口发噤，用生甘草二钱半，水一盏，煎六分，温服，令吐痰涎，后以乳汁点儿口中。

治小儿中蛊欲死者，用甘草五钱，水二盏，煎五分服，当吐出。

---

① 此方不见于《宋本伤寒论》及《注解伤寒论》。

《金匮玉函经》考

《金匮玉函经》与《伤寒论》同体而别名，虽众多学者对《金匮玉函经》研究和考证后认识各有见地，但在认为《金匮玉函经》是《伤寒论》的古传本方面取得共识。因此，研究和考证《金匮玉函经》的版本，对研究仲景学说和校勘《伤寒论》都有十分重要的意义。

一、《金匮玉函经》版本溯源

现存的《金匮玉函经》的最早版本，为清康熙五十五年丙申（1716年）阳月（10月）上海陈士杰先生雕版，从陈士杰先生为该雕版本所作的"重刻张仲景《金匮玉函经》序"中获悉，陈氏的雕版本来源于康熙五十一年（1712年）何焯先生的手抄宋本，历经四年校勘而成。根据何氏手抄本中的"校正《金匮玉函经》疏"的记载，可知此手抄本为北宋治平三年（1066年）正月十八日由高保衡、孙奇、林亿等人校正后雕版印行的版本。此书现藏中国中医研究院图书馆。其封面为"汉仲景张先生著　何义门先生鉴定　《金匮玉函经》真本　本衙藏版"。该书在北宋版本前多加刻了三篇序文：陈世杰的"重刻张仲景《金匮玉函经》序"、陈汝楫的"重刻《金匮玉函经》序"和何焯的序。根据何焯作序时间"康熙丁酉（1717年）正月"，可知该书应于1716年10月付刻至1717年1月刻版完成付印。

根据文献检索和近代学者研究成果，一致认为《金匮玉函经》自1066年（北宋治平三年）至1717年（清康熙丁酉年）的651年间，没有发现复刻本，也就是说《金匮玉函经》自1066年刊刻后，因宋与辽金战争而使该书流传不广，明代时该书仅为藏书家收藏，几乎不见于民间了，直至清代1712年陈士杰从何焯手中发现北宋手抄本，于1716年10月雕刻，1717年元月刻成付印问世。但是陈氏刻本亦流传甚稀，以致乾隆年间的《四库全书》亦未收录。

陈士杰的《金匮玉函经》刊行不久，就流传日本，1747年10月（日本延享三年丙寅冬十月）平安清水敬长翻刻了该版本，是为成美堂刻本，此后日本的聿修堂亦藏有陈氏的《金匮玉函经》八卷本。

1932年10月，徐衡之、章成之医师请章太炎先生校勘后复刻陈氏的《金匮玉函经》，并在何焯之序后增刻章太炎先生的"覆刻何本《金匮玉函经》题辞"。

1955 年、1956 年人民卫生出版社影印出版了陈士杰的《金匮玉函经》的原刻本 8000 册，至此《金匮玉函经》才得以广泛流传。

《金匮玉函经》的再现，何焯、陈士杰二人功不可泯。何焯和陈士杰何许人也？今作简介。

何焯，清初长州人（今江苏省吴县），生于 1661 年，卒于 1722 年，享年 61 岁。初字润千，后更改字屺瞻，号茶仙，学者称义门先生。清康熙年间由李光地推荐召值南书房，先后被赐举人、进士、翰林，兼武英殿纂修官。"通经史百家之学，藏书数万卷，多宋元旧刻"，治学成就以考订为著，"必手加仇校，粲盈盈帙"，为清初校勘家。其藏书处名"赍砚斋"，著作有《义门读书记》五十八卷。《清史稿》中有《何焯传》。根据何焯的简史足可证明何焯藏有北宋治平三年《金匮玉函经》手抄本无疑，但已有残损，又未校勘。

陈士杰其人生平不详，唯有从该书前所增刻的三篇序文中可窥一斑。陈士杰，字怀三，清初医生，长州人氏（今江苏省吴县），青年时在上海行医，壮年时回苏州吴县近十年。由于精通医术，"所治辄效"，故闻名遐迩。曾两次赴北京行医，"贵人争迎之"。陈士杰医德高尚，凡有急诊，不避酷暑严冬，早晚必赴，治愈病人不计报酬。陈氏自幼熟读《伤寒论》和《金匮要略方论》，"不但诵数，悉能心知其意"。陈士杰知北宋高保衡、孙奇，林亿等人校正医籍中尚有《金匮玉函经》，故竭力寻求，曾于书市中购得杜光庭的伪书，"于是求之益亟"。何焯先生不仅是陈士杰的同乡，且情谊笃深，为一知己，故将所藏《金匮玉函经》的北宋治平三年手抄本赠予陈士杰，陈氏如获至宝，不舍昼夜，废寝忘食，历经四年精心校勘，"稿凡数易"而成，为"重开以通流之"，于 1716 年 10 月在上海起秀堂开刻，1717 年元月付印问世。

二、《金匮玉函经》的编者之争

《金匮玉函经》书名为谁所题？陈士杰在"重刻张仲景《金匮玉函经》序"中云："《金匮玉函经》八卷，汉张仲景论著，晋王叔和所撰次也，其标题，盖亦后人所加，取珍秘之意"。后人为谁？陈氏未作交代和考查。据日本丹波元简（1755~1810 年）考证认为《金匮玉函经》为西晋葛洪所加，丹波元胤在《中国医籍考》卷 25、方论三中引其父丹波元简言："《晋书·葛洪传》曰：洪著《金匮药方》百卷，据《肘后方》及《抱朴子》，自云所撰百卷，名曰《玉函方》，则二者必是一书。由此观之，《金匮玉函》原是葛洪所命书，即后人尊宗仲景著，遂取为之标题也"（《中国医籍考》，人民卫生出版社出版，1956年，314 页）。其论证尚不足信，姑且录以参考。北宋高保衡、孙奇、林亿等在"校正《金匮玉函经》疏"中云："细考前后，乃王叔和撰次之书。缘仲景有《金匮录》，故以《金匮玉函》名，取宝而藏之之义也"，认为是王叔和整理编纂所加之书名。至今尚未发现文献资料，可以否认高、孙、林等人的考证，因此，我认为高保衡、孙奇、林亿等人在校正《金匮玉函经》的考证是可信的。

《金匮玉函经》在北宋治平三年被校正前之原貌，在初唐孙思邈编写《千金翼方》和中唐王焘编写《外台秘要》时曾见过《玉函经》并引着注文，也是侧面的证明。

《金匮玉函经》自北宋校正后至清初陈士杰发现前，流传不广，所见者寥若晨星，如南宋的晁公武、陈振孙、尤袤均未见该书，元代马端临更是混淆了《金匮玉函经》和《金匮要略》为同一本书。在此期间，少数藏书家仅在《书目》中列有"《金匮玉函经》八卷"，未作详细提要，是否见过该书，实属可疑。

《金匮玉函经》为汉张仲景著，晋王叔和整理编纂，北宋高保衡、孙奇、林亿校正，已成定论，无人提出异议。

20世纪30年代，章太炎先生在为徐衡之和章成之覆刻《金匮玉函经》的题辞中提出："知是经非叔和所集，而为江南诸师秘爱仲景方者所别编。"《章校长太炎先生医学遗著特号》亦收此"题辞"。其证言："寻叔和已集《伤寒论》，必不自为歧异。且其《证治总例》言地水火风，合和成人，四气合德，四神安和，人一气不调，百一病生，四神动作，四百四病同时俱起，此乃本之释典，非中土方书所有"。无独有偶，20世纪80年代，钱超尘先生附庸章太炎先生论点，在"《金匮玉函经》四考"中亦提出："《玉函》当由南朝医师据叔和整理之仲景书而编纂"。其证言与章太炎先生无异（中医杂志，1989；30（6）：361.）。然而，更为有意义是，时隔四年后，钱超尘先生于1993年自己又否定了自己的论点，曰："放弃'《玉函》当由南朝医师据叔和整理之仲景书而编纂'的观点。"（《伤寒论文献通考》学苑出版社，1993年出版）。至此，章太炎先生之说为一家之言，不足为凭。

三、《金匮玉函经》版本价值

《金匮玉函经》的发现，无疑对《伤寒论》的研究、校勘、版本流传等有着重要意义。

1. 据考证《伤寒论》在成书后的几年间已经散乱，因为《伤寒论》著于竹简，又处于汉末战争蜂起，散乱丢失难免。正因为如此，西晋太医令王叔和才重新整理编纂，王叔和不仅撰次了《伤寒论》，而且也撰次了《金匮玉函经》，可见《伤寒论》在汉末、东晋时期就已有不同版本，这是其一。其二，北宋编修院校正医书局于治平二年（1065 年）校正完《伤寒论》后，于治平三年（1066 年）又紧急校正完《金匮玉函经》，仅用一年时间。校正医书局为国家编修院中的机构，集中了许多儒士学者，校正医书完成后，需申报朝廷获准，下国子监板行，可见其校正医书的认真和慎重。"校正《金匮玉函经》疏"，即为高保衡、孙奇、林亿等的奏章，其中写道："《金匮玉函经》与《伤寒论》同体而别名，欲人互相检阅而为表里，以防后世之亡逸"，又写道："国家诏儒臣校正医书，臣等先校定《伤寒论》，次校成此《经》，其文理或有与《伤寒论》不同者，然其意义皆通。圣贤之法，不敢臆断，故并存之。"由此可见，北宋校正医书局也认为《金匮玉函经》是《伤寒论》的别本，"其文理或有与《伤寒论》不同者，然其意义皆通"，亦可证明北宋校正医书局认为《伤寒论》非全本，"故并存之"。其三，《金匮玉函经》"其文理或有与《伤寒论》不同者"，但见于《敦煌本伤寒论》或《唐本伤寒论》，可知《金匮玉函经》与《伤寒论》在隋唐时期也是并存的不同版本。《金匮玉函经》的复出，更加证明了《伤寒论》问世后不久，就出现了多种版本，而且流传着，说明《伤寒论》无一全本、善本，因此应相互校勘、补充、整理和研究，《金匮玉函经》不失在这方面的价值。

2.《金匮玉函经》的篇目次序与《伤寒论》大体相同，但其中《证治总例》篇不见于《伤寒论》各版本。1932 年章太炎先生考证《证治总例》中多有佛家用语，首次断定《金匮玉函经》非王叔和编纂，而是南朝江南诸师秘爱仲景方者所别编，章氏在"覆刻何本《金匮玉函经》题辞"中云："且其《证治总例》言地水火风，合和成人，四气合德，四神安和，人一气不调，百一病生，四神动作，四百四病同时俱起，此乃本之释典，非中土方书所有。叔和当魏晋间，释典虽已入中国，士人鲜涉其书，知是《经》非叔和所集，而为江南诸师秘爱仲景方者所别编。六朝人多好佛，故得引是以成其例耳。"1989 年钱超尘先生对章太先生的论点进一步地作了详细阐述，指出："考'地水火风'、'四百四病'、'六识'分别出自《金光明》（译于 415 年左右）、《大智度论》（译于 406 年）、《阿毗达摩俱舍论》（最迟译于 567 年）三部佛经中"，及"仲景游宦所至，多在荆州，所以南朝医人闻其遗法者必不在少，后由珍爱仲景方术者编纂而为《玉函》，由于受当时佛教思想的影响，因而在《证治总论》中，写进一些佛教语汇"。也表同意章氏观点"《玉函》当由南朝医师据叔和整理之仲景书而编纂"，时隔四年之后，钱超尘先生便放弃了"《玉函》当由南朝医师叔和整理之仲景书而编纂"的论点，但仍坚信《证治总例》是南朝医师编纂的论点，钱氏云："《金匮玉函经》卷一《证治总例》，断非王叔和所作，亦非仲景所撰，而出于南朝医家之手，《证治总例》中的佛教词汇，为考证此文撰写

金匮玉函经

年代和撰写时代上限，提供了依据"（《伤寒论文献通考》，学苑出版社1993年，92页），由此观之，钱超尘先生认为《金匮玉函经》是仲景所著，王叔和整理，但其中《证治总例》为南朝医师所编加的。此论点不足为奇，因为任应秋先生早在1956年就指出"《证治总例》的内容，大体与《千金方》'治病略例'、'诊候'等篇相类似，不仅篇中有引用张仲景的话，说明不是仲景的作品，而且篇中有'地水火风，合和成人，一气不调，百一病生，四种动作，四百四病，同时俱起'等佛经上的话。它的产生年代，可能还在魏晋以后"（中医杂志1956；（3）：117）。马继兴先生在1982年也指出："卷一《证治总例》中三次引用'仲景曰'，此外又引用释典中的'地、水、火、风'及'四百四病'之说，都是很明显地有经过后人重编或掺入的一些文字"（北京中医学院学报1982；（2）：4）。由此观之，综合诸家学者观点后认为，《金匮玉函经》的作者是张仲景，经王叔和整理编纂，但其中《证治总例》为南朝后人所增编而掺入的内容。但从初唐孙思邈编纂《千金要方》时，曾在卷一和卷二十九中大量引用了《证治总例》的内容，据钱超尘先生考证，《玉函经·证治总例》凡3434字，《千金要方》卷一及卷二十九引用达2527字，占70%以上，可见孙思邈在编纂《千金要方》时见到《证治总例》的全文。我们再仔细阅读《证治总例》全文，不难发现第二自然段，即"凡四气合德，四神安和，人一气不调，百一病生，四神动作，四百四病，同时俱起，其有一百一病，不治自愈；一百一病，须治而愈；一百一病，难治难愈；一百一病，真死不治"及《经》云："地水火风，合和成人"，似可看作是唐前期加入的注释，这一点可以《康平本伤寒论》中的注释后被审入正文为证。

3.《金匮玉函经·辨痉湿暍第一》除第6条"脊强者，五痉之总名，其证卒口噤，背反张而瘛疭，诸药不已，可灸身柱、大椎、陶道"外。其余各条均见《金匮要略·痉湿暍病脉证治第二》，仅个别字和少数条目次序有差异，其他基本雷同。说明《金匮玉函经》与《金匮要略》曾是《伤寒杂病论》的组成部分。《金匮玉函经·辨痉湿暍第一》比《唐本伤寒论》和《宋本伤寒论》多14条，亦说明《金匮玉函经》是早于《唐本伤寒论》和《宋本伤寒论》的版本，更接近王叔和整理后的原貌。

4.《金匮玉函经·辨脉第二》与《宋本伤寒论·辨脉法第一》两者内容基本相同，仅《金匮玉函经》较《宋本伤寒论》多出6条："脉聂聂如吹榆荚者，名曰散也"、"趺阳脉数微涩，少阴反坚，微即下逆，涩即躁烦。少阴坚者，便即为难。汗出在头，谷气为下。便难者令微溏，不令汗出，甚者遂不得便，烦逆鼻鸣，上竭下虚，不得复还"、"脉虚者，不可吐下发汗，其面反有热色为欲解。不能汗出，其身必痒"、"趺阳脉浮而微，浮即为虚，微即汗出"、"脉微而弱，微即为寒，弱即发热，当骨节疼痛，烦而极出汗"、"寸口脉濡而弱，濡即恶寒，弱即发热，濡弱相搏，藏气衰微，胸中苦烦，此非结热，而反劫之，居水渍布冷铫贴之，阳气遂微。诸府无所依，阴脉凝聚，结在心下，而不肯移。胃中虚冷，水谷不化，小便纵通，复不能多。微则可救，聚寒在心下，当奈何"。此多出的 6 条中，有 4 条又见于《敦煌本伤寒论》残卷 S202 中（见《伤寒论版本大全》敦煌本伤寒论校注说明），由此可见《金匮玉函经·辨脉第二》的内容较《宋本伤寒论》为全。

5. 《金匮玉函经》的"三阴三阳"条序与《宋本伤寒论》基本相同，少数有异。《金匮玉函经》为"前论后方"，《高继冲本伤寒论》亦为"前论后方"，而《唐本伤寒论》则为"方证同条"，此是经孙思邈整理而改变的，见孙思邈序曰："今以方证同条，比类相附，须有检讨，仓卒易知"而可知。《宋本伤寒论》亦沿袭"方证同条"例，学者们考证后认为后世医学家所为。从上观之，可以认为《金匮玉函经》版本为王叔和"撰次仲景遗论"的原貌。虽然如是说，但纵观《金匮玉函经》"三阴三阳"篇较《宋本伤寒论》"三阴三阳"篇多出 7 条："太阳病，其脉浮"；"太阳中风，发热而恶寒"、"伤寒一日，太阳脉弱，至四日，太阴脉大"、"太阳病，三四日不吐下，见茀乃汗之"、"夫病阳多者热，下之则坚，汗出多，极发其汗亦坚"、"伤寒腹满，按之不痛者为虚，痛者为实，当下之，舌黄未下者，下之黄自去，宜大承气汤"、"病后劳复发热者，麦门冬汤主之"，但较《宋本伤寒论》少 4 条：178 条、186 条、271 条、345 条（《宋本伤寒论》编号），后 3 条又均见《唐本伤寒论》。因此精确地说，《金匮玉函经》何氏版本并非是王叔和整理和编纂的原版，而是较《唐本伤寒论》和《宋本伤寒论》更接近王叔和整理本。

6. 唐初的伟大的医药学家孙思邈（581～682 年），在编撰《千金要方》时，曾收集到残缺的《伤寒论》，并收编进《千金要方》，因未见到全本《伤寒论》而感慨："江南诸师秘《仲景要方》不传！"在晚年编撰《千金翼方》时，逊思邈已见到较全的《伤寒论》版本，并收编入《千金翼方》中卷九和卷十，从现在考证，将《千金翼方》与《金匮玉函经》进行对照，不难发现两者之间相同之处最多，说明逊思邈在收编《伤寒论》时未加修改，在高保衡的"校正《金匮玉函经》疏"中写道："历代名医虽学之，皆不得仿佛。惟孙思邈粗晓其旨，亦不能修正之，况其下者乎"亦可证明。多数学者认为《金匮玉函经》是《唐本伤寒论》（《千金翼方》的《伤寒论》）的底本，这是可信的。

7. 张仲景于公元 204 年撰《伤寒论》，原著流散，后经晋太医令王叔和（名熙，山东高平人，有学者考证王叔和为三国魏国太医令）于公元 258 年收集整理，后亦流散，故后世出现诸多版本，其中《金匮玉函经》较其他版本更

金匮玉函经

接近王叔和整理本。王叔和除整理《伤寒论》外，还编著出我国最早和较完整的脉学专著——《脉经》，主要"撰集岐伯以来，逮于华佗经论要诀"（《脉经·自序》），全书有十卷，九十七篇，其中有近三分之一的内容取材于《伤寒论》。今将《脉经》与《金匮玉函经》互校，不难发现两书中相同的条文中有些条文《宋本伤寒论》中缺如，如"辨可温病形证治第二十"、"辨不可火病形证治第二十一"、"辨可火病形证治第二十二"、"辨不可灸病证治第二十三"、"辨可灸病形证治第二十四"、"辨不可刺病形证治第二十五"、"辨可刺病形证治第二十六"、"辨不可水病形证治第二十七"、"辨可水病形证治第二十八"、"论热病阴阳交并生死证二十九"等，以及其他卷中的少数条文，详见书中注释，因条文较多，不一一引述。从《脉经》和《金匮玉函经》的互校中，要以认为《金匮玉函经》的版本价值尚有：一、可作为《脉经》的底本校勘，二、佐证《金匮玉函经》较《唐本》、《宋本》更早，更接近王叔和《伤寒论》的整理本。

四、具有进一步研究的意义

《金匮玉函经》虽早在隋唐前问世，但因流传不广而湮没，连许多大藏书家亦未见，直至清初陈士杰发现而雕刻刊行，但亦因流传不广，故而研究者寥寥，成为缺憾。相反由于《注解伤寒论》和《宋本伤寒论》相对较早于元代、明代发现而问世，因此较早为医学家重视和研究，研究者不计其数，且将《宋本伤寒论》奉为中医的经典。现在发现《金匮玉函经》，通过上述的粗浅研究，不难看出《金匮玉函经》的价值，应引起我们进一步的研究和探讨。

高继冲本伤寒论

〔汉〕　张仲景　撰次

〔南唐〕　高继冲　编录

海陵　　李顺保　校注

学苑出版社

《高继冲本伤寒论》校注说明

　　《高继冲本伤寒论》（该书最早刊行于北宋淳化壬辰三年—992 年的《太平圣惠方》综医书中，故有《伤寒论》学者又称为《淳化本伤寒论》。）选录于1958 年人民卫生出版社排印养安院藏书的《太平圣惠方》之卷第八，为南宋绍兴丁卯十七年四月的抄本。

　　因《医方类聚》卷 29 收录了《太平圣惠方》中的卷第八，故以此本作参校本。

　　为检阅方便，另增补了目录于此书之前。

　　原书《伤寒叙论》、《辨伤寒脉候》及《伤寒受病日数次第病证》三篇，不分段。现为阅读和注释方便，改为分自然段排版。余下篇章仍按原文条列排。

　　此次排印时，将原书中的古体字、假借字等，均改为现行通用字。又因横排本，故将方剂中的"右件药"，均改为"上件药"。

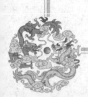

目　录

伤寒叙论…………………………………………… 213

辨伤寒脉候………………………………………… 215

伤寒受病日数次第病证…………………………… 218

辨太阳病形证……………………………………… 219

辨阳明病形证……………………………………… 220

辨少阳病形证……………………………………… 222

辨太阴病形证……………………………………… 223

辨少阴病形证……………………………………… 223

辨厥阴病形证……………………………………… 224

辨伤寒热病两感证候……………………………… 225

辨伤寒热病不可治形候…………………………… 225

辨可发汗形证……………………………………… 227

辨不可发汗形证…………………………………… 227

辨可吐形证………………………………………… 228

辨不可吐形证……………………………………… 228

辨可下形证………………………………………… 228

辨不可下形证……………………………………… 229

辨可灸形证………………………………………… 230

辨不可灸形证……………………………………… 230

辨可火形证………………………………………… 230

辨不可火形证……………………………………… 231

辨可水形证………………………………………… 231

辨不可水形证……………………………………… 231

辨可温形证………………………………………… 232

伤寒三阴三阳应用汤散诸方……………………… 232

伤寒叙论

　　论曰①：春气温和，夏气暑热，秋气清凉，冬气冰冽，此四时正气之序也。冬时严寒，万类深藏，君子固密，则不伤于寒，或触冒之者，乃为伤寒耳。其伤于四时之气，皆能为病，而以伤寒为毒者，以其最为杀厉之气焉。即病者，名曰伤寒。不即病者，其寒毒藏于肌骨中，至春变为温病，至夏变为暑病。暑病者，热重于温也。是以辛苦之人，春夏多有温病。温病者，皆由冬时触冒寒气所致，非天行之气也。夫②天行者，为春时应暖而反大寒，夏时应热而反大冷，秋时应凉而反大热，冬时应寒而反大温，此非其时而有其气，是以一岁之中，长幼之病，多相似者，此则天行之气也。

　　又土地寒热温凉高下不同，物性则刚柔餐居亦异，是故黄帝兴四方之问，岐伯举四疗之能，以训后贤，开其未悟，临病之工，宜须详审也。

　　又《千金》云：人生天地之间，命有遭逢，时有否泰，吉凶悔吝，苦乐安危，喜怒爱憎，存亡忧畏，关心之虑，日有千条，谋身之道，时有万计，乃度一日，是故天无一岁不寒暑，人无一日不忧喜，故有天行温疫病者，则天地变化之一气也。斯盖造化必然之理③，不得无之④，故圣人虽有补天立极之德，而不能废之，虽不能废之，而能以道御之。其次有贤人，善于摄生，调和搏节，与时推移，亦得保全。天地有斯瘴疠，还以天地所生之物以防备之，命曰知方，则病无所侵矣。然此病也，俗人谓之横病，多不解疗，皆云日满自差，以此致枉者，天下大半。凡始觉不佳，便须救疗，若至于病，即汤食竞进，折其毒势，自然而差，必不可令病气自长，恣意攻人，拱手待毙，斯误矣。

　　夫得病一日在皮，当摩膏火灸，淋浴发汗则愈。若不解者，二日在肤，可法针，服解肌散发汗，汗出则愈。若不解，至三日，复一发汗则愈。若不解者，则勿复发汗也。至四日在胸，宜服赤小豆瓜蒂散吐之，则愈。至五日在腹，六日入胃，则可下之。若热在胃外，如误下之，其热乘⑤虚入胃。然病要须下者，又不得留于胃中也。若胃实者，热毒为病，三死一生。若胃虚者，热

---

①　论曰：《医方类聚》无"论曰"二字。
②　夫：《医方类聚》作"凡"。
③　理：《医方类聚》作"道"。
④　无之：《医方类聚》作"无畏"。
⑤　乘：《医方类聚》作"承"。非。

毒入胃，即胃烂矣。其①微者赤斑出，此候五死一生。剧者黑斑出，此候十死一生。以病人各有强弱，人有难易，效②相倍也。

若得伤寒病无热，但狂言躁烦不安，精气③言语与人不相主当，勿以火迫之，但以五苓散三二钱服之，可与新汲水一升，或一升半，可至二升，强饮之，指刺喉中吐之，随手便愈。若不便吐者，此病皆多不善，勿以余药吐也。又此病，不急以猪苓散及吐解之者，其毙速，亦④可先以发表之药尤佳。病者过日不已则不是热，不可下之者⑤，热毒承⑥虚入胃，亦令胃烂斑出也。

又春夏无大吐下，秋冬无大发汗。若冬及始春天寒，宜服神丹圆⑦，亦可摩膏火灸。若末春夏月初秋，凡此热月，不宜火灸，又不宜厚覆，宜服六味青散。若无圆⑧散及煎，但用柴胡数两煎服。伤寒时行，皆可服也，亦可以发汗药发汗，不但一也。直至再三发汗不解者，当与阳⑨，实者宜转下之。其脉朝夕驶者，为实癖也。朝平夕驶，非癖也。转阳⑩可早与服，但当少与，勿令下多，其间诸虚烦热者，与伤寒相似，然不恶寒，身不疼痛，故知非伤寒也，不可发汗。若头不痛，脉不紧数，故知非里实，不可下也，如此外内皆不可攻。而医强攻之，必致危损、多死，难痊也。虚烦者，但当与竹叶汤。若呕者，与桔皮汤，不愈，可重与服之⑪。若得病，连服汤药发汗，汗不出者皆死病也。凡难得汗者可蒸之，如蒸中风法。蒸湿之气于外迎之，不得不汗出也。

凡病发热恶寒脉洪者，便宜发汗，后以粉粉之，勿令着风。若当发汗而其人适已失血，及大下利者，虽不可汗，如此者数与桂枝汤，使体中染染汗出，连日如此，自当解也。

夫表和里病，下之则愈，汗之则死。里和表病，汗之则愈，下之则死。夫如是则神丹不可以误发，甘遂何可以妄攻！然则桂枝下咽，表和则愈。承气入胃，里平则痊。明当消息病之状候，不可乱投汤药，虚其胃气也。经言脉微不可吐，虚细不可下，此医之大禁也。凡脉有浮沉，转能变化，或人得疾⑫数日，方以告医，虽云初觉，视病已积日矣。其病源已成，非发汗所解，当诊其脉，随时救疗，必得差也。不可苟以次第为之，失其机要，乃致祸矣。伤寒病

---

① 其：《医方类聚》无"其"字。
② 效：《医方类聚》作"得效"。
③ 精气：《医方类聚》作"精采"。
④ 亦：《医方类聚》作"尔"。
⑤ 不可下之者：《医方类聚》作"不可下之，下之者"。
⑥ 承：《医方类聚》亦作"承"。误，应为"乘"。
⑦⑧ 圆：《医方类聚》作"丸"。
⑨⑩ 阳：《医方类聚》作"汤"。是。
⑪ 服之：《医方类聚》作"服也"。
⑫ 得疾：医方类聚》作"得病"。

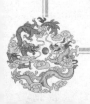

三日已在内①，发汗者，谓当风解衣，病卧失覆，寒温所攻，贼风相染，易为恶邪所中也。至于人自饮食生冷过度，腹胀②不消，转动稍难，头痛身热，其脉实大者，便可吐下，不可发汗也。

　　凡人有小病，觉不如常，则须早疗，若隐忍不疗，冀望自差，须臾之间，以成痼疾，小儿女子，益以滋甚。若天行不和，当自戒勒，小有不安，便须救疗，寻其邪由，乃在③腠理，阳④散以时，鲜有不愈者。若患数日乃说，邪气入脏，则难可制，虽和缓之功，亦无能为也。

　　天行病⑤五六日而渴欲饮水者，未宜多与也，为腹中热气尚少，不能消之，便更与人作病深矣。若至七八日大渴欲饮水者，然当与之，常令不足，勿极意也。云：能饮一斗者，而与五升，若饮水少腹满⑥，小便不利，若喘若哕者，不可与之，漐然大汗出者，已愈也。凡人得病，能饮水者，为欲愈也。若小渴而强与之，因此成祸者，其数极众。

　　凡伤寒病，若错医疗，祸如反掌。其病有相类者，伤寒、热病、风温病⑦、阴毒、温疫、天行时气，死生不同，形候亦别，宜审而详之⑧。

辨伤寒脉候⑨

　　夫脉有阴阳，何谓也？凡脉洪、大、浮、数、动、滑，皆为阳也。脉沉、涩、弱、弦、微、紧，皆为阴也。凡阴病见阳脉者生，阳病见阴脉者死。

　　脉有阳结阴结者，何以别之？凡脉浮而数，能食不大便者，此为实，名曰阳结，期十七日当剧。其脉沉而迟，不能食，身体重，大便硬者，名曰阴结，期十四日当剧。

　　病有洒淅恶寒者，何也？，凡阴脉不足，阳往乘之；阳脉不足，阴往乘之。假令寸口脉微，名曰阳不足，阴气上入阳中，则洒淅恶寒也。尺部脉弱，名曰阴不足，阳气下入阴中，则发热。

---

　　① 已在内：《医方类聚》作"已内"。是。
　　② 胀：《医方类聚》作"藏"。
　　③ 在：《医方类聚》作"及"。
　　④ 阳：《医方类聚》作"汤"。是。
　　⑤ 天行病：《医方类聚》作"凡天行病"。
　　⑥ 少腹满：《医方类聚》作"腹满"。
　　⑦ 风温病：《医方类聚》作"风温、湿病"。
　　⑧ 详之：《医方类聚》作"详也"。
　　⑨ 辨伤寒脉候：《医方类聚》无此篇。此篇内容与《宋本伤寒论》和《金匮玉函经》中的"辨脉法"大体相同。

阳脉浮，阴脉弱，弱者则血虚筋急也。其脉沉者，荣气微也。其脉浮，汗如流珠者，卫气衰也。荣气微者，加烧针，若血留不行者，更发热而烦躁也。

脉蔼蔼如车之盖者，名曰阳结也。累累如循长竿者，名曰阴结。脉瞥瞥如羹上肥者，阳气微。萦萦如蜘蛛丝者，阴气衰。绵绵如泻漆之绝者，亡其血。

脉来缓，时一止复来者，名曰结。脉来数，时一止复来者，名曰纵。阳脉盛则纵，阴脉盛则动，此皆病脉。

阴阳相搏，名曰动也，阳动则汗出，阴动则发热，若形冷恶寒者，三焦伤也。

病有战而汗出，因得解者，何谓也？凡脉浮而紧，按之反芤，此①为本虚，故当战而汗出也。以本虚，是以发战；以脉浮，故当汗出得解。若脉浮而数，按之不芤，此本不虚也。病若欲自解者，但汗出尔，不发战也。

又病有不战而汗出解者，何也？凡脉浮大而数，故自汗出而解。

又病有不战不汗而解者，何也？凡脉自微，此已曾发汗，或吐下，或亡血，内无津液，阴阳自和，必自愈也，故不战不汗而解。

伤寒三日，脉浮数而微，患人身凉和者，何也？凡有此候，为欲解也，以夜半，脉浮而溅溅然汗出也。脉数而解者，必能食也。脉微而解者，大汗出也。

病欲知愈及未愈者，何以知之？凡寸口、关上、尺中三处，大小、浮沉、迟疾俱等，有寒热不解者，此脉阴阳和平，虽剧令愈也。

立夏得洪大脉，是其本位，而病人身体若疼痛者，有须大发汗也。若身不疼痛者，不须发汗，汗自出也，当解也。

寸口脉，浮为在表，沉为在里，数为在腑，迟为在脏。今脉迟，为在脏也。

趺阳脉浮而涩，少阴脉如经者，其病在脾也，法当下利。何以知之？若脉浮大者，气实血虚也，今趺阳脉浮而涩，故知脾气不足，胃气大虚也。以少阴脉弦而沉，此谓调脉，故称如经也。或反滑而数者，当知溺脓也。

寸口脉浮，浮即为风，紧即为寒，风即伤卫，寒即伤荣，荣卫俱病，骨节烦疼，当须发汗。

趺阳脉迟而缓，胃气如经也。趺阳脉浮即伤胃，数即动脾，此非本病，因下之所为也。

大发其汗，又数下之，其人亡血，病当恶寒，后乃发热，无休止时。五月

---

① 此：原文为"往"，误，今据《宋本伤寒论》改正。

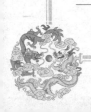

盛热，欲着厚衣，冬月盛寒，欲裸其身。所以然者，阳微即恶寒，阴微即恶热，此以医①发其汗，使阳气微，又大下之，令阴气弱。五月之时，阳气在表，胃中虚冷，以阳气内弱，不能胜冷，故欲着衣。十一月之时，阳气在里，胃中烦热，以阴气内弱，不得胜热，故欲裸身。又阴脉迟涩，故知亡血。

脉浮而大，身汗如黏，喘而不休，水浆不下，形体不仁，乍静乍乱，此为命绝也。未知何脏先受其病，若汗出发润，而喘不休者，此为肺绝也，身如烟熏，直视摇头，此为心绝也。唇吻反青，四肢漐习者，此为肝绝也。环口黧黑，大汗发黄者，此为脾绝也。大小便遗失，狂语，目反视者，此为肾绝也。又未知何脏阴阳前绝也，若阳气前绝，阴气后竭者，死必肉色青也。若阴气前绝，阳气后竭者，死必肉色赤，腋下温，心下热也。

寸口脉浮大，而反下之，此为大逆。浮即无血，大即为寒，寒气相搏，即为肠鸣。医乃不知，反饮冷水，令汗大出，水得寒气，冷必相搏，其人即噎。

趺阳脉浮，浮即为虚，浮虚相搏，故令气噎，而胃气虚竭。脉滑即哕，脉浮鼻口燥者，必衄也。

诸脉浮数者，当发热而洒淅恶寒，若食饮如常者，蓄积有脓。

脉浮而迟，面热如赤战惕者，六七日当汗出而解，而反发热者差迟，迟为无阳，不能作汗，其身必痒。

寸口脉及阴阳俱紧，法当清邪中于上焦，浊邪中于下焦。清邪中于上，名为洁也。浊邪中于下，名为浑也。阴中于邪，必心栗也。表气微虚，里气不守，故令邪中阴也。阳中于邪，必发热，项强，腰痛胫酸，所为阳中雾露之气，故曰清邪于上也，浊邪中于下。

阴气为栗，足膝逆冷，便溺妄出。表气微虚，里气②微急，三焦相浑，内外不和也。上焦怫郁，脏气即相动，致口烂蚀断也。中焦不治，胃气上冲，脾气不转，胃中为浊，荣卫不通，血凝不流。若卫气不通者，小便赤黄，与热相搏，因热作使，游于经络，出入脏腑，热气所过，则为痈脓也。下焦不和，清凉重下，大便数难，脐腹疼痛。

脉阴阳俱紧者，以下焦气出，唇口干燥，蜷卧足冷，鼻中涕出，舌上胎滑，勿妄治也。伤寒七日以上，其人微发热，手足温者，此为欲解也。伤寒八日已上，大发热者，此为难治也。设使恶寒者，必欲呕也。腹中痛者，必欲利也。

病六七日，三部脉皆大，心烦口噤不能言，其人燥扰者，此为欲解也。

---

① 医：原文为"衣"，误，今据《宋本伤寒论》改正。
② 气：原文脱，今据《宋本伤寒论》补。

高继冲本伤寒论

脉浮而数，浮为风，数为虚，风为热，虚为寒，寒风相博，则洒淅恶寒也。

脉浮而滑，浮为阳，滑为实，浮滑相搏，其脉数疾，此卫气失度。浮滑之脉数疾，发热汗出者，此不可治也。

伤寒咳而上气，其人形损脉散者死。

伤寒受病日数次第病证[①]

伤寒一日，足太阳受病。太阳者，膀胱之经也，为三阳之首，故先受病，其脉络于腰脊，主于头项，故得病一日，头项腰脊痛也。

伤寒二日，足阳明受病。阳明者，胃之经也，主于肌肉，其脉络于鼻，入于目，故得病二日，内热鼻干，不得眠也。诸阳在表，表始受病，在皮肤之间，故可摩膏、火灸、发汗而愈也。

凡五脏不和，六腑不通，荣卫不行，如是之后，三日乃死，何也？夫足阳明者，胃之脉也，十二经之长也，其气血盛，故不通，三日其气乃尽，故死尔。其未满三日者，可汗而己。其满三日者，可下而己也。

伤寒三日，足少阳受病。少阳者，胆之经也，其脉循于胁，上于颈耳，故得病三日，胸胁热而耳聋也。三阳经络始相传，病未入于脏，可汗而解也。

伤寒四日，足太阴受病。太阴者，脾之经也，为三阴之首，是故三日已后，阳受病讫，传之于阴，而太阴受病焉。其脉络于脾，主于喉嗌，故得病四日，肠满而嗌干，其病在胸膈，故可吐而愈也。

伤寒五日，足少阴受病。少阴者，肾之经也，其经贯肾络肺系于舌，故得病五日，口热舌干，渴而引水也。其病在肠，故可下而愈矣。

伤寒六日，足厥阴受病。厥阴者，肝之经也，其脉循阴络于肝，故得病六日，烦满而阴缩也。此则阴阳俱受病，毒气在胃，可下而愈矣。

七日太阳病衰，头痛小愈。又伤寒七日，病法当小愈，阴阳诸经传经终故也。今七日已后，病反甚者，欲为再经病也。再经病者，经络重受病也。

伤寒八日，阳明病衰，身热小愈。又八日不解者，或是诸阴阳经络重受于病，或因发汗、吐下之后，毒气未尽，所以病证犹在也。

伤寒九日，少阳病衰，耳聋微闻。又伤寒九日已上，病不除者，或初一经

---

① 此篇内容多与《诸病源候总论》卷七《伤寒论》相同。钱超尘氏考据此篇为王怀隐编纂加入的。

受病，则不能相传，或已传三阳讫，而不能传于阴，致停滞累日，病证不解，故日数多，而病候改变也。

伤寒十日，太阴病衰，腹胃如故，则思欲饮食。

伤寒十一日，少阴病衰，渴止，不烦满，舌干已也。

伤寒十二日，厥阴病愈，囊缩，小腹微下，毒气皆去，病日已矣。

辨太阳病形证

伤寒一日，太阳受病，若脉静者，未传诸脏，烦躁欲吐，脉急数者，乃传别脏也，宜桂枝汤。

太阳为病，头痛项强而恶寒，其脉浮数，宜桂枝汤。

太阳中风，发热而恶寒，宜桂枝汤。

太阳病中风脉，其阳浮而弱。浮者热自发，弱者汗自出，啬啬恶寒，翕翕发热，鼻鸣干呕，宜桂枝汤。

太阳病发热汗出，此为荣弱卫强，故使汗出，欲去其邪，更宜服桂枝汤。

太阳病，若下之，其气上冲，可与桂枝汤。

太阳病，发其汗，汗出不止者，其人必恶寒，小便难，四肢拘急者，宜桂枝附子汤。

太阳病，若下之，其脉促，胸中满，宜桂枝汤。

太阳病，外证未解，不可下也，宜服桂枝汤发其汗。

太阳病，下之不愈，其脉浮者为在外，汗之则愈，宜桂枝汤。

太阳病，服桂枝汤，烦热不解者，当先针风池、风府穴，乃与桂枝汤，即愈。

太阳病，自汗出，此为荣气和，卫气不和。荣行脉中，卫行脉外，复发其汗，表和即愈。宜桂枝汤。

太阳病，时自发热，汗出不愈者，此卫气不和也，当更发汗即愈。宜桂枝汤。

太阳病，发汗已解，半日后复烦躁，其脉浮数者，可复发其汗。宜桂枝汤。

太阳与阳明合病，喘而胸满，不可下也，宜麻黄汤。

太阳病，脉浮紧无汗，发热身痛，心烦目瞑，剧者必衄，衄者欲解也，宜麻黄汤。

太阳病，头痛发热，身体骨节疼痛，恶风，无汗而喘者，宜麻黄汤。

太阳病，脉浮而数者，可发其汗，宜麻黄汤。

高继冲本伤寒论

太阳与阳明合病而自利，宜术附汤。

太阳与阳明病①而不利，但呕者，宜葛根半夏汤。

太阳病，项背强，无汗而恶风者，宜麻黄汤。

太阳中风，脉浮紧，发热恶寒，身体疼痛，宜大青龙汤。

太阳病，脉浮缓，其身不痛，但重，或有轻时，无少阴证者，可大青龙汤。

太阳病，表不解，心下有水气，干呕发热，或渴或利，小腹满或喘者，宜小青龙汤。

太阳病发汗，汗解后，其人仍发热，心下悸，头眩，身体瞤动，宜玄武汤②。

太阳病不解，结热在膀胱，其人如狂，其血自下，其外不解，尚未可攻，当解其外，宜桂枝汤。外已解，小腹结者，乃可攻之，宜桃仁承气汤。

太阳病，反下之，遂利不止，汗出者，宜葛根黄连汤。

太阳病，吐下、发汗后，而微烦，小便数，大便坚，可小承气汤。

太阳病发汗，大汗出，胃干，烦躁不得眠，其人欲饮水，当稍稍饮之，令胃气和即愈。脉浮，小便利，微热渴者，宜五苓散。

太阳病，发汗后，脉浮而数，复渴者，宜五苓散。

太阳病，汗出而渴，宜五苓散。不渴，宜茯苓散。

太阳与少阴③合病，而自利者，宜黄芩汤，呕者加半夏生姜汤。

太阳病，发汗后，腹胀满者，宜厚朴汤。

太阳病，汗后，心下痞满，宜泻心汤。

太阳病，汗出后，胃中不和，心下痞坚，干噫，食臭，胁下有水气，腹中雷鸣而利，宜半夏泻心汤。

太阳病，外未解，数下之，遂夹热而利，利不止，心下痞满，表里不解，宜桂枝人参汤。

辨阳明病形证

伤寒二日，阳明受病。阳明者，胃中寒是也。宜桂枝汤。

---

① 病：《宋本伤寒论》作"合病"。为是。

② 玄武汤：《宋本伤寒论》、《金匮玉金经》、《唐本伤寒论》皆为"真武汤"，众学者皆言，上述之书经北宋校正，为避宋太祖之祖名玄朗，而改为"真"，但《太平圣惠方》为宋太宗御批，岂不避讳其祖名！故其说佐证不足为凭。

③ 少阴：《宋本伤寒论》、《金匮玉函经》、《唐本伤寒论》作"少阳"。为是。

太阳病而发汗，汗虽出，复不解。不解者，转属阳明也。宜麻黄汤。

阳明病外证，身热汗出，而不恶寒，但恶热，宜柴胡汤。

阳明中风，头痛口苦，腹满微喘，发热恶寒，脉浮而紧，下之即小便难，宜桂枝麻黄汤。

阳明中寒，不能食，小便不利，手足濈然汗出，欲作坚①痓也。所以然者，胃中水谷不化故也。宜桃仁承气汤。

阳明病，能食，下之不解。其人不能食，攻其热必哕者，胃中虚冷也。宜半夏汤。

阳明病，脉迟发热，头眩，小便难，此欲作谷疸，下之必腹满，宜柴胡汤。

阳明病，当多汗而反无汗，身如虫行皮中之状，此为久虚故也。宜术附汤。

冬阳明病，反无汗，但小便利，呕而咳，手足厥，其头必痛，宜建中汤。

冬阳明病，脉浮而紧，必发潮热，其脉浮者，宜黄芩汤。

阳明病，无汗，小便不利，心中热壅，必发黄也，宜茵陈汤。

阳明病，被火灸，其额上微有汗出，小便不利者，必发黄也，宜茵陈汤。

阳明病，口干，但漱水，不欲咽者，必鼻衄也，宜黄芩汤。

阳明病，若小便少者，津液当还入胃中故也。凡发汗太过，故令大小便难，宜茯苓汤。

阳明病，当心下坚满，不可下之，宜半夏汤。

阳明病，不吐下而烦者，可与承气汤。

阳明病，其脉迟，虽汗出不恶寒，其体必重，腹满而喘，有潮热，可攻其里，手足濈然汗出，为大便已坚，宜承气汤。

阳明病，若汗出多，而微恶寒，为外未解，无潮热，不可与承气汤也。若腹大，便难，可与小承气汤，和其胃气，勿令下多。

阳明病，有潮热，大便坚，可与承气汤。若有结燥，乃可徐徐攻之。若无壅滞，不可攻之，攻之者，必腹满不能食。欲饮水者即哕，其候发热，必腹坚胀，宜与小承气汤。

阳明病，其人多汗，津液外出，胃中干燥，大便必坚，坚者则谵语，宜与大承气汤。

阳明病，谵语妄言，发潮热，其脉滑疾者，宜承气汤。

阳明病，脉浮，咽干，口苦，腹满，汗出而喘，不恶寒反恶热，心躁，谵语不得眠，胃虚，客热舌燥，宜栀子汤。

　　阳明病，若脉浮发热，渴而欲饮水，小便不利，宜猪苓汤。

　　阳明病，若脉浮迟，表热里寒，下利水谷，宜四逆汤。

　　阳明病，若胃中虚冷，其人能食①，饮水即哕。

　　脉浮发热，口鼻中燥，能食者，必衄，宜黄芩汤。

　　阳明病，汗出而多渴者，不可与猪苓汤。汗多者，胃中燥也。汗少者，宜与猪苓汤，利其小便。

　　阳明病，固②下之，其外有热，手足温者，心中烦壅，饥而不能食，头有汗出，宜栀子汤。

　　阳明病，发潮热，大便溏，小便自利，胸胁烦满不止，宜小柴胡汤。

　　阳明病，胁下坚满，大便秘而呕，口燥，宜柴胡汤。

　　阳明病，中风，其脉浮大，短气，心痛，鼻干，嗜卧，不得汗，一身悉黄，小便难，有潮热而哕，耳前后肿，刺之虽小差，外若不解，宜柴胡汤。

　　阳明病，其脉迟，汗出多而微恶寒，为表未解，宜桂枝汤。

　　阳明病，脉浮无汗，其人必喘，当须发汗，宜麻黄汤。

　　阳明病，发热而汗出，此为热退，不能发黄也。但头汗出，身体无汗，小便不利，渴引水浆，此为瘀热在里，必发黄也。宜茵陈汤。

　　阳明病，其人喜忘，必有畜血，为本有瘀热，大便必秘，宜抵当汤。

　　阳明病，脉实者当下，脉浮虚者当汗，下者宜承气汤，汗者宜桂枝汤。

　　阳明病，发作有时，汗不解，腹满痛，宜承气汤。

　　阳明与少阴③合病，而自利脉浮者，为顺也。滑而数者，有宿食，宜承气汤。

　　阳明病，脉浮，发热无汗，表不解，渴欲饮水，宜白虎汤。

辨少阳病形证

　　伤寒三日，少阳受病，口苦，干燥，目眩，宜柴胡汤。

　　少阳病，胁下坚满，干呕，不能饮食，往来寒热，若未吐下，其脉沉紧，可与柴胡汤。

　　少阳病，若已吐下，发汗谵语，服柴胡汤。若不解，此欲为狂病，随其证

---

① 能食：《宋本伤寒论》、《金匮玉函经》、《唐本伤寒论》条文皆作"不能食"。是。

② 固：《医方类聚》作"因"。

③ 少阴：《宋本伤寒论》、《金匮玉函经》、《唐本伤寒论》皆作"少阳"。为是。

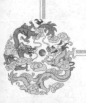

高继冲本伤寒论

而治之。

少阳中风，两耳无听闻，目赤，胸中满而烦，不可吐下，吐下则悸而惊，宜柴胡汤。

伤寒病，脉弦细，头痛而发热，此为属少阳。少阳不可发汗，发汗则谵语，为属胃，胃和即愈，不和即烦而悸，宜柴胡汤。

伤寒三日，无大热，其人烦躁，此为阳去入阴故也。宜茯苓汤。

辨太阴病形证

伤寒四日，太阴受病，腹满吐食，下之益甚，时时腹痛，心胸坚满。若脉浮者，可发其汗，沉者宜攻其里也。发汗者宜桂枝汤，攻里者宜承气汤。

太阴中风，四肢烦痛，其脉阳微阴涩而长，为欲愈也，宜青龙汤。

太阴病，利而不渴者，其脏有寒，当温之，以四逆汤。

伤寒脉浮而缓，手足自温，是为系在太阴，小便不利，其人当发黄，宜茵陈汤。

太阴病不解，虽暴烦下利，十余行而自止。所以自止者，脾家实，腐秽已去故也，宜桔皮汤。

太阴病[①]，下之后，腹满时痛，宜桂心芍药汤。若太实腹痛者，宜承气汤下之。

辨少阴病形证

伤寒五日，少阴受病，其脉微细，但欲寐。

其人欲吐而不烦[②]，五日自利而渴者，属阴虚，故引水以自救。小便白而利者，下焦有虚寒，故不能制水而小便白也，宜龙骨牡蛎汤。

少阴病，咳而下利谵语，是为心脏有积热故也，小便必难，宜服猪苓汤。

少阴病，脉细沉数，病在里，不可发其汗，宜承气汤。

少阴病，下利止，恶寒而踡，手足温者，可治也，宜建中汤。

少阴病，恶寒而踡，时时自烦，不欲厚衣，宜大柴胡汤。

---

① 太阴病：钱超尘氏考证为"太阳病"之误。备考。
② 不烦：钱超尘氏考证为"心烦"之误。备考。

高继冲本伤寒论

少阴病，而一身手足尽热，热在膀胱，必便血也，宜黄芩汤。

少阴病，其人吐利，手足不逆，反发热者，宜葛根半夏汤。

少阴病，始得之，其人发热，脉反沉者，宜麻黄附子汤。

少阴病，身体痛，手足寒，脉沉者，宜四逆汤。

少阴病，下利，便脓血者，桃花汤。

少阴病，其人吐利，手足逆，烦躁者，宜吴茱萸汤。

少阴病，下利咽痛，胸满心烦，宜猪苓汤。

少阴病，咽痛者，宜甘草桔梗汤。

少阴病，下利，宜白通汤。

少阴病，下利，服白通汤止①后，厥逆无脉烦躁者，宜白通猪苓汤。其脉暴出者死，微微续出者生。

少阴病，四肢心腹痛，小便不利，或咳或呕，此为有水气，宜玄武汤。

少阴病，下利水谷，里寒外热，手足厥逆。脉微欲绝，身反恶寒，其人面赤，或腹痛，或干呕，或咽痛，或时利止而脉不出者，宜四逆汤。

少阴病，下利，咳而呕，烦渴，不得眠卧，宜猪苓汤。

少阴病，口燥咽干，急下之，宜承气汤。

少阴病，利清水，色青者，胸心下必痛，口干燥者，宜大柴胡汤。

少阴病，其人腹满，不大便者，急下之，宜承气汤。

少阴病，其脉沉者，急当温之，宜四逆汤。

少阴病，其人饮食则吐，心中温温欲吐，复不能吐，手足寒，脉弦迟，此胸中实，不可下也，当宜吐之，宜瓜蒂散。

少阴病，若膈上有寒，欲干呕者，不可吐，当温之，以四逆汤。

辨厥阴病形证

伤寒六日，厥阴受病，其脉微浮，为欲愈，不浮为未愈也，宜建中汤。

伤寒六日，渴欲饮水者，宜猪苓汤。

伤寒六日，烦满而囊缩，此则毒气在脏，可下而愈，宜小承气汤。

伤寒六日，身体热，恶风，颈项强，胁下满，手足温而渴，宜小柴胡汤。

伤寒六日，阳脉涩，阴脉弦，当腹中急痛，先与小建中汤，不差，宜大柴胡汤。

---

① 止：《宋本伤寒论》、《金匮玉函经》、《唐本伤寒论》皆作"利不止"。

伤寒六日，发汗，吐下后，虚烦不得眠，剧者心神颠倒，宜栀子汤。

伤寒六日，已发汗及下之，其人胸胁满，大便微结，小便不利而不呕，但头汗出，往来寒热而烦，此为未解，宜小柴胡桂枝汤。

伤寒六日，发热，微恶寒，肢节烦疼，心下支满，外证未去，宜柴胡桂枝汤。

伤寒六日，大下之后，身热不去，心中结痛，此为欲解，宜栀子汤。

伤寒六日，下之，胸满烦惊，小便不利，谵语，一身不可转侧，宜柴胡汤。

伤寒六日不解，结热在里，但热，时时恶风，大渴，舌干烦躁，宜白虎汤。

伤寒六日，风寒相搏，身体疼痛，不能转侧，脉浮虚而涩，宜术附汤。

伤寒病，六日后，至八日九日，如疟，热多寒少，一日再发，其脉微缓者，为欲愈。脉微而恶寒者，为阴明俱虚，不可复吐下也，发汗面色赤有热者，为欲解，宜服桂枝麻黄汤。

辨伤寒热病两感证候

夫热病者，皆伤寒之类也，或愈或死，其死皆以六七日间，其愈皆以十日已上者，何也？夫巨阳者，诸阳之属也，其脉连于风府，故为诸阳主气。人之于寒也。故则为病热，热虽甚不死，其两感于寒而病者必死。

夫两伤于寒病者，一日则巨阳与少阴俱病，故头痛、口干，烦满而渴。

二日，足阳明与足太阴俱病，则腹满，体热，不食，谵语。

三日，则足少阳与足厥阴俱病，则耳聋，囊缩，水浆不入口，则不知人，六日而死矣。是为六经阴阳表里也。

阳为腑，主表。阴为脏，主里。脏腑俱病，故曰两感。三日而死者，为一日两经受病，故云两感，是表里俱病，故六日而死矣。

辨伤寒热病不可治形候

伤寒，三部脉阴阳俱盛，大汗出不解者，不可治。

伤寒，阴阳俱虚，热不止者，不可治。

伤寒，脉至乍数乍疏者，不可治。

伤寒，谵言妄语，身有热，脉浮大，手足温者生。脉沉细，手足逆冷者，不可治。

伤寒，咳而上气，其脉散者，不可治。

伤寒，热盛，脉浮大者生，沉小者不可治。

伤寒，已得汗，脉沉小者生，浮大者不可治。

伤寒，谵语，直视而喘者，不可治。

伤寒，下利厥逆，躁不能卧者，不可治。

伤寒，发热下利，至厥不反者，不可治。

伤寒病，恶寒，蹉而利，手足逆者，不可治。

伤寒五六日，脉微细沉，但欲卧，汗出不烦，时自吐利，复烦躁，不得卧寐者，不可治。

伤寒六七日，喘息高者，不可治。

伤寒，发汗不出，若大灌①发者，不可治。

伤寒，泄而腹满甚者，不可治。

伤寒，目不明，热不已者，不可治。

伤寒，老人婴儿热而腹满者，不可治。

伤寒，汗不出，呕血者，不可治。

伤寒，舌本烂，热不已者，不可治。

伤寒，咳血而衄，汗不出，出不至足者，不可治。

伤寒，髓热者，不可治。

伤寒，热而痉者，不可治。

伤寒热病，腰折瘛疭，齿噤者，不可治。

伤寒，四逆恶寒，脉不至，其人不热而燥者，不可治。

热病，脉代者，一日死。

热病二三日，身体热，腹痛头痛，食饮如故，脉直而疾者，至八日不可治。

热病三四日，腰以下不得汗，脉大疾者生，脉细小难得者，不可治。

热病四五日，头不热，腹不痛而吐，脉来微细，至十二日不可治。

热病七八日，其脉微小，便如黑，口干，脉代，舌焦干黑者，不可治。

热病七八日，脉微小，病人便血，口中干，一日半而死。

热病七八日，脉不躁不数，后三日中有汗，三日不汗者，死。

热病八九日，头不疼，身不痛，目不赤，色不变，而反利，脉来叠叠，按

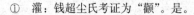

① 灌：钱超尘氏考证为"爟"。是。

不弹手，时大，心下坚者，至十七日不可治。

热病已得汗，而脉尚躁盛，此阴脉之极也，死。

热病，脉常盛躁，而不得汗者，此阳脉之极也，死。脉盛躁得汗者，生也。

热病已得汗，体热不去者，不可治。

热病，其人瀼瀼大热，脉细小者，不可治。

热病，下利不止，腹中痛甚者，不可治。

辨可发汗形证

大法，春夏宜发汗。

凡发汗，欲令手足周遍，汗出漐漐益佳，不欲流离。病若不解，当复发汗。汗多则无阳，虚则不得重发汗也。

凡欲发汗，中病便止，不必须尽意也。

太阳病，脉浮数者，宜发汗也。

太阳病，脉浮大数者，宜发汗也。

阳明病，脉迟，汗多而微恶寒者，外未解，宜发汗。

阳明病，脉浮数者，宜发汗。

太阳病，常自微微汗出，更宜发汗。

凡脉浮而紧者，浮则为风，紧则为寒，宜发汗。

太阳病，下之微喘者，外未解也，宜发汗。

太阳病，发热汗出而恶寒，宜发汗。

辨不可发汗形证

凡脉沉数，病在里，不可发汗，无阳故也。

凡脉尺中迟，不可发汗，荣卫不足，血少故也。

凡脉微，软弱者，不可发汗。

凡咽中闭塞，不可发汗。

凡腹中有动气在左右者，不可发汗。

凡有动气在上，不可发汗，发汗则气冲于上，在心端也。

凡有动气在下者，不可发汗，发汗则心中大烦，目眩，恶寒，饮食则吐。

凡诸动气脉微弱者，皆不可发汗，汗则小便难，脬中干，烦躁也。

凡咽燥者，不可发汗。

凡失血者，不可发汗，发汗必恍惚心乱。

凡积热在脏，不宜发汗，汗则必吐，口中烂，生疮。

凡下利水谷，忌攻其表，汗出必胀满。

咳嗽，小便利者，不可攻其表，汗出即逆。

辨可吐形证

凡服汤吐者，中病便止，不必尽剂也。

大法，春夏宜吐。

凡病头不强痛，寸口脉浮，胸中痞满，上冲喉咽，不得息，此为有痰，当宜吐之。

夫胸心满实，胸中郁郁而痛，不能食，多涎唾，下利，其脉迟反逆，寸口脉数，此可吐也。

病者手足冷，脉乍结，在胸心下而烦，饥不能食，病在胸中，当宜吐之。

伤寒，胸满，痰逆，干呕，热嗽，及肺壅唾脓等，宜吐之。

夫宿食在胃管，宜吐之。

辨不可吐形证

太阳病，恶寒而发热，自汗出而反不恶寒热，关上脉细数者，不可吐之。

少阴病，其人欲食，入则吐，心中温温欲吐，复不能吐，手足寒，脉弦迟，干呕，此膈上有寒，不可吐之，当宜温也。

诸四逆者，不可吐之。

诸虚赢，不可吐之。

新产者，不可吐之。

病者恶寒，而不欲近衣，不可吐之。

辨可下形证

大法，秋宜下。

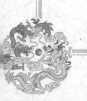

凡服汤胜丸，中病便止，不必尽之。

少阴病，得之口燥咽干，宜急下之。

伤寒，病人腹满，不大便者，亦然。

伤寒下痢，三部脉皆和，按其心下坚，宜急下之。

伤寒下痢，脉迟滑者，实也，其痢未得便止，当更宜下之。

伤寒病，腹中满痛者，为实，当宜下之。

伤寒脉数而滑者，有宿食，当下之，则愈。

伤寒六七日，目中瞳子不明，无外证，大便难，微热者，此为实，宜急下之。

太阳病七八日，脉微浮者，其人发狂，此下焦有热，小腹当坚而满，小便自利，下血乃愈，瘀热在里故也，宜下之。

阳明病，但头汗出，其身无汗，小便不利，渴计①水浆，此为瘀热在里，身必发黄，宜急下之。

伤寒有热，而小腹满者，小便反利，为有蓄血，当宜下之。

伤寒病五六日，不大便，绕脐痛，烦躁汗出者，此为有结，汗出后则暂解，日晡则复发，脉实者，当宜下之。

伤寒七八日，身黄如桔，小便不利，其腹微满者，宜下之。

阳明病，其人多汗，津液越出，胃中有热，大便必坚，宜下之。

伤寒，大下后，六七日不大便，烦热不解，腹满如痛者，此有宿食，宜下之。

伤寒病，小便不利，大便乍难乍易，时有微热，不能卧，此胃内有结燥故也，宜下之。

辨不可下形证

伤寒，脉濡而弱，阳气不足，不可下之，下之则心下痞，津液内竭，咽燥，鼻干也。

伤寒，脉浮而紧，浮则为风，紧则为寒，风则伤荣，寒则伤卫，荣卫俱病，骨节烦疼，当发其汗，而不可下也。

伤寒，脉浮濡弱，不得发汗，无阳故也。阳亡虚尺②中弱涩者，不可下。

---

① 计：为"引"之误。《宋本伤寒论》第236条文下为："小便不利，渴引水浆者，此为瘀热在里，身必发黄"。

② 尺：原文为"尽"，误，今据《宋本伤寒论》改正。

伤寒结胸证，其脉浮大，不可下，下之即死矣。

太阳与阳明合病，喘促胸满，不可下。

太阳与少阳合病，心下坚，颈项强而眩，不可下也。

夫四逆病厥者，不可下也。

夫病欲吐者，不可下也。

夫病有外证未解，不可下之，下之为逆也。

夫病发于阳，而反下之，热入于咽，作结胸也①。

太阴病，其人腹满吐食，不可下，下之益甚。

少阳病，当心下坚满，不可下，下之，后利不止者，死。

辨可灸形证

少阴病，其人虽里和，其病②恶寒者，宜灸之。

少阴病，吐利，手足逆而发热，脉不足者，灸其少阴。

夫吐下，手足厥，无脉者，当其厥阴灸之，不温及微喘者，死。

伤寒六七日，脉数，手足厥，烦躁不己，灸厥阴，不顺者，死。

辨不可灸形证

凡微数之脉，不可灸，因热为邪，必致烦逆，内有损骨伤筋血枯之患。脉当以汗解，反以灸之，邪无所去，因火而盛，病当必重，此为逆治。若欲解者，当发其汗而解也。

辨可火形证

凡下利后，下部中痛，当温之，宜炒枳实，若熬盐等熨之。

---

① 热入于咽，作结胸也：钱超尘氏考证认为作"热入，因作结胸也"。备考。
② 病：钱超尘氏认为"背"之误。备考。

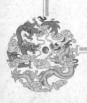

辨不可火形证

伤寒，寸口脉浮而弱，即血气虚，卫气微，其脉浮则汗出如流珠，卫气微，荣气虚，故脉浮汗出也。

太阳病中风，以火劫其汗，风被火热，即令血气流泆，当有潮热，其身发黄，阳盛即衄，阴虚即小便难。阴阳俱虚竭，身体枯燥，但头汗出，至颈而还，腹满微喘，口干咽烂，或不大便，甚者哕，手足躁扰，循衣摸床，苦心下满。小便利者，其人可治。小便不利者，不治。

伤寒，脉浮，而以火逼劫，汗即亡阳，必惊狂，卧起不安。

太阳病，以火蒸之，不得汗者，其人必燥结。若不结，必下清血，其脉躁者，必发黄也。

太阳病，而熨其背，大汗必出，火气入胃，胃中干渴，必发谵语。

辨可水形证

太阳病差后，胃中干燥，不得眠睡，渴欲饮水，当稍稍饮之，即愈也。

若呕吐，热在膈上思水者，与五苓散，即可饮水也。

伤寒七八日，大渴，欲饮水，然当与之，常令不足，勿极意也。

凡伤寒病，能饮水者，为欲愈也。若不渴而强与之，因此成祸者，其数多矣。

辨不可水形证

凡发汗后饮水，水灌之，其人必喘。

水药不得入口，入则为逆。

伤寒结胸，无热证者，宜与平和之药，若以水灌之，益令热不得出。当汗而不汗，即烦，微令汗出后，腹中痛，可服和气止痛之药。

寸口脉浮大，医反下之，此为大逆。浮则无血，大则为寒，寒气相搏，即为腹鸣。医不知，而反饮其水，令汗大出，水得寒气，冷必相搏，其病必甚也。

辨可温形证

大法，冬宜热药。

凡病发热头痛，脉浮数，身有疼痛，宜温其表①。

太阳病，下利不渴，其脏有寒，当宜温之。

其人欲食，入则吐，手足寒，脉弦迟，此为中寒，不可吐下也，当宜温之。

少阴病，其脉沉者，急当温之。

下利不食②者，当宜温之。

下利，脉迟紧，为痛未止。

下利，脉浮大者，此皆为虚，宜温之。

凡脉浮革者，自腹鸣，若渴之，与水者，必哕，宜温之。

夫病下之后，续得下利，水谷不止，身体疼痛，急当救里，宜温之，与治中四逆附子汤，诸温药之辈。

伤寒三阴三阳应用汤散诸方

桂枝汤方

桂枝一两　赤芍药一两　甘草半两，炙微赤，锉

上件药，捣筛为散，每服四钱，以水一中盏，入生姜半分，枣三枚，煎至六分，去滓，不计时候热服。

桂枝附子汤方

桂枝一两　附子一两，炮裂，去皮脐　赤芍药一两　甘草半分，炙微赤，锉

上件药，捣筛为散，每服四钱，以水一中盏，入生姜半分，枣三枚，煎至五分，去滓，不计时候热服。

桂枝芍药汤方

桂枝一两　赤芍药一两　人参一两，去芦头　甘草半两，炙微赤，锉

上件药，捣粗筛为散，每服四钱，以水一中盏，入生姜半分，枣三枚，煎

---

① 表：钱超尘考证为"里"之误。是。

② 不食：各《伤寒论》本，皆作"欲食"。

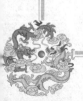

至五分，去滓，不计时候热服。

桂枝麻黄汤方

桂枝一两　麻黄一两，去根节　赤芍药一两　杏仁一两，汤浸去皮尖，双仁，麸炒微黄　甘草半两，炙微赤，锉

上件药，捣筛为散，每服四钱，以水一中盏，入生姜半分，枣三枚，煎至五分，去滓，不计时候热服。

桂枝人参汤方

桂枝二两　人参一两，去芦头　白术一两　干姜一两，炮裂，锉　甘草一两，炙微赤，锉

上件药，捣筛为散，每服三钱，以水一中盏，煎至五分，去滓，不计时候温服。

麻黄汤方

麻黄二两，去根节　桂枝一两　杏仁一两，汤浸去皮尖，双仁，麸炒微黄　甘草半两，炙微赤，锉

上件药，捣筛为散，每服四钱，以水一中盏，入生姜半分，枣三枚，煎至五分，去滓，不计时候温服。

麻黄附子汤方

麻黄二两，去根节　附子一两，炮裂，去皮脐　甘草半两，炙微赤，锉

上件药，捣筛为散，每服四钱，以水一中盏，入生姜半分，枣三枚，煎至六（五）分，去滓，不计时候热服。

术附汤方

白术一两　附子一两，炮裂，去皮脐　桂枝一两　甘草半两，炙微赤，锉

上件药，捣筛为散，每服四钱，以水一中盏，入生姜半分，枣三枚，煎至五分，去滓，不计时候温服。

小柴胡桂枝汤方

柴胡一两，去苗　桂心一两　黄芩一两　人参一两，去芦头　半夏一两，汤洗七遍，去滑　赤芍药一两　甘草半两，炙微赤，锉

上件药，捣筛为散，每服四钱，以水一中盏，入生姜半分，枣三枚，煎至五分，去滓，不计时候热服。

大柴胡汤方

柴胡二两，去苗　枳实半两，麸炒微黄　黄芩一两　赤芍药一两　半夏一两，汤洗七遍，去滑

上件药，捣筛为散，每服四钱，以水一中盏，入生姜半分，枣三枚，煎至五分，去滓，不计时候热服。

小柴胡汤方

柴胡二两，去苗　黄芩一两　人参一两，去芦头　半夏一两，汤浸七遍，去滑　甘草半两，炙微赤，锉

上件药，捣罗为散，每服四钱，以水一中盏，入生姜半分，枣三枚，煎至五分，去滓，不计时候热服。

葛根汤方

葛根二两，锉　麻黄二两　赤芍药一两　桂心一两　甘草半两，炙微赤，锉

上件药，捣筛为散，每服四钱，以水一中盏，入生姜半分，枣三枚，煎至五分，去滓，不计时候热服。

葛根半夏汤方

葛根一（二）两，锉　半夏一两，汤洗七遍，去滑　桂心一两　甘草半两，炙微赤，锉　麻黄一两，去根节　赤芍药一两

上件药，捣筛为散，每服四钱，以水一中盏，入生姜半分，枣三枚，煎至五分，去滓，不计时候热服。

半夏汤方

半夏一两，汤洗七遍，去滑　桂心一两　甘草半两，炙微赤，锉

上件药，捣筛为散，每服五钱，以水一中盏，入生姜半分，枣三枚，煎至五分，去滓，不计时候温服。

厚朴汤方

厚朴一（二）两，去粗皮，涂生姜汁，炙令香熟　半夏二两，汤洗七遍，去滑　人参一两，去芦头　甘草一两，炙微赤，锉

上件药，捣筛为散，每服四钱，以水一中盏，入生姜半分，煎至五分，去滓，不计时候温服。

葛根黄连汤方

葛根二两，锉　黄连半两，去须　黄芩一两　甘草半两，炙微赤，锉

上件药，捣筛为散，每服四钱，以水一中盏，煎至五分，去滓，不计时候温服。

神丹丸方

朱砂一两，细研，水飞过　附子一两半，炮裂，去皮脐　川乌头一两半，炮裂，去皮脐　半夏一两，汤洗七遍，去滑　赤茯苓一两　人参一两，去芦头

上件药，捣罗为末，炼蜜和丸，如梧桐子大，每服，以生姜汤下五丸，良久吃热粥一盏投之。以得汗为度。

瓜蒂散方

瓜蒂一两　赤小豆四两

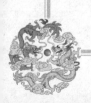

上件药，捣细罗为散，每服二钱，以温水调服，药下便卧，即当有吐，候食顷若不吐，即再服之，如更不吐，即增药服之，以吐为度，吐出青黄如菜汁者为佳。若吐少病除者，次日如前法更服，可至再三，不令虚也。药力过时不吐，即服热汤一盏，以助药力。若服药过多者，饮冷水解之。

甘遂散方一名水导散

甘遂半两，煨令微黄　白芷半两

上件药，捣细罗为散，每服一钱，以温水调服。

蒸法出汗

白以薪火烧地，良久扫去火，微用水洒地。取蚕沙、桃叶、柏叶、糠及麦麸等，皆可用之，铺着地上，令厚二三寸，布席卧。上盖覆。以汗出为度，不得过热，当审细消息，汗少，周身便佳，汗不止，后以粉粉之，勿令汗出过多也。

六味青散方

川乌头一两，炮裂，去皮脐　桔梗一两，去芦头　白术一两　附子一两，炮裂，去皮脐　防风一两，去芦头　细辛一两

上件药，捣细罗为散，每服二钱，以生姜汤调服，服药后食顷，不汗出者，饮稀粥一盏以发之，暖覆汗出，染染可也，勿令流离汗出。若汗大出不止者，温温粉之，如未得汗者，当更服之，以得汗为度。

大青龙汤方

麻黄二两，去根节　桂心一两　杏仁一两，汤浸，去皮尖，双仁，麸炒微黄　石膏一两

上件药，捣筛为散，每服四钱，以水一中盏，入生姜半分，枣三枚，煎至五分，去滓，不计时候温服。

小青龙汤方

麻黄二两，去根节　赤芍药一两　细辛一两　桂心一两　五味子一两　干姜一两，炮裂，锉　半夏一两，汤洗七遍，去滑

上件药，捣筛为散，每服四钱，以水一中盏，煎至五分，去滓，不计时候温服。

橘皮汤方

陈橘皮一两，汤浸，去白瓤，焙　生姜一两

上件药，细锉和匀，分为四服，每服以水一中盏，煎至六分，去滓，不计时候温服。

竹叶汤方

竹叶每服入二七片，细切　石膏二两　麦门冬一两，去心　半夏一两，汤洗七遍，去

滑　人参—两，_{去芦头}　甘草—两，_{炙微赤，锉}

上件药，捣筛为散，每服四钱，以水一中盏，入生姜半分，煎至五分，去滓，不计时候温服。

猪苓汤方

猪苓—两，_{去黑皮}　赤茯苓—两　泽泻—两　阿胶—两，_{捣碎，炒令微黄}　滑石—两

上件药，捣筛为散，每服四钱，以水一中盏，煎至五分，去滓，不计时候温服。

五苓散方

赤茯苓—两　猪苓—两，_{去黑皮}　白术—两　泽泻—两　桂心—两

上件药，捣筛为散，每服四钱，以水一中盏，入生姜半分，枣三枚，煎至五分，去滓，不计时候热服，以汗出为度。

赤茯苓汤方

赤茯苓—两　桂心—两　甘草半两，_{炙微赤，锉}

上件药，捣筛为散，每服四钱，以水一中盏，入生姜半分，枣三枚，煎至五分，去滓，不计时候热服。

甘草桔梗汤方

甘草—两，_{炙微赤，锉}　桔梗七（一）两，_{去芦头}

上件药，捣筛为散，每服五钱，以水一中盏，煎至五分，去滓，不计时候温服。

茵陈汤方

茵陈—两　栀子仁—两　川大黄—两，_{锉碎，微炒}

上件药，捣筛为散，每服四钱，以水一中盏，煎至五分，去滓，不计时候温服。

栀子汤方

栀子仁—两　甘草—两，_{炙微赤，锉}

上件药，捣筛为散，每服四钱，以水一中盏，入豉五十粒，煎至五分，去滓，不计时候温服。

泻心汤方

川大黄—两，_{锉碎，微炒}　黄连半两，_{去须}

上件药，并细锉和匀，每服半两，以水一大盏，煎至五分，去滓，不计时候温服。

半夏泻心汤方

半夏二两，_{汤洗七遍，去滑}　黄芩—两　干姜—两，_{炮裂，锉}　人参—两，_{去芦头}

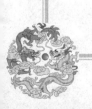

甘草_{半两，炙微赤，锉}　黄连_{一两，去须}

上件药，捣筛为散，每服四钱，以水一中盏，入生姜半分，枣三枚，煎至五分，去滓，不计时候温服。

干姜汤方

干姜_{一两，炮裂，锉}　甘草_{一两，炙微赤，锉}

上件药，捣筛为散，每服三钱，以水一中盏，煎至五分，去滓，不计时候温服。

黄芩汤方

黄芩_{一两}　赤芍药_{一两}　甘草_{半两，炙微赤，锉}

上件药，捣筛为散，每服四钱，以水一中盏，煎至五分，去滓，不计时候温服。

抵当汤方

水蛭_{半两，微炒}　虻虫_{半两，微炒}　桃仁_{半两，汤浸去皮尖，双仁，麸炒微黄}　川大黄_{一两，锉碎，微炒}

上件药，捣筛为散，每服三钱，以水一中盏，煎至五分，去滓，不计时候温服。

白虎汤方

知母_{二两}　石膏_{三两}　甘草_{一两，炙微赤，锉}

上件药，捣筛为散，每服五钱，以水一大盏，入粳米五十粒，煎至五分，去滓，温服。

玄武汤方

赤茯苓_{一两}　赤芍药_{一两}　附子_{一两，炮裂，去皮脐}　白术_{一两}

上件药，捣筛为散，每服四钱，以水一中盏，入生姜半分，枣三枚，煎至五分，去滓，不计时候热服。

建中汤方

桂心_{一两}　白芍药_{一两}　甘草_{半两，炙微赤，锉}

上件药，捣筛为散，每服四钱，以水一中盏，入生姜半分，枣三枚，煎至五分，去滓，后入饧半两和匀，不计时候热服。

龙骨牡蛎汤方

龙骨_{一两}　牡蛎_{一两，烧如粉}　桂心_{半两}　甘草_{半两，炙微赤，锉}

上件药，捣筛为散，每服三钱，以水一中盏，煎至五分，去滓，不计时候温服。

四逆汤方

附子_{一两，炮裂，去皮脐}　干姜_{一两，炮裂，锉}　甘草_{一两，炙微赤，锉}

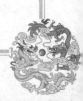

上件药，捣筛为散，每服四钱，以水一中盏，入枣三枚，煎至五分，去滓，热服。

当归四逆汤方

当归一两　桂心一两　细辛一两　白芍药一两　木通半两，锉　甘草半两，炙微赤，锉

上件药，捣筛为散，每服五钱，以水一中盏，入生姜半分，枣三枚，煎至六分，去滓，不计时候温服。

桃仁承气汤方

桃仁半两，汤浸去皮尖，双仁，麸炒微黄　桂心半两　川大黄一两，锉碎，微炒　川朴消一两　甘草半两，炙微赤，锉

上件药，捣筛为散，每服四钱，以水一中盏，煎至五分，去滓，不计时候温服。

大承气汤方

川大黄一两，锉碎，微炒　厚朴半两，去粗皮，涂生姜汁，炙，令香熟　枳实半两，麸炒微黄　川芒消一两

上件药，捣筛为散，每服四钱，以水一中盏，煎至五分，去滓，不计时候温服，以利为度。

小承气汤方

川大黄一两，锉碎，微炒　川芒消一两　甘草半两，炙微赤，锉

上件药，捣筛为散，每服四钱，以水一中盏，煎至五分，去滓，不计时候温服。

桃花汤方

桃花石二两，捣碎　干姜半两，炮裂，锉　粳米半合

上件药，以水二大盏，煎至一大盏，去滓，分为二服，食前服之。

吴茱萸汤方

吴茱萸一两，汤浸七遍，焙干，微炒　人参二两，去芦头

上件药，捣筛为散，每服三钱，以水一中盏，入生姜半分，枣三枚，煎至五分，去滓，不计时候热服。

白通汤方

附子一两，炮裂，去皮脐　干姜一两，炮裂，锉

上件药，捣筛为散，每服四钱，以水一中盏，入葱白二茎，煎至五分，去滓，不计时候热服。

大陷胸汤方

川大黄一两，锉碎，微炒　川芒消一两　甘遂半两，煨令微黄

上件药，捣筛为散，每服二钱，以水一中盏，煎至五分，去滓，不计时候温服。

小陷胸汤方

黄连一两，去须　半夏二两，汤洗七遍，去滑　栝蒌一枚

上件药，并细锉，每服半两，以水一大盏，入生姜半分，煎至五分，去滓，不计时候温服。

高继冲本伤寒论

《高继冲本伤寒论》考

《高继冲本伤寒论》又称《淳化本伤寒论》，是《伤寒论》古传本之一，因其992年收编在《太平圣惠方》卷八中时未注明引书名，又未出版单行本，故知者鲜。今将《高继冲本伤寒论》从《太平圣惠方》中辑出，以供研究和学习《伤寒论》者参考。

一、《高继冲本伤寒论》版本溯源

最早明确指出《高继冲本伤寒论》的是北宋校正医书局高保衡等人在仇校《伤寒论》时所作的序文中的记载："开宝中，节度使高继冲曾编录进上，其文理舛错，未尝考正，历代虽藏之书府，亦阙于仇校，是使治病之流，举天下无或知者。"由此可知，高继冲于开宝年间（宋太祖赵匡胤年号）向朝庭进献古本《伤寒论》，被"藏之书府"（国家图书馆），未能刊行，故"举天下无或知者"。宋太宗赵炅接位，于兴国三年（978 年）诏王怀隐、王祐、郑彦、陈昭遇等人"校勘编类"医书，于淳化三年（992 年）五月颁布天下，名曰《太平圣惠方》，高继冲进献的《伤寒论》被收载于"卷第八"中，此时《高继冲本伤寒论》首次出现在综合性医书中刊行。

宋太宗赵炅组织人员编辑《太平圣惠方》的目的，在《御制太平圣惠方序》中可知："朕昔自潜邸，求集名方，异术玄针，皆得其要，兼收得妙方千余首，无非亲验，并有准绳，贵在救民，去除疾苦，并遍于翰林医官院，各取到经手家传应效药方，合万余道，令尚药奉御王怀隐等四人，校勘编类，凡诸论证，并该其中，品药功效，悉载其内。"

《太平圣惠方》的编辑形式和经过，从宋王应麟的《玉海》中可知："太宗留意医术，自潜邸，得妙方千余首。太平兴国三年，诏医官院，献经验方，合万余首，集为《太平圣惠方》百卷，凡千六百七十门，万六千八百三十四首，并序论总目录，每部以隋·巢元方《诸病源候论》冠其首，凡诸论证品药功效，悉载之。目录一卷，御制序。淳化三月二月癸未，赐宰相李昉、参政黄中沇、枢臣仲舒准。五月乙亥，颁天下，诸州置医博士掌之。"《宋史·卷四六一》中《方技传》的"王怀隐传"亦有同样记载。

引述上面三种史料，不仅是用来说明《高继冲本伤寒论》最早于淳化三年随《太平圣惠方》刊行于世，而且可以说明，宋初翰林医官院尚未见到《宋本伤寒论》，北宋治平二年（1065 年）校正医书局高保衡等人在校正《宋本伤寒论》时，因《高继冲本伤寒论》"其文理舛错，未尝考正，历代虽藏之书府，亦阙于仇校"而未采用，显而易见，《宋本伤寒论》的底本，不是来自"书府"，而是来自民间了，否则王怀隐等人也会采取高保衡等人的方法，采用《宋本伤寒论》，不采用《高继冲本伤寒论》，其重要原因，当时"书府"中无《宋本》，王怀隐等人也未见到早期《宋本伤寒论》的底本。上述的观点，同样可以佐证，《高继冲本伤寒论》、《金匮玉函经》、《宋本伤寒论》以及《唐本伤寒论》等皆为《伤寒论》的各种古传本。

《太平圣惠方》自北宋淳化三年刻版问世，南宋绍兴十七年四月（1147 年）又再次翻刻刊行，前者已散佚，后者尚存日本，国内尚存抄写本。后者刻本"每半页（按古籍每两页为一页），高七寸五分，幅五寸，十三行，行二十五六字"（《经籍访古志》）。嗣后于 1445 年朝鲜《医方类聚》曾收载《太平圣惠方》许多卷，该书于 1852 年经日人丹波元坚补缺，并于 1861 年刊行，其中卷二十九收录《太平圣惠方》卷第八的《高继冲本伤寒论》。

1958 年人民卫生出版社"根据北京市现存的四种手抄本为蓝本而排印的，从这四种抄本中选出戳有'养安院藏书'图记者为主要蓝本"，根据抄本之一的末页所记"绍兴十七年四月日"，可知该抄写本的蓝本当是南宋绍兴十七年的刊行本。人民卫生出版社以繁体字横排本印刷 2000 册，至此大量问世，为研究宋前的方书提供了良好的条件，亦为研究《伤寒论》提供了《高继冲本伤寒论》或称《淳化本伤寒论》。由于《太平圣惠方》在元明清时已属罕见，因此元明清的《伤寒论》学者能见到《高继冲本伤寒论》者亦很少，如今研究和探索《高继冲本伤寒论》，其意义和价值就非同一般了。

二、高继冲简介

高继冲生于 942 年，卒于 973 年，享年 31 岁，为五代十国荆南国的末位君主。高继冲的国君是世袭的，其曾祖父高季兴、祖父高从诲皆为荆南国主，荆南国管辖古江陵、荆门等长江中游一带，国小兵弱，祖父高从诲"以经史自娱"，父亲高保融"性迂阔淹缓"，死后由高继冲叔父高保勖继位，2 年后卒，由高继冲继位荆南国主，时年 18 岁（962 年 11 月），963 年正式封为荆南节度使。高继冲继位之时，适逢宋太祖赵匡胤刚建立宋朝（960 年）一统天下之时，963 年 2 月宋太祖运用"假道伐虢"之计，削平了荆南国（907 年～963 年），但仍封高继冲为荆南节度使，同年 12 月改封高继冲为武宁节度使（参看《宋史》"荆南高继冲传"）。

高继冲为保全自身而表现效忠宋朝廷，不断进贡金银财宝和伶官及其他珍贵物品，其《高继冲本伤寒论》即在进贡之列，根据高保衡等人所记"开宝中"时间，再据高继冲于962年11月继位，963年2月被削平国主，973年卒，"开宝"年号为968年至976年共9年，其"开宝中"则当为"开宝"四年至五年，两者吻合，可见高继冲进献《伤寒论》时间在971年至972年间的可能性较大。《高继冲本伤寒论》"进上"后随即"藏之书府"（国家图书馆）。

嗣后不过6～7年时间，《高继冲本伤寒论》就被宋太宗命王怀隐等人收编于《太平圣惠方》中，因而得以传世而未湮灭。

三、《高继冲本伤寒论》版本价值

1.《高继冲本伤寒论》的编排体例，是"前论后方"，此与《金匮玉函经》相同。《高继冲本伤寒论》"前论后方"是原固有的，抑或经王怀隐等人"校勘编类"？还得进一步探索。我认为《高继冲本伤寒论》的"前论后方"的体例是经王怀隐等人"编录"的，何以见得？《太平圣惠方》以方剂为主收编，其体例"每部以隋太医令巢元方《病源总记》冠其首，而方药次之，成一百卷"（《宋史·王怀隐传》），根据总的编写体例，王怀隐等人完全有可能将《高继冲本伤寒论》的"方证同条"改为"前论后方"，方与《太平圣惠方》总体例合拍，是其一。其二，《太平圣惠方》在"编类"时，又改变了《伤寒论》各方的服用方法，其附方共有50首，其中27首方的服用方法雷同："以水一中盏，入生姜半分，枣三枚，煎至五分，去滓，不计时候热（温）服"。另18首方药的服用方法亦雷同："以水一中盏，煎至五分，去滓，不计时候温服"。另4首方《宋本伤寒论》无。具有明显的修改痕迹。因此我认为《高继冲本伤寒论》原体例是"方证同条"，收编入《太平圣惠方》时，经王怀隐等人"编录"成"前论后方"的体例。

2. 根据钱超尘先生考证："《高继冲本伤寒论》属于王怀隐等编录进去的内容共有四部分，即《伤寒叙论》、《伤寒受病日数次第病证》、《辨伤寒热病两感证候》、《辨伤寒热病不可治形候》，其余二十一部分，都是《高氏本》所固有的"（《钱超尘·《伤寒论文献通考》）。《伤寒叙论》内容主要摘抄《诸病源候总论》和《千金要方》，符合"每部以隋太医令巢元方《诸病源候论》冠其首"的体例。同样《伤寒受病日数次第病证》的内容主要摘抄《诸病源候总论》和《素问·热论》。《辨伤寒热病两感证候》的内容主要摘抄《诸病源候总论》和《素问·热论》。《辨伤寒热病不可治形候》的内容主要摘抄《诸病源候总论》、《灵枢》、《伤寒例》和《辨脉》。

诚然钱超尘先生考证是正确的，其余21部分都是《高氏本》所固有的，那么这21部分内容与《伤寒论》各版本，特别是《宋本伤寒论》，又有何异同呢？《高继冲本伤寒论》六经条文计有126条（太阳病36条，阳明病39条，少阳病6条，太阴病7条，少阴病25条，厥阴病13条）。较《宋本伤寒论》398条明显减少，但《高继冲本伤寒论》每条下几乎都有治疗方剂，而《宋本伤寒论》有些条文下无方，因此《高继冲本伤寒论》在临床应用价值不可低估，更何况《高继冲本伤寒论》中有些条文，《宋本伤寒论》则缺佚。现在列于下，以供参考和研究之用。

① 伤寒六日，烦满而囊缩，此则毒气在脏，可下而愈，宜小承气汤。（《辨厥阴病形证》）

② 凡积热在脏，不宜发汗，汗则必吐，口中烂，生疮。（《辨不可发汗形证》）

③ 伤寒，胸满，痰逆，干呕，热嗽，及肺壅唾脓等，宜吐之。（《辨可吐形证》）

④ 诸虚羸，不可吐之。（《辨不可吐形证》）

⑤ 新产者，不可吐之。（《辨不可吐形证》）

⑥ 病者恶寒，而不欲近衣，不可吐之。（《辨不可吐形证》）

⑦ 凡下利后，下部中痛，当温之，宜炒枳实，若熬盐等熨之。（《辨可火形证》）

⑧ 若呕吐，热在膈上思水者，与五苓散，即可饮水也。（《辨可水形证》）

⑨ 大法，冬宜热药。（《辨可温形证》）

⑩ 下利不食者，当宜温之。（《辨可温形证》）

⑪ 下利，脉迟紧，为痛未止。（《辨可温形证》）

⑫ 下利，脉浮大者，此皆为虚，宜温之。（《辨可温形证》）

⑬ 凡脉浮革者，自腹鸣，若渴之，与水者，必哕，宜温之。（《辨可温形证》）

上列13条，其中12条为"可"、"不可"中（《高继冲本伤寒论》"可"与"不可"共95条），《宋本伤寒论》虽无，但散见于《金匮玉函经》，或见于《唐本伤寒论》），是否就是《宋本伤寒论》缺佚？抑或《宋本伤寒论》早期底本本就没有？现在尚无足够的资料文献可供稽查佐证。

3.《高继冲本伤寒论》中有"三方一法"，而《宋本伤寒论》有方名而无药物组成，他们是：

① 神丹丸方：

朱砂一两，研细，水飞过　附子一两半，炮裂，去皮脐　川乌头一两半，炮裂，去皮脐　半夏一两，汤洗七遍，去滑　赤茯苓一两　人参一两，去芦头

上件药，捣罗为末，练蜜和丸，如梧桐子大，每服，以生姜汤下五丸。良

久，吃粥一盏之，以得汗为度。

②甘遂散方，一名水导散：

甘遂半两，煨令微黄　白芷半两

上件药，捣细罗为散，每服一钱，以温水调服。

③六味青散方：

川乌头一两，炮裂，去皮脐　桔梗一两，去芦头　白术一两　附子一两，炮裂，去皮脐　防风一两，去芦头　细辛一两

上件药，捣细罗为散，每服二钱，以生姜汤调服。服药后食顷，不汗出者，饮稀粥一盏以发之，暖覆汗出，漐漐可也，勿令流漓汗出。若汗大出不止者，温温粉之。如未得汗者，当更服之，以得汗为度。

④蒸法出汗：

白以薪火烧地，良久，扫去火，微用水洒地，取蚕沙、桃叶、柏叶、糠及麦麸等，皆可用之，铺着地上，令厚二三寸。布席卧，上盖覆，以汗出为度。不得过热，当审细消息。汗少，周身便佳。汗不止，后以粉，粉之，勿令汗出过多也。

上述的神丹丸和甘遂散方药不但《宋本伤寒论》缺佚，成无己在注解《伤寒论》亦未见到，故出现注解"神丹者，发汗之药也；甘遂者，下药也。"之误。《高继冲本伤寒论》不仅记载了原方组成，而保留了相应的条文，可供校勘《伤寒论》参考。

四、《高继冲本伤寒论》版本的年代

《高继冲本伤寒论》是高继冲家传抑或为高氏先祖掠夺而来，不得而知，但有一点是肯定的，那就是高继冲于天宝中期献出《高继冲本伤寒论》是史实。那么《高继冲本伤寒论》版本，最迟在五代十国期间，也是无可争辩的事实。如果再进一步探索发现，《高继冲本伤寒论》中的条文文字，不避讳隋文帝杨坚之"坚"字，不避讳唐高宗李治之"治"字，又可将《高继冲本伤寒论》版本时间向前推至隋唐之前的南北朝期间。

唐本伤寒论

〔汉〕　张仲景　撰

〔唐〕　孙思邈　辑

海陵　李顺保　校注

学苑出版社

唐本伤寒论

《唐本伤寒论》校注说明

　　《唐本伤寒论》是指孙思邈编进《千金翼方》中的卷九和卷十的《伤寒论》。

　　此次点校的底本系清光绪四年（1878 年）按日本文政十二年（1829 年）重雕元大德刊本，即元大德十一年丁未（1307 年）良月梅溪书院刻梓本。

　　所用校本系清乾隆二十八年癸未（1763 年）华希闳翻刻明万历三十三年乙巳（1605 年）王肯堂与其侄王廷鉴校定刊刻本，因由保元堂镌刻，后称保元堂本。

　　其他校本则采用本书《版本大全》中的各版本。

　　凡高保衡、孙奇和林亿等人校正《千金翼方》的按语，则用六号宋体字排出，以区别正文。

　　原书为繁体字竖排本，今改简化字横排本，凡"右"味药，皆改为"上"味药。其他假借字、俗体字，一律改为通用字。

目　录

伤寒上

太阳病用桂枝汤法第一　五十七证　方五首 ……………… 249

太阳病用麻黄汤法第二　一十六证　方四首 ……………… 254

太阳病用青龙汤法第三　四证　方二首 …………………… 255

太阳病用柴胡汤法第四　一十五证　方七首 ……………… 256

太阳病用承气汤法第五　九证　方四首 …………………… 258

太阳病用陷胸汤法第六　三十一证　方一十六首 ………… 259

太阳病杂疗法第七　二十证　方一十三首 ………………… 263

阳明病状第八　七十五证　方一十一首 …………………… 266

少阳病状第九　九证 ………………………………………… 272

伤寒下

太阴病状第一　八证　方二首 ……………………………… 273

少阴病状第二　四十五证　方一十六首 …………………… 273

厥阴病状第三　五十六证　方七首 ………………………… 277

伤寒宜忌第四　十五章 ……………………………………… 281

发汗吐下后病状第五　三十证　方一十五首 ……………… 287

霍乱病状第六　一十证　方三首 …………………………… 290

阴易病已后劳复第七　七证　方四首 ……………………… 291

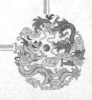

伤 寒 上

论曰：伤寒热病，自古有之，名贤浚①哲，多所防御。至于仲景，特有神功。寻思旨趣，莫测其致，所以医人未能钻仰。尝见太医疗伤寒，惟大青、知母等诸冷物投之，极与仲景本意相反。汤药虽行，百无一效。伤其如此，遂披《伤寒大论》，鸠集要妙。以为其方，行之以来，未有不验。旧法方证，意义幽隐，乃令近智所迷，览之者造次难悟，中庸之士，绝而不思，故使闾里之中，岁致夭枉之痛，远想令人慨然无已。今以方证同条，比类相附，须有检讨，仓卒易知。夫寻方之大意，不过三种：一则桂枝，二则麻黄，三则青龙。此之三方，凡疗伤寒不出之也。其柴胡等诸方，皆是吐下、发汗后不解之事，非是正对之法。术数未深，而天下名贤，止而不学，诚可悲夫！又有仆隶卑下，冒犯风寒、天行疫疠，先被其毒，悯之酸心！聊述兹意，为之救法。方虽是旧，弘之惟新。好古君子，嘉其博济之利，无嗤诮焉。②

太阳病用桂枝汤法第一　五十七证　方五首

论曰：伤寒与痓③病、湿病及热喝相滥，故叙而论之。

太阳病，发热无汗，而反恶寒，是为刚痓。

太阳病，发热汗出，而不恶寒，是为柔痓。一云：恶寒④。

太阳病，发热，其脉沉细，是为痓。

太阳病，发其汗，因致痓。

病者，身热足寒，颈项强，恶寒，时头热面赤，目脉赤，独头动摇，是为痓。

上⑤件痓状。

太阳病，而关节疼烦，其脉沉缓，为中湿。

---

① 浚（jùn 俊）：深邃。
② 此句下，保元堂本有太阳病状目录。
③ 痓：保元堂本均作"痉"，是。以下同此，不再注明。
④ 此句为高保衡、孙奇、林亿等校注时所注释。下同，用六宋字排出，不再注明。
⑤ 上：底本为"右"，因为竖排，今改横排本，故改"右"为"上"，下同，不再注释。

病者，一身尽疼，烦，日晡即剧，此为风湿，汗出所致也①。

湿家之为病，一身尽疼，发热，而身色似熏黄也②。

湿家之为病，其人但头汗出而背强，欲得被覆。若下之早，即哕，或胸满，小便利③，舌上如胎，此为丹田有热，胸上有寒，渴欲饮则不能饮，而口燥也。

湿家下之，额上汗出，微喘，小便利者死；下利不止者，亦死。

问曰：病风湿相搏，身体疼痛，法当汗出而解。值天阴雨，溜下不止。师云：此可发汗，而其病不愈者④，何故？答曰：发其汗，汗大出者，但风气去，湿气续在，是故不愈。若治风湿者，发其汗，微微似欲出汗者，则风湿俱去也。

病人喘，头痛鼻窒而烦，其脉大，自能饮食，腹中独和，无病。病在头，中寒湿，故鼻窒，内药鼻中，即愈。

上件湿状。

太阳中热⑤，暍是也，其人汗出恶寒，身热而渴也。

太阳中暍，身热疼重，而脉微弱，此以夏月伤冷水⑥，水行皮肤中也⑦。

太阳中暍，发热恶寒，身重而疼痛，其脉弦细芤迟，小便已，洗然手足逆冷，小有劳热⑧，口前开，板齿燥⑨。若发其汗，恶寒则甚；加温针，发热益甚；数下之，淋复甚。

上件暍状。

太阳之为病，头项强痛而恶寒。

太阳病，其脉浮。

太阳病，发热汗出而恶风，其脉缓，为中风。

太阳中风，发热而恶寒⑩。

太阳病，三四日不吐下，见芤⑪乃汗之⑫。

---

① 汗出所致也：保元堂本作"汗出当风或久伤取冷所致也"。
② 保元堂本无此条。
③ 小便利：保元堂本作"小便不利"。是。
④ 而其病不愈者：保元堂本作"汗之而其病不愈者"。
⑤ 太阳中热：保元堂本作"太阳中热者"。
⑥ 伤冷水：保元堂本作"伤于水"。
⑦ 水行皮肤中也：保元堂本作"水行皮肤中所致也"。
⑧ 小有劳热：保元堂本作"小有劳，身即热"。
⑨ 口前开，板齿燥：保元堂本作"口开，前板齿燥"。是。
⑩ 《宋本伤寒论》无此条。
⑪ 芤：保元堂作"浮"。
⑫ 《宋本伤寒论》无此条。

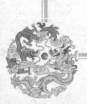

夫病有发热而恶寒者，发于阳也。不热而恶寒者，发于阴也。发于阳者七日愈，发于阴者六日愈。以阳数七，阴数六故也。

太阳病，头痛，至七日以上自愈者，其经竟故也。若欲作再经者，针足阳明，使经不传则愈。

太阳病欲解时，从巳尽未。

风家，表解而不了了者，十二日愈。

太阳中风，阳浮而阴濡弱①，浮者热自发②，濡弱者③，汗自出，啬啬恶寒，淅淅恶风，翕翕发热，鼻鸣干呕者，桂枝汤主之。

太阳病，发热汗出④，此为荣弱卫强，故使汗出，以救邪风，桂枝汤主之。

太阳病，头痛发热，汗出恶风⑤，桂枝汤主之。

太阳病，项背强几几，而反汗出恶风，桂枝汤主之。本论云：桂枝加葛根汤。

太阳病，下之，其气上冲⑥，可与桂枝汤；不冲⑦，不可与之。

太阳病三日，已发汗、吐下、温针而不解，此为坏病，桂枝汤复不中与也。观其脉证，知犯何逆，随证而治之。

桂枝汤本为解肌，其人脉浮紧，发热无汗，不可与也⑧。常识此，勿令误也。

酒客，不可与桂枝汤，得之则呕，酒客不喜甘故也。

喘家作，桂枝汤加厚朴杏仁佳。

服桂枝汤吐者，其后必吐脓血。

太阳病，初服桂枝汤，而反烦不解者，当先刺风池、风府，乃却与桂枝汤则愈。

太阳病，外证未解，其脉浮弱，当以汗解，宜桂枝汤。

太阳病，下之微喘者，表未解故也，宜桂枝汤。一云：麻黄汤。

太阳病，有外证未解，不可下之，下之为逆，解外⑨宜桂枝汤。

太阳病，先发汗不解而下之，其脉浮⑩，不愈。浮为在外，而反下之，故

---

① 阴濡弱：保元堂本作"阴濡"。
② 浮者热自发：保元堂本作"阳浮者热自发"。
③ 濡弱者：保元堂本作"阴弱者"。
④ 发热汗出：保元堂作"发热汗出者"。
⑤ 汗出恶风：保元堂本作"汗出恶寒"。
⑥ 其气上冲：保元堂本作"其气上冲者"。
⑦ 不冲：保元堂本作"不上冲"。
⑧ 不可与也：保元堂本作"不可与之"。
⑨ 解外：保元堂本作"欲解外者"。
⑩ 其脉浮：保元堂作"其脉浮者"。

令不愈。今脉浮，故在外①，当解其外则愈，宜桂枝汤。

病常自汗出②，此为荣气和，卫气不和故也。荣行脉中，卫行脉外，复发其汗，卫和则愈，宜桂枝汤。

病人藏无他病，时发热③，自汗出而不愈④，此卫气不和也。先其时发汗愈⑤。宜桂枝汤。

伤寒，不大便六七日，头痛有热，与承气汤。其大便反青⑥，此为不在里，故在表也，当发其汗。头痛者必衄。宜桂枝汤。

伤寒，发汗已解，半日许复烦⑦，其脉浮数⑧，可复发其汗，宜服桂枝汤⑨。

伤寒，医下之后，身体疼痛，清便自调，急当救表，宜桂枝汤。

太阳病未解，其脉阴阳俱停—作微，必先振栗，汗出而解，但阳微者，先汗之而解，宜桂枝汤。

太阳病未解，热结膀胱，其人如狂，其血必自下，下者即愈。其外未解，尚未可攻，当先解其外，宜桂枝汤。

伤寒，大下后，复发汗⑩，心下痞，恶寒者，不可攻痞，当先解表，宜桂枝汤。

桂枝汤方：

桂枝 芍药 生姜各二两，切 甘草二两，炙 大枣十二枚，擘

上五味，咬咀三味⑪，以水七升，微火煮取三升，去滓。温服一升，须臾，饮热粥一升余，以助药力。温覆，令汗出一时许，益善。若不汗，再服如前；复不汗，后服，小促其间，令半日许三服。病重者，一日一夜乃差⑫，当晬时观之。服一剂汤，病证犹在，当复作服之，至有不汗出，当服三剂乃解。

太阳病，发其汗，遂漏而不止，其人恶风，小便难，四肢微急，难以屈伸，桂枝加附子汤主之。桂枝中加附子一枚，炮，即是。

---

① 故在外：保元堂本作"故知在外"。
② 病常自汗出：保元堂本作"病常自汗出者"。
③ 时发热：保元堂本作"时时发热"。
④ 而不愈：保元堂本作"而不愈者"。
⑤ 发汗愈：保元堂本作"发汗则愈"。
⑥ 其大便反青：保元堂本作"若小便利者"。
⑦ 复烦：保元堂本作"复心烦热"。
⑧ 浮数：保元堂本作"浮数者"。
⑨ 宜服桂枝汤：保元堂本作"宜桂枝汤"。
⑩ 复发汗：保元堂本作"复发其汗"。
⑪ 三味：保元堂本无"三味"二字。
⑫ 乃差：保元堂本作"乃善"。

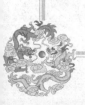

太阳病，下之，其脉促，胸满者，桂枝去芍药汤主之。若微寒者，桂枝去芍药加附子汤主之。桂枝去芍药，中加附子一枚，即是。

太阳病，得之八九日，如疟①，发热而恶寒②，热多而寒少，其人不呕，清便欲自可，一日再三发，其脉微缓者，为欲愈。脉微而恶寒者，此为阴阳俱虚，不可复吐下、发汗也。面色反有热者，为未欲解，以其不能得汗出，身必当痒，桂枝麻黄各半汤主之。

桂枝一两十六铢③　芍药　生姜切　甘草炙　麻黄去节，各一两　大枣四枚，擘　杏仁二十四枚，去皮尖，两仁者

上七味，以水五升，先煮麻黄一二沸，去上沫，内诸药，煮取一升八合，去滓，温服六合。本云：桂枝汤三合、麻黄汤三合，并为六合，顿服。

服桂枝汤，大汗出，若脉洪大④，与桂枝汤。其形如疟⑤，一日再发，汗出便解，宜桂枝二麻黄一汤方。

桂枝一两十七铢　麻黄十六铢　生姜切　芍药各一两六铢　甘草一两二铢，炙　大枣五枚，擘　杏仁十六枚，去皮尖，两仁者

上七味，以水七升，煮麻黄一二沸，去上沫，内诸药，煮取二升，去滓，温服一升，日再服。本云：桂枝汤二分，麻黄汤一分，合为二升，分二服，今合为一方。

太阳病，发热恶寒，热多寒少，脉微弱，则无阳也，不可发汗，桂枝二越婢一汤方主之。方：

桂枝　芍药　甘草炙　麻黄去节，各十八铢　生姜一两三铢，切　石膏二十四铢，碎　大枣四枚，擘

上七味，以水五升，先煮麻黄一二沸，去上沫，内诸药，煮取二升，去滓，温服一升。本云：当裁为越婢汤，桂枝合之，饮一升。今合为一方，桂枝汤二分。

服桂枝汤，下之，颈项强痛，翕翕发热，无汗，心下满，微痛，小便不利，桂枝去桂加茯苓白术汤主之。方：

茯苓　白术各三两

上于桂枝汤中，惟除去桂枝一味，加此二味为汤，服一升，小便即利。本云：桂枝汤，今去桂枝，加茯苓、白术。

---

① 如疟：保元堂本作"如疟状"。
② 发热而恶寒：保元堂本作"发热恶寒"。
③ 一两十六铢：保元堂本下有"去皮"。
④ 若脉洪大：保元堂本作"若脉洪大者"。
⑤ 其形如疟：保元堂本作"若形如疟"。

太阳病用麻黄汤法第二 <small>一十六证　方四首</small>

太阳病，或已发热，或未发热，必恶寒，体痛，呕逆，脉阴阳俱紧，为伤寒。

伤寒一日，太阳脉弱，至四日，太阴脉大。

伤寒一日，太阳受之，脉若静者，为不传。颇欲呕，若躁烦，脉数急者，乃为传。

伤寒，其二阳证不见，此为不传。

太阳病，头痛发热，身体疼，腰痛，骨节疼，恶风，无汗而喘，麻黄汤主之。

太阳与阳明合病，喘而胸满，不可下也，宜麻黄汤。

病十日已去，其脉浮细，嗜卧，此为外解。设胸满胁痛，与小柴胡汤；浮者，麻黄汤主之。

太阳病，脉浮紧，无汗而发热，其身疼痛，八九日不解，其表证仍在，此当发其汗。服药微除，其人发烦，目瞑，增剧者必衄①，衄乃解。所以然者，阳气重故也，宜麻黄汤。

脉浮而数者，可发其汗，宜麻黄汤。

伤寒，脉浮紧，不发其汗，因致衄，宜麻黄汤。

脉浮而紧，浮则为风，紧则为寒，风则伤卫，寒则伤荣，荣卫俱病，骨节烦疼，可发其汗，宜麻黄汤。

太阳病，下之微喘者，外未解故也，宜麻黄汤。<small>一云：桂枝汤。</small>

麻黄汤方：

麻黄<small>去节，三两</small>　桂枝<small>二两</small>　甘草<small>一两，炙</small>　杏仁<small>七十枚，去皮尖，两仁者</small>

上四味，以水九升煮麻黄，减二升，去上沫，内诸药，煮取二升半，去滓，温服八合，覆取微似汗，不须啜粥②，余如桂枝法。

太阳病，项背强几几，无汗恶风，葛根汤主之。方：

葛根<small>四两</small>　麻黄<small>三两，去节</small>　桂枝　芍药　甘草<small>炙，各二两</small>　生姜<small>三两，切</small>　大枣<small>十一枚，擘</small>

上七味③，以水一斗，煮麻黄、葛根，减二升，去上沫，内诸药，煮取三

---

① 增剧者必衄：保元堂本作"剧者必衄"。
② 啜粥：保元堂本作："吃粥"。
③ 上七味：保元堂本作"上七味㕮咀"。

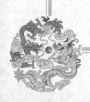

升，去滓，分温三服，不须与粥，取微汗。

太阳与阳明合病，而自利，葛根汤主之。用上方。一云：用后葛根黄芩黄连汤。

不下利但呕，葛根加半夏汤主之。葛根汤中加半夏半升，洗，即是。

太阳病，桂枝证，医反下之，遂利不止①，其脉促②，表未解③，喘而汗出，宜葛根黄芩黄连汤。方：

葛根半斤　甘草二两，炙　黄芩　黄连各三两

上四味，以水八升，先煮葛根，减二升，内诸药，煮取二升，去滓，分温再服。

太阳病用青龙汤法第三 四证　方二首

太阳中风，脉浮紧，发热恶寒，身体疼痛，不汗出而烦④，大青龙汤主之。若脉微弱，汗出恶风者，不可服之⑤，服之则厥⑥，筋惕肉瞤，此为逆也。方：

麻黄去节，六两　桂枝二两　甘草二两，炙　杏仁四十枚，去皮尖，两仁者　生姜三两，切　大枣十枚，擘　石膏如鸡子大，碎，绵裹

上七味，以水九升，先煮麻黄，减二升，去上沫，内诸药，煮取三升，去滓，温服一升，取微似汗。汗出多者，温粉粉之。一服汗者，勿再服；若复服，汗出多，亡阳、逆虚、恶风、躁不得眠。

伤寒，脉浮缓，其身不疼，但重，乍有轻时，无少阴证者，可与大青龙汤发之。用上方。

伤寒，表不解，心下有水气⑦，咳而发热⑧，或渴，或利，或噎，或小便不利、少腹满，或喘者，小青龙汤主之。方：

麻黄去节，三两　芍药　细辛　干姜　甘草炙　桂枝各三两　五味子　半夏各半升，洗

上八味，以水一斗，先煮麻黄，减二升，去上沫，内诸药，煮取三升，去

---

① 遂利不止：保元堂本作"利遂不止"。
② 其脉促：保元堂本作"其脉促者"。
③ 表未解：保元堂本作"表未解也"。
④ 而烦：保元堂本作"而烦躁者"。
⑤ 不可服之：保元堂本作"不可服"。
⑥ 则厥：保元堂本作"则厥逆"。
⑦ 心下有水气：保元堂本作"心下有水气、干呕"。
⑧ 咳而发热：保元堂本作"发热而咳"。

滓，温服一升。渴则去半夏，加栝楼根三两；微利者，去麻黄，加荛花一鸡子大，熬令赤色；噎者，去麻黄，加附子一枚，炮；小便不利，少腹满，去麻黄，加茯苓四两；喘者，去麻黄，加杏仁半升，去皮。

伤寒，心下有水气，咳而微喘，发热不渴，服汤已，而渴者，此为寒去，为欲解，小青龙汤主之。用上方。

太阳病用柴胡汤法第四 一十五证 方七首

血弱气尽，腠理开，邪气因入，与正气相搏，在于胁下，正邪分争，往来寒热，休作有时，嘿嘿不欲食饮①，藏腑相连，其痛必下，邪高痛下，故使其呕，小柴胡汤主之。服②柴胡而渴者，此为属阳明，以法治之。

得病六七日，脉迟浮弱，恶风寒，手足温，医再三下之，不能食，其人胁下满痛，面目及身黄，颈项强，小便难，与柴胡汤，后必下重。本渴饮水而呕，柴胡复不中与也。食谷者哕。

伤寒四五日，身体热，恶风，颈项强，胁下满，手足温而渴，小柴胡汤主之。

伤寒，阳脉涩，阴脉弦，法当腹中急痛，先与小建中汤；不差，与小柴胡汤。小建中汤见杂疗门中。

伤寒中风，有柴胡证，但见一证便是，不必悉具也。凡柴胡汤证而下之，柴胡证不罢，复与柴胡汤，解者必蒸蒸而振，却发热汗出而解③。伤寒五六日，中风，往来寒热，胸胁苦满，嘿嘿不欲饮食，心烦喜呕，或胸中烦而不呕，或渴，或腹中痛，或胁下痞坚，或心下悸，小便不利，或不渴，外有微热，或咳，小柴胡汤主之。

柴胡八两 黄芩 人参 甘草炙 生姜各三两，切 半夏半升，洗 大枣十二枚，擘

上七味，以水一斗二升，煮取六升，去滓，再煎，温服一升，日三。若胸中烦不呕者，去半夏、人参，加栝楼实一枚；渴者去半夏，加人参，合前成四两半；腹中痛者，去黄芩，加芍药三两；胁下痞坚者，去大枣，加牡蛎六两；心下悸、小便不利者，去黄芩，加茯苓四两；不渴，外有微热者，去人参，加桂枝三两，温覆，微发其汗；咳者，去人参、大枣、生姜，加五味子半升，干

---

① 食饮：保元堂本作"饮食"。
② 服：保元堂本作"得"。
③ 保元堂本到此为一条，自"伤寒五六日……干姜二两"为另一条。是。

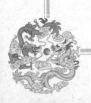

姜二两。

伤寒五六日，头汗出，微恶寒，手足冷，心下满，口不欲食，大便坚，其脉细，此为阳微结，必有表，复有里①。沉则为病在里，汗出亦为阳微。假令纯阴结，不得有外证，悉入在于里，此为半在外，半在里。脉虽沉紧，不得为少阴。所以然者，阴不得有汗。今头大汗出，故知非少阴也，可与柴胡汤。设不了了者，得屎而解。用上方。

伤寒十三日不解，胸胁满而呕，日晡所发潮热，而微利，此本当柴胡下之，不得利，今反利者，故知医以丸药下之，非其治也。潮热者，实也。先再服小柴胡汤，以解其外，后以柴胡加芒消汤主之。方：

柴胡二两十六铢　黄芩　人参　甘草炙　生姜各一两，切　半夏一合，洗　大枣四枚，擘　芒消二两。

上七味，以水四升，煮取二升，去滓，温分再服，以解其外，不解，更作。

柴胡加大黄芒消桑螵蛸汤方②：

上以前七味，以水七升，下芒消三合，大黄四分，桑螵蛸五枚，煮取一升半，去滓，温服五合，微下即愈。本云：柴胡汤，再服以解其外，余二升，加芒消、大黄、桑螵蛸也。

伤寒八九日，下之，胸满烦惊，小便不利，谵语，一身不可转侧，柴胡加龙骨牡蛎汤主之。方：

柴胡四两　黄芩　人参　生姜切　龙骨　牡蛎熬　桂枝　茯苓　铅丹各一两半　大黄二两　半夏一合半，洗　大枣六枚，擘

上一十二味，以水八升，煮取四升，内大黄，切如棋子大，更煮一两沸，去滓，温服一升。本云：柴胡汤，今加龙骨等。

伤寒六七日，发热，微恶寒，支节烦疼，微呕，心下支结，外证未去者，宜柴胡桂枝汤。

发汗多，亡阳狂语者，不可下，以为可与柴胡桂枝汤，和其荣卫，以通津液，后自愈。方：

柴胡四两　黄芩　人参　生姜切　桂枝　芍药各一两半　半夏二合半，洗　甘草一两，炙　大枣六枚，擘

上九味，以水六升，煮取二升，去滓，温服一升。本云：人参汤，作如桂枝法，加柴胡、黄芩，复如柴胡法。今用人参作半剂。

---

① 复有里：保元堂本作"复有里也"。
② 《宋本伤寒论》无此方。

伤寒五六日，其人已发汗，而复下之，胸胁满，微结，小便不利，渴而不呕，但头汗出，往来寒热而烦，此为未解，柴胡桂枝干姜汤主之。方：

柴胡八两　桂枝三两　干姜二两　栝楼根四两　黄芩三两　牡蛎二两，熬　甘草二两，炙

上七味，以水一斗二升，煮取六升，去滓，更煎，温服一升，日二服。初服微烦，汗出愈。

太阳病，过经十余日，反再三下之，后四五日，柴胡证续在，先与小柴胡汤，呕止小安，其人郁郁微烦者，为未解，与大柴胡汤下者止[1]。

伤寒十余日，邪气结在里，欲复往来寒热，当与大柴胡汤。

伤寒发热，汗出不解，心中痞坚，呕吐下利者，大柴胡汤主之。

病人表里无证，发热七八日，虽脉浮数，可下之，宜大柴胡汤。方：

柴胡八两　枳实四枚，炙　生姜五两，切　黄芩三两　芍药三两　半夏半升，洗　大枣十二枚，擘

上七味，以水一斗二升，煮取六升，去滓，更煎，温服一升，日三服。一方加大黄二两，若不加，恐不名大柴胡汤。

太阳病用承气汤法第五　九证　方四首

发汗后，恶寒者，虚故也；不恶寒，但热者，实也，当和其胃气，宜小承气汤。

太阳病未解，其脉阴阳俱停一作微，必先振汗出而解，但阳微者，先汗出而解；阴微者，先下之而解，宜承气汤。一云：大柴胡汤。

伤寒十三日，过经而谵语，内有热也，当以汤下之。小便利者，大便当坚，而反利，其脉调和者，知医以丸药下之，非其治也。自利者，其脉当微厥，今反和者，此为内实，宜承气汤。

太阳病，过经十余日，心下温温欲吐，而胸中痛，大便反溏，其腹微满，郁郁微烦，先时自极吐下者，宜承气汤。

二阳并病，太阳证罢，但发潮热，手足漐漐汗出，大便难，谵语者，下之愈，宜承气汤。

太阳病三日，发其汗不解，蒸蒸发热者，调胃承气汤主之。

伤寒吐后，腹满者，承气汤主之。

---

① 下者止：保元堂本作"下之则愈"。

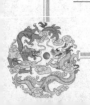

太阳病，吐下、发汗后，微烦，小便数，大便因坚，可与小承气汤，和之则愈。承气汤方：

大黄四两　厚朴八两，炙　枳实五枚，炙　芒消三合

上四味，以水一斗，先煮二味，取五升，内大黄，更煮取二升，去滓，内芒消，更煎一沸，分再服，得下者止。

又方：

大黄四两　厚朴二两，炙　枳实大者三枚，炙

上三味，以水四升，煮取一升二合，去滓，温分再服。初服谵语即止，服汤当更衣，不尔，尽服之。

又方：

大黄四两　甘草二两，炙　芒消半两

上三味，以水三升，煮取一升，去滓，内芒消，更一沸，顿服。

太阳病不解，热结膀胱，其人如狂，血自下，下者即愈。其外不解，尚未可攻，当先解其外。外解①，少腹急结者，乃可攻之，宜桃核承气汤。方：

桃仁五十枚，去皮尖　大黄四两　桂枝二两　甘草二两，炙　芒消一两

上五味，以水七升，煮取二升半，去滓，内芒消，更煎一沸，分温三服。

太阳病用陷胸汤法第六 三十一证　方一十六首

问曰：病有结胸，有藏结，其状何如？答曰：按之痛，其脉寸口浮，关上自沉，为结胸。何谓藏结？曰：如结胸状，饮食如故，时下利，阳脉浮，关上细沉而紧，名为藏结。舌上白胎滑者，为难治。藏结者，无阳证，不往来寒热，其人反静，舌上胎滑者，不可攻也。②

夫病发于阳，而反下之，热入因作结胸；发于阴，而反汗之，因作痞。结胸者，下之早，故令结胸③。结胸者，其项亦强④，如柔痉状，下之即和，宜大陷胸丸。

结胸证，其脉浮大，不可下之，下之即死。

结胸证悉具，烦躁者死⑤。

---

① 外解：保元堂本作"外解已"。
② 《宋本伤寒论》分作三条，即128条、129条、130条。
③ 结胸者，下之早，故令结胸：保元堂本作"结胸者，下之早故也"。
④ 结胸者，其项亦强：保元堂本作"结胸项亦强"。
⑤ 烦躁者死：保元堂本作"而躁者死"。

太阳病，脉浮而动数，浮则为风，数则为热，动则为痛，数则为虚。头痛发热，微盗汗出，而反恶寒，其表未解①。医反下之，动数则迟②，头痛即眩，胃中空虚，客气动膈，短气躁烦，心中懊恼，阳气内陷，心下因坚，则为结胸，大陷胸汤主之。若不结胸，但头汗出，其余无汗，齐颈而还，小便不利，身必发黄。

伤寒六七日，结胸热实，脉沉紧，心下痛，按之如石坚，大陷胸汤主之。

但结胸，无大热，此为水结在胸胁，头微汗出，大陷胸汤主之。

太阳病，重发汗而复下之，不大便五六日，舌上燥而渴，日晡如③小有潮热—云：日晡所发，心胸大烦，从心下至少腹，坚满而痛不可近，大陷胸汤主之。若心下满而坚痛者，此为结胸，大陷胸汤主之。

大陷胸丸方：

大黄八两　葶苈子熬　杏仁去皮尖，两仁者　芒消各半升

上四味，和捣④，取如弹丸一枚，甘遂末一钱匕，白蜜一两，水二升合煮，取一升，温顿服，一宿乃下。

大陷胸汤方：

大黄六两　甘遂末，一钱匕　芒消一升

上三味，以水六升，先煮大黄，取二升，去滓，内芒消，煎一两沸，内甘遂末，分再服，一服得快利，止后服。

小结胸者，正在心下，按之即痛，其脉浮滑，小陷胸汤主之。

黄连一两　半夏半升，洗　栝楼实大者，一枚

上三味，以水六升，先煮栝楼，取三升，去滓，内诸药，煮取二升，去滓，分温三服。

太阳病二三日，不能卧，但欲起者，心下必结，其脉微弱者，此本寒也⑤，而反下之，利止者，必结胸；未止者，四五日复重下之，此为挟热利。

太阳少阳并病，而反下之，结胸⑥，心下坚，下利不复止，水浆不肯下，其人必心烦。

病在阳⑦，当以汗解，而反以水噀之，若灌之，其热却不得去，益烦，皮粟起，意欲饮水，反不渴，宜服文蛤散。方：

---

① 其表未解：保元堂本作"表未解也"。
② 动数则迟：保元堂本作"动数变迟"。
③ 日晡如：保元堂本作"日晡时"。
④ 和捣：保元堂本作"捣和"。
⑤ 此本寒也：保元堂本作"此本有寒也"。
⑥ 结胸：保元堂本作"成结胸"。
⑦ 病在阳：保元堂本作"病在阳明"。

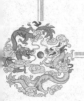

文蛤五两

上一味，捣为散，以沸汤五合，和服一方寸匕，若不差，与五苓散。

五苓散方：

猪苓十八铢，去黑皮　白术十八铢　泽泻一两六铢　茯苓十八铢　桂枝半两

上五味，各为散，更于臼中治之，白饮和服方寸匕。日三服，多饮暖水，汗出愈。

寒实结胸，无热证者，与三物小白散。方：

桔梗十八铢　巴豆六铢，去皮心，熬赤黑，研如脂　贝母十八铢

上三味，捣为散，内巴豆，更于臼中治之，白饮和服，强人半钱匕，羸者减之。病在上则吐，在下则利，不利，进热粥一杯，利不止，进冷粥一杯一云：冷水一杯。身热，皮粟不解，欲引衣自覆。若以水噀之洗之，更益令热，却不得出，当汗而不汗即烦，假令汗出已，腹中痛，与芍药三两，如上法。

太阳与少阳并病，头痛，或眩冒，如结胸①，心下痞而坚，当刺肺俞、肝俞、大椎第一间，慎不可发汗，发汗即谵语，谵语则脉弦。五日谵语不止，当刺期门。

心下但满，而不痛者，此为痞，半夏泻心汤主之。

半夏半升，洗　黄芩　干姜　人参　甘草各三两，炙　黄连一两　大枣十二枚，擘

上七味，以水一斗，煮取六升，去滓②，温服一升，日三服。

脉浮紧，而下之，紧反入里，则作痞，按之自濡，但气痞耳。

太阳中风，吐下呕逆，表解乃可攻之。其人漐漐汗出，发作有时，头痛，心下痞坚满，引胁下③，呕即短气，此为表解，里未和④。十枣汤主之。方：

芫花熬　甘遂　大戟各等分

上三味，捣为散，以水一升五合⑤，先煮大枣十枚，取八合，去枣，强人内药末一钱匕，羸人半钱匕，温服，平旦服。若下少不利者，明旦更服，加半钱，得快下，糜粥自养。

太阳病，发其汗，遂发热恶寒，复下之，则心下痞。此表里俱虚，阴阳气并竭。无阳则阴独，复加烧针，胸烦⑥，面色青黄，肤瞤，此为难治。今色微黄，手足温者，愈。

---

①　如结胸：保元堂本作"时如结胸"。
②　去滓：保元堂本作"去滓，再煮取三升"。
③　引胁下：保元堂本作"引胁下痛"。
④　里未和：保元堂本作"里未和也"。
⑤　一升五合：保元堂本作"一升三合"。
⑥　胸烦：保元堂本作"因胸烦"。

261

唐本伤寒论

心下痞，按之自濡，关上脉浮者，大黄黄连泻心汤主之。方：

大黄二两　黄连一两

上二味，以麻沸汤二升渍之，须臾，去滓①，分温再服。此方必有黄芩。

心下痞，而复恶寒，汗出者，附子泻心汤主之。方：

附子一枚，炮，别煮，取汁　大黄二两　黄连　黄芩各一两

上四味，以麻沸汤二升渍之②，须臾，去滓③，内附子汁，分温再服。

本以下之，故心下痞，与之泻心，其痞不解，其人渴而口燥烦，小便不利者，五苓散主之。一方言：忍之一日乃愈。用上方。

伤寒汗出，解之后，胃中不和，心下痞坚，干噫食臭，胁下有水气，腹中雷鸣而利，生姜泻心汤主之。方：

生姜四两，切　半夏半升，洗　干姜一两　黄连一两　人参　黄芩甘草各三两，炙　大枣十二枚，擘

上八味，以水一斗，煮取六升，去滓，温服一升，日三服。

伤寒中风，医反下之，其人下利，日数十行，谷不化，腹中雷鸣，心下痞坚而满，干呕而烦④，不能得安，医见心下痞，为⑤病不尽，复重下之，其痞益甚，此非结热，但胃中虚，客气上逆，故使之坚，甘草泻心汤主之。方：

甘草四两，炙　黄芩　干姜各三两　黄连一两　半夏半升，洗　大枣十二枚，擘一方有人参三两

上六味，以水一斗，煮取六升，去滓，温服一升，日三服。

伤寒，服汤药，下利不止，心下痞坚，服泻心汤，复以他药下之，利不止，医以理中与之，而利益甚。理中治中焦⑥，此利在下焦，赤石脂禹粮汤主之。方：

赤石脂一斤，碎　太一禹余粮一斤，碎

上二味，以水六升，煮取二升，去滓，分温三服，若不止，当利小便。

伤寒吐、下、发汗，虚烦，脉甚微，八九日心下痞坚，胁下痛，气上冲咽喉，眩冒，经脉动惕者，久而成痿。

伤寒发汗、吐下，解后⑦，心下痞坚，噫气不除者，旋复代赭汤主之。方：

---

① 去滓：保元堂本作"绞去滓"。
② 渍之：保元堂本作"热渍之一时久"。
③ 去滓：保元堂本作"绞去滓"。
④ 干呕而烦：保元堂本作"干呕心烦"。
⑤ 为：保元堂本作"谓"。
⑥ 理中治中焦：保元堂本作"理中者理中焦"。
⑦ 伤寒发汗、吐下，解后：保元堂本作"伤寒发汗，若吐若下，解后"。

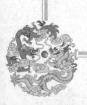

旋复花三两　人参二两　生姜五两，切　代赭一两，碎　甘草三两，炙　半夏半升，洗　大枣十二枚，擘

上七味，以水一斗，煮取六升，去滓①，温服一升，日三服。

太阳病，外证未除，而数下之，遂挟热而利不止，心下痞坚，表里不解，桂枝人参汤主之。方：

桂枝四两②，别切　甘草四两，炙　白术　人参　干姜各二两

上五味，以水九升，先煮四味，取五升，去滓，内桂更煮，取三升，去滓，温服一升，日再，夜一服③。

伤寒，大下后，复发其汗，心下痞，恶寒者，表未解也。不可攻其痞，当先解表，表解乃攻其痞，宜大黄黄连泻心汤。用上方。

病如桂枝证，头项不强痛，脉微浮，胸中痞坚，气上冲喉咽，不得息，此为胸有寒，当吐之，宜瓜蒂散。方：

瓜蒂熬　赤小豆各一分

上二味，捣为散，取半钱匕，豉一合，汤七合渍之，须臾去滓④，内散汤中和，顿服之。若不吐，稍加之，得快吐止。诸亡血虚家，不可与瓜蒂散。

太阳病杂疗法第七 二十证　方一十三首

中风发热，六七日不解而烦，有表里证，渴欲饮水，水入而吐，此为水逆，五苓散主之。方见结胸门中。

伤寒二三日，心中悸而烦者，小建中汤主之。方：

桂枝三两　甘草二两，炙　芍药六两　生姜三两，切　大枣十一枚，擘　胶饴一升

上六味，以水七升，煮取三升，去滓，内饴⑤，温服一升。呕家不可服，以甘故也。

伤寒脉浮，而医以火迫劫之，亡阳，惊狂，卧起不安，桂枝去芍药加蜀漆牡蛎龙骨救逆汤主之。方：

桂枝　生姜切　蜀漆各三两，洗，去腥　甘草二两，炙　牡蛎五两，熬　龙骨四两
大枣十二枚，擘

---

① 去滓：保元堂本作"去滓，再煎，取三升"。
② 四两：保元堂本作"四两，去粗皮"。
③ 服：保元堂本无此字。
④ 须臾去滓：保元堂本作"须臾煎成稀糜，去滓"。
⑤ 内饴：保元堂本在"内饴"下，有"更上微火，令消解"。

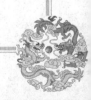

上七味，以水八升，先煮蜀漆，减二升，内诸药，煮取三升，去滓，温服一升。一法：以水一斗二升，煮取五升。

烧针令其汗，针处被寒，核起而赤者，必发奔豚。气从少腹上冲者①，灸其核上一壮，与桂枝加桂汤。方：

桂枝五两　芍药　生姜各三两　大枣十二枚，擘　甘草二两，炙

上五味，以水七升，煮取三升，去滓，温服一升。本云：桂枝汤，今加桂，满五两。所以加桂者，以能泄奔豚气也。

火逆下之，因烧针烦躁者，桂枝甘草龙骨牡蛎汤主之。方：

桂枝一两　甘草　龙骨　牡蛎各二两，熬

上四味，以水五升，煮取二升，去滓，温服八合，日三服。

伤寒②，加温针，必惊。

太阳病，六七日出③，表证续在，脉微而沉，反不结胸，其人发狂者，以热在下焦，少腹坚满，小便自利者，下血乃愈。所以然者，以太阳随经，瘀热④在里故也。宜下之，以抵当汤。

太阳病，身黄，脉沉结，少腹坚，小便不利者，为无血；小便自利，其人如狂者，血证谛也。抵当汤主之。

伤寒有热，少腹满，应小便不利，今反利者，为有血也，当须下之，不可余药，宜抵当丸。

抵当汤方：

大黄二两，破六片　桃仁二十枚，去皮尖，熬　虻虫去足翅，熬　水蛭各三十枚，熬

上四味，以水五升，煮取三升，去滓，温服一升，不下更服。

抵当丸方：

大黄三两　桃仁二十五枚，去皮尖，熬　虻虫去翅足，熬　水蛭各二十枚，熬

上四味，捣⑤，分为四丸，以水一升煮一丸，取七合服，晬时当下，不下更服。

妇人中风，发热恶寒，经水适来，得七八日，热除而脉迟，身凉，胸胁下满，如结胸状，谵语⑥，此为热入血室，当刺期门，随其虚实而取之。

妇人中风七八日，续得寒热，发作有时，经水适断者，此为热入血室，其血必结，故使如疟状，发作有时，小柴胡汤主之。方见柴胡汤门。

———————————

① 上冲者：保元堂本作"上冲心者"。
② 伤寒：保元堂本作"太阳伤寒"。
③ 出：保元堂本无"出"字。
④ 瘀热：保元堂本作"瘀血"。
⑤ 四味，捣：保元堂本作"四味，蜜和捣"。
⑥ 谵语：保元堂本作"谵语者"。

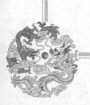

妇人伤寒，发热，经水适来，昼日了了，暮则谵语，如见鬼状，此为热入血室，无犯胃气，及上二焦，必当自愈。

伤寒，无大热，口燥渴而烦，其背微恶寒，白虎汤主之。

伤寒，脉浮、发热、无汗，其表不解，不可与白虎汤。渴欲饮水，无表证，白虎汤主之。

伤寒，脉浮滑，此以表有热，里有寒，白虎汤主之。方：

知母六两　石膏一斤，碎　甘草二两，炙　粳米六合

上四味，以水一斗，煮米熟，汤成，去滓，温服一升，日三服。

又方：

知母六两　石膏一斤，碎　甘草二两，炙　人参三两　粳米六合

上五味，以水一斗，煮米熟，汤成，去滓，温服一升，日三服。立夏后至立秋前得用之，立秋后，不可服。春三月，病常苦里冷①，白虎汤亦不可与之，与之即呕利而腹痛。诸亡血及虚家，亦不可与白虎汤，得之则腹痛而利，但当温之。

太阳与少阳合病，自下利者，与黄芩汤；若呕者，与黄芩加半夏生姜汤。

黄芩汤方：

黄芩三两　芍药　甘草各二两，炙　大枣一十二枚，擘

上四味，以水一斗，煮取三升，去滓，温服一升，日再，夜一服。

黄芩加半夏生姜汤方：

半夏半升，洗　生姜一两半，切

上二味，加入前方中即是。

伤寒，胸中有热，胃中有邪气，腹中痛，欲呕吐，黄连汤主之。方：

黄连　甘草炙　干姜　桂枝　人参各三两　半夏半升，洗　大枣十二枚，擘

上七味，以水一斗，煮取六升，去滓，温，分五服，昼三夜二服。

伤寒八九日，风湿相搏，身体疼烦，不能自转侧，不呕不渴，下已，脉浮而紧，桂枝附子汤主之。若其人大便坚，小便自利，术附子汤主之。方：

桂枝四两　附子三枚，炮　生姜三两，切　大枣十二枚，擘　甘草二两，炙

上五味，以水六升，煮取二升，去滓，分温三服。

术附子汤方：于前方中去桂，加白术四两即是。一服觉身痹，半日许复服之尽，其人如冒状，勿怪，即是附子、术并走皮中，逐水气未得除，故使之耳，法当加桂四两。以大便坚，小便自利，故不加桂也。

风湿相搏，骨节疼烦，掣痛，不得屈伸，近之则痛剧，汗出短气，小便不

---

① 病常苦里冷：保元堂本作"病苦里冷"。

利，恶风，不欲去衣，或身微肿，甘草附子汤主之。方：

　　甘草二两，炙　　附子二枚，炮　　白术三两　　桂枝四两

　　上四味，以水六升，煮取三升，去滓，温服一升，日三服。初服得微汗即止；能食，汗止复烦者，将服五合；恐一升多者，后服六七合愈。

　　伤寒脉结代，心动悸，炙甘草汤主之。方：

　　甘草四两，炙　　桂枝　　生姜各三两，切　　麦门冬去心，半升　　麻子仁半升　　人参　　阿胶各二两　　大枣三十枚，擘　　生地黄一斤，切

　　上九味，以清酒七升，水八升，煮取三升，去滓，内胶消烊尽，温服一升，日三服。

阳明病状第八 七十五证　方一十一首

　　阳明之为病，胃中寒是也。

　　问曰：病有太阳阳明，有正阳阳明，有微阳阳明，何谓也？答曰：太阳阳明者，脾约是也；正阳阳明者，胃家实是也；微阳阳明者，发其汗，若利其小便，胃中燥，便难是也。

　　问曰：何缘得阳明病？答曰：太阳病，发其汗，若下之，亡其津液，胃中干燥，因为阳明①。不更衣而便难，复为阳明病也。

　　问曰：阳明病，外证云何？答曰：身热汗出，而不恶寒，但反恶热。

　　问曰：病有得之一日，发热恶寒者，何？答曰：然，虽二日②，恶寒自罢③，即汗出恶热也④。曰：恶寒何故自罢？答曰：阳明处中主土，万物所归，无所复传，故始虽恶寒，二日自止，是为阳明病⑤。

　　太阳初得病时，发其汗，汗先出，复不彻，因转属阳明。

　　病发热，无汗，呕不能食，而反汗出濈濈然，是为转在阳明。

　　伤寒三日，阳明脉大。

　　病脉浮而缓，手足温，是为系在太阴。太阴当发黄，小便自利者，不能发黄，至七八日而坚⑥，为属阳明。

---

　　① 因为阳明：保元堂本作"因属阳明"。
　　② 虽二日：保元堂本作"虽得之一日"。是。
　　③ 恶寒自罢：保元堂本作"恶寒将自罢"。
　　④ 《宋本伤寒论》此为一条，第183条。
　　⑤ 《宋本伤寒论》此为一条，第184条。
　　⑥ 而坚：保元堂本作"而大便坚"。

伤寒转系阳明者，其人濈然后汗出①。

阳明中风，口苦咽干，腹满微喘，发热恶寒，脉浮若紧，下之则腹满，小便难也。

阳明病，能食为中风，不能食为中寒。

阳明病，中寒不能食，而小便不利，手足濈然汗出，此为欲作坚瘕也，必头坚后溏。所以然者，胃中冷，水谷不别故也。

阳明病，初为欲食之，小便反不数，大便自调，其人骨节疼，翕翕如有热状，奄然发狂，濈然汗出而解，此为水不胜谷气，与汗共并，坚者即愈。

阳明病，欲解时，从申尽戌。

阳明病，不能食，下之不解，其人不能食，攻其热必哕。所以然者，胃中虚冷故也。其人本虚，攻其热必哕。

阳明病，脉迟，食难用饱，饱即微烦头眩者，必小便难，此欲作谷疸，虽下之，其腹必满如故耳。所以然者，脉迟故也。

阳明病，久久而坚者，阳明病当多汗，而反无汗，其身如虫行皮中之状，此为久虚故也。

冬②阳明病，反无汗，但小便利，二三日呕而咳，手足若厥者，其人头必痛③；若不呕不咳，手足不厥者，头不痛。

冬阳明病，但头眩，不恶寒，故能食。而咳者，其人咽必痛，若不咳者，咽不痛。

阳明病，脉浮而紧，其热必潮，发作有时，但浮者，必盗汗出。

阳明病，无汗，小便不利，心中懊憹，必发黄。

阳明病，被火，额上微汗出，而小便不利，必发黄。

阳明病，口燥，但欲漱水，不欲咽者，必衄。

阳明病，本自汗出，医复重发其汗，病已差，其人微烦不了了，此大便坚也，必亡津液。胃中燥，故令其坚，当问小便日几行。若本日三四行，今日再行者，必知大便不久出。今为小便数少，津液当还入胃中，故知必当大便也。

夫病阳多者热，下之则坚，汗出多极，发其汗亦坚。

伤寒呕多，虽有阳明证，不可攻也。

阳明病，当心下坚满，不可攻之，攻之遂利不止者，利止者愈。

阳明病，合色赤，不可攻之，必发热。色黄者，小便不利也。

阳明病，不吐下而烦者，可与承气汤。

---

① 后汗出：保元堂本作"微汗出也"。
② 冬：保元堂本无"冬"字。
③ 其人头必痛：保元堂本作"其人必苦头痛"。

阳明病，其脉迟，虽汗出，不恶寒，其体必重，短气，腹满而喘，有潮热。如此者，其外为解①，可攻其里，手足濈然汗出，此为已坚②，承气汤主之。

若汗出多，而微恶寒，外为未解，其热不潮，勿与承气汤。若腹大满，而不大便者，可与小承气汤，微和其胃气，勿令至大下。

阳明病，潮热，微坚，可与承气汤，不坚，勿与之。

若不大便六七日，恐有燥屎，欲知之法，可与小承气汤。若腹中转失气者，此为有燥屎，乃可攻之；若不转失气者，此但头坚后溏，不可攻之，攻之必腹胀满，不能食；欲饮水者即哕。其后发热者，必复坚，以小承气汤和之。若不转失气者，慎不可攻之。

夫实则谵语，虚则郑声。郑声者，重语是也。直视、谵语、喘满者死，下利者亦死。

阳明病，其人多汗，津液外出，胃中燥，大便必坚，坚者则谵语，承气汤主之。

阳明病，谵语妄言，发潮热，其脉滑疾，如此者，承气汤主之。因与承气汤一升，腹中转气者，复与一升，如不转气者，勿与之。明日又不大便，脉反微涩，此为里虚，为难治，不得复与承气汤。

阳明病，谵语，有潮热，反不能食者，必有燥屎五六枚。若能食者，但坚耳，承气汤主之。

阳明病，下血而谵语者，此为热入血室，但头汗出者，当刺期门，随其实而泻之，濈然汗出者，则愈。

汗出而谵语者，有燥屎在胃中，此风也。过经乃可下之③，下之若早，语言必乱，以表虚里实，下之则愈，宜承气汤。

伤寒四五日，脉沉而喘满，沉为在里，而反发其汗，津液越出，大便为难，表虚里实，久则谵语。

阳明病，下之，心中懊憹而烦，胃中有燥屎者，可攻。其人腹微满，头坚后溏者，不可下之。有燥屎者，宜承气汤。

病者五六日不大便，绕脐痛，躁烦，发作有时，此为有燥屎，故使不大便也。

病者烦热，汗出即解；复如疟状，日晡所发者，属阳明。脉实者，当下之；脉浮虚者，当发其汗。下之宜承气汤，发汗宜桂枝汤。方见桂枝汤门。

---

① 其外为解：保元堂本作"其外为欲解"。
② 此为已坚：保元堂本作"此为大便已坚"。
③ 过经乃可下之：保元堂本作"必过经乃可下"。

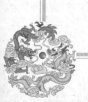

大下后，六七日不大便，烦不解，腹满痛者，此有燥屎。所以然者，本有宿食故也①，宜承气汤。

病者小便不利，大便乍难乍易，时有微热，怫郁不能卧，有燥屎故也，宜承气汤。

得病二三日，脉弱，无太阳柴胡证而烦，心下坚，至四日虽能食，以小承气汤少与，微和之，令小安。至六日，与承气汤一升。不大便六七日，小便少者，虽不大便，但头坚后溏，未定成其坚，攻之必溏。当须小便利，定坚，乃可攻之，宜承气汤。

伤寒七八日，目中不了了，睛不和，无表里证，大便难，微热者，此为实，急下之，宜承气汤。

阳明病，发热汗多者，急下之，宜承气汤。

发汗不解，腹满痛者，急下之，宜承气汤。

腹满不减，减不足言，当下之，宜承气汤。

阳明与少阳合病而利，脉不负者为顺②，滑而数者有宿食，宜承气汤。方并见承气汤门。

阳明病，脉浮紧，咽干口苦，腹满而喘，发热汗出，不恶寒，反偏恶热，其身体重。发汗即躁，心中愦愦，而反谵语。加温针，必怵惕。又烦躁不得眠。下之，胃中空虚，客气动膈，心中懊恼，舌上胎者③，栀子汤主之。

阳明病，下之，其外有热，手足温，不结胸，心中懊恼，若饥不能食，但头汗出，栀子汤主之。方：

栀子十四枚，擘　香豉四合，绵裹

上二味，以水四升，先煮栀子，取二升半，内豉，煮取一升半，去滓，分再服，温进一服，得快吐，止后服。

三阳合病，腹满身重，难以转侧，口不仁，言语向经，谵语遗尿。发汗则谵语；下之则额上生汗，手足厥冷，白虎汤主之。按：诸本皆云："向经"，不敢刊改。

若渴欲饮水，口干舌燥者，白虎汤主之。方见杂疗中。

若脉浮，发热，渴欲饮水，小便不利，猪苓汤主之。方：

猪苓去黑皮　茯苓　泽泻　阿胶　滑石碎，各一两

上五味，以水四升，先煮四味，取二升，去滓，内胶烊消，温服七合，日三服。

阳明病，汗出多而渴者，不可与猪苓汤，以汗多，胃中燥，猪苓汤复利其

---

① 所以然者，本有宿食故也：保元堂本无此句。
② 脉不负者为顺：保元堂本此句下有"负者失也，互相克贼，名为负"句。
③ 舌上胎者：保元堂本作"舌上白胎者"。

小便故也。

胃中虚冷，其人不能食者，饮水即哕。

脉浮，发热，口干，鼻燥^①，能食者，即衄。

若脉浮迟，表热里寒，下利清谷，四逆汤主之。方：

甘草二两，炙　干姜一两半　附子一枚，生，去皮，破八片

上三味，以水三升，煮取一升二合，去滓，分温再服。强人可大附子一枚，干姜三两。

阳明病，发潮热，大便溏，小便自可，而胸胁满不去，小柴胡汤主之。

阳明病，胁下坚满，不大便而呕，舌上胎者，可以^②小柴胡汤。上焦得通，津液得下，胃气因和，身濈然汗出而解。

阳明中风，脉弦浮大而短气，腹都满，胁下及心痛，久按之，气不通，鼻干、不得汗，其人嗜卧，一身及目悉黄^③，小便难，有潮热，时时哕，耳前后肿。刺之小差，外不解。病过十日^④，脉续浮^⑤，与小柴胡汤。但浮，无余证，与麻黄汤。不溺^⑥，腹满加哕，不治。方见柴胡汤门。

阳明病，其脉迟，汗出多，而微恶寒，表为未解，可发汗，宜桂枝汤。

阳明病，脉浮，无汗，其人必喘，发汗即愈，宜麻黄汤。方并见上。

阳明病，汗出，若发其汗，小便自利，此为内竭，虽坚不可攻，当须自欲大便，宜蜜煎导而通之。若土瓜根、猪胆汁，皆可以导。方：

蜜七合

上一味，内铜器中，微火煎之，稍凝如饴状，搅之，勿令焦著。欲^⑦可丸，捻如指许，长二寸，当热时急作，令头锐，以内谷道中，以手急抱。欲大便时，乃去之。

又方：

大猪胆一枚，泻汁，和少法醋，以灌谷道中，如一食顷，当大便，出宿食恶物。已试，甚良。

阳明病，发热而汗出，此为热越，不能发黄也。但头汗出，其身无有^⑧，

---

① 鼻燥：保元堂本作"舌燥"。
② 可以：保元堂本作"可与"。
③ 及目悉黄：保元堂本作"及面目悉黄"。
④ 病过十日：保元堂本作"病过十二日"。
⑤ 脉续浮：保元堂本作"脉续浮者"。
⑥ 不溺：保元堂本作"若不尿"。
⑦ 欲：保元堂本作"候"。
⑧ 其身无有：保元堂本作"其身无汗"。

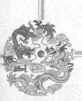

齐颈①而还，小便不利，渴引水浆，此为瘀热在里，身必发黄，茵陈汤主之。

伤寒七八日，身黄如橘，小便不利，其腹微满，茵陈汤主之。方：

茵陈六两　栀子十四枚，擘　大黄二两

上三味，以水一斗二升，先煮茵陈，减六升，内二味，煮取三升，去滓，分温三服，小便当利，溺如皂荚沫状，色正赤，一宿黄从小便去②。

阳明证，其人喜忘，必有畜血。所以然者，本有久瘀血，故令喜忘。虽坚③，大便必黑④，抵当汤主之。

病者无表里证，发热七八日，虽脉浮数，可下之。假令下已，脉数不解，而合热消谷喜饥⑤，至六七日，不大便者，有瘀血，抵当汤主之。若数不解，而下不止，必挟热便脓血。方见杂疗中。

食谷而呕者，属阳明，茱萸汤主之。方：

吴茱萸一升　人参三两　生姜六两，切　大枣十二枚，擘

上四味，以水七升，煮取二升，去滓，温服七合，日三服。得汤反剧者，属上焦也。

阳明病，寸口缓，关上小浮，尺中弱，其人发热而汗出，复恶寒，不呕，但心下痞，此为医下之也。若不下，其人复不恶寒而渴者，为转属阳明。小便数者，大便即坚，不更衣十日，无所苦也。渴欲饮水者，但与之，当以法救渴。宜五苓散。方见疗痞门。

脉阳微而汗出少者，为自如；汗出多者为太过⑥。太过者，阳绝于内，亡津液，大便因坚。

脉浮而芤，浮为阳，芤为阴。浮芤相搏，胃气则生热，其阳则绝。

趺阳脉浮而涩，浮则胃气强，涩则小便数，浮涩相搏，大便即坚，其脾为约，麻子仁丸主之。方：

麻子仁二升　芍药　枳实炙，各八两　大黄一斤　厚朴一尺，炙　杏仁一升，去皮尖，两人者，熬，别作脂

上六味，蜜和丸，如梧桐子大，饮服十圆，日三服，渐加，以知为度。

伤寒，发其汗，则身目为黄。所以然者，寒湿相搏，在里不解故也。

伤寒，其人发黄，栀子蘗皮汤主之。方：

栀子十五枚，擘　甘草　黄蘗十五分

---

① 齐颈：保元堂本作"剂颈"。
② 一宿黄从小便去：保元堂本作"一宿腹减，黄从小便去"。
③ 虽坚：保元堂本作"屎虽坚"。
④ 大便必黑：保元堂本作"大便反易，其色必黑"。
⑤ 而合热消谷喜饥：保元堂本作"合热则消谷善饥"。
⑥ 为太过：保元堂本此句后有"阳脉实，因其发汗，出多者，亦为太过"。

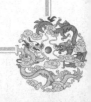

上三味，以水四升，煮取二升，去滓，分温再服。

伤寒，瘀热在里，身体必黄，麻黄连翘赤小豆汤主之。方：

麻黄去节　连翘各一两　杏仁三十枚，去皮尖　赤小豆一升　大枣十二枚，擘　生梓白皮切，一斤①　甘草二两，炙　一方：生姜二两，切

上七味，以水一斗，煮麻黄一二沸，去上沫，内诸药，煮取三升，去滓，温服一升。

少阳病状第九 九证

少阳之为病，口苦、咽干、目眩也。

少阳中风，两耳无所闻，目赤，胸中满而烦，不可吐下；吐下则悸而惊。

伤寒病，脉弦细，头痛而发热，此为属少阳。少阳不可发汗，发汗则谵语，为属胃。胃和即愈，不和②，烦而悸。

太阳病不解，转入少阳，胁下坚满，干呕，不能食饮，往来寒热，而未吐下，其脉沉紧，可与小柴胡汤③。若已吐下、发汗、温针、谵语，柴胡证罢，此为坏病。知犯何逆，以法治之④。

三阳脉浮大，上关上，但欲寐，目合则汗。

伤寒六七日，无大热，其人躁烦，此为阳去入阴故也。

伤寒三日，三阳为尽，三阴当受其邪，其人反能食而不呕，此为三阴不受其邪。

伤寒三日，少阳脉小，欲已。

少阳病欲解时，从寅尽辰。

---

① 一斤：保元堂本作"一升"。
② 不和：保元堂本作"胃不和"。
③ 《宋本伤寒论》至"可与小柴胡汤"为一条，即第266条。
④ 《宋本伤寒论》至此为一条，即第267条。

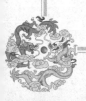

唐本伤寒论

伤 寒 下

太阴病状第一 八证 方二首

太阴之为病，腹满，吐，食不下，下之益甚，时腹自痛，胸下坚结。

太阴病，脉浮，可发其汗。

太阴中风，四肢烦疼，阳微阴涩而长，为欲愈。

太阴病，欲解时，从亥尽丑。

自利不渴者，属太阴，其藏有寒故也。当温之，宜四逆辈。

伤寒，脉浮而缓，手足温，是为系在太阴。太阴当发黄，小便自利，利者不能发黄，至七八日，虽烦，暴利十余行，必自止。所以自止者，脾家实，腐秽当去故也。

本太阳病，医反下之，因腹满时痛，为属太阴，桂枝加芍药汤主之。其实痛，加大黄汤主之。方：

桂枝三两　芍药六两　生姜三两，切　甘草二两，炙　大枣十二枚，擘

上五味，以水七升，煮取三升，去滓，分温三服。

加大黄汤方：

大黄二两

上，于前方中加此大黄二两，即是。

人①无阳证，脉弱，其人续自便利，设当行大黄芍药者，减之，其人胃气弱，易动故也。

少阴病状第二 四十五证 方一十六首

少阴之为病，脉微细，但欲寐。

少阴病，欲吐而不烦，但欲寐，五六日自利而渴者，属少阴，虚故引水自救。小便白者，少阴病形悉具。其人小便白者，下焦虚寒，不能制溲，故

---

① 人：保元堂本作"本"。

白也。

夫病其脉阴阳俱紧，而反汗出，为阳^①，属少阴，法当咽痛，而复吐利。

少阴病，咳而下利，谵语，是为被火气劫故也，小便必难，为强责少阴汗也。

少阴病，脉细沉数，病在里，不可发其汗。

少阴病，脉微，不可发其汗，无阳故也。阳已虚，尺中弱涩者，复不可下之。

少阴病，脉紧者，至七八日，下利，其脉暴微，手足反温，其脉紧反去，此为欲解，虽烦，下利必自愈。

少阴病，下利，若利止，恶寒而踡，手足温者，可治。

少阴病，恶寒而踡，时自烦，欲去其衣被，不可治。

少阴中风，其脉阳微阴浮，为欲愈。

少阴病，欲解时，从子尽寅。

少阴病，八九日，而一身手足尽热，热在膀胱，必便血。

少阴病，其人吐利，手足不逆，反发热，不死。脉不足者，灸其少阴七壮。

少阴病，但厥无汗，强发之，必动血，未知从何道出，或从口鼻目出，是为下厥上竭，为难治。

少阴病，恶寒，踡而利，手足逆者，不治。

少阴病，下利止而眩，时时自冒者死。

少阴病，其人吐利，躁逆者死。

少阴病，四逆，恶寒而踡，其脉不至，其人不烦而躁者，死。

少阴病，六七日，其息高者，死。

少阴病，脉微细沉，但欲卧，汗出不烦，自欲吐，至五六日自利，复烦躁，不得卧寐者，死。

少阴病，始得之，反发热，脉反沉者，麻黄细辛附子汤主之。方：

麻黄二两，去节　细辛二两　附子一枚，炮，去皮，破八片

上三味，以水二斗，先煮麻黄，减一升，去上沫，内诸药，煮取三升，去滓，温服一升。

少阴病，得之二三日，麻黄附子甘草汤微发汗。以二三日无证^②，故微发汗。方：

---

① 为阳：保元堂本作"为亡阳"。
② 无证：保元堂作"无里证"。

麻黄二两，去节　附子一枚，炮，去皮，破八片　甘草二两，炙

上三味，以水七升，先煮麻黄一二沸，去上沫，内诸药，煮取二升半，去滓，温服八合。

少阴病，得之二三日以上，心中烦、不得卧者，黄连阿胶汤主之。方：

黄连四两　黄芩一两　芍药二两　鸡子黄二枚　阿胶三挺

上五味，以水六升，先煮三味，取二升，去滓，内胶烊尽，内鸡子黄，搅令相得，温服七合，日三服。

少阴病，得之一二日，口中和，其背恶寒者，当灸之，附子汤主之。

少阴病，身体痛，手足寒，骨节痛，脉沉者，附子汤主之。方：

附子二枚，炮，去皮，破八片　茯苓三两　人参二两　白术四两　芍药三两

上五味，以水八升，煮取三升，去滓，分温三服。

少阴病，下利，便脓血，桃花汤主之。

少阴病，二三日至四五日，腹痛，小便下利不止①，而便脓血者②，以③桃花汤主之。方：

赤石脂一斤，一半完，一半末　干姜一两　粳米一升

上三味，以水七升，煮米熟，汤成去滓，温取七合，内赤石脂末一方寸匕。一服止，余勿服。

少阴病，下利便脓血者，可刺。

少阴病，吐利，手足逆④，烦躁欲死者，茱萸汤主之。方见阳明门。

少阴病，下利，咽痛，胸满，心烦，猪肤汤主之。方：

猪肤一斤

上一味，以水一斗，煮取五升，去滓，内白蜜一升，白粉五合，熬香，和令相得，温分六服。

少阴病，二三日，咽痛者，可与甘草汤；不差，可与桔梗汤。方：

甘草⑤

上一味，以水三升，煮取一升半，去滓，温服七合，日再服。

桔梗汤方⑥：

桔梗一大枚　甘草二两

---

① 小便下利不止：保元堂本作"小便不利，下利不止"。

② 者：保元堂本无"者"字。

③ 以：保元堂本无"以"字

④ 手足逆：保元堂本作"手足厥逆"。

⑤ 甘草：保元堂本作"甘草一两"。

⑥ 桔梗汤方：保元堂本作"桔梗甘草汤"。

上二味，以水三升，煮取一升，去滓，分温再服。

少阴病，咽中伤，生疮，不能语言，声不出，苦酒汤主之。方：

鸡子一枚，去黄，内好上苦酒于壳中①　半夏洗，破如枣核，十四枚

上二味，内半夏，著苦酒中。以鸡子壳置刀环中，安火上，令三沸，去滓，少少含咽之；不差，更作，三剂愈。

少阴病，咽中痛，半夏散及汤。方：

半夏洗　桂枝　甘草炙

上三味，等分，各异捣，合治之，白饮和，服方寸匕，日三服。若不能散服者，以水一升，煎七沸，内散两方寸匕，更煮三沸，下火，令小冷，少少含咽之。半夏有毒，不当散服②。

少阴病，下利，白通汤主之。方：

附子一枚，生，去皮，破八片　干姜一两　葱白四茎

上三味，以水三升，煮取一升，去滓，分温再服。

少阴病，下利，脉微，服白通汤，利不止，厥逆无脉，干烦者，白通加猪胆汁汤主之。方：

猪胆汁一合　人尿五合

上二味，内前汤中，和令相得，温分再服。若无胆③，亦可用。服汤，脉暴出者死，微续者生。

少阴病，二三日不已，至四五日，腹痛，小便不利，四肢沉重，疼痛而利，此为有水气。其人或咳，或小便不利④，或下利，或呕，玄武汤主之。方：

茯苓　芍药　生姜各三两，切　白术二两　附子一枚，炮，去皮，破八片

上五味，以水八升，煮取三升，去滓，温服七合。咳者加五味子半升，细辛一两，干姜一两。小便自利者，去茯苓；下利者，去芍药，加干姜二两。呕者去附子，加生姜，足前为半斤。利不止，便脓血者，宜桃花汤。

少阴病，下利清谷，里寒外热，手足厥逆，脉微欲绝，身反恶寒，其人面赤⑤，或腹痛，或干呕，或咽痛，或利止而脉不出，通脉四逆汤主之。方：

甘草二两，炙　附子大者一枚，生，去皮，破八片　干姜三两，强人可四两

上三味，以水三升，煮取一升二合，去滓，分温再服，其脉即出者愈。面

---

① 内好上苦酒于壳中：保元堂本作"内上好苦酒于壳中"。
② 半夏有毒，不当散服：《康平本伤寒论》为注文。是。
③ 若无胆：保元堂本作"若无猪胆"。
④ 小便不利：保元堂本作"小便自利"。
⑤ 面赤：保元堂本作"面赤色"。

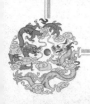

赤者，加葱白九茎；腹痛者，去葱，加芍药二两；呕者，加生姜二两；咽痛者，去芍药，加桔梗一两；利止脉不出者，去桔梗，加人参二两。病皆与方相应者，乃加减服之。

少阴病，四逆，其人或咳，或悸，或小便不利，或腹中痛，或泄利下重，四逆散主之。方：

　　甘草炙　枳实炙　柴胡　芍药各十分

上四味，捣为散，白饮和服方寸匕，日三服。咳者加五味子、干姜各五分，兼主利；悸者加桂五分；小便不利者，加茯苓五分；腹中痛者，加附子一枚，炮；泄利下重者，先以水五升，煮薤白三升，取三升，去滓，以散三方寸匕内汤中，煮取一升半，分温再服。

少阴病，下①利六七日，咳而呕渴，心烦不得眠，猪苓汤主之。方见阳明门。

少阴病，得之二三日，口燥，咽干，急下之，宜承气汤。

少阴病，利清水，色青者②，心下必痛，口干燥者，可下之，宜承气汤。
一云：大柴胡。

少阴病，六七日，腹满，不大便者，急下之，宜承气汤。方见承气汤中。

少阴病，其脉沉者，当温之，宜四逆汤。

少阴病，其人饮食入则吐，心中温温欲吐，复不能吐。始得之，手足寒，脉弦迟，此胸中实，不可下也，当遂吐之。若膈上有寒饮，干呕者，不可吐，当温之，宜四逆汤。方见阳明门。

少阴病，下利，脉微涩者，即呕③，汗者④必数更衣，反少，当温其上，灸之。一云：灸厥阴五十壮。

厥阴病状第三 五十六证　方七首

厥阴之为病，消渴，气上撞⑤，心中疼热，饥而不欲食，甚者则欲吐蛔，下之不肯止⑥。

厥阴中风，其脉微浮为欲愈，不浮为未愈。

厥阴病，欲解时，从丑尽卯。

---

① 下：原文作"不"，误，今据《宋本伤寒论》改正。
② 色青者：保元堂本作"色纯青"。
③ 脉微涩者，即呕：保元堂本作"脉微涩，呕而汗出"。
④ 汗者：保元堂本作"汗出"。
⑤ 气上撞：保元堂本作"气上撞心"。
⑥ 下之不肯止：保元堂本作"下之利不肯止"。

厥阴病，渴欲饮水者，与水饮之，即愈①。

诸四逆厥者，不可下之，虚家亦然。

伤寒，先厥后发热而利者，必止，见厥复利。

伤寒，始发热六日，厥反九日而下利，厥利当不能食，今反能食，恐为除中。食之黍饼不发热者，知胃气尚在，必愈，恐暴热来出而复去也。后日脉之，其热续在，期之旦日夜半愈。所以然者，本发热六日，厥反九日，复发热三日，并前六日，亦为九日，与厥相应，故期之旦日夜半愈。后三日脉之，数，其热不罢，此为热气有余，必发痈脓。

伤寒脉迟，六七日，而反与黄芩汤彻其热。脉迟为寒，与黄芩汤复除其热，腹中冷，当不能食，今反能食，此为除中，必死。

伤寒，先厥发热，下②利必自止，而反汗出，咽中强痛，其喉为痹。发热无汗，而利必自止③，便脓血。便脓血者，其喉不痹。

伤寒，一二日至四五日，厥者必发热。前厥者，后必热。厥深热亦深，厥微热亦微。厥应下之，而发其汗者，口伤烂赤。

凡厥者，阴阳气不相顺接，便为厥。厥者，手足逆者是。

伤寒病，厥五日，热亦五日。设六日，当复厥，不厥者自愈。厥不过五日，以热五日，故知自愈。

伤寒，脉微而厥，至七八日肤冷，其人躁，无安时，此为藏寒，蛔上入其膈。蛔厥者，其人当吐蛔。令病者静，而复时烦，此为藏寒。蛔上入其膈，故烦，须臾复止，得食而呕。又烦者，蛔闻食臭必出，其人常自吐蛔。蛔厥者，乌梅丸主之。方：又主久痢。

乌梅三百枚　细辛六两　干姜十两　黄连十六两　当归四两　蜀椒四两，汗　附子六两，炮　桂枝六两　人参六两　黄柏六两

上一十味，异捣，合治之。以苦酒渍乌梅一宿，去核，蒸之五斗米下，捣成泥，和诸药，令相得。臼中与蜜杵千下，丸如梧桐子大。先食饮服十丸。日三服，少少加至二十丸。禁生冷、滑物、臭食等。

伤寒，热少微厥，稍头寒④，嘿嘿不欲食，烦躁。数日小便利，色白者，热除也。得食⑤，其病为愈。若厥而呕，胸胁烦满，其后必便血。"稍头"，一作"指头"。

---

① 与水饮之，即愈：保元堂本作"少少与水饮之，即愈"。

② 下：原书作"不"，误，今据《宋本伤寒论》改正。

③ 而利必自止：保元堂本此句下有"若不止，必"。

④ 稍头寒：保元堂本作"指头寒"。

⑤ 得食：保元堂本作"欲得食"。

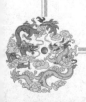

病者手足厥冷，言我不结胸，少腹满，按之痛，此冷结在膀胱关元也。

伤寒，发热四日，厥反三日，复发热四日，厥少热多，其病当愈。四日至六七日不除，必便脓血[1]。

伤寒，厥四日，热反三日，复厥五日，其病为进。寒多热少，阳气退，故为进。

伤寒六七日，其脉数，手足厥[2]，烦躁，阴[3]，厥不还者，死。

伤寒[4]下利，厥逆，躁不能卧者[5]，死。

伤寒发热，下利至，厥不止者，死。

伤寒，六七日不利，便发热而利，其人汗出不止者死，有阴无阳故也。

伤寒五六日，不结胸，腹濡，脉虚复厥者，不可下之，下之亡血，死。

伤寒，发热而厥，七日下利者，为难治。

伤寒，脉促，手足厥逆者，可灸之。

伤寒，脉滑而厥者，其表有热，白虎汤主之。表热见里，方见杂疗中。

手足厥寒，脉为之细绝，当归四逆汤主之。方：

当归三两　桂心三两　细辛三两　芍药三两　甘草二两，炙　通草二两　大枣二十五枚，擘

上七味，以水八升，煮取三升，去滓，温服一升，日三服。

若其人有寒，当归四逆加吴茱萸生姜汤主之。方：

吴茱萸二两　生姜八两，切

上前方中加此二味，以水四升，清酒四升和煮，取三升，去滓，分温四服。

大汗出，热不去，拘急[6]，四肢疼，若下利，厥而恶寒，四逆汤主之。

大汗出，若火[7]下利而厥，四逆汤主之。方并见阳明门。

病者手足逆冷，脉乍紧者，邪结在胸中，心下满而烦，饥不能食，病在胸中，当吐之，宜瓜蒂散。方见疗痞中。

伤寒，厥而心下悸，先治其水[8]，当与茯苓甘草汤，却治其厥，不尔，其水入胃必利，茯苓甘草汤主之。方：

---

① 必便脓血：保元堂本作"必清浓血"。

② 手足厥：保元堂本作"手足厥冷"。

③ 阴：保元堂本作"灸厥阴"。是。

④ 伤寒：保元堂本作"伤寒发热"。

⑤ 不能卧者：保元堂本作"不得卧者"。

⑥ 拘急：保元堂本作"内拘急"。

⑦ 火：误。《宋本伤寒论》作"大"，是。

⑧ 先治其水：保元堂本作"宜先治其水"。

茯苓二两　甘草炙，一两　桂枝二两　生姜三两

上四味，以水四升，煮取二升，去滓，分温三服。

伤寒六七日，其人大下后，脉沉迟①，手足厥逆，下部脉不至，咽喉不利，唾脓血，泄利不止，为难治。麻黄升麻汤主之。方：

麻黄去节，二两半　知母十八铢　葳蕤十八铢　黄芩十八铢　升麻一两六铢　当归一两六铢　芍药　桂枝　石膏碎，绵裹　干姜　白术　茯苓　麦门冬去心　甘草炙，各六铢

上一十四味，以水一斗，先煮麻黄二沸，去上沫，内诸药，煮取三升，去滓，分温三服。一炊间，当汗出愈。

伤寒四五日，腹中痛，若转气，下趣少腹，为欲自利。

伤寒本自寒下，医复吐之，而寒格，更逆吐②，食入即出③，干姜黄芩黄连人参汤主之。方：

干姜　黄芩　黄连　人参各三两

上四味，以水六升，煮取二升，去滓，分温再服。

下利，有微热，其人渴，脉弱者，自愈。

下利脉数，若微发热④汗出者，自愈。设脉复紧，为未解。

下利，手足厥，无脉，灸之不温，反微喘者，死。少阴负趺阳者，为顺。

下利，脉反浮数，尺中自涩，其人必清脓血。

下利清谷，不可攻其表，汗出必胀满。

下利，脉沉弦者，下重；其脉大者，为未止；脉微弱数者，为欲自止，虽发热，不死。

下利，脉沉而迟，其人面少赤，身有微热，下利清谷，必郁冒，汗出而解，其人微厥。所以然者，其面戴阳，下虚故也。

下利，脉反数而渴者，今自愈。设不差，必清脓血，有热故也。

下利后，脉绝，手足厥，晬时脉还，手足温者，生；不还者，死。

伤寒下利，日十余行，其人脉反实者，死。

下利清谷，里寒外热，汗出而厥，通脉四逆汤主之。方见少阴门。

热利下重，白头翁汤主之⑤。

下利，欲饮水者，为有热，白头翁汤主之。方：

---

①　脉沉迟：保元堂本作"寸脉沉而迟"。
②　医复吐之，而寒格，更逆吐：保元堂本作"医复吐下之，而寒格，更逆吐下"。
③　食入即出：保元堂本作"若食入即出"。
④　若微发热：保元堂本作"若微热"。
⑤　保元堂本在此句后有白头翁汤方。

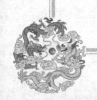

白头翁二两　黄柏三两　黄连三两　秦皮三两

上四味，以水七升，煮取二升，去滓，温服一升，不差，更服。

下利，腹满，身体疼痛，先温其里，乃攻其表，温里宜四逆汤，攻表宜桂枝汤。方并见上。

下利而谵语，为有燥屎，小承气汤主之。方见承气门。

下利后更烦，按其心下濡者，为虚烦也，栀子汤主之。方见阳明门。

呕家有痈脓，不可治呕，脓尽自愈。

呕而发热，小柴胡汤主之。方见柴胡门。

呕而脉弱，小便复利，身有微热，见厥，难治，四逆汤主之。方见上。

干呕，吐涎沫，而复头痛，吴茱萸汤主之。方见阳明门。

伤寒，大吐下之，极虚，复极汗者，其人外气怫郁，复与其水，以发其汗，因得哕，所以然者，胃中寒冷故也。

伤寒，哕而满者①，视其前后，知何部不利，利之则愈。

伤寒宜忌第四 十五章

忌发汗第一

少阴病，脉细沉数，病在里，忌发其汗。

脉浮而紧，法当身体疼痛，当以汗解。假令尺中脉迟者，忌发其汗。何以知然，此为荣气不足，血气微少故也。

少阴病，脉微，忌发其汗，无阳故也。

咽中闭塞，忌发其汗，发其汗即吐血，气微绝，逆冷②。

厥忌发其汗，发其汗即声乱、咽嘶、舌萎。

太阳病，发热恶寒，寒多热少，脉微弱，则无阳也，忌复发其汗。

咽喉干燥者，忌发其汗。

亡血家，忌攻其表，汗出则寒栗而振。

衄家，忌攻其表，汗出必额上促急。

汗家，重发其汗，必恍惚心乱，小便已，阴疼。

淋家，忌发其汗，发其汗，必便血。

疮家，虽身疼痛，忌攻其表，汗出则痉。

---

① 哕而满者：保元堂本作"哕而腹满者"。

② 逆冷：保元堂本作"手足厥冷"。

冬时忌发其汗，发其汗必吐利，口中烂，生疮。咳而小便利，若失小便，忌攻其表，汗则厥，逆冷。

太阳病，发其汗，因致痓。

宜发汗第二

大法，春夏宜发汗。

凡发汗，欲令手足皆周，漐漐一时间益佳，不欲流离。若病不解，当重发汗；汗多则亡阳，阳虚不得重发汗也。

凡服汤药发汗，中病便止，不必尽剂也。

凡云：宜发汗，而无汤者，丸散亦可用，然不如汤药也。

凡脉浮者，病在外，宜发其汗。

太阳病，脉浮而数者，宜发其汗。

阳明病，脉浮虚者，宜发其汗。

阳明病，其脉迟，汗出多，而微恶寒者，表为未解，宜发其汗。

太阴病，脉浮，宜发其汗。

太阳中风，阳浮而阴濡弱，浮者，热自发，濡弱者，汗自出，啬啬恶寒，淅淅恶风，翕翕发热，鼻鸣干呕，桂枝汤主之。

太阳头痛发热，身体疼，腰痛，骨节疼痛，恶风，无汗而喘，麻黄汤主之。

太阳中风，脉浮紧，发热，恶寒，身体疼痛，不汗出而烦躁，大青龙汤主之。

少阴病，得之二三日，麻黄附子甘草汤微发汗。

忌吐第三

太阳病，恶寒而发热，今自汗出，反不恶寒而发热，关上脉细而数。此吐之过也。

少阴病，其人饮食入则吐，心中温温欲吐，复不能吐。始得之，手足寒，脉弦运①，若膈上有寒饮，干呕，忌吐，当温之。

诸四逆病厥，忌吐，虚家亦然。

宜吐第四

大法，春宜吐。

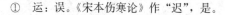

① 运：误。《宋本伤寒论》作"迟"，是。

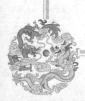

凡服吐汤，中病便止，不必尽剂也。

病如桂枝证，其头项不强痛，寸口脉浮，胸中痞坚，上撞咽喉，不得息，此为有寒，宜吐之。

病胸上诸实，胸中郁郁而痛，不能食，欲使人按之，而反有涎唾，下利日十余行，其脉反迟，寸口微滑，此宜吐之，利即止。

少阴病，其人饮食入则吐，心中温温欲吐，复不能吐，宜吐之。

病者手足逆冷，脉乍紧，邪结在胸中，心下满而烦，饥不能食，病在胸中，宜吐之。

宿食在上管，宜吐之。

忌下第五

咽中闭塞，忌下，下之则上轻下重，水浆不下。诸外实忌下，下之皆发微热，亡脉则厥。

诸虚忌下，下之则渴，引水易愈，恶水者剧。

脉数者忌下，下之必烦，利不止。

尺中弱涩者，复忌下。

脉浮大，医反下之，此为大逆。

太阳证不罢，忌下，下之为逆。

结胸证，其脉浮大，忌下，下之即死。

太阳与阳明合病，喘而胸满者，忌下。

太阳与少阳合病，心下痞坚，颈项强而眩，忌下。

凡四逆病厥者，忌下，虚家亦然。

病欲吐者，忌下。

病有外证未解，忌下，下之为逆。

少阴病，食入即吐，心中温温欲吐，复不能吐。始得之，手足寒，脉弦迟。此胸中实，忌下。

伤寒五六日，不结胸，腹濡，脉虚复厥者，忌下，下之亡血则死。

宜下第六

大法，秋宜下。

凡宜下，以汤胜丸散。

凡服汤下，中病则止，不必尽齐①服。

---

① 齐：保元堂作"三"。

唐本伤寒论

阳明病，发热汗多者，急下之。

少阴病，得之二三日，口燥咽干者，急下之。

少阴病，五六日，腹满，不大便者，急下之。

少阴病，下利清水，色青者，心下必痛，口干者，宜下之。

下利，三部脉皆浮，按其心下坚者，宜下之。

下利，脉迟而滑者，实也，利未欲止，宜下之。

阳明与少阳合病，利而脉不负者为顺，脉数而滑者，有宿食，宜下之。

问曰：人病有宿食，何以别之？答曰：寸口脉浮大，按之反涩，尺中亦微而涩，故知有宿食，宜下之。

下利，不欲食者，有宿食，宜下之。

下利差，至其时复发，此为病不尽，宜复下之。

凡病腹中满痛者为寒①，宜下之。

腹满不减，减不足言，宜下之。

伤寒六七日，目中不了了，睛不和，无表里证，大便难，微热者，此为实，急下之。

脉双弦而迟，心下坚，脉大而紧者，阳中有阴，宜下之②。

病者无表里证，发热七八日，虽脉浮数，宜下之③。

伤寒有热，而少腹满，应小便不利，今反利，此为血，宜下之。

病者烦热，汗出即解，复如疟，日晡所发者属阳明，脉实者，当下之。

宜温第七

大法，冬宜服温热药。

师曰：病发热头痛，脉反沉，若不差，身体更疼痛，当救其里，宜温药，四逆汤。

下利，腹胀满，身体疼痛，先温其里，宜四逆汤。

下利，脉迟紧，为痛，未欲止，宜温之④。

下利，脉浮大者，此为虚，以强下之故也。宜温之，与水必哕⑤。

少阴病，下利，脉微涩，呕者，宜温之。

自利不渴者，属太阴，其藏有寒故也，宜温之。

---

① 寒：《宋本伤寒论》作"实"，是。

② 宜下之：保元堂本在此句下有"病者无表里证，发热七八日，虽脉浮数，宜下之"。

③ 此条《大德本》无，现据《保元堂》补。

④ 此条《宋本伤寒论》无。

⑤ 此条《宋本伤寒论》无。

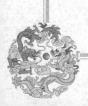

少阴病，其人饮食入则吐，心中温温欲吐，复不能吐。始得之，手足寒，脉弦迟，若膈上有寒饮，干呕，宜温之。

少阴病，脉沉者，宜急温之。

下利，欲食者，宜就温之。[①]

忌火第八

伤寒[②]，加火针，必惊。

伤寒脉浮，而医以火迫劫之，亡阳，必惊狂，卧起不安。

伤寒，其脉不弦紧而弱，弱者必渴，被火必谵语。

太阳病，以火熏之，不得汗，其人必躁，到经不解，必清血。

阳明病，被火，额上微汗出，而小便不利，必发黄。

少阴病，咳而下利，谵语，是为被火气劫故也，小便必难，为强责少阴汗也。

宜火第九

凡下利，谷道中痛，宜灸枳实，若熬盐等熨之。

忌灸第十

微数之脉，慎不可灸，因火为邪，则为烦逆。

脉浮，当以汗解，而反灸之，邪无从去，因火而盛，病从腰以下，必重而痹，此为火逆。

脉浮，热甚，而反灸之，此为实。实以虚治，因火而动，咽燥，必唾血。

宜灸第十一

少阴病，一二日，口中和，其背恶寒，宜灸之。

少阴病，吐利，手足逆，而脉不足，灸其少阴七壮。

少阴病，下利，脉微涩者即呕，汗者必数更衣，反少者，宜温其上，灸之。一云：灸厥阴五十壮。

下利，手足厥，无脉，灸之，主厥，厥阴是也。灸不温，反微喘者，死。

伤寒六七日，其脉微，手足厥，烦躁，灸其厥阴，厥不还者，死。

脉促，手足厥者，宜灸之。

---

① 此条《宋本伤寒论》无。
② 伤寒：保元堂本作"太阳伤寒"。

忌刺第十二

大怒无刺　新内无刺　大劳无刺　大醉无刺　大饱无刺　大渴无刺　大惊无刺

无刺熇熇之热，无刺漉漉之汗，无刺浑浑之脉，无刺病与脉相逆者①。
上工刺未生，其次刺未盛，其次刺其衰。工逆此者，是谓伐形。

宜刺第十三

太阳病，头痛，至七日自当愈，其经竟故也。若欲作再经者，宜刺足阳明，使经不传则愈。

太阳病，初服桂枝汤，而反烦不解，宜先刺风池、风府，乃却与桂枝汤则愈。

伤寒，腹满而谵语，寸口脉浮而紧者，此为肝乘脾，名曰纵，宜刺期门。

伤寒发热，啬啬恶寒，其人大渴，欲饮酨浆者②，其腹必满，而自汗出，小便利，其病欲解，此为肝乘肺，名曰横，宜刺期门。

阳明病，下血而谵语，此为热入血室，但头汗出者，刺期门，随其实而泻之。

太阳与少阳合病，心下痞坚，颈项强而眩，宜刺大椎、肺俞、肝俞，勿下之。

妇人伤寒，怀身，腹满，不得小便，加从腰以下重，如有水气状。怀身七月，太阴当养不养，此心气实，宜刺，泻劳宫及关元，小便利，则愈③。

伤寒喉痹，刺手少阴穴，在腕当小指后动脉是也。针入三分，补之④。

少阴病，下利便脓血者，宜刺。

忌水第十四

发汗后，饮水多者必喘，以水灌之亦喘。

下利，其脉浮大，此为虚，以强下之故也。设脉浮革，因尔肠鸣，当温之，与水必哕⑤。

太阳病，小便利者，为水多，心下必悸。

---

① 此段条文，《宋本伤寒论》无。
② 欲饮酨浆者：保元堂本作"欲饮水者"。
③ 此条文，《宋本伤寒论》无。
④ 此条文，《宋本伤寒论》无。
⑤ 此条文，《宋本伤寒论》无。

宜水第十五

太阳病，发汗后，若大汗出，胃中干，燥烦不得眠，其人欲饮水，当稍饮之，令胃气和则愈。

厥阴，渴欲饮水，与水饮之，即愈。

呕而吐，膈上者，必思煮饼，急思水者，与五苓散饮之，水亦得也[1]。

发汗吐下后病状第五 三十证　方一十五首

发汗后，水药不得入口，为逆。

未持脉时，病人手叉自冒心，师因教试令咳，而不即咳者，此必两耳无所闻也。所以然者，重发其汗，虚故也。

发汗后身热，又重发其汗，胃中虚冷，必反吐也[2]。

大下后，发汗，其人小便不利[3]，此亡津液，勿治，其小便利，必自愈。

病人脉数，数为热，当消谷引食，而反吐者，以医发其汗，阳气微，膈气虚，脉则为数。数为客热，不能消谷，胃中虚冷，故吐也。

病者有寒，复发其汗，胃中冷，必吐蛔。一云：吐逆。

发汗后，重发其汗，亡阳谵语，其脉反和者，不死[4]。服桂枝汤，汗出，大烦渴不解，若脉洪大，与白虎汤[5]。方见杂疗中。

发汗后，身体疼痛，其脉沉迟，桂枝加芍药生姜人参汤主之。方：

桂枝三两　芍药四两　生姜四两，切　甘草二两，炙　大枣十二枚，擘　人参三两

上六味，以水一斗二升，煮取三升，去滓，温服一升。本云：桂枝汤，今加芍药、生姜、人参。

太阳病，发其汗而不解，其人发热，心下悸，头眩，身𧏾而动，振振欲擗地者，玄武汤主之。方见少阴门。

发汗后，其人齐下悸，欲作奔豚，茯苓桂枝甘草大枣汤主之。方：

茯苓半斤　桂枝四两　甘草一两，炙　大枣十五枚，擘

上四味，以水一斗，先煮茯苓，减二升，内诸药，煮取三升，去滓，温服一升，日三服。

---

① 此条文，《宋本伤寒论》无。
② 此条文，《宋本伤寒论》、《金匮玉函经》无。
③ 其人小便不利：保元堂本作"其大小便不利"。
④ 此条文为《宋本伤寒论》第 211 条。
⑤ 此条文为《宋本伤寒论》第 26 条。保元堂本亦作二条。该本将此二条合为一条。

发汗过多以后，其人叉手自冒心，心下悸，而欲得按之，桂枝甘草汤主之。方：

桂枝四两　甘草二两，炙

上二味，以水三升，煮取一升，去滓，顿服，即愈。

发汗，脉浮而数，复烦者，五苓散主之。方见结胸门中。

发汗后，腹胀满，厚朴生姜半夏甘草人参汤主之。方：

厚朴半斤，炙　生姜半斤，切　半夏半升，洗　甘草二两，炙　人参一两

上五味，以水一斗，煮取三升，去滓，温服一升，日三服。

发其汗不解，而反恶寒者，虚故也，芍药甘草附子汤主之。方：

芍药　甘草各三两①，炙　附子一枚，炮，去皮，破六片

上三味，以水三升，煮取一升二合，去滓，分温三服。

不恶寒，但热者②，实也，当和其胃气，宜小承气汤。方见承气汤门。一云：调胃承气汤。

伤寒，脉浮，自汗出，小便数，颇复③微恶寒，而脚挛急。反与桂枝④，欲攻其表，得之便厥，咽干，烦躁，吐逆，当作甘草干姜汤，以复其阳。厥愈足温，更作芍药甘草汤与之，其脚即伸。而胃气不和，可与承气汤；重发汗，复加烧针者，四逆汤主之。

甘草干姜汤方：

甘草四两，炙　干姜二两

上二味，以水三升，煮取一升，去滓，分温再服。

芍药甘草汤方：

芍药　甘草炙，各四两

上二味，以水三升，煮取一升半，去滓，分温再服。

凡病，若发汗、若吐、若下、若亡血，无津液，而阴阳自和者，必自愈。

伤寒，吐下、发汗后，心下逆满，气上撞胸，起即头眩，其脉沉紧，发汗即动经，身为振摇，茯苓桂枝白术甘草汤主之。方：

茯苓四两　桂枝三两　白术　甘草炙，各二两

上四味，以水六升，煮取三升，去滓，分温三服。

发汗、吐下以后不解，烦躁，茯苓四逆汤主之。方：

茯苓四两　人参一两　甘草二两，炙　干姜一两半　附子一枚，生，去皮，破八片

---

① 各三两：保元堂本作"各五两"。
② 但热者：保元堂本作"但恶热者"。
③ 颇复：保元堂本作"心烦颇复"。
④ 反与桂枝：保元堂本作"反与桂枝汤"。

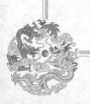

上五味，以水五升，煮取二升，去滓，温服七合，日三服。

发汗、吐下后，虚烦不得眠，剧者，反覆颠倒，心中懊憹，栀子汤主之。若少气，栀子甘草汤主之。若呕者，栀子生姜汤主之。栀子汤方见阳明门。

栀子甘草汤方：

于栀子汤中，加甘草二两即是。

栀子生姜汤方：

于栀子汤中，加生姜五两即是。

伤寒下后，烦而腹满，卧起不安，栀子厚朴汤主之。方：

栀子十四枚，擘　厚朴四两，炙　枳实四枚，炙

上三味，以水三升半，煮取一升半，去滓，分二服，温进一服，快吐，止后服。

下以后，发其汗，必振寒，又其脉微细。所以然者，内外俱虚故也。

发汗，若下之，烦热，胸中窒者，属栀子汤证。

下以后，复发其汗者，则昼日烦躁不眠，夜而安静，不呕不渴，而无表证，其脉沉微，身无大热，属附子干姜汤。方：

附子一枚，生，去皮，破八片　干姜一两

上二味，以水三升，煮取一升，去滓，顿服即安。

太阳病，先下而不愈，因复发其汗，表里俱虚，其人因冒，冒家当汗出自愈。所以然者，汗出表和故也，表和故下之①。

伤寒，医以丸药大下后，身热不去，微烦，栀子干姜汤主之。方：

栀子十四枚，擘　干姜二两

上二味，以水三升半，煮取一升半，去滓，分二服，温进一服。得快吐，止后服。

脉浮数，法当汗出而愈，而下之，则身体重，心悸者，不可发其汗，当自汗出而解。所以然者，尺中脉微，此里虚，须表里实，津液自和，自汗出，愈。

发汗以后，不可行桂枝汤，汗出而喘，无大热，与麻黄杏子石膏甘草汤。方：

麻黄四两，去节　杏仁五十枚，去皮尖　石膏半斤，碎　甘草二两，炙

上四味，以水七升，先煮麻黄一二沸，去上沫，内诸药，煮取三升，去滓，温服一升。本云：黄耳杯②。

---

①　表和故下之：保元堂本作"表和里未和故下之"。

②　本云：保元堂本无此句。

伤寒吐下后，七八日不解，热结在里，表里俱热，时时恶风①，大渴，舌上干燥而烦，欲饮水数升，白虎汤主之。方见杂疗中。

伤寒，吐下后未解，不大便五六日，至十余日，其人日晡所发潮热，不恶寒，犹如见鬼神之状，剧者发则不识人，循衣妄掇，怵惕不安，微喘直视，脉弦者生，涩者死。微者但发热谵语，与承气汤，若下者，勿复服。

大下后，口燥者，里虚故也。②

霍乱病状第六 一十证 方三首

问曰：病有霍乱者，何也？答曰：呕吐而利，此为霍乱。

问曰：病者发热头痛，身体疼痛，恶寒而复吐利，当属何病？答曰：当为霍乱。霍乱吐下利止，复更发热也。

伤寒，其脉微涩，本是霍乱，今是伤寒，却四五日，至阴经上，转入阴，当利。本素呕下利者，不治；若其人即欲大便，但反失气，而不利者，是为属阳明，必坚，十二日愈。所以然者，经竟故也。

下利后，当坚，坚能食者愈。今反不能食，到后经中，颇能食，复一经能食，过之一日当愈。若不愈，不属阳明也。

恶寒，脉微而复利，利止必亡血，四逆加人参汤主之。方：

四逆汤中加人参一两，即是。

霍乱而头痛，发热，身体疼痛，热多，欲饮水，五苓散主之。寒多，不用水者，理中汤主之。方：五苓散见结胸门。

人参　干姜　甘草炙　白术各三两

上四味，以水八升，煮取三升，去滓，温服一升，日三服。齐上筑者，为肾气动，去术，加桂四两；吐多者，去术，加生姜三两；下利多者，复用术；悸者，加茯苓二两；渴者，加术至四两半；腹中痛者，加人参至四两半。寒者，加干姜至四两半；腹满者，去术，加附子一枚。服药后，如食顷，饮热粥一升，微自温暖，勿发揭衣被。一方：蜜和丸，如鸡黄许大，以沸汤数合，和一丸，研碎，温服，日三夜二。腹中未热，益至三四丸，然不及汤。

吐利止，而身体痛不休，当消息和解其外，宜桂枝汤小和之。

吐利汗出，发热恶寒，四肢拘急，手足厥，四逆汤主之③。既吐且利，小

---

① 时时恶风：保元堂本作"时时恶寒"。
② 此条文，《宋本伤寒论》无。
③ 此条文，《宋本伤寒论》为一条，即第388条。

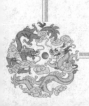

便复利，而大汗出，下利清谷，里寒外热，脉微欲绝，四逆汤主之①。

吐已下断，汗出而厥，四肢不解②，脉微欲绝，通脉四逆加猪胆汤主之③。方：

于通脉四逆汤中，加猪胆汁半合即是。服之，其脉即出，无猪胆，以羊胆代之。

吐利发汗，其人脉平而小烦，此新虚，不胜谷气故也。

阴易病已后劳复第七 七证 一方四首④ 附方六首

伤寒阴易之为病，身体重，少气，少腹里急，或引阴中拘挛，热上冲胸，头重不欲举，眼中生花，膝胫拘急，烧裈散主之。方：

妇人里裈近隐处烧灰

上一味，水和服方寸匕，日三，小便即利，阴头微肿，此为愈。

大病已后，劳复，枳实栀子汤主之。方：

枳实三枚，炙　豉一升，绵裹　栀子十四枚，擘

上三味，以酢浆七升，先煮取四升，次内二味，煮取二升，内豉，煮五六沸，去滓，分温再服。若有宿食，内大黄，如博棋子大⑤五六枚，服之愈。

伤寒差已后，更发热，小柴胡汤主之。脉浮者，以汗解之。脉沉实一作"紧"者，以下解之。

大病已后，腰以下有水气，牡蛎泽泻散主之。方：

牡蛎熬　泽泻　蜀漆洗　商陆　葶苈熬　海藻洗　栝楼根各等分

上七味，捣为散，饮服方寸匕，日三服，小便即利。

伤寒解后，虚羸少气，气逆欲吐，竹叶石膏汤主之。方：

竹叶二把　半夏半升，洗　麦门冬一升，去心　甘草炙　人参各二两　石膏一斤，碎　粳米半升

上七味，以水一斗，煮取六升，去滓，内粳米，熟汤成⑥，温服一升，日三服。

---

① 此条文，《宋本伤寒论》为一条，即第389条。该本将此二条合为一条。
② 四肢不解：保元堂本作"四肢拘急不解"。
③ 通脉四逆加猪胆汤主之：保元堂本作"通脉四逆汤主之"。
④ 一方四首：保元堂本作"方四首"。
⑤ 如博棋子大：保元堂本作"如棋子大"。
⑥ 熟汤成：保元堂本作"米熟汤去米"。

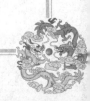

大病已后，其人喜唾，久久不了，胸上有寒，当温之，宜理中丸。

病人脉已解，而日暮微烦者，以病新差，人强与谷，脾胃气尚弱，不能消谷，故令微烦，损谷即愈。

杂方附（校注者注：因非《伤寒论》方，故略）

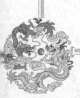

《唐本伤寒论》考

唐代著名医药学家孙思邈，在其晚年收集到"江南诸师秘《仲景要方》不传"的《伤寒论》，经改编整理后，收编入《千金翼方》中（卷第九和卷第十）。因该版本在唐代被发现，故称《唐本伤寒论》，又有别于《伤寒论》其他版本之称谓。

一、《唐本伤寒论》版本溯源

《唐本伤寒论》的版本溯源涉及两个方面的问题，一是因为《唐本伤寒论》首先被发现且收编在《千金翼方》中，嗣后又未单独刊行，因此要追溯《千金翼方》的流传过程，以确保今日所见《千金翼方》的真实性，从而方可佐证《唐本伤寒论》的原貌；二是《唐本伤寒论》非孙思邈撰次，而是孙氏发现并改编整理过的，这一点是凿切无疑的，那么孙思邈所发现的《伤寒论》版本又是何版本呢？因此下面分为两个课题来探讨。

1.《千金翼方》流传简史

《千金翼方》是孙思邈晚年，于682年编纂完成的医药方书，全书共30卷：卷1采药时节、药名、产地、用药处方，卷2～卷4本草，卷5～卷8妇产科，卷9～卷10伤寒，卷11小儿科，卷12养性，卷13辟谷，卷14退居，卷15补益，卷16～卷17中风，卷18～卷20杂病，卷21万病，卷22飞炼，卷23～卷24疮痈，卷25色脉，卷26～卷28针灸，卷29～卷30禁经等，189门，方、法、论计2900余首。该书是继他30余年前编撰《备急千金要方》（又名《千金要方》）的补充，后人称此两篇为姐妹篇。孙思邈在编撰《千金要方》时，仅见到《伤寒论》的残缺本，于是感叹道："江南诸师秘《仲景要方》不传"（《千金要方》卷9）。尽管残缺不全，孙思邈考虑其价值，仍将残缺本内容收编在《千金要方》中。但是要指出《千金要方》中收编的是《伤寒杂病论》，即《伤寒论》和《金匮要略》的合订本，而收编入《千金翼方》中的则是《伤寒论》的单行本。这一点在将两篇中有关《伤寒论》条文析出对比，就可证明（已有数位学者做了这方面的对照比较工作，限于篇幅，故不赘述）。

《千金翼方》编纂完成后，展转传抄四百余年，至北宋治平年间，编修院校正医书局遵旨由高保衡、孙奇、林亿等人进行了校正，嗣后由朝廷颁布。《千金翼方》自唐至宋，相互传抄四百余年，讹误定然不少，经高保衡等人精心校正，基本上保持了《千金翼方》的原貌，有"校正《千金翼方》表"为证，现录于下，供参考研究。

　　臣闻医方之学，其来远矣。上古神农播谷尝药，以养其生。黄帝岐伯君臣问对，垂于不刊，为万世法。中古有长桑、扁鹊，汉有阳庆、仓公、张机、华佗，晋宋如王叔和、葛稚川、皇甫谧、范汪、胡洽、深师、陶景之流，凡数十家，皆师祖农黄，著为经方。迨及唐世，孙思邈出，诚一代之良医也，其行事见诸史传，撰《千金方》三十卷。辨论精博，囊括众家，高出于前辈。犹虑或有所遗，又撰《千金翼方》以辅之。一家之书，可谓大备矣。其书之传于今，讹舛尤甚，虽洪儒硕学不能辨之。

　　仁宗皇帝诏儒臣校正医书，臣等今校定《千金翼方》。谓乎物之繁，必先得其要，故首之以药录纂要。凡治病者，宜别药之性味，故次之以本草。人之生育，由母无疾，故次之以妇人。疾病之急，无急于伤寒，故次之以伤寒。然后养其少小，故次之以小儿。人身既立，必知所以自养，故次之以养性。养性者，莫善于养气，故次之以辟谷。气之盈乃可安间，故次之以退居。退居者，当事补养，故次之以补益。若补养失宜，则风疾乃作，故次之以中风。风者百病之长，邪气缘而毕至，故次之以杂病。又次之以万病。愈诸疾者必资乎大药，故次之以飞炼。乳石性坚，久服生热，故次之以疮痈。众多之疾，源乎脉证，故次之以色脉。色脉既明，乃通腧穴，故次之以针灸。而禁经终焉。总三十卷，目录一卷。臣以为晋有人欲刊正《周易》及诸药方，与祖讷论。祖云：辨释经典，纵有异同，不足以伤风教。至于汤药，小小不达，则后人受弊不少。是医方不可以轻议也。臣等不敢肆臆见，妄加涂窜，取自神农以来书行于世者而质之，有所未至，以俟来者。书成缮写，将预圣览。

　　恭惟皇帝陛下天纵深仁，孝述前烈，刊行方论，拯治生类，俾天下家藏其书，人知其学，皆得为忠孝。亦皇风之高致焉。

太子右赞善大夫　臣高保衡

尚书都官员外郎　臣孙奇

太常少卿充秘阁校理　臣林亿等谨上

北宋校正医书局校正《千金翼方》刊行后，至元·大德丁未十一年（1307

年）再度由梅溪书院雕版复刻刊行。此版本国内流传罕见。

明·万历乙巳三十三年（1605 年），著名医学家王肯堂从谏议官徐士彰家中获得《千金翼方》，与其侄王廷鉴校定刊刻《千金翼方》，王肯堂作序于前，但刊误较多，不及元大德本。清·乾隆癸未二十八年（1763 年）华希闳根据王肯堂的刻本，由保元堂镌刻刊行，通称《千金翼方》的"保元堂本"。

元大德本《千金翼方》的原刻本，国内已散佚不见，何时流落日本，无资料文献可稽查。日本天明丙午六年（1786 年）丹波元简汉医学家从白医生（白贞庵）处购得该刻本，次年即 1787 年丹波元简先生的朋友浪华木世肃又赠送该刻本一册（丹波元简《医賸》），此时丹波元简藏有两套元大德本《千金翼方》。日本文政己丑十二年（1829 年）"医官数辈，醵金模刻"元大德本《千金翼方》（《经籍访古志》），以藏医学。此时相当于我国清·道光己丑九年。清·光绪戊寅四年独山莫绳孙先生从日本购得元大德本《千金翼方》刻版，现存苏州徐氏藏（《宋以前医籍考》），至此国内即以该刻本影印多次，而使元大德本《千金翼方》广为流传，供中医学者学习。

此外，清王朴庄根据保元堂本《千金翼方》的《伤寒论》，加注著成《伤寒论注》，后被外重孙陆懋修之子陆润庠收入《世补斋医书后集》中，于宣统庚戌二年（1910 年）刻成刊行，有人称《世补斋本》，其版本价值稍逊色。

2. 《唐本伤寒论》的蓝本

孙思邈在编纂《千金要方》时，所收编入的伤寒条文，是唐前《伤寒杂病论》的残缺不全的版本，由此感叹"江南诸师秘《仲景要方》不传"，这是中医医学史界的共识（陈大舜．孙思邈到底何时见到《伤寒论》的，中医杂志 1982 年；23（6）：79. 马伯英．孙思邈所见到的《伤寒论》，中医杂志 1982；23（11）：78. 何爱华．孙思邈所见《伤寒杂病论》传本考，中华医史杂志 1986；16（4）：247. 马继兴·伤寒论版本概况，北京中医学院学报 1982；（2）：1）。由于是"不传"，而不是"失传"，孙思邈经过三十余年的寻求，终于获得古本《伤寒论》的单行本，并收编入《千金翼方》中。

收编入《千金翼方》中的《唐本伤寒论》的蓝本是何版本呢？高保衡、孙奇、林亿等在校正《金匮玉函经》时写出的一篇奏章《校正金匮玉函经疏》中曰："《金匮玉函经》与《伤寒论》同体而别名"，日本丹波元简曰："《金匮玉函经》亦是《伤寒论》之别本，同体而异名者。盖从唐以前传之，大抵与《千金翼》所援同"（《伤寒论辑义》），后又云："后及撰《翼方》所采摭，亦非今所传《伤寒论》，其文字大抵与《玉函经》同"（《医賸》）。这仅是一种提法。1986 年何爱华根据此提法，对《唐本伤寒论》与《金匮玉函经》进行了详尽的考证，将两者的篇目和条文数列表统计，结果发现两者的数据"基本接近一致",《金匮玉函经》共有 746 条经文,药方 115 首;《唐本伤寒论》共有 505 条经文,药方 105 首,两者经文条数相差的原因是孙思邈在收编时将《金匮玉函经》中的重复条文尽量删去所致(中华医史杂志 1986;16(4):247)。钱超尘先生于 1993 年也进行了同样的对比工作,得出的结果是一致的,故结论:"《玉函》、唐本、宋本关系十分密切,其中唐本与《玉函》相近更多,此三本均传自一个共同的《伤寒论》祖本"(《伤寒论文献通考》学苑出版社 1993 年)。

依据上述学者的考证,我们似乎可以得出结论,《唐本伤寒论》的蓝本取自《金匮玉函经》,但经孙思邈改编后收入《千金翼方》(下文讨论)中。

诚然亦有学者对上述结论提出异议,如马伯英先生提出,《唐本伤寒论》与《金匮玉函经》同,"实无内证可据"。这是马先生将《千金要方》与《千金翼方》中的伤寒内容混为一谈所致。

二、孙思邈简介

孙思邈为唐代著名的医药学家,对中医科学作出杰出的成就和不朽的业绩,其著作《备急千金要方》和《千金翼方》被医家推崇备至,广为流传。我国邮电部曾于 1962 年 12 月发行孙思邈的纪念邮票。

孙思邈京兆华原(今陕西省耀县人),生于 581 年,卒于 682 年,享年 101 岁。关于孙思邈的生年尚有认为是 541 年(马伯英·中华医杂志 1981;11(4):201。干祖望·《孙思邈评传》1995 年南京大学出版社),还有其他说法不一。有关孙思邈的生年,还是让我们来看中华医史杂志编委员在纪念孙思邈诞生 1400 周年的权威性解释吧。

> 关于唐代著名医学家孙思邈生卒年代,历来就有争论。有认为他的寿命为 101 岁者,有认为他在世共 168 年者,还有认为孙氏寿命达数百岁者,说法不一。鉴于我国医史学界以往多数认为孙思邈氏系生于公元 581 年,享年 101 岁,并曾于 1961 年举行孙氏诞生 1380 周年纪念活动,邮电部且于翌年发行纪念邮票行世。因此,我们仍按旧说以今年(注:指 1981 年)为孙氏诞生 1400 周年,特发表论文数篇以示纪念。其中有的作者认为孙氏生年应为公元 541 年,享年 141 岁。本着百家争鸣的方针和学术探讨的精神,这种意见也同时予以发表,以期引起医史界的注意和研究(中华医史杂志 1981;11(4):193)。

有关孙思邈的生平事迹,可参看耀县卫生局和文化局编写出版的《唐代名医孙思邈》、干祖望撰写的《孙思邈评传》等，但是，最早为孙思邈列传当推《唐书》和《旧唐书》。现摘录如下，以飨读者。

《旧唐书·列传第一百四十一·方伎》：

孙思邈，京兆华原人也。七岁就学，日诵千余言。弱冠，善谈庄、老及百家之说，兼好释典。洛州总管独孤信见而叹曰："此圣童也。但恨其器大，适小难为用也。"周宣帝时，思邈以王室多故，乃隐居太白山。隋文帝辅政，徵为国子博士，称疾不起。尝谓所亲曰："过五十年，当有圣人出，吾方助之以济人。"及太宗即位，召诣京师，嗟其容色甚少，谓曰："故知有道者诚可尊重，羡门、广成，岂虚言哉！"将授以爵位，固辞不受。显庆四年，高宗召见，拜谏议大夫，又固辞不受。

上元元年，辞疾请归，特赐良马，及鄱阳公主邑司以居焉。当时知名之士宋令文、孟诜、卢照邻等，执师资之礼以事焉。思邈尝从幸九成宫，照邻留在其宅。时庭前有病梨树，照邻为之赋，其序曰："癸酉之岁，余卧疾长安光德坊之官舍。父老云："是鄱阳公主邑司。昔公主未嫁而卒，故其邑废。"时有孙思邈处士居之。邈道合古今，学殚数术。高谈正一，则古之蒙庄子；深入不二，则今之维摩诘耳。其推步甲乙，度量乾坤，则洛下闳、安期先生之俦也。"照邻有恶疾，医所不能愈，乃问思邈："名医愈疾，其道何如？"思邈曰："吾闻善言天者，必质之于人；善言人者，亦本之于天。天有四时五行，寒暑迭代，其转运也，和而为雨，怒而为风，凝而为霜雪，张而为虹霓，此天地之常数也。人有四支五藏，一觉一寐，呼吸吐纳，精气往来，流而为荣卫，彰而为气色，发而为音声，此人之常数也。阳用其形，阴用其精，天人之所同也。及其失也，蒸则生热，否则生寒，结而为瘤赘，陷而为痈疽，奔而为喘乏，竭而为焦枯，诊发乎面，变动乎形。推此以及天地亦如之。故五纬盈缩，星辰错行，日月薄蚀，孛彗飞流，此天地之危诊也。寒暑不时，天地之蒸否也；石立土踊，天地之瘤赘也；山崩土陷，天地之痈疽也；奔风暴雨，天地之喘乏也；川渎竭涸，天地之焦枯也。良医导之以药石，救之以针剂，圣人和之以至德，辅之以人事，故形体有可愈之疾，天地有可消之灾。"又曰："胆欲大而心欲小，智欲圆而行欲方。诗曰："如临深渊，如履薄冰"，谓小心也；"赳赳武夫，公侯干城"，谓大胆也。"不为利回，不为义疚"，行之方也；"见机而作，不俟终日"，智之圆也。"

思邈自云开皇辛酉岁生，至今年九十三矣，询之乡里，咸云数百岁人，话周、齐间事，历历如眼见，以此参之，不啻百岁人矣。然犹视听不衰，神采甚茂，可谓古之聪明博达不死者也。

初，魏徵等受诏脩齐、梁、陈、周、隋五代史，恐有遗漏，屡访之，思邈口以传授，有如目睹。东台侍郎孙处约将其五子侹、敬、俊、佑、佺以谒思邈，思邈曰："俊当先贵；佑当晚达；佺最名重，祸在执兵。"后皆如其言。太子詹事卢齐卿童幼时，请问人伦之事，思邈曰："汝后五十年位登方伯，吾孙当为属吏，可自保也。"后齐卿为徐州刺史，思邈孙溥果为徐州萧县丞。思邈初谓齐卿之时，溥犹未生，而预知其事。凡诸异迹，多此类也。

永淳元年卒。遗令薄葬，不藏冥器，祭祀无牲牢。经月余，颜貌不改，举尸就木，犹若空衣，时人异之。自注老子、庄子、撰千方三十卷，行于代。又撰福禄论三卷，摄生真录及枕中素书、会三教论各一卷。

子行，天授中为凤阁侍郎。

《新唐书·列传第一百二十一·隐逸》：

孙思邈，京兆华原人。通百家说，善言老子、庄周。周洛州总管独孤信见其少，异之，曰："圣童也，顾器大难为用尔！"及长，居太白山。隋文帝辅政，以国子博士召，不拜。密语人曰："后五十年有圣人出，吾且助之。"太宗初，召诣京师，年已老，而听视聪了。帝叹曰："有道者！"欲官之，不受。显庆中，复召见，拜谏议大夫，固辞。上元元年，称疾还山，高宗赐良马，假鄱阳公主邑司以居之。

思邈于阴阳、推步、医药无不善，孟诜、卢照邻等师事之。照邻有恶疾，不可为，感而问曰："高医愈疾，奈何？"答曰："天有四时五行，寒暑迭居，和为雨，怒为风，凝为雪霜，张为虹霓，天常数也。人之四支五藏，一觉一寐，吐纳往来，流为荣卫，章为气色，发为音声，人常数也。阳用其形，阴用其精，天人所同也。失则蒸生热，否生寒，结为瘤赘，陷为痈疽，奔则喘乏，竭则焦槁，发乎面，动乎形。天地亦然。五纬缩赢，孛彗飞流，其危诊也；寒暑不时，其蒸否也；石立土踊，是其瘤赘；山崩土陷，是其痈疽；奔风暴雨其喘乏，川渎竭涸其焦槁。高医导以药石，救以针剂；圣人和以至德，辅以人事。故体有可愈之疾，天有可振之灾。"

　　照邻曰："人事奈何？"曰："心为之君，君尚恭，故欲小。诗曰'如临深渊，如履薄冰'，小之谓也。胆为之将，以果决为务，故欲大。诗曰'赳赳武夫，公侯干城'，大之谓也。仁者静，地之象，故欲方。传曰'不为利回，不为义疾'，方之谓也。智者动，天之象，故欲圆。易曰'见机而作，不俟终日'，圆之谓也。"

　　复问养性之要，答曰："天有盈虚，人有屯危，不自慎，不能济也。故养性必先知自慎也。慎以畏为本，故士无畏则简仁义，农无畏则堕稼穑，工无畏则慢规矩，商无畏则货不殖，子无畏则忘孝，父无畏则废慈，臣无畏则勋不立，君无畏则乱不治。是以太上畏道，其次畏天，其次畏物，其次畏人，其次畏身。忧于身者不拘于人，畏于己者不制于彼，慎于小者不惧于大，戒於近者不侮于远。知此则人事毕矣。"

　　初，魏徵等修齐、梁、周、隋等五家史，屡咨所遗，其传最详。永淳初，卒，年百余岁，遗令薄葬，不藏明器，祭去牲牢。

　　孙处约尝以诸子见，思邈曰："俊先显，侑晚贵，佺祸在执兵。"后皆验。太子詹事卢齐卿之少也，思邈曰："后五十年位方伯，吾孙为属吏，愿自爱。"时思邈之孙溥尚未生，及溥为萧丞，而齐卿徐州刺史。

三、《唐本伤寒论》的价值

　　1.《伤寒论》流传至今，已发现多种版本，除本书收集的：《敦煌本伤寒论》、《康治本伤寒论》、《康平本伤寒论》、《金匮玉函经》、《高继冲本伤寒论》、《唐本伤寒论》、《宋本伤寒论》和《注解伤寒论》等八部外，尚有散见于《脉经》、《千金要方》和《外台秘要》中的不成系统性的《伤寒论》条文，近代发现的版本还有《桂林本伤寒杂病论》（白云阁本）、《长沙本伤寒杂病论》（刘昆湘传本）及《涪陵本伤寒论》等三种（该三种皆为《伤寒杂病论》版本）。上述众多的《伤寒论》版本，就条文内容、方药配伍、服法禁忌等具有差异，可以互补其阙。若就编写体例而言，众多《伤寒论》版本可以分为两类：一类是"前论后方"，以《金匮玉函经》为代表；另一类是"方证同条"，以《宋本伤寒论》为代表。那么，这两类编写体例何时形成？又经何人之手做成？那一种编写体例更接近《伤寒论》原貌？这历史之谜，《唐本伤寒论》可以揭底。

　　且看《唐本伤寒论》开篇："旧法方证，意义幽隐，乃令近智所迷，览之者造次难悟，中庸之士，绝而不思，故使间里之中，岁致夭枉之痛，远想令人慨然无已"，指出"前论后方"的"旧法方证"之弊端，为读者学习和临床应用时方便起见，孙思邈对《伤寒论》的"前论后方"的旧体例，大胆地进行了改革，遂"今以方证同条，比类相附，须有检讨，仓卒易知"。由此观之，不难看出，《伤寒论》在唐代之前的编写体例为"前论后方"，也可以说凡"前论后方"的《伤寒论》版本，更接近《伤寒论》原始面貌，而经过孙思邈改革后的《伤寒论》版本才出现"方证同条"的编写体例，而这种"方证同条"的体例，已不是《伤寒论》的原貌。

孙思邈不仅对《伤寒论》的编写体例作出重大改革，同时又首创将同类之证与同类之方移居在一起"比类相附"，尤为明显的是将"辨太阳病脉证并治"上篇、中篇、下篇等三篇，改编为七篇：太阳病用桂枝汤法、太阳病用麻黄汤法、太阳病用青龙汤法、太阳病用柴胡汤法、太阳病用承气汤法、太阳病用陷胸汤法、太阳病杂疗法。孙思邈改编为"比类相附"的理由是："夫寻方之大意，不过三种：一则桂枝，二则麻黄，三则青龙。此之三方，凡疗伤寒，不出之也。其柴胡等诸方，皆是吐下、发汗后不解之事，非是正对之法"。

孙思邈的"方证同条"和"同类相附"的两项改革和创举，彻底改变了《伤寒论》的原貌，无疑对后世《伤寒论》的发展带来深远的影响，是《伤寒论》学发展史上的重要里程碑。孙思邈此举改革和创新，高保衡、孙奇、林亿等人在校正完《千金翼方》后，赞叹道："一时之新意"。

现附录"校正《千金翼方》后序"，供研究《唐本伤寒论》参考。

夫疾病之至急者有三：一曰伤寒，二曰中风，三曰疮痈。是三种者，疗之不早，或治不对病，皆死不旋踵。孙氏撰《千金方》，其中风、疮痈可谓精至，而伤寒一门，皆以汤散膏丸类聚成篇，疑未得其详矣。又著《千金翼》三十卷，辨论方法，见于《千金》者十五六。惟伤寒谓"大医汤药虽行，百无一效"，乃专取仲景之论，以太阳方证比类相附，三阴三阳宜忌霍乱发汗吐下后阴易劳复病为十六篇，分上下两卷，亦一时之新意。此于《千金》为辅翼之深者也。从而著之论曰："伤寒热病，自古有之，名贤浚哲，多所防御。至于仲景，特有神功，寻思旨趣，莫测其致"。有以见孙氏尊而神之之心也，是二书者，表里相明，至纤至悉，无不赅备。世又传《千金髓》者，观其文意，殊非孙氏所作，乃好事者为之耳。王焘集《外台秘要》方各载所出，亦未之见，似出于唐之末代博雅者。勿谓其一家书也。至于合药生熟之宜，炮炙之制，分两升斗之剂，并载《千金》凡例中，此不著云尔。

2.《唐本伤寒论》共有505条经文，药方105首，虽然与《金匮玉函经》、《宋本伤寒论》接近，但还存在小差异，因而具有互补性。

《唐本伤寒论》的条文见《金匮玉函经》而不见《宋本伤寒论》：

太阳中风，发热而恶寒（太阳病用桂枝汤法第一）。

太阳病，三四日不吐下，见芤乃汗之（太阳病用桂枝汤法第一）。

伤寒一日，太阳脉弱，至四日，太阴脉大（太阳病用麻黄汤法第二）。

大法，冬宜服温热病（宜温第七）。

下利，脉迟紧，为痛，未欲止，宜温之（宜温第八）。

下利，脉浮大者此为虚，以强下之故也。宜温之，与水必哕（宜温第七）。

下利欲食者，宜就温之（宜温第七）。

大怒无刺，新内无刺，大劳无刺，大醉无刺，大饱无刺，大渴无刺，大惊无刺。无刺熇熇之热，无刺渌渌之汗，无刺浑浑之脉，无刺病与脉相逆者。上工刺未生，其次刺未盛，其次刺其衰。工逆此者，是谓伐形（忌刺第十二）。

妇人伤寒，怀身，腹满，不得小便，加从腰以下重，如有水气状。怀身七月，太阴当养不养，此心气实，宜刺，泻劳宫及关元，小便利，则愈（宜刺第十三）。

伤寒，喉痹，刺手少阴穴，在腕当小指后动脉是也。针入三分，补之（宜刺第十三）。

下利，其脉洪大，此为虚，以强下之故也。设脉浮革，因尔肠鸣，当温之，与水必哕（忌水第十四）。

呕而吐，膈上者，必思煮饼，急思水者，与五苓散饮之，水亦得也（宜水第十五）。

《唐本伤寒论》的条文，不见《金匮玉函经》，又不见《宋本伤寒论》：

发汗后身热，又重发其汗，胃中虚冷，必反吐也（发汗吐下后病状第五）。

大下后，口燥者，里虚故也（发汗吐下后病状第五）。

若将上述条文统计，可以看出《唐本伤寒论》有14条文，《宋本伤寒论》缺佚，其中只有2条文（发汗吐下后病状第五）同样《金匮玉函经》亦缺佚，可以对《宋本伤寒论》补阙。

3.《唐本伤寒论》中"太阳病用柴胡汤法第四"，有"柴胡加大黄芒消桑螵蛸汤方"1首，方药组成：柴胡二两十六铢　黄芩　人参　甘草炙　生姜各一两，切　半夏一合，洗　大枣四枚，擘　以水七升，下芒消三合　大黄四分　桑螵蛸五枚　煮取一升半，去滓，温服五合，微下，即愈。同样《宋本伤寒论》缺佚，而又见于《金匮玉函经》，故可作《宋本伤寒论》补阙。

4.《唐本伤寒论》中多次出现"坚"字，而不避讳隋文帝杨坚之名，可以推测唐代孙思邈收编入《千金翼方》的《唐本伤寒论》在隋代就已存在，而且未经隋人之手传抄过，由此可见《唐本伤寒论》原蓝本当在隋代前就存在的版本，其价值当不言而喻了。

宋本伤寒论

〔汉〕　长沙守　　张仲景　述

〔晋〕　太医令　　王叔和　撰次

〔宋〕　尚书校理　林亿　　校正

〔明〕　虞山人　　赵开美　校刻

　　　　　　　　　　沈琳　　同校

海陵　　　　　　　　李顺保　校注

学苑出版社

《宋本伤寒论》校注说明

校注《宋本伤寒论》的底本，系采用明万历己亥二十七年（1599 年）赵开美翻刻宋本《伤寒论》，并编辑于《仲景全书》中的版本。

此本校注《宋本伤寒论》，基本上保留了赵本的原貌，不作改动，仅因排版需要和已约定俗成的规矩，分了必要的自然段，并对其中 398 段，即所谓的条文，在前加了编号，以便查阅。

原书一页（古籍一页，今作二页）二十行，每行十九字，顶格排，子目低一格排。今按横排本标准排版，起行退二字格，子目相同。

原书每卷正文前有"汉张仲景述　晋王叔和撰次　宋林亿校正　明赵开美校刻沈琳同校"四行字，今删去，移封面。

原书目录中无"第一、第二……第二十二"，正文中有。今为保持原貌，在目录中不添加序号，页码为今所加。

原书为繁体字竖排本，今改为简化字横排本。凡原书中"右×味"一律改为"上×味"。

原《仲景全书·伤寒论》中的"评语"、"虮"、"蘱"、"煖"、"蒢"，一律改排成"谵语"、"蛔"、"柏"、"暖"、"陈"。对某些俗体字改排成通用字，讹字亦改正。

刻《仲景全书》序

　　岁乙未，吾邑疫疠大作，予家臧获①，率六七就枕席。吾吴②和缓③明卿沈君南昉在海虞④，藉其力而起死亡殆遍，予家得大造⑤于沈君矣！不知沈君操何术而若斯之神，因询之。君曰："予岂探龙藏秘典⑥，剖青囊⑦奥旨而神斯也哉，特于仲景之《伤寒论》窥一斑、两斑耳。"予曰："吾闻是书于家大夫之日久矣，而书肆间绝不可得。"君曰："予诚有之。"予读而知其为成无己所解之书也。然而鱼亥不可正，句读不可离矣。已而购得数本，字为之正，句为之离，补其脱落，订其舛错。沈君曰："是可谓完书，仲景之忠臣也。"予谢不敏。先大夫命之："尔其板行，斯以惠厥同胞。"不肖孤曰："唯，唯。"沈君曰："《金匮要略》仲景治杂证之秘也，盍并刻之，以见古人攻击补泻、缓急调停之心法。"先大夫曰："小子识之。"不肖孤曰："敬哉，既合刻则名何从？"先大夫曰："可哉，命之名《仲景全书》。"既刻已，复得宋板《伤寒论》焉。予曩⑧固知成注非全文，及得是书，不啻拱璧，转卷间而后知成之荒也。因复并刻之，所以承先大夫之志欤！又故纸中检得《伤寒类证》三卷，所以檃括⑨仲景之书，去其烦而归之简，聚其散而汇之一，其于病证脉方，若标月指之明且尽，仲景之法于是粲然无遗矣，乃并附于后。予因是哀夫世之人，向故不得尽命而死也。夫仲景殚心思于轩岐，辨证候于丝发，著为百十二方，以全民命，斯何其仁且爱，而跻一世于仁寿之域也。乃今之业医者，舍本逐末，超者曰东垣，局者曰丹溪已矣。而最称高识者则《玉机微义》是宗，若《素问》、若《灵枢》、若《玄珠密语》则嗒焉茫乎而不知旨归。而语之以张仲景、刘河间，几不能知其人与世代，犹觍然曰："吾能已病足矣，奚高远之是务？"且于今之读轩歧书者，必加诮曰："是夫也，徒读父书耳，不知兵变已。"夫不知变

---

① 臧获：男女奴婢之贱称。

② 吴：吴中，现代苏州地区。

③ 和缓：春秋时期的名医医和与医缓的合称，后世以"和缓"作名医的代名词。此文指沈南日方为吴地名医的誉称。

④ 海虞：今江苏省常熟市虞山镇的古称。

⑤ 大造：大恩大德。

⑥ 龙藏秘典：原指藏在龙宫中的佛经，喻珍贵的典籍。

⑦ 青囊：原指卜筮人盛书的青布袋，后又借指医术。此文借用后者之意。

⑧ 曩（nǎng 囊上）：昔、从前、过去。

⑨ 檃（yǐn 隐）：就原文的内容、词句进行改写，也作"隐栝"。

者，世诚有之，以其变之难通而遂弃之者，是犹食而咽也，去食以求养生者哉？必且不然矣。则今日是书之刻，乌知不为肉食者大嗤乎！说者谓："陆宣公达而以奏疏医天下，穷而聚方书以医万民，吾子固悠然有世思哉。"予曰："不，不！是先大夫之志也。先大夫固尝以奏疏医父子之伦，医朋党之渐，医东南之民瘼，以直言敢谏，医谄谀者之膏肓，故踬①之日多，达之日少。而是书之刻也，其先大夫宣公之志欤！今先大夫殁，垂四年而书成。先大夫处江湖退忧之心，盖与居庙堂进忧之心②，同一无穷矣。"客曰："子实为之，而以为先公之志，殆所谓善则称亲欤！"不肖孤曰："不、不！是先大夫之志也！"

万历己亥③三月谷旦　海虞清常道人赵开美④序

---

①　踬（zhì 质）：挫折、不顺利。
②　此句取于范仲淹《岳阳楼记》："居庙堂之高，则忧其民；处江湖之远，则忧其君。是进亦忧，退亦忧"，今赞许"先天下之忧而忧，后天下之乐而乐"的精神。
③　万历己亥：明神宗年号，己亥二十七年，即 1599 年。
④　赵开美：见本文后"《宋本伤寒论》考"中赵开美简介。

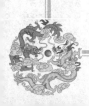

《伤寒论》序

　　夫《伤寒论》，盖祖述大圣人之意，诸家莫其伦拟，故晋·皇甫谧序《甲乙针经》云：伊尹①以元圣之才，撰用《神农本草》，以为《汤液》。汉·张仲景论广《汤液》，为十数卷，用之多验。近世②太医令王叔和，撰次仲景遗论甚精，皆可施用。是仲景本伊尹之法，伊尹本神农之经，得不谓祖述大圣人之意乎。张仲景，《汉书》无传，见《名医录》云：南阳人，名机，仲景乃其字也。举孝廉，官至长沙太守。始受术于同郡张伯祖，时人言，识用精微过其师。所著论，其言精而奥，其法简而详，非浅闻寡见者所能及。自仲景于今八百余年，惟王叔和能学之，其间如葛洪、陶景③、胡洽④、徐之才⑤、孙思邈⑥辈，非不才也，但各自名家，而不能修明之。开宝⑦中，节度使高继冲⑧，曾编录进上，其文理舛错，未尝考正，历代虽藏之书府，亦阙于仇校，是使治病之流，举天下无或知者。国家诏儒臣校正医书，臣奇续被其选。以为百病之急，无急于伤寒。今先校定张仲景《伤寒论》十卷，总二十二篇，证外合三百九十七法，除重复，定有一百一十二方。今请颁行。

太子右赞善大夫　　臣　高保衡

尚书屯田员外郎　　臣　孙　奇

尚书司封郎中秘阁校理　臣　林　亿等谨上

---

①　伊尹：商汤王的宰相，相传汤剂始于伊尹。

②　近世：众学者统称为晋代（西晋），今余嘉锡（《四库提要辨证》）和马继兴（《中医文献学》）提出指魏代。然《魏志》及《晋书》皆无记载，二说姑存之。

③　陶景：即陶弘景（456～536年），南北朝药学家，著《本草经集注》、《肘后百一方》等。

④　胡洽：南北朝时期医生，著《百病方》，简称《胡洽方》。

⑤　徐之才：（492～572年），南北朝医学家，修订《雷公药对》，著《家传秘方》、《徐王八世家传效验方》、《小儿方》等书，但均佚。

⑥　孙思邈：见本书"《唐本伤寒论》考"。

⑦　开宝：宋太祖赵匡胤年号。

⑧　高继冲：见本书"《高继冲本伤寒论》考"文。

《伤寒卒病论》^① 集

论曰：余每览越人^②入虢之诊，望齐侯之色^③，未尝不慨然叹其才秀也。怪当今居世之士，曾不留神医药，精究方术，上以疗君亲之疾，下以救贫贱之厄，中以保身长全，以养其生。但竞逐荣势，企踵权豪，孜孜汲汲，惟名利是务，崇饰其末，忽弃其本，华其外而悴其内，皮之不存，毛将安附焉。卒然遭邪风之气，婴^④非常之疾，患及祸至，而方震栗，降志屈节，钦望巫祝，告穷归天，束手受败。赍^⑤百年之寿命，持至贵之重器，委付凡医，恣其所措。咄嗟呜呼！厥身^⑥已毙，神明消灭，变为异物，幽潜重泉，徒为啼泣。痛夫！举世昏迷，莫能觉悟，不惜其命，若是轻生，彼何荣势之云哉！而进不能爱人知人，退不能爱身知己，遇灾值祸，身居厄地，蒙蒙昧昧，蠢若游魂。哀乎！趋世之士，驰竞浮华，不固根本，忘躯徇物，危若冰谷，至于是也。余宗族素多，向余二百，建安纪年以来，犹未十稔^⑦，其死亡者，三分有二，伤寒十居其七。感往昔之沦丧，伤横夭之莫救，乃勤求古训，博采众方，撰用《素问》、《九卷》、《八十一难》、《阴阳大论》、《胎胪药录》^⑧，并《平脉辨证》，为《伤寒杂病论》合十六卷。虽未能尽愈诸病，庶可以见病知源。若能寻余所集，思过半矣。

夫天布五行，以运万类，人禀五常，以有五藏，经络府俞，阴阳会通，玄冥幽微，变化难极，自非才高识妙，岂能探其理致哉！上古有神农、黄帝、岐伯、伯高、雷公、少俞、少师、仲文^⑨，中世有长桑^⑩、扁鹊，汉有公乘阳庆^⑪及仓公^⑫，下此以往，未之闻也。观今之医，不念思求经旨，以演其所知，

---

① 《伤寒卒病论》：恐系《伤寒杂病论》之误，正文有："《伤寒杂病论》合十六卷。"
② 越人：指秦越人，即扁鹊，战国时代杰出医学家。
③ 入虢之诊，望齐侯之色：史记·扁鹊仓公传》中记载秦越人治虢太子尸厥和望齐桓侯之色诊断和预后疾病的故事。
④ 婴：遭遇、遭受，谢惠连诗"平生无志意，少小婴忧患"。
⑤ 赍（jī 基）：拿着。
⑥ 厥（jué 绝）身：其身，他的生命。
⑦ 稔（rěn 忍）：年。
⑧ 《阴阳大论》、《胎胪药录》：汉前医药书籍，均佚。
⑨ 岐伯、伯高、雷公、少俞、少师、仲文：皆为传说中黄帝之臣，上古时期名医。
⑩ 长桑：即长桑君，战国时的医学家，扁鹊的老师。
⑪ 公乘阳庆：西汉时的医学家，淳于意的老师。
⑫ 仓公：西汉时期的著名医学家，因任太仓公之职，故人称仓公。

各承家技，终始顺旧。省疾问病，务在口给，相对斯须，便处汤药，按寸不及尺，握手不及足，人迎趺阳，三部不参，动数发息，不满五十，短期未知决诊，九候曾无仿佛，明堂阙庭^①，尽不见察，所谓窥管而已。夫欲视死别生，实为难矣。孔子云：生而知之者上，学则亚之，多闻博识，知之次也。余宿尚方术，请事斯语。

---

① 明堂阙庭：指鼻部和额部中央，皆为望诊部位。

医 林 列 传

张 机

张机字仲景，南阳人也，受业于同郡张伯祖，善于治疗，尤精经方，举孝廉，官至长沙太守，后在京师为名医。于当时为上手，以宗族二百余口，建安纪年以来未及十稔，死者三之二，而伤寒居其七。乃著论二十二篇，证外合三百九十七法，一百一十二方，其文辞简古奥雅，古今治伤寒者未有能出其外者也。其书为诸方之祖，时人以为扁鹊、仓公无以加之，故后世称为医圣。

王叔和

王叔和高平人也，性度沉静，博好经方，尤精诊处。洞识养生之道，深晓疗病之源，采摭群论撰成《脉经》十卷，叙阴阳表里，辨三部九候，分人迎、气口、神门，条十二经、二十四气、奇经八脉。五脏六腑、三焦、四时之疴，纤悉备具。咸可按用，凡九十七篇。又次张仲景方论为三十六卷，大行于世。

成无己

成无己聊摄人，家世儒医，性识明敏，记问该博，撰述伤寒，义皆前人未经道者，指在定体分形析证。若同而异者明之，似是而非者辨之。古今言伤寒者祖张仲景，但因其证而用之，初未有发明其意义。成无己博极研精，深造自得，本《难》、《素》、《灵枢》诸书以发明其奥，因仲景方论以辨析其理。极表里虚实阴阳死生之说，究药病轻重去取加减之意，真得长沙公之旨趣，所著《伤寒论》十卷，《明理论》三卷，《论方》一卷，大行于世。

国子监①

　准　尚书礼部②元祐三年③八月八日符，元祐三年八月七日酉时

　准　都省送下当月六日

敕中书省④勘会，下项医书册数重大，纸墨价高，民间难以买置，八月一日奉

　圣旨令国子监别作小字雕印。内有浙路⑤小字本者，令所属官司校对，别无差错，即摹印雕版，并候了日，广行印造，只收官纸工墨本价，许民间请买，仍送诸路出卖，奉

　敕如右，牒到奉行，前批八月七日未时付礼部施行，续准礼部符元祐三年九月二十日准

　都省送下，当月十七日

敕中书省、尚书省送到国子监状，据书库状，准

　朝旨雕印小字《伤寒论》等医书出卖。契勘工钱，约支用五千余贯，未委于是何官钱支给应副使用，本监比欲依雕四子等体例，于书库卖书钱内借支。又缘所降

　朝旨，候雕造了日，令只收官纸工墨本价，即别不收息，虑日后难以拨还，欲乞

　朝廷特赐应副上件钱数支使，候指挥尚书省勘当，欲用本监见在卖书钱，候将来成书出卖，每部只收息一分，余依元降指挥。奉

　圣旨依国子监主者，一依

　敕命，指挥施行

治平二年⑥二月四日

---

　①　国子监：封建时代的国家教育管理机构和最高学府，汉称太学，晋称国子学，隋、唐、宋、元、明、清皆称国子监，清光绪废，改学部

　②　礼部：宋代政府官署名，尚书省下辖：吏部、户部、礼部、兵部、刑部、工部。礼部负责：礼、乐、祭、丧、外交、学校事宜。

　③　元祐三年：北宋哲宗赵煦年号，三年戊辰，即1088年。

　④　中书省：宋代政府官署名，总管国家政务，并负责起草和颁布皇帝诏书。

　⑤　浙路：今浙江省，唐置江南道，后分置东西二道，宋改置为两浙路（东、西），简称"浙路"，明清改置为浙江省。

　⑥　治平二年：北宋英宗赵曙的年号，二年乙巳，即1065年。

进呈　奉

圣旨镂版①施行

　　朝奉郎守太子右赞善大夫同校正医书飞骑尉赐绯鱼袋臣高保衡

　　宣德郎守尚书都官员外郎同校正医书骑都尉臣孙奇

　　朝奉郎守尚书司封郎中充秘阁校理判登闻检院护军赐绯鱼袋臣林亿

　　翰林学士朝散大夫给事中知制诰充史馆修撰宗正寺修玉牒官兼判太常寺兼礼仪事兼判秘阁秘书省同提举集禧观公事兼提举校正医书所轻车都尉汝南郡开国候食邑一千三百户赐紫金鱼袋臣范镇

　　推忠协谋佐理功臣金紫光禄大夫行尚书吏部侍郎参知政事柱国天水郡开国公食邑三千户食实封八百户臣赵概

　　推忠协谋佐理功臣金紫光禄大夫行尚书吏部侍郎参知政事柱国乐安郡开国公食邑二千八百户食实封八百户臣欧阳修

　　推忠协谋同德佐理功臣特进行中书侍郎兼户部尚书同中书门下平章事集贤殿大学士上柱国庐陵郡开国公食邑七千一百户食实封二千二百户臣曾公亮

　　推忠协谋同德守正佐理功臣开府仪同三司行尚书右仆射兼门下侍郎同中书门下平章事昭文馆大学士监修国史兼译经润文使上柱国卫国公食邑一万七百户食实封三千八百户臣韩琦

　　知兖州录事参军监国子监书库臣郭直卿

　　奉议郎国子监主簿云骑尉臣孙准

　　朝奉郎行国子监丞上骑都尉赐绯鱼袋臣何宗元

　　朝奉郎守国子司业轻车都尉赐绯鱼袋臣丰稷

　　朝请郎守国子司业上轻车都尉赐绯鱼袋臣盛侨

　　朝请大夫试国子祭酒直集贤院兼徐王府翊善护军臣郑穆

　　中大夫守尚书右丞上轻车都尉保定县开国男食邑三百户赐紫金鱼袋臣胡宗愈

　　中大夫守尚书左丞上护军太原郡开国候食邑一千八百户食实封二百户赐紫金鱼袋臣王存

　　中大夫守中书侍郎护军彭城郡开国候食邑一千一百户食实封二百户赐紫金鱼袋臣刘挚

　　正议大夫守门下侍郎上柱国乐安郡开国公食邑四千户食实封九百户臣孙固

---

① 镂版：即雕版印刷，唐前书籍皆写本。雕版印刷盛于宋代。

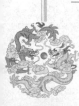

太中大夫守尚书右仆射兼中书侍郎上柱国高平郡开国侯食邑一千六百户食实封五百户^臣范纯仁

太中大夫守尚书左仆射兼门下侍郎上柱国汲郡开国公食邑二千九百户食实封六百户^臣吕大防

目　录

卷第一

辨脉法 ……………………………………………………………… 321

平脉法 ……………………………………………………………… 324

卷第二

伤寒例 ……………………………………………………………… 329

辨痓湿暍脉证 ……………………………………………………… 333

辨太阳病脉证并治上　合一十六法　方一十四首 ………………… 334

　　桂枝汤 ……………………………………………………………… 335

　　桂枝加葛根汤 ……………………………………………………… 336

　　桂枝加附子汤 ……………………………………………………… 336

　　桂枝去芍药汤 ……………………………………………………… 336

　　桂枝去芍药加附子汤 ……………………………………………… 336

　　桂枝麻黄各半汤 …………………………………………………… 337

　　桂枝二麻黄一汤 …………………………………………………… 337

　　白虎加人参汤 ……………………………………………………… 337

　　桂枝二越婢一汤 …………………………………………………… 337

　　桂枝去桂加茯苓白术汤 …………………………………………… 338

　　甘草干姜汤 ………………………………………………………… 338

　　芍药甘草汤 ………………………………………………………… 338

　　调胃承气汤 ………………………………………………………… 338

　　四逆汤 ……………………………………………………………… 338

卷第三

辨太阳病脉证并治中　合六十六法　方三十九首　并见太阳阳明合病法 ……… 339

　　葛根汤 ……………………………………………………………… 342

　　葛根加半夏汤 ……………………………………………………… 342

　　葛根黄芩黄连汤 …………………………………………………… 342

　　麻黄汤 ……………………………………………………………… 343

小柴胡汤……………………………………………… 343

大青龙汤……………………………………………… 343

小青龙汤……………………………………………… 343

桂枝汤〔复出方〕…………………………………… 344

桂枝加厚朴杏子汤…………………………………… 344

干姜附子汤…………………………………………… 345

桂枝加芍药生姜各一两人参三两新加汤…………… 345

麻黄杏仁甘草石膏汤………………………………… 345

桂枝甘草汤…………………………………………… 345

茯苓桂枝甘草大枣汤………………………………… 346

厚朴生姜半夏甘草人参汤…………………………… 346

茯苓桂枝白术甘草汤………………………………… 346

芍药甘草附子汤……………………………………… 346

茯苓四逆汤…………………………………………… 346

调胃承气汤〔复出方〕……………………………… 346

五苓散………………………………………………… 346

茯苓甘草汤…………………………………………… 347

栀子豉汤……………………………………………… 347

栀子甘草豉汤………………………………………… 347

栀子生姜豉汤………………………………………… 347

栀子厚朴汤…………………………………………… 347

栀子干姜汤…………………………………………… 348

真武汤………………………………………………… 348

四逆汤〔复出方〕…………………………………… 348

小柴胡汤〔复出方〕………………………………… 349

小建中汤……………………………………………… 349

大柴胡汤……………………………………………… 350

柴胡加芒硝汤………………………………………… 350

桃核承气汤…………………………………………… 350

柴胡加龙骨牡蛎汤…………………………………… 350

桂枝去芍药加蜀漆牡蛎龙骨救逆汤………………… 351

桂枝加桂汤…………………………………………… 351

桂枝甘草龙骨牡蛎汤………………………………… 351

抵当汤………………………………………………… 352

　　　抵当丸···352

卷第四
　辨太阳病脉证并治下　合三十九法　方三十首　并见太阳少阳合病法·············353
　　大陷胸丸···355
　　大陷胸汤···355
　　大柴胡汤〔复出方〕···································356
　　小陷胸汤···356
　　文蛤散···356
　　五苓散〔复出方〕·······································356
　　白散···356
　　小柴胡汤〔复出方〕···································357
　　柴胡桂枝汤···357
　　柴胡桂枝干姜汤···357
　　半夏泻心汤···358
　　十枣汤···358
　　大黄黄连泻心汤···358
　　附子泻心汤···358
　　生姜泻心汤···359
　　甘草泻心汤···359
　　赤石脂禹余粮汤···359
　　旋复代赭汤···359
　　麻黄杏子甘草石膏汤〔复出方〕···················359
　　桂枝人参汤···360
　　瓜蒂散···360
　　白虎加人参汤〔复出方〕·····························360
　　黄芩汤···361
　　黄芩加半夏生姜汤·····································361
　　黄连汤···361
　　桂枝附子汤···361
　　去桂加白术汤···361
　　甘草附子汤···361
　　白虎汤···361
　　炙甘草汤···362

宋本伤寒论

卷第五

辨阳明病脉证并治　合四十四法　方一十首　一方附　并见阳明少阳合病法 … 363

调胃承气汤〔复出方〕 …………………………………………………… 366

大承气汤 ……………………………………………………………………… 367

小承气汤 ……………………………………………………………………… 367

白虎汤〔复出方〕 ………………………………………………………… 368

栀子豉汤〔复出方〕 ……………………………………………………… 368

白虎加人参汤〔复出方〕 ………………………………………………… 368

猪苓汤 ………………………………………………………………………… 368

四逆汤〔复出方〕 ………………………………………………………… 368

小柴胡汤〔复出方〕 ……………………………………………………… 369

麻黄汤〔复出方〕 ………………………………………………………… 369

蜜煎导 ………………………………………………………………………… 369

桂枝汤〔复出方〕 ………………………………………………………… 369

茵陈蒿汤 ……………………………………………………………………… 370

抵当汤〔复出方〕 ………………………………………………………… 370

吴茱萸汤 ……………………………………………………………………… 370

五苓散〔复出方〕 ………………………………………………………… 370

麻子仁丸 ……………………………………………………………………… 371

栀子柏皮汤 …………………………………………………………………… 372

麻黄连轺赤小豆汤 …………………………………………………………… 372

辨少阳病脉证并治　方一首　并见三阳合病法 ………………………… 372

小柴胡汤〔复出方〕 ……………………………………………………… 372

卷第六

辨太阴病脉证并治　合三法　方三首 …………………………………… 374

桂枝汤〔复出方〕 ………………………………………………………… 374

桂枝加芍药汤 ………………………………………………………………… 374

桂枝加大黄汤 ………………………………………………………………… 375

辨少阴病脉证并治　合二十三法　方一十九首 ………………………… 375

麻黄细辛附子汤 ……………………………………………………………… 377

麻黄附子甘草汤 ……………………………………………………………… 377

黄连阿胶汤 …………………………………………………………………… 377

附子汤 ………………………………………………………………………… 377

桃花汤…………………………………………………………… 377

吴茱萸汤〔复出方〕…………………………………………… 378

猪肤汤…………………………………………………………… 378

甘草汤…………………………………………………………… 378

桔梗汤…………………………………………………………… 378

苦酒汤…………………………………………………………… 378

半夏散及汤……………………………………………………… 378

白通汤…………………………………………………………… 378

白通加猪胆汁汤………………………………………………… 378

真武汤〔复出方〕……………………………………………… 378

通脉四逆汤……………………………………………………… 379

四逆散…………………………………………………………… 379

猪苓汤〔复出方〕……………………………………………… 379

大承气汤〔复出方〕…………………………………………… 379

四逆汤〔复出方〕……………………………………………… 380

辨厥阴病脉证并治　厥利呕哕附 合一十九法　方一十六首 ……… 380

乌梅丸…………………………………………………………… 381

白虎汤〔复出方〕……………………………………………… 382

当归四逆汤……………………………………………………… 382

当归四逆加吴茱萸生姜汤……………………………………… 382

四逆汤〔复出方〕……………………………………………… 382

瓜蒂散〔复出方〕……………………………………………… 383

茯苓甘草汤〔复出方〕………………………………………… 383

麻黄升麻汤……………………………………………………… 383

干姜黄芩黄连人参汤…………………………………………… 383

通脉四逆汤〔复出方〕………………………………………… 384

白头翁汤………………………………………………………… 384

桂枝汤〔复出方〕……………………………………………… 384

小承气汤〔复出方〕…………………………………………… 384

栀子豉汤〔复出方〕…………………………………………… 384

吴茱萸汤〔复出方〕…………………………………………… 384

小柴胡汤〔复出方〕…………………………………………… 384

宋本伤寒论

卷第七

　辨霍乱病脉证并治　合六法　方六首 ················ 386

　　四逆加人参汤 ······················· 387

　　五苓散〔复出方〕 ····················· 387

　　理中丸 ························· 387

　　桂枝汤〔复出方〕 ····················· 387

　　四逆汤〔复出方〕 ····················· 387

　　通脉四逆加猪胆汁汤 ···················· 387

　辨阴阳易差后劳复病脉证并治　合六法　方六首 ········· 388

　　烧裈散 ························· 388

　　枳实栀子豉汤 ······················ 388

　　小柴胡汤〔复出方〕 ···················· 388

　　牡蛎泽泻散 ······················· 388

　　理中丸〔复出方〕 ····················· 389

　　竹叶石膏汤 ······················· 389

　辨不可发汗病脉证并治　一法　方本阙 ············· 389

　辨可发汗病脉证并治 ····················· 391

卷第八

　辨发汗后病脉证并治　合二十五法　方二十四首 ········· 398

　辨不可吐　合四证 ······················ 403

　辨可吐　合二法　五证 ···················· 404

卷第九

　辨不可下病脉证并治　合四法　方六首 ············· 405

　辨可下病脉证并治　合四十四法　方一十一首 ·········· 409

卷第十

　辨发汗吐下后病脉证并治　合四十八法　方三十九首 ······· 416

伤寒论卷第一　仲景全书第一

辨脉法第一　平脉法第二

辨脉法第一

问曰：脉有阴阳，何谓也？答曰：凡脉大、浮、数、动、滑，此名阳也；脉沉、涩、弱、弦、微，此名阴也。凡阴病见阳脉者生，阳病见阴脉者死。

问曰：脉有阳结、阴结者，何以别之？答曰：其脉浮而数，能食，不大便者，此为实，名曰阳结也，期十七日当剧。其脉沉而迟，不能食，身体重，大便反鞕①，名曰阴结也，期十四日当剧。

问曰：病有洒淅恶寒，而复发热者，何？答曰：阴脉不足，阳往从之；阳脉不足，阴往乘之。曰：何谓阳不足？答曰：假令寸口脉微，名曰阳不足，阴气上入阳中，则洒淅恶寒也。曰；何谓阴不足？答曰：尺脉弱，名曰阴不足，阳气下陷入阴中，则发热也。

阳脉浮一作微，阴脉弱者，则血虚，血虚则筋急也。其脉沉者，荣气微也。其脉浮，而汗出如流珠者，卫气衰也。荣气微者，加烧针，则血留不行，更发热而躁烦也。

脉蔼蔼，如车盖者，名曰阳结也。一云：秋脉。

脉累累，如循长竿者，名曰阴结也。一云：夏脉。

脉瞥瞥，如羹上肥者，阳气微也。

脉萦萦，如蜘蛛丝者，阳气衰也。一云：阴气。

脉绵绵，如泻漆之绝者，亡其血也。

脉来缓，时一止复来者，名曰结。脉来数，时一止复来者，名曰促一作：纵。脉阳盛则促，阴盛则结，此皆病脉。

阴阳相搏，名曰动。阳动则汗出，阴动则发热。形冷恶寒者，此三焦伤也。

---

① 鞕（yìng 硬）：同"硬"，坚之意。下同，不再注。

若数脉见于关上，上下无头尾，如豆大，厥厥动摇者，名曰动也。阳脉浮大而濡，阴脉浮大而濡，阴脉与阳脉同等者，名曰缓也。脉浮而紧者，名曰弦也。弦者状如弓弦，按之不移也。脉紧者，如转索无常也。

脉弦而大，弦则为减，大则为芤。减则为寒，芤则为虚。寒虚相搏，此名为革。妇人则半产、漏下，男子则亡血、失精。

问曰：病有战而汗出，因得解者，何也？答曰：脉浮而紧，按之反芤，此为本虚，故当战而汗出也。其人本虚，是以发战，以脉浮，故当汗出而解也。若脉浮而数，按之不芤，此人本不虚，若欲自解，但汗出耳，不发战也。

问曰：病有不战而汗出解者，何也？答曰：脉大而浮数，故知不战汗出而解也。

问曰：病有不战、不汗出而解者，何也？答曰：其脉自微，此以曾发汗、若吐、若下、若亡血，以内无津液，此阴阳自和，必自愈，故不战、不汗出而解也。

问曰：伤寒三日，脉浮数而微，病人身凉和者，何也？答曰：此为欲解也，解以夜半。脉浮而解者，濈然汗出也。脉数而解者，必能食也。脉微而解者，必大汗出也。

问曰：脉病，欲知愈未愈者，何以别之？答曰：寸口、关上、尺中三处，大小、浮沉、迟数同等，虽有寒热不解者，此脉阴阳为和平，虽剧当愈。

师曰：立夏得洪一作：浮大脉，是其本位。其人病，身体苦疼重者，须发其汗。若明日身不疼不重者，不须发汗。若汗濈濈自出者，明日便解矣。何以言之？立夏脉洪大，是其时脉，故使然也。四时仿此。

问曰：凡病欲知何时得？何时愈？答曰：假令夜半得病者，明日日中愈。日中得病者，夜半愈。何以言之？日中得病，夜半愈者，以阳得阴则解也。夜半得病，明日日中愈者，以阴得阳则解也。

寸口脉浮为在表，沉为在里，数为在府，迟为在藏。假令脉迟，此为在藏也。

趺阳脉浮而涩，少阴脉如经者，其病在脾，法当下利。何以知之？若脉浮大者，气实血虚也。今趺阳脉浮而涩，故知脾气不足，胃气虚也。以少阴脉弦而浮一作：沉才见，此为调脉，故称如经也。若反滑而数者，故知当屎脓[①]也。

寸口脉浮而紧，浮则为风，紧则为寒。风则伤卫，寒则伤荣。荣卫俱病，骨节烦疼，当发其汗也。

趺阳脉迟而缓，胃气如经也。趺阳脉浮而数，浮则伤胃，数则动脾，此非

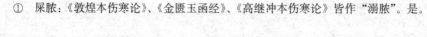

① 屎脓：《敦煌本伤寒论》、《金匮玉函经》、《高继冲本伤寒论》皆作"溺脓"。是。

本病，医特下之所为也。荣卫内陷，其数先微，脉反但浮，其人必大便鞭，气噫而除。何以言之？本以数脉动脾，其数先微，故知脾气不治，大便鞭，气噫而除。今脉反浮，其数改微，邪气独留，心中则饥，邪热不杀谷，潮热发渴，数脉当迟缓，脉因前后度数如法，病者则饥。数脉不时，则生恶疮也。

师曰：病人脉微而涩者，此为医所病也。大发其汗，又数大下之，其人亡血，病当恶寒，后乃发热，无休止时，夏月盛热，欲著复衣，冬月盛寒，欲裸其身，所以然者，阳微则恶寒，阴弱则发热。此医发其汗，使阳气微，又大下之，令阴气弱。五月之时，阳气在表，胃中虚冷，以阳气内微，不能胜冷，故欲著复衣。十一月之时，阳气在里，胃中烦热，以阴气内弱，不能胜热，故欲裸其身。又阴脉迟涩，故知血亡也。

脉浮而大，心下反鞭，有热，属藏者，攻之，不令发汗。属府者，不令溲数，溲数则大便鞭。汗多则热愈，汗少则便难，脉迟尚未可攻。

脉浮而洪，身汗如油，喘而不休，水浆不下，形体不仁，乍静乍乱，此为命绝也。又未知何藏先受其灾，若汗出发润，喘不休者，此为肺先绝也。阳反独留，形体如烟熏，直视摇头者，此为心绝也。唇吻反青，四肢絷习者，此为肝绝也。环口黧黑，柔汗发黄者，此为脾绝也。溲便遗失、狂言、目反直视者，此为肾绝也。又未知何藏阴阳前绝，若阳气前绝，阴气后竭者，其人死，身色必青。阴气前绝，阳气后竭者，其人死，身色必赤，腋下温，心下热也。

寸口脉浮大，而医反下之，此为大逆。浮则无血，大则为寒，寒气相搏，则为肠鸣。医乃不知，而反饮冷水，令汗大出，水得寒气，冷必相搏，其人即噎。

趺阳脉浮，浮则为虚，浮虚相搏，故令气噎，言胃气虚竭也。脉滑则为哕。此为医咎，责虚取实，守空迫血。脉浮，鼻中燥者，必衄也。

诸脉浮数，当发热，而洒淅恶寒。若有痛处，饮食如常者，畜积有脓也。

脉浮而迟，面热赤而战惕者，六七日当汗出而解。反发热者，差迟。迟为无阳，不能作汗，其身必痒也。

寸口脉阴阳俱紧者，法当清邪中于上焦，浊邪中于下焦。清邪中上，名曰洁也；浊邪中下，各曰浑也。阴中于邪，必内栗也，表气微虚，里气不守，故使邪中于阴也。阳中于邪，必发热、头痛、项强、颈挛、腰痛、胫酸，所为阳中雾露之气。故曰清邪中上，浊邪中下。阴气为栗，足膝逆冷，便溺妄出，表气微虚，里气微急，三焦相溷，内外不通。上焦怫郁，藏气相熏，口烂食龂也。中焦不治，胃气上冲，脾气不转，胃中为浊，荣卫不通，血凝不流。若卫气前通者，小便赤黄，与热相搏，因热作使，游于经络，出入藏府，热气所过，则为痈脓。若阴气前通者，阳气厥微，阴无所使，客气内入，嚏而出之，

声嗢咽塞。寒厥相追，为热所拥，血凝自下，状如豚肝。阴阳俱厥，脾气孤弱，五液注下。下焦不

去皿一作：阖，清便下重，令便数难，齐筑湫痛，命将难全。

脉阴阳俱紧者，口中气出，唇口干燥，踡卧足冷，鼻中涕出，舌上胎滑，勿妄治也。到七日以来，其人微发热，手足温者，此为欲解。或到八日以上，反大发热者，此为难治。设使恶寒者，必欲呕也。腹内痛者，必欲利也。

脉阴阳俱紧，至于吐利，其脉独不解。紧去人安，此为欲解。若脉迟，至六七日，不欲食，此为晚发，水停故也，为未解。食自可者，为欲解。病六七日，手足三部脉皆至，大烦而口噤不能言，其人躁扰者，必欲解也。若脉和，其人大烦，目重，睑内际黄者，此欲解也。

解浮而数，浮为风，数为虚，风为热，虚为寒，风虚相搏，则洒淅恶寒也。

脉浮而滑，浮为阳，滑为实，阳实相搏，其脉数疾，卫气失度。浮滑之脉数疾，发热汗出者，此为不治。

伤寒咳逆上气，其脉散者死，谓其形损故也。

平脉法第二

问曰：脉有三部，阴阳相乘。荣卫血气，在人体躬。呼吸出入，上下于中，因息游布，津液流通。随时动作，效象形容，春弦秋浮，冬沉夏洪。察色观脉，大小不同，一时之间，变无经常，尺寸参差，或短或长。上下乖错，或存或亡。病辄改易，进退低昂。心迷意惑，动失纪纲。愿为具陈，令得分明。

师曰：子之所问，道之根源。脉有三部，尺寸及关。荣卫流行，不失衡铨。肾沉、心洪、肺浮、肝弦，此自经常，不失铢分。出入升降，漏刻周旋，水下百刻，一周循环。当复寸口，虚实见焉。变化相乘，阴阳相干。风则浮虚，寒则牢坚。沉潜水滀，支饮急弦。动则为痛，数则热烦。设有不应，知变所缘，三部不同，病各异端。大过可怪，不及亦然。邪不空见，终必有奸，审察表里，三焦别焉。知其所舍，消息诊看，料度府藏，独见若神。为子条记，传与贤人。

师曰：呼吸者，脉之头也。初持脉，来疾去迟，此出疾入迟，名曰内虚外实也。初持脉，来迟去疾，此出迟入疾，名曰内实外虚也。

问曰：上工望而知之，中工问而知之，下工脉而知之，愿闻其说。师曰：病家人请，云病人苦发热，身体疼，病人自卧。师到，诊其脉，沉而迟者，知

其差也。何以知之？若表有病者，脉当浮大，今脉反沉迟，故知愈也。假令病人云，腹内卒痛，病人自坐。师到，脉之，浮而大者，知其差也。何以知之？若里有病者，脉当沉而细，今脉浮大，故知愈也。

师曰：病家人来请，云病人发热、烦极。明日师到，病人向壁卧，此热已去也。设令脉不和，处言已愈。设令向壁卧，闻师到，不惊起而盼视，若三言三止，脉之，咽唾者，此诈病也。设令脉自和，处言此病大重，当须服吐下药，针灸数十百处，乃愈。

师持脉，病人欠者，无病也。脉之，呻者，病也。言迟者，风也。摇头言者，里痛也。行迟者，表强也。坐而伏者，短气也。坐而下一脚者，腰痛也。里实护腹，如怀卵物者，心痛也。

师曰：伏气之病，以意候之，今月之内，欲有伏气。假令旧有伏气，当须脉之。若脉微弱者，当喉中痛似伤，非喉痹也。病人云：实咽中痛。虽尔，今复欲下利。

问曰：人恐怖者，其脉何状？师曰：脉形如循丝累累然，其面白脱色也。问曰：人不饮，其脉何类？师曰：脉自涩，唇口干燥也。问曰：人愧者，其脉何类？师曰：脉浮，而面色乍白乍赤。

问曰：经说，脉有三菽、六菽重者，何谓也？师曰：脉，人以指按之，如三菽之重者，肺气也；如六菽之重者，心气也；如九菽之重者，脾气也；如十二菽之重者，肝气也；按之至骨者，肾气也。菽者，小豆也。假令下利，寸口、关上、尺中，悉不见脉，然尺中时一小见，脉再举头一云：按投者，肾气也。若见损脉来至，为难治。肾为脾所胜，脾胜不应时。

问曰：脉有相乘、有纵、有横、有逆、有顺，何谓也？师曰：水行乘火，金行乘木，名曰纵。火行乘水，木行乘金，名曰横。水行乘金，火行乘木，名曰逆。金行乘水，木行乘火，名曰顺也。

问曰：脉有残贼，何谓也？师曰：脉有弦、紧、浮、滑、沉、涩，此六脉，名曰残贼，能为诸脉作病也。

问曰：脉有灾怪，何谓也？师曰：假令人病，脉得太阳，与形证相应，因为作汤。比还送汤，如食顷，病人乃大吐，若下利，腹中痛。师曰：我前来不见此证，今乃变异，是名灾怪。又问曰：何缘作此吐利？答曰：或有旧时服药，今乃发作，故为灾怪耳。

问曰：东方肝脉，其形何似？师曰：肝者，木也，名厥阴，其脉微弦濡弱而长，是肝脉也。肝病自得濡弱者，愈也。假令得纯弦脉者，死。何以知之？以其脉如弦直，此是肝藏伤，故知死也。

南方心脉，其形何似？师曰：心者火也，名少阴，其脉洪大而长，是心脉也。心病自得洪大者，愈也。假令脉来微去大，故名反，病在里也。脉来头小本大，故名复，病在表也。上微头小者，则汗出。下微本大者，则为关格不通，不得尿。头无汗者，可治，有汗者，死。

西方肺脉，其形何似？师曰：肺者金也，名太阴，其脉毛浮也。肺病自得此脉，若得缓迟者，皆愈。若得数者，则剧。何以知之？数者，南方火，火克西方金，法当痈肿，为难治也。

问曰：二月得毛浮脉，何以处言，至秋当死？师曰：二月之时，脉当濡弱，反得毛浮者，故知至秋死。二月肝用事，肝属木，脉应濡弱，反得毛浮脉者，是肺脉也。肺属金，金来克木，故知至秋死。他皆仿此。

师曰：脉，肥人责浮，瘦人责沉。肥人当沉，今反浮；瘦人当浮，今反沉，故责之。

师曰：寸脉下不至关，为阳绝；尺脉上不至关，为阴绝。此皆不治，决死也。若计其余命生死之期，期以月节克之也。

师曰：脉病人不病，名曰行尸，以无王气，卒眩仆不识人者，短命则死。人病脉不病，名曰内虚，以无谷神，虽困无苦。

问曰：翕奄沉，名曰滑，何谓也？师曰：沉为纯阴，翕为正阳，阴阳和合，故令脉滑，关尺自平。阳明脉微沉，食饮自可。少阴脉微滑，滑者，紧之浮名也，此为阴实，其人必股内汗出，阴下湿也。

问曰：曾为人所难，紧脉从何而来？师曰：假令亡汗，若吐，以肺里寒，故令脉紧也。假令咳者，坐饮冷水，故令脉紧也。假令下利，以胃虚冷，故令脉紧也。

寸口卫气盛，名曰高。高者，暴狂而肥。

荣气盛，名曰章。章者，暴泽而光。

高章相搏，名曰纲。纲者，身筋急，脉强直故也。

卫气弱，名曰惵。惵者，心中气动迫怯。

荣气弱，名曰卑。卑者，心中常自羞愧。

惵卑相搏，名曰损。损者，五藏六府俱乏气虚惙故也。

卫气和，名曰缓。缓者，四肢不能自收。

荣气和，名曰迟。迟者，身体俱重，但欲眠也。

迟缓相搏，名曰沉。沉者，腰中直，腹内急痛，但欲眠，不欲行。

寸口脉缓而迟，缓则阳气长，其色鲜，其颜光，其声商，毛发长。迟则阴气盛，骨髓生，血满，肌肉紧薄鲜鞕。阴阳相抱，荣卫俱行，刚柔相得，名曰强也。

趺阳脉滑而紧，滑者胃气实，紧者脾气强。持实击强，痛还自伤，以手把刃，坐作疮也。

寸口脉浮而大，浮为虚，大为实。在尺为关，在寸为格。关则不得小便，格则吐逆。

趺阳脉伏而涩，伏则吐逆，水谷不化，涩则食不得入，名曰关格。

脉浮而大，浮为风虚，大为气强，风气相搏，必成隐疹，身体为痒。痒者名泄风，久久为痂癞。眉少发稀，身有干疮而腥臭也。

寸口脉弱而迟，弱者卫气微，迟者荣中寒。荣为血，血寒则发热。卫为气，气微者，心内饥，饥而虚满，不能食也。趺阳脉大而紧者，当即下利，为难治。

寸口脉弱而缓，弱者阳气不足，缓者胃气有余。噫而吞酸，食卒不下，气填于膈上也。一作：下。

趺阳脉紧而浮，浮为气，紧为寒。浮为腹满，紧为绞痛。浮紧相搏，肠鸣而转，转即气动，膈气乃下。少阴脉不出，其阴肿大而虚也。

寸口脉微而涩，微者卫气不行，涩者荣气不逮。荣卫不能相将，三焦无所仰，身体痹不仁。荣气不足，则烦疼，口难言。卫气虚者，则恶寒数欠。三焦不归其部，上焦不归者，噫而酢吞。中焦不归者，不能消谷引食。下焦不归者，则遗溲。

趺阳脉沉而数，沉为实，数消谷。紧者，病难冶。

寸口脉微而涩，微者卫气衰，涩者荣气不足。卫气衰，面色黄。荣气不足，面色青。荣为根，卫为叶。荣卫俱微，则根叶枯槁，而寒栗、咳逆、唾腥、吐涎沫也。

趺阳脉浮而芤，浮者卫气虚，芤者荣气伤，其身体瘦，肌肉甲错，浮芤相搏，宗气微衰，四属断绝。四属者，谓皮、肉、脂、髓，俱竭，宗气则衰矣。

寸口脉微而缓，微者胃气疏，疏则其肤空。缓者胃气实，实则谷消而水化也。谷入于胃，脉道乃行，水入于经，其血乃成。荣盛，则其肤必疏，三焦绝经，名曰血崩。

趺阳脉微而紧，紧则为寒，微则为虚，微紧相搏，则为短气。少阴脉弱而涩，弱者微烦，涩者厥逆。趺阳脉不出，脾不上下，身冷肤鞕。

少阴脉不至，肾气微，少精血，奔气促迫，上入胸膈，宗气反聚，血结心下，阳气退下，热归阴股，与阴相动，令身不仁，此为尸厥。当刺期门、巨阙。宗气者，三焦归气也，有名无形，气之神使也。下荣玉茎，故宗筋聚缩之也。

寸口脉微，尺脉紧，其人虚损，多汗，知阴常在，绝不见阳也。

寸口诸微亡阳，诸濡亡血，诸弱发热，诸紧为寒。诸乘寒者，则为厥，郁冒不仁，以胃无谷气，脾涩不通，口急不能言，战而栗也。

问曰：濡弱何以反适十一头？师曰：五脏六府相乘，故令十一。

问曰：何以知乘府？何以知乘藏？师曰：诸阳浮数为乘府，诸阴迟涩为乘藏也。

伤寒论卷第二　仲景全书第二

伤寒例第三　辨痉湿暍脉证第四
辨太阳病脉证并治上第五

伤寒例第三

四时八节二十四气七十二候决病法①

立春正月节斗指艮	雨水正月中指寅
惊蛰二月节指甲	春分二月中指卯
清明三月节指乙	谷雨三月中指辰
立夏四月节指巽	小满四月中指巳
芒种五月节指丙	夏至五月中指午
小暑六月节指丁	大暑六月中指未
立秋七月节指坤	处暑七月中指申
白露八月节指庚	秋分八月中指酉
寒露九月节指辛	霜降九月中指戌
立冬十月节指乾	小雪十月中指亥
大雪十一月节指壬	冬至十一月中指子
小雪十二月节指癸	大寒十二月中指丑

二十四气，节有十二，中气有十二，五日为一候，气亦同，合有七十二候，决病生死。此须洞解之也。

《阴阳大论》云：春气温和，夏气暑热，秋气清凉，冬气冰列，此则四时正气之序也。

冬时严寒，万类深藏，君子固密，则不伤于寒。触冒之者，乃名伤寒耳。

其伤于四时之气，皆能为病。以伤寒为毒者，以其最成杀厉之气也。中而

① 四时八节二十四气七十二候决病法：此法内容不见《伤寒论》其他版本。

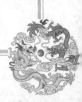

即病者，名曰伤寒。不即病者，寒毒藏于肌肤，至春变为温病，至夏变为暑病。暑病者，热极重于温也。

是以辛苦之人，春夏多温热病者，皆由冬时触寒所致，非时行之气也。凡时行者，春时应暖，而反大寒；夏时应热，而反大凉；秋时应凉，而反大热；冬时应寒，而反大温。此非其时而有其气，是以一岁之中，长幼之病多相似者，此则时行之气也。

夫欲候知四时正气为病，及时行疫气之法，皆当按斗历占之。九月霜降节后，宜渐寒，向冬大寒，至正月，雨水节后，宜解也。所以谓之雨水者，以冰雪解而为雨水故也。至惊蛰二月节后，气渐和暖，向夏大热，至秋便凉。从霜降以后，至春分以前，凡有触冒霜露，体中寒即病者，谓之伤寒也。九月十月，寒气尚微，为病则轻。十一月十二月，寒洌已严，为病则重。正月二月，寒渐将解，为病亦轻。此以冬时不调，适有伤寒之人，即为病也。

其冬有非节之暖者，名为冬温。冬温之毒，与伤寒大异，冬温复有先后，更相重沓，亦有轻重，为治不同，证如后章。

从立春节后，其中无暴大寒，又不冰雪，而有人壮热为病者，此属春时阳气，发于冬时伏寒，变为温病。

从春分以后，至秋分节前，天有暴寒者，皆为时行寒疫也。三月四月，或有暴寒，其时阳气尚弱，为寒所折，病热犹轻。五月六月，阳气已盛，为寒所折，病热则重。七月八月，阳气已衰，为寒所折，病热亦微。其病与温及暑病相似，但治有殊耳。

十五日得一气，于四时之中，一时有六气，四六名为二十四气也。

然气候亦有应至仍不至，或有未应至而至者，（校注者补：或有至而不去者。）或有至而太过者，皆成病气也。但天地动静，阴阳鼓击者，各正一气耳。

是以彼春之暖，为夏之暑。彼秋之忿，为冬之怒。

是故冬至之后，一阳爻升，一阴爻降也。夏至之后，一阳气下，一阴气上也。斯则冬夏二至，阴阳合也。春秋二分，阴阳离也。阴阳交易，人变病焉。此君子春夏养阳，秋冬养阴，顺天地之刚柔也。小人触冒，必婴暴疹。须知毒烈之气，留在何轻，而发何病，详而取之。

是以春伤于风，夏必飧泄。夏伤于暑，秋必病疟。秋伤于湿，冬必咳嗽。冬伤于寒，春必病温。此必然之道，可不审明之！

伤寒之病，逐日浅深，以施方治。今世人伤寒，或始不早治，或治不对病，或日数久淹，困乃告医。医人又不依次第而治之，则不中病。皆宜临时消息制方，无不效也。

今搜采仲景旧论，录其证候、诊脉声色，对病真方，有神验者，拟防世急也。

又土地温凉，高下不同。物性刚柔，飡居亦异。是故黄帝兴四方之问，岐伯举四治之能，以训后贤，开其未悟者。临病之工，宜须两审也。凡伤于寒，则为病热，热虽甚，不死。若两感于寒而病者，必死。尺寸俱浮者，太阳受病也，当一二日发。以其脉上连风府，故头项痛，腰脊强。

尺寸俱长者，阳明受病也，当二三日发。以其脉侠鼻、络于目，故身热、目疼、鼻干、不得卧。

尺寸俱弦者，少阳受病也，当三四日发。以其脉循胁络于耳，故胸胁痛而耳聋。

此三经皆受病，未入于府者，可汗而已。

尺寸俱沉细者，太阴受病也，当四五日发。以其脉布胃中，络于嗌，故腹满而嗌干。

尺寸俱沉者，少阴受病也，当四五日发。以其脉贯肾，络于肺，系舌本，故口燥舌干而渴。尺寸俱微缓者，厥阴受病也，当六七日发。以其脉循阴器，络于肝，故烦满而囊缩。

此三经皆受病，已入于府，可下而已。

若两感于寒者，一日太阳受之，即与少阴俱病，则头痛、口干、烦满而渴。二日阳明受之，即与太阴俱病，则腹满身热、不欲食、谵语。三日少阳受之，即与厥阴俱病，则耳聋，囊缩而厥，水浆不入，不知人者，六日死。若三阴三阳、五藏六府皆受病，则荣卫不行。藏府不通，则死矣。

其不两感于寒，更不传经，不加异气者，至七日太阳病衰，头痛少愈也。八日阳明病衰，身热少歇也。九日少阳病衰，耳聋微闻也。十日太阴病衰，腹减如故，则思饮食。十一日少阴病衰，渴止舌干，已而嚏也。十二日厥阴病衰，囊纵，少腹微下，大气皆去，病人精神爽慧也。若过十三日以上不间，寸尺陷者，大危。

若更感异气，变为他病者，当依后坏病证而治之。若脉阴阳俱盛，重感于寒者，变成温疟。

阳脉浮滑，阴脉濡弱者，更遇于风，变为风温。

阳脉洪数，阴脉实大者，更遇温热，变为温毒。温毒为病最重也。

阳脉濡弱，阴脉弦紧者，更遇温气，变为温疫—本作：疟。以此冬伤于寒，发为温病，脉之变证，方治如说。

凡人有疾，不时即治，隐忍冀差，以成痼疾。小儿女子，益以滋甚。时气不和，便当早言，寻其邪由，及在腠理，以时治之，罕有不愈者。患人忍之，数日乃说，邪气入藏，则难可制。此为家有患，备虑之要。凡作汤药，不可避晨夜，觉病须臾，即宜便治，不等早晚，则易愈矣。如或差迟，病即传变，虽欲除治，必难为力。服药不如方法，纵意违师，不须治之。

凡伤寒之病，多从风寒得之。始表中风寒，入里则不消矣。未有温复而当，不消散者。不在证治，拟欲攻之，犹当先解表，乃可下之。若表已解，而内不消，非大满，犹生寒热，则病不除。若表已解，而内不消，大满大实，坚有燥屎，自可除下之，虽四五日，不能为祸也。若不宜下，而便攻之，内虚热入，协热遂利，烦躁诸变，不可胜数，轻者困笃，重者必死矣。

夫阳盛阴虚，汗之则死，下之则愈。阳虚阴盛，汗之则愈，下之则死。夫如是，则神丹安可以误发？甘遂何可以妄攻？虚盛之治，相背千里，吉凶之机，应若影响，岂容易哉！况桂枝下咽，阳盛即毙。承气入胃，阴盛以亡。死生之要，在乎须臾，视身之尽，不暇计日。此阴阳虚实之交错，其候至微，发汗吐下之相反，其祸至速。而医术浅狭，懵然不知病源，为治乃误，使病者殒殁，自谓其分。至今冤魂塞于冥路，死尸盈于旷野，仁者鉴此，岂不痛欤！

凡两感病俱作，治有先后，发表攻里，本自不同。而执迷用意者，乃云神丹、甘遂，合而饮之，且解其表，又除其里。言巧似是，其理实违。夫智者之举错也，常审以慎。愚者之动作也，必果而速。安危之变，岂可诡哉！世上之士，但务彼翕习之荣，而莫见此倾危之败，惟明者，居然能护其本，近取诸身，夫何远之有焉。

凡发汗温暖汤药，其方虽言日三服，若病剧不解，当促其间，可半日中尽三服。若与病相阻，即便有所觉。病重者，一日一夜，当晬时观之，如服一剂，病证犹在，故当复作本汤服之。至有不肯汗出，服三剂乃解。若汗不出者，死病也。

凡得时气病，至五六日，而渴欲饮水，饮不能多，不当与也，何者？以腹中热尚少，不能消之，便更与人作病也。至七八日，大渴，欲饮水者，犹当依证而与之。与之常令不足，勿极意也。言能饮一斗，与五升。若饮而腹满，小便不利，若喘若哕，不可与之也。忽然大汗出，是为自愈也。

凡得病，反能饮水，此为欲愈之病。其不晓病者，但闻病饮水自愈，小渴者，乃强与饮之，因成其祸，不可复数也。

凡得病，厥脉动数，服汤药更迟，脉浮大减小，初躁后静，此皆愈证也。

凡治温病，可刺五十九穴。又身之穴，三百六十有五，其三十穴，灸之有害。七十九穴，刺之为灾。并中髓也。

脉四损，三日死。平人四息，病人脉一至，名曰四损。

脉五损，一日死。平人五息，病人脉一至，名曰五损。

脉六损，一时死。平人六息，病人脉一至，名曰六损。

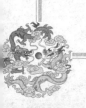

脉盛身寒，得之伤寒。脉虚身热，得之伤暑。

脉阴阳俱盛，大汗出，不解者，死。脉阴阳俱虚，热不止者，死。脉至乍数乍疏者，死。脉至如转索，其日死。谵言妄语，身微热，脉浮大，手足温者，生。逆冷，脉沉细者，不过一日死矣。此以前是伤寒热病证候也。

辨痉湿暍脉证第四

伤寒所致太阳病痉、湿、暍此三种，宜应别论，以为与伤寒相似，故此见之。

太阳病，发热无汗，反恶寒者，多曰刚痉。〔一〕

太阳病，发热汗出而不恶寒，名曰柔痉。〔二〕

太阳病，发热，脉沉而细者，名曰痉。〔三〕

太阳病，发汗太多，因致痉。〔四〕

病身热足寒，颈项强急，恶寒，时头热面赤，目脉赤，独头面摇，卒口噤，背反张者，痉病也。

太阳病，关节疼痛而烦，脉沉而细一作：缓者，此名湿痹一云：中湿。湿痹之候，其人小便不利，大便反快，但当利其小便。〔一〕

湿家之为病，一身尽疼，发热，身色如似熏黄。〔二〕

湿家，其人但头汗出，背强，欲得被复向火。若下之早则哕，胸满，小便不利，舌上如胎者，以丹田有热，胸中有寒，渴欲得水，而不能饮，口燥烦也。〔三〕

湿家下之，额上汗出，微喘，小便利一云：不利者，死。若下利不止者，亦死。〔四〕

问曰：风湿相搏，一身尽疼痛，法当汗出而解。值天阴雨不止，医云：此可发汗，汗之，病不愈者，何也？答曰：发其汗，汗大出者，但风气去，湿气在，是故不愈也。若治风湿者，发其汗，但微微似欲出汗者，风湿俱去也。

湿家病，身上疼痛，发热面黄而喘，头痛，鼻塞而烦，其脉大，自能饮食，腹中和无病，病在头中寒湿，故鼻塞。内药鼻中，则愈。〔五〕

病者一身尽疼，发热，日晡所剧者，此名风湿。此病伤于汗出当风，或久伤取冷所致也。〔六〕

太阳中热者，暍是也。其人汗出恶寒，身热而渴也。〔一〕

太阳中暍者，身热疼重，而脉微弱，此以夏月伤冷水，水行皮中所致也。〔二〕

太阳中暍者，发热恶寒，身重而疼痛，其脉弦细芤迟，小便已，洒洒然毛耸，手足逆冷，小有劳，身即热，口开，前板齿燥。若发汗，则恶寒甚。加温针，则发热甚。数下之，则淋甚。[三]

辨太阳病脉证并治上第五 合一十六法　方一十四首

太阳中风，阳浮阴弱，发热汗出恶寒，鼻鸣干呕者，桂枝汤主之。[第一] 五味。前有太阳病一十一证。

太阳病，头痛发热，汗出恶风者，桂枝汤主之。[第二] 用前第一方。

太阳病，项背强几几，反汗出恶风者，桂枝加葛根汤主之。[第三] 七味。

太阳病下之后，其气上冲者，桂枝汤主之。[第四] 用前第一方。下有太阳坏病一证。

桂枝本为解肌，若脉浮紧，发热汗不出者，不可与之。[第五] 下有酒客不可与桂枝一证。

喘家作桂枝汤，加厚朴杏子。[第六] 下有服汤吐脓血一证。

太阳病，发汗，遂漏不止，恶风小便难，四肢急，难以屈伸，桂枝加附子汤主之。[第七] 六味。

太阳病，下之后，脉促胸满者，桂枝去芍药汤主之。[第八] 四味。

若微寒者，桂枝去芍药加附子汤主之。[第九] 五味。

太阳病，八九日如疟状，热多寒少，不呕，清便自可，宜桂枝麻黄各半汤。[第十] 七味。

太阳病，服桂枝汤，烦不解，先刺风池、风府，却与桂枝汤。[第十一] 用前第一方。

服桂枝汤，大汗出，脉洪大者，与桂枝汤。若形似疟，一日再发者，宜桂枝二麻黄一汤。[第十二] 七味。

服桂枝汤，大汗出，大烦渴不解，脉洪大者，白虎加人参汤主之。[第十三] 五味。

太阳病，发热恶寒，热多寒少，脉微弱者，宜桂枝二越婢一汤。[第十四] 七味。

服桂枝汤，或下之，头项强痛，发热无汗，心下满痛，小便不利者，桂枝去桂加茯苓白术汤主之。[第十五] 六味。

伤寒脉浮，自汗出，小便数，心烦，微恶寒，脚挛急，与桂枝，得之便厥，咽干，烦躁，吐逆，作甘草干姜汤与之。厥愈，更作芍药甘草汤与之，其脚即伸。若胃气不和，与调胃承气汤。若重发汗，加烧针者，四逆汤主之。

宋本伤寒论

［第十六］甘草干姜汤，芍药甘草汤并二味。调胃承气汤、四逆汤并三味。

一① 太阳之为病，脉浮，头项强痛而恶寒。

二 太阳病，发热，汗出，恶风，脉缓者，名为中风。

三 太阳病，或已发热，或未发热，必恶寒，体痛，呕逆，脉阴阳俱紧者，名为伤寒。

四 伤寒一日，太阳受之，脉若静者，为不传；颇欲吐，若躁烦，脉数急者，为传也。

五 伤寒二、三日，阳明、少阳证不见者，为不传也。

六 太阳病，发热而渴，不恶寒者，为温病。若发汗已，身灼热者，名风温。风温为病，脉阴阳俱浮，自汗出，身重，多眠睡，鼻息必鼾，语言难出。若被下者，小便不利，直视失溲。若被火者，微发黄色，剧则如惊痫，时瘈疭，若火熏之。一逆尚引日，再逆促命期。

七 病有发热恶寒者，发于阳也；无热恶寒者，发于阴也。发于阳，七日愈；发于阴，六日愈。以阳数七、阴数六故也。

八 太阳病，头痛至七日以上自愈者，以行其经尽故也。若欲作再经者，针足阳明，使经不传则愈。

九 太阳病欲解时，从巳至未上。

十 风家，表解而不了了者，十二日愈。

十一 病人身太热②，反欲得衣者，热在皮肤，寒在骨髓也；身大寒，反不欲近衣者，寒在皮肤，热在骨髓也。

十二 太阳中风，阳浮而阴弱。阳浮者，热自发；阴弱者，汗自出。啬啬恶寒，淅淅恶风，翕翕发热，鼻鸣干呕者，桂枝汤主之。［方一］

桂枝三两，去皮　芍药三两　甘草二两，炙　生姜三两，切　大枣十二枚，擘

上③五味，㕮咀三味，以水七升，微火煮取三升，去滓。适寒温，服一升。服已须臾，啜热稀粥一升余，以助药力。温服令一时许，遍身漐漐微似有汗者益佳，不可令如水流漓，病必不除。若一服汗出病差，停后服，不必尽剂。若不汗，更服，依前法；又不汗，后服小促其间。半日许，令三服尽。若病重者，一日一夜服，周时观之，服一剂尽，病证犹在者，更作服。若汗不出，乃服至二、三剂。禁生冷、粘滑、肉面、五辛、酒酪、臭恶等物。

十三 太阳病，头痛，发热，汗出，恶风，桂枝汤主之。［方二］用前第

---

① 一：原书条文无序号，今据约定俗成的规则及现代共认的条文序号，另补加，以便查阅。下同，不再注。

② 太热：《注解伤寒论》作"大热"，是。

③ 上：原书为"右"，现改横排本，故改为"上"，下同此，不再注。

一方。

十四　太阳病，项背强几几，反汗出恶风者，桂枝加葛根汤主之。［方三］

葛根四两　麻黄三两，去节　芍药二两　生姜三两，切　甘草二两，炙　大枣十二枚，擘　桂枝二两，去皮

上七味，以水一斗，先煮麻黄、葛根，减二升，去上沫，内诸药，煮取三升，去滓。温服一升，覆取微似汗，不须啜粥。余如桂枝法将息及禁忌。臣亿等谨按：仲景本论，太阳中风自汗用桂枝，伤寒无汗用麻黄，今证云汗出恶风，而方中有麻黄，恐非本意也。第三卷有葛根汤证云无汗恶风，正与此方同，是合用麻黄也。此云桂枝加葛根汤，恐是桂枝中但加葛根耳。

十五　太阳病，下之后，其气上冲者，可与桂枝汤，方用前法；若不上冲者，不得与之。［方四］

十六　太阳病三日，已发汗，若吐、若下、若温针，仍不解者，此为坏病，桂枝不中与之也。观其脉证，知犯何逆，随证治之。桂枝本为解肌，若其人脉浮紧，发热汗不出者，不可与之也。常须识此，勿令误也。［方五］

十七　若酒客病，不可与桂枝汤，得之则呕，以酒客不喜甘故也。

十八　喘家，作桂枝汤，加厚朴杏子佳。［方六］

十九　凡服桂枝汤吐者，其后必吐脓血也。

二〇　太阳病，发汗，遂漏不止，其人恶风，小便难，四肢微急，难以屈伸者，桂枝加附子汤主之。［方七］

桂枝三两，去皮　芍药三两　甘草三两，炙　生姜三两，切　大枣十二枚，擘　附子一枚，炮，去皮，破八片

上六味，以水七升，煮取三升，去滓。温服一升。本云桂枝汤，今加附子。将息如前法。

二一　太阳病，下之后，脉促，胸满者，桂枝去芍药汤主之。［方八］促，一作：纵。

桂枝三两，去皮　甘草二两，炙　生姜三两，切　大枣十二枚，擘

上四味，以水七升，煮取三升，去滓。温服一升，本云：桂枝汤，今去芍药。将息如前法。

二二　若微寒者，桂枝去芍药加附子汤主之。［方九］

桂枝三两，去皮　甘草二两，炙　生姜三两，切　大枣十二枚，擘　附子一枚，炮，去皮，破八片

上五味，以水七升，煮取三升，去滓。温服一升。本云：桂枝汤，今去芍药，加附子。将息如前法。

二三　太阳病，得之八九日，如疟状，发热恶寒，热多寒少，其人不呕，清便欲自可，一日二三度发。脉微缓者，为欲愈也；脉微而恶寒者，此阴阳俱

虚，不可更发汗、更下、更吐也；面色反有热色者，未欲解也，以其不能得小汗出，身必痒，宜桂枝麻黄各半汤。[方十]

桂枝一两十六铢，去皮　芍药　生姜切　甘草炙　麻黄去节，各一两　大枣四枚，擘　杏仁二十四枚，汤浸，去皮尖及两仁者

上七味，以水五升，先煮麻黄一二沸，去上沫，内诸药，煮取一升八合，去滓。温服六合。本云：桂枝汤三合，麻黄汤三合，并为六合，顿服。将息如上法。臣亿等谨按：桂枝汤方：桂枝、芍药、生姜各三两，甘草二两，大枣十二枚。麻黄汤方：麻黄三两，桂枝二两，甘草一两，杏仁七十个。今以算法约之，二汤各取三分之一，即得桂枝一两十六铢，芍药、生姜、甘草各一两，大枣四枚，杏仁二十三个零三分枚之一，收之得二十四个，合方。详此方乃三分之一，非各半也，宜云合半汤。

二四　太阳病，初服桂枝汤，反烦不解者，先刺风池、风府，却与桂枝汤则愈。[方十一]用前第一方。

二五　服桂枝汤，大汗出，脉洪大者，与桂枝汤，如前法。若形似疟，一日再发者，汗出必解，宜桂枝二麻黄一汤。[方十二]

桂枝一两十七铢，去皮　芍药一两六铢　麻黄十六铢，去节　生姜一两六铢，切　杏仁十六个，去皮尖　甘草一两二铢，炙　大枣五枚，擘

上七味，以水五升，先煮麻黄一二沸，去上沫，内诸药，煮取二升，去滓。温服一升，日再服。本云：桂枝汤二分，麻黄汤一分，合为二升，分再服。今合为一方，将息如前法。臣亿等谨按：桂枝汤方：桂枝、芍药、生姜各三两，甘草二两，大枣十二枚。麻黄汤方：麻黄三两，桂枝二两，甘草一两，杏仁七十个。今以算法约之，桂枝汤取十二分之五，即得桂枝、芍药、生姜各一两六铢，甘草二十铢，大枣五枚。麻黄汤取九分之二，即得麻黄十六铢，桂枝十铢三分铢之二，收之得十一铢，甘草五铢三分铢之一，收之得六铢，杏仁十五个九分枚之四，收之得十六个。二汤所取相合，即共得桂枝一两十七铢，麻黄十六铢，生姜、芍药各一两六铢，甘草一两二铢，大枣五枚，杏仁十六个，合方。

二六　服桂枝汤，大汗出后，大烦渴不解，脉洪大者，白虎加人参汤主之。[方十三]

知母六两　石膏一斤，碎，绵裹　甘草二两，炙　粳米六合　人参三两

上五味，以水一斗，煮米熟，汤成，去滓。温服一升，日三服。

二七　太阳病，发热恶寒，热多寒少。脉微弱者，此无阳也，不可发汗。宜桂枝二越婢一汤。[方十四]

桂枝去皮　芍药　麻黄　甘草炙，各十八铢　大枣四枚，擘　生姜一两二铢，切　石膏二十四铢，碎，绵裹

上七味，以水五升，煮麻黄一二沸，去上沫，内诸药，煮取二升，去滓。温服一升。本云：当裁为越婢汤、桂枝汤合之，饮一升。今合为一方，桂枝汤二分，越婢汤一分。臣亿等谨按：桂枝汤方：桂枝、芍药、生姜各三两，甘草二两，大枣十二

枚。越婢汤方：麻黄二两，生姜三两，甘草二两，石膏半斤，大枣十五枚。今以算法约之，桂枝汤取四分之一，即得桂枝、芍药、生姜各十八铢，甘草十二铢，大枣三枚。越婢汤取八分之一，即得麻黄十八铢、生姜九铢，甘草六铢，石膏二十四铢，大枣一枚八分之七，弃之。二汤所取相合，即共得桂枝、芍药、甘草、麻黄各十八铢，生姜一两三铢，石膏二十四铢，大枣四枚，合方。旧云：桂枝三，今取四分之一，即当云桂枝二也。越婢汤方，见仲景杂方中。《外台秘要》一云：起脾汤。

二八　服桂枝汤，或下之，仍头项强痛，翕翕发热，无汗，心下满微痛，小便不利者，桂枝去桂加茯苓白术汤主之。[方十五]

芍药三两　甘草二两，炙　生姜切　白术　茯苓各三两　大枣十二枚，擘

上六味，以水八升，煮取三升，去滓。温服一升。小便利则愈。本云：桂枝汤，今去桂枝加茯苓、白术。

二九　伤寒，脉浮，自汗出，小便数，心烦，微恶寒，脚挛急。反与桂枝，欲攻其表，此误也。得之便厥，咽中干，烦躁吐逆者，作甘草干姜汤与之，以复其阳；若厥愈足温者，更作芍药甘草汤与之，其脚即伸；若胃气不和，谵语者，少与调胃承气汤。若重发汗，复加烧针者，四逆汤主之。[方十六]

甘草干姜汤方

甘草四两，炙　干姜二两

上二味，以水三升，煮取一升五合，去滓。分温再服。

芍药甘草汤方

白芍药　甘草炙，各四两

上二味，以水三升，煮取一升五合，去滓。分温再服。调胃承气汤方

大黄四两，去皮，清酒洗　甘草二两，炙　芒消半升

上三味，以水三升，煮取一升，去滓。内芒消，更上火微煮令沸。少少温服之。

四逆汤方

甘草二两，炙　干姜一两半　附子一枚，生用，去皮，破八片

上三味，以水三升，煮取一升二合，去滓。分温再服。强人可大附子一枚、干姜三两。

三〇　问曰：证象阳旦，按法治之而增剧，厥逆，咽中干，两胫拘急而谵语。师曰：言夜半手足当温，两脚当伸，后如师言。何以知此？答曰：寸口脉浮而大。浮为风，大为虚，风则生微热，虚则两胫挛，病形象桂枝，因加附子参其间，增桂令汗出，附子温经，亡阳故也。厥逆，咽中干，烦躁，阳明内结，谵语烦乱，更饮甘草干姜汤。夜半阳气还，两足当热，胫尚微拘急，重与芍药甘草汤，尔乃胫伸。以承气汤微溏，则止其谵语，故知病可愈。

伤寒论卷第三　仲景全书第三

辨太阳病脉证并治中第六 <small>合六十六法　方三十九首
并见太阳阳明合病法</small>

太阳病，项背强几几，无汗，恶风，葛根汤主之。［第一］七味。

太阳阳明合病，必自利，葛根汤主之。［第二］用第一方。一云：用后第四方。

太阳阳明合病，不下利，但呕者，葛根加半夏汤主之。［第三］八味。

太阳病，桂枝证，医反下之，利不止，葛根黄芩黄连汤主之。［第四］四味。

太阳病，头痛发热，身疼，恶风，无汗而喘者，麻黄汤主之。［第五］四味。

太阳阳明合病，喘而胸满，不可下，宜麻黄汤主之。［第六］用前第五方。

太阳病，十日以去，脉浮细而嗜卧者，外已解。设胸满痛，与小柴胡汤。脉但浮者，与麻黄汤。［第七］用前第五方。小柴胡汤，七味。

太阳中风，脉浮紧，发热恶寒身疼痛，不汗出而烦躁者，大青龙汤主之。［第八］七味。

伤寒，脉浮缓，身不疼，但重，乍有轻时，无少阴证，大青龙汤发之。［第九］用前第八方。

伤寒表不解，心下有水气，干呕，发热而咳，小青龙汤主之。［第十］八味，加减法附。

伤寒，心下有水气，咳而微喘，小青龙汤主之。［第十一］用前第十方。

太阳病，外证未解，脉浮弱者，当以汗解，宜桂枝汤。［第十二］五味。

太阳病，下之微喘者，表未解，桂枝加厚朴杏子汤主之。［第十三］七味。

太阳病，外证未解，不可下也，下之为逆，解外宜桂枝汤。［第十四］用前第十二方。

太阳病，先发汗不解，复下之，脉浮者，当解外，宜桂枝汤。［第十五］用前第十二方。

太阳病，脉浮紧无汗，发热身疼痛，八九日不解，表证在，发汗已，发烦，必衄，麻黄汤主之。［第十六］用前第五方。下有太阳病，并二阳并病四证。

脉浮者，病在表，可发汗，宜麻黄汤。［第十七］用前第五方。一法用桂枝汤。

脉浮数者，可发汗，宜麻黄汤。［第十八］用前第五方。

病常自汗出，荣卫不和也，发汗则愈，宜桂枝汤。[第十九] 用前第十二方。

病人藏无他病，时自汗出，卫气不和也，宜桂枝汤。［第二十］用前第十二方。

伤寒脉浮紧，不发汗，因衄，麻黄汤主之。[第二十一] 用前第五方。

伤寒不大便，六七日，头痛，有热，与承气汤。小便清者，知不在里，当发汗，宜桂枝汤。[第二十二] 用前第十二方。

伤寒发汗解半日许，复热烦，脉浮数者，可更发汗，宜桂枝汤。［第二十三］用前第十二方。下别有三病证。

下之后，复发汗，昼日烦躁不得眠，夜而安静，不呕不渴，无表证，脉沉微者，干姜附子汤主之。[第二十四] 二味。

发汗后，身疼痛，脉沉迟者，桂枝加芍药、生姜各一两，人参三两，新加汤主之。[第二十五] 六味。

发汗后，不可行桂枝汤。汗出而喘，无大热者，可与麻黄杏子甘草石膏汤。[第二十六] 四味。

发汗过多，其人叉手自冒心，心悸欲得按者，桂枝甘草汤主之。[第二十七] 二味。

发汗后，脐下悸，欲作奔豚，茯苓桂枝甘草大枣汤主之。[第二十八] 四味。下有作甘烂水法。

发汗后，腹胀满者，厚朴生姜半夏甘草人参汤主之。[第二十九] 五味。

伤寒吐下后，心下逆满，气上冲胸，头眩，脉沉紧者，茯苓桂枝白术甘草汤主之。[第三十] 四味。

发汗病不解，反恶寒者，虚故也，芍药甘草附子汤主之。［第三十一］三味。

发汗，若下之，不解，烦躁者，茯苓四逆汤主之。[第三十二] 五味。

发汗后恶寒，虚故也。不恶寒，但热者，实也，与调胃承气汤。[第三十三] 三味。

太阳病，发汗后，大汗出，胃中干躁，不能眠，欲饮水，小便不利者，五苓散主之。[第三十四] 五味，即猪苓散是。

发汗已，脉浮数，烦渴者，五苓散主之。[第三十五] 用前第三十四方。

伤寒汗出而渴者，五苓散；不渴者，茯苓甘草汤主之。[第三十六] 四味。

中风发热，六七日不解而烦，有表里证，渴欲饮水，水入则吐，名曰水逆，五苓散主之。[第三十七] 用前第三十四方。下别有三病证。

发汗吐下后，虚烦不得眠，心中懊恼，栀子豉汤主之。若少气者，栀子甘草豉汤主之。若呕者，栀子生姜豉汤主之。[第三十八] 栀子豉汤二味。栀子甘草豉汤、栀子生姜豉汤，并三味。

发汗，若下之，烦热，胸中窒者，栀子豉汤主之。［第三十九］用上初方。

伤寒五六日，大下之，身热不去，心中结痛者，栀子豉汤主之。［第四十］用上初方。

伤寒下后，心烦腹满，卧起不安者，栀子厚朴汤主之。［第四十一］三味。

伤寒，医以丸药下之，身热不去，微烦者，栀子干姜汤主之。［第四十二］二味。下有不可与栀子汤一证。

太阳病，发汗不解，仍发热，心下悸，头眩，身瞤，真武汤主之。［第四十三］五味。下有不可汗五证。

汗家重发汗、必恍惚心乱，禹余粮丸主之。［第四十四］方本阙。下有吐蚘，先汗下二证。

伤寒，医下之，清谷不止，身疼痛，急当救里。后身疼痛，清便自调，急当救表。救里宜四逆汤，救表宜桂枝汤。［第四十五］桂枝汤用前第十二方。四逆汤三味。

太阳病未解，脉阴阳俱停，阴脉微者，下之解，宜调胃承气汤。［第四十六］用前第三十三方。一云：用大柴胡汤。前有太阳病一证。

太阳病，发热汗出，荣弱卫强，故使汗出。欲救邪风，宜桂枝汤。［第四十七］用前第十二方。

伤寒五六日，中风，往来寒热，胸胁满，不欲食，心烦喜呕者，小柴胡汤主之。［第四十八］再见柴胡汤，加减法附。

血弱气尽，腠理开，邪气因入，与正气分争，往来寒热，休作有时，小柴胡汤主之。［第四十九］用前方。渴者属阳明证附，下有柴胡不中与一证。

伤寒四五日，身热恶风，项强，胁下满，手足温而渴者，小柴胡汤主之。［第五十］用前方。

伤寒阳脉涩，阴脉弦，法当腹中急痛，先与小建中汤。不差者，小柴胡汤主之。［第五十一］用前方。小建中汤六味。下有呕家不可用建中汤，并服小柴胡汤一证。

伤寒二三日，心中悸而烦者，小建中汤主之。［第五十二］用前第五十一方。

太阳病，过经十余日，反二三下之，后四五日，柴胡证仍在，微烦者，大柴胡汤主之。［第五十三］加大黄，八味。

伤寒十三日不解，胸胁满而呕，日晡发潮热，柴胡加芒消汤主之。［第五十四］八味。

伤寒十三日，过经谵语者，调胃承气汤主之。［第五十五］用前第三十二方。

太阳病不解，热结膀胱，其人如狂，宜桃核承气汤。［第五十六］五味。

伤寒八九日，下之，胸满烦惊，小便不利，谵语，身重者，柴胡加龙骨牡蛎汤主之。［第五十七］十二味。

伤寒腹满谵语，寸口脉浮而紧，此肝乘脾也，名曰纵，刺期门。[第五十八]。

伤寒发热，啬啬恶寒，大渴欲饮水，其腹必满，自汗出，小便利，此肝乘肺也，名曰横，刺期门。[第五十九]下有太阳病二证。

伤寒脉浮，医火劫之，亡阳，必惊狂，卧起不安者，桂枝去芍药加蜀漆牡蛎龙骨救逆汤主之。[第六十]七味。下有不可火五证。

烧针被寒，针处核起，必发奔豚气，桂枝加桂汤主之。[第六十一]五味。

火逆下之，因烧针烦躁者，桂枝甘草龙骨牡蛎汤主之。[第六十二]四味。下有太阳四证。

太阳病，过经十余日，温温欲吐，胸中痛，大便微溏，与调胃承气汤。[第六十三]用前第三十三方。

太阳病，六七日，表证在，脉微沉，不结胸，其人发狂，以热在下焦，少腹满，小便自利者，下血乃愈，抵当汤主之。[第六十四]四味。

太阳病，身黄，脉沉结，少腹鞭，小便自利，其人如狂者，血证谛也，抵当汤主之。[第六十五]用前方。

伤寒有热，少腹满，应小便不利，今反利者，有血也，当下之，宜抵当丸。[第六十六]四味。下有太阳病一证。

三一　太阳病，项背强几几，无汗，恶风，葛根汤主之。[方一]

葛根四两　麻黄三两，去节　桂枝二两，去皮　生姜三两，切　甘草二两，炙　芍药二两　大枣十二枚，擘

上七味，以水一斗，先煮麻黄、葛根，减二升，去白沫，内诸药，煮取三升，去滓。温服一升，覆取微似汗。余如桂枝法将息及禁忌。诸汤皆仿此。

三二　太阳与阳明合病者，必自下利，葛根汤主之。[方二]用前第一方，一云：用后第四方。

三三　太阳与阳明合病，不下利，但呕者，葛根加半夏汤主之。[方三]

葛根四两　麻黄三两，去节　甘草二两，炙　芍药二两　桂枝二两，去皮　生姜二两，切　半夏半升，洗　大枣十二枚，擘

上八味，以水一斗，先煮葛根、麻黄，减二升，去白沫，内诸药，煮取三升，去滓。温服一升。覆取微似汗。

三四　太阳病，桂枝证，医反下之，利遂不止。脉促者，表未解也。喘而汗出者，葛根黄芩黄连汤主之。[方四]促，一作纵。

葛根半斤　甘草二两，炙　黄芩三两　黄连三两

上四味，以水八升，先煮葛根，减二升，内诸药，煮取二升，去滓。分温再服。

三五　太阳病，头痛，发热，身疼，腰痛，骨节疼痛，恶风，无汗而喘者，麻黄汤主之。［方五］

麻黄三两，去节　桂枝二两，去皮　甘草一两，炙　杏仁七十个，去皮尖

上四味，以水九升，先煮麻黄，减二升，去上沫，内诸药，煮取二升半，去滓。温服八合。覆取微似汗，不须啜粥，余如桂枝法将息。

三六　太阳与阳明合病，喘而胸满者，不可下，宜麻黄汤。［方六］用前第五方。

三七　太阳病，十日以去，脉浮细而嗜卧者，外已解也。设胸满胁痛者，与小柴胡汤。脉但浮者，与麻黄汤。［方七］用前第五方。

小柴胡汤方

柴胡半斤　黄芩　人参　甘草炙　生姜切，各三两　大枣十二枚，擘　半夏半升，洗

上七味，以水一斗二升，煮取六升，去滓，再煎取三升。温服一升，日三服。

三八　太阳中风，脉浮紧，发热恶寒，身疼痛，不汗出而烦躁者，大青龙汤主之。若脉微弱，汗出恶风者，不可服之。服之则厥逆，筋惕肉𥆧，此为逆也。大青龙汤方。［方八］

麻黄六两，去节　桂枝二两，去皮　甘草二两，炙　杏仁四十枚，去皮尖　生姜三两，切　大枣十枚，擘　石膏如鸡子大，碎

上七味，以水九升，先煮麻黄，减二升，去上沫，内诸药，煮取三升，去滓。温服一升。取微似汗。汗出多者，温粉粉之。一服汗者，停后服。若复服，汗多亡阳，遂一作：逆虚，恶风，烦躁，不得眠也。

三九　伤寒脉浮缓，身不疼，但重，乍有轻时，无少阴证者，大青龙汤发之。［方九］用前第八方。

四〇　伤寒表不解，心下有水气，干呕发热而咳，或渴，或利，或噎，或小便不利、少腹满，或喘者，小青龙汤主之。［方十］

麻黄去节　芍药　细辛　干姜　甘草炙　桂枝去皮，各三两　五味子半升　半夏半升，洗

上八味，以水一斗，先煮麻黄，减二升，去上沫，内诸药，煮取三升，去滓。温服一升。若渴，去半夏，加栝楼三两；若微利，去麻黄，加荛花，如一鸡子，熬令赤色；若噎者，去麻黄，加附子一枚，炮；若小便不利、少腹满者，去麻黄，加茯苓四两；若喘，去麻黄，加杏仁半升，去皮尖。且荛花不治利，麻黄主喘，今此语反之，疑非仲景意。臣亿等谨按：小青龙汤，大要治水。又按《本草》，荛花下十二水，若水去，利则止也。又按《千金》，形肿者，应内麻黄，乃内杏仁者，以

麻黄发其阳故也。以此证之，岂非仲景意也。

四一　伤寒，心下有水气，咳而微喘，发热不渴。服汤已，渴者，此寒去欲解也，小青龙汤主之。[方十一]用前第十方。

四二　太阳病，外证未解，脉浮弱者，当以汗解，宜桂枝汤。[方十二]

桂枝去皮　芍药　生姜切，各三两　甘草二两，炙　大枣十二枚，擘

上五味，以水七升，煮取三升，去滓。温服一升。须臾啜热稀粥一升，助药力，取微汗。

四三　太阳病，下之微喘者，表未解故也，桂枝加厚朴杏子汤主之。[方十三]

桂枝三两，去皮　甘草二两，炙　生姜三两，切　芍药三两　大枣十二枚，擘　厚朴二两，炙，去皮　杏仁五十枚，去皮尖

上七味，以水七升，微火煮取三升，去滓。温服一升。覆取微似汗。

四四　太阳病，外证未解，不可下也，下之为逆。欲解外者，宜桂枝汤。[方十四]用前第二十方。

四五　太阳病，先发汗不解，而复下之，脉浮者不愈。浮为在外，而反下之，故令不愈。今脉浮，故在外，当须解外则愈，宜桂枝汤。[方十五]用前第十二方。

四六　太阳病，脉浮紧，无汗，发热，身疼痛，八九日不解，表证仍在，此当发其汗。服药已微除，其人发烦目瞑，剧者必衄，衄乃解。所以然者，阳气重故也。麻黄汤主之。[方十六]用前第五方。

四七　太阳病，脉浮紧，发热，身无汗，自衄者愈。

四八　二阳并病，太阳初得病时，发其汗，汗先出不彻，因转属阳明，续自微汗出，不恶寒。若太阳病证不罢者，不可下，下之为逆，如此可小发汗。设面色缘缘正赤者，阳气怫郁在表，当解之、熏之。若发汗不彻，不足言，阳气怫郁不得越，当汗不汗，其人躁烦，不知痛处，乍在腹中，乍在四肢，按之不可得，其人短气，但坐以汗出不彻故也，更发汗则愈。何以知汗出不彻？以脉涩，故知也。

四九　脉浮数者，法当汗出而愈。若下之，身重、心悸者，不可发汗，当自汗出乃解。所以然者，尺中脉微，此里虚，须表里实，津液自和，便自汗出愈。

五○　脉浮紧者，法当身疼痛，宜以汗解之。假令尺中迟者，不可发汗。何以知然？以荣气不足，血少故也。

五一　脉浮者，病在表，可发汗，宜麻黄汤。[方十七]用前第五方，法用桂枝汤。

五二　脉浮而数者，可发汗，宜麻黄汤。［方十八］用前第五方。

五三　病常自汗出者，此为荣气和，荣气和者，外不谐，以卫气不共荣气谐和故尔。以荣行脉中，卫行脉外。复发其汗，荣卫和则愈。宜桂枝汤。［方十九］用前第十二方。

五四　病人藏无他病，时发热，自汗出而不愈者，此卫气不和也。先其时发汗则愈，宜桂枝汤。［方二十］用前第十二方。

五五　伤寒脉浮紧，不发汗，因致衄者，麻黄汤主之。［方二十一］用前第五方。

五六　伤寒不大便六七日，头痛有热者，与承气汤。其小便青一云：大便青者，知不在里，仍在表也，当须发汗。若头痛者，必衄，宜桂枝汤。［方二十二］用前第十二方。

五七　伤寒发汗已解，半日许复烦，脉浮数者，可更发汗，宜桂枝汤。［方二十三］用前第十二方。

五八　凡病，若发汗，若吐，若下，若亡血、亡津液，阴阳自和者，必自愈。

五九　大下之后，复发汗，小便不利者，亡津液故也。勿治之，得小便利，必自愈。

六〇　下之后，复发汗，必振寒，脉微细。所以然者，以内外俱虚故也。

六一　下之后，复发汗，昼日烦躁不得眠，夜而安静，不呕，不渴，无表证，脉沉微，身无大热者，干姜附子汤主之。［方二十四］

干姜一两　附子一枚，生用，去皮，切八片

上二味，以水三升，煮取一升，去滓。顿服。

六二　发汗后，身疼痛，脉沉迟者，桂枝加芍药生姜各一两人参三两新加汤主之。［方二十五］

桂枝三两，去皮　芍药四两　甘草二两，炙　人参三两　大枣十二枚，擘　生姜四两

上六味，以水一斗二升，煮取三升，去滓。温服一升。本云：桂枝汤，今加芍药、生姜、人参。

六三　发汗后，不可更行桂枝汤。汗出而喘，无大热者，可与麻黄杏仁甘草石膏汤。［方二十六］

麻黄四两，去节　杏仁五十个，去皮尖　甘草二两，炙　石膏半斤，碎，绵裹

上四味，以水七升，煮麻黄，减二升，去上沫，内诸药，煮取二升，去滓。温服一升。本云：黄耳杯。

六四　发汗过多，其人叉手自冒心，心下悸，欲得按者，桂枝甘草汤主

之。[方二十七]

桂枝四两，去皮　甘草二两，炙

上二味，以水三升，煮取一升，去滓。顿服。

六五　发汗后，其人脐下悸者，欲作奔豚，茯苓桂枝甘草大枣汤主之。[方二十八]

茯苓半斤　桂枝四两，去皮　甘草二两，炙　大枣十五枚，擘

上四味，以甘烂水一斗，先煮茯苓，减二升，内诸药，煮取三升，去滓。温服一升，日三服。

作甘烂水法：取水二斗，置大盆内，以杓扬之，水上有珠子五六千颗相逐，取用之。

六六　发汗后，腹胀满者，厚朴生姜半夏甘草人参汤主之。[方二十九]

厚朴半斤，炙，去皮　生姜半斤，切　半夏半升，洗　甘草二两　人参一两

上五味，以水一斗，煮取三升，去滓。温服一升，日三服。

六七　伤寒，若吐，若下后，心下逆满，气上冲胸，起则头眩，脉沉紧，发汗则动经，身为振振摇者，茯苓桂枝白术甘草汤主之。[方三十]

茯苓四两　桂枝三两，去皮　白术　甘草各二两，炙

上四味，以水六升，煮取三升，去滓。分温三服。

六八　发汗，病不解，反恶寒者，虚故也，芍药甘草附子汤主之。[方三十一]

芍药　甘草炙，各三两　附子一枚，炮，去皮，破八片

上三味，以水五升，煮取一升五合，去滓。分温三服。疑非仲景方。

六九　发汗，若下之，病仍不解，烦躁者，茯苓四逆汤主之。[方三十二]

茯苓四两　人参一两　附子一枚，生用，去皮，破八片　甘草二两，炙　干姜一两半

上五味，以水五升，煮取三升，去滓。温服七合，日二服。

七〇　发汗后，恶寒者，虚故也。不恶寒，但热者，实也。当和胃气，与调胃承气汤。[方三十三]《玉函》云：与小承气汤。

芒消半升　甘草二两，炙　大黄四两，去皮，清酒洗

上三味，以水三升，煮取一升，去滓，内芒消，更煮两沸。顿服

七一　太阳病，发汗后，大汗出，胃中干，烦躁不得眠，欲得饮水者，少少与饮之，令胃气和则愈。若脉浮，小便不利，微热，消渴者，五苓散主之。[方三十四]即猪苓散，是。

猪苓十八铢，去皮　泽泻一两六铢　白术十八铢　茯苓十八铢　桂枝半两，去皮

上五味，捣为散。以白饮和服方寸匕，日三服。多饮暖水，汗出愈。如法将息。

七二　发汗已，脉浮数，烦渴者，五苓散主之。［方三十五］用前第三十四方。

七三　伤寒，汗出而渴者，五苓散主之；不渴者，茯苓甘草汤主之。［方三十六］

茯苓二两　桂枝二两，去皮　甘草一两，炙　生姜三两，切

上四味，以水四升，煮取二升，去滓。分温三服。

七四　中风发热，六七日不解而烦，有表里证，渴欲饮水，水入则吐者，名曰水逆，五苓散主之。［方三十七］用前第三十四方。

七五　未持脉时，病人手叉自冒心。师因教试令咳而不咳者，此必两耳聋无闻也。所以然者，以重发汗，虚故如此。发汗后，饮水多必喘，以水灌之亦喘。

七六　发汗后，水药不得入口为逆，若更发汗，必吐下不止。发汗吐下后，虚烦不得眠，若剧者，必反复颠倒，心中懊憹，栀子豉汤主之；若少气者，栀子甘草豉汤主之；若呕者，栀子生姜豉汤主之。［方三十八］

栀子豉汤方

栀子十四个，擘　香豉四合，绵裹

上二味，以水四升，先煮栀子，得二升半，内豉，煮取一升半，去滓。分为二服，温进一服。得吐者，止后服。

栀子甘草豉汤方

栀子十四个，擘　甘草二两，炙　香豉四合，绵裹

上三味，以水四升，先煮栀子、甘草，取二升半，内豉，煮取一升半，去滓。分二服，温进一服。得吐者，止后服。

栀子生姜豉汤方

栀子十四个，擘　生姜五两　香豉四合，绵裹

上三味，以水四升，先煮栀子、生姜，取二升半，内豉，煮取一升半，去滓。分二服，温进一服。得吐者，止后服。

七七　发汗，若下之，而烦热、胸中窒者，栀子豉汤主之。［方三十九］用上初方。

七八　伤寒五六日，大下之后，身热不去，心中结痛者，未欲解也。栀子豉汤主之。［方四十］用上初方。

七九　伤寒下后，心烦，腹满，卧起不安者，栀子厚朴汤主之。［方四十一］

栀子十四个，擘　厚朴四两，炙，去皮　枳实四枚，水浸，炙令黄

上三味，以水三升半，煮取一升半，去滓。分二服，温进一服。得吐者，

止后服。

八〇　伤寒，医以丸药大下之，身热不去，微烦者，栀子干姜汤主之。［方四十二］

栀子十四个，擘　干姜二两

上二味，以水三升半，煮取一升半，去滓。分二服，温进一服。得吐者，止后服。

八一　凡用栀子汤，病人旧微溏者，不可与服之。

八二　太阳病，发汗，汗出不解，其人仍发热，心下悸，头眩，身𥆧动，振振欲擗一作：僻地者，真武汤主之。［方四十三］

茯苓　芍药　生姜切，各三两　白术二两　附子一枚，炮，去皮，破八片

上五味，以水八升，煮取三升，去滓。温服七合，日三服。

八三　咽喉干燥者，不可发汗。

八四　淋家，不可发汗，发汗必便血。

八五　疮家，虽身疼痛，不可发汗，汗出则痉。

八六　衄家，不可发汗，汗出必额上陷，脉急紧，直视不能眴一作：瞬，不得眠。

八七　亡血家，不可发汗，发汗则寒栗而振。

八八　汗家，重发汗，必恍惚心乱，小便已阴疼，与禹余粮丸。［方四十四］方本阙。

八九　病人有寒，复发汗，胃中冷，必吐蛔一作：逆。

九〇　本发汗，而复下之，此为逆也；若先发汗，治不为逆。本先下之，而反汗之，为逆。若先下之，治不为逆。

九一　伤寒，医下之，续得下利，清谷不止，身疼痛者，急当救里。后身疼痛，清便自调者，急当救表。救里宜四逆汤，救表宜桂枝汤。［方四十五］用前第十二方。

九二　病发热，头痛，脉反沉，若不差，身体疼痛，当救其里，四逆汤方。

甘草二两，炙　干姜一两半　附子一枚，炮，去皮，破八片

上三味，以水三升，煮取一升二合，去滓。分温再服。强人可大附子一枚、干姜三两。

九三　太阳病，先下而不愈，因复发汗，以此表里俱虚，其人因致冒，冒家汗出自愈。所以然者，汗出表和故也。里未和，然后复下之。

九四　太阳病未解，脉阴阳俱停一作：微，必先振栗，汗出而解。但阳脉微者，先汗出而解。但阴脉微一作：尺脉实者，下之而解。若欲下之，宜调胃承

气汤。［方四十六］用前第三十三方，一云：用大柴胡汤。

九五　太阳病，发热，汗出者，此为荣弱卫强，故使汗出。欲救邪风者，宜桂枝汤。［方四十七］方用前法。

九六　伤寒五六日，中风，往来寒热，胸胁苦满，嘿嘿不欲饮食，心烦喜呕，或胸中烦而不呕，或渴，或腹中痛，或胁下痞鞕，或心下悸、小便不利，或不渴、身有微热，或咳者，小柴胡汤主之。［方四十八］

柴胡半斤　黄芩三两　人参三两　半夏半升，洗　甘草炙　生姜切，各三两　大枣十二枚，擘

上七味，以水一斗二升，煮取六升，去滓，再煎，取三升。温服一升，日三服。若胸中烦而不呕者，去半夏、人参，加栝楼实一枚。若渴，去半夏，加人参，合前成四两半，栝楼根四两。若腹中痛者，去黄芩，加芍药三两。若胁下痞鞕，去大枣，加牡蛎四两。若心下悸、小便不利者，去黄芩，加茯苓四两。若不渴，外有微热者，去人参，加桂枝三两，温覆微汗愈。若咳者，去人参、大枣、生姜，加五味子半升、干姜二两。

九七　血弱气尽，腠理开，邪气因入，与正气相搏，结于胁下。正邪分争，往来寒热，休作有时，嘿嘿不欲饮食。藏府相连，其痛必下。邪高痛下，故使呕也一云：藏府相违，其病必下，胁膈中痛。小柴胡汤主之。服柴胡汤已，渴者属阳明，以法治之。［方四十九］用前方。

九八　得病六七日，脉迟浮弱，恶风寒，手足温。医二三下之，不能食，而胁下满痛，面目及身黄，颈项强，小便难者，与柴胡汤，后必下重。本渴饮水而呕者，柴胡汤不中与也，食谷者哕。

九九　伤寒四五日，身热，恶风，颈项强，胁下满，手足温而渴者，小柴胡汤主之。［方五十］用前方。

一〇〇　伤寒，阳脉涩，阴脉弦，法当腹中急痛，先与小建中汤，不差者，小柴胡汤主之。［方五十一］用前方。

小建中汤方

桂枝三两，去皮　甘草二两，炙　大枣十二枚，擘　芍药六两　生姜三两，切　胶饴一升

上六味，以水七升，煮取三升，去滓，内饴，更上微火消解。温服一升，日三服。呕家不可用建中汤，以甜故也。

一〇一　伤寒中风，有柴胡证，但见一证便是，不必悉具。凡柴胡汤病证而下之，若柴胡证不罢者，复与柴胡汤，必蒸蒸而振，却复发热汗出而解。

一〇二　伤寒二三日，心中悸而烦者，小建中汤主之。［方五十二］用前第五十一方。

一〇三　太阳病，过经十余日，反二三下之，后四五日，柴胡证仍在者，先与小柴胡。呕为不止，心下急一云：呕止小安，郁郁微烦者，未解也，与大柴胡汤，下之则愈。[方五十三]

柴胡半斤　黄芩三两　芍药三两　半夏半升，洗　生姜五两，切　枳实四枚，炙　大枣十二枚，擘

上七味，以水一斗二升，煮取六升，去滓，再煎。温服一升，日三服。一方，加大黄二两，若不加，恐不为大柴胡汤。

一〇四　伤寒十三日不解，胸胁满而呕，日晡所发潮热，已而微利。此本柴胡证，下之以不得利，今反利者，知医以丸药下之，此非其治也。潮热者，实也。先宜服小柴胡汤以解外，后以柴胡加芒消汤主之。[方五十四]

柴胡二两十六铢　黄芩一两　人参一两　甘草一两，炙　生姜一两，切　半夏二十铢，本云五枚，洗　大枣四枚，擘　芒消二两

上八味，以水四升，煮取二升，去滓，内芒消，更煮微沸。分温再服。不解更作。臣亿等谨按：《金匮玉函》，方中无芒消。别一方云：以水七升，下芒消二合，大黄四两，桑螵蛸五枚，煮取一升半，服五合，微下即愈。本云：柴胡再服，以解其外，余二升，加芒消、大黄、桑螵蛸也。

一〇五　伤寒十三日，过经，谵语者，以有热也，当以汤下之。若小便利者，大便当鞕，而反下利，脉调和者，知医以丸药下之，非其治也。若自下利者，脉当微厥，今反和者，此为内实也，调胃承气汤主之。[方五十五]用前第三十三方。

一〇六　太阳病不解，热结膀胱，其人如狂，血自下，下者愈。其外不解者，尚未可攻，当先解其外。外解已，但少腹急结者，乃可攻之，宜桃核承气汤。[方五十六]后云：解外宜桂枝汤。

桃仁五十个，去皮尖　大黄四两　桂枝二两，去皮　甘草二两，炙　芒消二两

上五味，以水七升，煮取二升半，去滓，内芒消，更上火，微沸下火。先食温服五合，日三服，当微利。

一〇七　伤寒八九日，下之，胸满烦惊，小便不利，谵语，一身尽重，不可转侧者，柴胡加龙骨牡蛎汤主之。[方五十七]

柴胡四两　龙骨　黄芩　生姜切　铅丹　人参　桂枝去皮　茯苓各一两半　半夏二合半，洗　大黄二两，　牡蛎一两半，熬　大枣六枚，擘

上十二味，以水八升，煮取四升，内大黄，切如棋子，更煮一二沸，去滓。温服一升。本云：柴胡汤，今加龙骨等。

一〇八　伤寒，腹满谵语，寸口脉浮而紧，此肝乘脾也，名曰纵，刺期门。[方五十八]

一〇九　伤寒发热，啬啬恶寒，大渴欲饮水，其腹必满，自汗出，小便利，其病欲解，此肝乘肺也，名曰横，刺期门。〔方五十九〕

一一〇　太阳病二日，反躁。凡熨其背而大汗出，大热入胃一作：二日内，烧瓦熨背，大汗出，火气入胃，胃中水竭，躁烦，必发谵语。十余日，振栗，自下利者，此为欲解也。故其汗从腰以下不得汗，欲小便不得，反呕，欲失溲，足下恶风，大便鞕，小便当数，而反不数，及不多，大便已，头卓然而痛，其人足心必热，谷气下流故也。

一一一　太阳病中风，以火劫发汗，邪风被火热，血气流溢，失其常度。两阳相熏灼，其身发黄。阳盛则欲衄，阴虚小便难，阴阳俱虚竭，身体则枯燥。但头汗出，剂颈而还，腹满，微喘，口干，咽烂，或不大便。久则谵语，甚者至哕，手足躁扰，捻衣摸床。小便利者，其人可治。

一一二　伤寒脉浮，医以火迫劫之，亡阳，必惊狂，卧起不安者，桂枝去芍药加蜀漆牡蛎龙骨救逆汤主之。〔方六十〕

桂枝三两，去皮　甘草二两，炙　生姜三两，切　大枣十二枚，擘　牡蛎五两，熬　蜀漆三两，洗去腥　龙骨四两

上七味，以水一斗二升，先煮蜀漆，减二升，内诸药，煮取三升，去滓。温服一升。本云：桂枝汤，今去芍药，加蜀漆、牡蛎、龙骨。

一一三　形作伤寒，其脉不弦紧而弱。弱者必渴，被火必谵语。弱者发热，脉浮，解之当汗出愈。

一一四　太阳病，以火熏之，不得汗，其人必躁。到经不解，必清血，名为火邪。

一一五　脉浮，热甚，而反灸之，此为实。实以虚治，因火而动，必咽燥、吐血。

一一六　微数之脉，慎不可灸。因火为邪，则为烦逆，追虚逐实，血散脉中，火气虽微，内攻有力，焦骨伤筋，血难复也。脉浮，宜以汗解，用火灸之，邪无从出，因火而盛，病从腰以下必重而痹，名火逆也。欲自解者，必当先烦，烦乃有汗而解。何以知之？脉浮，故知汗出解。

一一七　烧针令其汗，针处被寒，核起而赤者，必发奔豚。气从少腹上冲心者，灸其核上各一壮，与桂枝加桂汤，更加桂二两也。〔方六十一〕

桂枝五两，去皮　芍药三两　生姜三两，切　甘草二两，炙　大枣十二枚，擘

上五味，以水七升，煮取三升，去滓。温服一升。本云：桂枝汤，今加桂满五两。所以加桂者，以能泄奔豚气也。

一一八　火逆下之，因烧针烦躁者，桂枝甘草龙骨牡蛎汤主之。〔方六十二〕

桂枝一两，去皮　甘草二两，炙　牡蛎二两，熬　龙骨二两

上四味，以水五升，煮取二升半，去滓。温服八合，日三服。

一一九　太阳伤寒者，加温针必惊也。

一二○　太阳病，当恶寒，发热，今自汗出，反不恶寒发热，关上脉细数者，以医吐之过也。一二日吐之者，腹中饥，口不能食。三四日吐之者，不喜糜粥，欲食冷食，朝食暮吐。以医吐之所致也，此为小逆。

一二一　太阳病吐之，但太阳病当恶寒，今反不恶寒，不欲近衣，此为吐之内烦也。

一二二　病人脉数，数为热，当消谷引食，而反吐者，此以发汗，令阳气微，膈气虚，脉乃数也。数为客热，不能消谷，以胃中虚冷，故吐也。

一二三　太阳病，过经十余日，心下温温欲吐，而胸中痛，大便反溏，腹微满，郁郁微烦。先此时自极吐下者，与调胃承气汤。若不尔者，不可与。但欲呕，胸中痛，微溏者，此非柴胡汤证，以呕故知极吐下也。调胃承气汤。〔方六十三〕用前第三十三方。

一二四　太阳病六七日，表证仍在，脉微而沉，反不结胸，其人发狂者，以热在下焦，少腹当鞕满，小便自利者，下血乃愈。所以然者，以太阳随经，瘀热在里故也。抵当汤主之。〔方六十四〕

水蛭熬　虻虫去翅足，熬，各三十个　桃仁二十个，去皮尖　大黄三两，酒洗

上四味，以水五升，煮取三升，去滓。温服一升，不下更服。

一二五　太阳病，身黄，脉沉结，少腹鞕，小便不利者，为无血也。小便自利，其人如狂者，血证谛也。抵当汤主之。〔方六十五〕用前方。

一二六　伤寒有热，少腹满，应小便不利，今反利者，为有血也，当下之，不可余药，宜抵当丸。〔方六十六〕

水蛭二十个，熬　虻虫二十个，去翅足，熬　桃仁二十五个，去皮尖　大黄三两

上四味，捣分四丸，以水一升，煮一丸。取七合服之。晬时当下血，若不下者，更服。

一二七　太阳病，小便利者，以饮水多，必心下悸。小便少者，必苦里急也。

伤寒论卷第四　仲景全书第四

辨太阳病脉证并治下第七 <small>合三十九法　方三十首
并见太阳少阳合病法</small>

结胸，项强，如柔痉状。下则和，宜大陷胸丸。［第一］<small>六味。前后有结胸、</small><small>藏结病六证。</small>

太阳病，心中懊侬，阳气内陷，心下鞕，大陷胸汤主之。［第二］<small>三味。</small>

伤寒六七日，结胸热实，脉沉紧，心下痛，大陷胸汤主之。［第三］<small>用前第</small><small>二方。</small>

伤寒十余日，热结在里，往来寒热者，与大柴胡汤。［第四］<small>八味。水结附。</small>

太阳病，重发汗，复下之，不大便五六日，舌燥而渴，潮热，从心下至少腹满痛，不可近者，大陷胸汤主之。［第五］<small>用前第二方。</small>

小结胸病，正在心下，按之痛，脉浮滑者，小陷胸汤主之。［第六］<small>三味。</small><small>下有太阳病二证。</small>

病在阳，应以汗解，反以水潠，热不得去，益烦不渴，服文蛤散，不差，与五苓散。寒实结胸，无热证者，与三物小陷胸汤，白散亦可服。［第七］<small>文蛤</small><small>散一味。五苓散五味。小陷胸汤用前第六方。白散三味。</small>

太阳少阳并病，头痛，眩冒，心下痞者，刺肺俞、肝俞，不可发汗，发汗则谵语，谵语不止。当刺期门。［第八］。

妇人中风，经水适来，热除脉迟，胁下满，谵语，当刺期门。［第九］。

妇人中风，七八日，寒热，经水适断，血结如疟状，小柴胡汤主之。［第十］<small>七味。</small>

妇人伤寒，经水适来，谵语，无犯胃气，及上二焦，自愈。［第十一］。

伤寒六七日，发热微恶寒，支节疼，微呕，心下支结，柴胡桂枝汤主之。［第十二］<small>九味。</small>

伤寒五六日，已发汗，复下之，胸胁满，小便不利，渴而不呕，头汗出，往来寒热，心烦，柴胡桂枝干姜汤主之。［第十三］<small>七味。</small>

伤寒五六日，头汗出，微恶寒，手足冷，心下满，不欲食，大便鞕，脉细者，为阳微结，非少阴也，可与小柴胡汤。［第十四］<small>用前第十方。</small>

伤寒五六日，呕而发热，以他药下之，柴胡证仍在，可与柴胡汤，蒸蒸而振，却发热汗出解。心满痛者，为结胸。但满而不痛为痞，宜半夏泻心汤。［第十五］七味。下有太阳并病，并气痞二证。

太阳中风，下利呕逆，表解乃可攻之，十枣汤主之。［第十六］三味。下有太阳一证。

心下痞，按之濡者，大黄黄连泻心汤主之。［第十七］二味。

心下痞，而复恶寒汗出者，附子泻心汤主之。［第十八］四味。

心下痞，与泻心汤，不解者，五苓散主之。［第十九］用前第七证方。

伤寒汗解后，胃中不和，心下痞，生姜泻心汤主之。［第二十］八味。

伤寒中风，反下之，心下痞，医复下之，痞益甚，甘草泻心汤主之。［第二十一］六味。

伤寒服药，利不止，心下痞，与理中，利益甚，宜赤石脂禹余粮汤。［第二十二］二味。下有痞一证。

伤寒发汗，若吐下，心下痞，噫不除者，旋复代赭汤主之。［第二十三］七味。

下后，不可更行桂枝汤，汗出而喘，无大热者，可与麻黄杏子甘草石膏汤。［第二十四］四味。

太阳病，外未除，数下之，遂协热而利，桂枝人参汤主之。［第二十五］五味。

伤寒大下后，复发汗，心下痞，恶寒者，不可攻痞，先解表，表解乃可攻痞。解表宜桂枝汤，攻痞宜大黄黄连泻心汤。［第二十六］泻心汤用前第十七方。

伤寒发热，汗出不解，心中痞，呕吐下利者，大柴胡汤主之。［第二十七］用前第四方。

病如桂枝证，头不痛，项不强，寸脉浮，胸中痞，气上冲不得息，当吐之，宜瓜蒂散。［第二十八］三味。下有不可与瓜蒂散证。

病胁下素有痞，连脐痛，引少腹者，此名藏结。［第二十九］。伤寒若吐下后，不解，热结在里，恶风，大渴，白虎加人参汤主之。［第三十］五味。下有不可与白虎证。

伤寒无大热，口燥渴，背微寒者，白虎加人参汤主之。［第三十一］用前方。

伤寒脉浮，发热无汗，表未解，不可与白虎汤。渴者，白虎加人参汤主之。［第三十二］用前第三十方。

太阳少阳并病，心下鞕，颈项强而眩者，刺大椎、肺俞、肝俞，慎勿下之。［第三十三］。

太阳少阳合病，自下利，黄芩汤；若呕，黄芩加半夏生姜汤主之。［第三十四］黄芩汤四味。加半夏生姜汤六味。

伤寒胸中有热，胃中有邪气，腹中痛，欲呕者，黄连汤主之。[第三十五]七味。

伤寒八九日，风湿相搏，身疼烦，不能转侧，不呕，不渴，脉浮虚而涩者，桂枝附子汤主之。大便鞕一云：脐下心下鞕，小便自利者，去桂加白术汤主之。[第三十六]桂附汤加术汤并五味。

风湿相搏，骨节疼烦，掣痛不得屈伸，汗出短气，小便不利，恶风，或身微肿者，甘草附子汤主之。[第三十七]四味。

伤寒脉浮滑，此表有热，里有寒，白虎汤主之。[第三十八]四味。

伤寒脉结代，心动悸，炙甘草汤主之。[第三十九]九味。

一二八　问曰：病有结胸，有藏结，其状何如？答曰：按之痛，寸脉浮，关脉沉，名曰结胸也。

一二九　何谓藏结？答曰：如结胸状，饮食如故，时时下利，寸脉浮，关脉小细沉紧，名曰藏结。舌上白胎滑者，难治。

一三〇　藏结无阳证，不往来寒热一云：寒而不热，其人反静，舌上胎滑者，不可攻也。

一三一　病发于阳，而反下之，热入因作结胸；病发于阴，而反下之一作：汗出，因作痞也。所以成结胸者，以下之太早故也。结胸者，项亦强，如柔痉状，下之则和，宜大陷胸丸。[方一]

大黄半斤　葶苈子半斤，熬　芒消半升　杏仁半升，去皮尖，熬黑

上四味，捣筛二味，内杏仁、芒消，合研如脂，和散。取如弹丸一枚，别捣甘遂末一钱匕，白蜜二合，水二升，煮取一升。温顿服之，一宿乃下。如不下，更服，取下为效。禁如药法。

一三二　结胸证，其脉浮大者，不可下，下之则死。

一三三　结胸证悉具，烦躁者亦死。

一三四　太阳病，脉浮而动数，浮则为风，数则为热，动则为痛，数则为虚。头痛，发热，微盗汗出，而反恶寒者，表未解也。医反之下，动数变迟，膈内拒痛一云：头痛即眩，胃中空虚，客气动膈，短气躁烦，心中懊憹，阳气内陷，心下因鞕，则为结胸，大陷胸汤主之。若不结胸，但头汗出，余处无汗，剂颈而还，小便不利，身必发黄。

大陷胸汤。[方二]

大黄六两，去皮　芒消一升　甘遂一钱匕

上三味，以水六升，先煮大黄，取二升，去滓，内芒消，煮一二沸，内甘遂末。温服一升，得快利，止后服。

一三五　伤寒六七日，结胸热实，脉沉而紧，心下痛，按之石鞕者，大陷

胸汤主之。［方三］用前第二方。

一三六　伤寒十余日，热结在里，复往来寒热者，与大柴胡汤。但结胸，无大热者，此为水结在胸胁也。但头微汗出者，大陷胸汤主之。［方四］用前第二方。

大柴胡汤方

柴胡半斤　枳实四枚，炙　生姜五两，切　黄芩三两　芍药三两　半夏半升，洗　大枣十二枚，擘

上七味，以水一斗二升，煮取六升，去滓，再煎。温服一升，日三服。一方加大黄二两，若不加，恐不名大柴胡汤。

一三七　太阳病，重发汗而复下之，不大便五六日，舌上燥而渴，日晡所小有潮热一云：日晡所发，心胸大烦，从心下至少腹鞕满而痛，不可近者，大陷胸汤主之。［方五］用前第二方。

一三八　小结胸病，正在心下，按之则痛，脉浮滑者，小陷胸汤主之。［方六］

黄连一两　半夏半斤，洗　栝楼实大者一枚

上三味，以水六升，先煮栝楼，取三升，去滓，内诸药，煮取二升，去滓。分温三服。

一三九　太阳病，二三日，不能卧，但欲起，心下必结，脉微弱者，此本有寒分也。反下之，若利止，必作结胸。未止者，四日复下之，此作协热利也。

一四○　太阳病，下之，其脉促一作：纵，不结胸者，此为欲解也。脉浮者，必结胸。脉紧者，必咽痛。脉弦者，必两胁拘急。脉细数者，头痛未止。脉沉紧者，必欲呕。脉沉滑者，协热利。脉浮滑者，必下血。

一四一　病在阳，应以汗解之。反以冷水潠之，若灌之，其热被劫不得去，弥更益烦，肉上粟起，意欲饮水，反不渴者，服文蛤散。若不差者，与五苓散。寒实结胸，无热证者，与三物小陷胸汤。用前第六方白散亦可服。［方七］一云：与三物小白散。

文蛤散方

文蛤五两

上一味为散，以沸汤和一方寸匕服，汤用五合。五苓散方

猪苓十八铢，去黑皮　白术十八铢　泽泻一两六铢　茯苓十八铢　桂枝半两，去皮

上五味为散，更于臼中杵之。白饮和方寸匕服之，日三服。多饮暖水，汗出愈。

白散方

桔梗三分　巴豆一分，去皮心，熬黑，研如脂　贝母三分

上三味为散，内巴豆，更于臼中杵之。以白饮和服，强人半钱匕，羸者减之。病在膈上必吐，在膈下必利，不利，进热粥一杯，利过不止，进冷粥一杯。身热，皮粟不解，欲引衣自覆，若以水潠之、洗之，益令热劫不得出，当汗而不汗则烦。假令汗出已，腹中痛，与芍药三两如上法。

一四二　太阳与少阳并病，头项强痛，或眩冒，时如结胸，心下痞鞕者，当刺大椎第一间、肺俞、肝俞，慎不可发汗。发汗则谵语，脉弦。五日谵语不止，当刺期门。[方八]

一四三　妇人中风，发热恶寒，经水适来，得之七八日，热除而脉迟，身凉，胸胁下满，如结胸状，谵语者，此为热入血室也，当刺期门，随其实而取之。[方九]

一四四　妇人中风，七八日续得寒热，发作有时，经水适断者，此为热入血室，其血必结，故使如疟状，发作有时，小柴胡汤主之。[方十]

柴胡半斤　黄芩三两　人参三两　半夏半升，洗　甘草三两　生姜三两，切　大枣十二枚，擘

上七味，以水一斗二升，煮取六升，去滓，再煎取三升。温服一升，日三服。

一四五　妇人伤寒，发热，经水适来，昼日明了，暮则谵语，如见鬼状者，此为热入血室。无犯胃气及上二焦，必自愈。[方十一]

一四六　伤寒六七日，发热，微恶寒，支节烦疼，微呕，心下支结，外证未去者，柴胡桂枝汤主之。[方十二]

桂枝去皮　黄芩一两半　人参一两半　甘草一两，炙　半夏二合半，洗　芍药一两半　大枣六枚，擘　生姜一两半，切　柴胡四两

上九味，以水七升，煮取三升，去滓。温服一升。本云：人参汤，作如桂枝法，加半夏、柴胡、黄芩，复如柴胡法。今用人参作半剂。

一四七　伤寒五六日，已发汗而复下之，胸胁满微结，小便不利，渴而不呕，但头汗出，往来寒热，心烦者，此为未解也，柴胡桂枝干姜汤主之。[方十三]

柴胡半斤　桂枝三两，去皮　干姜二两　栝楼根四两　黄芩三两　牡蛎二两，熬　甘草二两，炙

上七味，以水一斗二升，煮取六升，去滓，再煎取三升。温服一升，日三服。初服微烦，复服汗出便愈。

一四八　伤寒五六日，头汗出，微恶寒，手足冷，心下满，口不欲食，大便鞕，脉细者，此为阳微结。必有表，复有里也。脉沉，亦在里也。汗出为阳

微，假令纯阴结，不得复有外证，悉入在里，此为半在里半在外也。脉虽沉紧，不得为少阴病，所以然者，阴不得有汗，今头汗出，故知非少阴也，可与小柴胡汤。设不了了者，得屎而解。［方十四］用前第十方。

一四九　伤寒五六日，呕而发热者，柴胡汤证具，而以他药下之，柴胡证仍在者，复与柴胡汤。此虽已下之，不为逆，必蒸蒸而振，却发热汗出而解。若心下满而鞕痛者，此为结胸也，大陷胸汤主之。但满而不痛者，此为痞，柴胡不中与之，宜半夏泻心汤。［方十五］

半夏半斤，洗　黄芩　干姜　人参　甘草炙，各三两　黄连一两　大枣十二枚，擘

上七味，以水一斗，煮取六升，去滓，再煎取三升。温服一升，日三服。须大陷胸汤者，方用前第二法。一方用半夏一升。

一五〇　太阳、少阳并病，而反下之，成结胸，心下鞕，下利不止，水浆不下，其人心烦。

一五一　脉浮而紧，而复下之，紧反入里，则作痞。按之自濡，但气痞耳。

一五二　太阳中风，下利，呕逆，表解者，乃可攻之。其人漐漐汗出，发作有时，头痛，心下痞鞕满，引胁下痛，干呕，短气，汗出不恶寒者，此表解里未和也，十枣汤主之。［方十六］

芫花熬　甘遂大戟

上三味，等分，各别捣为散。以水一升半，先煮大枣肥者十枚，取八合，去滓，内药末。强人服一钱匕，羸人服半钱，温服之，平旦服。若下少，病不除者，明日更服，加半钱。得快下利后，糜粥自养。

一五三　太阳病，医发汗，遂发热、恶寒，因复下之，心下痞。表里俱虚，阴阳气并竭，无阳则阴独，复加烧针，因胸烦，面色青黄，肤𬌗者，难治。今色微黄，手足温者，易愈。

一五四　心下痞，按之濡，其脉关上浮者，大黄黄连泻心汤主之。［方十七］

大黄二两　黄连一两

上二味，以麻沸汤二升，渍之须臾，绞去滓。分温再服。臣亿等看详大黄黄连泻心汤，诸本皆二味。又后附子泻心汤，用大黄、黄连、黄芩、附子，恐是前方中亦有黄芩，后但加附子也。故后云：附子泻心汤，本云加附子也。

一五五　心下痞，而复恶寒、汗出者，附子泻心汤主之。［方十八］

大黄二两　黄连一两　黄芩一两　附子一枚，炮，去皮，破，别煮取汁

上四味，切三味，以麻沸汤二升，渍之须臾，绞去滓，内附子汁。分温

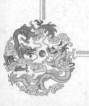

再服。

一五六　本以下之，故心下痞，与泻心汤。痞不解，其人渴而口燥烦，小便不利者，五苓散主之。［方十九］一方云：忍之一日乃愈。用前第七证方。

一五七　伤寒汗出解之后，胃中不和，心下痞鞕，干噫食臭，胁下有水气，腹中雷鸣，下利者，生姜泻心汤主之。［方二十］

生姜四两，切　甘草三两，炙　人参三两　干姜一两　黄芩三两　半夏半升，洗　黄连一两　大枣十二枚，擘

上八味，以水一斗，煮取六升，去滓，再煎取三升。温服一升，日三服。附子泻心汤，本云加附子。半夏泻心汤、甘草泻心汤，同体别名耳。生姜泻心汤，本云：理中人参黄芩汤，去桂枝、术，加黄连，并泻肝法。

一五八　伤寒中风，医反下之，其人下利，日数十行，谷不化，腹中雷鸣，心下痞鞕而满，干呕，心烦不得安。医见心下痞，谓病不尽，复下之，其痞益甚，此非结热，但以胃中虚，客气上逆，故使鞕也。甘草泻心汤主之。［方二十一］

甘草四两，炙　黄芩三两　干姜三两　半夏半升，洗　大枣十二枚，擘　黄连一两

上六味，以水一斗，煮取六升，去滓，再煎取三升。温服一升，日三服。

臣亿等谨按：上生姜泻心汤法，本云理中人参黄芩汤，今详泻心以疗痞。痞气因发阴而生，是半夏、生姜、甘草泻心三方，皆本于理中也。其方必各有人参，今甘草泻心汤中无者，脱落之也。又按《千金》并《外台秘要》治伤寒

䘌虫食，用此方，皆有人参，知脱落无疑。

一五九　伤寒服汤药，下利不止，心下痞鞕，服泻心汤已，复以他药下之，利不止，医以理中与之，利益甚。理中者，理中焦，此利在下焦，赤石脂禹余粮汤主之。复不止者，当利其小便。赤石脂禹余粮汤。［方二十二］

赤石脂一斤，碎　太一禹余粮一斤，碎

上二味，以水六升，煮取二升，去滓。分温三服。

一六○　伤寒吐下后，发汗，虚烦，脉甚微，八九日心下痞鞕，胁下痛，气上冲咽喉，眩冒，经脉动惕者，久而成痿。

一六一　伤寒发汗，若吐，若下，解后，心下痞鞕，噫气不除者，旋复代赭汤主之。［方二十三］

旋复花三两　人参二两　生姜五两　代赭一两　甘草三两，炙　半夏半升，洗　大枣十二枚，擘

上七味，以水一斗，煮取六升，去滓，再煎取三升。温服一升，日三服。

一六二　下后，不可更行桂枝汤，若汗出而喘，无大热者，可与麻黄杏子甘草石膏汤。［方二十四］

麻黄四两　杏仁五十个，去皮尖　甘草二两，炙　石膏半斤，碎，绵裹

上四味，以水七升，先煮麻黄，减二升，去白沫，内诸药，煮取三升，去滓。温服一升。本云：黄耳杯。

一六三　太阳病，外证未除而数下之，遂协热而利，利下不止，心下痞鞕，表里不解者，桂枝人参汤主之。［方二十五］

桂枝四两，别切　甘草四两，炙　白术三两　人参三两　干姜三两

上五味，以水九升，先煮四味，取五升，内桂，更煮取三升，去滓。温服一升，日再夜一服。

一六四　伤寒大下后，复发汗，心下痞，恶寒者，表未解也。不可攻痞，当先解表，表解乃可攻痞。解表宜桂枝汤，攻痞宜大黄黄连泻心汤。［方二十六］泻心汤用前第十七方。

一六五　伤寒发热，汗出不解，心中痞鞕，呕吐而下利者，大柴胡汤主之。［方二十七］用前第四方。

一六六　病如桂枝证，头不痛，项不强，寸脉微浮，胸中痞鞕，气上冲喉咽，不得息者，此为胸有寒也。当吐之，宜瓜蒂散。［方二十八］

瓜蒂一分，熬黄　赤小豆一分

上二味，各别捣筛，为散已，合治之，取一钱匕，以香豉一合，用热汤七合，煮作稀糜，去滓，取汁和散。温顿服之。不吐者，少少加，得快吐乃止。诸亡血、虚家，不可与瓜蒂散。

一六七　病胁下素有痞，连在脐傍，痛引少腹，入阴筋者，此名藏结。死。［方二十九］

一六八　伤寒若吐，若下后，七八日不解，热结在里，表里俱热，时时恶风，大渴，舌上干燥而烦，欲饮水数升者，白虎加人参汤主之。［方三十］

知母六两　石膏一斤，碎　甘草二两，炙　人参二两　粳米六合

上五味，以水一斗，煮米熟，汤成，去滓。温服一升，日三服。此方立夏后、立秋前乃可服，立秋后不可服。正月、二月、三月尚凛冷，亦不可与服之，与之则呕利而腹痛。诸亡血、虚家，亦不可与，得之则腹痛利者，但可温之，当愈。

一六九　伤寒无大热，口燥渴，心烦，背微恶寒者，白虎加人参汤主之。［方三十一］用前方。

一七〇　伤寒脉浮，发热，无汗，其表不解，不可与白虎汤。渴欲饮水，无表证者，白虎加人参汤主之。［方三十二］用前方。

一七一　太阳、少阳并病，心下鞕，颈项强而眩者，当刺大椎、肺俞、肝俞，慎勿下之。［方三十三］

一七二　太阳与少阳合病，自下利者，与黄芩汤。若呕者，黄芩加半夏生姜汤主之。[方三十四]

黄芩汤方

黄芩三两　芍药二两　甘草二两，炙　大枣十二枚，擘

上四味，以水一斗，煮取三升，去滓。温服一升，日再，夜一服。

黄芩加半夏生姜汤方

黄芩三两　芍药二两　甘草二两，炙

大枣十二枚，擘　半夏半升，洗　生姜一两，一方：三两，切

上六味，以水一斗，煮取三升，去滓。温服一升，日再，夜一服。

一七三　伤寒，胸中有热，胃中有邪气，腹中痛，欲呕吐者，黄连汤主之。[方三十五]

黄连三两　甘草三两，炙　干姜三两　桂枝三两，去皮　人参二两　半夏半升，

大枣十二枚，擘

上七味，以水一斗，煮取六升，去滓。温服，昼三夜二。疑非仲景方。

一七四　伤寒八九日，风湿相搏，身体疼烦，不能自转侧，不呕，不渴，脉浮虚而涩者，桂枝附子汤主之。若其人大便鞕一云：脐下、心下鞕，小便自利者，去桂加白术汤主之。[方三十六]

桂枝附子汤方

桂枝四两，去皮　附子三枚，炮，去皮，破　生姜三两，切　大枣十二枚，擘　甘草二两，炙

上五味，以水六升，煮取二升，去滓。分温三服。去桂加白术汤方

附子三枚，炮，去皮，破　白术四两　生姜三两，切　甘草二两，炙　大枣十二枚，擘

上五味，以水六升，煮取二升，去滓。分温三服。初一服，其人身如痹，半日许复服之，三服都尽，其人如冒状，勿怪。此以附子、术，并走皮内，逐水气未得除，故使之耳。法当加桂四两。此本一方二法，以大便鞕，小便自利，去桂也。以大便不鞕，小便不利，当加桂。附子三枚恐多也，虚弱家及产妇，宜减服之。

一七五　风湿相搏，骨节疼烦，掣痛不得屈伸，近之则痛剧，汗出短气，小便不利，恶风不欲去衣，或身微肿者，甘草附子汤主之。[方三十七]

甘草二两，炙　附子二枚，炮，去皮，破　白术二两　桂枝四两，去皮

上四味，以水六升，煮取三升，去滓。温服一升，日三服。初服得微汗则解。能食，汗止复烦者，将服五合。恐一升多者，宜服六七合为始。

一七六　伤寒脉浮滑，此以表有热，里有寒，白虎汤主之。[方三十八]

知母六两　石膏一斤，碎　甘草二两，炙　粳米六合

上四味，以水一斗，煮米熟，汤成，去滓。温服一升，日三服。臣亿等谨按：前篇云：热结在里，表里俱热者，白虎汤主之。又云：其表不解，不可与白虎汤。此云：脉浮滑，表有热，里有寒者，必表里字差矣。又阳明一证云：脉浮迟，表热里寒，四逆汤主之。又少阴一证云：里寒外热，通脉四逆汤主之。以此表里自差，明矣。《千金翼》云：白通汤。非也。

一七七　伤寒脉结代，心动悸，炙甘草汤主之。［方三十九］

甘草四两，炙　生姜三两，切　人参二两　生地黄一斤　桂枝三两，去皮　阿胶二两　麦门冬半升，去心　麻仁半升　大枣三十枚，擘

上九味，以清酒七升，水八升，先煮八味，取三升，去滓，内胶烊消尽。温服一升，日三服。一名复脉汤。

一七八　脉按之来缓，时一止复来者，名曰结。又脉来动而中止，更来小数，中有还者反动，名曰结，阴也。脉来动而中止，不能自还，因而复动者，名曰代，阴也。得此脉者，必难治。

伤寒论卷第五　仲景全书第五

辨阳明病脉证并治第八　辨少阳病脉证并治第九

辨阳明病脉证并治第八 <small>合四十四法　方一十首　一方附
并见阳明少阳合病法</small>

阳明病，不吐不下，心烦者，可与调胃承气汤。［第一］三味，前有阳明病二十七证。

阳明病，脉迟，汗出不恶寒，身重短气，腹满潮热，大便鞕，大承气汤主之。若腹大满不通者，与小承气汤。［第二］大承气四味，小承气三味。

阳明病，潮热，大便微鞕者，可与大承气汤。若不大便六七日，恐有燥屎，与小承气汤。若不转失气，不可攻之。后发热复鞕者，小承气汤和之。［第三］用前第二方，下有二病证。

伤寒若吐下不解，至十余日，潮热，不恶寒，如见鬼状，微喘直视，大承气汤主之。［第四］用前第二方。

阳明病，多汗，胃中燥，大便鞕，谵语，小承气汤主之。［第五］用前第二方。

阳明病，谵语，潮热，脉滑疾者。小承气汤主之。［第六］用前第二方。

阳明病，谵语，潮热，不能食，胃中有燥屎，宜大承气汤下之。［第七］用前第二方，下有阳明病一证。

汗出谵语，有燥屎在胃中。过经乃可下之，宜大承气汤。［第八］用前第二方，下有伤寒病一证。

三阳合病，腹满身重，谵语遗尿，白虎汤主之。［第九］四味。

二阳并病，太阳证罢，潮热汗出，大便难，谵语者，宜大承气汤。［第十］用前第二方。

阳明病，脉浮紧，咽燥口苦，腹满而喘，发热汗出，恶热身重。若下之，则胃中空虚，客气动膈，心中懊憹，舌上胎者，栀子豉汤主之。［第十一］二味。

若渴欲饮水，舌燥者，白虎加人参汤主之。［第十二］五味。

若脉浮发热，渴欲饮水，小便不利者，猪苓汤主之。［第十三］五味。下有不可与猪苓汤一证。

脉浮迟，表热里寒，下利清谷者，四逆汤主之。［第十四］三味，下有二病证。

阳明病下之，外有热，手足温，不结胸，心中懊㤞，不能食，但头汗出，栀子豉汤主之。［第十五］用前第十一方。

阳明病，发潮热，大便溏，胸满不去者，与小柴胡汤。［第十六］七味。

阳明病，胁下满，不大便而呕，舌上胎者，与小柴胡汤。［第十七］用上方。

阳明中风，脉弦浮大，短气腹满，胁下及心痛，鼻干不得汗，嗜卧，身黄，小便难，潮热而哕，与小柴胡汤。［第十八］用上方。

脉但浮，无余证者，与麻黄汤。［第十九］四味。

阳明病，自汗出，若发汗，小便利，津液内竭，虽鞭不可攻之。须自大便，蜜煎导而通之。若土瓜根，猪胆汁。［第二十］一味。猪胆方附，二味。

阳明病，脉迟，汗出多，微恶寒，表未解，宜桂枝汤。［第二十一］五味。

阳明病，脉浮，无汗而喘，发汗则愈，宜麻黄汤。［第二十二］用前第十九方。

阳明病，但头汗出，小便不利，身必发黄，茵陈蒿汤主之。［第二十三］三味。

阳明证，喜忘，必有畜血，大便黑，宜抵当汤下之。［第二十四］四味。

阳明病下之，心中懊㤞而烦，胃中有燥屎者，宜大承气汤。［第二十五］用前第二方。下有一病证。

病人烦热，汗出解，如疟状，日晡发热。脉实者，宜大承气汤；脉浮虚者，宜桂枝汤。［第二十六］大承气汤用前第二方。桂枝汤用前第二十一方。

大下后，六七日不大便，烦不解，腹满痛，本有宿食，宜大承气汤。［第二十七］用前第二方。

病人小便不利，大便乍难乍易，时有微热，宜大承气汤。［第二十八］用前第二方。

食谷欲呕，属阳明也，吴茱萸汤主之。［第二十九］四味。

太阳病，发热，汗出恶寒，不呕，心下痞，此以医下之也。如不下，不恶寒而渴，属阳明，但以法救之。宜五苓散。［第三十］五味。下有二病证。

趺阳脉浮而涩，小便数，大便鞭，其脾为约，麻子仁丸主之。［第三十一］六味。

太阳病三日，发汗不解，蒸蒸热者，调胃承气汤主之。［第三十二］用前第一方。

伤寒吐后，腹胀满者，与调胃承气汤。［第三十三］用前第一方。

太阳病，若吐下发汗后，微烦，大便鞭，与小承气汤和之。［第三十四］用前第二方。

得病二三日，脉弱，无太阳、柴胡证，烦躁，心下鞕，小便利，屎定鞕，宜大承气汤。［第三十五］用前第二方。

伤寒六七日，目中不了了，睛不和，无表里证，大便难，宜大承气汤。［第三十六］用前第二方。

阳明病，发热汗多者，急下之，宜大承气汤。［第三十七］用前第二方。

发汗不解，腹满痛者，急下之，宜大承气汤。［第三十八］用前第二方。

腹满不减，减不足言，当下之，宜大承气汤。［第三十九］用前第二方。

阳明少阳合病，必下利，脉滑而数，有宿食也，当下之，宜大承气汤。［第四十］用前第二方。

病人无表里证，发热七八日，脉数，可下之。假令已下，不大便者，无瘀血，宜抵当汤。［第四十一］用前第二十四方，下有二病证。

伤寒七八日，身黄如桔色，小便不利，茵陈蒿汤主之。［第四十二］用前第二十三方。

伤寒身黄发热，栀子柏皮汤主之。［第四十三］三味。

伤寒瘀热在里，身必黄，麻黄连轺赤小豆汤主之。［第四十四］八味。

一七九　问曰：病有太阳阳明，有正阳阳明，有少阳阳明，何谓也？答曰：太阳阳明者，脾约一云：络是也；正阳阳明者，胃家实是也；少阳阳明者，发汗、利小便已，胃中燥、烦、实，大便难是也。

一八〇　阳明之为病，胃家实一作：寒是也。

一八一　问曰：何缘得阳明病？答曰：太阳病，若发汗，若下，若利小便，此亡津液，胃中干燥，因转属阳明。不更衣，内实，大便难者，此名阳明也。

一八二　问曰：阳明病外证云何？答曰：身热，汗自出，不恶寒，反恶热也。

一八三　问曰：病有得之一日，不发热而恶寒者，何也？答曰：虽得之一日，恶寒将自罢，即自汗出而恶热也。

一八四　问曰：恶寒何故自罢？答曰：阳明居中，主土也，万物所归，无所复传。始虽恶寒，二日自止，此为阳明病也。

一八五　本太阳，初得病时，发其汗，汗先出不彻，因转属阳明也。伤寒发热，无汗，呕不能食，而反汗出濈濈然者，是转属阳明也。

一八六　伤寒三日，阳明脉大。

一八七　伤寒脉浮而缓，手足自温者，是为系在太阴。太阴者，身当发黄，若小便自利者，不能发黄。至七八日，大便鞕者，为阳明病也。

一八八　伤寒转系阳明者，其人濈然微汗出也。

一八九　阳明中风，口苦，咽干，腹满，微喘，发热，恶寒，脉浮而紧。若下之，则腹满小便难也。

一九〇　阳明病，若能食，名中风；不能食，名中寒。

一九一　阳明病，若中寒者，不能食，小便不利，手足濈然汗出，此欲作固瘕，必大便初鞕后溏。所以然者，以胃中冷，水谷不别故也。

一九二　阳明病，初欲食，小便反不利，大便自调，其人骨节疼，翕翕如有热状，奄然发狂，濈然汗出而解者，此水不胜谷气，与汗共并，脉紧则愈。

一九三　阳明病欲解时，从申至戌上。

一九四　阳明病，不能食，攻其热必哕，所以然者，胃中虚冷故也。以其人本虚，攻其热必哕。

一九五　阳明病，脉迟，食难用饱，饱则微烦头眩，必小便难，此欲作谷瘅。虽下之，腹满如故，所以然者，脉迟故也。

一九六　阳明病，法多汗，反无汗，其身如虫行皮中状者，此以久虚故也。

一九七　阳明病，反无汗，而小便利，二三日呕而咳，手足厥者，必苦头痛。若不咳、不呕、手足不厥者，头不痛。一云：冬阳明。

一九八　阳明病，但头眩，不恶寒，故能食而咳，其人咽必痛。若不咳者，咽不痛。一云：冬阳明。

一九九　阳明病，无汗，小便不利，心中懊侬者，身必发黄。

二〇〇　阳明病，被火，额上微汗出，而小便不利者，必发黄。

二〇一　阳明病，脉浮而紧者，必潮热，发作有时。但浮者，必盗汗出。

二〇二　阳明病，口燥，但欲漱水，不欲咽者，此必衄。

二〇三　阳明病，本自汗出，医更重发汗，病已差，尚微烦不了了者，此必大便鞕故也。以亡津液，胃中干燥，故令大便鞕。当问其小便日几行，若本小便日三四行，今日再行，故知大便不久出。今为小便数少，以津液当还入胃中，故知不久必大便也。

二〇四　伤寒呕多，虽有阳明证，不可攻之。

二〇五　阳明病，心下鞕满者，不可攻之。攻之，利遂不止者死，利止者愈。

二〇六　阳明病，面合色赤，不可攻之。必发热，色黄者，小便不利也。

二〇七　阳明病，不吐，不下，心烦者，可与调胃承气汤。[方一]

甘草二两，炙　芒消半升　大黄四两，清酒洗

上三味，切，以水三升，煮二物至一升，去滓，内芒消，更上微火一二沸。温顿服之，以调胃气。

二〇八　阳明病，脉迟，虽汗出不恶寒者，其身必重，短气，腹满而喘，有潮热者，此外欲解，可攻里也。手足濈然汗出者，此大便已鞕也，大承气汤主之。若汗多，微发热恶寒者，外未解也。一法：与桂枝汤。其热不潮，未可与承气汤。若腹大满不通者，可与小承气汤，微和胃气，勿令至大泄下。大承气汤。[方二]

大黄四两，酒洗　厚朴半斤，炙，去皮　枳实五枚，炙，　芒消三合

上四味，以水一斗，先煮二物，取五升，去滓，内大黄，更煮取二升，去滓，内芒消，更上微火一二沸。分温再服。得下，余勿服。

小承气汤方

大黄四两，酒洗　厚朴二两，炙，去皮　枳实三枚，大者，炙

上三味，以水四升，煮取一升二合，去滓。分温二服。初服汤当更衣，不尔者尽饮之。若更衣者，勿服之。

二〇九　阳明病，潮热，大便微鞕者，可与大承气汤，不鞕者，不可与之。若不大便六七日，恐有燥屎，欲知之法，少与小承气汤，汤入腹中，转失气者，此有燥屎也，乃可攻之。若不转失气者，此但初头鞕，后必溏，不可攻之，攻之必胀满不能食也。欲饮水者，与水则哕。其后发热者，必大便复鞕而少也，以小承气汤和之。不转失气者，慎不可攻也。小承气汤。[方三]用前第二方。

二一〇　夫实则谵语，虚则郑声。郑声者，重语也。直视，谵语，喘满者死，下利者亦死。

二一一　发汗多，若重发汗者，亡其阳，谵语，脉短者死；脉自和者不死。

二一二　伤寒若吐、若下后不解，不大便五六日，上至十余日，日晡所发潮热，不恶寒，独语如见鬼状。若剧者，发则不识人，循衣摸床，惕而不安一云：顺衣妄撮，怵惕不安，微喘直视，脉弦者生，涩者死。微者，但发热谵语者，大承气汤主之。若一服利，则止后服。[方四]用前第二方。

二一三　明阳病，其人多汗，以津液外出，胃中燥，大便必鞕，鞕则谵语，小承气汤主之。若一服，谵语止者，更莫复服。[方五]用前第二方。

二一四　阳明病，谵语，发潮热，脉滑而疾者，小承气汤主之。因与承气汤一升，腹中转气者，更服一升，若不转气者，勿更与之。明日又不大便，脉反微涩者，里虚也，为难治，不可更与承气汤也。[方六]用前第二方。

二一五　阳明病，谵语，有潮热，反不能食者。胃中必有燥屎五六枚也。若能食者，但鞕耳，宜大承气汤下之。[方七]用前第二方。

二一六　阳明病，下血、谵语者，此为热入血室。但头汗出者，刺期门，

随其实而写之，溅然汗出则愈。

二一七　汗汗一作：卧出谵语者，以有燥屎在胃中，此为风也。须下者，过经乃可下之。下之若早，语言必乱，以表虚里实故也。下之愈，宜大承气汤。〔方八〕用前第二方，一云：大柴胡汤。

二一八　伤寒四五日，脉沉而喘满，沉为在里，而反发其汗，津液越出，大便为难，表虚里实，久则谵语。

二一九　三阳合病，腹满，身重，难以转侧，口不仁，面垢又作：枯，一云：向经，谵语，遗尿。发汗则谵语。下之则额上生汗，手足逆冷。若自汗出者，白虎汤主之。〔方九〕

知母六两　石膏一斤，碎　甘草二两，炙　粳米六合

上四味，以水一斗，煮米熟，汤成，去滓。温服一升，日三服。

二二〇　二阳并病，太阳证罢，但发潮热，手足漐漐汗出，大便难而谵语者，下之则愈，宜大承气汤。〔方十〕用前第二方。

二二一　阳明病，脉浮而紧，咽燥，口苦，腹满而喘，发热汗出，不恶寒反恶热，身重。若发汗则躁，心愦愦公对切，反谵语。若加温针，必怵惕，烦躁不得眠。若下之，则胃中空虚，客气动膈，心中懊侬，舌上胎者，栀子豉汤主之。〔方十一〕

肥栀子十四枚，擘　香豉四合，绵裹

上二味，以水四升，煮栀子取二升半，去滓，内豉，更煮取一升半，去滓。分二服，温进一服。得快吐者，止后服。

二二二　若渴欲饮水，口干舌燥者，白虎加人参汤主之。〔方十二〕

知母六两　石膏一斤，碎　甘草二两，炙　粳米六合　人参三两

上五味，以水一斗，煮米熟，汤成，去滓。温服一升，日三服。

二二三　若脉浮，发热，渴欲饮水，小便不利者，猪苓汤主之。〔方十三〕

猪苓去皮　茯苓　泽泻　阿胶　滑石碎，各一两

上五味，以水四升，先煮四味，取二升，去滓，内阿胶烊消。温服七合，日三服。

二二四　阳明病，汗出多而渴者，不可与猪苓汤，以汗多胃中燥，猪苓汤复利其小便故也。

二二五　脉浮而迟，表热里寒，下利清谷者，四逆汤主之。〔方十四〕

甘草二两，炙　干姜一两半　附子一枚，生用，去皮，破八片

上三味，以水三升，煮取一升二合，去滓。分温二服。强人可大附子一枚，干姜三两。

二二六　若胃中虚冷，不能食者，饮水则哕。

二二七　脉浮，发热，口干，鼻燥，能食者则衄。

二二八　阳明病，下之，其外有热，手足温，不结胸，心中懊憹，饥不能食，但头汗出者，栀子豉汤主之。［方十五］用前第十一方。

二二九　阳明病，发潮热，大便溏，小便自可，胸胁满不去者，与小柴胡汤。［方十六］

柴胡半斤　黄芩三两　人参三两　半夏半升，洗　甘草三两，炙　生姜三两，切　大枣十二枚，擘

上七味，以水一斗二升，煮取六升，去滓，再煎取三升。温服一升，日三服。

二三〇　阳明病，胁下鞕满，不大便而呕，舌上白胎者，可与小柴胡汤。上焦得通，津液得下，胃气因和，身濈然汗出而解。［方十七］用上方。

二三一　阳明中风，脉弦浮大而短气，腹都满，胁下及心痛，久按之气不通，鼻干，不得汗，嗜卧，一身及目悉黄，小便难，有潮热，时时哕，耳前后肿，刺之小差。外不解，病过十日，脉续浮者，与小柴胡汤。［方十八］用上方。

二三二　脉但浮，无余证者，与麻黄汤。若不尿，腹满加哕者，不治。麻黄汤。［方十九］

麻黄三两，去节　桂枝二两，去皮　甘草一两，炙　杏仁七十个，去皮尖

上四味，以水九升，煮麻黄，减二升，去白沫，内诸药，煮取二升半，去滓。温服八合，覆取微似汗。

二三三　阳明病，自汗出，若发汗，小便自利者，此为津液内竭，虽鞕不可攻之，当须自欲大便，宜蜜煎导而通之。若土瓜根及大猪胆汁，皆可为导。［方二十］

蜜煎方。

食蜜七合

上一味，于铜器内，微火煎，当须凝如饴状，搅之勿令焦著，欲可丸，并手捻作挺，令头锐，大如指，长二寸许。当热时急作，冷则鞕。以内谷道中，以手急抱，欲大便时，乃去之。疑非仲景意，已试甚良。

又：大猪胆一枚，泻汁，和少许法醋，以灌谷道内，如一食顷，当大便出宿食恶物，甚效。

二三四　阳明病，脉迟，汗出多，微恶寒者，表未解也，可发汗，宜桂枝汤。［方二十一］

桂枝三两，去皮　芍药三两　生姜三两　甘草二两，炙　大枣十二枚，擘

上五味，以水七升，煮取三升，去滓。温服一升，须臾，啜热稀粥一升，

以助药力取汗。

二三五　阳明病，脉浮，无汗而喘者，发汗则愈，宜麻黄汤。[方二十二]前第十九方。

二三六　阳明病，发热，汗出者，此为热越，不能发黄也。但头汗出，身无汗，剂颈而还，小便不利，渴引水浆者，此为瘀热在里，身必发黄，茵陈蒿汤主之。[方二十三]

茵陈蒿六两　栀子十四枚，擘　大黄二两，去皮

上三味，以水一斗二升，先煮茵陈，减六升，内二味，煮取三升，去滓。分三服。小便当利，尿如皂荚汁状，色正赤，一宿腹减，黄从小便去也。

二三七　阳明证，其人喜忘者，必有蓄血。所以然者，本有久瘀血，故令喜忘。屎虽鞕，大便反易，其色必黑者，宜抵当汤下之。[方二十四]

水蛭熬　虻虫去翅足，熬，各三十个　大黄三两，酒洗　桃仁二十个，去皮尖及两人者

上四味，以水五升，煮取三升，去滓。温服一升，不下更服。

二三八　阳明病，下之，心中懊憹而烦，胃中有燥屎者，可攻。腹微满，初头鞕，后必溏，不可攻之。若有燥屎者，宜大承气汤。[方二十五]用前第二方。

二三九　病人不大便五六日，绕脐痛，烦躁，发作有时者，此有燥屎，故使不大便也。

二四〇　病人烦热，汗出则解，又如疟状，日晡所发热者，属阳明也。脉实者，宜下之。脉浮虚者，宜发汗。下之与大承气汤，发汗宜桂枝汤。[方二十六]大承气汤用前第二方，桂枝汤用前第二十一方。

二四一　大下后，六七日不大便，烦不解，腹满痛者，此有燥屎也。所以然者，本有宿食故也，宜大承气汤。[方二十七]用前第二方。

二四二　病人小便不利，大便乍难乍易，时有微热，喘冒一作：拂郁不能卧者，有燥屎也。宜大承气汤。[方二十八]用前第二方。

二四三　食谷欲呕，属阳明也，吴茱萸汤主之。得汤反剧者，属上焦也。吴茱萸汤。[方二十九]

吴茱萸一升，洗　人参三两　生姜六两，切　大枣十二枚，擘

上四味，以水七升，煮取二升，去滓。温服七合，日三服。

二四四　太阳病，寸缓，关浮，尺弱，其人发热汗出，复恶寒，不呕，但心下痞者，此以医下之也。如其不下者，病人不恶寒而渴者，此转属阳明也。小便数者，大便必鞕，不更衣十日，无所苦也。渴欲饮水，少少与之，但以法救之。渴者，宜五苓散。[方三十]

猪苓去皮　白术　茯苓各十八铢　泽泻一两六铢　桂枝半两，去皮

上五味，为散，白饮和服方寸匕。日三服。

二四五　脉阳微而汗出少者，为自和一作：如也。汗出多者，为太过。阳脉实，因发其汗，出多者，亦为太过。太过者，为阳绝于里，亡津液，大便因鞕也。

二四六　脉浮而芤，浮为阳，芤为阴，浮芤相搏，胃气生热，其阳则绝。

二四七　趺阳脉浮而涩，浮则胃气强，涩则小便数，浮涩相搏，大便则鞕，其脾为约，麻子仁丸主之。〔方三十一〕

麻子仁二升　芍药半斤　枳实半斤，炙　大黄一斤，去皮　厚朴一尺，炙，去皮杏仁一升，去皮尖，熬，别作脂

上六味，蜜和丸如梧桐子大。饮服十丸，日三服，渐加，以知为度。

二四八　太阳病三日，发汗不解，蒸蒸发热者，属胃也。调胃承气汤主之。〔方三十二〕用前第一方。

二四九　伤寒吐后，腹胀满者，与调胃承气汤。〔方三十三〕用前第一方。

二五○　太阳病，若吐，若下，若发汗后，微烦，小便数，大便因鞕者，与小承气汤，和之愈。〔方三十四〕用前第二方。

二五一　得病二三日，脉弱，无太阳、柴胡证，烦躁，心下鞕。至四五日，虽能食，以小承气汤，少少与，微和之，令小安。至六日，与承气汤一升。若不大便六七日，小便少者，虽不受食一云：不大便，但初头鞕，后必溏，未定成鞕，攻之必溏。须小便利，屎定鞕，乃可攻之，宜大承气汤。〔方三十五〕用前第二方。

二五二　伤寒六七日，目中不了了，睛不和，无表里证，大便难，身微热者，此为实也。急下之，宜大承气汤。〔方三十六〕用前第二方。

二五三　阳明病，发热、汗多者，急下之，宜大承气汤。〔方三十七〕用前第二方，一云：大柴胡汤。

二五四　发汗不解，腹满痛者，急下之，宜大承气汤。〔方三十八〕用前第二方。

二五五　腹满不减，减不足言，当下之，宜大承气汤。〔方三十九〕用前第二方

二五六　阳明、少阳合病，必下利。其脉不负者，为顺也。负者，失也。互相克贼，名为负也。脉滑而数者，有宿食也，当下之，宜大承气汤。〔方四十〕用前第二方。

二五七　病人无表里证，发热七八日，虽脉浮数者，可下之。假令已下，脉数不解，合热则消谷喜饥，至六七日，不大便者，有瘀血，宜抵当汤。〔方

四十一]用前第二十四方。

二五八　若脉数不解，而下不止，必协热便脓血也。

二五九　伤寒发汗已，身目为黄，所以然者，以寒湿一作：温在里不解故也。以为不可下也，于寒湿中求之。

二六〇　伤寒七八日，身黄如橘子色，小便不利，腹微满者，茵陈蒿汤主之。[方四十二]用前第二十三方。

二六一　伤寒，身黄，发热，栀子柏皮汤主之。[方四十三]

肥栀子十五个，擘　甘草一两，炙　黄柏二两

上三味，以水四升，煮取一升半，去滓。分温再服。

二六二　伤寒，瘀热在里，身必黄，麻黄连轺赤小豆汤主之。[方四十四]

麻黄二两，去节　连轺二两，连翘根是　杏仁四十个，去皮尖　赤小豆一升　大枣十二枚，擘　生梓白皮一升，切　生姜二两，切　甘草二两，炙

上八味，以潦水一斗，先煮麻黄再沸，去上沫，内诸药，煮取三升，去滓。分温三服，半日服尽。

辨少阳病脉证并治第九 方一首 并见三阳合病法

太阳病不解，转入少阳，胁下鞕满，干呕不能食，往来寒热，尚未吐下，脉沉紧者，与小柴胡汤。[第一]七味。

二六三　少阳之为病，口苦，咽干，目眩也。

二六四　少阳中风，两耳无所闻，目赤，胸中满而烦者，不可吐下，吐下则悸而惊。

二六五　伤寒脉弦细，头痛发热者，属少阳。少阳不可发汗，发汗则谵语，此属胃。胃和则愈，胃不和，烦而悸一云：躁。

二六六　本太阳病不解，转入少阳者，胁下鞕满，干呕不能食，往来寒热，尚未吐下，脉沉紧者，与小柴胡汤。[方一]

柴胡八两　人参三两　黄芩三两　甘草三两，炙　半夏半升，洗　生姜三两，切　大枣十二枚，擘

上七味，以水一斗二升，煮取六升，去滓，再煎取三升。温服一升。日三服。

二六七　若已吐、下、发汗、温针，谵语，柴胡汤证罢，此为坏病。知犯何逆，以法治之。

二六八　三阳合病，脉浮大，上关上，但欲眠睡，目合则汗。

二六九　伤寒六七日，无大热，其人躁烦者，此为阳去入阴故也。

二七○　伤寒三日，三阳为尽，三阴当受邪。其人反能食而不呕，此为三阴不受邪也。

二七一　伤寒三日，少阳脉小者，欲已也。

二七二　少阳病欲解时，从寅至辰上。

伤寒论卷第六　仲景全书第六

辨太阴病脉证并治第十　辨少阴病脉证并治第十一
辨厥阴病脉证并治第十二_{厥利呕哕附}

辨太阴病脉证并治第十 _{合三法　方三首}

太阴病，脉浮，可发汗，宜桂枝汤。［第一］五味。前有太阴病三证。

自利不渴者，属太阴，以其藏寒故也，宜服四逆辈。［第二］下有利自止一证。

本太阳病，反下之，因腹满痛，属太阴，桂枝加芍药汤主之；大实痛者，桂枝加大黄汤主之。［第三］桂枝加芍药汤，五味。加大黄汤，六味。减大黄、芍药法附。

二七三　太阴之为病，腹满而吐，食不下，自利益甚，时腹自痛，若下之，必胸下结鞕。

二七四　太阴中风，四肢烦疼，阳微阴涩而长者，为欲愈。

二七五　太阴病，欲解时，从亥至丑上。

二七六　太阴病，脉浮者，可发汗，宜桂枝汤。［方一］

桂枝三两，去皮　芍药三两　甘草二两，炙　生姜三两，切　大枣十二枚，擘

上五味，以水七升，煮取三升，去滓。温服一升。须臾，啜热稀粥一升，以助药力，温覆取汗。

二七七　自利，不渴者，属太阴，以其藏有寒故也。当温之，宜服四逆辈。［方二］

二七八　伤寒，脉浮而缓，手足自温者，系在太阴。太阴当发身黄，若小便自利者，不能发黄。至七八日，虽暴烦下利，日十余行，必自止，以脾家实，腐秽当去故也。

二七九　本太阳病，医反下之，因尔腹满时痛者，属太阴也，桂枝加芍药汤主之。大实痛者，桂枝加大黄汤主之。［方三］

桂枝加芍药汤方

桂枝三两，去皮　芍药六两　甘草二两，炙　大枣十二枚，擘　生姜三两，切

上五味，以水七升，煮取三升，去滓。温分三服。本云：桂枝汤，今加

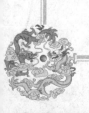

芍药。

桂枝加大黄汤方

桂枝三两，去皮　大黄二两　芍药六两　生姜三两，切　甘草二两，炙　大枣十二枚，擘

上六味，以水七升，煮取三升，去滓。温服一升，日三服。

二八〇　太阴为病，脉弱，其人续自便利，设当行大黄、芍药者，宜减之，以其人胃气弱，易动故也。下利者，先煎芍药二沸。

辨少阴病脉证并治第十一 合二十三法　方一十九首

少阴病，始得之，发热脉沉者，麻黄细辛附子汤主之。［第一］三味，前有少阴病二十证。

少阴病，二三日，麻黄附子甘草汤微发汗。［第二］三味。

少阴病，二三日以上，心烦，不得卧，黄连阿胶汤主之。［第三］五味。

少阴病，一二日，口中和，其背恶寒，附子汤主之。［第四］五味。

少阴病，身体痛，手足寒，骨节痛，脉沉者，附子汤主之。［第五］用前第四方。

少阴病，下利便脓血者，桃花汤主之。［第六］三味。

少阴病，二三日至四五日，腹痛，小便不利，便脓血者，桃花汤主之。［第七］用前第六方，下有少阴病一证。

少阴病，吐利，手足逆冷，烦躁欲死者，吴茱萸汤主之。［第八］四味。

少阴病，下利咽痛，胸满心烦者，猪肤汤主之。［第九］三味。

少阴病，二三日，咽痛，与甘草汤。不差，与桔梗汤。［第十］甘草汤一味，桔梗汤二味。

少阴病，咽中生疮，不能语言，声不出者，苦酒汤主之。［第十一］三味。

少阴病，咽痛，半夏散及汤主之。［第十二］三味。

少阴病，下利，白通汤主之。［第十三］三味。

少阴病，下利脉微，与白通汤。利不止，厥逆无脉，干呕者，白通加猪胆汁汤主之。［第十四］白通汤用前第十三方，加猪胆汁汤，五味。

少阴病，至四五日，腹痛，小便不利，四肢沉重疼痛，自下利，真武汤主之。［第十五］五味，加减法附。

少阴病，下利清谷，里寒外热，手足厥逆，脉微欲绝，恶寒，或利止脉不出，通脉四逆主之。［第十六］三味，加减法附。

少阴病，四逆，或咳，或悸，四逆散主之。［第十七］四味，加减法附。

少阴病，下利六七日，咳而呕渴，烦不得眠，猪苓汤主之。［第十八］五味。

少阴病，二三日，口燥咽干者，宜大承气汤。［第十九］四味。

少阴病，自利清水，心下痛，口干者，宜大承气汤。［第二十］用前第十九方。

少阴病，六七日，腹满不大便，宜大承气汤。［第二十一］用前第十九方。

少阴病，脉沉者，急温之，宜四逆汤。［第二十二］三味。

少阴病，食入则吐，心中温温欲吐，手足寒，脉弦迟，当温之，宜四逆汤。［第二十三］用前第二十二方，下有少阴病一证。

二八一　少阴之为病，脉微细，但欲寐也。

二八二　少阴病，欲吐不吐，心烦，但欲寐。五六日自利而渴者，属少阴也。虚故引水自救。若小便色白者，少阴病形悉具。小便白者，以下焦虚有寒，不能制水，故令色白也。

二八三　病人脉阴阳俱紧，反汗出者，亡阳也，此属少阴，法当咽痛而复吐利。

二八四　少阴病，咳而下利，谵语者，被火气劫故也。小便必难，以强责少阴汗也。

二八五　少阴病，脉细沉数，病为在里，不可发汗。

二八六　少阴病，脉微，不可发汗，亡阳故也。阳已虚，尺脉弱涩者，复不可下之。

二八七　少阴病，脉紧，至七八日，自下利，脉暴微，手足反温，脉紧反去者，为欲解也。虽烦，下利，必自愈。

二八八　少阴病，下利。若利自止，恶寒而踡卧，手足温者，可治。

二八九　少阴病，恶寒而踡，时自烦，欲去衣被者，可治。

二九〇　少阴中风，脉阳微阴浮者，为欲愈。

二九一　少阴病，欲解时，从子至寅上。

二九二　少阴病，吐利，手足不逆冷，反发热者，不死。脉不至者至一作足，灸少阴七壮。

二九三　少阴病，八九日，一身手足尽热者，以热在膀胱，必便血也。

二九四　少阴病，但厥，无汗，而强发之，必动其血。未知从何道出，或从口鼻，或从目出者，是名下厥上竭，为难治。

二九五　少阴病，恶寒，身踡而利，手足逆冷者，不治。

二九六　少阴病，吐，利，躁烦，四逆者，死。

二九七　少阴病，下利止而头眩，时时自冒者，死。

二九八　少阴病，四逆，恶寒而身踡，脉不至，不烦而躁者，死。一作：吐利而躁逆者死。

二九九　少阴病六七日，息高者，死。

三〇〇　少阴病，脉微细沉，但欲卧，汗出不烦，自欲吐，至五六日，自利，复烦躁不得卧寐者，死。

三〇一　少阴病，始得之，反发热，脉沉者，麻黄细辛附子汤主之。［方一］

麻黄二两，去节　细辛二两　附子一枚，炮，去皮，破八片

上三味，以水一斗，先煮麻黄，减二升，去上沫，内诸药，煮取三升，去滓。温服一升，日三服。

三〇二　少阴病，得之二三日，麻黄附子甘草汤微发汗，以二三日无证，故微发汗也。［方二］

麻黄二两，去节　甘草二两，炙　附子一枚，炮，去皮，破八片

上三味，以水七升，先煮麻黄一二沸，去上沫，内诸药，煮取三升，去滓。温服一升，日三服。

三〇三　少阴病，得之二三日以上，心中烦，不得卧，黄连阿胶汤主之。［方三］

黄连四两　黄芩二两　芍药二两　鸡子黄二枚　阿胶三两，一云：三挺

上五味，以水六升，先煮三物，取二升，去滓，内胶烊尽，小冷，内鸡子黄，搅令相得。温服七合，日三服。

三〇四　少阴病，得之一二日，口中和，其背恶寒者，当灸之，附子汤主之。［方四］

附子二枚，炮，去皮，破八片　茯苓三两　人参二两　白术四两　芍药三两

上五味，以水八升，煮取三升，去滓。温服一升，日三服。

三〇五　少阴病，身体痛，手足寒，骨节痛，脉沉者，附子汤主之。［方五］用前第四方。

三〇六　少阴病，下利，便脓血者，桃花汤主之。［方六］

赤石脂一斤，一半全用，一半筛末　干姜一两　粳米一升

上三味，以水七升，煮米令熟，去滓。温服七合，内赤石脂末方寸匕，日三服。若一服愈，余勿服。

三〇七　少阴病，二三日至四五日，腹痛，小便不利，下利不止，便脓血者，桃花汤主之。［方七］用前第六方。

三〇八　少阴病，下利，便脓血者，可刺。

三〇九　少阴病，吐利，手足逆冷，烦躁欲死者，吴茱萸汤主之。[方八]

吴茱萸—升　人参二两　生姜六两，切　大枣十二枚，擘

上四味，以水七升，煮取二升，去滓。温服七合，日三服。

三一〇　少阴病，下利，咽痛，胸满，心烦，猪肤汤主之。[方九]

猪肤—斤

上一味，以水一斗，煮取五升，去滓，加白蜜一升，白粉五合，熬香，和令相得。温分六服。

三一一　少阴病二三日，咽痛者，可与甘草汤。不差，与桔梗汤。[方十]

甘草汤方甘草二两

上一味，以水三升，煮取一升半，去滓。温服七合，日二服。

桔梗汤方

桔梗—两　甘草二两

上二味，以水三升，煮取一升，去滓。温分再服。

三一二　少阴病，咽中伤，生疮，不能语言，声不出者，苦酒汤主之。[方十一]

半夏洗，破如枣核，十四枚　鸡子—枚，去黄，内上苦酒，着鸡子壳中

上二味，内半夏，著苦酒中，以鸡子壳置刀环中，安火上，令三沸，去滓。少少含咽之，不差，更作三剂。

三一三　少阴病，咽中痛，半夏散及汤主之。[方十二]

半夏洗　桂枝去皮　甘草炙

上三味，等分，各别捣筛已，合治之。白饮和服方寸匕，日三服。若不能散服者，以水一升，煎七沸，内散二方寸匕，更煮三沸，下火，令小冷，少少咽之。半夏有毒，不当散服。

三一四　少阴病，下利，白通汤主之。[方十三]

葱白四茎　干姜—两　附子—枚，生，去皮，破八片

上三味，以水三升，煮取一升，去滓。分温再服。

三一五　少阴病，下利，脉微者，与白通汤。利不止，厥逆无脉，干呕，烦者，白通加猪胆汁汤主之。服汤，脉暴出者死，微续者生。白通加猪胆汁汤。[方十四]白通汤用上方。

葱白四茎　干姜—两　附子—枚，生，去皮，破八片　人尿五合　猪胆汁—合

上五味，以水三升，煮取一升，去滓，内胆汁、人尿，和令相得。分温再服。若无胆，亦可用。

三一六　少阴病，二三日不已，至四五日，腹痛，小便不利，四肢沉重疼痛，自下利者，此为有水气。其人或咳，或小便利，或下利，或呕者，真武汤

主之。［方十五］

茯苓三两　芍药三两　白术二两　生姜三两，切　附子一枚，炮，去皮，破八片

上五味，以水八升，煮取三升，去滓。温服七合，日三服。若咳者，加五味子半升，细辛一两，干姜一两。若小便利者，去茯苓。若下利者，去芍药，加干姜二两。若呕者，去附子，加生姜，足前为半斤。

三一七　少阴病，下利清谷，里寒外热，手足厥逆，脉微欲绝，身反不恶寒，其人面色赤。或腹痛，或干呕，或咽痛，或利止，脉不出者，通脉四逆汤主之。［方十六］

甘草二两，炙　附子大者一枚，生用，去皮，破八片　干姜三两，强人可四两

上三味，以水三升，煮取一升三合，去滓，分温再服，其脉即出者愈。面色赤者，加葱九茎。腹中痛者，去葱，加芍药二两。呕者，加生姜二两。咽痛者，去芍药，加桔梗一两。利止脉不出者，去桔梗，加人参二两。病皆与方相应者，乃服之。

三一八　少阴病，四逆，其人或咳，或悸，或小便不利，或腹中痛，或泄利下重者，四逆散主之。［方十七］

甘草炙　枳实破，水渍，炙干　柴胡芍药

上四味，各十分，捣筛。白饮和服方寸匕，日三服。咳者，加五味子、干姜各五分，并主下利。悸者，加桂枝五分。小便不利者，加茯苓五分。腹中痛者，加附子一枚，炮令坼。泄利下重者，先以五升，煮薤白三升，煮取三升，去滓，以散三方寸匕，内汤中，煮取一升半。分温再服。

三一九　少阴病，下利六七日，咳而呕，渴，心烦不得眠者，猪苓汤主之。［方十八］

猪苓去皮　茯苓　阿胶　泽泻　滑石各一两

上五味，以水四升，先煮四物，取二升，去滓，内阿胶烊尽。温服七合，日三服。

三二〇　少阴病，得之二三日，口燥，咽干者，急下之，宜大承气汤。［方十九］

枳实五枚，炙　厚朴半斤，去皮，炙　大黄四两，酒洗，　芒消三合

上四味，以水一斗，先煮二味，取五升，去滓，纳大黄，更煮取二升，去滓，内芒消，更上火，令一二沸。分温再服，一服得利，止后服。

三二一　少阴病，自利清水，色纯青，心下必痛，口干燥者，可下之，宜大承气汤。［方二十］用前第十九方，一法：用大柴胡。

三二二　少阴病，六七日，腹胀，不大便者，急下之，宜大承气汤。［方二十一］用第十九方。

三二三　少阴病，脉沉者，急温之，宜四逆汤。[方二十二]

甘草二两，炙　干姜一两半　附子一枚，生用，去皮，破八片

上三味，以水三升，煮取一升二合，去滓。分温再服。强人可大附子一枚，干姜三两。

三二四　少阴病，饮食入口则吐，心中温温欲吐，复不能吐。始得之，手足寒，脉弦迟者，此胸中实，不可下也，当吐之。若膈上有寒饮，干呕者，不可吐也，当温之，宜四逆汤。[方二十三]方依上法。

三二五　少阴病，下利，脉微涩，呕而汗出，必数更衣。反少者，当温其上，灸之。《脉经》云：灸厥阴可五十壮。

辨厥阴病脉证并治第十二 厥利呕哕附
合一十九法　方一十六首

伤寒病，蛔厥，静而时烦，为脏寒。蛔上入隔，故烦。得食而呕吐蛔者，乌梅丸主之。[第一]十味。前后有厥阴病四证，哕逆。一十九法。

伤寒，脉滑而厥，里有热，白虎汤主之。[第二]四味。

手足厥寒，脉细欲绝者，当归四逆汤主之。[第三]七味。

若内有寒者，宜当归四逆加吴茱萸生姜汤。[第四]九味。

大汗出，热不去，内拘急，四肢疼，下利厥逆，恶寒者，四逆汤主之。[第五]三味。

大汗，若大下利而厥冷者，四逆汤主之。[第六]用前第五方。

病人手足厥冷，脉乍紧，心下满而烦，宜瓜蒂散。[第七]三味。

伤寒厥而心下悸，宜先治水，当服茯苓甘草汤。[第八]四味。

伤寒六七日，大下后，寸脉沉迟，手足厥逆，麻黄升麻汤主之。[第九]十四味。下有欲自利一证。

伤寒本自寒下，医复吐下之，若食入口即吐，干姜黄芩黄连人参汤主之。[第十]四味。下有下利一十病证。

下利清谷，里寒外热，汗出而厥者，通脉四逆汤主之。[第十一]三味。

热利下重者，白头翁汤主之。[第十二]四味。

下利腹胀满，身疼痛者，先温里，乃攻表。温里宜四逆汤，攻表宜桂枝汤。[第十三]四逆汤用第五方。桂枝汤，五味。

下利欲饮水者，以有热也，白头翁汤主之。[第十四]用前第十二方。

下利谵语者，有燥屎也，宜小承气汤。[第十五]三味。

下利后更烦，按之心下濡者，虚烦也，宜栀子豉汤。[第十六]二味。

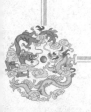

呕而脉弱，小便利，身有微热，见厥者难治，四逆汤主之。〔第十七〕用前第五方。前有呕脓血证。

干呕，吐涎沫，头痛者，吴茱萸汤主之。〔第十八〕四味。

呕而发热者，小柴胡汤主之。〔第十九〕七味，下有哕二证。

三二六　厥阴之为病，消渴，气上撞心，心中疼热，饥而不欲食，食则吐蛔，下之利不止。

三二七　厥阴中风，脉微浮，为欲愈；不浮，为未愈。

三二八　厥阴病欲解时，从丑到卯上。

三二九　厥阴病，渴欲饮水者，少少与之，愈。

三三〇　诸四逆厥者，不可下之，虚家亦然。

三三一　伤寒，先厥，后发热而利者，必自止。见厥复利。

三三二　伤寒，始发热六日，厥反九日而利。凡厥利者，当不能食，今以能食者，恐为除中一云：消中，食以索饼，不发热者，知胃气尚在，必愈。恐暴热来出而复去也。后日脉之，其热续在者，期之旦日夜半愈。所以然者，本发热六日，厥为九日，复发热三日，并前六日，亦为九日，与厥相应，故期之旦日夜半愈。后三日脉之，而脉数，其热不罢者，此为热气有余，必发痈脓也。

三三三　伤寒，脉迟六七日，而反与黄芩汤彻其热。脉迟为寒，今与黄芩汤。复除其热，腹中应冷，当不能食。今反能食，此名除中，必死。

三三四　伤寒，先厥后发热，下利必自止。而反汗出，咽中痛者，其喉为痹。发热无汗，而利必自止。若不止，必便脓血。便脓血者，其喉不痹。

三三五　伤寒，一二日至四五日，厥者，必发热。前热者，后必厥，厥深者热亦深，厥微者热亦微。厥应下之，而反发汗者，必口伤烂赤。

三三六　伤寒病，厥五日，热亦五日，设六日当复厥，不厥者自愈。厥终不过五日，以热五日，故知自愈。

三三七　凡厥者，阴阳气不相顺接，便为厥。厥者，手足逆冷者是也。

三三八　伤寒，脉微而厥，至七八日，肤冷，其人躁无暂安时者，此为藏厥，非蛔厥也。蛔厥者，其人当吐蛔。令病者静，而复时烦者，此为藏寒。蛔上入其膈，故烦，须臾复止，得食而呕，又烦者，蛔闻食臭出，其人常自吐蛔。蛔厥者，乌梅丸主之。又主久利。〔方一〕

乌梅三百枚　细辛六两　干姜十两　黄连十六两　当归四两　附子六两，炮，去皮　蜀椒四两，出汗　桂枝六两，去皮　人参六两　黄柏六两

上十味，异捣筛，合治之。以苦酒渍乌梅一宿，去核，蒸之五斗米下，饭熟捣成泥，和药令相得，内臼中，与蜜，杵二千下，丸如梧桐子大。先食饮，服十丸，日三服，稍加至二十丸。禁生冷、滑物、臭食等。

三三九　伤寒，热少微厥，指—作：稍头寒，嘿嘿不欲食，烦躁。数日，小便利，色白者，此热除也。欲得食，其病为愈。若厥而呕，胸胁烦满者，其后必便血。

三四○　病者手足厥冷，言我不结胸，小腹满，按之痛者，此冷结在膀胱关元也。

三四一　伤寒发热四日，厥反三日，复热四日，厥少热多者，其病当愈。四日至七日，热不除者，必便脓血。

三四二　伤寒厥四日，热反三日，复厥五日，其病为进。寒多热少，阳气退，故为进也。

三四三　伤寒六七日，脉微，手足厥冷，烦躁，灸厥阴。厥不还者，死。

三四四　伤寒发热，下利，厥逆，躁不得卧者，死。

三四五　伤寒发热，下利至甚，厥不止者，死。

三四六　伤寒六七日，不利，便发热而利，其人汗出不止者，死。有阴无阳故也。

三四七　伤寒五六日，不结胸，腹濡，脉虚，复厥者，不可下，此亡血，下之死。

三四八　发热而厥，七日，下利者，为难治。

三四九　伤寒脉促，手足厥逆，可灸之。促，一作：纵。

三五○　伤寒脉滑而厥者，里有热，白虎汤主之。［方二］

知母六两　石膏一斤，碎，绵裹　甘草二两，炙　粳米六合

上四味，以水一斗，煮米熟，汤成，去滓。温服一升，日三服。

三五一　手足厥寒，脉细欲绝者，当归四逆汤主之。［方三］

当归三两　桂枝三两，去皮　芍药三两　细辛三两　甘草二两，炙　通草二两
大枣二十五枚，擘。一法：十二枚

上七味，以水八升，煮取三升，去滓。温服一升，日三服。

三五二　若其人内有久寒者，宜当归四逆加吴茱萸生姜汤。［方四］

当归三两　芍药三两　甘草二两，炙　通草二两　桂枝三两，去皮　细辛三两
生姜半斤，切　吴茱萸二升　大枣二十五枚，擘

上九味，以水六升，清酒六升和，煮取五升，去滓。温分五服。一方：水酒各四升。

三五三　大汗出，热不去，内拘急，四肢疼，又下利，厥逆而恶寒者，四逆汤主之。［方五］

甘草二两，炙　干姜一两半　附子一枚，生用，去皮，破八片

上三味，以水三升，煮取一升二合，去滓。分温再服。若强人，可用大附

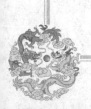

子一枚，干姜三两。

三五四　大汗，若大下利，而厥冷者，四逆汤主之。[方六] 用前第五方。

三五五　病人手足厥冷，脉乍紧者，邪结在胸中。心下满而烦，饥不能食者，病在胸中，当须吐之，宜瓜蒂散。[方七]

瓜蒂　赤小豆

上二味，各等分，异捣筛，合内臼中，更治之。别以香豉一合，用热汤七合，煮作稀糜，去滓，取汁，和散一钱匕。温顿服之。不吐者，少少加，得快吐乃止。诸亡血、虚家，不可与瓜蒂散。

三五六　伤寒，厥而心下悸，宜先治水，当服茯苓甘草汤，却治其厥。不尔，水渍入胃，必作利也。茯苓甘草汤。[方八]

茯苓二两　甘草一两，炙　生姜三两，切　桂枝二两，去皮

上四味，以水四升，煮取二升，去滓。分温三服。

三五七　伤寒六七日，大下后，寸脉沉而迟，手足厥逆，下部脉不至，喉咽不利，唾脓血，泄利不止者，为难治，麻黄升麻汤主之。[方九]

麻黄二两半，去节　升麻一两一分　当归一两一分　知母十八铢　黄芩十八铢　萎蕤十八铢，一作菖蒲　芍药六铢　天门冬六铢，去心　桂枝六铢，去皮　茯苓六铢　甘草六铢，炙　石膏六铢，碎，绵裹　白术六铢　干姜六铢

上十四味，以水一斗，先煮麻黄一二沸，去上沫，内诸药，煮取三升，去滓。分温三服。相去如炊三斗米顷，令尽，汗出，愈。

三五八　伤寒四五日，腹中痛，若转气下趋少腹者，此欲自利也。

三五九　伤寒本自寒下，医复吐下之，寒格，更逆吐下，若食入口即吐，干姜黄芩黄连人参汤主之。[方十]

干姜　黄芩　黄连　人参各三两

上四味，以水六升，煮取二升，去滓。分温再服。

三六〇　下利，有微热而渴，脉弱者，今自愈。

三六一　下利，脉数，有微热汗出，今自愈。设复紧，为未解。一云：设脉浮复紧。

三六二　下利，手足厥冷，无脉者，灸之不温，若脉不还，反微喘者，死。少阴负趺阳者，为顺也。

三六三　下利，寸脉反浮数，尺中自涩者，必清浓血。

三六四　下利清谷，不可攻表，汗出必胀满。

三六五　下利，脉沉弦者，下重也。脉大者，为未止。脉微弱数者，为欲自止，虽发热，不死。

三六六　下利，脉沉而迟，其人面少赤，身有微热，下利清谷者，必郁

冒，汗出而解，病人必微厥。所以然者，其面戴阳，下虚故也。

三六七　下利，脉数而渴者，今自愈。设不差，必清脓血，以有热故也。

三六八　下利后脉绝，手足厥冷，晬时脉还，手足温者生，脉不还者死。

三六九　伤寒，下利日十余行，脉反实者，死。

三七〇　下利清谷，里寒外热，汗出而厥者，通脉四逆汤主之。［方十一］

甘草二两，炙　附子大者一枚，生，去皮，破八片　干姜三两，强人可四两

上三味，以水三升，煮取一升二合，去滓。分温再服，其脉即出者愈。

三七一　热利下重者，白头翁汤主之。［方十二］

白头翁二两　黄柏三两　黄连三两　秦皮三两

上四味，以水七升，煮取二升，去滓。温服一升，不愈，更服一升。

三七二　下利，腹胀满，身体疼痛者，先温其里，乃攻其表。温里宜四逆汤，攻表宜桂枝汤。［方十三］四逆汤用前第五方。

桂枝汤方

桂枝三两，去皮　芍药三两　甘草二两，炙　生姜三两，切　大枣十二枚，擘

上五味，以水七升，煮取三升，去滓。温服一升，须臾，啜热稀粥一升，以助药力。

三七三　下利，欲饮水者，以有热故也，白头翁汤主之。［方十四］用前第十二方

三七四　下利，谵语者，有燥屎也，宜小承气汤。［方十五］

大黄四两，酒洗　枳实三枚，炙　厚朴二两，去皮，炙

上三味，以水四升，煮取一升二合，去滓。分二服，初一服谵语止，若更衣者，停后服。不尔，尽服之。

三七五　下利后更烦，按之心下濡者，为虚烦也，宜栀子豉汤。［方十六］

肥栀子十四个，擘　香豉四合，绵裹

上二味，以水四升，先煮栀子，取二升半，内豉，更煮取一升半，去滓。分再服。一服得吐，止后服。

三七六　呕家有痈脓者，不可治呕，脓尽自愈。

三七七　呕而脉弱，小便复利，身有微热，见厥者，难治，四逆汤主之。［方十七］用前第五方。

三七八　干呕，吐涎沫，头痛者，吴茱萸汤主之。［方十八］

吴茱萸一升，汤洗七遍　人参三两　大枣十二枚，擘　生姜六两，切

上四味，以水七升，煮取二升，去滓。温服七合，日三服。

三七九　呕而发热者，小柴胡汤主之。［方十九］

柴胡八两　黄芩三两　人参三两　甘草三两，炙　生姜三两，切　半夏半升，洗

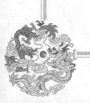

大枣十二枚，擘

上七味，以水一斗二升，煮取六升，去滓，更煎取三升。温服一升，日三服。

三八〇　伤寒，大吐、大下之，极虚，复极汗者，其人外气怫郁，复与之水，以发其汗，因得哕。所以然者，胃中寒冷故也。

三八一　伤寒，哕而腹满，视其前后，知何部不利，利之即愈。

伤寒论卷第七　仲景全书第七

辨霍乱病脉证并治第十三
辨阴阳易差后劳复病脉证并治第十四
辨不可发汗病脉证并治第十五
辨可发汗病脉证并治第十六

辨霍乱病脉证并治第十三 合六法　方六首

　　恶寒脉微而利，利止者，亡血也，四逆加人参汤主之。［第一］四味，前有吐利三证。

　　霍乱，头痛，发热，身疼，热多饮水者，五苓散主之。寒多不用水者，理中丸主之。［第二］五苓散，五味。理中丸，四味。作加减法附。

　　吐利止，身痛不休，宜桂枝汤，小和之。［第三］五味。

　　吐利汗出，发热恶寒，四肢拘急，手足厥冷者，四逆汤主之。［第四］三味。

　　吐利，小便利，大汗出，下利清谷，内寒外热，脉微欲绝，四逆汤主之。［第五］用前第四方。

　　吐已下断，汗出而厥，四肢不解，脉微绝，通脉四逆加猪胆汤主之。［第六］四味。下有不胜谷气一证。

　　三八二　问曰：病有霍乱者何？答曰：呕吐而利，此名霍乱。

　　三八三　问曰：病发热，头痛，身疼，恶寒，吐利者，此属何病？答曰：此名霍乱。霍乱自吐下，又利止，复更发热也。

　　三八四　伤寒，其脉微涩者，本是霍乱，今是伤寒，却四五日，至阴经上，转入阴必利，本呕下利者，不可治也。欲似大便，而反失气，仍不利者，此属阳明也，便必鞕，十三日愈，所以然，经尽故也。下利后，当便鞕，鞕则能食者愈。今反不能食，到后经中，颇能食，复过一经能食，过之一日当愈。不愈者，不属阳明也。

三八五　恶寒，脉微一作：缓而复利，利止，亡血也，四逆加人参汤主之。〔方一〕

甘草二两，炙　附子一枚，生，去皮，破八片　干姜一两半　人参一两

上四味，以水三升，煮取一升二合，去滓。分温再服。

三八六　霍乱，头痛，发热，身疼痛，热多欲饮水者，五苓散主之。寒多不用水者，理中丸主之。〔方二〕

五苓散方

猪苓去皮　白术　茯苓各十八铢　桂枝半两，去皮　泽泻一两六铢

上五味，为散，更治之。白饮和服方寸匕，日三服。多饮暖水，汗出愈。

理中丸方下有作汤加减法

人参　干姜　甘草炙　白术各三两

上四味，捣筛，蜜和为丸，如鸡子黄许大。以沸汤数合，和一丸，研碎，温服之，日三四，夜二服。腹中未热，益至三四丸，然不及汤。汤法：以四物依两数切，用水八升，煮取三升，去滓。温服一升，日三服。若脐上筑者，肾气动也，去术，加桂枝四两。吐多者，去术，加生姜三两。下多者，还用术。悸者，加茯苓二两。渴欲得水者，加术，足前成四两半。腹中痛者，加人参，足前成四两半。寒者，加干姜，足前成四两半。腹满者，去术，加附子一枚。服汤后，如食顷，饮热粥一升许，微自温，勿发揭衣被。

三八七　吐利止，而身痛不休者，当消息和解其外，宜桂枝汤，小和之。〔方三〕

桂枝三两，去皮　芍药三两　生姜三两　甘草二两，炙　大枣十二枚，擘

上五味，以水七升，煮取三升，去滓。温服一升。

三八八　吐利，汗出，发热，恶寒，四肢拘急，手足厥冷者，四逆汤主之。〔方四〕

甘草二两，炙　干姜一两半　附子一枚，生，去皮，破八片

上三味，以水三升，煮以一升二合，去滓。分温再服。强人可大附子一枚、干姜三两。

三八九　既吐且利，小便复利，而大汗出，下利清谷，内寒外热，脉微欲绝者，四逆汤主之。〔方五〕用前第四方。

三九〇　吐已下断，汗出而厥，四肢拘急不解，脉微欲绝者，通脉四逆加猪胆汤主之。〔方六〕

甘草二两，炙　干姜三两。强人可四两　附子大者一枚，生，去皮，破八片　猪胆汁半合

上四味，以水三升，煮取一升二合，去滓，内猪胆汁。分温再服，其脉即

来。无猪胆，以羊胆代之。

三九一　吐利，发汗，脉平，小烦者，以新虚不胜谷气故也。

辨阴阳易差后劳复病脉证并治第十四 _{合六法　方六首}

伤寒阴易病，身重，少腹里急，热上冲胸，头重不欲举，眼中生花，烧裈散主之。[第一]一味。

大病差后，劳复者，枳实栀子汤主之。[第二]三味。下有宿食，加大黄法附。

伤寒差以后，更发热，小柴胡汤主之。[第三]七味。

大病差后，从腰以下有水气者，牡蛎泽泻散主之。[第四]七味。

大病差后，喜唾，久不了了，胸上有寒，当以丸药温之，宜理中丸。[第五]四味。

伤寒解后，虚羸少气，气逆欲吐，竹叶石膏汤主之。[第六]七味。下有病新差一证。

三九二　伤寒，阴易之为病，其人身体重，少气，少腹里急，或引阴中拘挛，热上冲胸，头重不欲举，眼中生花花一作：眵，膝胫拘急者，烧裈散主之。[方一]

妇人中裈，近隐处，取烧作灰，

上一味，水服方寸匕，日三服，小便即利，阴头微肿，此为愈矣。妇人病，取男子裈烧服。

三九三　大病差后，劳复者，枳实栀子豉汤主之。[方二]

枳实三枚，炙　栀子十四个，擘　豉一升，绵裹

上三味，以清浆水七升，空煮取四升，内枳实、栀子，煮取二升，下豉，更煮五六沸，去滓。温分再服，覆令微似汗。若有宿食者，内大黄如博棋子五六枚，服之愈。

三九四　伤寒差以后，更发热，小柴胡汤主之。脉浮者，以汗解之；脉沉实一作：紧者，以下解之。[方三]

柴胡八两　人参二两　黄芩二两　甘草二两，炙　生姜二两　半夏半升，洗　大枣十二枚，擘

上七味，以水一斗二升，煮取六升，去滓，再煎取三升。温服一升，日三服。

三九五　大病差后，从腰以下有水气者，牡蛎泽泻散主之。[方四]

牡蛎熬　泽泻　蜀漆暖水洗，去腥　葶苈子熬　商陆根熬　海藻洗，去咸　栝

楼根各等分

上七味，异捣，下筛为散，更于臼中治之。白饮和服方寸匕，日三服。小便利，止后服。

三九六　大病差后，喜唾，久不了了，胸上有寒，当以丸药温之，宜理中丸。[方五]

人参　白术　甘草炙　干姜各三两

上四味，捣筛，蜜和为丸，如鸡子黄许大，以沸汤数合，和一丸。研碎，温服之，日三服。

三九七　伤寒解后，虚羸少气，气逆欲吐，竹叶石膏汤主之。[方六]

竹叶二把　石膏一斤　半夏半升，洗　麦门冬一升，去心　人参二两　甘草二两，炙　粳米半升

上七味，以水一斗，煮取六升，去滓，内粳米，煮米熟，汤成，去米。温服一升，日三服。

三九八　病人脉已解，而日暮微烦，以病新差，人强与谷，脾胃气尚弱，不能消谷，故令微烦，损谷则愈。

辨不可发汗病脉证并治第十五 一法　方本阙

汗家不可发汗，发汗必恍惚心乱，小便已，阴疼，宜禹余粮丸。[第一]方本阙，前后有十九病证。

夫以为疾病至急，仓卒寻按，要者难得，故重集诸可与不可方治，比之三阴三阳篇中，此易见也。又时有不止是三阳三阴，出在诸可与不可中也。

少阴病，脉细沉数，病为在里，不可发汗。

脉浮紧者，法当身疼痛，宜以汗解之。假令尺中迟者，不可发汗，何以知然？以荣气不足，血少故也。少阴病，脉微不可发汗，亡阳故也。

脉濡而弱，弱反在关，濡反在巅，微反在上，涩反在下。微则阳气不足，涩则无血，阳气反微，中风汗出，而反躁烦，涩则无血，厥而且寒。阳微发汗，躁不得眠。

动气在右，不可发汗。发汗则衄而渴，心苦烦，饮即吐水。动气在左，不可发汗。发汗则头眩，汗不止，筋惕肉瞤。动气在上，不可发汗。发汗则气上冲，正在心端。

动气在下，不可发汗。发汗则无汗，心中大烦，骨节苦疼，目运恶寒，食则反吐，谷不得前。咽中闭塞，不可发汗。发汗则吐血，气微绝，手足厥冷，

欲得踡卧，不能自温。

诸脉得数动微弱者，不可发汗。发汗则大便难，腹中干，一云：小便难，胞中干。胃躁而烦，其形相象，根本异源。

脉濡而弱，弱反在关，濡反在巅，弦反在上，微反在下。弦为阳运，微为阴寒，上实下虚，意欲得温。微弦为虚，不可发汗，发汗则寒栗，不能自还。

咳者则剧，数吐涎沫，咽中必干，小便不利，心中饥烦，晬时而发，其形似疟，有寒无热，虚而寒栗，咳而发汗，踡而苦满，腹中复坚。厥，脉紧，不可发汗。发汗则声乱，咽嘶舌萎，声不得前。

诸逆发汗，病微者难差，剧者言乱，目眩者死，一云：谵言目眩，睛乱者死，命将难全。

太阳病，得之八九日，如疟状，发热恶寒，热多寒少，其人不呕，清便续自可，一日二三度发，脉微而恶寒者，此阴阳俱虚，不可更发汗也。太阳病，发热恶寒，热多寒少，脉微弱者，无阳也，不可发汗。咽喉干燥者，不可发汗。

亡血不可发汗，发汗则寒栗而振。

衄家不可发汗，汗出必额上陷，脉急紧，直视不能眴，不得眠。汗家不可发汗，发汗必恍惚心乱，小便已，阴疼，宜禹余粮丸。［一］方本阙。

淋家不可发汗，发汗必便血。

疮家虽身疼痛，不可发汗，汗出则痓。下利不可发汗，汗出必胀满。

咳而小便利，若失小便者，不可发汗，汗出则四肢厥逆冷。

伤寒一二日至四五日厥者，必发热，前厥者后必热，厥深者热亦深，厥微者热亦微。厥应下之，而反发汗者，必口伤烂赤。伤寒脉弦细，头痛发热者，属少阳，少阳不可发汗。

伤寒头痛，翕翕发热，形象中风，常微汗出，自呕者，下之益烦，心懊侬如饥。发汗则致痓，身强难以伸屈。熏之则发黄，不得小便，久则发咳唾。

太阳与少阳并病，头项强痛，或眩冒，时如结胸，心下痞鞕者，不可发汗。

太阳病发汗，因致痓。

少阴病，咳而下利，谵语者，此被火气劫故也。小便必难，以强责少阴汗也。

少阴病，但厥无汗，而强发之，必动其血，未知从何道出，或从口鼻，或从目出者，是名下厥上竭，为难治。

辨可发汗病脉证并治第十六 合四十一法　方一十四首

太阳病，外证未解，脉浮弱，当以汗解，宜桂枝汤。［第一］五味，前有四法。

脉浮而数者，可发汗，属桂枝汤证。［第二］用前第一方。一法：用麻黄汤。

阳明病，脉迟，汗出多，微恶寒，表未解也，属桂枝汤证。［第三］用前第一方。下有可汗二证。

病人烦热，汗出解，又如疟状，脉浮虚者，当发汗，属桂枝汤证。［第四］用前第一方。

病常自汗出，此荣卫不和也，发汗则愈，属桂枝汤证。［第五］用前第一方。

病人脏无他病，时发热汗出，此卫气不和也，先其时发汗则愈，属桂枝汤证。［第六］用前第一方。

脉浮紧，浮为风，紧为寒，风伤卫，寒伤荣，荣卫俱病，骨节烦疼，可发汗，宜麻黄汤。［第七］四味。

太阳病不解，热结膀胱，其人如狂，血自下愈，外未解者，属桂枝汤证。［第八］用前第一方。

太阳病，下之微喘者，表未解，宜桂枝加厚朴杏子汤。［第九］七味。

伤寒脉浮紧，不发汗，因衄者，属麻黄汤证。［第十］用前第七方。

阳明病，脉浮无汗而喘者，发汗愈，属麻黄汤证。［第十一］用前第七方。

太阴病，脉浮者，可发汗，属桂枝汤证。［第十二］用前第一方。

太阳病，脉浮紧，无汗，发热身疼痛，八九日表证在，当发汗，属麻黄汤证。［第十三］用前第七方。

脉浮者，病在表，可发汗，属麻黄汤证。［第十四］用前第七方。一法：用桂枝汤。

伤寒不大便六七日，头痛有热者，与承气汤。其小便清者，知不在里，续在表，属桂枝汤证。［第十五］用前第一方。

下利腹胀满，身疼痛者，先温里，乃攻表。温里宜四逆汤，攻表宜桂枝汤。［第十六］四逆汤三味。桂枝汤用前第一方。

下利后，身疼痛，清便自调者，急当救表，宜桂枝汤。［第十七］用前第一方。

太阳病，头痛发热，汗出恶风寒者，属桂枝汤证。［第十八］用前第一方。

太阳中风，阳浮阴弱，发热汗出，恶寒恶风，鼻鸣干呕者，属桂枝汤证。［第十九］用前第一方。

太阳病，发热汗出，此为荣弱卫强，属桂枝汤证。［第二十］用前第一方。

太阳病下之，气上冲者，属桂枝汤证。［第二十一］用前第一方。

太阳病，服桂枝汤反烦者，先刺风池、风府，却与桂枝汤愈。［第二十二］用前第一方。

烧针被寒，针处核起者，必发奔豚气，与桂枝加桂汤。［第二十三］五味。

太阳病，项背强几几，汗出恶风者，宜桂枝加葛根汤。［第二十四］七味。注见第二卷中。

太阳病，项背强几几，无汗恶风者，属葛根汤证。［第二十五］用前方。

太阳阳明合病，自利，属葛根汤证。［第二十六］用前方。一云：用后第二十八方。

太阳阳明合病，不利，但呕者，属葛根加半夏汤。［第二十七］八味。

太阳病，桂枝证，反下之，利遂不止，脉促者，表未解也，喘而汗出，属葛根黄芩黄连汤。［第二十八］四味。

太阳病，头痛发热，身疼，恶风无汗，属麻黄汤证。［第二十九］用前第七方。

太阳阳明合病，喘而胸满者，不可下，属麻黄汤证。［第三十］用前第七方。

太阳中风，脉浮紧，发热恶寒，身疼不汗而烦躁者，大青龙汤主之。［第三十一］七味。下有一病证。

阳明中风，脉弦浮大，短气腹满，胁下及心痛，鼻干，不得汗，嗜卧，身黄，小便难，潮热，外不解，过十日，脉浮者，与小柴胡汤。脉但浮，无余证者，与麻黄汤。［第三十二］小柴胡汤七味。麻黄汤用前第七方。

太阳病，十日以去，脉浮细嗜卧者，外解也；设胸满胁痛者，与小柴胡汤；脉但浮，与麻黄汤。［第三十三］并用前方。

伤寒脉浮缓，身不疼但重，乍有轻时，无少阴证，可与大青龙汤发之。［第三十四］用前第三十一方。

伤寒表不解，心下有水气，干呕发热而咳，或渴，或利，或噎，或小便不利，或喘，小青龙汤主之。［第三十五］八味。加减法附。

伤寒心下有水气，咳而微喘，发热不渴，属小青龙汤证。［第三十六］用前方。

伤寒五六日中风，往来寒热，胸胁苦满，不欲饮食，心烦喜呕者，属小柴胡汤证。［第三十七］用前第三十二方。

伤寒四五日，身热恶风，颈项强，胁下满，手足温而渴，属小柴胡汤证。［第三十八］用前第三十二方。

伤寒六七日，发热微恶寒，支节烦疼，微呕，心下支结，外证未去者，柴胡桂枝汤主之。［第三九］九味。

少阴病，得之二三日，麻黄附子甘草汤，微发汗。[第四十]三味。

脉浮，小便不利，微热消渴者，与五苓散。[第四十一]五味。

大法，春夏宜发汗。

凡发汗，欲令手足俱周，时出似漐漐然，一时间许，益佳。不可令如水流离。若病不解，当重发汗。汗多者必亡阳，阳虚不得重发汗也。凡服汤发汗，中病便止，不必尽剂也。

凡云：可发汗，无汤者，丸散亦可用。要以汗出为解，然不如汤，随证良验。

太阳病，外证未解，脉浮弱者，当以汗解，宜桂枝汤。[方一]

桂枝三两，去皮　芍药三两　甘草二两，炙　生姜三两，切　大枣十二枚，擘

上五味，以水七升，煮取三升，去滓，温服一升。啜粥，将息如初法。

脉浮而数者，可发汗，属桂枝汤证。[方二]用前第一方，一法：用麻黄汤。

阳明病，脉迟，汗出多，微恶寒者，表未解也，可发汗，属桂枝汤证。[方三]用前第一方。

夫病脉浮大，问病者，言但便鞕耳。设利者，为大逆。鞕为实，汗出而解。何以故？脉浮当以汗解。

伤寒，其脉不弦紧而弱，弱者必渴，被火必谵语，弱者发热脉浮，解之，当汗出愈。病人烦热，汗出即解，又如疟状，日晡所发热者，属阳明也。脉浮虚者，当发汗，属桂枝汤证。[方四]用前第一方。

病常自汗出者，此为荣气和，荣气和者，外不谐，以卫气不共荣气谐和故尔。以荣行脉中，卫行脉外，复发其汗，荣卫和则愈，属桂枝汤证。[方五]用前第一方。

病人藏无他病，时发热自汗出，而不愈者，此卫气不和也。先其时发汗则愈，属桂枝汤证。[方六]用前第一方。

脉浮而紧，浮则为风，紧则为寒，风则伤卫，寒则伤荣，荣卫俱病，骨节烦疼，可发其汗，宜麻黄汤。[方七]。

麻黄三两，去节　桂枝二两　甘草一两，炙　杏仁七十个，去皮尖

上四味，以水八升，先煮麻黄，减二升，去上沫，内诸药，煮取二升半，去滓。温服八合。温复取微似汗，不须啜粥，余如桂枝将息。

太阳病不解，热结膀胱，其人如狂，血自下，下者愈。其外未解者，尚未可攻，当先解其外，属桂枝汤证。[方八]用前第一方。

太阳病，下之微喘者，表未解也，宜桂枝加厚朴杏子汤。[方九]

桂枝三两，去皮　芍药三两　生姜三两，切　甘草二两，炙　厚朴二两，炙，去皮
杏仁五十个，去皮尖　大枣十二枚，擘

宋本伤寒论

上七味，以水七升，煮取三升，去滓。温服一升。

伤寒脉浮紧，不发汗，因致衄者，属麻黄汤证。[方十]用前第七方。

阳明病，脉浮无汗而喘者，发汗则愈，属麻黄汤证。[方十一]用前第七方。

太阴病，脉浮者，可发汗，属桂枝汤证。[方十二]用前第一方。

太阳病，脉浮紧，无汗发热，身疼痛，八九日不解，表证仍在，当复发汗。服汤已微除，其人发烦目瞑，剧者必衄，衄乃解。所以然者，阳气重故也。属麻黄汤证。[方十三]用前第七方。

脉浮者，病在表，可发汗，属麻黄汤证。[方十四]用前第七方。一法：用桂枝汤。

伤寒不大便六七日，头痛有热者，与承气汤。其小便清者一云：大便青，知不在里，续在表也，当须发汗。若头痛者，必衄，属桂枝汤证。[方十五]用前第一方。

下利腹胀满，身体疼痛者，先温其里，乃攻其表，温里宜四逆汤，攻表宜桂枝汤。[十六]用前第一方。

四逆汤方

甘草二两，炙　干姜一两半　附子一枚，生，去皮，破八片

上三味，以水三升，煮取一升二合，去滓。分温再服。强人可大附子一枚，干姜三两。

下利后，身疼痛，清便自调者，急当救表，宜桂枝汤发汗。[方十七]用前第一方。

太阳病，头痛发热，汗出恶风寒者，属桂枝汤证。[方十八]用前第一方。

太阳中风，阳浮而阴弱，阳浮者，热自发；阴弱者，汗自出；啬啬恶寒，淅淅恶风，翕翕发热，鼻鸣干呕者，属桂枝汤证。[方十九]用前第一方。

太阳病，发热汗出者，此为荣弱卫强，故使汗出，欲救邪风，属桂枝汤证。[方二十]用前第一方。

太阳病，下之后，其气上冲者，属桂枝汤证。[方二十一]用前第一方。

太阳病，初服桂枝汤，反烦不解者，先刺风池、风府，却与桂枝汤则愈。[方二十二]用前第一方。

烧针令其汗，针处被寒，核起而赤者，必发奔豚。气从少腹上撞心者，灸其核上各一壮，与桂枝加桂汤。[方二十三]

桂枝五两，去皮　甘草二两，炙　大枣十二枚，擘　芍药三两　生姜三两，切

上五味，以水七升，煮取三升，去滓。温服一升。本云：桂枝汤，今加桂满五两。所以加桂者，以能泄奔豚气也。

太阳病，项背强几几，反汗出恶风者，宜桂枝加葛根汤。[方二十四]

葛根四两　麻黄三两，去节　甘草二两，炙　芍药三两　桂枝二两　生姜三两　大枣十二枚，擘

上七味，以水一斗，煮麻黄、葛根，减二升，去上沫，内诸药，煮取三升，去滓。温服一升。复取微似汗，不须啜粥助药力，余将息依桂枝法。注见第二卷中。

太阳病，项背强几几，无汗恶风者，属葛根汤证。［方二十五］用前第二十四方。

太阳与阳明合病，必自下利，不呕者，属葛根汤证。［方二十六］用前方。一云：用后第二十八方。

太阳与阳明合病，不下利，但呕者，宜葛根加半夏汤。［方二十七］。

葛根四两　半夏半升，洗　大枣十二枚，擘　桂枝去皮，二两　芍药二两　甘草二两，炙　麻黄三两，去节　生姜三两

上八味，以水一斗，先煮葛根、麻黄，减二升，去上沫，内诸药，煮取三升，去滓。温服一升，复取微似汗。

太阳病，桂枝证，医反下之，利遂不止，脉促者，表未解也，喘而汗出者，宜葛根黄芩黄连汤。［方二十八］促作纵。

葛根八两　黄连三两　黄芩三两　甘草二两，炙

上四味，以水八升，先煮葛根，减二升，内诸药，煮取二升，去滓。分温再服。

太阳病，头痛发热，身疼腰痛，骨节疼痛，恶风无汗而喘者，属麻黄汤证。［方二十九］用前第七方。

太阳与阳明合病，喘而胸满者，不可下，属麻黄汤证。［方三十］用前第七方。

太阳中风，脉浮紧，发热恶寒，身疼痛，不汗出而烦躁者，大青龙汤主之。若脉微弱，汗出恶风者，不可服之。服之则厥逆，筋惕肉瞤，此为逆也。大青龙汤方。［方三十一］。

麻黄六两，去节　桂枝二两，去皮　杏仁四十枚，去皮尖　甘草二两，炙　石膏如鸡子大，碎　生姜三两，切　大枣十二枚，擘

上七味，以水九升，先煮麻黄，减二升，去上沫，内诸药，煮取三升。温服一升。复取微似汗，汗出多者，温粉粉之。一服汗者，勿更服。若复服，汗出多者，亡阳遂一作：逆。虚，恶风烦躁，不得眠也。

阳明中风，脉弦浮大而短气，腹都满，胁下及心痛，久按之气不通，鼻干不得汗，嗜卧，一身及目悉黄，小便难，有潮热，时时哕，耳前后肿，刺之小差，外不解，过十日，脉续浮者，与小柴胡汤。脉但浮，无余证者，与麻黄

汤。用前第七方。不溺，腹满加哕者，不治。[方三十二]

　　小柴胡汤方

　　柴胡八两　黄芩三两　人参三两　甘草三两，炙　生姜三两，切　半夏半升，洗　大枣十二枚，擘

　　上七味，以水一斗二升，煮取六升，去滓，再煎取三升。温服一升，日三服。

　　太阳病，十日以去，脉浮而细，嗜卧者，外已解也。设胸满胁痛者，与小柴胡汤；脉但浮者，与麻黄汤。[方三十三]并用前方。

　　伤寒脉浮缓，身不疼，但重，乍有轻时，无少阴证者，可与大青龙汤发之。[方三十四]用前第三十一方。

　　伤寒表不解，心下有水气，干呕，发热而咳，或渴，或利，或噎，或小便不利、少腹满，或喘者，宜小青龙汤。[方三十五]

　　麻黄二两，去节　芍药二两　桂枝二两，去皮　甘草二两，炙　细辛二两　五味子半升　半夏半升，洗　干姜三两

　　上八味，以水一斗，先煮麻黄，减二升，去上沫，内诸药，煮取三升，去滓。温服一升。若渴，去半夏，加栝楼根三两。若微利，去麻黄，加荛花如一鸡子，熬令赤色。若噎，去麻黄，加附子一枚，炮。若小便不利，少腹满，去麻黄，加茯苓四两。若喘，去麻黄，加杏仁半升，去皮尖。且荛花不治利，麻黄主喘，今此语反之。疑非仲景意。注见第三卷中。

　　伤寒心下有水气，咳而微喘，发热不渴，服汤已渴者，此寒去欲解也，属小青龙汤证。[方三十六]用前方。

　　中风往来寒热，伤寒五六日以后，胸胁苦满，嘿嘿不欲饮食，烦心喜呕，或胸中烦而不呕，或渴，或腹中痛，或胁下痞鞕，或心下悸、小便不利，或不渴、身有微热，或咳者，属小柴胡证。[方三十七]用前第三十二方。

　　伤寒四五日，身热恶风，颈项强，胁下满，手足温而渴者，属小柴胡汤证。[方三十八]用前第三十二方。

　　伤寒六七日，发热微恶寒，支节烦痛，微呕，心下支结，外证未去者，柴胡桂枝汤主之。[方三十九]

　　柴胡四两　黄芩一两半　人参一两半　桂枝一两半，去皮　生姜一两半，切　半夏二合半，洗　芍药一两半　大枣六枚，擘　甘草一两，炙

　　上九味，以水六升，煮取三升，去滓。温服一升，日三服。本云：人参汤，作如桂枝法，加半夏、柴胡、黄芩，如柴胡法，今著人参，作半剂。

　　少阴病，得之二三日，麻黄附子甘草汤微发汗，以二三日无证，故微发汗也。[方四十]

麻黄二两，去根节　甘草二两，炙　附子一枚，炮，去皮，破八片

上三味，以水七升，先煮麻黄一二沸，去上沫，内诸药，煮取二升半，去滓。温服八合，日三服。

脉浮，小便不利，微热消渴者，与五苓散，利小便发汗。[方四十一]

猪苓十八铢，去皮　茯苓十八铢　白术十八铢　泽泻一两六铢　桂枝半两，去皮

上五味，捣为散，以白饮和，服方寸匕，日三服。多饮暖水，汗出愈。

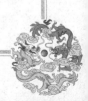

伤寒论卷第八　仲景全书第八

辨发汗后病脉证并治第十七
辨不可吐第十八　辨可吐第十九

辨发汗后病脉证并治第十七 合二十五法　方二十四首

太阳病，发汗后，遂漏不止，恶风，小便难，四肢急，难以屈伸者，属桂枝加附子汤。[第一]六味。前有八病证。

太阳病，服桂枝汤，烦不解，先刺风池、风府，却与桂枝汤。[第二]五味。

服桂枝汤，汗出，脉洪大者，与桂枝汤。若形似疟，一日再发者，属桂枝二麻黄一汤。[第三]七味。

服桂枝汤，汗出后，烦渴不解，脉洪大者，属白虎加人参汤。[第四]五味。

伤寒，脉浮，自汗出，小便数，心烦，恶寒，脚挛急，与桂枝攻表，得之便厥，咽干，烦燥吐逆，作甘草干姜汤；厥愈，更作芍药甘草汤，其脚即伸。若胃气不和，与调胃承气汤。若重发汗，加烧针者，与四逆汤。[第五]甘草干姜汤，芍药甘草汤，并二味。调胃承气汤，四逆汤，并三味。

太阳病，脉浮紧，无汗发热，身疼，八九日不解，服汤已，发烦必衄，宜麻黄汤。[第六]四味。

伤寒发汗已解，半日复烦，脉浮数者，属桂枝汤证。[第七]用前第二方。

发汗后，身疼，脉沉迟者，属桂枝加芍药生姜各一两人参三两新加汤。[第八]六味。

发汗后，不可行桂枝汤，汗出而喘，无大热者，可与麻黄杏子甘草石膏汤。[第九]四味。

发汗过多，其人叉手自冒心，心下悸，欲得按者，属桂枝甘草汤。[第十]二味。

发汗后，脐下悸，欲作奔豚，属茯苓桂枝甘草大枣汤。[第十一]四味。甘烂水法附。

发汗后，腹胀满者，属厚朴生姜半夏甘草人参汤。[第十二]五味。

发汗病不解，反恶寒者，虚也，属芍药甘草附子汤。[第十三] 三味。

发汗后，不恶寒，但热者，实也，当和胃气，属调胃承气汤证。[第十四] 用前第五方。

太阳病，发汗后，大汗出，胃中干，烦躁，不得眠。若脉浮，小便不利，渴者，属五苓散。[第十五] 五味。

发汗已，脉浮数，烦渴者，属五苓散证。[第十六] 用前第十五方。

伤寒，汗出而渴者，宜五苓散；不渴者，属茯苓甘草汤。[第十七] 四味。

太阳病，发汗不解，发热，心悸，头眩，身眮动，欲擗一作：僻地者，属真武汤。[第十八] 五味。

伤寒，汗出解之后，胃中不和，心下痞，干噫，腹中雷鸣下利者，属生姜泻心汤。[第十九] 八味。

伤寒汗出不解，心中痞，呕吐下利者，属大柴胡汤。[第二十] 八味。

阳明病自汗，若发其汗，小便自利，虽鞕不可攻，须自欲大便，宜蜜煎，若土瓜根、猪胆汁为导。[第二十一] 蜜煎一味，猪胆方二味。

太阳病三日，发汗不解，蒸蒸发热者，属调胃承气汤证。[第二十二] 用前第五方。

大汗出，热不去，内拘急，四肢疼，又下利厥逆恶寒者，属四逆汤证。[第二十三] 用前第五方。

发汗后不解，腹满痛者，急下之，宜大承气汤。[第二十四] 四味。

发汗多，亡阳谵语者，不可下，与柴胡桂枝汤和其荣卫，后自愈。[第二十五] 九味。

二阳并病，太阳初得病时，发其汗，汗先出不彻，因转属阳明，续自微汗出，不恶寒。若太阳病证不罢者，不可下，下之为逆，如此可小发汗。设面色缘缘正赤者，阳气怫郁在表，当解之熏之。若发汗不彻，不足言，阳气怫郁不得越，当汗不汗，其人烦躁，不知痛处，乍在腹中，乍在四肢，按之不可得，其人短气，但坐以汗出不彻故也，更发汗则愈。何以知汗出不彻，以脉涩故知也。

未持脉时，病人叉手自冒心，师因教试令咳，而不即咳者，此必两耳聋无闻也。所以然者，以重发汗，虚故如此。发汗后，饮水多必喘，以水灌之亦喘。

发汗后，水药不得入口为逆。若更发汗，必吐下不止。

阳明病，本自汗出，医更重发汗，病已差，尚微烦不了了者，必大便鞕故也。以亡津液，胃中干燥，故令大便鞕。当问小便日几行，若本小便日三四行，今日再行，故知大便不久出。今为小便数少，以津液当还入胃中，故知不久必大便也。

　　发汗多，若重发汗者，亡其阳，谵语。脉短者死，脉自和者不死。伤寒发汗已，身目为黄，所以然者，以寒湿—作：温在里不解故也。以为不可下也，于寒湿中求之。

　　病人有寒，复发汗，胃中冷，必吐蛔。

　　太阳病，发汗，遂漏不止，其人恶风，小便难，四肢微急，难以屈伸者，属桂枝加附子汤。[方一]

　　桂枝三两，去皮　芍药三两　甘草二两，炙　生姜三两，切　大枣十二枚，擘　附子一枚，炮

　　上六味，以水七升，煮取三升，去滓。温服一升。本云：桂枝汤，今加附子。

　　太阳病，初服桂枝汤，反烦不解者，先刺风池、风府，却与桂枝汤则愈。[方二]

　　桂枝三两，去皮　芍药三两　生姜三两，切　甘草二两，炙　大枣十二枚，擘

　　上五味，以水七升，煮取三升，去滓。温服一升。须臾啜热稀粥一升，以助药力。

　　服桂枝汤，大汗出，脉洪大者，与桂枝汤，如前法。若形似疟，一日再发者，汗出必解，属桂枝二麻黄一汤。[方三]

　　桂枝一两十七铢　芍药一两六铢　麻黄一十六铢，去节　生姜一两六铢　杏仁十六个，去皮尖　甘草一两二铢，炙　大枣五枚，擘

　　上七味，以水五升，先煮麻黄一二沸，去上沫，内诸药，煮取二升，去滓。温服一升，日再服。本云：桂枝汤二分，麻黄汤一分，合为二升，分再服，今合为一方。

　　服桂枝汤，大汗出后，大烦渴不解，脉洪大者，属白虎加人参汤。[方四]

　　知母六两　石膏一斤，碎，绵裹　甘草二两，炙　粳米六合　人参二两

　　上五味，以水一斗，煮米熟汤成，去滓。温服一升，日三服。

　　伤寒脉浮，自汗出，小便数，心烦，微恶寒，脚挛急。反与桂枝欲攻其表，此误也。得之便厥，咽中干，烦躁吐逆者，作甘草干姜汤与之，以复其阳。若厥愈足温者，更作芍药甘草汤与之，其脚即伸。若胃气不和，谵语者，少与调胃承气汤。若重发汗，复加烧针者，与四逆汤。[方五]

　　甘草干姜汤方

　　甘草四两，炙　干姜二两

　　上二味，以水三升，煮取一升五合，去滓。分温再服。

　　芍药甘草汤方

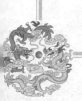

白芍药四两　甘草四两，炙

上二味，以水三升，煮取一升五合，去滓。分温再服。调胃承气汤方

大黄四两，去皮，清酒洗　甘草二两，炙　芒消半升

上三味，以水三升，煮取一升，去滓，内芒消，更上微火，煮令沸。少少温服之。

四逆汤方

甘草二两，炙　干姜一两半　附子一枚，生用，去皮，破八片

上三味，以水三升，煮取一升二合，去滓。分温再服。强人可大附子一枚，干姜三两。

太阳病，脉浮紧，无汗发热，身疼痛，八九日不解，表证仍在，此当复发汗。服汤已微除，其人发烦目瞑，剧者必衄，衄乃解。所以然者，阳气重故也，宜麻黄汤。［方六］

麻黄三两，去节　桂枝二两，去皮　甘草一两，炙　杏仁七十个，去皮尖

上四味，以水九升，先煮麻黄，减二升，去上沫，内诸药，煮取二升半，去滓。温服八合，复取微似汗，不须啜粥。

伤寒发汗已解，半日许复烦，脉浮数者，可更发汗，属桂枝汤证。［方七］用前第二方。

发汗后身疼痛，脉沉迟者，属桂枝加芍药生姜各一两人参三两新加汤。［八方］

桂枝三两，去皮　芍药四两　生姜四两　甘草二两，炙　人参三两　大枣十二枚，擘

上六味，以水一斗二升，煮取三升，去滓。温服一升。本云：桂枝汤今加芍药生姜人参。

发汗后，不可更行桂枝汤，汗出而喘，无大热者，可与麻黄杏子甘草石膏汤。［方九］

麻黄四两，去节　杏仁五十个，去皮尖　甘草二两，炙　石膏半斤，碎

上四味，以水七升，先煮麻黄，减二升，去上沫，内诸药，煮取二升，去滓。温服一升。本云：黄耳杯。

发汗过多，其人叉手自冒心，心下悸，欲得按者，属桂枝甘草汤。［方十］

桂枝二两，去皮　甘草二两，炙

上二味，以水三升，煮取一升，去滓。顿服。

发汗后，其人脐下悸者，欲作奔豚，属茯苓桂枝甘草大枣汤。［方十一］

茯苓半斤　桂枝四两，去皮　甘草二两，炙　大枣十五枚，擘

上四味，以甘澜水一斗，先煮茯苓，减二升，内诸药，煮取三升，去滓。

温服一升，日三服。

作甘澜水法：取水二斗，置大盆内，以杓扬之，水上有珠子五六千颗相逐，取用之。

发汗后，腹胀满者，属厚朴生姜半夏甘草人参汤。［方十二］

厚朴半斤，炙　生姜半斤　半夏半升，洗　甘草二两，炙　人参一两

上五味，以水一斗，煮取三升，去滓。温服一升，日三

服。发汗病不解，反恶寒者，虚故也，属芍药甘草附子汤。［方十三］。

芍药三两　甘草三两　附子一枚，炮，去皮，破六片

上三味，以水三升，煮取一升二合，去滓。分温三服。疑非仲景方。

发汗后，恶寒者，虚故也；不恶寒，但热者，实也，当和胃气，属调胃承气汤证。［方十四］用前第五方，一法：用小承气汤。

太阳病，发汗后，大汗出，胃中干，烦躁不得眠，欲得饮水者，少少与饮之，令胃气和则愈。若脉浮，小便不利，微热消渴者，属五苓散。［方十五］

猪苓十八铢，去皮　泽泻一两六铢　白术十八铢　茯苓十八铢　桂枝半两，去皮

上五味，捣为散，以白饮和服方寸匕，日三服，多饮暖水，汗出愈。

发汗已，脉浮数，烦渴者，属五苓散证。［方十六］用前第十方方。

伤寒，汗出而渴者，宜五苓散；不渴者，属茯苓甘草汤。［方十七］

茯苓二两　桂枝二两　甘草一两，炙　生姜一两

上四味，以水四升，煮取二升，去滓。分温再服

太阳病发汗，汗出不解，其人仍发热，心下悸，头眩，身瞤动，振振欲擗一作：僻地者，属真武汤。［方十八］

茯苓三两　芍药三两　生姜三两，切　附子一枚，炮，去皮，破八片　白术二两

上五味，以水八升，煮以三升，去滓。温服七合，日三

服。伤寒，汗出解之后，胃中不和，心下痞鞕，干噫食臭，胁下有水气，腹中雷鸣下利者，属生姜泻心汤。［方十九］

生姜四两　甘草三两，炙　人参三两　干姜一两　黄芩三两　半夏半升，洗　黄连一两　大枣十二枚，擘

上八味，以水一斗，煮取六升，去滓，再煎取三升。温服一升，日三服。生姜泻心汤，本云：理中人参黄芩汤去桂枝、术，加黄连，并泻肝法。

伤寒发热，汗出不解，心中痞鞕，呕吐而下利者，属大柴胡汤。［方二十］

柴胡半斤　枳实四枚，炙　生姜五两　黄芩三两　芍药三两　半夏半升，洗　大枣十二枚，擘

上七味，以水一斗二升，煮取六升，去滓，再煎取三升。温服一升，日三服。一方加大黄二两，若不加，恐不名大柴胡汤。

阳明病，自汗出，若发汗，小便自利者，此为津液内竭，虽鞕不可攻之。须自欲大便，宜蜜煎导而通之。若土瓜根及大猪胆汁，皆可为导。[方二十一]

蜜煎方

食蜜七合

上一味，于铜器内，微火煎，当须凝如饴状，搅之勿令焦著，欲可丸，并手捻作挺，令头锐，大如指许，长二寸。当热时急作，冷则鞕。以内谷道中，以手急抱，欲大便时，乃去之。疑非仲景意，已试甚良。

又大猪胆一枚，泻汁，和少许法醋，以灌谷道内，如一食顷，当大便出宿食、恶物，甚效。

太阳病三日，发汗不解，蒸蒸发热者，属胃也，属调胃承气汤证。[方二十二]用前第五方。

大汗出，热不去，内拘急，四肢疼，又下利厥逆而恶寒者，属四逆汤证。[方二十三]用前第五方。

发汗后不解，腹满痛者，急下之，宜大承气汤。[方二十四]

大黄四两，酒洗　厚朴半斤，炙　枳实五枚，炙　芒消三合

上四味，以水一斗，先煮二物，取五升，内大黄，更煮取二升，去滓，内芒消，更一二沸，分再服。得利者，止后

服。发汗多，亡阳谵语者，不可下，与柴胡桂枝汤，和其荣卫，以通津液，后自愈。[方二十五]

柴胡四两　桂枝一两半，去皮　黄芩一两半　芍药一两半　生姜一两半　大枣六个，擘　人参一两半　半夏二合半，洗　甘草一两，炙

上九味，以水六升，煮取三升，去滓。温服一升，日三服。

辨不可吐第十八 合四证

太阳病，当恶寒发热，今自汗出，反不恶寒发热，关上脉细数者，以医吐之过也。若得病一二日吐之者，腹中饥，口不能食；三四日吐之者，不喜糜粥，欲食冷食，朝食暮吐。以医吐之所致也，此为小逆。

太阳病，吐之，但太阳病当恶寒，今反不恶寒，不欲近衣者，此为吐之内烦也。

少阴病，饮食入口则吐，心中温温欲吐，复不能吐，始得之，手足寒，脉弦迟者，此胸中实，不可下也。若膈上有寒饮，干呕者，不可吐也，当温之。

诸四逆厥者，不可吐也，虚家亦然。

辨可吐第十九 <small>合二法　五证</small>

　　大法，春宜吐。

　　凡用吐，汤中病便止，不必尽剂也。

　　病如桂枝证，头不痛，项不强，寸脉微浮，胸中痞鞕，气上撞咽喉不得息者，此为有寒，当吐之。<small>一云：此以内有久痰，宜吐之。</small>

　　病胸上诸实<small>一作：寒</small>，胸中郁郁而痛，不能食，欲使人按之，而反有涎唾，下利日十余行，其脉反迟，寸口脉微滑，此可吐之。吐之，利则止。少阴病，饮食入口则吐，心中温温欲吐复不能吐者，宜吐之。宿食在上管者，当吐之。

　　病手足逆冷，脉乍结，以客气在胸中。心下满而烦，欲食不能食者，病在胸中，当吐之。

伤寒论卷第九　仲景全书第九

辨不可下病脉证并治第二十
辨可下病脉证并治第二十一

辨不可下病脉证并治第二十 合四法　方六首

阳明病，潮热，大便微鞕，与大承气汤。若不大便六七日，恐有燥屎，与小承气汤和之。[第一] 大承气四味，小承气三味。前有四十病证。

伤寒，中风，反下之，心下痞，医复下之，痞益甚，属甘草泻心汤。[第二] 六味。

下利脉大者，虚也，以强下之也。设脉浮革，肠鸣者，属当归四逆汤。[第三] 七味，下有阳明病二证。

阳明病，汗自出，若发汗，小便利，津液内竭，虽鞕，不可攻，须自大便，宜蜜煎，若土瓜根、猪胆汁导之。[第四] 蜜煎一味，猪胆汁二味。

脉濡而弱，弱反在关，濡反在巅，微反在上，涩反在下。微则阳气不足，涩则无血，阳气反微，中风汗出，而反躁烦。涩则无血，厥而且寒。阳微则不可下，下之则心下痞鞕。

动气在右，不可下。下之则津液内竭，咽燥，鼻干，头眩，心悸也。

动气在左，不可下。下之则腹内拘急，食不下，动气更剧，虽有身热，卧则欲踡。

动气在上，不可下。下之则掌握热烦，身上浮冷，热汗自泄，欲得水自灌。

动气在下，不可下。下之则腹胀满，卒起头眩，食则下清谷，心下痞也。

咽中闭塞，不可下。下之则上轻下重，水浆不下，卧则欲踡，身急痛，下利日数十行。

诸外实者，不可下。下之则发微热，亡脉厥者，当齐握热。诸虚者，不可下。下之则大渴，求水者易愈，恶水者剧。

脉濡而弱，弱反在关，濡反在巅，弦反在上，微反在下。弦为阳运，微为阴寒，上实下虚，意欲得温。微弦为虚，虚者不可下也。微则为咳，咳则吐涎，下之则咳止，而利因不休，利不休，则胸中如虫啮，粥入则出，小便不利，两胁拘急，喘息为难，颈背相引，臂则不仁，极寒反汗出，身冷若冰，眼睛不慧，语言不休，而谷气多入，此为除中亦云：消中，口虽欲言，舌不得前。

脉濡而弱，弱反在关，濡反在巅，浮反在上，数反在下。浮为阳虚，数为无血。浮为虚，数生热，浮为虚，自汗出而恶寒。数为痛，振而寒栗。微弱在关，胸下为急，喘汗而不得呼吸，呼吸之中，痛在于胁，振寒相搏，形如疟状。医反下之，故令脉数发热，狂走见鬼，心下为痞，小便淋漓，少腹甚鞕，小便则尿血也。

脉濡而紧，濡则卫气微，紧则荣中寒，阳微卫中风，发热而恶寒，荣紧胃气冷，微呕心内烦。医谓有大热，解肌而发汗，亡阳虚烦躁，心下苦痞坚，表里俱虚竭，卒起而头眩，客热在皮肤，怅怏不得眠。不知胃气冷，紧寒在关元，技巧无所施，汲水灌其身。客热应时罢，栗栗而振寒，重被而复之，汗出而冒巅，体惕而又振，小便为微难。寒气因水发，清谷不容间，呕变反肠出，颠倒不得安，手足为微逆，身冷而内烦，迟欲从后救，安可复追还。

脉浮而大，浮为气实，大为血虚。血虚为无阴，孤阳独下阴部者，小便当赤而难，胞中当虚，今反小便利，而大汗出，法应卫家当微，今反更实，津液四射，荣竭血尽，干烦而不眠，血薄肉消，而成暴一云：黑液。医复以毒药攻其胃，此为重虚，客阳去有期，必下如汙泥而死。

脉浮而紧，浮则为风，紧则为寒，风则伤卫，寒则伤荣，荣卫俱病，骨节烦疼，当发其汗，而不可下也。趺阳脉迟而缓，胃气如经也。趺阳脉浮而数，浮则伤胃，数则动脾，此非本病，医特下之所为也。荣卫内陷，其数先微，脉反但浮，其人必大便鞕，气噫而除。何以言之，本以数脉动脾，其数先微，故知脾气不治，大便鞕，气噫而除。今脉反浮，其数改微，邪气独留，心中则饥，邪热不杀谷，潮热发渴，数脉当迟缓，脉因前后变数加法，病者则饥。数脉不时，则生恶疮也。

脉数者，久数不止。止则邪结，正气不能复，正气却结于藏，故邪气浮之，与皮毛相得。脉数者不可下，下之必烦，利不止。

少阴病，脉微，不可发汗，亡阳故也。阳已虚，尺中弱涩者，复不可下之。脉浮大，应发汗，医反下之，此为大逆也。

脉浮而大，心下反鞕，有热属藏者，攻之，不令发汗。属府者，不令溲数，溲数则大便鞕，汗多则热愈，汗少则便难。脉迟尚未可攻。二阳并病，太阳初得病时，而发其汗，汗先出不彻，因转属阳明，续自微汗出，不恶寒。若太阳证不罢者，不可下，下之为逆。结胸证，脉浮大者，不可下，下之即死。

太阳与阳明合病，喘而胸满者，不可下。

太阳与少阳合病者，心下鞕，颈项强而眩者，不可下。诸四逆厥者，不可下之，虚家亦然。病欲吐者，不可下。

太阳病，有外证未解，不可下，下之为逆。

病发于阳，而反下之，热入因作结胸；病发于阴，而反下之，因作痞。病脉浮而紧，而复下之，紧反入里，则作痞。夫病阳多者热，下之则鞕。本虚，攻其热必哕。

无阳阴强，大便鞕者，下之必清谷腹满。

太阴之为病，腹满而吐，食不下，自利益甚，时腹自痛，下之必胸下结鞕。

厥阴之为病，消渴，气上撞心，心中疼热，饥而不欲食，食则吐蛔。下之利不止。

少阴病，饮食入口则吐，心中温温欲吐，复不能吐，始得之，手足寒，脉弦迟者，此胸中实，不可下也。

伤寒五六日，不结胸，腹濡，脉虚，复厥者，不可下。此亡血，下之死。

伤寒，发热头痛，微汗出，发汗则不识人；熏之则喘，不得小便，心腹满；下之则短气，小便难，头痛背强；加温针则衄。

伤寒，脉阴阳俱紧，恶寒发热，则脉欲厥。厥者，脉初来大，渐渐小，更来渐大，是其候也。如此者恶寒，甚者翕翕汗出，喉中痛，若热多者，目赤脉多，睛不慧。医复发之，咽中则伤。若复下之，则两目闭，寒多便清谷，热多便脓血。若熏之，则身发黄。若熨之，则咽燥。若小便利者，可救之。若小便难者，为危殆。

伤寒发热，口中勃勃气出，头痛目黄，衄不可制，贪水者，必呕，恶水者厥。若下之，咽中生疮，假令手足温者，必下重便脓血。头痛目黄者，若下之，则目闭。贪水者，若下之，其脉必厥，其声嘤，咽喉塞。若发汗，则战栗，阴阳俱虚。恶水者，若下之，则里冷不嗜食，大便完谷出。若发汗，则口中伤，舌上白胎，烦躁。脉数实，不大便六七日，后必便血。若发汗，则小便自利也。

得病二三日，脉弱，无太阳柴胡证，烦躁，心下痞。至四日，虽能食，以承气汤，少少与微和之，令小安，至六日与承气汤一升。若不大便六七日，小便少，虽不大便，但头鞕，后必溏，未定成鞕，攻之必溏。须小便利，屎定鞕，乃可攻之。

藏结无阳证，不往来寒热，其人反静，舌上胎滑者，不可攻也。伤寒呕多，虽有阳明证，不可攻之。

　　阳明病，潮热，大便微鞕者，可与大承气汤；不鞕者，不可与之。若不大便六七日，恐有燥屎，欲知之法，少与小承气汤，汤入腹中，转失气者，此有燥屎也，乃可攻之。若不转失气者，此但初头鞕后必溏，不可攻之，攻之必胀满不能食也，欲饮水者，与水则哕。其后发热者，大便必复鞕而少也，宜小承气汤和之。不转失气者，慎不可攻也。大承气汤。[方一]

　　大黄四两　厚朴八两，炙　枳实五枚，炙　芒消三合

　　上四味，以水一斗，先煮二味，取五升，下大黄，煮取二升，去滓，下芒消，再煮一二沸。分二服，利则止后服。小承气汤方

　　大黄四两，酒洗　厚朴二两，炙，去皮　枳实三枚，炙

　　上三味，以水四升，煮取一升二合，去滓。分温再服。

　　伤寒中风，医反下之，其人下利日数十行，谷不化，腹中雷鸣，心下痞鞕而满，干呕，心烦不得安。医见心下痞，谓病不尽，复下之，其痞益甚。此非结热，但以胃中虚，客气上逆，故使鞕也，属甘草泻心汤。[方二]

　　甘草四两，炙　黄芩三两　干姜三两　大枣十二枚，擘　半夏半升，洗　黄连一两

　　上六味，以水一斗，煮取六升，去滓，再煎，取三升。温服一升，日三服。有人参，见第四卷中。

　　下利脉大者，虚也，以强下之故也。设脉浮革，因尔肠鸣者，属当归四逆汤。[方三]

　　当归三两　桂枝三两，去皮　细辛三两　甘草二两，炙　通草二两　芍药三两
大枣二十五枚，擘

　　上七味，以水八升，煮取三升，去滓。温服一升，半日三服。

　　阳明病，身合色赤，不可攻之，必发热，色黄者，小便不利也。阳明病，心下鞕满者，不可攻之。攻之，利遂不止者，死，利止者愈。

　　阳明病，自汗出，若发汗，小便自利者，此为津液内竭，虽鞕不可攻之。须自欲大便，宜蜜煎导而通之，若土瓜根，及猪胆汁，皆可为导。[方四]

　　食蜜七合

　　上一味，于铜器内，微火煎，当须凝如饴状，搅之勿令焦著，欲可丸，并手捻作挺，令头锐，大如指，长二寸许。当热时急作，冷则鞕。以内谷道中，以手急抱，欲大便时，乃去之。疑非仲景意，已试甚良。又大猪胆一枚，泻汁，和少许法醋，以灌谷道内。如一食顷，当大便出宿食、恶物，甚效。

辨可下病脉证并治第二十一 合四十四法 方一十一首

阳明病，汗多者，急下之，宜大柴胡汤。［第一］加大黄，八味。一法：用小承气汤。前别有二法。

少阴病，得之二三日，口燥咽干者，急下之，宜大承气汤。［第二］四味。

少阴病，六七日腹满不大便者，急下之，宜大承气汤。［第三］用前第二方。

少阴病，下利清水，心下痛，口干者，可下之，宜大柴胡、大承气汤。［第四］大柴胡汤用前第一方，大承气汤用前第二方。

下利，三部脉平，心下鞕者，急下之，宜大承气汤。［第五］用前第二方。

下利，脉迟滑者，内实也。利未止，当下之，宜大承气汤。［第六］用前第二方。

阳明少阳合病，下利，脉不负者，顺也。脉滑数者，有宿食，当下之，宜大承气汤。［第七］用前第二方。

寸脉浮大反涩，尺中微而涩，故知有宿食。当下之，宜大承气汤。［第八］用前第二方。

下利，不欲食者，以有宿食，当下之，宜大承气汤。［第九］用前第二方。

下利差，至其年月日时复发者，以病不尽，当下之，宜大承气汤。［第十］用前第二方。

病腹中满痛，此为实，当下之，宜大承气、大柴胡汤。［第十一］大承气汤用前第二方。大柴胡用前第一方。

下利，脉反滑，当有所去，下乃愈，宜大承气汤。［第十二］用前第二方。

腹满不减，减不足言，当下之，宜大柴胡、大承气汤。［第十三］大柴胡用前第一方。大承气用前第二方。

伤寒后，脉沉。沉者，内实也，下之解，宜大柴胡汤。［第十四］用前第一方。

伤寒六七日，目中不了了，睛不和，无表里证。大便难，身微热者，实也，急下之。宜大承气、大柴胡汤。［第十五］大柴胡用前第一方，大承气用前第二方。

太阳病未解，脉阴阳俱停，先振栗汗出而解。阴脉微者，下之解，宜大柴胡汤。［第十六］用前第一方。一法：用调胃承气汤。

脉双弦而迟者，心下鞕，脉大而紧者，阳中有阴也，可下之，宜大承气汤。［第十七］用前第二方。

结胸者，项亦强，如柔痉状，下之和。［第十八］结胸门用大陷胸丸。

宋本伤寒论

病人无表里证，发热七八日，虽脉浮数者，可下之，宜大柴胡汤。［第十九］用前第一方。

太阳病，表证仍在，脉微而沉，不结胸，发狂，少腹满，小便利，下血愈，宜下之，以抵当汤。［第二十］四味。

太阳病，身黄，脉沉结，少腹鞕，小便自利，其人如狂，血证谛，属抵当汤证。［第二十一］用前第二十方。

伤寒有热，少腹满，应小便不利，今反利，为有血。当下之，宜抵当丸。［第二十二］四味。

阳明病，但头汗出，小便不利，身必发黄。宜下之，茵陈蒿汤。［第二十三］三味。

阳明证，其人喜忘，必有蓄血，大便色黑，宜抵当汤下之。［第二十四］用前第二十方。

汗出谵语，以有燥屎，过经可下之，宜大柴胡、大承气汤。［第二十五］大柴胡用前第一方。大承气用前第二方。

病人烦热，汗出，如疟状，日晡发热，脉实者，可下之，宜大柴胡、大承气汤。［第二十六］大柴胡用前第一方。大承气用前第二方。

阳明病，谵语，潮热，不能食，胃中有燥屎。若能食，便鞕耳。属大承气汤证。［第二十七］用前第二方。

下利谵语者，有燥屎也，属小承气汤。［第二十八］三味。

得病二三日，脉弱，无太阳柴胡证，烦躁，心下痞。小便利，屎定鞕，宜大承气汤。［第二十九］用前第二方，一云：大柴胡汤。

太阳中风，下利呕逆，表解，乃可攻之，属十枣汤。［第三十］二味。

太阳病不解，热结膀胱，其人如狂，宜桃核承气汤。［第三十一］五味。

伤寒七八日，身黄如橘子色，小便不利，腹微满者，属茵陈蒿汤证。［第三十二］用前第二十三方。

伤寒发热，汗出不解，心中痞鞕，呕吐下利者，属大柴胡汤证。［第三十三］用前第一方。

伤寒十余日，热结在里，往来寒热者，属大柴胡汤证。［第三十四］用前第一方。

但结胸，无大热，水结在胸胁也，头微汗出者，属大陷胸汤。［第三十五］三味。

伤寒六七日，结胸热实，脉沉紧，心下痛者，属大陷胸汤证。［第三十六］用前第三十五方。

阳明病，多汗，津液外出，胃中燥，大便必鞕，谵语，属小承气汤证。［第三十七］用前第二十八方。

阳明病，不吐不下，心烦者，属调胃阴气汤。[第三十八]三味。

阳明病脉迟，虽汗出不恶寒，身必重，腹满而喘，有潮热，大便鞕，大承气汤主之。若汗出多，微发热恶寒，桂枝汤主之。热不潮，腹大满不通，与小承气汤。[第三十九]大承气汤用前二方。小承气汤用前第二十八方。桂枝汤五味。

阳明病，潮热，大便微鞕，与大承气汤。若不大便六七日，恐有燥屎，与小承气汤。若不转气，不可攻之。后发热，大便复鞕者，宜以小承气和之。[第四十]并用前方。

阳明病，谵语，潮热，脉滑疾者，属小承气汤证。[第四十一]用前第二十八方。

二阳并病，太阳证罢，但发潮热，汗出，大便难，谵语者，下之愈，宜大承气汤。[第四十二]用前第二方。

病人小便不利，大便乍难乍易，微热喘冒者，属大承气汤证。[第四十三]用前第二方。

大下，六七日不大便，烦不解，腹满痛者，属大承气汤证。[第四十四]用前第二方。

大法，秋宜下。

凡可下者，用汤胜丸、散，中病便止，不必尽剂也。

阳明病，发热，汗多者，急下之，宜大柴胡汤。[方一]一法：用小承气汤。

柴胡八两　枳实四枚，炙　生姜五两　黄芩三两　芍药三两　大枣十二枚，擘　半夏半升，洗

上七味，以水一斗二升，煮取六升，去滓，更煎取三升。温服一升，日三服。一方云：加大黄二两。若不加，恐不成大柴胡汤。

少阴病，得之二三日，口燥咽干者，急下之，宜大承气汤。[方二]

大黄四两，酒洗　厚朴半斤，炙，去皮　枳实五枚，炙　芒消三两

上四味，以水一斗，先煮二物，取五升，内大黄，更煮取二升，去滓，内芒消，更上微火一二沸。分温再服。得下余勿服。

少阴病，六七日腹满不大便者，急下之，宜大承气汤。[方三]用前第二方。

少阴病，下利清水，色纯青，心下必痛，口干燥者，可下之，宜大柴胡、大承气汤。[方四]用前第二方。

下利，三部脉皆平，按之心下鞕者，急下之，宜大承气汤。[方五]用前第二方。

下利，脉迟而滑者，内实也，利未欲止，当下之，宜大承气汤。[方六]用前第二方。

阳明少阳合病，必下利，其脉不负者，为顺也。负者，失也，互相克贼，名为负也。脉滑而数者，有宿食，当下之，宜大承气汤。[方七]用前第二方。

问曰：人病有宿食，何以别之？师曰：寸口脉浮而大，按之反涩，尺中亦微而涩，故知有宿食。当下之，宜大承气汤。[方八] 用前第二方。

下利，不欲食者，以有宿食故也，当下之，宜大承气汤。[方九] 用前第二方。

下利差，至其年月日时复发者，以病不尽故也，当下之，宜大承气汤。[方十] 用前第二方。

病腹中满痛者，此为实也，当下之，宜大承气、大柴胡汤。[方十一] 用前第一、第二方。

下利，脉反滑，当有所去，下乃愈，宜大承气汤。[方十二] 用前第二方。

腹满不减，减不足言，当下之，宜大柴胡、大承气汤。[方十三] 用前第一、第二方。

伤寒后脉沉，沉者，内实也，下之解，宜大柴胡汤。[方十四] 用前第一方。

伤寒六七日，目中不了了，睛不和，无表里证，大便难，身微热者，此为实也，急下之，宜大承气、大柴胡汤。[方十五] 用前第一、第二方。

太阳病未解，脉阴阳俱停一作：微，必先振栗汗出而解，但阴脉微一作：尺脉实者，下之而解，宜大柴胡汤。[方十六] 用前第一方。一法：用调胃承气汤。

脉双弦而迟者，必心下鞕。脉大而紧者，阳中有阴也，可下之，宜大承气汤。[方十七] 用前第二方。

结胸者，项亦强，如柔痉状，下之则和。[方十八] 结胸门用大陷胸丸。

病人无表里证，发热七八日，虽脉浮数者，可下之，宜大柴胡汤。[方十九] 用前第一方。

太阳病，六七日表证仍在，脉微而沉，反不结胸，其人发狂者，以热在下焦，少腹当鞕满，而小便自利者，下血乃愈。所以然者，以太阳随经，瘀热在里故也，宜下之，以抵当汤。[方二十]。

水蛭三十枚，熬　桃仁二十枚，去皮尖　虻虫三十枚，去翅足，熬　大黄三两，去皮，破六片

上四味，以水五升，煮取三升，去滓。温服一升。不下者，更服。

太阳病，身黄，脉沉结，少腹鞕满，小便不利者，为无血也。小便自利，其人如狂者，血证谛，属抵当汤证。[方二十一] 用前第二十方。

伤寒有热，少腹满，应小便不利，今反利者，为有血也。当下之，宜抵当丸。[方二十二]

大黄三两　桃仁二十五个，去皮尖　虻虫去翅足，熬　水蛭各二十个，熬

上四味，捣筛，为四丸，以水一升，煮一丸，取七合，服之。晬时当下血，若不下者，更服。阳明病，发热汗出者，此为热越，不能发黄也。但头汗

出，身无汗，剂颈而还，小便不利，渴引水浆者，以瘀热在里，身必发黄，宜下之，以茵陈蒿汤。［方二十三］

茵陈蒿六两　栀子十四个，擘　大黄二两，破

上三味，以水一斗二升，先煮茵陈，减六升，内二味，煮取三升，去滓。分温三服。小便当利，尿如皂荚汁状，色正赤，一宿腹减，黄从小便去也。

阳明证，其人喜忘者，必有蓄血。所以然者，本有久瘀血，故令喜忘。屎虽鞕，大便反易，其色必黑，宜抵当汤下之。［方二十四］用前第二十方。

汗一作：卧出谵语者，以有燥屎在胃中，此为风也。须下者，过经乃可下之。下之若早者，语言必乱，以表虚里实故也。下之愈，宜大柴胡、大承气汤。［方二十五］用前第一、第二方。

病人烦热，汗出则解，又如疟状，日晡所发热者，属阳明也。脉实者，可下之，宜大柴胡、大承气汤。［方二十六］用前第一、第二方。

阳明病，谵语有潮热，反不能食者，胃中有燥屎五六枚也。若能食者，但鞕耳，属大承气汤证。［方二十七］用前第二方。

下利谵语者，有燥屎也，属小承气汤。［方二十八］

大黄四两　厚朴二两，炙，去皮　枳实三枚，炙

上三味，以水四升，煮取一升二合，去滓。分温再服。若更衣者，勿服之。

得病二三日，脉弱，无太阳柴胡证，烦躁，心下痞，至四五日，虽能食，以承气汤，少少与微和之，令小安，至六日，与承气汤一升。若不大便六七日，小便少者，虽不大便，但初头鞕，后必溏，此未定成鞕也，攻之必溏，须小便利，屎定鞕，乃可攻之，宜大承气汤。［方二十九］用前第二方。一云：大柴胡汤。

太阳病中风，下利呕逆，表解者，乃可攻之。其人漐漐汗出，发作有时，头痛，心下痞鞕满，引胁下痛，干呕则短气，汗出不恶寒者，此表解里未和也，属十枣汤。［方三十］

芫花熬赤　甘遂　大戟各等分。

上三味，各异捣筛，秤已，合治之。以水一升半，煮大肥枣十枚，取八合，去枣，内药末。强人服一钱匕，羸人半钱，温服之，平旦服。若下之，病不除者，明日更服，加半钱。得快下利后，糜粥自养。

太阳病不解，热结膀胱，其人如狂，血自下，下者愈。其外未解者，尚未可攻，当先解其外。外解已，但少腹急结者，乃可攻之，宜桃核承气汤。［方三十一］

桃仁五十枚，去皮尖　大黄四两　甘草二两，炙　芒消二两　桂枝二两，去皮

上五味，以水七升，煮四物，取二升半，去滓，内芒消，更上火煎微沸，

先食温服五合，日三服，当微利。

伤寒七八日，身黄如橘子色，小便不利，腹微满者，属茵陈蒿汤证。[方三十二] 用前第二十三方。

伤寒发热，汗出不解，心中痞鞕，呕吐而下利者，属大柴胡汤证。[方三十三] 用前第一方。

伤寒十余日，热结在里，复往来寒热者，属大柴胡汤证。[方三十四] 用前第一方。

但结胸，无大热者，以水结在胸胁也，但头微汗出者，属大陷胸汤。[方三十五]

大黄六两　芒消一升　甘遂末一钱匕

上三味，以水六升，先煮大黄，取二升，去滓，内芒消，更煮一二沸，内甘遂末。温服一升。

伤寒六七日，结胸热实，脉沉而紧，心下痛，按之石鞕者，属大陷胸汤证。[方三十六] 用前第三十五方。

阳明病，其人多汗，以津液外出，胃中燥，大便必鞕，鞕则谵语，属小承气汤证。[方三十七] 用前第二十八方。

阳明病不吐不下，心烦者，属调胃承气汤。[方三十八]

大黄四两，酒洗　甘草二两，炙　芒消半升

上三味，以水三升，煮取一升，去滓，内芒消，更上火微煮令沸，温顿服之。

阳明病脉迟，虽汗出不恶寒者，其身必重，短气腹满而喘，有潮热者，此外欲解，可攻里也。手足濈然汗出者，此大便已鞕也，大承气汤主之。若汗出多，微发热恶寒者，外未解也，桂枝汤主之。其热不潮，未可与承气汤。若腹大满不通者，与小承气汤，微和胃气，勿令至大泄下。[方三十九] 大承气汤用前第二方。小承气用前第二十八方。

桂枝汤方

桂枝去皮　芍药　生姜切，各三两　甘草二两，炙　大枣十二枚，擘

上五味，以水七升，煮取三升，去滓，温服一升。服汤后，饮热稀粥一升余，以助药力，取微似汗。

阳明病潮热，大便微鞕者，可与大承气汤；不鞕者，不可与之。若不大便六七日，恐有燥屎，欲知之法，少与小承气汤，汤入腹中，转失气者，此有燥屎也，乃可攻之。若不转失气者，此但初头鞕，后必溏，不可攻之，攻之必胀满不能食也，欲饮水者，与水则哕。其后发热者，大便必复鞕而少也，宜以小承气汤和之。不转失气者，慎不可攻也。[方四十] 并用前方。

阳明病，谵语，发潮热，脉滑而疾者，小承气汤主之。因与承气汤一升，腹中转气者，更服一升；若不转气者，勿更与之。明日又不大便，脉反微涩者，里虚也，为难治，不可更与承气汤。[方四十一] 用前第二十八方。

二阳并病，太阳证罢，但发潮热，手足漐漐汗出，大便难，而谵语者，下之则愈，宜大承气汤。[方四十二] 用前第二方。

病人小便不利，大便乍难乍易，时有微热，喘冒不能卧者，有燥屎也，属大承气汤证。[方四十三] 用前第二方。

大下后，六七日不大便，烦不解，腹满痛者，此有燥屎也。所以然者，本有宿食故也，属大承气汤证。[方四十四] 用前第二方。

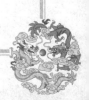

伤寒论卷第十　仲景全书第十

辨发汗吐下后病脉证并治第二十二 含四十八法 方三十九首

太阳病，八九日，如疟状，热多寒少，不呕，清便，脉微而恶寒者，不可更发汗吐下也，以其不得小汗，身必痒，属桂枝麻黄各半汤。[第一]七味。前有二十二病证。

服桂枝汤，或下之，仍头项强痛，发热，无汗，心下满痛，小便不利，属桂枝去桂加茯苓白术汤。[第二]六味。

太阳病，发汗不解，而下之，脉浮者为在外，宜桂枝汤。[第三]五味。

下之后，复发汗，昼日烦躁，夜安静，不呕，不渴，无表证，脉沉微者，属干姜附子汤。[第四]二味。

伤寒若吐下后，心下逆满，气上冲胸，起则头眩，脉沉紧，发汗则身为振摇者，属茯苓桂枝白术甘草汤。[第五]四味。

发汗若下之，病不解，烦躁者，属茯苓四逆汤。[第六]五味。

发汗吐下后，虚烦不眠，若剧者，反覆颠倒，心中懊恼，属栀子豉汤。少气者，栀子甘草豉汤；呕者，栀子生姜豉汤。[第七]栀子豉汤二味。栀子甘草豉汤、栀子生姜豉汤，并三味。

发汗下之，而烦热胸中窒者，属栀子豉汤证。[第八]用上初方。

太阳病，过经十余日，心下欲吐，胸中痛，大便溏，腹满，微烦，先此时极吐下者，与调胃承气汤。[第九]三味。

太阳病，重发汗，复下之，不大便五六日，舌上燥而渴，日晡潮热，心腹鞕满痛，不可近者，属大陷胸汤。[第十]三味。

伤寒五六日，发汗复下之，胸胁满微结，小便不利，渴而不呕，头汗出，寒热，心烦者，属柴胡桂枝干姜汤。[第十一]七味。

伤寒发汗、吐下，解后，心下痞鞕，噫气不除者，属旋复代赭汤。[第十二]七味。

伤寒下之，复发汗，心下痞，恶寒，表未解也。表解乃可攻痞，解表宜桂枝汤；攻痞宜大黄黄连泻心汤。[第十三]桂枝汤用前第三方。大黄泻心汤二味。

伤寒吐下后，七八日不解，热结在里，表里俱热，恶风，大渴，舌上燥而烦，欲饮水数升者，属白虎加人参汤。[第十四] 五味。

伤寒吐下后，不解，不大便至十余日，日晡发潮热，不恶寒，如见鬼状。剧者不识人，循衣摸床，惕而不安，微喘直视，发热谵语者，属大承气汤。[第十五] 四味。

三阳合病，腹满身重，口不仁面垢，谵语遗尿。发汗则谵语，下之则额上汗，手足逆冷，自汗出者，属白虎汤。[第十六] 四味。

阳明病，脉浮紧，咽躁口苦，腹满而喘，发热汗出，反恶热，身重。若发汗则谵语；加温针必怵惕，烦躁不眠；若下之，则心中懊恼，舌上苔者，属栀子豉汤证。[第十七] 用前第七方。

阳明病，下之，心中懊恼而烦，胃中有燥屎，可攻，宜大承气汤。[第十八] 用前第十五方。

太阳病，吐下发汗后，微烦，小便数，大便鞕者，与小承气汤和之。[第十九] 三味。

大汗大下而厥者，属四逆汤。[第二十] 三味。

太阳病，下之，气上冲者，与桂枝汤。[第二十一] 用前第三方。

太阳病，下之后，脉促胸满者，属桂枝去芍药汤。[第二十二] 四味。

若微寒者，属桂枝去芍药加附子汤。[第二十三] 五味。

太阳桂枝证，反下之，利不止，脉促，喘而汗出者，属葛根黄芩黄连汤。[第二十四] 四味。

太阳病，下之微喘者，表未解也，属桂枝加厚朴杏子汤。[第二十五] 七味。

伤寒，不大便六七日，头痛有热者，与承气汤。小便清者一云：大便青，知不在里，当发汗，宜桂枝汤。[第二十六] 用前第三方。

伤寒五六日，下之后，身热不去，心中结痛者，属栀子豉汤证。[第二十七] 用前第七方。

伤寒下后，心烦腹满，卧起不安，属栀子厚朴汤。[第二十八] 三味。

伤寒，以丸药下之，身热不去，微烦者，属栀子干姜汤。[第二十九] 二味。

伤寒下之，续得下利不止，身疼痛，急当救里。后身疼痛，清便自调者，急当救表。救里宜四逆汤，救表宜桂枝汤。[第三十] 并用前方。

太阳病，过经十余日，二三下之，柴胡证仍在，与小柴胡汤。呕止小安，郁郁微烦者，可与大柴胡汤。[第三十一] 八味。

伤寒十三日不解，胸胁满而呕，日晡发潮热，微利。潮热者，实也。先服小柴胡汤以解外，后以柴胡加芒消汤主之。[第三十二] 八味。

伤寒十三日，过经谵语，有热也。若小便利，当大便鞕，而反利者，知以丸药下之也。脉和者，内实也，属调胃承气汤证。［第三十三］用前第九方。

伤寒八九日，下之，胸满烦惊，小便不利，谵语，身重不可转侧者，属柴胡加龙骨牡蛎汤。［第三十四］十二味。

火逆下之，因烧针烦躁者，属桂枝甘草龙骨牡蛎汤。［第三十五］四味。

太阳病，脉浮而动数，头痛发热，盗汗，恶寒，反下之，膈内拒痛，短气躁烦，心中懊侬，心下因鞕，则为结胸，属大陷胸汤证。［第三十六］用前第十方。

伤寒五六日，呕而发热者，小柴胡汤证具，以他药下之，柴胡证仍在者，复与柴胡汤，必蒸蒸而振，却发热汗出而解。若心满而鞕痛者，此为结胸，大陷胸汤主之。但满而不痛者，为痞，属半夏泻心汤。［第三十七］七味。

本以下之，故心下痞，其人渴而口燥烦，小便不利者，属五苓散。［第三十八］五味。

伤寒中风，下之，其人下利日数十行，腹中雷鸣，心下痞鞕，干呕，心烦。复下之，其痞益甚，属甘草泻心汤。［第三十九］六味。

伤寒服药，下利不止，心下痞鞕。复下之，利不止，与理中，利益甚，属赤石脂禹余粮汤。［第四十］二味。

太阳病，外证未除，数下之，遂协热而利，利不止，心下痞鞕，表里不解，属桂枝人参汤。［第四十一］五味。

下后，不可更行桂枝汤，汗出而喘，无大热者，属麻黄杏子甘草石膏汤。［第四十二］四味。

阳明病，下之，外有热，手足温，心中懊侬，饥不能食，但头汗出，属栀子豉汤证。［第四十三］用前第七方。

伤寒吐后，腹胀满者，属调胃承气汤证。［第四十四］用前第九方。

病人无表里证，发热七八日，脉虽浮数，可下之。假令已下，脉数不解，不大便者，有瘀血，属抵当汤。［第四十五］四味。

本太阳病，反下之，腹满痛，属太阴也，属桂枝加芍药汤。［第四十六］五味。

伤寒六七日，大下，寸脉沉而迟，手足厥，下部脉不至，喉咽不利，唾脓血者，属麻黄升麻汤。［第四十七］十四味。

伤寒本自寒下，复吐下之，食入口即吐，属干姜黄芩黄连人参汤。［第四十八］四味。

师曰：病人脉微而涩者，此为医所病也。大发其汗，又数大下之，其人亡血，病当恶寒，后乃发热，无休止时。夏月盛热，欲著复衣，冬月盛寒，欲裸其身。所以然者，阳微则恶寒，阴弱则发热，此医发其汗，使阳气微，又大下之，令阴气弱。五月之时，阳气在表，胃中虚冷，以阳气内微，不能胜冷，故欲著复衣。十一月之时，阳气在里，胃中烦热，以阴气内弱，不能胜热，故欲裸其身。又阴脉迟涩，故知亡血也。

寸口脉浮大，而医反下之，此为大逆。浮则无血，大则为寒，寒气相搏，则为肠鸣。医乃不知，而反饮冷水，令汗大出，水得寒气，冷必相搏，其人则噎。

太阳病三日，已发汗，若吐，若下，若温针，仍不解者，此为坏病，桂枝不中与之也。观其脉证，知犯何逆，随证治之。

脉浮数者，法当汗出而愈，若下之，身重，心悸者，不可发汗，当自汗出乃解。所以然者，尺中脉微，此里虚，须表里实，津液和，便自汗出愈。

凡病若发汗，若吐，若下，若亡血，无津液，阴阳脉自和者，必自愈。

大下之后，复发汗，小便不利者，亡津液故也。勿治之，得小便利，必自愈。

下之后，复发汗，必振寒，脉微细。所以然者，以内外俱虚故也。本发汗，而复下之，此为逆也。若先发汗，治不为逆。本先下之，而反汗之，为逆。若先下之，治不为逆。

太阳病，先下而不愈，因复发汗，以此表里俱虚，其人因致冒，冒家汗出自愈。所以然者，汗出表和故也。得表和，然后复下之。

得病六七日，脉迟浮弱，恶风寒，手足温，医二三下之，不能食，而胁下满痛，面目及身黄，颈项强，小便难者，与柴胡汤，后必下重。本渴饮水而呕者，柴胡不中与也，食谷者哕。

太阳病，二三日不能卧，但欲起，心下必结，脉微弱者，此本有寒分也。反下之，若利止，必作结胸，未止者，四日复下之，此作协热利也。

太阳病，下之，其脉促一作：纵，不结胸者，此为欲解也。脉浮者，必结胸。脉紧者，必咽痛。脉弦者，必两胁拘急。脉细数者，头痛未止。脉沉紧者，必欲呕。脉沉滑者，协热利。脉浮滑者，必下血。

太阳少阳并病，而反下之，成结胸，心下鞕，下利不止，水浆不下，其人心烦。

脉浮而紧，而复下之，紧反入里，则作痞，按之自濡，但气痞耳。伤寒吐下发汗后，虚烦，脉甚微，八九日心下痞鞕，胁下痛，气上冲咽喉，眩冒，经脉动惕者，久而成痿。

阳明病，能食，下之不解者，其人不能食，若攻其热必哕。所以然者，胃中虚冷故也，以其人本虚，攻其热必哕。

阳明病，脉迟，食难用饱，饱则发烦，头眩，必小便难，此欲作谷疸。虽下之，腹满如故，所以然者，脉迟故也。

夫病阳多者热，下之则鞕。汗多，极发其汗亦鞕。

太阳病，寸缓关浮尺弱，其人发热，汗出，复恶寒，不呕，但心下痞者，此以医下之也。

太阴之为病，腹满而吐，食不下，自利益甚，时腹自痛。若下之，必胸下结鞕。

伤寒大吐大下之，极虚，复极汗者，其人外气怫郁，复与之水，以发其汗，因得哕。所以然者，胃中寒冷故也。

吐利发汗后，脉平，小烦者，以新虚不胜谷气故也。

太阳病，医发汗，遂发热恶寒，因复下之，心下痞。表里俱虚，阴阳气并竭，无阳则阴独。复加烧针，因胸烦，面色青黄，肤瞤者，难治。今色微黄，手足温者，易愈。

太阳病，得之八九日，如疟状，发热恶寒，热多寒少，其人不呕，清便欲自可，一日二三度发。脉微缓者，为欲愈也。脉微而恶寒者，此阴阳俱虚，不可更发汗更下更吐也。面色反有热色者，未欲解也，以其不能得小汗出，身必痒，属桂枝麻黄各半汤。［方一］

桂枝一两十六铢　芍药一两　生姜一两，切　甘草一两，炙　麻黄一两，去节　大枣四枚，擘　杏仁二十四个，汤浸，去皮尖及两人者

上七味，以水五升，先煮麻黄一二沸，去上沫，内诸药，煮取一升八合，去滓。温服六合。本云：桂枝汤三合，麻黄汤三合，并为六合，顿服。

服桂枝汤，或下之，仍头项强痛，翕翕发热，无汗，心下满微痛，小便不利者，属桂枝去桂加茯苓白术汤。［方二］

芍药三两　甘草二两，炙　生姜三两，切　白术三两　茯苓三两　大枣十二枚，擘

上六味，以水八升，煮取三升，去滓。温服一升。小便利则愈，本云：桂枝汤，今去桂枝，加茯苓、白术。

太阳病，先发汗不解，而下之，脉浮者不愈。浮为在外，而反下之，故令不愈。今脉浮，故在外，当须解外则愈，宜桂枝汤。［方三］

桂枝三两，去皮　芍药三两　生姜三两，切　甘草二两，炙　大枣十二枚，擘

上五味，以水七升，煮取三升，去滓。温服一升，须臾啜热稀粥一升，以助药力，取汗。

下之后，复发汗，昼日烦躁不得眠，夜而安静，不呕，不渴，无表证，脉沉微，身无大热者，属干姜附子汤。［方四］

干姜一两　附子一枚，生用，去皮，破八片

上二味，以水三升，煮取一升，去滓。顿服。

伤寒若吐、若下后，心下逆满，气上冲胸，起则头眩，脉沉紧，发汗则动经，身为振振摇者，属茯苓桂枝白术甘草汤。[方五]

茯苓四两　桂枝三两，去皮　白术二两　甘草二两，炙

上四味，以水六升，煮取三升，去滓。分温三服。

发汗，若下之后，病仍不解，烦躁者，属茯苓四逆汤。[方六]。

茯苓四两　人参一两　附子一枚，生用，去皮，破八片　甘草二两，炙　干姜一两半

上五味，以水五升，煮取二升，去滓。温服七合，日三服。发汗吐下后，虚烦不得眠，若剧者，必反复颠倒，心中懊侬，属栀子豉汤。若少气者，栀子甘草豉汤；若呕者，栀子生姜豉汤。[方七]

肥栀子十四个，擘　香豉四合，绵裹

上二味，以水四升，先煮栀子，得二升半，内豉，煮取一升半，去滓，分为二服，温进一服。得吐者，止后服。栀子甘草豉汤方

肥栀子十四个，擘　甘草二两，炙　香豉四合，绵裹

上三味，以水四升，先煮二味，取二升半，内豉，煮取一升半，去滓。分二服，温进一服。得吐者，止后服。栀子生姜豉汤

肥栀子十四个，擘　生姜五两，切　香豉四合，棉裹

上三味，以水四升，先煮二味，取二升半，内豉，煮取一升半，去滓。分二服，温进一服。得吐者，止后服。

发汗若下之，而烦热胸中窒者，属栀子豉汤证。[方八]用前初方。

太阳病，过经十余日，心下温温欲吐，而胸中痛，大便反溏，腹微满，郁郁微烦，先此时极吐下者，与调胃承气汤。若不尔者，不可与。但欲吐，胸中痛，微溏者，此非柴胡汤证。以呕故知极吐下也，调胃承气汤。[方九]

大黄四两，酒洗　甘草二两，炙　芒消半升

上三味，以水三升，煮取一升，去滓，内芒消，更上火令沸。顿服之。

太阳病，重发汗，而复下之，不大便五六日，舌上燥而渴，日晡所小有潮热一云：日晡所发，心胸大烦，从心下至少腹鞕满而痛，不可近者，属大陷胸汤。[方十]

大黄六两，去皮，酒洗　芒消一升　甘遂末一钱匕

上三味，以水六升，煮大黄，取二升，去滓，内芒消，煮二沸，内甘遂末。温服一升，得快利，止后服。

伤寒五六日，已发汗，而复下之，胸胁满微结，小便不利，渴而不呕，但头汗出，往来寒热，心烦者，此为未解也，属柴胡桂枝干姜汤。[方十一]

柴胡半斤　桂枝三两，去皮　干姜二两　栝楼根四两　黄芩三两　甘草二两，炙

牡蛎二两，熬

上七味，以水一斗二升，煮取六升，去滓，再煎取三升。温服一升，日三服。初服微烦，后汗出便愈。

伤寒发汗，若吐若下，解后，心下痞鞕，噫气不除者，属旋复代赭汤。〔方十二〕

旋复花三两　人参三两　生姜五两　代赭一两　甘草三两，炙　半夏半升，洗大枣十二枚，擘

上七味，以水一斗，煮取六升，去滓，再煎取三升。温服一升，日三服。

伤寒大下之，复发汗，心下痞，恶寒者，表未解也，不可攻痞，当先解表，表解乃攻痞，解表宜桂枝汤，用前方；攻痞宜大黄黄连泻心汤。〔方十三〕

大黄二两，酒洗　黄连一两

上二味，以麻沸汤二升渍之，须臾，绞去滓，分温再服。有黄芩，见第四卷中

伤寒若吐下后，七八日不解，热结在里，表里俱热，时时恶风，大渴，舌上干燥而烦，欲饮水数升者，属白虎加人参汤。〔方十四〕

知母六两　石膏一斤，碎　甘草二两，炙　粳米六合　人参三两

上五味，以水一斗，煮米熟，汤成，去滓。温服一升，日三服。

伤寒若吐若下后，不解，不大便五六日，上至十余日，日晡所发潮热，不恶寒，独语如见鬼状。若剧者，发则不识人，循衣摸床，惕而不安一云：顺衣妄撮，怵惕不安，微喘直视，脉弦者生，涩者死。微者，但发热，谵语者，属大承气汤。〔方十五〕

大黄四两，去皮，酒洗　厚朴半斤，炙　枳实五枚，炙　芒消三合

上四味，以水一斗，先煮二味，取五升，内大黄，煮取二升，去滓，内芒消，更煮令一沸。分温再服。得利者，止后服。

三阳合病，腹满身重，难以转侧，口不仁面垢又作枯，一云：向经。谵语遗尿，发汗则谵语，下之则额上生汗，若手足逆冷，自汗出者，属白虎汤。〔方十六〕

知母六两　石膏一斤，碎　甘草二两，炙　粳米六合

上四味，以水一半，煮米熟汤成，去滓。温服一升，日三服。

阳明病，脉浮而紧，咽燥口苦，腹满而喘，发热汗出，不恶寒，反恶热，身重。若发汗则躁，心愦愦而反谵语。若加温针，必怵惕烦躁不得眠。若下之，则胃中空虚，客气动膈，心中懊憹，舌上胎者，属栀子豉汤证。〔方十七〕用前第七方。

阳明病，下之，心中懊憹而烦，胃中有燥屎者，可攻。腹微满，初头鞕，后必溏，不可攻之。若有燥屎者，宜大承气汤。〔方十八〕用前第十五方。

太阳病，若吐、若下、若发汗后，微烦，小便数，大便因鞕者，与小承气汤和之，愈。［方十九］

大黄四两，酒洗　厚朴二两，炙　枳实三枚，炙

上三味，以水四升，煮取一升二合，去滓。分温二服。大汗，若大下，而厥冷者，属四逆汤。［方二十］

甘草二两，炙　干姜一两半　附子一枚，生用，去皮，破八片

上三味，以水三升，煮取一升二合，去滓。分温再服。强人可大附子一枚，干姜四两。

太阳病，下之后，其气上冲者，可与桂枝汤。若不上冲者，不得与之。［方二十一］用前第三方。

太阳病，下之后，脉促胸满者，属桂枝去芍药汤。［方二十二］促，一作纵。

桂枝三两，去皮　甘草二两，炙　生姜三两　大枣十二枚，擘

上四味，以水七升，煮取三升，去滓。温服一升。本云：桂枝汤，今去芍药。

若微寒者，属桂枝去芍药加附子汤。［方二十三］

桂枝三两，去皮　甘草二两，炙　生姜三两，切　大枣十二枚，擘　附子一枚，炮

上五味，以水七升，煮取三升，去滓。温服一升，本去：桂枝汤，今去芍药加附子。

太阳病桂枝证，医反下之，利遂不止，脉促者，表未解也。喘而汗出者，属葛根黄芩黄连汤。［方二十四］促，一作纵。

葛根半斤　甘草二两，炙　黄芩三两　黄连三两

上四味，以水八升，先煮葛根，减二升，内诸药，煮取二升，去滓。温分再服。

太阳病，下之微喘者，表未解故也，属桂枝加厚朴杏子汤。［方二十五］

桂枝三两，去皮　芍药三两　生姜三两，切　甘草二两，炙　厚朴二两，炙，去皮
大枣十二枚，擘　杏仁五十个，去皮尖

上七味，以水七升，煮取三升，去滓。温服一升。

伤寒，不大便六七日，头痛有热者，与承气汤。其小便清者一云：大便青，知不在里，仍在表也，当须发汗。若头痛者，必衄，宜桂枝汤。［方二十六］用前第三方。

伤寒五六日，大下之后，身热不去，心中结痛者，未欲解也，属栀子豉汤证。［方二十七］用前第七方。

伤寒下后，心烦腹满，卧起不安者，属栀子厚朴汤。［方二十八］。

栀子十四枚，擘　厚朴四两，炙　枳实四个，水浸，炙令赤

上三味，以水三升半，煮取一升半，去滓。分二服，温进一服。得吐者，止后服。

伤寒，医以丸药大下之，身热不去，微烦者，属栀子干姜汤。［方二十九］。

栀子十四个，擘　干姜二两

上二味，以水三升半，煮取一升半，去滓。分二服。一服得吐者，止后服。

凡用栀子汤，病人旧微溏者，不可与服之。

伤寒医下之，续得下利，清谷不止，身疼痛者，急当救里。后身疼痛，清便自调者，急当救表。救里宜四逆汤；救表宜桂枝汤。［方三十］并用前方。

太阳病，过经十余日，反二三下之，后四五日，柴胡证仍在者，先与小柴胡汤。呕不止，心下急一云：呕止小安，郁郁微烦者，为未解也，可与大柴胡汤，下之则愈。［方三十一］

柴胡半斤　黄芩三两　芍药三两　半夏半升，洗　生姜五两　枳实四枚，炙　大枣十二枚，擘

上七味，以水一斗二升，煮取六升，去滓。再煎取三升，温服一升，日三服，一方：加大黄二两，若不加，恐不为大柴胡汤

伤寒十三日不解，胸胁满而呕，日晡所发潮热，已而微利，此本柴胡，下之不得利，今反利者，知医以丸药下之，此非其治也。潮热者，实也，先服小柴胡汤以解外，后以柴胡加芒硝汤主之。［方三十二］

柴胡二两十六铢　黄芩一两　人参一两　甘草一两，炙　生姜一两　半夏二十铢，旧云：五枚，洗　大枣四枚，擘　芒消二两

上八味，以水四升，煮取二升，去滓，内亡消，更煮微沸。温分再服，不解更作。

伤寒十三日，过经谵语者，以有热也，当以汤下之。若小便利者，大便当鞕，而反下利，脉调和者，知医以丸药下之，非其治也。若自下利者，脉当微厥，今反和者，此为内实也，属调胃承气汤证。［方三十三］用前第九方。

伤寒八九日，下之胸满烦惊，小便不利，谵语，一身尽重，不可转侧者，属柴胡加龙骨牡蛎汤。［方三十四］。

柴胡四两　龙骨一两半　黄芩一两半　生姜一两半，切　铅丹一两半　人参一两半　桂枝一两半，去皮　茯苓一两半　半夏二合半，洗　大黄二两　牡蛎一两半，熬　大枣六枚，擘

上十二味，以水八升，煮取四升，内大黄，切如棋子，更煮一二沸，去滓。温服一升。本云：柴胡汤，今加龙骨等。火逆下之，因烧针烦躁者，属桂

枝甘草龙骨牡蛎汤。［方三十五］

桂枝一两，去皮　甘草二两，炙　龙骨二两　牡蛎二两，熬

上四味，以水五升，煮取二升半，去滓。温服八合，日三服。

太阳病，脉浮而动数，浮则为风，数则为热，动则为痛，数则为虚。头痛发热，微盗汗出，而反恶寒者，表未解也。医反下之，动数变迟，膈内拒痛一云：头痛即眩，胃中空虚，客气动膈，短气躁烦，心中懊憹，阳气内陷，心下因鞭，则为结胸，属大陷胸汤证。若不结胸，但头汗出，余处无汗，剂颈而还，小便不利，身必发黄。［方三十六］用前第十方。

伤寒五六日，呕而发热者，柴胡汤证具，而以他药下之，柴胡证仍在者，复与柴胡汤。此虽已下之，不为逆，必蒸蒸而振，却发热汗出而解。若心下满而鞭痛者，此为结胸也，大陷胸汤主之，用前方。但满而不痛者，此为痞，柴胡不中与之，属半夏泻心汤。［方三十七］

半夏半升，洗　黄芩三两　干姜三两　人参三两　甘草三两，炙　黄连一两　大枣十二枚，擘

上七味，以水一斗，煮取六升，去滓，再煎，取三升。温服一升，日三服。

本以下之，故心下痞，与泻心汤。痞不解，其人渴而口燥烦，小便不利者，属五苓散。［方三十八］一方云：忍之一日，乃愈。

猪苓十八铢，去黑皮　白术十八铢　茯苓十八铢　泽泻一两六铢　桂心半两，去皮

上五味，为散，白饮和服方寸匕，日三服。多饮暖水，汗出愈。

伤寒中风，医反下之，其人下利日数十行，谷不化，腹中雷鸣，心下痞鞭而满，干呕，心烦不得安。医见心下痞，谓病不尽，复下之，其痞益甚，此非结热，但以胃中虚，客气上逆，故使鞭也，属甘草泻心汤。［方三十九］。

甘草四两，炙　黄芩三两　干姜三两　半夏半升，洗　大枣十二枚，擘　黄连一两

上六味，以水一斗，煮取六升，去滓，再煎，取三升。温服一升，日三服。有人参。见第四卷中。

伤寒服汤药，下利不止，心下痞鞭。服泻心汤已，复以他药下之，利不止。医以理中与之，利益甚。理中，理中焦，此利在下焦，属赤石脂禹余粮汤。复不止者，当利其小便。［方四十］。

赤石脂一升，碎　太一禹余粮一斤，碎

上二味，以水六升，煮取二升，去滓，分温三服。

太阳病，外证未除，而数下之，遂协热而利，利下不止，心下痞鞭，表里不解者，属桂枝人参汤。［方四十一］。

桂枝四两，别切，去皮　甘草四两，炙　白术三两　人参三两　干姜三两

上五味，以水九升，先煮四味，取五升，内桂，更煮取三升，去滓。温服一升，日再夜一服。

下后，不可更行桂枝汤，汗出而喘，无大热者，属麻黄杏子甘草石膏汤。〔方四十二〕。

麻黄四两，去节　杏仁五十个，去皮尖　甘草二两，炙　石膏半斤，碎

上四味，以水七升，先煮麻黄，减二升，去上沫，内诸药，煮取三升，去滓，温服一升。本云：黄耳杯。

阳明病，下之，其外有热，手足温，不结胸，心中懊恼，饥不能食，但头汗出者，属栀子豉汤证。〔方四十三〕用前第七初方。

伤寒吐后，腹胀满者，属调胃承气汤证。〔方四十四〕用前第九方。

病人无表里证，发热七八日，脉虽浮数者，可下之。假令已下，脉数不解，今热则消谷喜饥，至六七日，不大便者，有瘀血，属抵当汤。〔方四十五〕

大黄三两，酒洗　桃仁二十枚，去皮尖　水蛭十三枚，熬　虻虫去翅足，三十枚，熬

上四味，以水五升，煮取三升，去滓。温服一升，不下更服。

本太阳病，医反下之，因尔腹满时痛者，属太阴也，属桂枝加芍药汤。〔方四十六〕

桂枝三两，去皮　芍药六两　甘草二两，炙　大枣十二枚，擘　生姜三两，切

上五味，以水七升，煮取三升，去滓。分温三服。本云：桂枝汤，今加芍药。

伤寒六七日，大下，寸脉沉而迟，手足厥逆，下部脉不至，喉咽不利，唾脓血，泄利不止者，为难治，属麻黄升麻汤。〔方四十七〕

麻黄二两半，去皮　升麻一两六铢　当归一两六铢　知母十八铢　黄芩十八铢　萎蕤十八铢，一作菖蒲　芍药六铢　天门冬六铢，去心　桂枝六铢，去皮　茯苓六铢　甘草六铢，炙　石膏六铢，碎，绵裹　白术六铢　干姜六铢

上十四味，以水一斗，先煮麻黄一二沸，去上沫，内诸药，煮取三升，去滓。分温三服。相去如炊三斗米顷令尽，汗出愈。

伤寒本自寒下，医复吐下之，寒格更逆吐下，若食入口即吐，属干姜黄芩黄连人参汤。〔方四十八〕

干姜　黄芩　黄连　人参各三两

上四味，以水六升，煮以二升，去滓。分温再服。

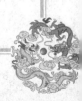

《伤寒论》后序

　　夫治伤寒之法，历观诸家方书，得仲景之多者，惟孙思邈。犹曰：见大医疗伤寒，惟大青、知母等诸冷物投之，极与仲景本意相反。又曰：寻方之大意，不过三种，一则桂枝，二则麻黄，三则青龙。凡疗伤寒不出之也，呜呼！是未知法之深者也。奈何仲景之意，治病发于阳者，以桂枝、生姜、大枣之类；发于阴者，以干姜、甘草、附子之类，非谓全用温热药。盖取《素问》辛甘发散之说。且风与寒，非辛甘不能发散之也。而又中风自汗用桂枝，伤寒无汗用麻黄，中风见寒脉、伤寒见风脉用青龙，若不知此，欲治伤寒者，是未得其门矣。然则此之三方，春冬所宜用之，若夏秋之时，病多中暍，当行白虎也。故《阴阳大论》云：脉盛身寒，得之伤寒；脉虚身热，得之伤暑。又云：五月六月，阳气已盛，为寒所折，病热则重。《别论》云：太阳中热，暍是也，其人汗出恶寒，身热而渴，白虎主之。若误服桂枝、麻黄辈，未有不黄发斑出，脱血而得生者。此古人所未至，故附于卷之末云。

《宋本伤寒论》考

《宋本伤寒论》是指明万历年间，常熟赵开美影刻北宋版《伤寒论》，并收集在《仲景全书》中，因此，亦称《赵开美本伤寒论》，简称《赵本伤寒论》。

一、《宋本伤寒论》流传简史

《伤寒论》是《伤寒杂病论》的伤寒部分，在东汉末年由张仲景撰著后，由于兵火战乱，随即散佚。后经晋太医令王叔和整理与编次。《伤寒杂病论》分为《伤寒论》和《金匮要略》两部分，但是，经王叔和整理的《伤寒论》亦早失传，仅在南朝梁阮孝绪的《七录》、《隋书经籍志》、《新唐书·艺文志》等古籍中记载其名，未见其书。唐初著名的医药学家孙思邈在编纂《千金要方》时，也仅见残缺不全的《伤寒论》，30 年后编纂《千金翼方》时，方见到较为完整的，但非经王叔和整理和编次的《伤寒论》。北宋仁宗时期，朝廷开始正规地大规模地组织学者（儒臣）对医书典籍进行认真的整理和校正，成绩斐然，嗣后宋英宗时代亦继承此项硕大工程，扩大成果。北宋为此专门成立了"校正医书局"（隶属编修院）机构，专门负责校正医书工作，其中有突出贡献的儒臣，有：掌禹锡、高保衡、林亿、孙奇、孙兆等。北宋治平二年（1065年）2 月 4 日，高保衡、林亿、孙奇等人（林亿执笔）校正完《伤寒论》，呈报朝廷"奉圣旨镂版施行"大字本《伤寒论》，嗣后因大字本价格昂贵，民间无力购买，于是出现浙路小字本《伤寒论》，23 年后于北宋元祐三年（1088年），校正医书局发现此情况，于 8 月申报朝廷雕版小字本《伤寒论》，9 月国子监"雕印小字《伤寒论》等医书出卖"。至此，经过校正的《宋本伤寒论》共有三种版本，即：大字本、浙路小字本、国子监小字本。

由于《宋本伤寒论》是经国家"校正医书局"众学者校正，又"奉圣旨镂版"，由国子监负责"雕印"出版、发行，因此，《宋本伤寒论》成定本，用现代语说，即国家版，或国家标准本，从而结束了《伤寒论》各版本的纷争局面，而一统天下，并为北宋、南宋时代医生考试的朝廷的主要指定书籍之一。由此观之，我们不难认为，《宋本伤寒论》的出现，是《伤寒论》发展史上的第三个重要里程碑，它不仅校正出完整的、系统的、接近原貌的《伤寒论》，而且是《伤寒论》的定本、国家标准本，不仅利在当代，而且功在千秋，直至近千年后的现代，《宋本伤寒论》仍然作为通行本、标准本，为中医学院校的必修科目，其深远的历史意义是不言而喻的。

宋朝与辽金的民族战争，严重地破坏了宋朝的经济，也造成了社会动荡和不稳定，宋王朝终于在受靖康之耻后，于1127年迁都杭州，史称南宋，偏安一隅，直至覆灭。正是由于这个社会的原因，曾经兴盛于北宋中晚期的《宋本伤寒论》也随之销声匿迹。

明万历年间，常熟地区流行时疫，著名藏书家、学者赵开美与当地名医沈南昉接触中，获知沈南昉的医术源于张仲景之术，辄借书抄校（实为《注解伤寒论》），后将《金匮要略》合刻，命名《仲景全书》，刻已后，赵开美复得宋板《伤寒论》，"因复并刻之"、"又故纸中检得《伤寒类证》三卷"，四书合一，命名《仲景全书》。《宋本伤寒论》失而复出，赵开美功不可没，《宋本伤寒论》之所以能沿袭至今，全仰仗赵开美之旷世之举，因此，可以说赵开美复刻《宋本伤寒论》，也是《伤寒论》发展史上又一重要里程碑。

赵开美从何而"复得宋板《伤寒论》"？无资料可稽查，但根据北宋雕印《伤寒论》的情况可以分析推测。《宋本伤寒论》在北宋治平二年首次雕印为大字本，因价格不菲，民间难以购买，后于元祐三年复刻印小字本，"只收官纸工墨本价，许民间请买"，其期间"内有浙路小字本者，令所属官司校对，别无差错，即摹印雕版，并候了日，广行印造"。"浙路"者，今浙江省是也，唐置江南道，后分置东西二道，宋改置为两浙路，简称"浙路"，元代改置江浙中书行省，明清改置浙江省。宋代常熟隶属于浙路，因此，"浙路小字本"流行在今江浙一带不疑一也，又因小字本价廉易得，不疑二也，赵开美影刻《宋本伤寒论》，每半页（古籍正反页作一页）十行，行十九字，知是小字本不疑三也。赵开美为明代藏书家，藏书颇丰，在借抄《注解伤寒论》后，极大可能翻寻书库而"复得"《宋本伤寒论》，正如后"又故纸中检得《伤寒类证》三卷，一样，此不疑四也。明代著名医药学缪希雍，字仲淳，亦是常熟虞山镇人，系赵开美父亲同代人，在所著的《神农本草经疏》一书中，曾记载："从敝邑见赵少宰（编著者注：指赵开美父亲赵用贤，任吏部侍郎，因称赵少宰）家藏宋板仲景《伤寒论》，皆北宋善板，始终详检"，（李顺保：《缪仲淳医书全集》学苑出版社2000年），此不疑五也。

不无遗憾的是，《宋本伤寒论》经赵开美复刻，又失而复出，但为期不长，《宋本伤寒论》又很快散佚了，今存世极少。大概于明末清初曾流入日本，被枫山秘府收藏，后日本复刻出《宽文本》、《安政本》、《天保本》等。我国四十年代，范行准先生获得赵开美翻刻的原版《仲景全书》，其中就有《宋本伤寒论》，范行准先生在叶橘泉先生翻刻《康平本伤寒论》的"范序"中写道："戊寅之冬，书友以会稽（编著者：今浙江绍兴市）沈氏鸣野山房所藏《仲景全书》求粥，乃明赵开美原刻，其中之一为《伤寒论》，即赵氏翻宋刻者"。而恽铁樵先生于三十年代影印的《宋本伤寒论》乃是日本《安政本》的复刻本，不是赵开美原刻本，叶橘泉先生在翻刻《康平本伤寒论》的"序"中写道："赵刊至今又四百年，其书已稀如星凤，除东国枫山秘府藏有一部外，国内惟吾友范行准先生有其书，至民国初年，恽铁樵氏影印《伤寒论》，号称明《赵开美本》，实则原本为日本安政间掘川济氏据秘府藏本所覆刊者，恽氏固未见赵刻原书耳"。

赵开美原刻本《仲景全书》现藏中国中医研究院图书馆，中国图书馆亦藏有赵开美原刻本《仲景全书》微缩胶卷本。

《宋本伤寒论》十卷二十二篇八百余条文，且前除张仲景的自序外，尚有高保衡、孙奇、林亿校正后所写的"《伤寒论》序"，以及校正医书局的奏章等。

20世纪五六十年代，我国大量翻刻的《伤寒论》乃至中医药院校作课本的《伤寒论》，皆取自《宋本伤寒论》中第五篇"辨太阳病脉证并治上"始，至第十四篇"辨阴阳易差后劳复病脉证并治"止，共398条文112方的《伤寒论》。即使虽有少数翻刻的《宋本伤寒论》也是十卷二十二篇，但都删去了"子目"，因此，《宋本伤寒论》的原版翻刻本极少。1991年由刘渡舟主编的《伤寒论校注》与《伤寒论语释》，方为《宋本伤寒论》全貌。

二、赵开美简介

《宋本伤寒论》的复出，并沿袭至今，其中赵开美之功不可没，因此有必要简要介绍赵开美先生简史，以便研究《宋本伤寒论》时参考。

赵开美后改名赵琦美，字玄度，又字如白，号清常道人，江苏省常熟市虞山镇人。明嘉靖癸亥四十二年（1563年）出生于官宦家，卒于明天启甲子四年（1624年），享年62岁。赵开美父亲名用贤，号定宇，官至礼部侍郎，谥号文毅，且性好藏书，每以搜购古籍秘本为乐事。赵开美为赵用贤长子，以父荫官历南京都察院照磨、太常寺典籍、都察院都事、刑部郎中等。赵开美殁后，归葬武康之茔。

赵开美为我国明代的著名学者兼藏书家、校勘家，著名文学家郑振铎先生赞许他为一位"恳挚的古文化保存者、整理者"。子承父业，家藏书室名曰"脉望馆"（取蠹鱼三食神仙字，能化为脉望意），共藏书近五千种，二万余册，藏古籍甚丰，为我国著名的私人图书馆，编有《脉望馆书目》。该"脉望馆"的藏书后被明末清初学者、藏书家钱谦益（常熟人）所得。

赵开美收藏书籍仲类繁多，不仅有史书、文集、杂记，还有医书、天文、历算书等，不仅数量多，而且多秘本，为保存祖国文化遗产，作出了宝贵的贡献。

赵开美不仅收藏古籍图书，同时还严谨校勘典籍，许多经赵氏校勘的古籍图书，至今仍保留很高的史料价值。

赵开美在收藏和校勘典籍的基础上，还非常重视刻印古籍图书，据统计共有36种126卷。其中与医学有关的，当数《仲景全书》为首要，《仲景全书》中的《宋本伤寒论》的深远意义是赵开美所始料不及的。赵开美作为一名学者，一生中还撰写了很多颇有价值的著作，计有：《洪武圣政记》32卷、《伪吴杂记》3卷、《容台小草》1卷、《脉望馆书目》8卷、《脉望馆和禅集》5卷、《铁网珊瑚》16卷等（《重修常昭合志·艺文志》）。

三、《宋本伤寒论》的价值

《伤寒论》是一部具有辉煌成就的中医学经典著作，《伤寒论》的出现标志着我国中医学从秦汉时代《内经》、《难经》的基础理论医学阶段转向中医临床医学阶段，因此，《伤寒论》具有划时代的突出贡献。万晓刚先生根据伤寒学说研究发展之内在规律和历史特征，将伤寒学研究发展史划分为五个时期，即：①学说形成时期（先奏～219年以前）；②传抄整理时期（219年～1065年）；③偏重临床运用时期（1065年～1144年）；④理论与临床并重时期（1144年～1894年）；⑤综合研究期（1894～现代）（试论伤寒学研究之历史分期，中华医史杂志1995；25（2）：89）。从上分析，我们也不能看出，1065年《宋本伤寒论》的出现，才真正地将《伤寒论》推向临床应用阶段，同样说明《伤寒论》是一座中医学上划时代的里程碑。

《宋本伤寒论》的出现，结束了《伤寒论》各种版本纷争的杂乱局面，使《宋本伤寒论》成为通行本、标准本、统一本。自宋至今，《宋本伤寒论》就已为各时代国家认可和批准学习中医的必备教本和考试科目，自20世纪60年代始，《伤寒论》已是中医医学院校的必修课程，《宋本伤寒论》作为《伤寒论》的标准本而成为全国医学院校的统一教材，无疑地说明《宋本伤寒论》是中医学中的一件瑰宝，一支绚丽多彩的奇葩。

《宋本伤寒论》的出现，为我国宋元明清"伤寒学派"的崛起奠定了坚实的基础，以明清"伤寒学派"尤为兴盛，将伤寒学的研究推向高潮，同时也获得丰硕的成果。任应秋先生在"研究伤寒论的流派"一文中写道："以明代方有执侈言《伤寒论》的错简开始，才渐启后来各个流派之端，而各流派中，以重订错简、维护旧论、辨证论治诸家为最著，亦富有代表性"（北京中医学院学报1981；（4）：1）。其事实是明清"伤寒学派"中的不同流派，都集中精力，抱着严谨治学的学风，对王叔和编次《伤寒论》、成无己《注解伤寒论》、林亿等校正《宋本伤寒论》等展开了深入细致的研究和探讨，形成了"百家争鸣"的局面，虽然均失偏颇，但在此时期研究《伤寒论》所获得的成果为最多，也最显著，深化了清代以后对《伤寒论》的研究，促进了后世伤寒学说的发展和提高。

《伤寒论》的精髓是"辨证论治"，辨证论治是将中医基础理论中的八纲辨证、脏腑辨证、经络辨证、病因辨证、病机辨证等有机地融洽在中医临床治疗学中的创举，为中医临床学的核心及特点，为中医临床学开辟了新途径，奠定了中医临床学的基础，促进了中医临床学的发展，《宋本伤寒论》的出现，起到推波助澜的作用。

《伤寒论》在"辨证论治"的原则下，对外感疾病创立了完整的"六经辨证"的理论体系，对外感疾病的发生、发展、转归和预后进行了分析、归纳、综合，提出具有科学性和实践性的总结，对临床治疗学具有高度的指导意义。《伤寒论》的"六经辨证"方式，对后世温病学倡导的"卫气营血辨证"和"三焦辨证"有着十分重要的启迪作用。

《伤寒论》中的 113 方（实 112 方），其药物配伍、随证加减、服法、禁忌等，都给后世留下了宝贵财物，《伤寒论》方沿袭至今运用于临床仍取得可靠的疗效，具有坚实的实践性和可信性，汉名医华佗赞许为"此真活人书"，后世称《伤寒论》方为"经方"，称伤寒论学派为"经方派"，可窥测一斑。

《伤寒论》的诞生，尤其是《宋本伤寒论》和《注解伤寒论》的出现，在国内外引起强烈反响，在国内已将《伤寒论》奉为圭臬，在国外，尤以日本反响最为强烈，称赞"医之有《伤寒论》，犹如儒家之《语》、《孟》"（喜多村直宽《伤寒论疏义》）。在我国研究《伤寒论》的著作，据不完全的统计，截至1999 年止，计有 1604 种。日本截止 1942 年，计有 297 种（龙野一雄，日本医史学杂志 1305 期），合计近有二千种之多，这不仅在医学史上，就是在国际出版史上，《伤寒论》类书籍之多，实属罕见。

我们应该看到，《伤寒论》的不同版本是逐步被发现，尤其在 20 世纪 40 年代至 80 年代发现尤多，这给现代研究《伤寒论》的成就远远超出前人提供了文献基础。我们在阅读和参考明清《伤寒论》类著作时，应该采取去伪存真的态度，因为明清《伤寒论》学者，没有能像今天我们看到较为齐全的《伤寒论》版本，他们当中甚或有学者连《宋本伤寒论》都未目睹，侈淡重订错简，出现明显的局限性，其结论的可信度不高。今天我将《伤寒论》八种版本：《敦煌本伤寒论》、《康治本伤寒论》、《康平本伤寒论》、《金匮玉函经》、《唐本伤寒论》、《高继冲本伤寒论》、《宋本伤寒论》和《注解伤寒论》，汇纂成一册中，是一种新的尝试和创举，为的是给伤寒派学者创造一个完整和系统的学习、研究《伤寒论》的文献环境，对全面了解《伤寒论》提供一个良好的条件，期望促进《伤寒论》再发展、再提高。

诚然，20世纪30年代后，还陆续发现《桂林本伤寒论》（又称《白云阁本伤寒论》）、《长沙本伤寒论》（又称《何刊本伤寒论》）及《涪陵本伤寒论》等，因为过早有学者定论为"伪作"、"赝品"，后来者也无人问津，这三种《伤寒论》版本中，只有《桂林本伤寒论》为黄竹斋先生于1939年以《白云阁本伤寒论》刊行，嗣后《实用中医内科杂志》从1987年始，以"碧阴书屋主人翟冷仙珍藏《伤寒杂病论集》"的形式连载，其他二种刊行量少，在社会上未能广泛流传，因而研究者甚少，可以说，这三种版本过早地被扼杀了。我认为，张仲景编撰完《伤寒论杂病论》后随即散佚，嗣后出现多种《伤寒论》抄本，不可因《宋本伤寒论》被推崇为标准本，而将其他《伤寒论》抄本一律认作"伪作"、"赝本"，还应该进一步研究和探索。我在完成《伤寒论版本大全》后，计划对《桂林本伤寒论》、《长沙本伤寒论》及《涪陵本伤寒论》也进行一次深入的探讨，将这三种版本推向伤寒论学术界，使更多的《伤寒论》学者、专家来研究他、探讨他，后再作结论不迟。总之，要发扬百家争鸣的学术风气，进一步地更加深入地研究《伤寒论》。

四、《宋本伤寒论》复刻本简况

国内有：

① 1915年神州医药书报社铅印本。

② 1926年上海复古书局石印本。

③ 1955年重庆市中医学会铅印本（398条本）。

④ 1973年台湾台联国风书局铅印本。

⑤ 1976年上海人民卫生出版社铅印本（398条本）。

⑥ 1982年台湾集文书局铅印本。

⑦ 1991年人民卫生出版社铅印刘渡舟主编《伤寒论校注》本。

⑧ 2000年学苑出版社出版李顺保编著《伤寒论版本大全》本。

日本有：

① 1688年（宽文八年）上村次郎右卫门刊本、秋田屋总兵刊本。

② 1692年（宽文十二年）冈岛玄提刊本。

③ 1756年（宝历六年）出云寺刊本。

④ 1797年（宽政九年）浅野徽重校刊本，1854年再版。

⑤ 1800年（宽政十二年）顺受居刊本。

⑥ 1816 年（文化十三年）刊本。

⑦ 1824 年（文政六年）刊本。

⑧ 1827 年（文政十年）京都书林再版浅野徽氏刻本。

⑨ 1839 年（天保十年）皇都书林刊本。

⑩ 1840 年（天保十一年）小原良直刊本。

⑪ 1844 年（弘化元年）存诚药室缩刊本。

⑫ 1856 年（安政三年）刊影本。

⑬ 1887 年（明治十二年）刊本。

注解伤寒论

〔汉〕　长沙守　张仲景　述

〔晋〕　太医令　王叔和　撰次

〔宋〕　聊摄人　成无己　注解

〔明〕　虞山人　赵开美　校刻

海陵　　　　　李顺保　校注

学苑出版社

《注解伤寒论》校注说明

　　校注《注解伤寒论》的底本，采用明·万历己亥二十七年（1599 年）赵开美翻刻南宋·绍兴甲子十四年（1144 年）成无己的《注解伤寒论》版本，并编辑入《仲景全书》中的影刻本。

　　校注《注解伤寒论》的主校本，则采用明·嘉靖乙巳二十四年（1545 年）汪济川的《注解伤寒论》（简称"汪氏本"）刊行本。旁校本则采用《古今医统正脉全书》（简称"医统本"）和熊译元的《注解伤寒论校记》（简称"熊译元校记"）。

　　此书校注《注解伤寒论》，保留了赵开美本的原貌，文字上不作任何改动。原书每卷中的每篇不分段节，此次排版仅将正文和注文分段排印，以便阅读。

　　原书每卷前，均有"汉长沙守张仲景述　晋太医令王叔和撰次　宋聊摄人成无己注解　明虞山人赵开美校正"四行字，今改排时均删去，移封面上。

　　原书每页（古籍线装书，正反面算一页）二十行，每行十九字，顶格排，注文每页四十行，每行十九字。今改排正文五号宋体字，注文六号宋体字，每段起，退二字格排，不顶行。

　　原书有三处赵氏眉注，今排入正文中。

　　原书为繁体字竖排本，今改简化字横排本，故"右×味"，一律改为"上×味"。

　　赵开美氏版本"譚"、"烝、"蚘"、"圓"、"藥"等，一律改用"谵"、"蒸"、"蛔"、"丸"、"柏"字。

　　个别明显漏字、误字，均已改正，并作说明。

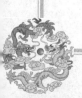

《注解伤寒论》序

夫前圣有作，后必有继述①之者，则其教乃得著于世矣。医之道源自炎黄，以至神之妙，始兴经方。继而伊尹以元圣之才撰成《汤液》②，俾黎庶之疾疢咸遂蠲除，使万代之生灵普蒙拯济。后汉张仲景，又广《汤液》为《伤寒卒病论》十数卷，然后方③大备，兹先圣后圣，若合符节。至晋太医令王叔和，以仲景之书，撰次成叙，得为完秩。昔人以仲景方一部为众方之祖，盖能继述先圣之所作，迄今千有余年，不坠于地者，又得王氏阐明之力也。《伤寒论》十卷，其言精而奥，其法简而详，非寡闻浅见所能赜究。后虽有学者，又各自名家，未见发明。仆忝医业，自幼徂老，耽味仲景之书五十余年矣，虽粗得其门而近升乎堂，然未入于室，常为之慊然。昨者，解后④聊摄成公⑤，议论该博，术业精通，而有家学，注成《伤寒论》十卷，出以示仆，其三百九十七法之内，分析异同，彰明隐奥，调陈脉理，区别阴阳，使表里以昭然，俾汗下而灼见。百一十二方之后，通明名号之由，彰显药性之主，十剂轻重之攸分，七情制用之斯见，别气味之所宜，明补泻之所适，又皆引《内经》，旁牵众说，方法之辨，莫不允当，实前贤所未言，后学所未识，是得仲景之深意者也。昔所谓慊然者，今悉达其奥矣！亲观其书，诚难默默，不揆荒芜，聊序其略。

时甲子⑥中秋日洛阳严器之⑦序。

---

① 继述：汪氏本作"继而述"。
② 《汤液》：相传为伊尹著，已佚。
③ 方：汪氏本作"医方"。
④ 解后：医统本作"邂逅"。
⑤ 聊摄成公：成无己，山东聊摄人，详见"《注解伤寒论》考"文。
⑥ 甲子：南宋高宗绍兴十四年，即 1144 年。
⑦ 严器之：洛阳人，宋代名医。

成无己注解伤寒论

首卷

南政三阴六图 ·················· 445

北政三阴六图 ·················· 445

南政阴阳交四图 ················ 445

北政阴阳交四图 ················ 446

南政寸尺脉二图 ················ 446

北政寸尺脉二图 ················ 446

三阳上下加临补泻病证三图 ······ 446

三阴上下加临补泻病证三图 ······ 447

五运六气主病加临转移之图 ······ 448

运气图解 ······················ 449

释运气加临民病吉凶图 ·········· 449

汗差棺墓总括歌 ················ 450

运气加临五图 ·················· 450

卷第一　无方

辨脉法 ························ 453

平脉法 ························ 461

卷第二　方六道

伤寒例 ························ 472

辨痓湿暍脉证 ·················· 481

辨太阳病脉证并治①上 ·········· 483

　桂枝汤 ······················ 485

　桂枝二越婢一汤 ·············· 488

　甘草干姜汤 ·················· 489

　芍药甘草汤 ·················· 489

---

① 脉证并治：汪氏本、医统本均作"脉证并治法"，下同也，不再注明。

调胃承气汤 ··· 489

四逆汤 ··· 489

卷第三　方二十七道

辨太阳病脉证并治中 ······································· 491

葛根汤 ··· 491

葛根加半夏汤 ·· 491

葛根黄芩黄连汤 ··· 492

麻黄汤 ··· 492

大青龙汤 ·· 493

小青龙汤 ·· 493

干姜附子汤 ··· 496

麻黄杏仁甘草石膏汤 ····································· 497

桂枝甘草汤 ··· 497

茯苓桂枝甘草大枣汤 ····································· 497

厚朴生姜半夏甘草人参汤 ································· 498

茯苓桂枝白术甘草汤 ····································· 498

芍药甘草附子汤 ··· 498

茯苓四逆汤 ··· 499

五苓散 ··· 499

茯苓甘草汤 ··· 499

栀子豉汤 ·· 500

栀子厚朴汤 ··· 501

栀子干姜汤 ··· 501

小柴胡汤 ·· 503

小建中汤 ·· 505

大柴胡汤 ·· 506

桃核承气汤 ··· 507

柴胡加龙骨牡蛎汤 ·· 507

桂枝去芍药加蜀漆龙骨牡蛎救逆汤① ················· 508

桂枝甘草龙骨牡蛎汤 ····································· 509

抵当汤 ··· 511

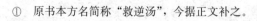

① 原书本方名简称"救逆汤"，今据正文补之。

注解伤寒论

　　抵当丸 ·· 511

卷第四　方一十九道
　辨太阳病脉证并治下 ·· 512
　　大陷胸丸 ·· 513
　　大陷胸汤 ·· 513
　　小陷胸汤 ·· 514
　　文蛤散 ·· 515
　　白散 ·· 515
　　柴胡桂枝干姜汤 ·· 517
　　半夏泻心汤 ·· 518
　　十枣汤 ·· 518
　　大黄黄连泻心汤 ·· 519
　　赤石禹余粮汤 ·· 520
　　旋伏代赭汤 ·· 520
　　桂枝人参汤 ·· 521
　　瓜蒂散 ·· 522
　　黄芩①汤 ·· 523
　　黄连汤 ·· 523
　　桂枝附子汤 ·· 524
　　甘草附子汤 ·· 524
　　白虎汤 ·· 524
　　炙甘草汤 ·· 524

卷第五　方十道
　辨阳明病脉证并治 ·· 526
　　大承气汤 ·· 530
　　小承气汤 ·· 530
　　猪苓汤 ·· 533
　　蜜煎导方 ·· 534
　　猪胆汁方 ·· 535
　　茵陈蒿汤 ·· 535

―――――――――

① 芩：原书为"苓"，误。今据正文改正。

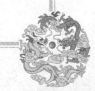

注解伤寒论

　　吴茱萸汤 ·· 536

　　麻人丸 ·· 537

　　栀子檗皮汤 ·· 539

　　麻黄连轺赤小豆汤 ···································· 539

辨少阳病脉证并治 ·· 540

卷第六 方二十道

辨太阴病脉证并治 ·· 542

辨少阴病脉证并治 ·· 543

　　麻黄附子细辛汤 ······································ 545

　　麻黄附子甘草汤 ······································ 545

　　黄连阿胶汤 ·· 546

　　附子汤 ·· 546

　　桃花汤 ·· 546

　　猪肤汤 ·· 547

　　甘草汤 ·· 547

　　桔梗汤 ·· 547

　　苦酒汤 ·· 547

　　半夏散及汤 ·· 548

　　白通汤 ·· 548

　　白通加猪胆汁汤 ······································ 548

　　真武汤 ·· 549

　　通脉四逆汤 ·· 549

　　四逆散 ·· 550

辨厥阴病脉证并治 ·· 551

　　乌梅丸 ·· 553

　　当归四逆汤 ·· 555

　　麻黄升麻汤 ·· 556

　　干姜黄芩①黄连人参汤 ··························· 556

　　白头翁汤 ·· 557

---

① 芩：原书为"苓"，误。今据正文改正。

卷第七　方五道

　　辨霍乱病脉证并治 ································· 559

　　　　理中丸理中汤附 ··························· 560

　　辨阴阳易差①病脉证并治 ····················· 561

　　　　烧裈散 ····································· 561

　　　　枳实栀子汤 ······························· 561

　　　　牡蛎泽泻散 ······························· 562

　　　　竹叶石膏汤 ······························· 562

　　辨不可发汗病脉证并治 ······················· 563

　　辨可发汗病脉证并治 ························· 565

卷第八　无方

　　辨发汗后病脉证并治 ························· 566

　　辨不可吐 ··································· 566

　　辨可吐 ····································· 566

卷第九　无方

　　辨不可下病脉证并治 ························· 568

　　辨可下病脉证并治 ··························· 572

卷第十　无方

　　辨发汗吐下后病脉证并治 ····················· 574

　　　　此下二十五方，虽于随证下有之，缘多以加减为文，似未详备，故复载方在末卷。

　　　　桂枝加葛根汤 ····························· 574

　　　　桂枝加厚朴杏子汤 ······················· 574

　　　　桂枝加附子汤术附汤方附 ················· 574

　　　　桂枝去芍药汤 ····························· 574

　　　　桂枝去芍药加②附子汤 ··················· 574

　　　　桂枝麻黄各半汤 ························· 574

　　　　桂枝二麻黄一汤 ························· 575

　　　　白虎加人参汤 ························· 575

---

① 易差：正文为"易差后"，目录脱"后"字。

② 加：原书无，今据正文补。

注解伤寒论

桂枝去桂加茯苓白术汤已上九方证在第二卷 ······ 575

葛根加半夏汤 ······ 575

桂枝加芍药生姜人参新加汤 ······ 575

栀子甘草豉汤 ······ 575

栀子生姜豉汤 ······ 575

柴胡加芒消汤 ······ 575

桂枝加桂汤已上六方证在第三卷 ······ 575

柴胡桂枝汤 ······ 575

附子泻心汤 ······ 575

生姜泻心汤 ······ 576

甘草泻心汤 ······ 576

黄芩加半夏生姜汤已上五方证在第四卷 ······ 576

桂枝加大黄汤 ······ 576

桂枝加芍药汤 ······ 576

四逆加吴茱萸生姜汤已上三方证在第六卷 ······ 576

四逆加人参汤 ······ 576

四逆加猪胆汁汤方已上二方证在第七卷 ······ 576

　　已上十卷内，计方一百一十二道。

　　此经方剂，并按古法，锱铢分两，与今不同。谓如㕮咀者，即今之锉如麻豆大是也。云一升者，即今之大白盏也。云铢者，六铢为一分，即二钱半也。二十四铢为一两也。云三两者，即今之一两。云二两，即今之六钱半也。料例大者，只合三分之一足矣。

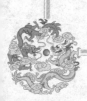

注解伤寒论首卷

北政三阴司天脉
厥阴 少阴 太阴
壬子午 丙戊庚
右手 尺不应 金运 尺不应 左手

南政三阴在泉脉
左手 尺不应 土运 尺部应 右手
甲申 甲寅
少阴 厥阴 太阳

南政三阴司天脉
少阴 太阴 少阳
己未 己丑
左手 寸不应 土运 寸口应 右手

南政三阴司天脉
厥阴 少阴 太阴
甲午 甲子
左手 寸不应 土运 寸不应 右手

北政三阴司天脉
太阳 厥阴 少阴
癸巳亥 乙辛丁
右手 尺部应 火运 尺不应 左手

南政三阴在泉脉
左手 尺部应 土运 尺不应 右手
甲戌 甲辰
少阳 太阴 少阴

南政三阴在泉脉
左手 尺不应 土运 尺不应 右手
己酉 己卯
太阴 少阴 厥阴

南政三阴司天脉
太阳 厥阴 少阴
己亥 己巳
左手 寸口应 土运 寸不应 右手

南政阴阳脉交死
少阴 太阴 少阳
己未 己丑
交天左

南政阴阳脉交死
太阳 厥阴 少阴
己亥 己巳
交天左

北政三阴在泉脉
右手 寸不应 木运 寸口应 左手
庚寅申 丙壬戊
少阴 厥阴 太阳

北政三阴司天脉
少阴 太阴 少阳
癸丑未 乙辛丁
右手 尺不应 水运 尺部应 左手

南政阴阳脉交死
交地左
甲戌 甲辰
少阳 太阴 少阴

南政阴阳脉交死
交地左
甲申 甲寅
少阴 厥阴 太阳

北政三阴在泉脉
右手 寸口应 金运 寸不应 左手
壬辰戌 丙戊庚
少阳 太阴 少阴

北政三阴在泉脉
右手 寸不应 火运 寸不应 左手
癸卯酉 乙辛丁
太阴 少阳 厥阴

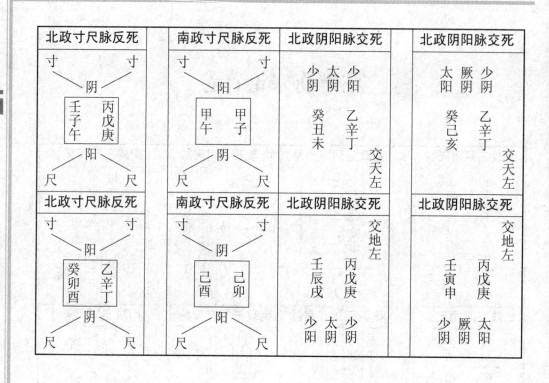

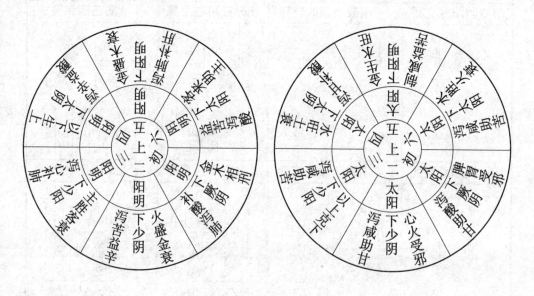

阳明上下加临补泻病证之图　　　　　**太阳上下加临补泻病证之图**

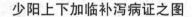

太阴上下加临补泻病证之图　　少阳上下加临补泻病证之图

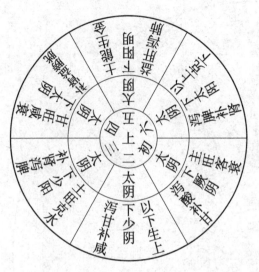

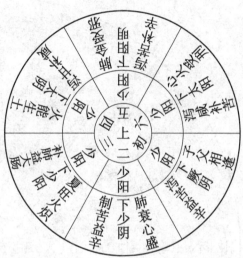

厥阴上下加临补泻病证之图　　少阴上下加临补泻病证之图

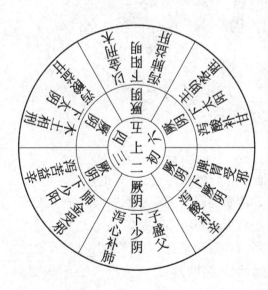

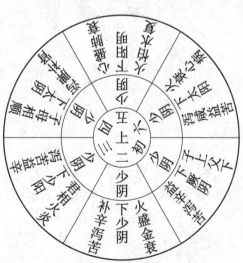

注解伤寒论

五运六气主病加临转移之图

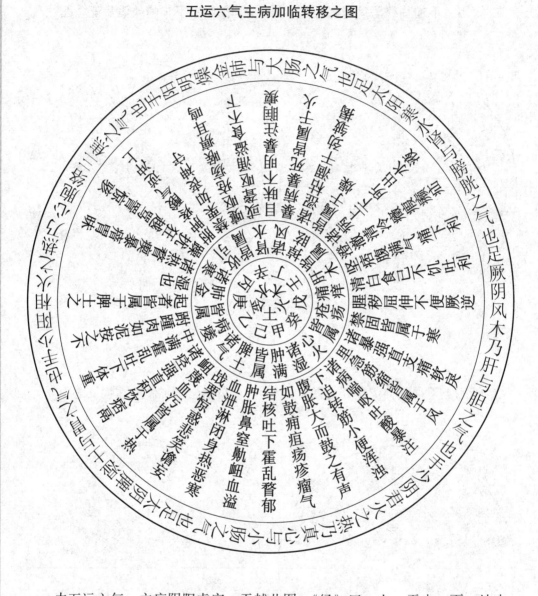

夫五运六气，主病阴阳虚实，无越此图，《经》曰：上，天也；下，地也；周天，谓天周也。五行之位，天垂六气，地布五行，天顺地而左回，地承天而东转。木运之后，天气常余，余气不加，君火却退一步，加临相火之上，是以每五岁已，退一位而右迁。故曰：左右周天，余而复合。会，遇也，言天地之道，常五岁毕，则以余气迁加，复与五行座位再相会，合而为岁法也。周天谓天周地位，非周天之六气也。《经》曰：加临。《法》曰：先立其年，以知其气，左右应见，然后乃言生死也。

运气图解①

《经》曰：天地之气，胜复之作，不形于诊也。言平气及胜复，皆以形证观察，不以诊知也。《脉法》曰：天地之变，无以脉诊，此之谓也。又②曰：随气所在，期于左右。于左右尺寸四部分位察之，以知应与不应，过与不过也。从其气则和，违其气则病。谓当沉浮涩钩弦大之类，而不应，盖至而和则平，至而甚则病，至而反则病，至而不至者病，未至而至者病，阴阳易者危。不当其位者病③。见于他位也。迭移其位者病。谓左见右脉，右见左脉，气差错故尔。失守其位者危。已见于他部，本宫见贼杀之气，故病危。尺寸反者死。子午卯酉四岁有之，反，谓岁当阴在寸，而脉反见于尺，岁当阳在尺，而脉反见于寸，尺寸俱见乃为反也，若尺独然，或寸独然，是不应气，非反也。阴阳交者死。寅申巳亥丑未辰戌八年有之。交，谓岁当阴在右，脉反见左，岁当阳在左，脉反见右，左右交见，是谓交，若左独然，或右独然，是不应气，非交也。先立其年，以知其气，左右应见，然后乃可以言生死之逆顺也。凡三阴司天在泉，上下南北二政，或左或右④，两手寸尺不相应，皆为脉沉下者，仰手而沉，覆手则沉为浮，细为大者也。若不明此法，如过渊海问津，岂不愚乎，区区白首不能晓明也。况因旬月邪，仆亦留入式之法，加临五运六气，三阴三阳标本，南北之政，司天在泉，主病立成图局，易晓其义，又何不达于圣意哉！

释运气加临民病吉凶图

金见丁辛火乙丁　　丙己木水乙己并
戊壬土水火丙己　　水木元来号甲丁
土水甲己从来道　　金土丁壬汗似蒸
木土丙辛之日差　　火金乙己汗如倾
水金甲戊言交汗　　木火乙戊不差争
土火乙庚疾大减　　金木安康在丙庚
金燥水寒中土湿　　木风火热气和清
此是加临安愈诀　　莫与迷人取次轻

---

① 运气图解：汪氏本作"图解运气图"。
② 又：汪氏本作"右"。
③ 不当其位者病：汪氏本无此句。
④ 或左或右：汪氏本作"或右"。

汗差棺墓总括歌

<table>
<tr><td>木土棺临墓上知</td><td>尸临墓下土金归</td></tr>
<tr><td>二木棺中无气止</td><td>金水尸中有命随</td></tr>
<tr><td>火水气前逢命者</td><td>金火尸中有气微</td></tr>
<tr><td>木火棺中生有气</td><td>尸临棺下木金危</td></tr>
<tr><td>水火命前逢气可</td><td>土木逢之不可推</td></tr>
<tr><td>墓临棺上多应死</td><td>尸临棺下救应迟</td></tr>
<tr><td>金土尸来临墓上</td><td>病人危困不须疑</td></tr>
<tr><td>尸向棺头金木立</td><td>患家犹是好求医</td></tr>
</table>

　　夫运气阴阳者，各有上下相得不得，乃可从天令乎，于是立此图局，细述在前，布分十二经，令配合五运六气，虚实盛衰，或逆或顺，相生不和，自知民病吉凶各有所归，对六十首图，周而复始，各随气运中明解利安愈凶兆，并生数相假，定其征验也。

　　且如二木者丙己　火者乙丁　土者戊壬　金者丁辛　二水者乙己　盖以土无成数，惟九宫为准，其余气运并化，总不离十干。从甲至癸内藏九日，明矣。

运气加临汗差足经指掌之图　　　　运气加临汗差手经指掌之图

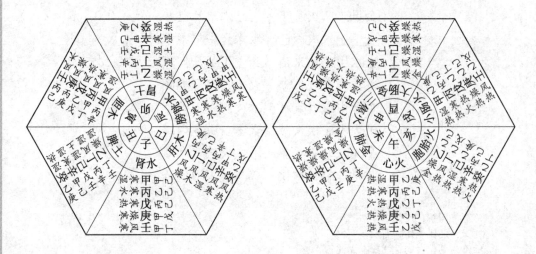

注解伤寒论

运气加临棺墓足经指掌之图

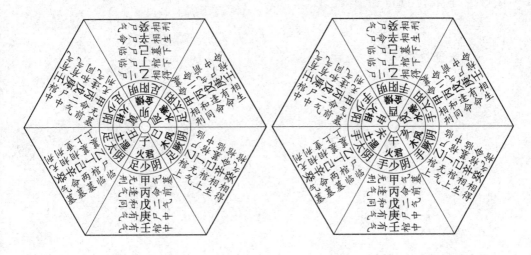

运气加临棺墓手经指掌之图

运气加临脉候寸尺不应之图

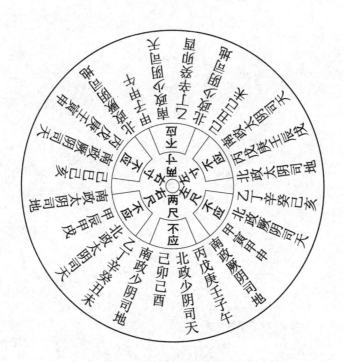

注解伤寒论卷第一　仲景全书第十一

辨脉法第一

问曰：脉有阴阳者，何谓也？答曰：凡脉大、浮、数、动、滑，此名阳也；脉沉、涩、弱、弦、微，此名阴也。凡阴病见阳脉者生，阳病见阴脉者死。

《内经》曰：微妙在脉，不可不察。察之有纪，从阴阳始。始之有经，从五行生。兹首论①，脉之阴阳者，以脉从阴阳始故也。阳脉有五，阴脉有五，以脉从五行生故也。阳道常饶，大、浮、数、动、滑五者，比之平脉也有余，故谓之阳。阴道常乏，沉、涩、弱、弦、微五者，比之平脉也不及，故谓之阴。伤寒之为病，邪在表，则见阳脉；邪在里，则见阴脉。阴病见阳脉而主生者，则邪气自里之表，欲汗而解也，如厥阴中风，脉微浮，为欲愈，不浮，为未愈者是也。阳病见阴脉而主死者，则邪气自表入里，正虚邪胜，如谵言、妄语、脉沉细者死是也。《金匮要略》曰：诸病在外者可治，入里者即死，此之谓也。

问曰：脉有阳结阴结者，何以别之？答曰：其脉浮而数，能食，不大便者，此为实，名曰阳结也，期十七日当剧。其脉沉而迟，不能食，身体重，大便反鞕，名曰阴结也，期十四日当剧。

结者，气偏结固，阴阳之气不得而杂之。阴中有阳，阳中有阴，阴阳相杂以为和，不相杂以为结。浮数，阳脉也。能食而不大便，里实也。为阳气结固，阴不得而杂之，是名阳结。沉迟，阴脉也。不能食，身体重，阴病也。阴病见阴脉，则当下利，今大便鞕者，为阴气结固，阳不得而杂之，是名阴结。论其数者，伤寒之病，一日太阳，二日阳明，三日少阳，四日太阴，五日少阴，六日厥阴。至六日为传经尽，七日当愈。七日不愈者，谓之再经②。言再经者③，再自太阳而传，至十二日再至厥阴为传经尽，十三日当愈。十三日不愈者，谓之过经，言再过太阳之经，亦以次而传之也。阳结为火，至十七日传少阴水，水能制火，火邪解散，则愈。阴结属水，至十四日传阳明土，土能制水，水邪解散则愈，彼邪气结甚，水又不能制火，土又不能制水，故当剧。《内经》曰：一候后则病，二候后则病甚，三候后则病危也。

问曰：病有洒淅恶寒，而复发热者，何？答曰：阴脉不足，阳往从之；阳

---

① 兹首论：汪氏本作"兹首论曰："。
② 再经：汪氏本作"再传经"。
③ 再经者：汪氏本作"再传经者"。

脉不足，阴往乘之。曰：何谓阳不足？答曰：假令寸口脉微，名曰阳不足。阴气上入阳中，则洒淅恶寒也。曰：何谓阴不足？答曰：假令尺脉弱，名曰阴不足，阳气下陷入阴中，则发热也。

一阴一阳谓之道，偏阴偏阳谓之疾。阴偏不足，则阳得而从之；阳偏不足，则阴得而乘之。阳不足，则阴气上入阳中，为恶寒者，阴胜则寒矣；阴不足，阳气下陷入阴中，为发热者，阳胜则热矣。

阳脉浮，阴脉弱者，则血虚。血虚则筋急也。

阳为气，阴为血。阳脉浮者，卫气强也；阴脉弱者，荣血弱也。《难经》曰：气主煦之，血主濡之。血虚，则不能濡润筋络，故筋急也。

其脉沉者，荣气微也。

《内经》云：脉者，血之府也。脉实则血实，脉虚则血虚，此其常也。脉沉者，知荣血内微也。

其脉浮，而汗出如流珠者，卫气衰也。

《针经》云：卫气者，所以温分肉、充皮毛、肥腠理、司开合也。脉浮，汗出如流珠者，腠理不密，开合不司，为卫气外衰也。浮主候卫，沉主候荣，以浮沉别荣卫之衰微，理固然矣。然而衰甚于微，所以于荣言微，而卫言衰者，以其汗出如流珠，为阳气外绝①，所以卫病甚于荣也。

荣气微者，加烧针，则血流不行，更发热而躁烦也。

卫，阳也；荣，阴也。烧针益阳而损阴。荣气微者，谓阴虚也。《内经》曰：阴虚而内热，方其内热，又加烧针以补阳，不惟两热相合，而荣血不行，必更外发热而内躁烦也。

脉蔼蔼，如车盖者，名曰阳结也。

蔼蔼如车盖者，大而厌厌聂聂也。为阳气郁结于外，不与阴气和杂也。

脉累累，如循长竿者，名曰阴结也。

累累如循长竿者，连连而强直也。为阴气郁结于内，不与阳气和杂也。

脉瞥瞥，如羹上肥者，阳气微也。

轻浮而主②微也。

脉萦萦，如蜘蛛丝者，阳气衰也。

萦萦滞也，若萦萦惹惹之不利也。如蜘蛛丝者，至细也。微为阳微，细为阳衰。《脉要》曰：微为气痞，是未至于衰。《内经》曰：细则气少，以至细为阳衰，宜矣。

脉绵绵，如泻漆之绝者，亡其血也。

绵绵者，连绵而软也。如泻漆之绝者，前大而后细也。《正理论》曰：天枢开发，精移气变，阴阳交会，胃和脉生，脉复生也。阳气先③至，阴气后至，则脉前为阳气，后为阴气。脉来，前大后细，为阳气有余，而阴气不足，是知亡血。

---

① 绝：汪氏本作"脱"。
② 主：汪氏本作"阳"。
③ 先：汪氏本作"前"。

脉来缓，时一止复来者，名曰结。脉来数，时一止复来者，名曰促。脉，阳盛则促，阴盛则结，此皆病脉。

脉一息四至曰平，一息三至曰迟，小快于迟曰缓，一息六至曰数，时有一止者，阴阳之气不得相续也。阳行也速，阴行也缓。缓以候阴，若阴气胜，而阳不能相续，则脉来缓而时一止。数以候阳，若阳气胜，而阴不能相续，则脉来数而时一止。伤寒有结代之脉，动而中止，不能自还为死脉。此结促之脉，止是阴阳偏胜，而时有一止，即非脱绝而止。云此皆病脉。

阴阳相搏，名曰动。阳动则汗出，阴动则发热。形冷恶寒者，此三焦伤也。

动，为阴阳相搏，方其阴阳相搏而虚者，则动。阳动为阳虚，故汗出；阴动为阴虚，故发热也。如不汗出，发热，而反形冷、恶寒者，三焦伤也。三焦者，原气之别使，主行气于阳。三焦既伤，则阳气不通而微，致身冷而恶寒也。《金匮要略》曰：阳气不通即身冷。《经》曰：阳微则恶寒。

若数脉见于关上，上下无头尾，如豆大，厥厥动摇者，名曰动也。

《脉经》云：阳出阴入，以关为界。关为阴阳之中也，若数脉见于关上，上下无头尾，如豆大，厥厥动摇者，是阴阳之气相搏也，故名曰动。

阳脉浮大而濡，阴脉浮大而濡，阴脉与阳脉同等者，名曰缓也。

阳脉寸口也，阴脉尺中也。上下同等，无有偏胜者，是阴阳之气和缓也，非若迟缓之有邪也。阴阳偏胜者为结、为促，阴阳相搏者为动，阴阳气和者为缓，学者不可不知也。

脉浮而紧者，名曰弦也。弦者状如弓弦，按之不移也。脉紧者，如转索无常也。

《脉经》云：弦与紧相类，以弦为虚，故虽紧如[1]弦，而按之不移，不移则不足也。《经》曰：弦则为减，以紧为实，是切之如转索无常而不散。《金匮要略》曰：脉紧如转索无常者，有宿食也。

脉弦而大，弦则为减，大则为芤。减则为寒，芤则为虚。寒虚相搏，此名为革。妇人则半产、漏下，男子则亡血、失精。

弦则为减，减则为寒。寒者谓阳气少也。大则为芤，芤则为虚者[2]，谓血少[3]不足也。所谓革者，言其既寒且虚，则气血改革，不循常度。男子得之，为真阳减而不能内固，故主亡血、失精。妇人得之，为阴血虚而不能滋养，故主半产、漏下。

问曰：病有战而汗出。因得解者，何也？答曰：脉浮而紧，按之反芤，此为本虚，故当战而汗出也。其人本虚，是以发战。以脉浮，故当汗出而解也。

浮为阳，紧为阴，芤为虚。阴阳争则战，邪气将出，邪与正争，其人本虚，是以发战。正气胜则战，战已复发热而大汗解也。

---

① 如：医统本作"而"。
② 芤则为虚者：汪氏本作"芤则为虚，虚者"。
③ 少：熊译元校记疑"少"为衍文。

若脉浮而数，按之不芤，此人本不虚。若欲自解，但汗出耳，不发战也。

　　浮、数，阳也。本实阳胜，邪不能与正争，故不发战也。

问曰：病有不战而汗出解者，何也？答曰：脉大而浮数，故知不战，汗出而解也。

　　阳胜则热，阴胜则寒，阴阳争则战。脉大而浮数皆阳也，阳气全胜，阴无所争，何战之有！

问曰：病有不战，不汗出而解者，何也？答曰：其脉自微，此以曾经发汗、若吐、若下、若亡血，以内无津液，此阴阳自和，必自愈，故不战，不汗出而解也。

　　脉微者，邪气微也。邪气已微，正气又弱，脉所以微。既经发汗、吐下、亡阳、亡血，内无津液，则不能作汗，得阴阳气和而自愈也。

问曰：伤寒三日，脉浮数而微，病人身凉和者，何也？答曰：此为欲解也，解以夜半。脉浮而解者，濈然汗出也。脉数而解者，必能食也。脉微而解者，必大汗出也。

　　伤寒三日，阳去入阴之时，病人身热，脉浮数而大，邪气传也。若身凉和，脉浮数而微者，则邪气不传而欲解也。解以夜半者，阳生于子也。脉浮，主濈然汗出而解者，邪从外散也。脉数，主能食而解者，胃气和也。脉微，主大汗出而解者，邪气微也。

问曰：病脉，欲知愈未愈者，何以别之？答曰：寸口、关上、尺中三处，大小、浮沉、迟数同等，虽有寒热不解者，此脉阴阳为和平，虽剧当愈。

　　三部脉均等，即正气已和，虽有余邪，何害之有。

立夏得洪大脉，是其本位。其人病，身体苦疼重者，须发其汗。若明日身不疼不重者，不须发汗。若汗濈濈自出者，明日便解矣。何以言之？立夏得洪大脉，是其时脉，故使然也。四时仿此[①]。

　　脉来应时，为正气内固，虽外感邪气，但微自汗出而亦解尔。《内经》曰：脉得四时之顺者，病无他。

问曰：凡病欲知何时得？何时愈？答曰：假令夜半得病，明日日中愈。日中得病，夜半愈。何以言之？日中得病，夜半愈者，以阳得阴则解也。夜半得病，明日日中愈者，以阴得阳则解也。

　　日中得病者，阳受之，夜半得病者，阴受之。阳不和，得阴则和，是解以夜半。阴不和，得阳则和，是解以日中。《经》曰：用阳和阴，用阴和阳。

寸口脉浮为在表，沉为在里，数为在府，迟为在藏。假令脉迟，此为在藏也。

　　《经》曰：诸阳浮数为乘府，诸阴迟涩为乘藏。

---

　　① 此段正文，汪氏本为注文。考《金匮玉函经》、《宋本伤寒论》、《高继冲本伤寒论》、《敦煌本伤寒论》等，此段皆为正文，知汪氏本将此段误作注文。

趺阳脉浮而涩，少阴脉如经也，其病在脾，法当下利。何以知之？若脉浮大者，气实血虚也。今趺阳脉浮而涩，故知脾气不足，胃气虚也。以少阴脉弦而浮，才见此为调脉，故称如经也。若反滑而数者，故知当屎脓也。

> 趺阳者，胃之脉。诊得浮而涩者，脾胃不足也。浮者，以为气实，涩者，以为血虚者，此非也。《经》曰：脉浮而大，浮为气实，大为血虚。若脉浮大，当为气实血虚。今趺阳脉浮而涩，浮则胃虚，涩则脾寒，脾胃虚寒，则谷不消，而水不别，法当下利。少阴肾脉也，肾为肺之子，为肝之母，浮为肺脉，弦为肝脉，少阴脉弦而浮，为子母相生，故云调脉。若滑而数者，则客热在下焦，使血流腐而为脓，故屎脓也。

寸口脉浮而紧，浮则为风，紧则为寒。风则伤卫，寒则伤荣。荣卫俱病，骨节烦疼，当发其汗也。

> 《脉经》云：风伤阳，寒伤阴。卫为阳，荣为阴，风为阳，寒为阴，各从其类而伤也。《易》曰：水流湿、火就燥者，是矣！卫得风则热，荣得寒则痛。荣卫俱病，故致骨节烦疼，当与麻黄汤，发汗则愈。

趺阳脉迟而缓，胃气如经也。趺阳脉浮而数，浮则伤胃，数则动脾，此非本病，医特下之所为也。荣卫内陷，其数先微，脉反但浮，其人必大便鞕，气噫而除。何以言之？本以数脉动脾，其数先微，故知脾气不治，大便鞕，气噫而除。今脉反浮，其数改微，邪气独留，心中则饥，邪热不杀谷，潮热发渴，数脉当迟缓，脉因前后度数如法，病者则饥。数脉不时，则生恶疮也。

> 经，常也。趺阳之脉，以候脾胃，故迟缓之脉为常。若脉浮数，则为医妄下，伤胃动脾，邪气乘虚内陷也。邪在表，则见阳脉；邪在里，则见阴脉。邪在表之时，脉浮而数也，因下里虚，荣卫内陷，邪客于脾，以数则动脾。今数先微，则是脾邪先陷于里也，胃虚脾热，津液干少，大便必鞕。《针经》曰：脾病善噫，得后出余气，则快然而衰，今脾客邪热，故气噫而除。脾能磨消①水谷，今邪气独留于脾，脾气不治，心中虽饥，而不能杀谷也。脾主为胃行其津液，脾为热烁，故潮热而发渴也。趺阳之脉，本迟而缓，因下之后，变浮为数②，荣卫内陷，数复改微，是脉因前后度数如法，邪热内陷于脾，而心中善饥。数脉不时者，为数当改微，而复不微，如此，则是邪气不传于里，但郁于荣卫之中，必出自肌皮，为恶疮也。

师曰：病人脉微而涩者，此为医所病也。大发其汗，又数大下之，其人亡血，病当恶寒，后乃发热，无休止时，夏月盛热，欲著复衣，冬月盛寒，欲裸其身，所以然者，阳微则恶寒，阴弱则发热。此医发其汗，令阳气微，又大下之，令阴气弱。五月之时，阳气在表，胃中虚冷，以阳气内微，不能胜冷，故欲著复衣。十一月之时，阳气在里，胃中烦热，以阴气内弱，不能胜热，故欲裸其身。又阴脉迟涩，故知血亡也。

> 微为亡阳，涩则无血，不当汗而强与汗之者，令阳气微，阴气上入阳中，则恶寒，

---

① 磨消：汪氏本作"消磨"。
② 变浮为数：汪氏本作"变为浮数"。

457

注解伤寒论

故曰阳微则恶寒。不当下而强与下之者，令阴气弱，阳气下陷入阴中，则发热，故曰阴弱则发热。气为阳，血为阴，阳脉以候气，阴脉以候血，阴脉迟涩，为荣血不足，故知亡血。《经》曰：尺脉迟者，不可发汗，以荣气不足，血少故也。

脉浮而大，心下反鞭，有热属藏者，攻之，不令发汗。

浮大之脉，当责邪在表，若心下反鞭者，则热已甚，而内结也。有热属藏者，为别无虚寒，而但见里热也。藏属阴，为悉在里，故可下之，攻之，谓下之也，不可谓脉浮大，更与发汗。《病源》曰：热毒气乘心，心下痞满，此为有实，宜速下之。

属府者，不令溲数，溲数则大便鞭。汗多则热愈，汗少则便难，脉迟尚未可攻。

虽心下鞭，若余无里证，但见表证者，为病在阳，谓之属府，当先解表，然后攻痞。溲，小便也，勿令饮结，而利小便，使其溲数，大便必鞭也。《经》曰：小便数者，大便必鞭，谓走其津液也。汗多，则邪气除而热愈，汗少，则邪热不尽，又走其津液，必便难也。鞭家当下，设脉迟，则未可攻，以迟为不足，即里气未实故也。

脉浮而洪，身汗如油，喘而不休，水浆不下，体形不仁，乍静乍乱，此为命绝也。

病有不可治者，为邪气胜于正气也。《内经》曰：大则邪至。又曰：大则病进。脉浮而洪者，邪气胜也。身汗如油，喘而不休者，正气脱也。四时以胃气为本，水浆不下者，胃气尽也。一身以荣卫为充，形体不仁者，荣卫绝也。不仁为痛痒俱不知也。《针经》曰：荣卫不行，故为不仁。争则乱，安则静，乍静乍乱者，正与邪争，正负邪胜也。正气已脱，胃气又尽，荣卫俱绝，邪气独胜，故曰命绝也。

又未知何藏先受其灾，若汗出发润，喘不休者，此为肺先绝也。

肺为气之主，为津液之帅。汗出发润者，津脱也。喘不休者，气脱也。

阳反独留，形体如烟熏，直视摇头者，此心绝也。

肺主气，心主血，气为阳，血为阴，阳反独留者，则为身体大热，是血先绝，而气独在也。形体如烟熏者，为身无精华，是血绝不荣于身也。心脉挟咽系目，直视者，心经绝也。头为诸阳之会，摇头者，阴绝而阳无根也。

唇吻反青，四肢漐习者，此为肝绝也。

唇吻者，脾之候。肝色青，肝绝，则真色见于所胜之部也。四肢者，脾所主。肝主筋，肝绝则筋脉引急，发于所胜之分也。漐习者，为振动，若搐搦，手足时时引缩也。

环口黧黑，柔汗发黄者，此为脾绝也。

脾主口唇，绝则精华去，故环口黧黑。柔为阴，柔汗，冷汗也。脾胃为津液之本，阳气之宗，柔汗发黄者，脾绝而阳脱，真色见也。

溲便遗失、狂言、目反直视者，此为肾绝也。

肾司开合，禁固便溺。溲便遗失者，肾绝不能约制也。肾藏志，狂言者，志不守也。《内经》曰：狂言者，是失志矣。失志者死。《针经》曰：五藏之精气，皆上注于目，骨之精为瞳子，目反直视者，肾绝，则骨之精，不荣于瞳子，而瞳子不转也。

又未知何藏阴阳前绝，若阳气前绝，阴气后竭者，其人死，身色必青。阴气前绝，阳气后竭者，其人死，身色必赤，腋下温，心下热也。

阳主热而色赤，阴主寒而色青。其人死也，身色青，则阴未离乎体，故曰阴气后竭。身色赤，腋下温，心下热，则阳未离乎体，故曰阳气后竭。《针经》曰①：人有两死而无两生，此之谓也。

寸口脉浮大，而医反下之，此为大逆。浮则无血，大则为寒，寒气相搏，则为肠鸣。医乃不知，而反饮冷水，令汗大出，水得寒气，冷必相搏，其人即噎。

《经》云：脉浮大，应发汗，若反下之，为大逆。浮大之脉，邪在表也，当发其汗，若反下之，是攻其正气，邪气得以深入，故为大逆。浮则无血者，下后亡血也。大则为寒者，邪气独在也。寒邪因里虚而入，寒气相搏，乃为肠鸣，医见脉大，以为有热，饮以冷水，欲令水寒胜热而作大汗，里先虚寒，又得冷水，水寒相搏，使中焦之气涩滞，故令噎也。

跌阳脉浮，浮则为虚，浮虚相搏，故令气噎，言胃气虚竭也。脉滑则为哕。此为医咎，责虚取实，守空迫血。脉浮、鼻中燥者，必衄也。

跌阳脉浮为噎，脉滑为哕，皆医之咎，责虚取实之过也。《内经》曰：阴在内，阳之守也，阳在外，阴之使也。发汗攻阳，亡津液，而阳气不足者，谓之守空。《经》曰：表气微虚，里气不守，故使邪中于阴也。阴不为阳守②，邪气因得而入之，内搏阴血，阴失所守，血乃妄行，未知从何道而出。若脉浮、鼻燥者，知血必从鼻中出也。

诸脉浮数，当发热，而洒淅恶寒。若有痛处，饮食如常者，畜积有脓也。

浮数之脉，主邪在经，当发热，而洒淅恶寒，病人一身尽痛，不欲饮食者，伤寒也。若虽发热恶寒，而痛偏着一处，饮食如常者，即非伤寒，是邪气郁结于经络之间，血气壅遏不通，欲畜聚而成痈脓也。

脉浮而迟，面热赤而战惕者，六七日当汗出而解。反发热者，差迟。迟为无阳，不能作汗，其身必痒也。

脉浮，面热赤者，邪气外浮于表也。脉迟，战惕者，本气不足也。六七日为邪③传经尽，当汗出而解之时。若当汗不汗，反发热者，为里虚津液不多，不能作汗，既不汗，邪无从出，是以差迟。发热为邪气浮于皮肤，必作身痒也。《经》曰：以其不能得小汗出，故其身必痒也。

寸口脉阴阳俱紧者，法当清邪中于上焦，浊邪中于下焦。清邪中上，名曰洁也；浊邪中下，各曰浑也。阴中于邪，必内栗也，表气微虚，里气不守，故使邪中于阴也。阳中于邪，必发热、头痛、项强、颈挛、腰痛、胫酸，所谓阳中雾露之气，故曰清邪中上，浊邪中下。阴气为栗，足膝逆冷，便溺妄出，表气微虚，里气微急，三焦相混，内外不通。上焦怫郁，藏气相熏，口烂食断也。中焦不治，胃气上冲，脾气不转，胃中为浊，荣卫不通，血凝不流。若卫

---

① 曰：汪氏本、医统本作"云"。
② 阴不为阳守：汪氏本作"阴不为阴守"，医统本作"阳不为阴守"。
③ 邪：汪氏本无"邪"字，医统本亦有"邪"字"

气前通者，小便赤黄，与热相搏，因热作使，游于经络，出入藏府，热气所过，则为痈脓。若阴气前通者，阳气厥微，阴无所使，客气内入，嚏而出之，声咽塞。寒厥相逐，为热所拥，血凝自下，状如豚肝。阴阳俱厥，脾气弧弱，五液注下，下焦不阖，清便下重，令便数、难，脐筑湫痛，命将难全。

浮为阳，沉为阴。阳脉紧，则雾露之气中于上焦。阴脉紧，则寒邪中于下焦。上焦者，太阳也。下焦者，少阴也。发热、头痛、项强、颈挛、腰疼、胫酸者，雾露之气中于太阳之经也。浊邪中下，阴气为栗，足胫逆冷，便溺妄出者，寒邪中于少阴也。因表气微虚，邪入而客之，又里气不守，邪乘里弱，遂中于阴，阴虚遇邪，内为惧栗，致气微急矣。《内经》曰：阳病者，上行极而下；阴病者，下行极而上。此上焦之邪甚，则下干中焦，下焦之邪甚，则上干中焦，由是三焦混乱也。三焦主持诸气，三焦既相混乱，则内外之气，俱不得通。膻中为阳气之海，气因不得通于内外，怫郁于上焦而为热，与藏相熏，口烂食龂。《内经》曰：隔热不便，上为口糜。中焦为上下二焦之邪混乱，则不得平治，中焦在胃之中，中焦失治，胃气因上冲。脾，坤也，坤助胃气，磨消水谷①，脾气不转，则胃中水谷不得磨消，故胃中浊也。《金匮要略》曰：谷气不消，胃中苦浊。荣者，水谷之精气也；卫者，水谷之悍气也。气不能布散，致荣卫不通，血凝不流。卫气者，阳气也；荣血者，阴气也。阳主为热，阴主为寒。卫气前通者，阳气先通而热气得行也。《内经》曰：膀胱者，津液藏焉，化则能出。以小便赤黄，知卫气前通。热气与卫气②相搏而行，出入藏府，游于经络，经络客热，则血凝肉腐，而为痈脓，此见其热气得行。若阴气前通者，则不然，阳在外为阴之使，因阳气厥微，阴无所使，遂阴气前通也。《内经》曰：阳气者，卫外而为固也，阳气厥微，则不能卫外，寒气因而客之。鼻者，肺之候，肺主声，寒气内入者，客于肺经，则嚏而出之，声喁咽塞。寒者，外邪也；厥者，内邪也。外内之邪合并，相逐为热，则血凝不流。今为热所拥，使血凝自下，如豚肝也。上焦阳气厥，下焦阴气厥，二气俱厥，不相顺接，则脾气独弱，不能行化气血，滋养五藏，致五藏俱虚，而五液注下。《针经》曰：五藏不和，使液溢而下流于阴。阖，合也，清，圊也。下焦气脱而不合，故数便而下重。脐为生气之原，脐筑湫痛，则生气欲绝，故曰："命将难全"。

脉阴阳俱紧者，口中气出，唇口干燥，蜷卧足冷，鼻中涕出，舌上胎滑，勿妄治也。到七日已来，其人微发热，手足温者，此为欲解；或到八日已上，反大发热者，此为难治。设使恶寒者，必欲呕也。腹内痛者，必欲利也。

脉阴阳俱紧，为表里客寒。寒为阴，得阳则解。口中气出，唇口干燥者，阳气渐复，正气方温也。虽尔，然而阴未尽散，蜷卧足冷，鼻中涕出，舌上滑胎，知阴犹在也。方阴阳未分之时，不可妄治，以偏阴阳之气。到七日已来，其人微发热，手足温者，为阴气已绝，阳气得复，是为欲解，若过七日不解，到八日已上，反发大热者，为阴极变热，邪气胜正，故云难治。阳脉紧者，寒邪发于上焦，上焦主外也。阴脉紧者，寒邪发于下焦，下焦主内也。设使恶寒者，上焦寒气胜，是必欲呕也。腹内痛者，下焦

---

① 磨消水谷：汪氏本作"消磨水谷"，医统本仍作"磨消水谷"。
② 卫气：医统本同，汪氏本作"胃气"。

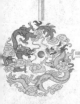

寒气胜，是必欲利也。

脉阴阳俱紧，至于吐利，其脉独不解；紧去人安^①，此为欲解。若脉迟至六七日，不欲食，此为晚发，水停故也，为未解。食自可者，为欲解。

 脉阴阳俱紧，为寒气甚于上下，至于吐利之后，紧脉不罢者，为其脉独不解，紧去则入安，为欲解。若脉迟至六七日，不欲食者，为吐利后，脾胃大虚。《内经》曰：饮入于胃，游溢精气，上输于脾，脾气散精，上归于肺，通调水道，下输膀胱，水精四布，五经并行。脾胃气强，则能输散水饮之气。若脾胃气虚，则水饮内停也。所谓晚发者，后来之疾也。若至六七日而欲食者，则脾胃已和，寒邪已散，故云欲解。

病六七日，手足三部脉皆至，大烦而口噤不能言，其人躁扰者，必欲解也。

 烦，热也。传经之时，病人身大烦，口噤不能言，内作躁扰，则阴阳争胜。若手足三部脉皆至，为正气胜，邪气微，阳气复，寒气散，必欲解也。

若脉和，其人大烦，目重，睑内际黄者，此为欲解也。

 《脉经》曰：病人两目眦有黄色起者，其病方愈。病以脉为主，若目黄大烦，脉不和者，邪胜也，其病为进。目黄大烦，而脉和者，为正气已和，故云欲解。

脉浮而数，浮为风，数为虚，风为热，虚为寒，风虚相搏，则洒淅恶寒也。

 《内经》曰：有者为实，无者为虚。气并则无血，血并则无气。风则伤卫，数则无血。浮数之脉，风邪并于卫，卫胜则荣虚也。卫为阳，风搏于卫，所以为热。荣为阴，荣气虚，所以为寒。风并于卫者，发热、恶寒之证具矣。

脉浮而滑，浮为阳，滑为实，阳实相搏，其脉数疾，卫气失度。浮滑之脉数疾，发热汗出者，此为不治。

 浮为邪气并于卫，而卫气胜。滑为邪气并于荣，而荣气实。邪气胜实，拥于荣卫，则荣卫行速，故脉数疾。一息六至曰数，平人脉一息四至，卫气行六寸，今一息六至，则卫行九寸，计过平人之半，是脉数疾，知卫气失其常度也。浮滑数疾之脉，发热汗出而当解，若不解者，精气脱也，必不可治。《经》曰：脉阴阳俱盛，大汗出，不解者死。

伤寒咳逆上气，其脉散者死。谓其形损故也。

 《千金方》云：以喘嗽为咳逆，上气者肺病，散者心脉，是心火刑于肺金也。《内经》曰：心之肺谓之死阴，死阴之属，不过三日而死，以形见其损伤故也。

平脉法第二

问曰：脉有三部，阴阳相乘。荣卫血气，在人体躬。呼吸出入，上下于中，因息游布，津液流通。随时动作，效象形容，春弦秋浮，冬沉夏洪。察色

观脉，大小不同，一时之间，变无经常，尺寸参差，或短或长。上下乖错，或存或亡。病辄改易，进退低昂。心迷意惑，动失纪纲。愿为具陈，令得分明。

师曰：子之所问，道之根源。脉有三部，尺寸及关。

> 寸为上部，关为中部，尺为下部。

荣卫流行，不失衡铨。

> 衡铨者，称也，可以称量轻重。《内经》曰：春应中规，夏应中衡，秋应中矩，冬应中权。荣行脉中，卫行脉外，荣卫与脉，相随上下，应四时，不失其常度。

肾沉、心洪、肺浮、肝弦，此自经常，不失铢分。

> 肾，北方水，王于冬，而脉沉。心，南方火，王于夏，而脉洪。肺，西方金，王于秋，而脉浮。肝，东方木，王于春，而脉弦，此为经常，铢分之不差也。

出入升降，漏刻周旋，水下二刻，一周循环。

> 人身之脉，计长一十六丈二尺，一呼脉行三寸，一吸脉行三寸，一呼一吸为一息，脉行六寸。一日一夜，漏水下百刻，人一万三千五百息，脉行八百一十丈，五十度周于身。则一刻之中，人一百三十五息，脉行八丈一尺。水下二刻，人二百七十息，脉行一十六丈二尺，一周于身也。脉经之行，终而复始，若循环之无端也。

当复寸口，虚实见焉。

> 经脉之始，从中焦注于手太阴寸口，二百七十息，脉行一周身，复还至于寸口。寸口为脉之经始，故以诊视虚实焉。《经》曰：虚实死生之要，皆见于寸口之中。

变化相乘，阴阳相干。风则浮虚，寒则牢坚。沉潜水畜①，支饮急弦。动则为痛，数则热烦。

> 风伤阳，故脉浮虚；寒伤阴，故脉牢坚。畜积于内者，谓之水畜，故脉沉潜。支散于外者，谓之支饮，故脉急弦。动则阴阳相搏，相搏则痛生焉。数为阳，邪气胜，阳胜则热烦焉。

设有不应，知变所缘，三部不同，病各异端。

> 脉与病不相应者，必缘传变之所致。三部以候五藏之气，随部察其虚实焉。

太过可怪，不及亦然，邪不空见，中必有奸，审察表里，三焦别焉。知其所舍，消息诊看，料度府藏，独见若神。为子条记，传与贤人。

> 太过、不及之脉，皆有邪气干于正气，审看在表在里，入府入藏，随其所舍而治之。

师曰：呼吸者，脉之头也。

> 《难经》曰：一呼脉行三寸，一吸脉行三寸，以脉随呼吸而行，故言脉之头也。

初持脉，来疾去迟，此出疾入迟，名曰内虚外实也。初持脉，来迟去疾，此出迟入疾，名曰内实外虚也。

> 外为阳，内为阴。《内经》曰：来者为阳，去者为阴。是出以候外，入以候内。疾为有余，有余则实。迟为不足，不足则虚。来疾去迟者，阳有余而阴不足，故曰：内实

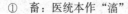

① 畜：医统本作"潴"

注解伤寒论

外虚。

问曰：上工望而知之，中工问而知之，下工脉而知之，愿闻其说。师曰：病家人请，云病人苦发热，身体疼，病人自卧。师到，诊其脉，沉而迟者，知其差也。何以知之？表有病者，脉当浮大，今脉反沉迟，故知愈也。

> 望以观其形证，问以知其所苦，脉以别其表里。病苦发热、身疼，邪在表也，当卧不安，而脉浮数。今病人自卧，而脉沉迟者，表邪缓也，是有里脉而无表证，则知表邪当愈也。

假令病人云，腹内卒痛，病人自坐。师到，脉之，浮而大者，知其差也。何以知之？若里有病者，脉当沉而细，今脉浮大，故知愈也。

> 腹痛者，里寒也。痛甚则不能起，而脉沉细。今病人自坐，而脉浮大者，里寒散也，是有表脉而无里证也。则知里邪当愈。是望证、问病、切脉三者相参而得之，可为十全之医。《针经》曰：知一为上，知二为神，知三神且明矣。

师曰：病家人来请，云病人发热，烦极。明日师到，病人向壁卧，此热已去也。设令脉不和，处言已愈。

> 发热、烦极，则不能静卧。今向壁静卧，知热已去。

设令向壁卧，闻师到，不惊起而盼视，若三言三止，脉之，咽唾者，此诈病也。设令脉自和，处言此[①]病大重，当须服吐下药，针灸数十百处，乃愈。

> 诈病者，非善人，以言恐之，使其畏惧则愈。医者意也，此其是欤？

师持脉，病人欠者，无病也。

> 《针经》曰：阳引而上，阴引而下，阴阳相引，故欠，阴阳不相引，则病；阴阳相引则和。是欠者，无病也。

脉之，呻者，病也。

> 呻，为呻吟之声，身有所苦，则然也。

言迟者，风也。

> 风客于中，则经络急，舌强难运用也。

摇头言者，里痛也。

> 里有病，欲言，则头为之战摇。

行迟者，表强也。

> 表强者，由筋络引急，而行步不利也。

坐而伏者，短气也。

> 短气者，里不和也，故坐而喜伏。

坐而下一脚者，腰痛也。

> 《内经》曰：腰者，身之大关节也。腰痛，为大关节不利，故坐不能正，下一脚，以缓腰中之痛也。

里实护腹，如怀卵物者，心痛也。

---

① 此：汪氏本作"汝"。

心痛，则不能伸仰，护腹以按其痛。

师曰：伏气之病，以意候之，今月之内，欲有伏气。假令旧有伏气，当须脉之。若脉微弱者，当喉中痛似伤，非喉痹也。病人云：实咽中痛，虽尔，今复欲下利。

> 冬时感寒，伏藏于经中，不即发者，谓之伏气。至春分之时，伏寒欲发，故云：今月之内，欲有伏气。假令伏气已发，当须脉之，审在何经。得脉微弱者，知邪在少阴，少阴之脉，循喉咙，寒气客之，必发咽痛。肾司开阖，少阴治在下焦，寒邪内甚，则开阖不治，下焦不约，必成下利。故云：虽尔咽痛，复欲下利。

问曰：人病恐怖者，其脉何状？师曰：脉形如循丝累累然，其面白脱色也。

> 《内经》曰：血气者，人之神。恐怖者，血气不足，而神气弱也。脉形似循丝累累然，面白脱色者，《针经》曰：血夺者，色夭然不泽。其脉空虚，是知恐怖，为血气不足。

问曰：人不饮，其脉何类？师曰：脉自涩①，唇口干燥也。

> 涩为阴，虽主亡津液，而唇口干燥，以阴为主内，故不饮也。

问曰：人愧者，其脉何类？师曰：脉浮，而面色乍白乍赤。

> 愧者，羞也。愧则神气怯弱，故脉浮，而面色变改不常也。

问曰：《经》说，脉有三菽、六菽重者，何谓也？师曰：脉者，人以指按之，如三菽之重者，肺气也；如六菽之重者，心气也；如九菽之重者，脾气也；如十二菽之重者，肝气也；按之至骨者，肾气也。

> 菽，豆也。《难经》曰：如三菽之重，与皮毛相得者，肺部也；如六菽之重，与血脉相得者，心部也；如九菽之重，与肌肉相得者，脾部也；如十二菽之重，与筋平者，肝部也；按之至骨，举指来疾者，肾部也。各随所主之分，以候藏气。

假令下利，寸口、关上、尺中，悉不见脉，然尺中时一小见，脉再举头者，肾气也。若见损脉来至，为难治。

> 《脉经》曰：冷气在胃中，故令脉不通。下利不见脉，则冷气客于脾胃。今尺中时一小见，为脾虚肾气所乘。脉再举头者，脾为肾所乘也。若尺中之脉更或减损，为肾气亦衰，脾复胜之，鬼贼相刑，故云难治。是脾胜不应时也。

问曰：脉有相乘、有纵、有横、有逆、有顺，何也？师曰：水行乘火，金行乘木，名曰纵。火行乘水，木行乘金，名曰横。水行乘金，火行乘木，名曰逆。金行乘水，木行乘火，名曰顺也。

> 金胜木，水胜火。纵者，言纵任其气，乘其所胜。横者，言其气横逆，反乘所不胜也。纵横，与恣纵恣横之义通。水为金子，火为木子，子行乘母，其气逆也。母行乘子，其气顺也。

---

① 脉自涩：汪氏本作"其脉自涩"。

问曰：脉有残贼，何谓也？师曰：脉有弦、紧、浮、滑、沉、涩，此六者，名曰残贼，能为诸脉作病也。

> 为人病者，名曰八邪，风寒暑湿伤于外也，饥饱劳逸伤于内也。经脉者，荣卫也。荣卫者，阴阳也。其为诸经脉作病者，必由风寒暑湿，伤于荣卫，客于阴阳之中，风则脉弦，寒则脉紧，中暑则脉滑，中湿则脉涩，伤于阴则脉沉，伤于阳则脉浮。所以谓之残贼者，伤良曰残，害良曰贼，以能伤害正气也。

问曰：脉有灾怪，何谓也？师曰：假令人病，脉得太阳，与形证相应，因为作汤。比还送汤如食顷，病人乃大吐，若下利，腹中痛。师曰：我前来不见此证，今乃变异，是名灾怪。又问曰：何缘作此吐利？答曰：或有旧时服药，今乃发作，故名灾怪耳。

> 医以脉证与药相对而反变异，为其灾可怪，故名灾怪。

问曰：东方肝脉，其形何似？师曰：肝者，木也，名厥阴，其脉微弦濡弱而长，是肝脉也。肝病自得濡弱者，愈也。

> 《难经》曰：春脉弦者，肝、东方木地，万物始生，未有枝叶，故脉来濡弱而长，故曰弦。是肝之平脉，肝病得此脉者，为肝气已和也。

假令得纯弦脉者，死。何以知之？以其脉如弦直，是肝藏伤，故知死也。

> 纯弦者，为如弦直而不软，是中无胃气，为真藏之脉。《内经》曰：死肝脉来急益劲，如新张弓弦。

南方心脉，其形何似？师曰：心者火也，名少阴，其脉洪大而长，是心脉也。心病自得洪大者，愈也。

> 心王于夏，夏则阳外胜，气血淖溢，故其脉来洪大而长也。

假令脉来微去大，故名反，病在里也。脉来头小本大者，故名复，病在表也。上微头小者，则汗出。下微本大者，则为关格不通，不得尿。头无汗者可治，有汗者死。

> 心脉来盛去衰为平，来微去大，是反本脉。《内经》曰：大则邪至，小则平。微为正气，大为邪气，来以候表，来微则知表和。去以候里，去大则知里病。《内经》曰：心脉来不盛去反盛，此为不及，病在中。头小本大者，即前小后大也。小为正气，大为邪气，则邪气先在里，今复还于表，故名曰复，不云去而止云来者，是知在表。《脉经》曰：在上为表，在下为里。汗者心之液。上微，为浮之而微，头小为前小，则表中气虚，故主汗出。下微①，沉之而微，本大为后大，沉则在里，大则病进。《内经》曰：心为牝藏，小肠为之使。今邪甚下行，格闭小肠，使正气不通，故不得尿，名曰关格。《脉经》曰：阳气上出，汗见于头，今关格正气不通，加之头有汗者，则阳气不得下通而上脱也。其无汗者，虽作关格，然阳未衰②，而犹可治。

西方肺脉，其形何似？师曰：肺者金也，名太阴，其脉毛浮也。肺病自得

---

① 微：医统本作"为"。
② 然阳未衰：医统本作"然阳气未衰"。

此脉，若得缓迟者，皆愈。若得数者，则剧。何以知之？数者南方火，火克西方金，法当痈肿，为难治也。

> 轻虚浮曰毛，肺之平脉也。缓迟者，脾之脉，脾为肺之母，以子母相生，故云皆愈。数者，心之脉，火克金，为鬼贼相刑，故剧。肺主皮毛，数则为热，热客皮肤，留而不去，则为痈疡。《经》曰：数脉不时，则生恶疮。

问曰：二月得毛浮脉，何以处言，至秋当死？师曰：二月之时，脉当濡弱，反得毛浮者，故知至秋死。二月肝用事，肝脉属木，应濡弱，反得毛浮者，是肺脉也。肺属金，金来克木，故知至秋死。他皆仿此。

> 当春时反见秋脉，为金气乘木，肺来克肝，夺王脉而见，至秋肺王，肝气则绝，故知至秋死也。

师曰：脉，肥人责浮，瘦人责沉。肥人当沉，今反浮；瘦人当浮，今反沉，故责之。

> 肥人肌肤厚，其脉当沉；瘦人肌肤薄，其脉当浮。今肥人脉反浮，瘦人脉反沉，必有邪气相干，使脉反常，故当责之。

师曰：寸脉下不至关，为阳绝；尺脉上不至关，为阴绝。此皆不治，决死也。若计其余命死生之期，期以月节克之也。

> 《脉经》曰：阳生于寸，动于尺；阴生于尺，动于寸。寸脉下不至关者，则阳绝，不能下应尺也；尺脉上不至关者，为阴绝，不能上应于寸也。《内经》曰：阴阳离决，精气乃绝。此阴阳偏绝，故皆决死。期以月节克之者，谓如阳绝死于春夏，阴绝死于秋冬。

师曰：脉病人不病，名曰行尸，以无王气，卒眩仆不识人者，短命则死。人病脉不病，名曰内虚，以无谷神，虽困无苦。

> 脉者，人之根本也。脉病人不病，为根本内绝，形虽且强，卒然气脱，则眩运僵仆而死，不曰行尸而何。人病脉不病，则根本内固，形虽且赢，止内虚尔。谷神者，谷气也。谷气既足，自然安矣。《内经》曰：形气有余，脉气不足，死；脉气有余，形气不足，生。

问曰：翕奄沉，名曰滑，何谓也？沉为纯阴，翕为正阳，阴阳和合，故令脉滑，关尺自平。阳明脉微沉，食饮自可。少阴脉微滑，滑者紧之浮名也，此为阴实，其人必股内汗出，阴下湿也。

> 脉来大而盛，聚而沉，谓之翕奄沉，正如转珠之状也。沉为藏气，故曰纯阴。翕为府气，故曰正阳。滑者，阴阳气不为偏胜也。关尺自平，阳明脉微沉者，当阳部见阴脉，则阴偏胜而阳不足也。阳明胃脉，胃中阴多，故食饮自可。少阴脉微滑者，当阴部见阳脉，则阳偏胜而阴不足也，以阳凑阴分，故曰阴实。股与阴，少阴之部也，今阳热凑阴，必熏发津液，泄达于外，股内汗出而阴下湿也。

问曰：曾为人所难，紧脉从何而来？师曰：假令亡汗、若吐，以肺里寒，故令脉紧也。假令咳者，坐饮冷水，故令脉紧也。假令下利，以胃中虚冷，故令脉紧也。

《金匮要略》曰：寒令脉急。《经》曰：诸紧为寒。

寸口卫气盛，名曰高。

高者，暴狂而肥。《内经》曰：阴不胜其阳，则脉流薄疾，并乃狂。卫为阳气，卫盛而暴狂者，阴不胜阳也。《针经》曰：卫气者，所以温分肉、充皮毛、肥腠理、司开阖者也。卫气盛为肥者，气盛于外也。

荣气盛，名曰章。

章者，暴泽而光，荣者，血也，荣华于身者也。荣盛故身暴光泽也。

高章相搏，名曰纲。

纲者，身筋急脉直，荣卫俱盛，则筋络满急。

卫气弱，名曰愀。

愀者，心中气动迫怯。卫出上焦，弱则上虚，而心中气动迫怯也。

荣气弱，名曰卑。

卑者，心中常自羞愧。《针经》曰：血者，神气也。血弱则神弱，故常自羞愧。

愀卑相搏，名曰损。

损者，五藏六府之虚惙也。卫以护阳，荣以养阴，荣卫俱虚，则五藏六府失于滋养，致俱乏，气虚惙也。

卫气和，名曰缓。

缓者，四肢不能自收。卫气独和，不与荣气相谐，则荣病。《内经》曰：肝①受血而能视，足受血而能步，掌受血而能握，指受血而能摄，四肢不收，由荣血病，不能灌养故也。

荣气和，名曰迟。

迟者，身体重，但欲眠也。荣气独和，不与卫气相谐，则卫病，身体重而眠。欲眠者，卫病而气不敷布也。

迟缓相搏，名曰沉。

沉者，腰中直，腹内急痛，但欲卧，不欲行，荣气独和于内，卫气独和于外，荣卫不相和谐，相搏而为病，腰中直者，卫不利于外也。腹内痛者，荣不和于内也。但欲卧不欲行者，荣卫不营也。

寸口脉缓而迟，缓则阳气长，其色鲜，其颜光，其声商，毛发长。迟则阴气盛，骨髓生，血满，肌肉紧薄鲜鞕。阴阳相抱，荣卫俱行，刚柔相搏，名曰强也。

缓为胃脉，胃合卫气，卫温分肉、充皮毛、肥腠理、司开阖，卫和气舒，则颜色光润、声清、毛泽矣。迟为脾脉，脾合荣气，荣养骨髓、实肌肉、濡筋络、利关节，荣和血满，则骨正髓生，肌肉紧硬矣。阴阳调和，二气相抱，而不相戾，荣卫流通，刚柔相得是为强壮。

趺阳脉滑而紧，滑者胃气实，紧者脾气强。持实击强，痛还自伤，以手把

---

① 肝：汪本作"目"。

刃，坐作疮也。

趺阳之脉，以候脾胃。滑则谷气实，是为胃实。紧则阴气胜，是为脾强。以脾胃一实一强，而相搏击，故令痛也。若一强一弱相搏，则不能作痛。此脾胃两各强实相击，腑脏自伤而痛，譬若以手把刃而成疮，岂非自贻其害乎。

寸口脉浮而大，浮为虚，大为实。在尺为关，在寸为格。关则不得小便，格则吐逆。

《经》曰：浮为虚。《内经》曰：大则病进。浮则为正气虚，大则为邪气实。在尺，则邪气关闭下焦，里气不得下通，故不得小便。在寸，则邪气格拒上焦，使食不得入，故吐逆。

趺阳脉伏而涩，伏则吐逆，水谷不化，涩则食不得入，名曰关格。

伏则胃气伏而不宣，中焦关格，正气壅塞，故吐逆而水谷不化。涩则脾气涩而不布，邪气拒于上焦，故食不得入。

脉浮而大，浮为风虚，大为气强，风气相搏，必成瘾疹，身体为痒。痒者名泄风，久久为痂癞。

痂癞者，眉少、发稀，身有干疮而腥臭。《内经》曰：脉风成为疠①。

寸口脉弱而迟，弱者卫气微，迟者荣中寒。荣为血，血寒则发热。卫为气，气微者，心内饥，饥而虚满，不能食也。

卫为阳，荣为阴。弱者，卫气微，阳气不足也。迟者，荣中寒，经中客邪也，荣客寒邪，搏而发热也。阳气内微，心内虽饥，饥而虚满，不能食也。

趺阳脉大而紧者，当即下利，为难治。

大为虚，紧为寒。胃中虚寒，当即下利，下利脉当微小，反紧者邪胜也，故云难治。《经》曰：下利脉大者，为未止。

寸口脉弱而缓，弱者阳气不足，缓者胃气有余。噫而吞酸，食卒不下，气填于膈上也。

弱者，阳气不足。阳能消谷，阳气不足，则不能消化谷食。缓者，胃气有余，则胃中有未消谷物也，故使噫而吞酸，食卒不下，气填于膈上也。《金匮要略》曰：中焦未和，不能消谷，故令噫。

趺阳脉紧而浮，浮为气，紧为寒。浮为腹满，紧为绞痛。浮紧相搏，肠鸣而转，转即气动，膈气乃下。少阴脉不出，其阴肿大而虚也。

浮为胃气虚，紧为脾中寒，胃虚则满，脾寒则痛，虚寒相搏，肠鸣而转，转则膈中之气，因而下泄也。若少阴脉不出，则虚寒之气，至于下焦，结于少阴，而聚于阴器，不得发泄，使②阴肿大而虚也。

寸口脉微而涩，微者卫气不行，涩者荣气不逮。荣卫不能相将，三焦无所仰，身体痹不仁。荣气不足，则烦疼，口难言。卫气虚，则恶寒数欠。三焦不

① 脉风成疠：医统本同此，汪氏本作"脉风成厉"。
② 使：医统本作"故"。

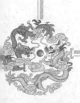

归其部，上焦不归者，噫而酢吞。中焦不归者，不能消谷引食。下焦不归者，则遗溲。

> 人养三焦者，血也。护三焦者，气也。荣卫俱损，不能相将而行，三焦无所依仰，身体为之顽痹而不仁。《内经》曰：荣气虚则不仁。《针经》曰：卫气不行，则为不仁。荣为血，血不足则烦疼。荣属心，荣弱心虚，则口难言。卫为阳，阳微则恶寒。卫为气，气虚则数欠。三焦因荣卫不足，无所依仰，其气不能归其部。《金匮要略》曰：上焦竭，善噫。上焦受中焦气，中焦未和，不能消谷，故令噫耳。下焦竭，即遗溺失便。以上焦在膈上，物未化之分也，不归者不至也，上焦之气不至其部，则物未能传化，故噫而酢吞。中焦在胃之中，主腐熟水谷，水谷化则思食，中焦之食不归其部，则水谷不化，故云不能消谷引食。下焦在膀胱上口，主分别清浊。溲，小便也，下焦不归其部，不能约制溲便，故遗溲。

趺阳脉沉而数，沉为实，数消谷。紧者，病难治。

> 沉为实者，沉主里也。数消谷者，数为热也。紧为肝脉，见于脾部，木来克土，为鬼贼相刑，故云难治。

寸口脉微而涩，微者卫气衰，涩者荣气不足。卫气衰，面色黄。荣气不足，面色青。荣为根，卫为叶。荣卫俱微，则根叶枯槁，而寒栗、咳逆、唾腥、吐涎沫也。

> 卫为气，面色黄者，卫气衰也。荣为血，面色青者，荣血衰也。荣行脉中为根，卫行脉外为叶。荣为阴，卫为阳。荣为根，卫为叶。根叶俱微，则阴阳之气内衰，致生寒栗而咳逆、唾腥、吐涎沫也。

趺阳脉浮而芤，浮者卫气衰，芤者荣气伤，其身体瘦，肌肉甲错，浮芤相搏，宗气衰微，四属断绝。

> 《经》曰：卫气盛，名曰高。高者，暴狂而肥。荣气盛，名曰章。章者，暴泽而光。其身体瘦而不肥者，卫气衰也。肌肉甲错而不泽者，荣气伤也。宗气者，三焦归气也。四属者，皮、肉、脂、髓也。荣卫衰伤则宗气亦微，四属失所滋养，致断绝矣。

寸口脉微而缓，微者卫气疏，疏则其肤空。缓者胃气实，实则谷消而水化也。谷入于胃，脉道乃行，水①入于经，其血乃成。荣盛，则其肤必疏，三焦绝经，名曰血崩。

> 卫为阳，微为亡阳。脉微者，卫气疏，卫温分肉、肥腠理，卫气既疏，皮肤不得温肥，则空虚也。《经》曰：缓者，胃气有余，有余为实，故云缓者胃气实。《内经》曰：食入于胃，淫精于脉。是谷入于胃，脉道乃行也。《针经》曰：饮而液渗于络，合和于血，是水入于经，其血乃成也。胃中谷消水化而为血气，今卫疏荣盛，是荣气强而卫气弱也。卫气弱者，外则不能固密皮肤，而气为之疏，内则不能卫护其血，而血为之崩。经，常也。三焦者，气之道路。卫气疏，则气不循常度，三焦绝其常度也。

趺阳脉微而紧，紧则为寒，微则为虚，微紧相搏，则为短气。

---

① 水"汪氏本作"而"。

中气虚且寒，气自短矣。

少阴脉弱而涩，弱者微烦，涩者厥逆。

　　烦者热也，少阴脉弱者，阴虚也。阴虚则发热，以阴部见阳脉，非大虚也，故生微烦。厥逆者，四肢冷也。《经》曰：阴阳不相顺接便为厥，厥者手足厥冷是也。少阴脉涩者，阴气涩，不能与阳相顺相接，故厥逆也。

趺阳脉不出，脾不上下，身冷肤鞕。

　　脾胃为荣卫之根，脾能上下，则水谷磨消①，荣卫之气，得以行。脾气虚衰，不能上下，则荣卫之气不得通营于外，故趺阳脉不出。身冷者，卫气不温也。肤鞕者，荣血不濡也。

少阴脉不至，肾气微，少精血，奔气促迫，上入胸膈，宗气反聚，血结心下，阳气退下，热归阴股，与阴相动，令身不仁，此为尸厥。当刺期门、巨阙。

　　尸厥者，为其从厥而生，形无所知，其状若尸，故名尸厥。少阴脉不出，则厥气客于肾，而肾气微，少精血，厥气上奔，填塞胸膈，壅遏正气，使宗气反聚，而血结心下。《针经》曰：五谷入于胃，其糟粕、津液、宗气，分为三隧。宗气积于胸中，出于喉咙，以贯心肺，而行呼吸。又曰：荣气者，泌其津液，注之于脉，化而为血，以营四末。今厥气太甚，宗气反聚而不行，则绝其呼吸，血结心下而不流，则四体不仁。阳气为厥气所壅，不能宣发，退下至阴股间，与阴相动。仁者柔也，不仁者，言不柔和也，为寒热痛痒俱不觉知者也。阳气外不为使，内不得通，荣卫俱不能行，身体不仁，状若尸也。《内经》曰：厥气上行，满脉去形，刺期门者，以通心下结血。刺巨阙者，以行胸中宗气，血气流通，厥气退，则苏矣。

寸口脉微，尺脉紧，其人虚损，多汗，知阴常在，绝不见阳也。

　　寸微为亡阳，尺紧为阴胜。阳微阴胜，故云虚损。又加之多汗，则愈损阳气，是阴常在，而绝不见阳也。

寸口诸微亡阳，诸濡亡血，诸弱发热，诸紧为寒。诸乘寒者，则为厥，郁冒不仁，以胃无谷气，脾涩不通，口急不能言，战而栗也。

　　卫，阳也。微为卫气微，故云亡阳。荣，血也。濡为荣气弱，故云亡血。弱为阴虚，虚则发热。紧为阴胜，故为寒。诸乘寒者，则阴阳俱虚，而为寒邪乘之也。寒气乘虚，抑伏阳气不得宣发，遂成厥也。郁冒，为昏冒不知人也。不仁，为强直而无觉也。为尸厥焉。以胃无谷气，致脾涩不通于上下，故使口急不能言。战者，寒在表也。栗者，寒在里也。

问曰：濡弱何以反适十一头？师曰：五藏六府相乘，故令十一。

　　濡弱者，气血也。往反有十一头，头者五藏六府共有十一也。

问曰：何以知乘府？何以知乘藏？师曰：诸阳浮数为乘府，诸阴迟涩为乘藏也。

　　府，阳也。阳脉见者，为乘府也。藏，阴也。阴脉见者，为乘藏也。

---

　　① 磨消：医统本同，汪氏本作"消磨"。

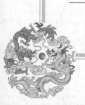

释　音

见音现，下同　谵职廉切，病人寐而自语也　剧竭戟切，甚也　鞕音硬，下同　洒淅上，所下切；下音析，寒惊貌　恶乌路切　呴香句切，嘘气往来也　濡汝朱切，润也　阖音合躁子到切，动也　蔼于盖切　瞥匹灭切　萦于营切　駃音快，疾貌　痞音备　而濡音软，柔也　转索上株恋反，下苏各反　澉阻立切，汗出和也　趺音夫　腐音府，烂也　燥苏到切，干也　噫乙界切　烁式灼切　溲所留切，溺也　热直立切　侠音协，又音夹　黧力支切，色黑而黄也　饲音噎，义同　哕于月切，逆气也　衄女六切　慄音栗，惧貌　邪中音众混胡困切，浊乱也　怫郁上音弗，下音熨　痈于容切　喔乙骨切，喔咽也　豚徒浑切　盍音合　圊七情切，厕也　漱子由切，又子小切　断鱼斤切　麋音眉①　悍胡旦切　眦静计切参差上初簪切，下楚宜切　铨七全切　铢音殊　潚音畜，水聚也　其差楚懈切　呻音申卵卢管切　咙力公切，喉咙也　菽音叔，豆也　劲居正切，健也　淖奴教切　覆芳救切牝藏上毗忍切，下才浪切②，阴藏也　疡以章切③　僵仆上音姜，下音副　翕奄上音吸，下音掩　见阳音现　股音古，髀也④　慄徒频切，动惧貌　鞋音鞋，和也　戾音利　痂癞上音加，下力代切　噫乌介切　酢音醋　冐音帽，昏冒也　犰苦侯切

---

① 音眉：汪氏本作"音迷"。
② 下才浪切：汪氏本作"下本浪切"。
③ 以章切：汪氏本作"以羊切"。
④ 髀也：医统本作"髀也"。

注解伤寒论卷第二　仲景全书第十二

伤寒例第三

《阴阳大论》云：春气温和，夏气暑热，秋气清凉，冬气冷冽，此则四时正气之序也。

> 春夏为阳，春温夏热者，阳之动①，始于温，盛于暑故也。秋冬为阴，秋凉而冬寒者，以阴之动，始于清，盛于寒故也。

冬时严寒，万类深藏，君子固密，则不伤于寒。触冒之者，乃名伤寒耳。

> 冬三月纯阴用事，阳乃伏藏，水冰地坼，寒气严凝，当是之时，善摄生者，出处固密，去寒就温，则不伤于寒，其涉寒冷，触冒霜雪为病者，谓之伤寒也。

其伤于四时之气，皆能为病。

> 春风，夏暑、秋湿、冬寒，谓之四时之气。

以伤寒为毒者，以其最成杀厉之气也。

> 热为阳，阳主生。寒为阴，阴主杀。阴寒为病，最为肃杀毒厉之气。

中而即病者，名曰伤寒。不即病者，寒毒藏于肌肤，至春变为温病，至夏变为暑病。暑病者，热极，重于温也。

> 《内经》曰：先夏至日为温病，后夏至日为暑病。温暑之病，本伤于寒而得之，故太医②均谓之伤寒也。

是以辛苦之人，春夏多温热病，皆由冬时触寒所致，非时行之气也。凡时行者，春时应暖，而复大寒；夏时应大热，而反大凉；秋时应凉，而反大热；冬时应寒，而反大温。此非其时而有其气，是以一岁之中，长幼之病多相似者，此则时行之气也。

> 四时气候不正为病，谓之时行之气。时气所行为病，非暴厉之气，感受必同，是以一岁之中，长幼之病，多相似也。

夫欲候知四时正气为病，及时行疫气之法，皆当按斗历占之。

> 四时正气者，春风、夏暑、秋湿、冬寒是也。时行者，时行之气是也。温者，冬时感寒，至春发者是也。疫者，暴厉之气是也。占前斗建，审其时候之寒温，察其邪气之轻重而治之，故下文曰：

---

① 阳之动：医统本作"以阳之动"。
② 太医：熊译元校注"大医汪本大改太，非"。

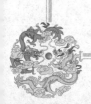

九月霜降节后，宜渐寒，向冬大寒，至正月，雨水节后，宜解也。所以谓之雨水者，以冰雪解而为雨水故也。至惊蛰二月节后，气渐和暖，向夏大热，至秋便凉。

> 冬寒、春温、夏热、秋凉，为四时之正气也。

从霜降以后，至春分以前，凡有触冒霜露，体中寒即病者，谓之伤寒也。九月十月，寒气尚微，为病则轻。十一月十二月，寒冽已严，为病则重。正月二月，寒渐将解，为病亦轻。此以冬时不调，适有伤寒之人，即为病也[1]。

> 此为四时正气，中而即病者也。

其冬有非节之暖者，名曰冬温。冬温之毒，与伤寒大异，冬温复有先后，更相重沓，亦有轻重，为治不同，证如后章。

> 此为时行之气，前云：冬时应寒而反大温者是也。

从立春[2]节后，其中无暴大寒，又不冰雪，而有人壮热为病者，此属春时阳气，发于冬时伏寒，变为温病。

> 此为温病也。《内经》曰：冬伤于寒，春必病温。

从春分以后，至秋分节前，天有暴寒者，皆为时行寒疫也。三月四月，或有暴寒，其时阳气尚弱，为寒所折，病热犹轻。五月六月，阳气已盛，为寒所折，病热则重。七月八月，阳气已衰，为寒所折，病热亦微。其病与温及暑病相似，但治有殊耳。

> 此为疫气也。是数者，以明前斗历之法，占其随时气候，发病寒热轻重不同耳。

十五日得一气，于四时之中，一时有六气，四六名为二十四气也。

> 节气十二，中气十二，共二十四。《内经》曰：五日谓之候，三候谓之气，六气谓之时，四时谓之岁。

然气候亦有应至而不至，或有未应至而至者，（或有至而不去者。）或有至而太过者，皆成病气也。

> 疑脱，或有至而不去句，今补[3]，按《金匮要略》曰：有未至而至，有至而不至，有至而不去，有至而太过，何故也。师曰：冬至之后，甲子夜半，少阳起。少阴[4]之时，阳始生，天得温和，以未得甲子，天因温和，此为未至而至也。以得甲子，而天未温和，此为至而不至。以得甲子，天[5]大寒不解，此为至而不去也。以得甲子，而天温如盛夏五六月时，此为至而太过也。《内经》曰：至而和则平，至而甚则病，至而反者病，至而不至者病，未至而至者病。即是观之，脱漏明矣。

---

① 九月十月……即为病也：原书眉注"九月十月至即为病也，五十四字。按宋本作正文，今作注，误也"。今改为正文，是也。

② 立春：医统本作"立秋"。

③ 疑脱，"或有至而不去"句，今补：汪氏本作"疑漏，或有至而不去，此一句"。《宋本伤寒论》亦脱此句。今补，为是。

④ 少阴：医统本作"少阳"。

⑤ 天：医统本作"而天"。

但天地动静，阴阳鼓击者，各正一气耳。

　　《内经》曰：阴阳者，天地之道。清阳为天，动而不息。浊阴为地，静而不移。天
地阴阳之气，鼓击而生，春夏秋冬，寒热温凉，各正一气也。

是以彼春之暖，为夏之暑。彼秋之忿，为冬之怒。

　　春暖为夏暑，从生而至长也。秋忿为冬怒，从肃而至杀也。

是故冬至之后，一阳爻升，一阴爻降也。夏至之后，一阳气下，一阴气
上也。

　　十月六爻皆阴，坤卦为用，阴极阳来，阳生于子。冬至之后，一阳爻升，一阴爻
降，于卦为复，言阳气得复也。四月六爻皆阳，乾卦为用，阳极阴来，阴生于午。夏至
之后，一阳气下，一阴气上，于卦为姤，言阴得①遇阳也。《内经》曰：冬至四十五日，
阳气微上，阴气微下；夏至四十五日，阴气微上，阳气微下。

斯则冬夏二至，阴阳合也。春秋二分，阴阳离也。

　　阳生于子，阴生于午，是阴阳相接，故曰：合。阳退于酉，阴退于卯，是阴阳相
背，故曰：离。《内经》曰：气至之谓至，气分之谓分。至则气同。分则气异。

阴阳交易，人变病焉。

　　天地阴阳之气，既交错而不正，人所以变病。《内经》曰：阴阳相错，而变由生也。

此君子春夏养阳，秋冬养阴，顺天地之刚柔也。

　　《内经》曰：养生者必顺于时，春夏养阳，以凉以寒。秋冬养阴，以温以热，所以
然者，从其根故也。

小人触冒，必婴暴疹。须知毒烈之气，留在何轻，而发何病，详而取之。

　　不能顺四时调养，触冒寒温者，必成暴病。医者当在意审详而治之。

是以春伤于风，夏必飧泄。夏伤于暑，秋②必病疟③。秋伤于湿，冬必咳
嗽。冬伤于寒，春必病温。此必然之道，可不审明之！

　　当春之时，风气大行。春伤于风，风气通于肝，肝以春适王，风虽入之，不能即
发，至夏肝衰，然后始动。风淫末疾，则当发于四肢。夏以阳气外盛，风不能外发，故
攻内而为飧泄。飧泄者，下利米谷不化，而色黄。当秋之时，湿气大行。秋伤于湿，湿
则下于肺，肺以秋适王，湿虽入之，不能即发，至冬肺衰，然后湿始动也。雨淫腹疾，
则当发为下利。冬以阳气内固，湿气不能下行，故上逆而为咳嗽。当夏之时，暑气大
行，夏伤于暑，夏以阴为主内，暑虽入之，势未能动，及秋阴出，而阳为内主，然后暑
动搏阴而为痎疟。痎者二日一发，疟者一日一发。当冬之时，寒气大行，冬伤于寒，冬
以阳为主内，寒虽入之，势未能动，及春阳出，而阴为内主，然后寒动，搏阳而为温
病。是感冒四时正气为病，必然之道。

伤寒之病，逐日浅深，以施方治。

　　《内经》曰：未满三日者，可汗而已。其满三日者，可泄而已。

---

　　①　得：汪氏本作"则"。
　　②　秋：汪氏本作"春"。误。
　　③　病疟：医统本作"痎疟"。

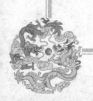

今世人伤寒，或始不早治，或治不对病，或日数久淹，困乃告医。医人又不依次第而治之，则不中病。皆宜临时消息制方，无不效也。今搜采仲景旧论，录其证候、诊脉声色，对病真方，有神验者，拟防世急也。

> 仲景之书，逮今千年而显用于世者，王叔和之力也。

又土地温凉，高下不同。物性刚柔，餐居亦异。是黄帝兴四方之问，岐伯举四治之能，以训后贤，开其未悟者。临病之工，宜须两审也。

> 东方地气温，南方地气热，西方地气凉，北方地气寒。西北方高，东南方下。是土地温凉、高下不同也。东方安居食鱼，西方陵居华食，南方湿处而嗜酸，北方野处而食乳，是餐居之异也。东方治宜砭石，西方治宜毒药，南方治宜微针，北方治宜灸焫。是四方医治不同也。医之治病，当审其土地所宜。

凡伤于寒，则为病热，热虽甚，不死。

> 《内经》曰：风寒客于人，使人毫毛毕直，皮肤闭而为热，是伤寒为病热也。《针经》曰：多热者易已，多寒者难已，是热虽甚，不死。

若两感于寒而病者，必死。

> 表里俱病者，谓之两感。

尺寸俱浮者，太阳受病也，当一二日发。以其脉上连风府，故头项痛，腰脊强。

> 太阳为三阳之长，其气浮于外，故尺寸俱浮，是邪气初入皮肤，外在表也，当一二日发。风府，穴名也，项中央，太阳之脉，从巅入络脑，还出别下项，是以上连风府。其经循肩膊内侠脊、抵腰中，故病头项痛、腰脊强。

尺寸俱长者，阳明受病也，当二三日发。以其脉侠鼻、络于目，故身热、目疼、鼻干、不得卧。

> 阳明血气俱多，尺寸俱长者，邪并阳明，而血气溏溢①也。太阳受邪不已，传于阳明，是当二三日发。其脉侠鼻者，阳明脉起于鼻，交頞中，络于目。阳明之脉，正上頞颊②，还出系目系。身热者，阳明主身之肌肉。《针经》曰：阳明气盛，则身以前皆热。目疼鼻干者，经中客邪也。不得卧者，胃气逆不得从其道也。《内经》曰：胃不和，则卧不安。

尺寸俱弦者，少阳受病也，当三四日发。以其脉循胁络于耳，故胸胁痛而耳聋。

> 《内经》曰：阳中之少阳，通于春气。春脉弦，尺寸俱弦者，知少阳受邪也。二三日阳明之邪不已，传于少阳，是当三四日发。胸胁痛而耳聋者，经壅而不利也。

此三经皆受病，未入于府者，可汗而已。

> 三阳受邪，为病在表，法当汗解。然三阳亦有便入府者，入府则宜下，故云未入于

---

① 溏溢：汪氏本"淖溢"。非。熊译元校记：而血气溏溢也，汪本溏改淖，按溏为潮正字，汪本原误。

② 頞颊：医统本作"颊頞"。

注解伤寒论

府者，可汗而已。

尺寸俱沉细者，太阴受病也，当四五日发。以其脉布胃中，络于嗌，故腹满而嗌干。

> 阳极则阴受之，邪传三阳既遍，次乃传于阴经。在阳为在表，在阴为在里。邪在表则见阳脉，邪在里则见阴脉。阳邪传阴，邪气内陷，故太阴受病而脉尺寸俱沉细也。自三阳传于太阴，是当四五日发也。邪入于阴，则渐成热，腹满而嗌干者，脾经壅而成热也。

尺寸俱沉者，少阴受病也，当五六日发。以其脉贯肾，络于肺，系舌本，故口燥舌干而渴。

> 少阴肾水也，性趋下。少阴受病，脉尺寸俱沉也。四五日太阴之邪不已，至五六日则传于少阴也，是少阴病当五六日发。人伤于寒，则为病热，谓始为寒，而终成热也。少阴为病，口燥舌干而渴，邪传入里，热气渐深也。

尺寸俱微缓者，厥阴受病也，当六七日发。以其脉循阴器、络于肝，故烦满而囊缩。

> 缓者，风脉也。厥阴脉微缓者，邪传厥阴，热气已剧，近于风也。当六七日发，以少阴邪传于厥阴。烦满而囊缩者，热气聚于内也。

此三经皆受病，已入于府，可下而已。

> 三阴受邪，为病在里，于法当下。然三阴亦有在经者，在经则宜汗，故云：已入于府者，可下而已。《经》曰：临病之工，宜须两审。

若两感于寒者，一日太阳受之，即与少阴俱病，则头痛、口干、烦满而渴。二日阳明受之，即与太阴俱病，则腹满身热、不欲食、谵语。三日少阳受之，即与厥阴俱病，则耳聋，囊缩而厥，水浆不入，不知人者，六日死。若三阴三阳、五藏六府皆受病，则荣卫不行。府藏不通，则死矣。

> 阴阳俱病，表里俱伤者，为两感。以其阴阳两感，病则两证俱见。至于传经，则亦阴阳两经俱传也。始得一日，头痛者太阳，口干烦满而渴者少阴。至二日则太阳传于阳明，而少阴亦传于太阴，身热谵语者阳明，腹满不欲食者太阴。至三日阳明传于少阳，而太阴又传于厥阴，耳聋者少阳，囊缩而厥者厥阴。水浆不入，不知人者胃气不通也。《内经》曰：五藏已伤，六府不通，荣卫不行，如是之后，三日乃死。何也？岐伯曰：阳明者十二经脉之长也，其血气盛，故云不知人。三日其气乃尽，故死矣。谓三日六经俱病，荣卫之气，不得行于内外，府藏之气不得通于上下，至六日府藏之气俱尽，荣卫之气俱绝，则死矣。

其不两感于寒，更不传经，不加异气者，至七日太阳病衰，头痛少愈也。八日阳明病衰，身热少歇也。九日少阳病衰，耳聋微闻也。十日太阴病衰，腹减如故，则思饮食。十一日少阴病衰，渴止舌干已，而嚏也。十二日厥阴病衰，囊纵，少腹微下，大气皆去，病人精神爽慧也。

> 六日传遍，三阴三阳之气皆和，大邪之气皆去，病人精神爽慧也。

若过十三日以上不间，尺寸陷者，大危。

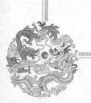

间者，瘥也。十二日传经尽，则当瘥愈。若过十三日已上不瘥，尺寸之脉沉陷者，即正气内衰，邪气独胜，故云大危。

若更感异气，变为他病者，当依旧坏证病而治之。若脉阴阳俱盛，重感于寒者，变为温疟。

异气者，为先病未已，又感别异之气也。两邪相合，变为他病，脉阴阳俱盛者，伤寒之脉也。《难经》曰：伤寒之脉，阴阳俱盛而紧涩。《经》曰：脉盛身寒，得之伤寒，则为前病热未已，再感于寒，寒热相传，变为温疟。

阳脉浮滑，阴脉濡弱者，更遇于风，变为风温。

此前热未歇，又感于风者也。《难经》曰：中风之脉，阳浮而滑，阴濡而弱，风来乘热，故变风温。

阳脉洪数，阴脉实大者，遇温热，变为温毒。温毒为病最重也。

此前热未已，又感温热者也。阳主表，阴主里，洪数实大皆热也，两热相合，变为温毒。以其表里俱热，故为病最重。

阳脉濡弱，阴脉弦紧者，更遇温气，变为温疫。以此冬伤于寒，发为温病，脉之变证，方治如说。

此前热未已，又感温气者也。温热相合，变为温疫。

凡人有疾，不时即治，隐忍冀差，以成痼疾。

凡觉不佳，急须求治，苟延时日，则邪气入深，难可复制。《千金》曰：凡有少苦，似不如平常，即须早道。若隐忍不治，冀望自差，须臾之间，以成痼疾，此之谓也。

小儿女子，益以滋甚。

小儿气血未全，女子血室多病，凡所受邪，易于滋蔓。

时气不和，便当早言，寻其邪由，及在腠理，以时治之，罕有不愈者。

腠理者，津液腠泄之所，文理缝会之中也。《金匮要略》曰：腠者，是三焦通会元真之处，为血气所注。理者，是皮肤藏府之文理也。邪客于皮肤，则邪气浮浅，易为散发，若以时治之，罕有不愈者矣。《金匮玉函》曰：主候常存[1]，形色未病，未入腠理，针药及时，服将调节，委以良医，病无不愈。

患人忍之，数日乃说，邪气入藏，则难可制，此为家有患，备虑之要。

邪在皮肤，则外属阳而易治。邪传入里，则内属阴而难治。《内经》曰：善治者，治皮毛，其次治肌肤，其次治筋脉，其次治六府，其次治五藏。治五藏者，半死半生也。昔桓候怠于皮肤之微疾，以至骨髓之病，家有患者，不可备虑。

凡作汤药，不可避晨夜，觉病须臾，即宜便治，不等早晚，则易愈矣。

《千金》曰：凡始觉不佳，即须治疗，迄至于病，汤食竞进，折其毒势，自然而差。

若或差迟，病即传变，虽欲除治，必难为力。

传，有常也；变无常也。传为循经而传，如[2]太阳传阳明是也；变为不常之变，如

注解伤寒论

---

① 主候常存：汪氏本作"主候长存"，医统本作"生候长存"。
② 如：汪氏本作"此"。

阳证变阴证是也。邪既传变，病势深也。《本草》曰：病势已成，可得半愈，病势已过，命将难全。

服药不如方法，纵意违师，不须治之。

《内经》曰：拘于鬼神者，不可与言至德。恶于针石者，不可与言至巧。病不许治者，病不必治①，治之无功矣。

凡伤寒之病，多从风寒得之。

凡中风与伤寒为病，自古通谓之伤寒。《千金》曰：夫伤寒病者，起自风寒，入于腠理，与精气分争，荣卫偏隔，周身不通而病。

始表中风寒，入里则不消矣。

始自皮肤，入于经络，传于藏府是也。

未有温复而当，不消散者。

风寒初客于皮肤，便投汤药，温暖发散而当者，则无不消散之邪。

不在证治，拟欲攻之，犹当先解表，乃可下之。

先解表而后下之，则无复传之邪也。

若表已解，而内不消，非大满，犹生寒热，则病不除。

表证虽罢，里不至大坚满者，亦未可下之。是邪未收敛成实，下之则里虚而邪复不除，犹生寒热也。

若表已解，而内不消，大满大实，坚有燥屎，自可除下之，虽四五日，不能为祸也。

外无表证，里有坚满，为下证悉具。《外台》云：表和里病，下之则愈。下证既具，则不必拘于日数。

若不宜下，而便攻之，内虚热入，协热遂利，烦躁诸变，不可胜数，轻者困笃，重者必死矣。

下之不当，病轻者，证犹变易而难治，又矧重者乎。

夫阳盛阴虚，汗之则死，下之则愈。阳虚阴盛，汗之则愈，下之则死。

表为阳，里为阴。阴虚者，阳必凑之，阳盛之邪，乘其里虚而入于府者，为阳盛阴虚也。《经》曰：尺脉弱，名曰阴不足。阳气下陷入阴中，则发热者矣。下之，除其内热而愈，若反汗之，则竭其津液而死。阴脉不足，阳往从之。阳脉不足，阴往乘之。阴邪乘其表虚，客于荣卫之中者，为阳虚阴盛也。《经》曰：假令寸口脉微，名曰阳不足。阴气上入阳中，则洒淅恶寒者是矣。汗之，散其表寒则愈。若反下之，则脱其正气而死。《经》曰：本发汗而复下之，此为逆也。本先下之，而反汗之为逆。

夫如是，则神丹安可以误发？甘遂何可以妄攻？虚盛之治，相背千里，吉凶之机，应若影响，岂容易哉！

神丹者，发汗之药也。甘遂者，下药也。若汗下当则吉，汗下不当则凶，其应如影随形，如响应声。

---

① 病不必治：《素问·五藏别论》作"病必不治"，是。

况桂枝下咽，阳盛则毙。承气入胃，阴盛以亡。

> 桂枝汤者，发汗药也。承气汤者，下药也。《金匮玉函》曰：不当汗而强与汗之者，令人夺其津液，枯槁而死。不当下而强与下之者，令人开肠洞泄，便溺不禁而死。

死生之要，在乎须臾，视身之尽，不暇计日。

> 投汤不当，则灾祸立见，岂暇计其日数哉。

此阴阳虚实之交错，其候至微，发汗吐下之相反，其祸至速。而医术浅狭，懵然不知病源，为治乃误，使病者殒殁，自谓其分，至今[1]冤魂塞于冥路，死尸盈于旷野，仁者鉴此，岂不痛欤！

凡两感病俱作，治有先后，发表攻里，本自不同，而执迷妄意者，乃云神丹、甘遂，合而饮之，且解其表，又除其里，言巧似是，其理实违。夫智者之举错也，常审以慎。愚者之动作也，必果而速。安危之变，岂可诡哉！世上之士，但务彼翕习之荣，而莫见此倾危之败，惟明者，居然能护其本，近取诸身，夫何远之有焉。

> 两感病俱作，欲成不治之疾，医者大宜消息，审其先后，次第而治之。若妄意攻治，以求速效者，必致倾危之败。

凡发汗温服汤药，其方虽言日三服，若病剧不解，当促其间，可半日中尽三服。若与病相阻，即便有所觉。重病者，一日一夜，当晬时观之，如服一剂，病证犹在，故当复作本汤服之。至有不肯汗出，服三剂乃解。若汗不出者，死病也。

> 发汗药，须温暖服者，易为发散也。日三服者，药势续也。病势稍重，当促急服之，以折盛热，不可拘于本方。设药病不相对，汤入即便知之，如阴多者，投以凉药，即寒逆随生。阳多者，饮以温剂，则热毒即起，是便有所觉。晬时者，周时也，一日一夜，服汤药尽剂，更看其传，如病证犹在，当复作本汤，以发其汗。若服三剂不解，汗不出者，邪气太甚，汤不能胜，必成大疾。《千金》曰：热病脉躁盛而不得汗者，此阳脉之极也，死。

凡得时气病，至五六日，而渴欲饮水，饮不能多，不当与也，何者？以腹中热尚少，不能消之，便更与人作病也。至七八日，大渴，欲饮水者，犹当依证与之。与之常令不足，勿极意也。言能[2]饮一斗，与五升，若饮而腹满，小便不利，若喘若哕，不可与之。忽然大汗出，是为自愈也。

> 热在上焦，则为消渴，言热消津液，而上焦干燥，则生渴也。大热则能消水，热少不能消之，若强饮，则停饮，变为诸病。至七八日，阳胜气温，向解之时，多生大渴也，亦须少少与之，以润胃气，不可极意饮也。若饮而腹满，小便不利，若喘若哕者，为水饮内停而不散，不可更与之，忽然阳气通，水气散，宣发于外，作大汗而解。

---

① 至今：医统本作"至令"。
② 言能：医统本作"言欲"。

注解伤寒论

凡得病，反能饮水，此为欲愈之病。其不晓病者，但闻病饮水自愈，小渴者，乃强与饮之，因成其祸，不可复数。

　　小渴者，为腹中热少。若强与水，水饮不消，复为诸饮病也。

凡得病厥，脉动数，服汤药更迟。脉浮大减小、初躁后静，此皆愈证也。

　　动数之脉，邪在阳也，汤入而变迟者，阳邪愈也。浮大之脉，邪在表也，而复减小者，表邪散也。病初躁乱者，邪所烦也，汤入而安静者，药胜病也。是皆为愈证。

凡治温病，可刺五十九穴。

　　五十九穴者，以泻诸经之温热。《针经》曰：热病，取之诸阳五十九穴，刺以泻其热，而出其汗，实其阴，而补其不足。所谓五十九刺，两手内外侧各三，凡十二痏。五指间各一，凡八痏。足亦如是，头入发际一寸旁三分，各三，凡六痏。更入发三寸，边五，凡十痏。耳前后、口下，各一，项中一穴，凡六痏；巅上一、囟会一、发际一、廉泉一、风池二、天柱二。又《内经》曰：热俞五十九，头上五行。行五者，以泻诸阳之热逆也。大杼、膺俞、缺盆、背俞，此八者，以泻胸中之热。气冲①、三里、巨虚、上下廉，此八者，以泻胃中之热也。云门、髃骨、委中、髓空，此八者，以泻四支之热也。五藏俞旁五，此十者，以泻五藏之热也。凡此五十九穴者，皆热之左右也。

又身之穴，三百六十有五，其三十穴②，灸之有害。七十九穴，刺之为灾。并中髓也。

　　穴有三百六十五，以应一岁。其灸刺之禁，皆肉薄骨解之处，血脉虚少之分，针灸并中髓也。

脉四损③，三日死。平人四息，病人脉一至，名曰四损。脉五损，一日死。平人五息，病人脉一至，名曰五损。脉六损，一时死。平人六息，病人脉一至，名曰六损。

　　四藏气绝者，脉四损。五藏气绝者，脉五损。五藏六府俱绝者，脉六损。

脉盛身寒，得之伤寒。脉虚身热，得之伤暑。

　　《内经》曰：脉者，血之府也。脉实血实，脉虚血虚。寒则伤血，邪并于血，则血盛而气虚，故伤寒者，脉盛而身寒。热则伤气，邪并于气，则气盛而血虚，故伤暑者，脉虚而身热。

脉阴阳俱盛，大汗出，不解者，死。

　　脉阴阳俱盛，当汗出而解。若汗出不解，则邪气内胜，正气外脱，故死。《内经》曰：汗出，而脉尚躁盛者，死。《千金》曰：热病已得汗，脉尚躁盛，此阳脉之极也，死。

脉阴阳俱虚，热不止者，死。

　　脉阴阳俱虚者，真气弱也。热不止者，邪气胜也。《内经》曰：病温虚甚者，死。

脉至乍疏乍数者，死。

---

①　气冲：熊译元校记"各本同，按《素问》作'气街'"。
②　其三十：汪氏本作"其三十九穴"。
③　脉四损：汪氏本作"凡脉四损"。

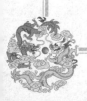

谓天真荣卫之气断绝也。

脉至如转索者，其日死。

为紧急而不软，是中无胃气，故不出其日而死。

谵言妄语，身微热，脉浮大，手足温者，生。逆冷，脉沉细者，不过一日死矣。

谵言妄语，阳病也。身微热，脉浮大，手足温，为脉病相应。若身逆冷，脉沉细，为阳病见阴脉，脉病不相应，故不过一日而死。《难经》曰：脉不应病，病不应脉，是为死病。

此以前是伤寒热病证候也。

辨痓湿暍脉证第四

伤寒所致太阳，痓、湿、暍三种，宜应别论，以为与伤寒相似，故此见之。

痓，当作痉，传写之误也。痉者恶也，非强也。《内经》曰：肺移热于肾，传为柔痓。柔为筋柔而无力，痓谓骨痓而不随。痓者，强也，《千金》以强直为痓。《经》曰：颈项强急，口噤背反张者痓。即是观之，痓为痉字明矣。

太阳病，发热无汗，反恶寒者，多曰刚痓。[一]

《千金》曰：太阳中风，重感寒湿，则变痓。太阳病，发热无汗，为表实，则不当恶寒，今反恶寒者，则太阳中风，重感于寒，为痓病也。以表实感寒，故名刚痓。

太阳病，发热汗出，不恶寒者，名曰柔痓。[二]

太阳病，发热汗出为表虚，则当恶寒，其不恶寒者，为阳明病。今发热汗出，而不恶寒者，非阳明证，则是太阳中风，重感于湿，为柔痓也。表虚感湿，故曰柔痓。

太阳病，发热，脉沉而细者，名曰痓。[三]

太阳主表，太阳病，发热为表病，脉当浮大，今脉反沉细，既不愈，则太阳中风，重感于湿，而为痓也。《金匮要略》曰：太阳病，其证痛，身体强，几几然，脉反沉迟，此为痓，括蒌桂枝汤主之。

太阳病，发汗太多，因致痓。[四]

太阳病，发汗太多，则亡阳。《内经》曰：阳气者，精则养神，柔则养筋。阳微不能养筋，则筋脉紧急而成痓也。

病身热足寒，颈项强急，恶寒，时头热面赤，目脉赤，独头面①摇，卒口噤，背反张者，痓病也。[五]

————————————

① 面：原书注："一本无面字"。

太阳中风，为纯中风也，太阳伤寒，为纯伤寒也，皆不作痉。惟是太阳中风，重感寒湿，乃变为痉也。身热足寒者，寒湿伤下也。时头热面赤，目脉赤，风伤于上也。头摇者，风主动也。独头摇者，头为诸阳之会，风伤阳也，若纯伤风者，身亦为之动摇，手足为之搐搦，此者内挟寒湿，故头摇也。口噤者，寒主急也，卒口噤者，不常噤也，有时而缓，若风寒相搏，则口噤而不时开，此者加之风湿，故卒口噤也。足太阳之脉，起于目内眦，上额交巅上，其支别者，从巅入络脑，还出别下项，循肩膊内，夹脊抵腰中，下贯臀，以下至足，风寒客于经中，则筋脉拘急，故颈项强急而背反张也。

太阳病，关节疼痛而烦，脉沉而细者，此名湿痹。湿痹之候，其人小便不利，大便反快，但当利其小便。〔一〕

《金匮要略》曰：雾伤皮腠，湿流关节，疼痛而烦者，湿气内流也。湿同水也，脉沉而细者，水性趣下也。痹，痛也。因其关节烦疼，而名曰湿痹，非脚气之痹也。《内经》曰：湿胜则濡泄。小便不利，大便反快者，湿气内胜也。但当利其小便，以宣泄腹中湿气。古云：治湿之病，不利小便，非其治也。

湿家之为病，一身尽疼，发热，身色如似熏黄。〔二〕

身黄如橘子色者，阳明瘀热也。此身色如似熏黄，即非阳明瘀热。身黄发热者，栀子蘗皮汤主之，为表里有热，则身不疼痛。此一身尽疼，非伤寒客热也，知湿邪在经而使之，脾恶湿，湿伤，则脾病而色见，是以身发黄者，为其黄如烟熏，非正黄色也。

湿家，其人但头汗出，背强，欲得被复向火。若下之早则哕，胸满，小便不利，舌上如胎者，以丹田有热，胸中有寒，渴欲得水而不能饮，则口燥烦也。〔三〕

湿家，有风湿、有寒温，此寒湿相搏者也。湿胜则多汗，伤寒则无汗，寒湿相搏，虽有汗而不能周身，故但头汗出也。背，阳也。腹，阴也。太阳之脉，夹脊抵腰，太阳客寒湿，表气不利，而背强也。里有邪者，外不恶寒，表有邪者，则恶寒。欲得被复向火者，寒湿在表而恶寒也。若下之早，则伤动胃气，损其津液，故致哕而胸满、小便不利。下后里虚，上焦阳气因虚而陷于下焦。为丹田有热，表中寒乘而入于胸中，为胸上有寒，使舌上生白胎滑也。藏燥则欲饮水，以胸上客寒湿，故不能饮，而但口燥烦也。

湿家下之，额上汗出，微喘，小便利者，死。若下利不止者，亦死。〔四〕

湿家发汗则愈。《金匮要略》曰：湿家身烦疼，可与麻黄加术四两，发其汗为宜，若妄下则大逆。额上汗出而微喘者，乃阳气上逆也，小便自利或下利者，阴气下流也。阴阳相离，故云死矣。《内经》曰：阴阳离决，精气乃绝。

问曰：风湿相搏，一身尽疼痛，法当汗出而解。值天阴雨不止，医云：此可发汗，汗之，病不愈者，何也？答曰：发其汗，汗大出者，但风气去，湿气在，是故不愈也。若治风湿者，发其汗，但微微似欲汗出者，风湿俱去也。

值天阴雨不止，明其湿胜也。《内经》曰：阳受风气，阴受湿气。又曰：伤于风者，上先受之。伤于湿者，下先受之。风湿相搏，则风在外，而湿在内。汗大出者，其气暴，暴则外邪出，而里邪不能出，故风去而湿在。汗微微而出者，其气缓，缓则内外之邪皆出，故风湿俱去也。

湿家病，身上疼痛，发热面黄而喘，头痛，鼻塞而烦，其脉大，自能饮

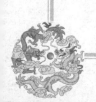

食，腹中和无病，病在头中寒湿，故鼻塞，内药鼻中，则愈。[五]

> 病有浅深，证有中外，此则湿气浅者也。何以言之？湿家不云关节烦疼，而云身上疼痛，是湿气不流关节，而外客肌表也。不云发热，身似熏黄，复云发热面黄而喘，是湿不干于脾，而薄于上焦也。阴受湿气，则湿邪为深，今头痛，鼻塞而烦，是湿客于阳，而不客于阴也。湿家之脉当沉细，为湿气内流，脉大者阳也，则湿不内流，而外在表也。又以自能饮食，胸腹别无满痞，为腹中和无病，知其湿气微浅，内药鼻中，以宣泄头中寒湿。

病者一身尽疼，发热，日晡所剧者，此名风湿。此病伤于汗出当风，或久伤取冷所致也。[六]

> 一身尽疼者，湿也。发热日晡所剧者，风也。若汗出当风而得之者，则先客湿而后感风。若久伤取冷得之者，则先伤风而后中湿。可与麻黄杏仁薏苡仁甘草汤，见《金匮要略》中。

太阳中热者，暍是也。其人汗出恶寒，身热而渴也。[一]

> 汗出恶寒，身热而不渴者，中风也。汗出恶寒，身热而渴者，中暍也。白虎加人参汤主之，见《金匮要略》中方。

太阳中暍者，身热疼重，而脉微弱，此亦夏月伤冷水，水行皮中所致也。[二]

> 《经》曰：脉虚身热，得之伤暑。身热脉微弱者，暍也。身体疼重者，水也。夏时暑热，以水灌洗而得之。一物瓜蒂散主之，见《金匮要略》中方。

太阳中暍者，发热恶寒，身重而疼痛，其脉弦细芤迟，小便已，洒洒然毛耸，手足逆冷，小有劳，身即热，口开，前板齿燥。若发汗，则恶寒甚。加温针，则发热甚。数下之，则淋甚。[三]

> 病有在表，有在里者，有表里俱病者。此则表里俱病者也。发热恶寒，身重疼痛者，表中暍也。脉弦细芤迟者，中暑脉虚也。小便已，洒洒然毛耸，手足逆冷者，太阳经气不足也。小有劳，身即热者，谓劳动其阳，而暍即发也。口开，前板齿燥者，重①有热也。《内经》曰：因于暑汗，烦则喘喝。口开，谓喘喝也，以喘喝不止，故前板齿干燥。若发汗以去表邪，则外虚阳气，故恶寒甚。若以温针助阳，则火热内攻，故发热甚。若下之，以除里热，则内虚而膀胱燥，故淋甚。

辨太阳病脉证并治②上第五

太阳之为病，脉浮，头项强痛而恶寒。

---

① 重：医统本作“里”。
② 脉证并治：原书作“脉证并治法”，目录中无“法”字，今据目录改正。汪氏本有“法”字。

注解伤寒论

《经》曰：尺寸俱浮者，太阳受病。太阳主表，为诸阳主气。脉浮，头项强痛而恶寒者，太阳表病也。

太阳病，发热，汗出，恶风，脉缓者，名为中风。

风，阳也。寒，阴也。风则伤卫，发热，汗出，恶风者，卫中风①。荣病，发热，无汗，不恶风而恶寒。卫病，则发热，汗出，不恶寒而恶风。以卫为阳，卫外者也，病则不能卫固其外，而皮腠踈，故汗出而恶风也。伤寒脉紧，伤风脉缓者，寒性劲急而风性解缓故也。

太阳病，或已发热，或未发热，必恶寒，体痛，呕逆，脉阴阳俱紧者，名曰伤寒。

《经》曰：凡伤于寒，则为病热，为寒气客于经中，阳经怫结而成热也。中风即发热者，风为阳也。及伤寒云，或已发热，或未发热，以寒为阴邪，不能即热，郁而方变热也。风则伤卫，寒则伤荣，卫虚者恶风，荣虚者恶寒，荣伤寒者，必恶寒也。气病者则麻，血病者则痛。风令气缓，寒令气逆，体痛呕逆者，荣中寒也。《经》曰：脉盛身寒，得之伤寒，脉阴阳俱紧者，知其伤寒也。

伤寒一日，太阳受之，脉若静者为不传。颇欲吐，若燥烦，脉数急者，为传也。

太阳主表，一日则太阳受邪，至二日当传阳明，若脉气微而不传阳明。胃经受邪，则喜吐。寒邪传里者，则变热。如颇欲吐，若烦燥，脉急数者，为太阳寒邪变热，传于阳明也。

伤寒二三日，阳明少阳证不见者，为不传也。

伤寒二三日，无阳明少阳证，知邪不传，止在太阳经中也。

太阳病，发热而渴，不恶寒者，为温病。

发热而渴，不恶寒者，阳明也。此太阳受邪，知为温病，非伤寒也。积温成热，所以发热而渴，不恶寒也。

若发汗已，身灼热者，名曰风温。风温为病，脉阴阳俱浮，自汗出，身重，多眠睡，鼻息必鼾，语言难出。若被下者，小便不利，直视，失溲。若被火者，微发黄色，剧则如惊痫，时瘛疭。若火熏之，一逆尚引日，再逆促命期。

伤寒发汗已，则身凉。若发汗已，身灼热者，非伤寒，为风温也。风伤于上，而阳受风气，风与温相合，则伤卫。脉阴阳俱浮，自汗出者，卫受邪也。卫者气也，风则伤卫，温则伤气，身重，多眠睡者，卫受风温而气昏也。鼻息必鼾，语言难出者，风温外甚，而气拥不利也。若被下者，则伤藏气，太阳膀胱经也。《内经》曰：膀胱不利为癃，不约为遗溺。癃者，小便不利也。太阳之脉起目内眦。《内经》曰：瞳子高者，太阳不足，戴眼者，太阳已绝。小便不利、直视、失溲，为下后竭津液，损藏气，风温外胜。《经》曰：欲绝也为难治。若被火者，则火助风温成热，微者热瘀而发黄。剧者热甚生

---

① 卫中风：医统本作"卫中风也"。

风，如惊痫而时瘈疭也。先曾被火为一逆，若更以火熏之，是再逆也。一逆尚犹延引时日而不愈，其再逆者，必致危殆，故云促命期。

病有发热恶寒者，发于阳也。无热恶寒者，发于阴也。发于阳者七日愈，发于阴者六日愈。以阳数七，阴数六故也。

> 阳为热也，阴为寒也。发热而恶寒，寒伤阳也。无热而恶寒，寒伤阴也。阳法火，阴法水。火成数七，水成数六。阳病七日愈者，火数足也。阴病六日愈者，水数足也。

太阳病，头痛至七日已上自愈者，以行其经尽故也。若欲作再经者，针足阳明，使经不传则愈。

> 伤寒自一日至六日，传三阳三阴经尽，至七日当愈。《经》曰：七日太阳病衰，头痛少愈。若七日不愈，则太阳之邪再传阳明，针足阳明为迎而夺之，使经不传，则愈。

太阳病欲解时，从巳至未上。

> 巳为正阳，则阳气得以复也。始于太阳，终于厥阴。六经各以三时为解，而太阳从巳至未，阳明从申至戌，少阳从寅至辰。至于太阴，从亥至丑，少阴从子至寅，厥阴从丑至卯者，以阳行也速，阴行也缓，阳主①于昼，阴主②于夜。阳三经解时，从寅至戌，以阳道常饶也。阴三经解时，从亥至卯，以阴道常乏也。《内经》曰：阳中之太阳，通于夏气，则巳午未，太阳乘王也。

风家，表解而不了了者，十二日愈。

> 中风家，发汗解后，未全快畅者，十二日大邪皆去，六经悉和，则愈。

病人身大热，反欲得近衣者，热在皮肤，寒在骨髓也。身大寒，反不欲近衣者，寒在皮肤，热在骨髓也。

> 皮肤言浅，骨髓言深。皮肤言外，骨髓言内。身热欲得衣者，表热里寒也。身寒不欲衣者，表寒里热也。

太阳中风，阳浮而阴弱。阳浮者，热自发。阴弱者，汗自出。啬啬恶寒，淅淅恶风，翕翕发热，鼻鸣干呕者，桂枝汤主之。［上一］

> 阳以候卫，阴以候荣。阳脉浮者，卫中风也。阴脉弱者，荣气弱也。风并于卫，则卫实而荣虚，故发热汗自出也。《经》曰：太阳病，发热汗出者，此为荣弱卫强者是也。啬啬者，不足也，恶寒之貌也。淅淅者，洒淅也，恶风之貌也。卫虚则恶风，荣虚则恶寒，荣弱卫强，恶寒复恶风者，以自汗出，则皮肤缓，腠理疏，是亦恶风也。翕翕者，熇熇然而热也。若合羽所复，言热在表也。鼻鸣干呕者，风拥而气逆也。与桂枝汤和荣卫而散风邪也。

桂枝汤方

桂枝三两，去皮，味辛热 芍药三两，味苦酸微寒 甘草二两，炙，味甘平 生姜三两，切，味辛温 大枣十二枚，擘，味甘温

> 《内经》曰：辛甘发散为阳。桂枝汤，辛甘之剂也，所以发散风邪。《内经》曰：风淫所胜，平以辛，佐以苦甘，以甘缓之，以酸收之。是以桂枝为主，芍药甘草为佐也。

---

①② 主：医统本均作"生"。

《内经》曰：风淫于内，以甘缓之，以辛散之。是以生姜大枣为使也。

上③五味，㕮咀。以水七升，微火煮取三升，去滓，适寒温，服一升。服已须臾，啜热稀粥一升余，以助药力，温复令一时许，遍身漐漐，微似有汗者益佳，不可令如水流漓，病必不除。若一服汗出病差，停后服，不必尽剂。若不汗，更服，依前法。又不汗，后服小促役其间，半日许，令三服尽。若病重者，一日一夜服，周时观之。服一剂尽，病证犹在者，更作服。若汗不出者，乃服至二三剂。禁生冷、粘滑、肉面、五辛、酒酪、臭恶等物。

太阳病，头痛发热，汗出恶风者，桂枝汤主之。〔二〕

> 头痛者，太阳也。发热汗出恶风，中风也。与桂枝汤，解散风邪。

太阳病，项背强几几，反汗出恶风者，桂枝加葛根汤主之。〔三〕

> 几几者，伸颈之貌也。动则伸颈，摇身而行。项背强者，动则如之。项背几几者，当无汗，反汗出恶风者，中风表虚也，与桂枝汤以和表，加麻黄、葛根以祛风，且麻黄主表实，后葛根汤证云：太阳病，项背强几几，无汗恶风，葛根汤主之。药味正与此方同。其无汗者，当用麻黄，今自汗出，恐不加麻黄，但加葛根也。

太阳病，下之后，其气上冲者，可与桂枝汤方。用前法。若不上冲者，不可与之。〔四〕

> 太阳病属表，而反下之，则虚其里，邪欲乘虚传里。若气上冲者，里不受邪，而气逆上，与邪争也，则邪仍在表，故当复与桂枝汤解外。其气不上冲者，里虚不能与邪争，邪气已传里也，故不可更与桂枝汤攻表。

太阳病三日，已发汗，若吐，若下，若温针，仍不解者，此为坏病，桂枝不中与也。观其脉证，知犯何逆，随证治之。

> 太阳病，三日中，曾经发汗、吐下、温针，虚其正气，病仍不解者，谓之坏病，言为医所坏病也。不可复与桂枝汤。审观脉证，知犯何逆而治之，逆者，随所逆而救之。

桂枝本为解肌，若其人脉浮紧，发热汗不出者，不可与也。常须识此，勿令误也。〔五〕

> 脉浮，发热，汗出恶风者，中风也，可与桂枝汤解肌。脉浮紧，发热，不汗④出者，伤寒也，可与麻黄汤。常须识此，勿妄治也。

若酒客病，不可与桂枝汤，得汤则呕，以酒客不喜甘故也。

> 酒客内热，喜辛而恶甘，桂枝汤甘，酒客得之，则中满而呕。

喘家，作桂枝汤，加厚朴杏子⑤佳。〔六〕

> 太阳病，为诸阳主气，风甚气拥，则生喘也。与桂枝汤以散风，加厚朴、杏仁以降气。

凡服桂枝汤吐者，其后必吐脓血也。

---

③　上：原书为"右"，现改横排本，故改为"上"，下同，不再注。
④　不汗：医统本作"汗不"。
⑤　杏子：医统本作"杏仁"。

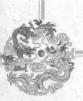

内热者，服桂枝汤则吐，如酒客之类也。既亡津液，又为热所搏，其后必吐脓血。吐脓血，谓之肺痿。《金匮要略》曰：热在上焦为肺痿。谓或从汗，或从呕吐，重亡津液，故得之。

太阳病，发汗，遂漏不止，其人恶风，小便难，四支微急，难以屈伸者，桂枝加附子汤主之。〔七〕

太阳病，因发汗，遂汗漏不止而恶风者，为阳气不足，因发汗，阳气益虚，而皮腠不固也。《内经》曰：膀胱者，州都之官，津液藏焉，气化则出。小便难者，汗出亡津液，阳气虚弱，不能施化。四肢者，诸阳之本也。四肢微急，难以屈伸者，亡阳而脱液也。《针经》曰：液脱者，骨属屈伸不利。与桂枝加附子汤，以温经复阳。

太阳病，下之后，脉促胸满者，桂枝去芍药汤主之。〔八〕若微恶寒者，去芍药，方中加附子汤主之。〔九〕

脉来数，时一止复来者，名曰促。促为阳盛则不因下后而脉促者也。此下后脉促，不得为阳盛也。太阳病下之，其脉促不结胸者，此为欲解。此下后脉促而复胸满，则不得为欲解，由下后阳虚，表邪渐入而客于胸中也。与桂枝汤以散客邪，通行阳气，芍药益阴，阳虚者非所宜，故去之。阳气已虚，若更加之微①寒，则必当温剂以散之，故加附子。

太阳病，得之八九日，如疟状，发热恶寒，热多寒少，其人不呕，清便欲自可，一日二三度发，脉微缓者，为欲愈也。脉微而恶寒者，此阴阳俱虚，不可更发汗，更下，更吐也。面色反有热色者，未欲解也，以其不能得小汗出，身必痒，宜桂枝麻黄各半汤。〔十〕

伤寒八九日，则邪传再经，又遍三阳，欲传三阴之时也。传经次第，则②三日传遍三阳，至四日阳去入阴，不入阴者为欲解，其传阴经，第六日传遍三阴，为传经尽而当解，其不解，传为再经者，至九日又遍三阳，阳不传阴则解。如疟，发作有时也。寒多者为病进，热多者为病退。《经》曰：厥少热多，其病为愈。寒多热少，阳气退，故为进也。今虽发热恶寒，而热多寒少，为阳气进，而邪气少也。里不和者，呕而利，今不呕，清便自调者，里和也。寒热间日发者，邪气深也。日一发者，邪气复常也。日再发者，邪气浅也。日二三发者，邪气微也。《内经》曰：大则邪至，小则平。言邪甚则脉大，邪少则脉微，今日数多而脉微缓者，是邪气微缓也，故云欲愈。脉微而恶寒者，表里俱虚也。阳表也，阴里也。脉微为里虚，恶寒为表虚，以表里俱虚，故不可更发汗、更下、更吐也。阴阳俱虚，则面色青白，反有热色者，表未解也。热色为赤色也。得小汗则和。不得汗，则不得邪气外散皮肤而为痒也，与桂枝麻黄各半汤，小发其汗，以除表邪。

太阳病，初服桂枝汤，反烦不解者，先刺风池、风府，却与桂枝汤，则愈。〔十一〕

---

① 微寒：汪氏本作"微恶寒"。误。熊译元校记"按论文据赵本无'恶'字，元刊误衍，然注中仍不误也，汪氏反增之以足成其误，非是"。

② 则：医统本作"前"。

烦者，热也。服桂枝汤后，当汗出而身凉和。若反烦不解者，风甚而未能散也。先刺风池、风府，以通太阳之经，而泄风气，却与桂枝汤解散，则愈。

服桂枝汤，大汗出，脉洪大者，与桂枝汤如前法。若形如疟，日再发者，汗出必解，宜桂枝二麻黄一汤。［十二］

《经》曰：如服一剂，病证犹在者，故当复作本汤服之。服桂枝汤汗出后，脉洪大者，病犹在也。若形如疟，日再发者，邪气客于荣卫之间也。与桂枝二麻黄一汤，解散荣卫之邪。

服桂枝汤，大汗出后，大烦，渴不解，脉洪大者，白虎加人参汤主之。［十三］

大汗出，脉洪大而不渴，邪气犹在表也，可更与桂枝汤。若大汗出，脉洪大，而烦渴不解者，表里有热，不可更与桂枝汤，可与白虎加人参汤，生津止渴，和表散热。

太阳病，发热恶寒，热多寒少，脉微弱者，此无阳也，不可发汗①，宜桂枝二越婢一汤。［十四］

桂枝二越婢一汤方

桂枝去皮　芍药　甘草各十八铢　生姜一两三钱，切②　大枣四枚，擘　麻黄十八铢，去节　石膏二十四铢，碎，绵裹

胃为十二经之主，脾治水谷，为卑藏若婢。《内经》曰：脾主为胃行其津液。是汤所以谓之越婢者，以发越脾气，通行津液。《外台》方，一名越脾汤，即此义也。

上七味，哎咀。以五升水，煮麻黄一二沸，去上沫，内诸药，煮取二升，去滓，温服一升。本方当裁为越婢汤、桂枝汤，合饮一升，今合为一方，桂枝二越婢一③。

服桂枝汤，或下之，仍头项强痛，翕翕发热，无汗，心下满，微痛，小便不利者，桂枝汤④去桂，加茯苓白术汤主之。［十五］

头项强痛，翕翕发热，虽经汗下，为邪气仍在表也。心下满，微痛，小便利者，则欲成结胸。今外证未罢，无汗，小便不利，则心下满，微痛，为停饮也。与桂枝汤以解外，加茯苓、白术，利小便，行留饮。

伤寒脉浮，自汗出，小便数，心烦，微恶寒，脚挛急，反与桂枝汤，欲攻其表，此误也。得之便厥，咽中干，烦躁，吐逆者，作甘草干姜汤与之，以复其阳。若厥愈、足温者，更作芍药甘草汤与之，其脚即伸。若胃气不和，谵语

---

① 不可发汗：汪本作"不可更汗"。
② 切：医统本无"切"字。
③ 熊译元校记："本方"至"越婢一"，按此廿六字，语欠明，赵本作"本云当裁为越婢桂枝汤，合之饮一升，今合为一方，桂枝汤二分，越婢汤一分，是赵本文义较完，当从订正。校注者按：熊氏所指"赵本"，为赵开美氏《伤寒论》，即本书的《宋本伤寒论》，不是指赵开美氏《注解伤寒论》。
④ 桂枝汤：医统本作"桂枝"。

者，少与调胃承气汤。若重发汗，复加烧针者，四逆汤主之。[十六]

脉浮，自汗出，小便数而恶寒者，阳气不足也。心烦，脚挛急者，阴气不足也。阴阳血气俱虚，则不可发汗，若与桂枝汤攻表，则又损阳气，故为误也。得之便厥，咽中干，烦燥吐逆者，先作甘草干姜汤，复其阳气，得厥愈足温，乃与芍药甘草汤，益其阴血，则脚胫得伸。阴阳虽复，其有胃燥、谵语，少与调胃承气汤微溏，以和其胃。重发汗为亡阳，加烧针则损阴。《内经》曰：荣气微者，加烧针则血不流行，重发汗，复烧针，是阴阳之气大虚，四逆汤以复阴阳之气。

甘草干姜汤方

甘草四两，炙，味甘平　干姜二两，炮，味辛热

《内经》曰：辛甘发散为阳，甘草干姜相合，以复阳气。

上㕮咀，以水三升，煮取一升五合，去滓，分温再服。

芍药甘草汤方

白芍药四两，苦①酸微寒　甘草四两，炙，甘平

芍药，白补而赤泻，白收而赤散也。酸以收之，甘以缓之，酸甘相合，用补阴血。

上二味，㕮咀，以水三升，煮取一升半，去滓，分温再服之。

调胃承气汤方

大黄四两，去皮，清酒浸　甘草二两，炙，味甘平　芒消②半斤③，味咸苦大寒

《内经》曰：热淫于内，治以咸寒，佐以苦甘。芒消④咸寒以除热，大黄苦寒以荡实，甘草甘平，助二物，推陈而缓中。

上三味，㕮咀，以水三升，煮取一升，去滓，内芒消⑤，更上火微煮，令沸，少少温服之。

四逆汤方

甘草二两，炙，味甘平　干姜一两半，味辛热　附子一枚，生用，去皮，破八片，辛大热

《内经》曰：寒淫于内，治以甘热。又曰：寒淫所胜，平以辛热。甘草姜附相合，为甘辛大热之剂，乃可发散阴阳之气。

上三味，㕮咀，以水三升，煮取一升二合，去滓，分温再服，强人可大附子一枚，干姜三两。

问曰：证象阳旦，按法治之而增剧，厥逆，咽中干，两胫拘急而谵语。师曰：言夜半手足当温，两脚当伸，后如师言。何以知此？答曰：寸口脉浮而大，浮则为风，大则为虚，风则生微热，虚则两胫挛。病证象桂枝，因加附子参其间，增桂令汗出，附子温经，亡阳故也。厥逆，咽中干，烦燥，阳明内

---

① 苦：医统本作"味"。
②④⑤ 芒消：汪氏本作"芒硝"。
③ 半斤：医统本作"半升"。

注解伤寒论

注解伤寒论

结，谵语，烦乱，更饮甘草干姜汤。夜半阳气还，两足当热，胫尚微拘急，重与芍药甘草汤，尔乃胫伸，以承气汤微溏，则止其谵语，故知病可愈。

　　阳旦，桂枝汤别名也。前证脉微⑤自汗出，小便数，心烦，微恶寒，脚挛急，与桂枝汤证相似，是证象阳旦也。与桂枝汤而增剧，得寸口脉浮大，浮为风邪，大为血虚，即于桂枝汤加附子，温经以补虚，增桂令汗出以祛风。其有治之之逆而增厥者，与甘草干姜汤，阳复而足温，更与芍药甘草汤，阴和而胫伸。表邪已解，阴阳已复，而有阳明内结，谵语烦乱，少与调胃承气汤，微溏泄以和其胃，则阴阳之气皆和，内外之邪悉去，故知病可愈。

释　音

清凉右，七正切⑥　疫音役　忿孚吻切　疹之忍切，瘾疹也　飧泄右音孙，左音薛　囟音信　痎音皆，疟也　颐颊右音拙，面骨也。左音遏，鼻也　逮音代，及也　砭悲廉切，石针也　熛如劣切　中病右音众　之长音掌　嗌音益，咽也　沓徒合切　俱见音现　嚏丁计切　瘳音抽，病愈也　痼音固　迄许讫切，至也　狭慑右户甲切，左莫孔切　殒羽粉切　晬祖对切，周岁也　肬羽轨切　膺于陵切，胸也　髃音偶，又音虞，肩前也　痤充至切，恶也，一曰风病　暍音谒，伤暑也　痉巨井切，强急也　几几音殊，短羽鸟飞几几也　挛力全切　内药右音纳　晡布胡切　洒苏狠切，惊貌　恶寒右乌路切　怫音佛　鼾音汗，卧息也　癃音隆　淅思历切　熇许酷切，热也　啜昌悦切　桀直立切，汗出貌　胫胡定切

---

⑤　脉微：汪氏本、医统本作"脉浮"。
⑥　切：汪氏本作"反"。

注解伤寒论卷第三　仲景全书第十三

辨太阳病脉证并治中第六

太阳病，项背强几几，无汗，恶风，葛根汤主之。[一]

　　太阳病，项背强几几，汗出恶风者，中风表虚也。项背强几几，无汗恶风者，中风表实也。表虚宜解肌，表实宜发汗，是以葛根汤发之也。

葛根汤方

葛根四两　麻黄三两，去节　桂二两，去皮　芍药二两，切　甘草二两，炙　生姜三两，切　大枣十二枚，擘

　　本草云：经可去实，麻黄葛根之属是也。此以中风表实，故加二物于桂枝汤中也。

上七味，㕮咀，以水一斗，先煮麻黄葛根，减二升，去沫，内诸药，煮取三升，去滓，温服一升，复取微似汗，不须啜粥，余如桂枝法，将息及禁忌。

太阳与阳明合病者，必自下利，葛根汤主之。[二]

　　伤寒有合病、有并病，本太阳病不解，并于阳明者，谓之并病。二经俱受邪，相合病者，谓之合病。合病者，邪气甚也。太阳阳明合病者，与太阳少阳合病、阳明少阳合病，皆言必自下利，有①以邪气并于阴，则阴实而阳虚。邪气并于阳，则阳实而阴虚。寒邪气甚，客于二阳，二阳方外实而不主里，则里气虚，故必下利，与葛根汤，以散经中甚邪。

太阳与阳明合病，不下利，但呕者，葛根加半夏汤主之。[三]

　　邪气外甚，阳不主里，里气不和，气下而不上者，但下利而不呕。里气上逆而不下者，但呕而不下利。与葛根汤，以散其邪，加半夏以下逆气。

葛根加半夏汤方

葛根四两　麻黄三两，去节，汤泡去黄汁，焙干秤②　生姜三两，切　甘草二两，炙　芍药二两　桂枝二两，去皮　大枣十二枚，擘　半夏半斤③，洗

上八味，以水一斗，先煮葛根、麻黄，减二升，去白沫，内诸药，煮取三升，去滓，温服一升，复取微似汗。

太阳病，桂枝证，医反下之，利遂不止，脉促者，表未解也，喘而汗出

　　① 有：汪本无"有"字。
　　② 秤：汪本作"称"。
　　③ 半斤：医统本作"半升"。

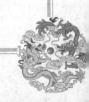

者，葛根黄连黄芩汤主之。[四]

　　《经》曰：不宜下，而便攻之，内虚热入，协热遂利。桂枝证者，邪在表也。而反下之，虚其肠胃，为热所乘，遂利不止。邪在表则见阳脉，邪在里则见阴脉。下利脉微迟，邪在里也。促为阳盛，虽下利而脉促者，知表未解也。病有汗出而喘者，为自汗出而喘也，即邪气外甚所致。喘而汗出者，为因喘而汗出也，即里热气逆所致，与葛根黄芩黄连汤，散表邪、除里热。

葛根黄芩黄连方

葛根半斤　甘草二两，炙，味甘平　黄芩二两，味苦寒　黄连三两，味苦寒

　　《内经》曰：甘发散为阳。表未解者，散以葛根、甘草之甘，苦以坚里，气弱者，坚以黄芩、黄连。

上四味，以水八升，先煮葛根，减二升，内诸药，煮取二升，去滓，分温再服。

太阳病，头痛发热，身疼，腰痛，骨节疼痛，恶风，无汗而喘者，麻黄汤主之。[五]

　　此太阳伤寒也，寒则伤荣，头痛，身疼，腰痛，以至牵连骨节疼痛者，太阳经荣血不利也。《内经》曰：风寒客于人，使人毫毛毕直。皮肤闭而为热者，寒在表也。风并于卫，卫实而荣虚者，自汗出而恶风寒也。寒并于荣，荣实而卫虚者，无汗而恶风也。以荣强卫弱，故气逆而喘，与麻黄汤以发其汗。

麻黄汤方

麻黄三两，去节，味甘温　桂枝二两①，去皮，味辛热　甘草一两，炙，味甘平　杏仁七十个，汤②去皮尖，味辛温

　　《内经》曰：寒淫于内，治以甘热，佐以苦辛。麻黄、甘草，开肌发汗，桂枝、杏仁③散寒下气。

上四味，以水九升，先煮麻黄，减二升，去上沫，内诸药，煮取二升半，去滓，温服八合，复取微似汗，不须啜粥，余如桂枝法将息。

太阳与阳明合病，喘而胸满者，不可下，宜麻黄汤主之。[六]

　　阳受气于胸中，喘而胸满者，阳气不宣发，壅而逆也。心下满、腹满，皆为实，当下之。此以为胸满，非里实，故不可下，虽有阳明，然与太阳合病，为属表，是与麻黄汤发汗。

太阳病，十日以去，脉浮细而嗜卧者，外已解也。设胸满胁痛者，与小柴胡汤。脉但浮者，与麻黄汤。[七]

　　十日以去，向解之时也。脉浮细而嗜卧者，表邪已罢也。病虽已利解之，若脉但浮而不细者，则邪气但在表也，与麻黄汤发散之。

────────────

①　二两：医统本作"三两"。
②　汪本无"汤"字
③　汪氏本作"杏人"。

太阳中风，脉浮紧，发热恶寒，身疼痛，不汗出而烦躁者，大青龙汤主之。[八]若脉微弱，汗出恶风者，不可服。服之则厥逆，筋惕肉瞤，此为逆也①。

> 此中风见寒脉也。浮则为风，风则伤卫。紧则为寒，寒则伤荣。荣卫俱病，故发热恶寒，身疼痛也。风并于卫者，为荣弱卫强。寒并于荣者，为荣强卫弱。今风寒两伤，则荣卫俱实，故不汗出而烦躁也。与大青龙汤发汗，以除荣卫风寒。若脉微弱，汗出恶风者，为荣卫俱虚，反服青龙汤，则必亡阳，或生厥逆，筋惕肉瞤，此治之逆也。

大青龙汤方

麻黄六两，去节，味甘温　桂枝二两，去皮，味辛热　甘草二两，炙，味甘平　杏仁②四十个，去皮尖，味苦甘温　生姜三两，切，味辛温　大枣十二枚，擘，味甘温　石膏如鸡子大，碎，味甘微寒

> 辛甘均为发散。然风宜辛散，寒宜甘，发汗，辛甘相合③，乃能发散荣卫之风寒。麻黄、甘草、石膏、杏仁，以发散荣中之寒，桂枝、姜、枣，以解除卫中之风。

上七味，以水九升，先煮麻黄，减二升，去上沫，内诸药，煮取三升，去滓，温服一升，取微似汗，汗出多者，温粉粉之④。一服汗者，停后服，汗多亡阳，遂虚，恶风烦躁，不得眠也。

伤寒脉浮缓，身不疼，但重，乍有轻时，无少阴证者，大青龙汤发之。[九]

> 此伤寒见风脉也。伤寒者身疼，此以风胜，故身不疼。中风者身重，此以兼风，故乍有轻时。不久⑤厥吐利，无少阴里证者，为风寒外甚也。与大青龙汤，以发散表中风寒。

伤寒表不解，心下有水气，干呕发热而咳，或渴，或利，或噎，或小便不利，少腹满，或喘者，小青龙汤主之。[十]

> 伤寒表不解，心下有水饮，则水寒相搏，肺寒气逆，故干呕发热而咳。《针经》曰：形寒饮冷则伤肺。以其两寒相感，中外皆伤，故气逆而上行，此之谓也。与小青龙汤发汗、散水。水气内渍，则所传不一，故有或为之证，随证增损，以解化之。

小青龙汤方

麻黄三两，去节，味甘温　芍药三两，味酸微寒　五味子半升，味酸温　干姜三两，味辛热　甘草三两，炙，味甘平　细辛三两，味辛温　桂枝三两，去皮，味辛热　半夏半升，汤洗，味辛微温

> 寒邪在表，非甘辛不能散之，麻黄、桂枝、甘草之辛甘，以发散表邪。水停心下而

---

① 医统本下有"大青龙汤主之"，《宋本伤寒论》有"大青龙汤方"。"是。
② 杏仁：汪氏本作"杏人"。
③ 辛甘相合：医统本作"以辛甘相合"。
④ 温粉粉之：汪本作"温粉扑之"。医统本同。
⑤ 久：汪氏本作"发"。

不行，则肾气燥，《内经》曰：肾苦燥，急食辛以润之。干姜、细辛、半夏之辛，以行水气而润肾。咳逆而喘，则肺气逆，《内经》曰：肺欲收，急食酸以收之。芍药、五味子之酸，以收逆气而安肺。

上八味，以水一斗，先煮麻黄，减二升，去上沫，内诸药，煮取三升，去滓，温服一升。

加减法

若微利者，去麻黄加荛花，如鸡子①，熬令赤色。下利者，不可攻其表，汗出必胀满，麻黄发其阳，水渍入胃，必作利。荛花下十二水，水去利则止。若渴者，去半夏，加栝蒌根三两。辛燥而苦润，半夏辛而燥津液，非渴者所宜，故去之。栝蒌味苦而生津液，故加之。若噎者，去麻黄，加附子一枚，炮。《经》曰：水得寒气，冷必相搏，其人即噎。加附子温散水寒。病人有寒，复发汗，胃中冷，必吐蛔，去麻黄恶发汗。若小便不利，少腹满，去麻黄加茯苓四两。水畜下焦不行，为小便不利，少腹满，麻黄发津液于外，非所宜也。茯苓泄畜水于下，加所当也。若喘者，去麻黄，加杏仁半②升，去皮尖。《金匮要略》曰：其人形肿，故不内麻黄，内杏仁③。以麻黄发其阳故也。喘呼形肿，水气标本之疾。

伤寒，心下有水气，咳而微喘，发热不渴。服汤已渴者，此寒去欲解也。小青龙汤主之。[十一]

咳而微喘者，水寒射肺也。发热不渴者，表证未罢也。与小青龙汤发表散水。服汤已，渴者，里气温，水气散，为欲解也。

太阳病，外证未解，脉浮弱者，当以汗解，宜桂枝汤。[十二]

脉浮弱者，荣弱卫强也。

太阳病，下之微喘者，表未解故也。桂枝加厚朴杏仁汤主之。[十三]

下后大喘，则为里气太虚，邪气传里，正气将脱也。下后微喘，则为里气上逆，邪不能传里，犹在表也。与桂枝汤以解外，加厚朴、杏仁以下逆气。

太阳病，外证未解者，不可下也，下之为逆。欲解外者，宜桂枝汤主之。[十四]

《经》曰：本发汗而复下之为逆也。若先发汗，治不为逆。

太阳病，先发汗不解，而复下之，脉浮者不愈。浮为在外，而反下之，故令不愈。今脉浮，故知在外，当须解外则愈，宜桂枝汤主之。[十五]

《经》曰：柴胡汤证具，而以他药下之。柴胡汤证仍在者，复与柴胡汤。此虽已下之不为逆，则其类矣。

太阳病，脉浮紧，无汗，发热，身疼痛，八九日不解，表证仍在，此当发其汗。服药已，微除，其人发烦目瞑。剧者必衄，衄乃解，所以然者，阳气重故也。麻黄汤主之。[十六]

---

① 如鸡子：汪氏本、医统本作"如鸡子大"。
②③ 杏仁：汪氏本作"杏人"。

脉浮紧，无汗，发热身疼痛，太阳伤寒也，虽至八九日而表证仍在，亦当发其汗，既服温暖发散汤药，虽未作大汗，亦微除也。烦者身热也，邪气不为汗解，郁而变热，蒸于经络，发于肌表，故生热烦。肝受血而能视，始者气伤荣①，寒既变热，则血为热搏，肝气不治，故目瞑也。剧者，热甚于经，迫血妄行而为衄，得衄则热随血散而解。阳气重者，热气重也。与麻黄汤以解前太阳伤寒之邪也。

太阳病，脉浮紧，发热身无汗，自衄者愈。

风寒在经，不得汗解，郁而变热，衄则热随血散，故云自衄者愈。

二阳并病，太阳初得病时，发其汗，汗先出不彻，因转属阳明，续自微汗出，不恶寒。若太阳病证不罢者，不可下，下之为逆，如此可小发汗。设面色缘缘正赤者，阳气怫郁在表，当解之、熏之，若发汗不彻，不足言，阳气怫郁不得越，当汗不汗，其人躁烦，不知痛处，乍在腹中，乍在四肢，按之不可得，其人短气，但坐，以汗出不彻故也，更发汗则愈。何以知汗出不彻，以脉涩故知也。

太阳病未解，传并入阳明，而太阳证未罢者，名曰并病。续自微汗出不恶寒者，为太阳证罢，阳明证具也，法当下之。若太阳证未罢者，为表未解，则不可下，当小发其汗，先解表也。阳明之经循面，色缘缘正赤者，阳气怫郁在表也。当解之、熏之，以取其汗，若发汗不彻者，不足言阳气怫郁，止是当汗不汗，阳气不得越散，邪无从出，拥甚于经，故躁烦也。邪循经行，则痛无常处，或在腹中，或在四肢，按之不可得而短气，但责以汗出不彻，更发汗则愈。《内经》曰：证②过者切之，涩者，阳气有余，为身热无汗。是以脉涩，知阳气拥郁而汗出不彻。

脉浮数者，法当汗出而愈。若下之，身重心悸者，不可发汗，当自汗出乃解。所以然者，尺中脉微，此里虚，须表里实，津液自和，便自汗出愈。

《经》曰：诸脉浮数，当发热而洒淅恶寒，言邪气在表也，是当汗出愈。若下之，身重心悸者，损其津液，虚其胃气。若身重心悸而尺脉实者，则下后里虚，邪气乘虚传里也。今尺脉微，身重心悸者，知下后里虚，津液不足，邪气不传里，但在表也。然以津液不足，则不可发汗，须里气实、津液足，便自汗出而愈。

脉浮紧者，法当身疼痛，宜以汗解之，假令尺中迟者，不可发汗。何以知之然？以荣气不足，血少故也。

《针经》曰：夺血者无汗。尺脉迟者，为荣血不足，故不可发汗。

脉浮者，病在表，可发汗，宜麻黄汤。［十七］

浮为轻手得之，以候皮肤之气。《内经》曰：其在皮者，汗而发之。

脉浮而数者，可发汗，宜麻黄汤。［十八］

浮则伤卫，数则伤荣，荣卫受邪，为病在表，故当汗散。

病常自汗出者，此为荣气和。荣气和者，外不谐，以卫气不共荣气和谐故

---

① 始者气伤荣：医统本作"始寒气伤荣"。
② 证：汪氏本作"诸"字。

尔。以荣行脉中，卫行脉外，复发其汗，荣卫和则愈，宜桂枝汤。[十九]

> 风则伤卫，寒则伤荣。卫受风邪而荣不病者，为荣气和也。卫既客邪，则不能与荣气和，谓亦不能卫护皮腠，是以常自汗出。与桂枝汤解散风邪、调和荣卫则愈。

病人藏无他病，时发热，自汗出，而不愈者，此卫气不和也。先其时发汗则愈，宜桂枝汤主之。[二十]

> 藏无他病，里和也。卫气不和表病也。《外台》云：里和表病，汗之则愈。所谓先其时者，先其发热汗出之时，发汗则愈。

伤寒脉浮紧，不发汗，因致衄者，麻黄汤主之。[二十一]

> 伤寒脉浮紧，邪在表也，当与麻黄汤发汗。若不发汗，则邪无从出，拥甚于经，迫血妄行，因致衄也。

伤寒不大便六七日，头痛有热者，与承气汤。其小便清者，知不在里，仍在表也。当须发汗。若头痛者必衄，宜桂枝汤。[二十二]

> 不大便六七日，头痛有热者，故宜当下。若小便清者，知里无热，则不可下。《经》曰：小便数者，大便必鞕，不更衣十日无所苦也。况此不大便六七日，小便清者，不可责邪在里，是仍在表也，与桂枝汤以解外。若头痛不已，为表不罢，郁甚于经，迫血妄行，上为衄也。

伤寒，发汗解，半日许复烦，脉浮数者，可更发汗，宜桂枝汤主之。[二十三]

> 烦者，热也。发汗身凉为已解，至半日许，身复热，脉浮数者，邪不尽也，可更发汗，与桂枝汤。

凡病若发汗、若吐、若下、若亡津液，阴阳自和者，必自愈。

> 重亡津液，则不能作汗，必待阴阳自和，乃自愈矣。

大下之后，复发汗，小便不利者，亡津液故也，勿治之，得小便利，必自愈。

> 因亡津液而小便不利者，不可以药利之，俟津液足，小便利，必自愈也。

下之后，复发汗，必振寒，脉微细。所以然者，以内外俱虚故也。

> 发汗则表虚而亡阳。下之则里虚而亡血。振寒者，阳气微也。脉微细者，阴血弱。

下之后，复发汗，昼日烦躁，不得眠，夜而安静，不呕不渴，无表证，脉沉微，身无大热者，干姜附子汤主之。[二十四]

> 下之虚其里，汗之虚其表，既下又汗，则表里俱虚。阳至于昼，阳欲复，虚不胜邪，正邪交争，故昼日烦燥①不得眠。夜阴为主，阳虚不能与之争，是夜则安静。不呕不渴者，里无热也。身无大热者，表无热也。又无表证而脉沉微，知阳气大虚，阴寒气胜，与干姜附子汤，退阴复阳。

干姜附子汤方

干姜一两，味辛热　附子一枚，生用，去皮，破八片，味辛热

---

① 烦燥：汪氏本、医统本作"烦躁"。是。

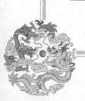

《内经》曰：寒淫所胜，平以辛热。虚寒太甚①，是以辛热剂胜之也。

上二味，以水三升，煮取一升，去滓，顿服。

发汗后，身疼痛，脉沉迟者，桂枝加芍药生姜各一两，人参三两，新加汤主之。[二十五]

汗后，身疼痛，邪气未尽也。脉沉迟，荣血不足也。《经》曰：春脉沉者，荣气微也。又曰：迟者荣气不足，血少故也。与桂枝汤以解未尽之邪，加芍药、生姜、人参，以益不足之血。

发汗后，不可更行桂枝汤。汗出而喘，无大热者，可与麻黄杏仁甘草石膏汤主之。[二十六]

发汗后喘，当作桂枝加厚朴杏仁②汤，汗出则喘愈，今汗出而喘，为邪气拥甚，桂枝汤不能发散，故不可更行桂枝汤。汗出而喘有大热者，内热气甚也。无大热者，表邪必甚也。与麻黄杏仁③甘草石膏汤，以散其邪。

麻黄杏仁④甘草石膏汤方

麻黄四两，去节，味甘温　杏仁⑤五十个，去皮尖，味甘温　甘草二两，炙，味甘平　石膏半斤，碎，绵裹，味甘寒

《内经》曰：肝苦急，急食甘以缓之。风气通于肝，风邪外甚，故以纯甘之剂发之。

上四味，以水七升，先煮麻黄，减二升，去上沫，内诸药，煮取二升，去滓，温服一升。本云：黄耳杯。

发汗过多，其人叉手自冒心，心下悸，欲得按者，桂枝甘草汤主之。[二十七]

发汗过多亡阳也。阳受气于胸中，胸中阳气不足，故病叉手自冒心。心下悸欲得按者，与桂枝甘草汤，以调不足之气。

桂枝甘草汤方

桂枝四两，去皮，味辛热　甘草二两，炙，味甘平

桂枝之辛，走肺而益气。甘草之甘，入脾而缓中。

上二味，以水三升，煮取一升，去滓，顿服。

发汗后，其人脐下悸者，欲作奔豚，茯苓桂枝甘草大枣汤主之。[二十八]

汗者，心之液，发汗后，脐下悸者，心气虚而肾气发动也。肾之积，名曰奔豚。发则从少腹上至心下，为肾气逆，欲上凌心。今脐下悸，为肾气发动，故云欲作奔豚。与茯苓桂枝甘草大枣汤，以降肾气。

茯苓桂枝甘草大枣汤方

茯苓半斤，味甘平　甘草二两，炙，味甘平　大枣十五枚，擘，味甘平　桂枝四两，去皮

---

① 虚寒太甚：汪本作"虚寒大甚"。
②③④⑤ 杏仁：汪氏本作"杏人"。

注解伤寒论

茯苓以伐肾邪，桂枝能泄奔豚，甘草、大枣之甘，滋助脾土，以平肾气。煎用甘烂水者，扬之无力，以不助肾气也。

上四味，以甘烂水一斗，先煮茯苓，减二升，内诸药，煮取三升，去滓，温服一升，日三服。作甘烂水法，取水二斗，置大盆内，以勺扬之，水上有珠子五六千颗相逐，取用之。

发汗后，腹胀满者，厚朴生姜甘草半夏人参汤主之。[二十九]

吐后腹胀与下后腹满皆为实，言邪气乘虚入里为实。发汗后外已解也。腹胀满，知非里实，由脾胃津液不足，气涩不通，壅而为满，与此汤和脾胃而降气。

厚朴生姜甘草半夏人参汤方

厚朴半斤，去皮，炙，味苦温　生姜半斤，切，味辛温　半夏半斤①，洗，味辛平　人参一两，味甘温　甘草二两，炙，味甘平

《内经》曰：脾欲缓，急食甘以缓之，用苦泄之。厚朴之苦，以泄腹满；人参、甘草之甘，以益脾胃。半夏、生姜之辛，以散滞气。

上五味，以水一斗，煮取三升，去滓，温服一升，日三服。

伤寒，若吐、若下后，心下逆满，气上冲胸，起则头眩，脉沉紧，发汗则动经，身为振振摇者，茯苓桂枝白术甘草汤主之。[三十]

吐下后，里虚气上逆者，心下逆满，气上冲胸。表虚阳不足，起则头眩。脉浮紧，为邪在表，当发汗。脉沉紧，为邪在里，则不可发汗。发汗则外动经络，损伤阳气，阳气外虚，则不能主持诸脉，身为振振摇也，与此汤以和经益阳。

茯苓桂枝白术甘草汤方

茯苓四两，味甘平　桂枝三两，去皮，味辛热　白术二两，味苦甘温　甘草二两，炙，味甘平

阳不足者，补之以甘，茯苓、白术，生津液而益阳也。里气逆者，散之以辛，桂枝、甘草，行阳散气。

上四味，以水六升，煮取三升，去滓，分温三服。

发汗，病不解，反恶寒者，虚故也，芍药甘草附子汤主之。[三十一]

发汗病解，则不恶寒。发汗病不解，表实者，亦不恶寒。今发汗病且不解，又反恶寒者，荣卫俱虚也。汗出则荣虚，恶寒则卫虚，与芍药甘草附子汤，以补荣卫。

芍药甘草附子汤方

芍药三两，味酸微寒　甘草三两，炙，味甘平　附子一枚，炮，去皮，破八片，味辛热

芍药之酸，收敛津液而益荣。附子之辛热，固阳气而补胃②。甘草之甘，调和辛酸而安正气。

上三味，以水五升，煮取一升五合，去滓，分温服。

---

① 半斤：医统本作"半升"。
② 补胃：汪本作"补卫"。

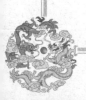

疑非仲景意①。

发汗若下之，病仍不解，烦躁者，茯苓四逆汤主之。［三十二］

发汗若下，病宜解也，若病仍不解，则发汗外虚阳气，下之内虚阴气，阴阳俱虚，邪独不解，故生烦躁。与茯苓四逆汤，以复阴阳之气。

茯苓四逆汤方

茯苓六两，味甘平　人参一两，味甘温　附子一枚，生用，去皮，破八片，味辛热　甘草二两，炙，味甘平　干姜一两半，味辛热

四逆汤以补阳，加茯苓、人参以益阴。

上五味，以水五升，煮三升，去滓，温服七合，日三服。

发汗后，恶寒者，虚故也。不恶寒，但热者，实也。当和胃气，与调胃承气汤。［三十三］

汗出而恶寒者，表虚也。汗出而不恶寒，但热者，里实也。《经》曰：汗出不恶寒者，此表解里未和。与调胃承气汤和胃气。

太阳病，发汗后，大汗出，胃中干，烦躁不得眠，欲得饮水者，少少与饮之，令胃气和则愈。若脉浮，小便不利，微热消渴者，与五苓散主之。［三十四］

发汗已解，胃中干，烦躁不得眠，欲饮水者，少少与之，胃气得润则愈。若脉浮者，表未解也。饮水多，而小便少者，谓之消渴，里热甚，实也。微热消渴者，热未成实，上焦燥也，与五苓散，生津液和表里。

五苓散方

猪苓十八铢，去皮，味甘平　泽泻一两六铢半，味酸咸　茯苓十八铢，味甘平　桂半两，去皮，味辛热　白术十八铢，味甘平

淡者一也。口入一而为甘，甘甚而反淡，甘缓而淡渗。猪苓、白术、茯苓三味之甘，润虚燥而利津液。咸味下泄为阴，泽泻之咸，以泄伏水。辛甘发散为阳，桂枝之辛甘，以和肌表。

上五味为末，以白饮和，服方寸匕，日三服，多饮暖水，汗出愈。

发汗已，脉浮数，烦渴者，五苓散主之。［三十五］

发汗已，脉浮数者，表邪未尽也。烦渴亡津液，胃燥也，与五苓散，和表润燥。

伤寒汗出而渴者，五苓散主之。不渴者，茯苓甘草汤主之。［三十六］

伤寒汗出而渴者，亡津液胃燥，邪气渐传里也，五苓散以和表里。若汗出不渴者，邪气不传里，但在表而表虚也，与茯苓甘草汤和表合卫。

茯苓甘草汤方

茯苓二两，味甘平　桂枝二两，去皮，味辛热　生姜三两，切，味辛温　甘草一两，炙，味甘平

---

① 意：《宋本伤寒论》作"方"。

茯苓、甘草之甘，益津液而和卫。桂枝、生姜之辛，助阳气而解表。

上四味，以水四升，煮取二升，去滓，分温三服。

中风发热，六七日不解而烦，有表里证，渴欲饮水，水入则吐者，名曰水逆。五苓散主之。[三十七]

　　中风发热，至六七日，则当解。若不解，烦者，邪在表也。渴欲饮水，邪传里也。里热甚则能饮①水，水入则不吐。里热少则不能消水，停积不散，饮而吐水也。以其因水而吐，故名水逆。与五苓散和表里、散停饮。

未持脉时，病人手叉自冒心，师因教试令咳，而不咳者，此必两耳聋无闻也。所以然者，以重发汗，虚故如此。

　　发汗多亡阳，胸中阳气不足者，病人手叉自冒心。师见外证，知阳气不足也。又试令咳而不即咳者，耳聋也，知阳气虚明矣，耳聋者，阳气虚，精气不得上通于耳故也。

发汗后，饮水多，必喘，以水灌之，亦喘。

　　喘，肺疾。饮水多喘者，饮冷伤肺也。以冷水灌洗而喘者，形寒伤肺也。

发汗后，水药不得入口为逆，若更发汗，必吐下不止。

　　发汗后，水药不得入口，为之吐逆，发汗亡阳，胃中虚冷也。若更发汗，则愈损阳气，胃气太虚，故吐下不止。

发汗吐下后，虚烦不得眠。若剧者，必反复颠倒，心中懊恼，栀子豉汤主之。[三十八]

　　发汗吐下后，邪热乘虚客于胸中，谓之虚烦者热也，胸中烦热郁闷而不得发散者是也。热②气伏于里者，则喜睡，今热气浮于上，烦扰阳气，故不得眠。心恶热，热甚则必神昏，是以剧者反复颠倒而不安，心中懊恼而愦闷。懊恼者，俗谓鹘突是也。《内经》曰：其高者因而越之。与栀子豉汤以吐胸中之邪。

栀子豉汤方

栀子十四枚，擘，味苦寒　香豉四合，绵裹，味苦寒

　　酸苦涌泄为阴，苦以涌吐，寒以胜热，栀子豉汤相合，吐剂宜矣。

上二味，以水四升，先煮栀子，得二升半，内豉，煮取一升半，去滓，分为二服，温进一服。得吐者，止后服。

若少气者，栀子甘草豉汤主之。若呕者，栀子生姜豉汤主之。

　　少气者，热伤气也。加甘草以益气。呕者，热烦而气逆也，加生姜以散气。少气，则气为热搏，散而不收者，甘以补之可也。呕则气为热搏，逆而不散者，辛以散之可也。

发汗，若下之而烦热，胸中窒者，栀子豉汤主之。[三十九]

　　阳受气于胸中，发汗若下，使阳气不足，邪热客于胸中，结而不散，故烦热而胸中

---

　　① 饮：汪氏本作"消"。熊译元校记："里热甚则能水"，汪本"能"下增"消"字。按"能"读如"耐"，古书多有之，迭见《内经》。

　　② 热：医统本作"无"。

注解伤寒论

窒塞，与栀子豉汤以吐胸中之邪。

伤寒五六日，大下之后，身热不解①，心中结痛者，未欲解也，栀子豉汤主之。〔四十〕

伤寒五六日，邪气在里之时，若大下后，身热去，心胸空者，为欲解。若大下后，身热去而心结痛者，结胸也。身热不去，心中结痛者，虚烦也。结胸为热结②胸中，为实，是热气已收敛于内，则外身热去。虚烦为热客胸中，未结为热③，散漫为烦，是以身热不去。六七日为欲解之时，以热为虚烦，故云未欲解也。与栀子豉汤以吐除之。

伤寒下后，心烦、腹满、卧起不安者，栀子厚朴汤主之。〔四十一〕

下后，但腹满而不心烦，即邪气入里为里实，但心烦而不腹满，即邪气在胸中为虚烦。既烦且满，则邪气壅于胸腹间也。满则不能坐，烦则不能卧，故④卧起不安。与栀子厚朴汤，吐烦泄满。

栀子厚朴汤方

栀子十四枚，擘，味苦寒　厚朴四两，姜炙，味苦温　枳实四枚，水浸去穣，炒，味苦寒

酸苦涌泄。栀子之苦，以涌虚烦。厚朴枳实之苦，以泄腹满。

已上三味，以水三升半，煮取一升半，去滓，分二服。温进一服，得吐者，止后服。

伤寒，医以丸药大下之，身热不去，微烦者，栀子干姜汤主之。〔四十二〕

丸药不能除热，但损正气。邪气乘虚留于胸中而未入深者，则身热不去而微烦，与栀子干姜汤，吐烦益正气。

栀子干姜汤方

栀子十四枚，擘，味苦寒　干姜二两，切⑤，味辛热

苦以涌之，栀子之苦以吐烦。辛以润之，干姜之辛以益气。

上二味，以水三升半，煮取一升半，去滓，分二服。温进一服，得吐者，止后服。

凡用栀子汤，病人旧微溏者，不可与服之。

病人旧微溏者，里虚而寒在下也。虽烦则非蕴热，故不可与栀子汤。《内经》曰：先泄而生他病者，治其本，必且调之，后乃治其他病。

太阳病发汗，汗出不解，其人仍发热，心下悸，头眩，身瞤动，振振欲擗地者，真武汤主之。〔四十三〕

发汗不解，仍发热，邪气未解也。心下悸、头眩、身瞤动，振振欲擗地者，汗出亡

---

① 身热不解：注本作"身热不去"。
② 热结：医统本作"热客"。
③ 未结为热：汪本作"未结为实"。
④ 故：医统本作"故令"。
⑤ 切：汪本无"切"字。

阳也。里虚为悸，上虚为眩，经虚为身瞤振振摇，与真武汤汤主之，温经复阳。

咽喉干燥者，不可发汗。

津液不足也。

淋家不可发汗，发汗必便血。

膀胱里热则淋，反以汤药发汗，亡耗津液，增益①客热，膀胱虚燥，必小便血。

疮家虽身疼痛，不可发汗，发汗则痉。

表虚聚热则生疮，疮家身疼如伤寒，不可发汗，发汗则表气愈虚，热势愈甚，生风，故变痉也。

衄家不可发汗，汗出必额上陷，脉急紧，直视不能眴，不得眠。

衄者，上焦亡血也。若发汗，则上焦津液枯竭，经络干涩，故额上陷，脉急紧。诸脉者，皆属于目。筋脉紧急则牵引其目，故直视不能眴，眴，瞬合目也。《针经》曰：阴气虚则目不眩②，亡血为阴虚，是以不得眠也。

亡血家，不可发汗，发汗则寒栗而振。

《针经》曰：夺血者无汗，夺汗者无血。亡血发汗，则阴阳俱虚，故寒栗而振摇。

汗家重发汗，必恍惚心乱，小便已，阴疼，与禹余粮丸。阙〔四十四〕

汗者心之液，汗家重发汗，则心虚恍惚心乱。夺汗则无水，故小便已，阴中疼。

病人有寒，复发汗，胃中冷，必吐蛔。

病人有寒，则当温散，反发汗，损阳气，胃中冷，必吐蛔也。

本发汗而复下之，此为逆也。若先发汗，治不为逆。本先下之，而反汗之为逆。若先下之，治不为逆。

病在表者，汗之为宜，下之为逆。病在里者，下之为宜，汗之为逆。《经》曰：阳盛阴虚，汗之则死，下之则愈，阳虚阴盛，汗之则愈，下之则死。

伤寒医下之，续得下利清谷不止，身疼痛者，急当救里。后身疼痛，清便自调者，急当救表。救里宜四逆汤，救表宜桂枝汤。〔四十五〕

伤寒下之，续得下利清谷不止，身疼痛者，急当救里者，以里气不足，必先救之，急与四逆汤。得清便自调，知里气已和，然后急与桂枝汤以救表，身疼者，表邪也。《内经》曰：病发而不足，标而本之，先治其标，后治其本，此以寒为本也。

病发热，头痛，脉反沉，若不差，身体疼痛，当救其里，宜四逆汤。

发热头痛，表病也。脉反沉者，里脉也。《经》曰：表有病者，脉当浮大。今脉反沉迟，故知愈也。见表病而得里脉则当差，若不差，为内虚寒甚也，与四逆汤救其里。

太阳病，先下之而不愈，因复发汗，以此表里俱虚，其人因致冒，冒家汗出自愈。所以然者，汗出表和故也。里未和，然后复下之。

冒者，郁也，下之则里虚而亡血，汗之则表虚而亡阳。表里俱虚，寒气怫③郁，其

---

① 增益：医统本作"增损"。
② 目不眩：汪本作"目不瞑"。
③④ 怫：汪氏本作"拂"。

人因致冒。《金匮要略》曰：亡血复汗，寒多，故令郁冒，汗出则怵④郁之邪得解，则冒愈。《金匮要略》曰：冒家欲解，必大汗出，汗出表和而里未和者，然后复下之。

太阳病未解，脉阴阳俱停，必先振栗，汗出而解。但阳脉微者，先汗出而解。但阴脉微者，下之而解。若欲下之，宜调胃承气汤主之。[四十六]

　　阴阳脉俱停无偏胜者，阴阳气和也。《经》曰：寸口、关上、尺中三处，大小浮沉迟数同等，此脉阴阳为和平，虽剧当愈。今阴阳既和，必先振栗汗出而解。但阳脉微者，阳不足而阴有余也。《经》曰：阳虚阴盛，汗之则愈。阴脉微者，阴不足而阳有余也。《经》曰：阳盛阴虚，下之则愈。

太阳病，发热汗出者，此为荣弱卫强，故使汗出，欲救邪风者，宜桂枝汤。[四十七]

　　太阳中风，风并于卫，则卫实而荣虚。荣者阴也，卫者阳也。发热汗出，阴弱阳强也。《内经》曰：阴虚者阳必凑之，故少气，时热而汗出，与桂枝汤解散风邪，调和荣卫。

伤寒五六日，中风，往来寒热，胸胁苦满，默默不欲饮食，心烦喜呕，或胸中烦而不呕，或渴，或腹中痛，或胁下痞鞕，或心下悸，小便不利，或不渴，身有微热，或咳者，与小柴胡汤主之。[四十八]

　　病有在表者，有在里者，有在表里之间者。此邪气在表里之间，谓之半表半里证。五六日，邪气自表传里之时。中风者，或伤寒至五六日也。《玉函》曰：中风五六日，伤寒，往来寒热，即是。或中风，或伤寒，非是伤寒再中风，中风复伤寒也。《经》曰：伤寒中风，有柴胡证，但见一证便是，不必悉具者正是。谓或中风、或伤寒也。邪在表则寒，邪在里则热。今邪在半表半里之间，未有定处，是以寒热往来也。邪在表，则心腹不满，邪在里，则心腹胀满。今止言胸胁苦满，知邪气在表里之间，未至于心腹满，言胸胁苦满，知邪气在表里也。默默，静也。邪在表，则呻吟不安，邪在里，则烦闷乱。《内经》曰：阳入之阴则静。默默者，邪方自表之里，在表里之间也。邪在表则能食，邪在里则不能食，不欲食者，邪在表里之间，未至于必不能食也。邪在表，则不烦不呕，邪在里，则烦满而呕，烦①喜呕者，邪在表方传里也。邪初入里，未有定处，则所传不一，故有或为之证，有柴胡证，但见一证便是，即是此或为之证。

小柴胡汤方

柴胡半斤，味苦微寒　黄芩三两，味苦寒　人参三两，味甘温　甘草三两，味甘平
半夏半升，洗，味辛温　生姜三两，切，味辛温　大枣十二枚，擘，味甘温

　　《内经》曰：热淫于内，以苦发之。柴胡、黄芩之苦，以发传邪之热。里不足者，以甘缓之。人参、甘草之甘，以缓中和之气。邪半入里则里气逆，辛以散之，半夏以除烦呕。邪半在表，则荣卫争之，辛甘解之，姜枣以和荣卫。

上七味，以水一斗二升，煮取六升，去滓，再煎，取三升，温服一升，日三服。

━━━━━━━━━

① 烦：医统本作"心烦"。

后加减法

若胸中烦而不呕，去半夏、人参、加栝蒌实一枚。

　　胸中烦而不呕，热聚而气不逆也。甘者令人中满，方热聚，无用人参之补。辛散逆气，既不呕，无用半夏之辛。温热宜寒，疗聚宜苦，栝蒌实苦寒，以泄胸中蕴热。

若渴者，去半夏，加人参，合前成四两半，栝蒌根四两。

　　半夏燥津液，非渴者所宜。人参甘而润，栝蒌根苦而凉，彻热生津，二物为当。

若腹中痛者，去黄芩，加芍药三两。

　　去黄芩恶寒中，加芍药以通壅。

若胁下痞鞕，去大枣，加牡蛎四两。

　　甘，令人中满，痞者，去大枣之甘。咸以软之，痞鞕者，加牡蛎之咸。

若心下悸，小便不利者，去黄芩，加茯苓四两。

　　饮而水畜不行为悸，小便不利。《内经》曰：肾欲坚。急食苦以坚肾。则水益坚，故去黄芩。淡味渗泄为阳，茯苓甘淡以泄伏水。

若不渴，外有微热者，去人参，加桂三两，温复取微汗，愈。

　　不渴者，里和也，故去人参。外有微热，表未解也，加桂以发汗。

若咳者，去人参、大枣、生姜，加五味子半升，干姜二两。

　　咳者，气逆也。甘则壅气，故去人参、大枣。《内经》曰：肺欲收，急食酸以收之。五味子之酸，以收逆气。肺寒则咳，散以辛热，故易生姜以干姜之热也。

血弱气尽，腠理开，邪气因入，与正气相搏，结于胁下，正邪分争，往来寒热，休作有时，默默不欲饮食。藏府相连，其痛必下，邪高痛下，故使呕也。小柴胡汤主之。[四十九]

　　人之气血随时盛衰，当月郭空之时，则为血弱气尽，腠理开疏之时也。邪气乘虚，伤人则深。《针经》曰：月郭空，则海水东盛，人血气虚，卫气去，形独居，肌肉减，皮肤缓，腠理开，毛发残，焦理薄，垢落①，当是时遇贼风，则其入深者是矣。邪因正虚，自表之里，而结于胁下，与正分争，作往来寒热。默默不欲饮食，此为自外之内。经络与藏府相连，气随经必传于里，故曰其痛下。痛，一作病。邪在上焦为邪高，邪渐传里为痛下，里气与邪气相搏，逆而上行，故使呕也。与小柴胡汤，以解半表半里之邪。

服柴胡汤已，渴者，属阳明也。以法治之。

　　服小柴胡汤，表邪已而渴，里邪传于阳明也，以阳明治之。

得病六七日，脉迟浮弱，恶风寒，手足温，医二三下之，不能食而胁下满痛，面目及身黄，颈项强，小便难者，与柴胡汤。后必下重，本渴，而饮水呕者，柴胡汤不中与也。食谷者哕。

　　得病六七日，脉迟浮弱，恶风寒，手足温，则邪气在半表半里，未为实，反二三下之，虚其胃气，损其津液，邪蕴于里，故不能食而胁下满痛。胃虚为热蒸之，熏发于

---

　　① 垢落：医统本作"烟垢落"。

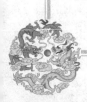

外，面目及身悉黄也。颈项强者，表仍未解也。小便难者，内亡津液。虽本柴胡汤证，然以里虚，下焦气涩而小便难，若与柴胡汤，又走津液，后必下重也。不因饮水而呕者，柴胡汤证。若本因饮而呕者，水停心下也。《金匮要略》曰：先渴却呕者，为水停心下，此属饮家。饮水者，水停而呕。食谷者，物聚而哕，皆非小柴胡汤所宜，二者皆柴胡汤之戒，不可不识也。

伤寒四五日，身热恶风，颈项强，胁下满，手足温而渴者，小柴胡汤主之。[五十]

身热恶风，颈项强者，表未解也。胁下满而渴者，里不和也。邪在表则手足通热，邪在里则手足厥寒。今手足温者，知邪在表里之间也。与小柴胡汤以解表里之邪。

伤寒，阳脉涩，阴脉弦，法当腹中急痛者，先与小建中汤，不差者，与小柴胡汤主之。[五十一]

脉阳涩、阴弦，而腹中急痛者，当作里有虚寒治之，与小建中汤，温中散寒，若不差者，非里寒也，必由邪气自表之里，里气不利所致，与小柴胡汤，去黄芩加芍药，以除传里之邪。

小建中汤方

桂枝三两，去皮，味辛热　甘草三两，炙，味甘平　大枣十二枚，擘，味甘温　芍药六两，味酸微寒　生姜二两，切，味辛温　胶饴一升，味甘温

建中者，建脾也。《内经》曰：脾欲缓，急食甘以缓之。胶饴、大枣、甘草之甘以缓中也。辛润散也，荣卫不足，润而散之，桂枝、生姜之辛，以行荣卫。酸，收也、泄也，正气虚弱，收而行之，芍药之酸，以收正气。

上六味，以水七升，煮取三升，去滓，内胶饴，更上微火，消解，温服一升，日三服。呕家不可用建中汤，以甜故也。

伤寒中风，有柴胡证，但见一证便是，不必悉具。

柴胡证，是邪气在表里之间也，或胸中烦而不呕，或渴，或腹中痛，或胁下痞鞭，或心下悸，小便不利，或不渴，身有微热，或咳，但见一证，便宜与柴胡汤治之，不必待其证候全具也。

凡柴胡汤病证而下之，若柴胡证不罢者，复与柴胡汤，必蒸蒸而振，却发热汗出而解。

邪在半表半里之间，为柴胡证，即未作里实，医便以药下之。若柴胡证仍在者，虽下之不为逆，可复与柴胡汤以和解之。得汤，邪气还表者，外作蒸蒸而热。先经下，里虚，邪气欲出，内则振振然也。正气胜、阳气生，却复发热汗出而解也。

伤寒二三日，心中悸而烦者，小建中汤主之。[五十二]

伤寒二三日，邪气在表，未当传里之时，心中悸而烦，是非邪气搏所致。心悸者，气虚也。烦者，血虚也。以气血内虚，与小建中汤先建其里。

太阳病，过经十余日，反二三下之，后四五日，柴胡证仍在者，先与小柴胡汤。呕不止，心下急，郁郁微烦者，为未解也，与大柴胡汤下之，则愈。[五十三]

日数过多，累经攻下，而柴胡证不罢者，亦须先与小柴胡汤，以解其表。《经》曰：凡柴胡汤疾①证而下之，若柴胡证不罢者，复与柴胡者②是也。呕止者，表里和也。若呕不止，郁郁微烦者，里热已甚，结于胃中也，与大柴胡汤下其里热，则愈。

大柴胡汤方

柴胡半斤，味甘平　黄芩三两，味苦寒　芍药三两，味酸微寒　半夏半升，洗，味辛温　生姜五两，切，味辛温　枳实四枚，炙，味苦寒　大枣十二枚，擘，甘温③　大黄二两，味苦寒

柴胡、黄芩之苦，入心而折热。枳实、芍药之酸苦，涌泄而扶阴。辛者散也，半夏之辛，以散逆气。辛甘和也，姜枣之辛甘，以和荣卫。

上七味，以水一斗二升，煮取六升，去滓，再煎，温服一升，日三服。一方用大黄二两。若不加大黄，恐不为大柴胡汤也。

伤寒十三日不解，胸胁满而呕，日晡所发潮热，已而微利。此本柴胡证，下之而不得利，今反利者，知医以丸药下之，非其治也。潮热者实也，先宜小柴胡汤以解外，后以柴胡加芒消主之。[五十四]

伤寒十三日，再传经尽，当解之时也。若不解，胸胁满而呕者，邪气犹在表里之间，此为柴胡汤证。若以柴胡汤下之，则更无潮热自利。医反以丸药下之。虚其肠胃，邪热④乘虚入府，日晡所发潮热，热已而利也。潮热虽为热实，然胸胁之邪未已，故先与小柴胡汤以解外，后以柴胡加芒消，以下胃热。

伤寒十三日不解，过经，谵语者，以有热也，当以汤下之，若小便利者，大便当鞕，而反下利，脉调和者，知医以丸药下之，非其治也。若自下利者，脉当微厥，今反和者，此为内实也。调胃承气汤主之。[五十五]

伤寒十三日再传经尽，谓之过经。谵语者，阳明胃热也，当以诸承气汤下之，若小便利者，津液漏渗，大便当鞕，反下利者，知医以丸药下之也。下利，脉微而厥者，虚寒也，今脉调和，则非虚寒，由肠虚胃热，协热而利也，与调胃承气汤以下胃热。

太阳病不解，热结膀胱，其人如狂，血自下，下者愈。其外不解者，尚未可攻，当先解外，外解已，但少腹急结者，乃可攻之，宜桃核承气汤方。[五十六]

太阳，膀胱经也。太阳经邪热不解，随经入府，为热结膀胱，其人如狂者，为未至于狂，但不宁尔。《经》曰：其人如狂者，以热在下焦，太阳多热，热在膀胱，必与血相搏，若血不为畜，为热迫之则血自下，血下则热随血出而愈。若血不下者，则血为热搏，畜积于下，而少腹急结，乃可攻之，与桃核承气汤，下热散血。《内经》曰：从外之内而盛于内者，先治其外，后调其内。此之谓也。

---

① 疾：医统本作"病"。
② 者：医统本作"汤"。
③ 甘温：医统酴"味甘温"。
④ 邪热：汪本作"邪气"。

桃核承气汤方

桃仁①五十个，去皮尖，味甘平　桂枝二两，去皮，味辛热　大黄四两　芒消二两
甘草二两，炙

　　　　甘以缓之，辛以散之，少腹急结，缓以桃仁之甘。下焦畜血，散以桂枝辛热之
气②，寒以取之。热甚搏血，故加二物于调胃承气汤中也。

上五味，以水七升，煮取二升半，去滓，内芒消，更上火，微沸。下火，
先食，温服五合，日三服，当微利。

伤寒八九日，下之，胸满烦惊，小便不利，谵语，一身尽重，不可转侧
者，柴胡加龙骨牡蛎汤主之。〔五十七〕

　　　　伤寒八九日，邪气已成热，而复传阳经之时，下之虚其里而热不除。胸满而烦者，
阳热客于胸中也。惊者，心恶热而神不守也。小便不利者，里虚津液不行也。谵语者，
胃热也。一身尽重不可转侧者，阳气内行于里，不营于表也。与柴胡汤以除胸满而烦，
加龙骨、牡蛎、铅丹，收敛神气而镇惊。加茯苓以行津液，利小便。加大黄以逐胃热、
止谵语。加桂枝以行阳气而解身重。错杂之邪，斯悉愈矣。

柴胡加龙骨牡蛎汤方

半夏二合，洗　大枣六枚　柴胡四两　生姜一两半　人参一两半　龙骨一两半
铅丹一两半　桂枝一两半，去皮　茯苓一两半　大黄二两　牡蛎一两半，煅

上十一味，以水八升，煮取四升，内大黄，切如棋子，更煮一二沸，去
滓，温服一升。

伤寒腹满谵语，寸口脉浮而紧，此肝乘脾也，名曰纵，刺期门。〔五十八〕

　　　　腹满谵语者，脾胃疾也。浮而紧者，肝脉也。脾病见肝脉，木行乘土也。《经》曰：
水行乘火，木行乘土，名曰纵。此其类矣。期门者，肝之募，刺之以泻肝经盛气。

伤寒发热，啬啬恶寒，大渴欲饮水，其腹必满，自汗出，小便利，其病欲
解，此肝乘肺也，名曰横，刺期门。〔五十九〕

　　　　伤寒发热，啬啬恶寒，肺病也，大渴欲饮水，肝气胜也。《玉函》曰：作大渴，欲
饮酢浆，是知肝气胜也。伤寒欲饮水者愈，若不愈而腹满者，此肝行乘肺，水不得行
也。《经》曰：木行乘金，名横，刺期门，以泻肝之盛气，肝肺气平，水散而津液得通，
外作自汗出，内为小便利而解也。

太阳病二日，反躁，反熨其背，而大汗出，大热入胃，胃中水竭，躁烦，
必发谵语，十余日，振栗、自下利一本下利二字，作汗者，此为欲解也。故其汗，
从腰已下不得汗，欲小便不得，反呕，欲失溲，足下恶风，大便鞕，小便当数
而反不数及不多，大便已，头卓然而痛，其人足心必热，谷气下流故也。

　　　　太阳病二日，则邪在表，不当发躁，而反躁者，热气行于里也。反熨其背而发汗，

──────────
① 桃仁：汪氏本作"桃人"。
② 辛热之气：医统本作"之辛，大热之气"。

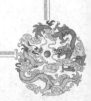

大汗出，则胃中干燥，火热入胃，胃中燥热，躁烦而谵语，至十余日，振栗、自下利者，火邪势微，阴气复生，津液得复也，故为欲解。火邪去，大汗出，则愈。若从腰以下不得汗，则津液不得下通，故欲小便不得，热气上逆而反呕也。欲失溲、足下恶风者，气不得通于下而虚也。津液漏渗，令大便鞕者，小便当数。《经》曰：小便数者，大便必鞕也。此以火热内燥，津液不得下通，故小便不数及不多也。若火热消，津液和，则结鞕之便得润，因自大便也。便已，头卓然而痛者，先大便鞕，则阳气不得下通，既得大便，则阳气降下，头中阳虚，故卓然而痛。谷气者，阳气也。先阳气不通于下之时，足下恶风，今阳气得下，故足心热也。

太阳病中风，以火劫发汗，邪风被火热，血气流溢，失其常度，两阳相熏灼，其身发黄。阳盛则欲衄，阴虚则小便难，阴阳俱虚竭，身体则枯燥。但头汗出，剂颈而还，腹满微喘，口干咽烂，或不大便，久则谵语，甚者至哕，手足躁扰，捻衣摸床，小便利者，其人可治。

风为阳邪，因火热之气，则邪风愈甚，迫于血气，使血气流溢，失其常度。风与火气，谓之两阳。两阳相熏灼，热发于外，必发身黄。若热搏于经络，为阳盛外热，迫血上行必衄。热搏于内者，为阴虚内热，必小便难。若热消血气，血气少为阴阳俱虚，血气虚少，不能荣于身体，为之枯燥。三阳经络至颈，三阴至胸中而还，但头汗出，剂颈而还者，热气炎上，搏阳而不搏于阴也。《内经》曰：诸胀腹大，皆属于热。腹满微喘者，热气内郁也。《内经》曰：火气内发，上为口干咽烂者，火热上熏也。热气上而不下者，则大便不鞕。若热气下入胃，消耗津液，则大便鞕，故云或不大便。久则胃中躁①热，必发谵语。《内经》曰：病深者，其声哕，火气大甚，正气逆乱则哕。《内经》曰：四肢者，诸阳之本也。阳盛则四肢实，火热大甚，故手足躁扰，捻衣摸床，扰乱也。小便利者，为火未剧，津液未竭而犹可治也。

伤寒脉浮，医以火迫劫之。亡阳，必惊狂，起卧不安者，桂枝去芍药加蜀漆牡蛎龙骨救逆汤主之。[六十]

伤寒脉浮，责邪在表，医以火劫发汗，汗②大出者，亡其阳。汗者，心之液。亡阳则心气虚，心恶热，火邪内迫，则心神浮越，故惊狂，起卧不安，与桂枝汤，解未尽表邪；去芍药，以芍药益阴，非亡阳所宜也。火邪错逆，加蜀漆之辛以散之。阳气亡脱，加龙骨、牡蛎之涩以固之。《本草》云：涩可去脱。龙骨、牡蛎之属是也。

桂枝去芍药加蜀漆龙骨牡蛎救逆汤方

桂枝三两，去皮　甘草二两，炙　生姜三两，切　牡蛎五两，熬，味酸咸　龙骨四两，味甘平　大枣十二枚，擘　蜀漆三两，洗去腥③，味辛平

上为末，以水一斗二升，先煮蜀漆，减二升，内诸药，煮取三升，去滓，温服一升。

形作伤寒，其脉不弦紧而弱，弱者必渴，被火者必谵语。弱者发热、脉

---

① 躁：医统本作"燥"。
② 熊译元校记：医以火劫发汗，汗出，大出者亡其阳。汪本大上删"出"字，非。
③ 洗去腥：汪本作"洗去脚"。

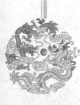

浮，解之当汗出，愈。

形作伤寒，谓头痛身热也。脉不弦紧，则无伤寒表脉也。《经》曰：诸弱发热，则脉弱为里热，故云弱者必渴。若被火气，两热相合，传①于胃中。胃中躁烦，必发谵语，脉弱发热者，得脉浮，为邪气还表，当汗出而解矣。

太阳病，以火熏之，不得汗，其人必躁，到经不解，必清血，名为火邪。

此火邪迫血，而血下行者也。太阳病用火熏之，不得汗，则热无从出。阴虚被火，必发躁也。六日传经尽，至七日再到太阳经，则热气当解。若不解，热气迫血下行，必清血，清，厕也。

脉浮热甚，反灸之，此为实。实以虚治，因火而动，必咽燥唾血。

此火邪迫血，而血上行者也。脉浮热甚为表实，医以脉浮为虚，用火灸之，因火气动血，迫血上行，故咽燥唾血。

微数之脉，慎不可灸，因火为邪，则为烦逆，追虚逐实，血散脉中，火气虽微，内攻有力，焦骨伤筋，血难复也。

微数之脉，则为热也。灸则除寒，不能散热，是慎不可灸也。若反灸之，热因火则甚，遂为烦逆。灸本以追虚，而复逐热为实，热则伤血，又加火气，使血散脉中，气主煦之，血主濡之，气血消散，不能濡润筋骨，致骨焦筋伤，血散而难复也。

脉浮，宜以汗解，用火灸之，邪无从出，因火而盛，病从腰以下必重而痹，名火逆也。

脉浮在表，宜以汗解之，医以火灸取汗而不得汗，邪无从出，又加火气相助，则热愈甚，身半以上，同天之阳，身半以下，同地之阴，火性炎上，则腰已下阴气独治，故从腰以下，必重而痹也。

欲自解者，必当先烦，乃有汗而解。何以知之？脉浮，故知汗出解也。

烦，热也。邪气还表，则为烦热，汗出而解，以脉浮，故为邪还表也。

烧针令其汗，针处被寒，核起而赤者，必发奔豚。气从少腹上冲心者，灸其核上各一壮，与桂枝加桂汤，更加桂二两。[六十一]

烧针发汗，则损阴血，而惊动心气。针处被寒气聚而成核。心气因惊而虚，肾气乘寒气而动，发为奔豚。《金匮要略》曰：病有奔豚，从惊发得之。肾气欲上乘心，故其气从少腹上冲心也。先灸核上，以散其寒，与桂枝加桂汤，以泄奔豚之气。

火逆，下之，因烧针烦躁者，桂枝甘草龙骨牡蛎汤主之。[六十二]

先火为逆，复以下除之，里气因虚，又加烧针，里虚而为火热所烦，故生烦躁，与桂枝甘草龙骨牡蛎汤以散火邪。

桂枝甘草龙骨牡蛎汤方

桂枝一两　甘草二两　牡蛎二两，熬　龙骨二两

辛甘发散，桂枝、甘草之辛甘也，以发散经中火邪。涩可去脱，龙骨、牡蛎之涩，以收敛浮越之正气。

---

① 传于胃中：汪本作"搏于胃中"。熊译元校记：传于胃中，汪本"传""改""搏"，非是。

上为末，以水五升，煮取二升半，去滓，温服八合，日三服。

太阳伤寒者，加温针，必惊也。

> 寒则伤荣。荣气微者，加烧针，则血留不行。惊者温针，损荣血而动心气。《金匮
> 要略》曰：血气少者，属于心。

太阳病，当恶寒发热，今自汗出，不恶寒发热，关上脉细数者，以医吐之
过也。一二日吐之者，腹中饥，口不能食。三四日吐之者，不喜糜粥，欲食冷
食，朝食暮吐，以医吐之所致也，此为小逆。

> 恶寒发热，为太阳表病。自汗出，不恶寒发热者，阳明证。本太阳表病，医反吐
> 之，伤动胃气，表邪乘虚传于阳明也。以关脉细数，知医吐之所致。病一二日，为表邪
> 尚寒而未成热。吐之则表寒传于胃中，胃中虚寒，故腹中饥而口不能食。病三四日，则
> 表邪已传成热，吐之，则表热乘虚入胃，胃中虚热，故不喜糜粥，欲食冷食，朝食暮吐
> 也。朝食暮吐者，晨食入胃，胃虚不能克化，即知至暮，胃气行里，与邪气相搏，则胃
> 气反逆，而以胃气尚在，故止云小逆。

太阳病吐之，但太阳病当恶寒，今反不恶寒，不欲近衣，此为吐之内
烦也。

> 太阳表病，医反吐之，伤于胃气，邪热乘虚入胃，胃为邪热内烦，故不恶寒，不欲
> 近衣也。

病人脉数，数为热，当消谷引食，而反吐者，此以发汗，令阳气微，膈气
虚，脉乃数也。数为客热，不能消谷，以胃中虚冷，故吐也。

> 阳受气于胸中，发汗外虚阳气，是令阳气微、膈气虚也。数为热，本热则合消谷，
> 客热则不能消谷，因发汗外损阳气，致胃中虚冷，故吐也。

太阳病，过经十余日，心下温温欲吐，而胸中痛，大便反溏，腹微满，郁
郁微烦。先此时，自极吐下者，与调胃承气汤。[六十三] 若不尔者，不可与。
但欲呕，胸中痛，微溏者，此非柴胡证，以呕，故知极吐下也。

> 心下温温欲吐，郁郁微烦，胸中痛，当责邪热客于胸中。大便反溏，腹微满，则邪
> 热已下于胃也。日数虽多，若不经吐下，止是传邪，亦未可下，当与柴胡汤，以除上中
> 二焦之邪。若曾吐下，伤损胃气，胃虚则邪乘虚入胃为实，非柴胡汤所能去，与①调胃
> 承气汤下胃热。以呕，知胃气先曾伤动也。

太阳病六七日，表证仍在，脉微而沉，反不结胸，其人发狂者，以热在下
焦，少腹当鞭满，小便自利者，下血乃愈。所以然者，以太阳随经，瘀热在里
故也。抵当汤主之。[六十四]

> 太阳，经也。膀胱，府也。此太阳随经入府者也。六七日邪气传里之时，脉微而
> 沉，邪气在里之脉也。表证仍在者，则邪气犹浅，当结于胸中。若不结于胸中，其人发
> 狂者，热结在膀胱也。《经》曰：热结膀胱，其人如狂。此发狂则热又深也。少腹鞭满，
> 小便不利者，为无血也。小便自利者，血证谛也，与抵当汤以下畜血。

---

① 与：汪氏本无"与"字。

抵当汤方

水蛭三十个，熬，味咸苦寒　虻虫三十个，熬，去翅足，味苦微寒　桃仁①二十个，去皮尖，味苦甘平　大黄三两，酒浸，味苦寒

> 苦走血，咸胜血，虻虫、水蛭之咸苦，以除畜血。甘缓结，苦泄热，桃仁②、大黄之苦，以下结热。

上四味，为末，以水五升，煮取三升，去滓，温服一升，不下，再服。

太阳病，身黄，脉沉结，少腹鞕，小便不利者，为无血也。小便自利，其人如狂者，血证谛也，抵当汤主之。[六十五]

> 身黄脉沉结，少腹鞕，小便不利者，胃热发黄也，可与茵陈汤。身黄，脉沉结，少腹鞕，小便自利，其人如狂者，非胃中瘀热，为热结下焦，而为畜血也，与抵当汤以下畜血。

伤寒有热，少腹满，应小便不利。今反利者，为有血也，当下之，不可余药，宜抵当丸。[六十五]

> 伤寒有热，少腹满，是畜血于下焦。若热畜津液不通，则小便不利，其热不畜，津液行，小便自利者，乃为畜血，当与桃仁③承气汤、抵当汤之下。然此无身黄尿黑④，又无喜忘发狂，是未至于甚，故不可与驶峻之药也，可与抵当丸，可小下之也。

抵当丸方

水蛭二十个，味苦寒　虻虫二十五个，味苦微寒　桃仁⑤二十个，去皮尖　大黄三两

上四味，杵，分为四丸，以水一升，煮一丸，取七合服之，晬时，当下血，若不下者，更服。

太阳病，小便利者，以饮水多，必心下悸，小便少者，必苦里急也。

> 饮水多而小便自利者，则水不内畜，但腹中水多，令心下悸。《金匮要略》曰：食少饮多，水停心下，甚者则悸。饮水多而小便不利，则水畜于内而不行，必苦里急也。

释　音

内诸药右音纳　啜粥右昌悦切，饮水也　协热右音挟　见风脉右音现　渍疾智切，沤也　蛔音回，人腹中长虫也　茈音柴　瞑音冥，视不明也　悸其季切，心动也　人葠左音参　咬咀右音父，左才与切。咬咀嚼也，锉如麻豆也　更衣音庚，改也　沫音末　懊憹右于刀切，左奴刀切，又女江切。心乱也。懊憹痛悔声　窒陟栗切，塞也　擗脾入切　眴音县，目摇也　慄音栗，惧也　蕴纡问切，积也　嘿音墨，静也　但见左音现　饴音怡，饧也　蒸诸仍切，火气上行也　募音墓　渗色阴切　谛音帝，审也　水蛭音质　虻音盲　驶峻右音决，左思俊切，险也

---

① ② ③ ⑤　桃仁：汪氏本作"桃人"。
④　身黄尿黑：汪本作"身黄屎黑"。

注解伤寒论卷第四　仲景全书第十四

辨太阳病脉证并治下①第七

问曰：病有结胸，有藏结，其状何如？答曰：按之痛，寸脉浮，关脉沉，名曰结胸也。何谓藏结？答曰：如结胸状，饮食如故，时时下利，寸脉浮，关脉小细沉紧，名曰藏结。舌上白胎滑者，难治。

结胸者，邪结在胸；藏结者，邪结在藏。二者皆下后，邪气乘虚入里所致。下后邪气入里，与阳相结者为结胸，结胸，以阳受气于胸中故尔；与阴相结者，为藏结，以阴受之，则入五藏故尔。与宜通而塞，故痛。邪结阳分，则阴气不得上通；邪结阴分，则阳气不得下通。是二者，皆心下鞕痛。寸脉浮，关脉沉，知邪结在阳也；寸脉浮，关脉小细沉紧，知邪结在阴也。阴结而阳不结，虽心下结痛，饮食亦自如故，阴气乘肠虚而下，故时自下利。阴得阳则解，藏结得热证多，则易治。舌上白胎滑者，其胸中亦寒②，故云：难治。

藏结无阳证，不往来寒热，其人反静，舌上胎滑者，不可攻也。

藏结，于法当下，无阳证，为表无热。不往来寒热，为半表半里无热。其人反静，为里无热。《经》曰：舌上如胎者，以丹田有热，胸中有寒邪气③，以表里皆寒，故不可攻。

病发于阳而反下之，热入因作结胸。病发于阴而反下之，因作痞。所以作结胸者，以下之太早故也。

发热恶寒者，发于阳也，而反下之，则表中阳邪入里，结于胸中为结胸。无热恶寒者，发于阴也，而反下之，表中之阴④入里，结于心下为痞。

结胸者，项亦强，如柔痉状。下之则和，宜大陷胸丸方。［一］

结胸病项强者，为邪结胸中，胸膈结满，心下紧实，但能仰而不能俯，是项强，亦如柔痉之状也。与大陷胸丸，下结泄满。

---

① 下：汪氏本作"法"。
② 其胸中亦寒：汪氏本作"邪气结胸中亦寒"。
③ 胸中有寒邪气：汪氏本作"胸中有寒"。
④ 表中之阴：医统本作"则表中之阴"。

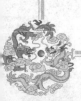

大陷胸丸方

大黄半斤，味苦寒　葶苈半升，熬，味苦寒　芒消①半升，味咸寒　杏仁②半升，去皮尖，熬黑，味苦甘温

> 大黄、芒消之苦咸，所以下热。葶苈、杏仁③之苦甘，所以泄满。甘遂取其直达，白蜜取其润利，皆以下泄满实物也。

上四味，捣筛二味，内杏仁、芒消④，合研如脂，和散，取如弹丸一枚。别捣甘遂末一钱匕，白蜜二合，水二升，煮取一升，温顿服之，一宿乃下，如不下，更服，取下为效，禁如药法。

结胸证，其脉浮大者，不可下，下之则死。

> 结胸为邪结胸中，属上焦之分，得寸脉浮、关脉沉者，为在里，则可下。若脉浮大，心下虽结，是在表者犹多，未全结也，下之重虚，邪气复结，则难可制，故云：下之则死。

结胸证悉具，烦躁者，亦死。

> 结胸证悉具，邪结已深也。烦躁者，正气散乱也。邪气胜正，病者必死。

太阳病，脉浮而动数，浮则为风，数则为热，动则为痛，数则为虚，头痛发热，微盗汗出而反恶寒者，表未解也。医反下之，动数变迟，膈内拒痛，胃中空虚，客气动膈，短气躁烦，心中懊恼，阳气内陷，心下因鞕，则为结胸，大陷胸汤主之。［二］若不结胸，但头汗出，余处无汗，剂颈而还，小便不利，身必发黄也。

> 动数皆阳脉也，当责邪在表。睡而汗出者，谓之盗汗。为邪气在半表半里，则不恶寒，此头痛发热，微盗汗出反恶寒者，表未解也。当发其汗。医反下之，虚其胃气，表邪乘虚则陷。邪在表则见阳脉，邪在里则见阴脉，邪气内陷，动数之脉所以变迟，而浮脉独不变者，以邪结胸中，上焦阳结，脉不得而沉也。客气者，外邪乘胃中空虚入里，结于胸膈，膈中拒痛者，客气动膈也。《金匮要略》曰：短气不足以息者，实也。短气躁烦，心中懊恼，皆邪热为实。阳气内陷，气不得通于膈，壅于心下，为鞕满而痛，成结胸也。与大陷胸汤，以下结热，若胃中空虚，阳气内陷，不结于胸膈，下入于胃中者，遍身汗出，则为热越，不能发黄。若但头汗出，身无汗，剂颈而还，小便不利者，热不得越，必发黄也。

大陷胸汤方

大黄六两，去皮，苦寒　芒消⑤一升，咸寒　甘遂一钱⑥，苦寒

> 大黄谓之将军，以苦荡涤。芒消⑦，一名消石，以其咸能软鞕，夫间有甘遂以通水也。甘遂若夫间之，遂其气，可以直达透结，陷胸三物为允。

上三味，以水六升，先煮大黄，取二升，去滓，内芒消④，煮一两沸，内

---

①④⑤⑦　芒消：汪氏本作"芒硝"。
②③　杏仁、汪氏本作"杏人"。
⑥　一钱：医统本作"一钱匕"。

甘遂末，温服一升，得快利，止后服。

伤寒六七日，结胸热实，脉沉而紧，心下痛，按之石鞕者，大陷胸汤主之。[三]

> 病在表而下之，热入因作结胸。此不云下后，而云伤寒六七日，则是传里之实热也。沉为在里，紧为里实，以心下痛，按之实鞕，是以为结胸，与大陷胸汤，以下结热。

伤寒十余日，热结在里，复往来寒热者，与大柴胡汤[四]。但结胸无大热者，此为水结在胸胁也。但头微汗出者，大陷胸汤主之。

> 伤寒十余日，热结在里，是可下之证，复往来寒热，为正邪分争，未全敛结，与大柴胡汤下之。但结胸无大热者，非热结也，是水饮结于胸胁，谓之水结胸。周身汗出者，是水饮外散，则愈。若但头微汗出，余处无汗，是水饮不得外泄，停畜而不行也，与大陷胸汤，以逐其水。

太阳病，重发汗，而复下之，不大便五六日，舌上燥而渴，日晡所小有潮热，从心下至少腹，鞕满而痛，不可近者，大陷胸汤主之。[五]

> 重发汗而复下之，则内外重亡津液，而邪热内结，致不大便五六日，舌上燥而渴也。日晡潮热者属胃，此日晡小有潮热，非但在胃。从心下至少腹，鞕满而痛不可近者，是一腹之中，上下邪气俱甚也，与大陷胸汤，以下其邪。

小结胸病，正在心下，按之则痛，脉浮滑者，小陷胸汤主之。[六]

> 心下鞕痛，手不可近者，结胸也。正在心下，按之则痛，是热气犹浅，谓之小结胸。结胸脉沉紧，或寸浮关沉，今脉浮滑，知热未深结，与小陷胸汤，以除胸膈上结热。

小陷胸汤方

黄连一两，苦寒　半夏半升，洗，辛温　栝蒌实大者一个，味甘寒

> 苦以泄之，辛以散之。黄连、栝蒌实①，苦寒以泄热，半夏之辛以散结。

上三味，以水六升，先煮栝蒌取三升，去滓，内诸药，煮取二升，去滓，分温三服。

太阳病二三日，不能卧，但欲起，心下必结，脉微弱者，此本有寒分也。反下之，若利止，必作结胸。未止者，四日复下之，此作协热利也。

> 太阳病，二三日，邪在表也。不能卧，但欲起，心下必结者，以心下结满，卧则气壅而愈甚，故不能卧，而但欲起也。心下结满，有水分，有寒分，有气分，今脉微弱，知本有寒分。医见心下结，而反下之，则太阳表邪乘虚入里，利止则邪气留结为结胸，利不止，至次日复如前下利不止者，是邪热下攻肠胃，为挟热利也。

太阳病下之，其脉促，不结胸者，此为欲解也。脉浮者，必结胸也。脉紧者，必咽痛。脉弦者，必两胁拘急。脉细数者，头痛未止。脉沉紧者，必欲

---

① 医统本在"实"后有"之"字。

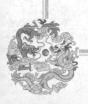

注解伤寒论

呕。脉沉滑者，协热利。脉浮滑者，必下血。

　　此太阳病，下之后邪气传变。其脉促者，为阳盛，下后脉促，为阳胜阴也，故不作结胸，为欲解。下后脉浮，为上焦阳邪结，而为结胸也。《经》曰：结胸者，寸脉浮，关脉沉。下后脉紧，则太阳之邪，传于少阴。《经》曰：脉紧者属少阴。《内经》曰：邪客于少阴之络，令人咽痛，不可内食，所以脉紧者，必咽痛。脉弦则太阳之邪传于少阳，《经》曰：尺寸俱弦者，少阳受病也。其脉循胁，络于耳，所以脉弦者，必两胁拘急。下后邪气传里，则头痛未止，脉细数为邪未传里而伤气也。细为气少，数为在表，故头痛未止。脉沉紧，则太阳之邪传于阳明，为里实也，沉为在里，紧为里实，阳明里实，故必欲呕。脉滑则太阳之邪传于肠胃，以滑为阴气有余，知邪气入里，干于下焦也，沉为血胜气虚，是为协热利。浮为气胜血虚，是知必下血。《经》曰：不宜下而便攻之，诸变不可胜数，此之谓也。

病在阳，应以汗解之，反以冷水潠之，若灌之，其热被劫①不得去，弥更益烦，肉上粟起，意欲饮水，反不渴者，服文蛤散。若不差者，与五苓散。寒实结胸，无热证者，与三物小陷胸汤，白散亦可服。［七］

　　病在阳，为邪在表也，法当汗出而解，反以冷水潠之，灌洗，热被寒水，外不得出，则反攻其里。弥更益烦，肉上粟起者，水寒之气客于皮肤也。意欲饮水者，里有热也。反不渴者，寒在表也。与文蛤散以散表中水寒之气。若不差，是水热相搏，欲传于里，与五苓散发汗以和之。始热在表，因水寒制之，不得外泄，内攻于里，结于胸膈。心下鞕痛，本以②水寒伏热为实，故谓之寒实结胸。无热证者，外无热，而热悉收敛于里也，与小陷胸汤以下逐之。白散下热，故亦可攻。

文蛤散方

文蛤五两，味咸寒

　　咸走肾，则可以胜水气。

上一味，为散，以沸汤和一钱匕服，汤用五合。

白散方

桔梗三分，味辛苦微温　　芭豆一分，去皮心，熬黑，研如脂，辛温③　　贝母三分，味辛苦平

　　辛散而苦泄。桔梗、贝母之苦辛，用以下气。芭豆之辛，用以散实。

上件三味，为末④，内芭豆，更于臼中杵之，以白饮和服。强人半钱⑤，羸者减之。病在膈上必吐，在膈下必利。不利进热粥一杯，利过不止，进冷粥一杯。身热，皮粟不解，欲引衣自复者，若水以潠之、洗之，益令热却不得出，当汗而不汗，则烦。假令汗出已，腹中痛，与芍药三两，如上法。

---

① 劫：汪本作"却"。
② 本以：汪氏本作"本是"。
③ 辛温：汪氏本作"平温"。
④ 为末：医统本作"为散"。
⑤ 半钱：医统本作"半钱匕"。

注解伤寒论

太阳与少阳并病，头项强痛，或眩冒，时如结胸，心下痞鞕者，当刺大椎第一间、肺俞、肝俞，慎不可发汗，发汗则谵语。脉弦，五六日，谵语不止，当刺期门。〔八〕

> 太阳之脉，络头下项。头项强痛者，太阳表病也。少阳之脉，循胸络胁，如结胸，心下痞鞕者，少阳里病也。太阳少阳相并为病，不纯在表，故头项不但强痛而或眩冒，亦未全入里，故时如结胸，心下痞鞕，此邪在半表半里之间也。刺大椎第一间、肺俞，以泻太阳之邪。刺肝俞，以泻少阳之邪。邪在表，则可发汗。邪在半表半里，则不可发汗。发汗则亡津液，损动胃气。少阳之邪，因干于胃，土为木刑，必发谵语。脉弦，至五六日传经尽，邪热去而谵语当止。若复不止，为少阳邪热甚也，刺期门，以泻肝胆之气。

妇人中风，发热恶寒，经水适来，得之七八日，热除而脉迟身凉，胸胁下满，如结胸状，谵语者，此为热入血室也，当刺期门，随其实而泻之。〔九〕

> 中风，发热恶寒，表病也。若经水不来，表邪传里，则入府而不入血室也。因经水适来，血室空虚，至七八日邪气传里之时，更不入府，乘虚而入于血室。热除脉迟身凉者，邪气内陷而表证罢也。胸胁下满，如结胸状，谵语者，热入血室而里实。期门者，肝之募，肝主血，刺期门者，泻血室之热。审看何经气实，更随其实而泻之。

妇人中风，七八日，续得寒热，发作有时，经水适断者，此为热入血室，其血必结，故使如疟状，发作有时，小柴胡汤主之〔十〕。

> 中风七八日，邪气传里之时，本无寒热，而续得寒热，经水适断者，此为表邪，乘血室虚，入于血室，与血相搏而血结不行，经水所以断也。血气与邪分争，致寒热如疟，而发作有时，与小柴胡汤，以解传经之邪。

妇人伤寒发热，经水适来，昼日明了，暮则谵语，如见鬼状者，此为热入血室。无犯胃气及上二焦，必自愈。〔十一〕

> 伤寒发热者，寒已成热也。经水适来，则血室虚空①，邪热乘虚入于血室。若昼日谵语，为邪客于府，与阳争也。此昼日明了，暮则谵语，如见鬼状，是邪不入府，入于血室，与阴争也。阳盛谵语，则宜下。此热入血室，不可与下药，犯其胃气。热入血室，血结寒热②者，与小柴胡汤，散邪发汗。此虽热入血室③，胸胁满如结胸状者，可刺期门。此虽热入血室而无满结，不可刺期门，犯其中焦。必自愈者，以经行则热随血去，血下也已，则邪热悉除而愈矣。所为发汗为犯上焦者，发汗则动卫气，卫气出上焦故也。刺期门为犯中焦者，刺期门则动荣气，荣气出中焦故也。《脉经》曰：无犯胃气及上二焦，必自愈，岂谓药，不谓针耶。

伤寒六七日，发热微恶寒，支节烦疼，微呕，心下支结，外证未去者，柴胡加桂枝汤主之。〔十二〕

---

① 虚空：医统本作"空虚"。

② 寒热：汪氏本作"实热"。

③ 原书眉注："按前此虽热入血室句下别本有，'而无血结寒热，不可与小柴胡汤发汗，以犯上焦，热入血室，向脱，今补。"汪氏本作"而不留结，不可与发汗药，犯其上焦。热入血室"。

伤寒六七日，邪当传里之时。支，散也。呕而心下结者，里证也，法当攻里。发热微恶寒，支节烦痛，为外证未去，不可攻里，与柴胡桂枝汤以和解之。

伤寒五六日，已发汗而复下之，胸胁满，微结，小便不利，渴而不呕，但头汗出，往来寒热，心烦者，此为未解也，柴胡桂枝干姜汤主之。[十三]

伤寒五六日，已经汗下之后，则邪当解。今胸胁满，微结，小便不利，渴而不呕，但头汗出，往来寒热心烦者，即邪气犹在半表半里之间，为未解也。胸胁满，微结，寒热，心烦者，邪在半表半里之间也。小便不利而渴者，汗下后，亡津液，内燥也。若热消津液，令小便不利而渴，其人必呕，今渴而不呕，知非里热也。伤寒汗出则和，今但头汗出而余处无汗者，津液不足而阳虚于上也。与柴胡桂枝干姜汤，以解表里之邪，复津液而助阳也。

柴胡桂枝干姜汤方

柴胡半斤，苦平　桂枝三两，去皮，味辛热　干姜三两①，味辛热　栝蒌根四两，味苦寒　黄芩三两，味苦寒　牡蛎三两②，熬，味咸寒　甘草二两，炙，味甘平

《内经》曰：热淫于内，以苦发之。柴胡、黄芩之苦，以解传里之邪。辛甘发散为阳，桂枝、甘草之辛甘，以散在表之邪。咸以软之，牡蛎之咸，以消胸胁之满。辛以润之，干姜之辛，以固阳虚之汗。津液不足而渴，苦以坚之，栝蒌之苦，以生津液。

上七味，以水一斗二升，煮取六升，去滓，再煎，取三升，温服一升，日三服。初服微烦，复服汗出，便愈。

伤寒五六日，头汗出，微恶寒，手足冷，心下满，口不欲食，大便鞕，脉细者，此为阳微结，必有表，复有里也。脉沉，亦在里也。汗出为阳微，假令纯阴结，不得复有外证，悉入在里，此为半在里半在外也。脉虽沉紧，不得为少阴病，所以然者，阴不得有汗，今头汗出，故知非少阴也，可与小柴胡汤[十四]。设不了了者，得屎而解。

伤寒五六日，邪当传里之时，头汗出，微恶寒者，表仍未解也。手足冷，心下满，口不欲食，大便鞕，脉细者，邪结于里也。大便鞕为阳结，此邪热虽传于里，然以外带表邪，则热结犹浅，故曰阳微结。脉沉虽为在里，若纯阴结，则更无头汗恶寒之表证。诸阴脉皆至颈胸中而还，不上循头，今头汗出，知非少阴也。与小柴胡汤，以除半表半里之邪。服汤已，外证罢，而不了了者，为里热未除，与汤，取其微利，则愈，故云：得屎而解。

伤寒五六日，呕而发热者，柴胡汤证具，而以他药下之，柴胡证仍在者，复与柴胡汤。此虽已下之，不为逆，必蒸蒸而振，却发热汗出而解。若心下满，而鞕痛者，此为结胸也，大陷胸汤主之。但满而不痛者，此为痞，柴胡不中与之，宜半夏泻心汤。[十五]

伤寒五六日，邪在半表半里之时，呕而发热，邪在半表半里之证，是为柴胡证具。以他药下之，柴胡证不罢者，不为逆，却与柴胡汤则愈。若下后，邪气传里者，邪在半

————————

① ②　三两：医统本作"二两"。

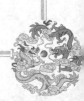

表半里，则阴阳俱有邪。至于下后，邪气传里，亦有阴阳之异，若下后，阳邪传里者，则结于胸中为结胸，以胸中为阳受气之分，与大陷胸汤以下其结。阴邪传里者，则留于心下为痞，以心下为阴受气之分，与半夏泻心汤以通其痞。《经》曰：病发于阳而反下之，热入因作结胸。病发于阴而反下之，因此作痞。此之谓也。

半夏泻心汤方

半夏半升，洗，辛平　黄芩苦寒　干姜辛热　人参已上各三两，甘温　黄连一两，苦寒　大枣十二枚，擘，温甘①　甘草三两炙，甘平

　　辛入肺而散气，半夏之辛，以散结气。苦入心而泻热，黄芩、黄连之苦，以泄②痞热。脾欲缓，急食甘以缓之，人参、甘草、大枣之甘，以缓之。

上七味，以水一斗，煮取六升，去滓，再煮，取三升，温服一升，日三服。

太阳少阳并病，而反下之，成结胸，心下鞕，下利不止，水浆不下，其人心烦。

　　太阳少阳并病，为邪气在半表半里也，而反下之，二经之邪乘虚而入，太阳表邪入里，结于胸中为结胸，心下鞕。少阳里邪，乘虚下干肠胃，遂利不止。若邪结阴分，则饮食如故，而为藏结。此为阳邪内结，故水浆不下，而心烦。

脉浮而紧，而复下之，紧反入里，则作痞。按之自濡，但气痞耳。

　　浮而紧，浮为伤阳，紧为伤阴，当发其汗，而反下之。若浮入里，为阳邪入里，则作结胸；浮不入里，而紧入里者，阴邪入里③，则作痞。

太阳中风，下利，呕逆，表解者，乃可攻之。其人漐漐汗出，发作有时，头痛，心下痞，鞕满，引胁下痛，干呕，短气，汗出，不恶寒者，此表解里未和也，十枣汤主之。〔十六〕

　　下利，呕逆，里受邪也。邪在里者，可下，亦须待表解者，乃可攻之。其人漐漐汗出，发作有时，不恶寒者，表已解也。头痛，心下痞，鞕满，引胁下痛，干呕，短气者，邪热内畜而有伏饮，是里未和也，与十枣汤，下热逐饮。

十枣汤方

芫花熬，味辛苦④　甘遂苦寒⑤　大戟苦寒⑥　大枣十枚，擘，甘温⑦

　　辛以散之，芫花之辛以散饮。苦以泄之，甘遂、大戟之苦以泄之。水者，肾所主也。甘者，脾之味也。大枣之甘者，益土而胜水。

上三味，等分，各别捣为散。以水一升半，先煮大枣肥者十枚，取八合，去滓，内药末。强人服一钱匕，羸人服半钱，温服之，平旦服。若下少，病不除者，明日更服，加半钱，得快下利后，糜粥自养。

---

① 温甘：汪氏本作"味甘温"，医统本作"甘温"。
② 泄：汪氏本作"泻"。
③ 阴邪入里：医统本作"为阴邪入里"。
④ 辛苦：医统本作"辛温"。
⑤⑥ 苦寒：汪氏本作"味苦寒"。
⑦ 甘温：汪氏本作"味甘温"。

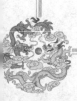

太阳病，医发汗，遂发热恶寒，因复下之，心下痞，表里俱虚，阴阳气并竭，无阳则阴独，复加烧针，因胸烦，面色青黄，肤瞤者，难治。今色微黄，手足温者，易愈。

> 太阳病，因发汗，遂发热恶寒者，外虚阳气，邪复不除也，因复下之，又虚其里，表中虚，邪内陷，传于心下为痞。发汗表虚为竭阳，下之里虚为竭阴。表证罢为无阳，里有痞为阴独。又加烧针，虚不胜火，火气内攻，致胸烦也。伤寒之病，以阳为主，其人面色青，肤肉瞤动者，阳气太①虚，故云：难治。若面色微黄，手足温者，即阳气得复，故云：易愈。

心下痞，按之濡，其脉关上浮者，大黄黄连泻心主之。[十七]

> 心下鞕，按之痛，关脉沉者，实热也。心下痞，按之濡。其脉关上浮者，虚热也，大黄黄连汤，以导其虚热。

大黄黄连泻心汤方

大黄二两，味苦寒 黄连一两，味苦寒

> 《内经》曰：火热受邪，心病生焉。苦入心，寒除热。大黄，黄连之苦寒，以导泻心下之虚热。但以麻沸汤渍服者，取其气薄而泄虚热。

上二味，以麻沸汤二升渍之，须臾绞去滓，分温再服。

心下痞而复恶寒，汗出者，附子泻心汤主之。[十八]

> 心下痞者，虚热内伏也。恶寒汗出者，阳气外虚也。与泻心汤攻痞，加附子以固阳。

本以下之，故心下痞，与泻心汤。痞不解，其人渴而口燥烦，小便不利者，五苓散主之。[十九]

> 本因下后成痞，当与泻心汤除之。若服之痞不解，其人渴而口燥烦，小便不利者，为水饮内畜，津液不行，非热痞也，与五苓散，发汗散水则愈。一方，忍之一日乃愈者。不饮者②，外水不入，所停之水得行，而痞亦愈也③。

伤寒汗出，解之后。胃中不和，心下痞鞕，干噫，食臭，胁下有水气，腹中雷鸣下利者，生姜泻心汤主之。[二十]

> 胃为津液之主，阳气之根。大汗出后，外亡津液，胃中空虚，客气上逆，心下痞鞕。《金匮要略》曰：中焦气未和，不能消谷，故令噫。干噫、食臭者，胃虚而不杀谷也。胁下有水气，腹中雷鸣，土弱不能胜水也。与泻心汤以攻痞，加生姜以益胃。

伤寒中风，医反下之，其人下利，日数十行，谷不化，腹中雷鸣，心下痞鞕而满，干呕，心烦不得安。医见心下痞，谓病不尽，复下之，其痞益甚，此非结热，但以胃中虚，客气上逆，故使鞕也，甘草泻心汤主之。[二十一]

> 伤寒中风，是伤寒或中风也。邪气在表，医反下之，虚其肠胃而气内陷也。下利日

---

① 太：汪本作"大"
② 不饮者：汪氏本作"不饮水者"。
③ 也：医统本作"也矣"。

注解伤寒论

数十行，谷不化，腹中雷鸣者，下后里虚胃弱也。心下痞鞕，干呕心烦，不得安者。胃中空虚，客气上逆也。与泻心汤以攻表（以汤攻表之表，一作里，一作痞①），加甘草以补虚。前以汗后胃虚，是外伤阳气，故加生姜。此以下后胃虚，是内损阴气，故加甘草。

伤寒服汤药，下利不止，心下痞鞕。服泻心汤已，复以他药下之，利不止，医以理中与之，利益甚。理中者，理中焦，此利在下焦，赤石脂禹余粮汤主之［二十二］。复利不止者，当利其小便。

> 伤寒服汤药下后，利不止，而心下痞鞕者，气虚而客气上逆也，与泻心汤攻之则痞已，医复以他药下之，又虚其里，致利不止也。理中丸。脾胃虚寒下利者，服之愈。此以下焦虚，故与之，其利益甚。《圣济经》曰：滑则气脱，欲其收也。如开肠洞泄、便溺遗失，涩剂所以收之。此利由下焦不约，与赤石脂禹余粮汤以涩固泄。下焦主分清浊，下利者，水谷不分也。若服涩剂，而利不止，当利小便，以分其气。

赤石脂禹余粮汤方

赤石脂一斤，碎，味甘温　禹余粮一斤，碎，味甘平

> 《本草》云：涩可去脱，石脂之涩以收敛之。重可去怯，余粮之重以镇固。

已上二味，以水六升，煮取二升，去滓，三服。

伤寒吐下后，发汗，虚烦，脉甚微。八九日，心下痞鞕，胁下痛，气上冲咽喉，眩冒。经脉动惕者，久而成痿。

> 伤寒吐下后，发汗，则表里之气俱虚，虚烦，脉甚微，为正气内虚，邪气独在。至七八日，正气当复，邪气当罢，而心下痞，胁下痛，气上冲咽喉，眩冒者，正气内虚而不复，邪气留结而不去。经脉动惕者，经络之气虚极，久则热气还经，必成痿弱。

伤寒发汗，若吐若下，解后，心下痞鞕，噫气不除者，旋复代赭石汤主之。［二十三］

> 大邪虽解，以曾发汗吐下，胃气弱而未和，虚气上逆，故心下痞鞕，噫气不除，与旋复代赭石汤，降虚气而和胃。

旋复代赭石汤方

旋复花三两，味咸温　人参二两，味甘温　生姜五两，切，味辛温　代赭石一两，味苦寒　大枣十二枚，擘，甘温　甘草三两，炙，味甘平　半夏半升，洗，味辛温

> 鞕则气坚，咸味所以软之，旋复之咸，以软痞鞕。怯②则气浮，重剂可以镇之，代赭之重，以镇虚逆。辛者散也。生姜、半夏之辛，以散虚痞。甘者缓也，人参、甘草、大枣之甘，以补胃弱。

上七味，以水一斗，煮取六升，去滓，再煎，取三升，温服一升，日三服。

下后，不可更行桂枝汤。若汗出而喘，无大热者，可与麻黄杏子甘草石膏

---

① 此为原书眉注。
② 怯：汪氏本作"虚"。医统本为"怯"。

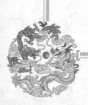

汤。[二十四]

前第三卷二十六证云：发汗后，不可更行桂枝汤。汗出而喘，无大热者，为与此证
治法同。汗下虽殊，既不当损正气则一，邪气所传既同，遂用一法治之。经所谓若发
汗、若下、若吐后者①，是矣。

太阳病，外证未除而数下之，遂协热而利。利下不止，心下痞鞕，表里不
解者，桂枝人参汤主之。[二十五]

外证未除而数下之，为重虚其里，邪热乘虚而入，里虚协热遂利不止，而心下痞，
若表解而下利，心下痞者，可与泻心汤，若不下利，表不解而心下痞者，可先解表，而
后攻痞。以表里不解，故与桂枝人参汤和里解表。

桂枝人参汤方

桂枝四两，去皮，味辛热　　甘草四两，炙，味甘平　　白术三两，味甘平　　人参三两，
味甘温　　干姜三两，味辛热

表未解者，辛以散之。里不足者，甘以缓之。此以里气大虚，表里不解，故加桂
枝、甘草于理中汤也。

上五味，以水九升，先煮四味，取五升，内桂更煮，取三升，温服一升，
日再，夜一服。

伤寒大下后，复发汗，心下痞，恶寒者，表未解也，不可攻痞，当先解
表，表解乃可攻痞。解表宜桂枝汤，攻痞宜大黄黄连泻心汤。[二十六]

大下后，复发汗，则表里之邪当悉已。此心下痞而恶寒者，表里之邪俱不解也。因
表不解而下之，为心下痞，先与桂枝汤解表，表解，乃与大黄黄连泻心汤攻痞。《内经》
曰：从外之内而盛于内者，先治其外，而后调其内。

伤寒，发热，汗出不解，心下痞鞕，呕吐而下利者，大柴胡汤主之。[二
十七]

伤寒发热，寒已成热也。汗出不解，表和而里病也。吐利，心腹濡软为里虚。呕吐
而下利，心下痞鞕者，是里实也，与大柴胡汤以下里热。

病如桂枝证，头不痛，项不强，寸脉微浮，胸中痞鞕，气上冲咽候，不得
息者，此为胸有寒也，当吐之，宜瓜蒂散。[二十八]

病如桂枝证，为发热，汗出、恶风，言邪在表也。头痛、项强，为桂枝汤证具。若
头不痛，项不强，则邪不在表而里也。浮为主表，沉为在里。今寸脉微浮，则邪不在
表，亦不在里，而在胸中也。胸中与表相应，故知邪在胸中者，犹如桂枝证而寸脉微浮
也。以胸中痞鞕，上冲②咽喉不得息，知寒邪客于胸中而不在表也。《千金》曰：浮上
部，填塞胸心③，胸中满者，吐之则愈。与瓜蒂散，以吐胸中之邪。

---

① 者：汪氏本无"者"字。
② 上冲：医统本作"气上冲"。
③ 填塞胸心：汪氏本作"填塞心胸"。

瓜蒂散方

瓜蒂一分，熬黄，味苦寒　赤小豆一分，味酸温

　　其高者越之，越以瓜蒂、香豉①之苦。在上者涌之，以赤小豆之酸。《内经》曰：酸苦涌泄为阴。

上二味，各别捣筛，为散已，合治之，取一钱匕。以香豉一合，用热汤七合，煮作稀糜，去滓，取汁和散，温顿服之。不吐者，少少加，得快吐乃止。诸亡血虚家，不可与瓜蒂散。

病胁下素有痞，连在脐傍，痛引少腹，入阴筋者，此名藏结。死。［二十九］

　　素有宿昔之积，结于胁下为痞。今因伤寒邪气入里，与宿积相助，使藏真之气②，结而不通，致连在脐傍，痛引少腹，入阴筋而死。

伤寒病，若吐、若下后，七八日不解，热结在里，表里俱热，时时恶风，大渴，舌上干燥而烦，欲饮水数升者，白虎加人参渴主之。［三十］

　　若吐若下后，七八日则当解，复不解，而热结在里。表热者，身热也。里热者，内热也。本因吐下后，邪气乘虚内陷为结热，若无表热而纯为里热，则邪热结而为实。此以表热未罢，时时恶风。若邪气纯在表，则恶风无时。若邪气纯在里，则更不恶风。以时时恶风，知表里俱有热也。邪热结而为实者，则无大渴。邪热散漫则渴。今虽热结在里，表里俱热，未为结实，邪气散漫，熏蒸焦膈，故大渴，舌上干燥而烦，欲饮水数升。与白虎加人参汤，散热生津。

伤寒无大热，口燥渴，心烦，背微恶寒者，白虎加人参汤主之。［三十一］

　　无大热者，为身无大热也。口燥渴心烦者，当作阳明病。然以背微恶寒，为表未全罢，所以属太阳也。背为阳，背恶寒口中和者，少阴病也，当与附子汤。今口燥而渴，背虽恶寒，此里也，则恶寒亦不至甚，故云微恶寒。与白虎汤解表散热③，加人参止渴生津。

伤寒脉浮，发热无汗，其表不解者，不可与白虎汤。渴欲饮水，无表证者，白虎加人参汤主之。［三十二］

　　伤寒脉浮，发热无汗，其表不解，不渴者，宜麻黄汤。渴者宜五苓散，非白虎所宜。大渴欲水，无表证者，乃可与白虎加人参汤，以散里热。临病之工，大宜精别。

太阳少阳并病，心下鞕，颈项强而眩者，当刺大椎、肺俞、肝俞、慎勿下之。［三十三］

　　心下痞鞕而眩者，少阳也。颈项强者，太阳也。刺大椎、肺俞，以泻太阳之邪，以太阳脉下项侠脊故耳④。肝俞以泻少阳之邪，以胆为肝之府故耳②。太阳为在表，少阳为在里，即是半表半里证。前第八⑥证云：不可发汗，发汗则谵语。是发汗攻太阳之

---

① 香豉：汪氏本作"豆豉"。
② 藏真之气：汪氏本作"藏之真气"。
③ 解表散热：汪氏本作"和表散热"。
④⑤ 耳：汪本作"尔"。
⑥ 第八：汪氏本作"第五"。

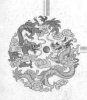

邪，少阳之邪，益甚于胃，必发谵语，此云慎勿下之，攻少阳之邪，太阳之邪乘虚入里，必作结胸。《经》曰：太阳少阳并病，而反下之，成结胸。

太阳与少阳合病，自下利者，与黄芩汤。若呕者，黄芩加半夏生姜汤主之。[三十四]

　　太阳阳明合病，自下利为在表，当与葛根汤发汗。阳明少阳合病，自下利，为在里，可与承气汤下之。此太阳少阳合病，自下利，为在半表半里，非汗下所宜，故与黄芩汤以和解半表半里之邪。呕者，胃气逆也，故加半夏、生姜，以散逆气。

黄芩汤方

黄芩三两，味苦寒　甘草二两，炙，味甘平　芍药二两，味酸平　大枣十二枚，擘，味甘温

　　虚而不实者，苦以坚之，酸以收之，黄芩、芍药之苦酸，以坚敛肠胃之气。弱而不足者，甘以补之，甘草、大枣之甘，以补固肠胃之弱。

上四味，以水一斗，煮取三升，去滓，温服一升，日再，夜一服。若呕者，加半夏半升，生姜三两。

伤寒胸中有热，胃中有邪气，腹中痛，欲呕吐者，黄连汤主之。[三十五]

　　湿家下后，舌上如胎者，以丹田有热，胸上有寒①，是邪气入里，而为下热上寒也。此伤寒邪气传里，而为下寒上热也。胃中有邪气，使阴阳不交，阴不得升，而独治于下，为下寒腹中痛。阳不得降而独治于上，为胸中热，欲呕吐。与黄连汤，升降阴阳之气。

黄连汤方

黄连味苦寒　甘草炙，味甘平　干姜味辛热　桂枝去皮，味辛热，各三两　人参二两，味甘温　半夏半升，洗，味辛温　大枣十二枚，擘，味甘温

　　上热者，泄之以苦，黄连之苦以降阳。下寒者，散之以辛，桂、姜、半夏之辛以升阴。脾欲缓，急食甘缓之，人参、甘草、大枣之甘以益胃。

上七味，以水一斗，煮取六升，去滓，温服一升，日三服，夜二服②。

伤寒八九日，风湿相搏，身体疼烦，不能自转侧，不呕不渴，脉浮虚而涩者，桂枝附子汤主之。[三十六]

　　伤寒与中风家，至七八日再经之时，则邪气多在里，身必不苦疼痛，今日数多，复身体疼烦，不能自转侧者，风湿相搏也。烦者风也。身疼不能自转侧者湿也。《经》曰：风则浮虚。《脉经》曰：脉来涩者，为病寒湿也。不呕不渴，里无邪也。脉得浮虚而涩，身有疼烦，知风湿但在经也，与桂枝附子汤，以散表中风湿。

若其人大便鞕，小便自利者，去桂枝加白术汤主之。[三十七]

　　桂，发汗走津液。此小便利，大便鞕为津液不足，去桂加术。

注解伤寒论

① 胸上有寒：汪氏本作"胸中有寒"。
② 《宋本伤寒论》在此行后，有"疑非仲景方"句。

桂枝附子汤方

桂枝四两，去皮，味辛热　附子三枚，炮，去皮，破八片，辛热　生姜三两，切，味辛温　甘草二两，炙，味甘温　大枣十二枚，擘，味甘温

　　风在表者，散以桂枝、甘草之辛甘。湿在经者，逐以附子之辛热。姜、枣辛甘行荣卫，通津液，以和表也。

上五味，以水六升，煮取二升，去滓，分温三服。

风湿相搏，骨节烦疼，掣痛，不得屈伸，近之则痛剧，汗出短气，小便不利，恶风不欲去衣，或身微肿者，甘草附子汤主之。［三十八］

　　风则伤卫，湿流关节，风湿相搏，两邪乱经，故骨节疼烦，掣痛，不得屈伸，近之则痛剧也。风胜则卫气不固，汗出，短气，恶风不欲去衣，为风在表。湿胜则水气不行，小便不利，或身微肿，为湿外搏①也。与甘草附子汤，散湿固卫气。

甘草附子汤方

甘草二两，炙，味甘平　附子二枚，炮，去皮，破，味辛热　白术二两，味甘温　桂枝四两，去皮，味辛热

　　桂枝、甘草之辛甘，发散风邪而和②卫。附子、白术之辛甘，解湿气而温经。

上四味，以水六升，煮取三升，去滓，温服一升，日三服。初服得微汗则解。能食，汗出复烦者，服五合，恐一升多者，宜服六七合为妙。

伤寒脉浮滑，此表有热、里有寒，白虎汤主之。［三十九］

　　浮为在表，滑为在里。表有热，外有热也。里有寒，有邪气传里也。以邪未入府，故止言寒，如瓜蒂散证云：胸上有寒者是矣。与白虎汤，以解内外之邪。

白虎汤方

知母六两，味苦寒　石膏一斤，碎，味甘寒　甘草二两，味甘温③　粳米六合，味甘平

　　《内经》曰：热淫所胜，佐以苦甘。知母、石膏之苦甘以散热，热则伤气。甘以缓之，甘草、粳米之甘以益气。

上四味，以水一斗，煮米熟，汤成，去滓，温服一升，日三服。

伤寒脉结代，心动悸，炙甘草汤主之。［四十］

　　结代之脉，动而中止能自还者，名曰结。不能自还者，名曰代。由血气虚衰，不能相续也。心中悸动，知真气内虚也，与炙甘草汤，益虚补血气而复脉。

炙甘草汤方

甘草四两，炙，味甘平　生姜三两，切，味辛温　桂枝三两，去皮，味辛热　人参二两，味甘温　生地黄一斤，味甘寒　阿胶二两，味甘温　麦门冬半斤，去心，味甘平　麻

---

①　搏：汪氏本作"薄"。
②　和：汪氏本作"固"
③　甘温：汪氏本作"温甘"。

子仁[①]半升，味甘平　大枣十二枚[②]，擘，味甘温

补可以去弱，人参、甘草、大枣之甘，以补不足之气，桂枝、生姜之辛，以益正气。《圣济经》曰：津耗散为枯，五藏痿弱，荣卫涸流，湿剂所以润之。麻仁[③]、阿胶、麦门冬、地黄之甘，润经益血，复脉通心也。

上九味，以清酒七升，水八升，先煮八味，取三升，去滓，内胶烊消尽，温服一升，日三服，一名复脉汤。

脉按之来缓，而时一止复来者，名曰结。又脉来动而中止，更来小数，中有还者反动，名曰结，阴也。脉来动而中止，不能自还，因而复动，名曰代，阴也。得此脉者，必难治。

结代之脉，一为邪气留结，一为真气虚衰。脉来动而中止，若能自还，更来小数，止是邪气留结，名曰结，阴。若动而中止，不能自还，因其呼吸，阴阳相引，复动者，是真气衰极，名曰代，阴，为难治之脉。《经》曰：脉结者生，代者死，此之谓也。

释　音

俛音免，俯也　瞤如[④]伦切，目动也　匮求位切，匣也　痿于危切，痹病也　耎音软，柔也　椎音槌[⑤]　掣昌列切，挽也[⑥]　涸乎各切，竭也　烊音羊，烁也[⑦]

① 麻子仁：汪氏本作“麻子人”，以下均同，不再注。
② 十二枚：医统本作“三十枚”。
③ 麻仁：汪氏本作“麻人”。
④ 如：汪氏本作“水”。医统本作“如”。
⑤ 槌：医统本作“锥”。
⑥ 挽也：汪氏本无“挽也”。
⑦ 烁也：汪氏本无“烁也”。

注解伤寒论卷第五　仲景全书第十五

辨阳明病脉证并治[①]第八

问曰：病有太阳阳明，有正阳阳明，有少阳阳明，何谓也？答曰：太阳阳明者，脾约是也。

> 阳明胃也。邪自太阳经传之入府者，谓之太阳阳明。《经》曰：太阳病，若吐、若下、若发汗后，微烦，小便数，大便因鞕者，与小承气汤，即是太阳阳明，脾约病也。

正阳阳明者，胃家实是也。

> 邪自阳明经传入府者，谓之正阳阳明。《经》曰：阳明病，脉迟，虽汗出不恶寒，其身必重，短气，腹满而喘，有潮热者，外欲解可攻里也。手足濈濈然汗出者，此大便已鞕也，大承气汤主之，即是正阳阳明胃家实也。

少阳阳明者，发汗，利小便已，胃中燥烦实，大便难是也。

> 邪自少阳经传之入府者，谓之少阳阳明。《经》曰：伤寒，脉弦细，头痛发热者，属少阳。少阳不可发汗，发汗则谵语，此属胃，即是少阳阳明病也。

阳明之为病，胃家实也。

> 邪传入胃，热毒留结，则胃家为实。华佗曰：热毒入胃，要须下去之，不可留于胃中。是知邪在阳明，为胃家实也。

问曰：何缘得阳明病？答曰：太阳病发汗、若下、若利小便，此亡津液，胃中干燥，因转属阳明，不更衣，内实，大便难者，此名阳明也。

> 本太阳病不解，因汗、利小便，亡津液，胃中干燥，太阳之邪入府，转属阳明。古人登厕必更衣，不更衣者，通为不大便。不更衣则胃中物不得泄，故为内实。胃无津液，加之畜热，大便则难，为阳明里实也。

问曰：阳明病，外证云何？答曰：身热，汗自出，不恶寒，反恶热也。

> 阳明病，为邪入府也。邪在表，则身热，汗出而恶寒。邪既入府，则表证已罢，故不恶寒，但身热，汗出，而恶热也。

问曰：病有得之一日，不发热而恶寒者，何也？答曰：虽得之一日，恶寒，将自罢，即自汗出而恶热也。

> 邪客在阳明，当发热而不恶寒，今得之一日，犹不发热而恶寒者，即邪未全入府，尚带表邪。若表邪全人，则更无恶寒，必自汗出而恶热也。

---

① 并治：汪氏本作"并治法"。

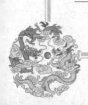

问曰：恶寒何故自罢？答曰：阳明居中，土也，万物所归，无所复传。始
虽恶寒，二日自止，此为阳明病也。

> 胃为水谷之海，主养四旁。四旁有病，皆能传入于胃。入胃则更不复传，如太阳①
> 传之入胃，则更不传阳明。阳明病传之入胃，则更不传少阳。少阳病传之入胃，则更不
> 传三阴。

本太阳初得病时，发其汗，汗先出不彻，因转属阳明也。

> 伤寒传经者，则一日太阳，二日阳明。此太阳传经，故曰转属阳明。

伤寒发热无汗，呕不能食，而反汗出濈濈然者，太阳之转属阳明也。

> 伤寒发热无汗，呕不能食者，太阳受病也。若反汗出濈濈然者，太阳之邪，转属阳
> 明。《经》曰：阳明病法多汗。

伤寒三日，阳明脉大。

> 伤寒三日，邪传阳明之时。《经》曰：尺寸俱长者，阳明受病，当二三日发。阳明
> 气血俱多，又邪并于经，是以脉大。

伤寒脉浮而缓，手足自温者，是为系在太阴。太阴者，身当发黄。若小便
自利者，不能发黄。至七八日大便鞕者，为阳明病也。

> 浮为阳邪，缓为脾脉。伤寒脉浮缓，太阴客热。邪在三阳，则手足热；邪在三阴，
> 则手足寒。今手足自温，是知系在太阴也。太阴土也，为邪蒸之，则色见于外，当发身
> 黄。小便自利者，热不内畜，不能发黄，至七八日，大便鞕者，即太阴之邪入府，转属
> 阳明也。

伤寒转系阳明者，其人濈然微汗出也。

> 伤寒则无汗，阳明法多汗，此以伤寒邪转系阳明，故濈然微汗出。

阳明中风，口苦咽干，腹满微喘，发热恶寒，脉浮而紧。若下之，则腹
满、小便难也。

> 脉浮在表，紧为里实。阳明中风，口苦咽干，腹满微喘者，热传于里也。发热恶寒
> 者，表仍未解也。若下之，里邪虽去，表邪复入于里，又亡津液，故使腹满而小便难。

阳明病，若能食，名中风。不能食，名中寒。

> 阳明病，以饮食别受风寒者，以胃为水谷之海，风为阳邪，阳②杀谷，故中风者能
> 食。寒为阴邪，阴邪不杀谷，故伤寒者不能食。

阳明病，若中寒，不能食，小便不利，手足濈然汗出，此欲作固瘕，必大
便初鞕后溏。所以然者，以胃中冷，水谷不别故也。

> 阳明中寒不能食者，寒不杀谷也。小便不利者，津液不化也。阳明病法多汗，则周
> 身汗出，此手足濈然而③汗出，而身无汗者，阳明中寒也。固瘕者，寒气结积也。胃中
> 寒甚，欲留结而为固瘕，则津液不得通行，而大便必鞕者，若汗出小便不利者，为实

---

① 太阳：医统本作"太阳病"。
② 阳：医统本作"阳气"。
③ 而：医统本无"而"字。

注解伤寒论

也。此以小便不利，水谷不别，虽大便初鞕，后必溏也。

阳明病欲食，小便反不利，大便自调，其人骨节疼，翕翕如有热状，奄然发狂，濈然汗出而解者，此水不胜谷气，与汗共并，脉紧则愈。

　　阳病客热，初传入胃，胃热则消谷而欲食，阳明病热为实者，则小便当数，大便当鞕，今小便反不利，大便自调者，热气散漫，不为实也。欲食，则胃中谷多。《内经》曰：食入于阴，长气于阳。谷多则阳气胜，热消津液则水少。《经》曰：水入于经，其血乃成，水少则阴血弱。《金匮要略》曰：阴气不通，即骨疼。其人骨节疼者，阴气不足也。热甚于表者，翕翕发热。热甚于里者蒸蒸发热。此热气散漫，不专著于表里，故翕翕如有热状。奄，忽也。忽然发狂者，阴不胜阳也。《内经》曰：阴不胜其阳者，则脉流薄疾，并乃狂。阳明蕴热为实者，须下之愈。热气散漫，不为实者，必待汗出而愈，故云：濈然而汗出解也①。水谷之等者，阴阳气平也。水不胜谷气，是阴不胜阳也。汗出则阳气衰，脉紧则阴气生。阴阳气平，两无偏胜则愈，故云：与汗共并，脉紧则愈。

阳明病欲解时，从申至戌上。

　　四月为阳，土旺于申、酉、戌，向王时，是为欲解。

阳明病，不能食，攻其热必哕。所以然者，胃中虚冷故也。以其人本虚，故攻其热必哕。

　　不能食。胃中本寒，攻其热，复虚其胃，虚寒相搏，故令哕也。《经》曰：关脉弱，胃气虚，有热不可大攻之，热去则寒起。此之谓也。

阳明病脉迟，食难用饱，饱则微烦，头眩，必小便难，此欲作谷疸，虽下之，腹满如故。所以然者，脉迟故也。

　　阳明病脉迟，则邪方入里，热未为实也。食入于阴，长气于阳。胃中有热，食难用饱，饱则微烦而头眩者，谷气与热气相搏也。两热相合，消搏津液，必小便难。利者不能发黄，言热得泄也。小便不利，则热不得泄，身必发黄。疸，黄也。以其发于谷气之热，故名谷疸。热实者，下之则愈。脉迟为热气未实，虽下之，腹满亦不减也。《经》曰：脉迟尚未可攻。

阳明病，法多汗，反无汗，其身如虫行皮中状者，此以②久虚故也。

　　胃为津液之本③，气虚津液少，病则反无汗。胃候身之肌肉，其身如虫行皮中者，知胃气久虚也。

阳明病，反无汗，而小便利，二三日，呕而咳，手足厥者，必苦头痛。若不咳不呕，手足不厥者，头不痛。

　　阳明病法多汗，反无汗，而小便利者，阳明伤寒，而寒气内攻也。至二三日，呕咳而支厥者，寒邪发于外也，必苦头痛。若不咳不呕，手足不厥者，是寒邪俱④攻里而不

　　　　────────

　①　汗出解也：医统本作"汗出而解也"。
　②　此以：医统本作"以此"。
　③　之本：汪氏本作"之府"。
　④　俱：汪氏本作"但"。

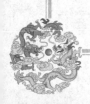

外发，其头亦不痛也。

阳明病，但头眩，不恶寒，故能食而咳，其人必咽痛。若不咳者，咽不痛。

> 阳明病，身不重痛，但头眩而不恶寒者，阳明中风而风气内攻也。《经》曰：阳明病，若能食，名中风。风邪攻胃，胃气上逆则咳。咽门者，胃之系，咳甚则咽伤，故必咽痛。若胃气不逆，则不咳，其咽亦不痛也。

阳明病无汗，小便不利，心中懊憹者，身必发黄。

> 阳明病无汗，而小便不利者，热蕴于内而不得越。心中懊憹者，热气郁蒸，欲发于外而为黄也。

阳明病，被火，额上微汗出，小便不利者，必发黄。

> 阳明病则为内热，被火，则火热相合而甚。若遍身汗出而小便利者，热得泄越不能发黄，今额上小[1]汗出，而小便不利，则热不得越，郁蒸于胃，必发黄也。

阳明病，脉浮而紧者，必潮热，发作有时，但浮者，必盗汗出。

> 浮为在经，紧者里实。脉浮而紧者，表热里实也。必潮热，发作有时。若脉但浮而不紧者，止是表热也，必盗汗出。盗汗者，睡而汗出也。阳明病里热者自汗，表热者盗汗。

阳明病，口燥，但欲嗽水不欲咽者，此必衄。

> 阳明之脉起于鼻，络于口。阳明里热，则渴欲饮水，此口燥但欲饮水[2]不欲咽者，是热在经而里无热也。阳明气血俱多，经中热甚，迫血妄行，必作衄也。

阳明病，本自汗出，医更重发汗，病已差，尚微烦不了了者，此大便必鞕故也。以亡津液，胃中干燥，故令大便鞕。当问其小便，日几行。若本小便日三四行，今日再行，故知大便不久出。今为小便数少，以津液当还入胃中，故知不久必大便也。

> 先亡津液，使大便鞕，小便数少，津液分别，大便必自下也。

伤寒呕多，虽有阳明证，不可攻之。

> 呕者，热在上焦，未全入府，故不可下。

阳明病，心下鞕满者，不可攻之。攻之，利遂不止者，死；利止者，愈。

> 阳明病腹满者，为邪气入府，可下之。心下鞕满，则邪气尚浅，未全入府，不可便下之。得利止者，为邪气去，正气安，正气安则愈。若因下利不止者，为正气脱而死。

阳明病，面合赤色，不可攻之，必发热色黄，小便不利也。

> 合，通也。阳明病面色通赤者，热在经也，不可下之。下之虚其胃气，耗其津液，经中之热，乘虚入胃，必发热色黄，小便不利也。

阳明病，不吐不下，心烦者，可与调胃承气汤。〔一〕

> 吐后心烦，谓之内烦。下后心烦，谓之虚烦。今阳明病不吐不下心烦，即是胃有郁

---

① 小汗出：汪氏本作"微汗出"。
② 饮水：汪氏本作"嗽水"。

热也。与调胃承气汤，以下郁热。

阳明病脉迟，虽汗出，不恶寒者，其身必重，短气腹满而喘，有潮热者，此外欲解，可攻里也。手足濈然而汗出者，此大便已鞕也，大承气汤主之。若汗多微发热恶寒者，外未解也，其热不潮，未可与承气汤。若腹大满不通者，可与小承气汤 [二]，微和胃气，勿令大泄下。

> 阳明病脉迟，若汗出多，微发热恶寒者，表未解也。若脉迟，虽汗出而不恶寒者，表证罢也。身重、短气、腹满而喘，有潮热者，热入府也。四肢诸阳之本，津液足，为热蒸之，则周身汗出。津液不足，为热蒸之，其手足濈然而汗出，知大便已鞕也，与大承气汤，以下胃热。《经》曰：潮热者，实也。其热不潮，是热未成实，故不可便与大承气汤，虽有腹大满不通之急，亦不可与大承气汤。与小承气汤微和胃气。

大承气汤方

大黄四两，酒洗，苦寒　厚朴半斤，炙，去皮，苦温　枳实五枚，炙，苦寒　芒消①三合，咸寒

> 《内经》曰：燥淫所胜，以苦下之。大黄、枳实之苦，以润燥除热。又曰：燥淫于内，治以苦温。厚朴之苦，下结燥。又曰：热淫所胜，治以咸寒，芒消②之咸，以攻蕴热。

上四味，以水一斗，先煮二物，取五升，去滓，内大黄，煮取二升，去滓，内芒消③，更上微火一二沸，分温再服。得下，余勿服。

小承气汤方

大黄四两　厚朴二两，炙，去皮　枳实三枚大者，炙

> 大热结实者，与大承气汤。小热微结者，与小承气汤。以热不大甚，故于大承气汤去芒消④。又以结不至坚，故不⑤减厚朴、枳实也。

已上三味，以水四升，煮取一升二合，去滓，分温二服。初服汤，当更衣，不尔者，尽饮之。若更衣者，勿服之。

阳明病，潮热，大便微鞕者，可与大承气汤；不鞕者，不与之。若不大便六七日，恐有燥屎，欲知之法，少与小承气汤，汤入腹中，转失气者，此有燥屎，乃可攻之；若不转失气者，此但初头鞕，后必溏，不可攻之，攻之，必胀满不能食也。欲饮水者，与水则哕。其后发热者，必大便复鞕而少也，以小承气汤和之。不转失气者，慎不可攻也。[三]

> 潮热者实，得大便微鞕者，便可攻之。若便不鞕者，则热未成实，虽有潮热亦未可攻。若不大便六七日，恐有燥屎，当先与小承气汤渍之，如有燥屎，小承气汤热势缓，不能宣泄，必转气下失。若不转失气，是胃中无燥屎，但肠间少鞕耳，止初头鞕，后必

---

①②③④　芒消：汪氏本作"芒硝"。
⑤　熊译元校记：故亦减厚朴、枳实也，汪氏本亦改不。按汪以方内仍有枳实，故云不减，殊不思改半斤成二两，五枚为三枚，乃所谓减也，且以上句文义推之，正是亦，非不。

溏，攻之则虚其胃气，致腹胀满不能食也。胃中干燥，则欲饮水，水入胃中，虚寒相
搏，气逆则哕。其后却发热者，则热气乘虚还复聚于胃中，胃燥得热，必大便复鞕，而
少与小承气汤，微利与和之，故以重云：不转失气，不可攻内，慎之至。

夫实则谵语，虚则郑声。郑声，重语也。

《内经》曰：邪气盛则实，精气夺则虚。谵语由邪气盛，而神识昏也。郑声，由精
气夺而声不全也。谵语者，言语不次也。郑声者，郑音不正也。《论语》云：恶郑声之
乱乐。又曰：放郑声，远佞人。郑声淫，佞人殆。言郑声不正也。今新差气虚，人声转
者，是所谓重语者也。若声重亦声转之故①。

直视谵语，喘满者死。下利者亦死。

直视谵语，邪胜也。喘满为气上脱，下利为气下脱，是皆主死。

发汗多，若重发汗者，亡其阳，谵语脉短者死，脉自和者不死。

亡阳胃燥，谵语者，脉短，津液已绝，不可复治。脉自和，为王气②未衰而犹可
生也。

伤寒若吐、若下后，不解，不大便五六日，上至十余日，日晡所发潮热，
不恶寒，独语如见鬼状。若剧者，发则不识人，循衣摸床，惕而不安，微喘直
视，脉弦者生，涩者死，微者但发热谵语者，大承气汤主之〔四〕。若一服利，
止后服。

若吐、若下，皆伤胃气，不大便五六日，上至十余日者，亡津液，胃气虚，邪热内
结也。阳明王于申、酉、戌，日晡所发潮热者，阳明热甚也。不恶寒者，表证罢也。独
语如见鬼状者，阳明内实也，以为热气有余。若剧者，是热气甚大也。热大甚于内，昏
冒正气，使不识人，至于循衣摸床，惕而不安，微喘直视。伤寒阳胜而阴绝者死，阴胜
而阳绝者死。热剧者，为阳胜。脉弦为阴有余，涩为阴不足。阳热虽剧，脉弦，知阴未
绝而犹可生。脉涩则绝阴③，不复可治④。其邪热微而未至于剧者，但发热谵语，可与
大承气汤，以下胃中热。《经》曰：凡服下药，中病即止，不必尽剂。此以热未剧，故
云：若一服利，则止后服。

阳明病，其人多汗，以津液外出，胃中燥，大便必鞕，鞕则谵语，小承气
汤主之〔五〕。若一服谵语止，更莫复服。

亡津液胃燥，大便鞕而谵语，虽无大热内结，亦须与小承气汤和其胃气。得一服谵
语止，则胃燥以润，更莫复与承气汤，以本无实热故也。

阳明病，谵语发潮热，脉滑而疾者，小承气汤主之〔六〕。因与承气汤一
升，腹中转失气者，更服一升；若不转失气，勿更与之。明日不大便，脉反微
涩者，里虚也，为难治，不可更与承气汤也。

阳明病谵语，发潮热，若脉沉实者，内实者也，则可下。若脉滑疾，为里热未实，

---

① 故：汪氏本无此字。
② 王气：汪氏本作"正气"。
③ 绝阴：医统本作"阴绝"。
④ 不复可治：汪氏本作"故不可治"。

则未可下，先与小承气汤和之，汤入腹中转失气者，中有燥屎，可更与小承气汤一升以除之。若不转失气者，是无燥屎，不可更与承气汤。至明日邪气传时，脉得沉实紧牢之类，是里实也。反得微涩者，里气大虚也。若大便利后，脉微涩者，止为里虚而犹可，此又不大便①，脉反微涩，是正气内衰，为邪气所胜，故云：难治。

阳明病，谵语有潮热，反不能食者，胃中必有燥屎五六枚也。若能食者，但鞕耳，宜大承气汤下之。[七]

谵语潮热为胃热，当消谷引食。反不能食者，胃中有燥屎，而胃中实也。若能食者，胃中虚热，虽鞕不得为有燥屎。杂病虚为不欲食；实为欲食。伤寒则胃实热甚者，不能食，胃中虚热甚者能食，与杂病为异也。大承气汤②以下燥屎，逐结热。

阳明病，下血谵语者，此为热入血室。但头汗出者，刺期门，随其实而泻之，濈然汗出则愈。

阳明病热入血室，迫血下行，使下血谵语。阳明病法多汗，以夺血者无汗，故但头汗出也。刺期门以散血室之热，随其实而泻之，以除阳明之邪热，散邪除热，荣卫得通，津液得复，濈然汗出而解。

汗出谵语者，以有燥屎在胃中，此为风也，须下之，过经乃可下之。下之若早，语言必乱，以表虚里热③故也。下之则愈，宜大承气汤。[八]

胃中有燥屎则谵语，以汗出为表未罢，故云风也。燥屎在胃则当下，以表未和则未可下，须过太阳经，无表证，乃可以下之。若下之早，燥屎虽除，则表邪乘虚复陷于里，为表虚里实，胃虚热甚，语言必乱。与大承气汤，却下胃中邪热则止。

伤寒四五日，脉沉而喘满。沉为在里，而反发其汗，津液越出，大便为难，表虚里实，久则谵语。

邪气入内之时，得沉脉而喘满，里证具也，则当下之，反发其汗，令津液越出，胃中干燥，大便必难，久则屎燥胃实，必发谵语。

三阳合病，腹满身重，难以转侧，口不仁而面垢，谵语、遗尿。发汗则谵语，下之则额上生汗，手足逆冷。若自汗出者，白虎汤主之。[九]

腹满身重，难以反侧，口不仁谵语者，阳明也。《针经》曰：少阳病甚则面微尘。此面垢者，少阳也。遗尿者，太阳也。三者以阳明证多，故出阳明篇中。三阳合病，为表里有邪，若发汗攻表，则燥热益甚，必愈谵语。若下之攻里，表热乘虚内陷，必额上汗出，手足逆冷。其自汗出者，三阳经热甚也。《内经》曰：热则腠理开，荣卫通，汗大泄，与白虎汤，以解内外之热。

二阳并病，太阳证罢，但发潮热，手足漐漐汗出，大便难而谵语者，下之则愈，宜大承气汤。[十]

本太阳病并于阳明，名曰并病。太阳证罢，是无表证，但发潮热，是热并阳明。一身汗出为热越，今手足漐漐汗出，是热聚于胃也，必大便难而谵语。《经》曰：手足漐

---

① 又不大便：汪氏本作"不曾大便"。
② 大承气汤：医统本作"与大承气汤"。
③ 热：《宋本伤寒论》作"实"。

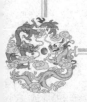

然而汗出者，必大便已鞕也，与大承气汤，以下胃中实热。

阳明病，脉浮而紧，咽燥口苦，腹满而喘，发热汗出，不恶寒，反恶热，身重。若发汗则躁，心愦愦，反谵语。若加烧针，必怵惕烦躁，不得眠。若下之，则胃中空虚，客气动膈，心中懊憹，舌上胎者，栀子豉汤主之。［十一］

脉浮发热，为邪在表。咽燥口苦，为热在经。脉紧腹满而喘，汗出，不恶寒，反恶热，身重，为邪在里。此表里俱有邪，犹当和①解之。若发汗攻表，表热虽除，而内热益甚，故躁而愦愦，反谵语。愦愦者，心乱。《经》曰：荣气微者，加烧针则血不行，更发热而躁烦。此表里有热，若加烧针，则损动阴气，故怵惕烦躁不得眠也。若下，里热虽去，则胃中空虚，表中客邪之气乘虚陷于上焦，烦动于膈，使心中懊憹而不了了也。舌上胎黄者，热气客于胃中。舌上胎白，知热气客于胸中，与栀子豉汤，以吐胸中之邪。

若渴欲饮水，口干舌燥者，白虎加人参汤主之。［十二］

若下后，邪热客于上焦者为虚烦。此下后，邪热不客于上焦而客于中焦者，是为干燥烦渴，与白虎加人参汤，散热润燥。

若脉浮发热，渴欲饮水，小便不利者，猪苓汤主之。［十三］

此下后，客热客于下焦者也。邪气自表入里，客于下焦，三焦俱带热也。脉浮发热者，上焦热也。渴欲饮水者，中焦热也。小便不利者，邪客下焦，津液不得下通也。与猪苓汤利小便，以泻下焦之热也。

猪苓汤方

猪苓去皮，甘平　茯苓甘平　阿胶甘平　滑石碎，甘寒　泽泻甘咸寒，各一两

甘甚而反淡，淡味渗泄为阳，猪苓、茯苓之甘，以行小便。咸味涌泄为阴，泽泻之咸，以泄伏水。滑利窍，阿胶、滑石之滑，以利水道。

上五味，以水四升，先煮四味，取二升，去滓，内下阿胶，烊消，温服七合，日三服。

阳明病，汗出多而渴者，不可与猪苓汤，以汗多胃中燥，猪苓汤复利其小便故也。

《针经》曰：水谷入于口，输于肠胃，其液别为五，天寒衣薄则为溺，天热衣厚则为汗，是汗溺一液也。汗多为津液外泄，胃中干燥，故不可与猪苓汤利小便也。

脉浮而迟，表热里寒，下利清谷者，四逆汤主之。［十四］

浮为表热，迟为里寒。下利清谷者，里寒甚也，与四逆汤，温里散寒。

若胃中虚冷，不能食者，饮水则哕。

哕者，咳逆是也。《千金》曰：咳逆者，哕逆之名。胃中虚冷，得水则水寒相搏，胃气逆而哕。

脉浮发热，口干鼻燥，能食者则衄。

脉浮发热，口干鼻燥者，热在经也。能食者里和也。热甚于经，迫血为衄。胃中虚

---

① 和：汪氏本作"双"。医统本作"和"。

冷，阴胜也，水入于经，其血乃成，饮水者助阴，气逆为哕。发热口干，阳胜也，食入于阴，长气于阳，能食者助阳，血妄为衄。三者偏阴偏阳之疾也。

阳明病下之，其外有热，手足温，不结胸，心中懊憹。饥不能食，但头汗出者，栀子豉汤主之。[十五]

> 表未罢而下者，应邪热内陷也。热内陷者，则外无热，而手足寒①。今外有热而手足温者，热虽内陷，然而不深，故不作结胸也。心中懊憹，饥不能食者，热客胸中为虚烦也。热自胸中熏蒸于上，故但头汗出而身无汗。与栀子豉汤，以吐胸中之虚烦。

阳明病，发潮热，大便溏，小便自可，胸胁满不去者，小柴胡汤主之。[十六]

> 阳明病潮热，为胃实，大便鞕而小便数。今大便溏，小便自可，则胃热未实，而水谷不别也。大便溏者，应气降而胸胁满去。今反不去者，邪气犹在半表半里之间，与小柴胡汤，以去表里之邪。

阳明病，胁下鞕满，不大便而呕，舌上白胎者，可与小柴胡汤。[十七]。上焦得通，津液得下，胃气因和，身濈然而汗出解也。

> 阳明病，腹满，不大便，舌上胎黄者，为邪热入府可下。若胁下鞕满，虽不大便而呕，舌上白胎者，为邪未入府，在表里之间，与小柴胡汤以和解之。上焦得通，则呕止，津液得下，则胃气因和，汗出而解。

阳明中风，脉弦浮大而短气，腹部满，胁下及心痛，久按之气不通，鼻干不得汗，嗜卧，一身及面目悉黄，小便难，有潮热，时时哕，耳前后肿，刺之小差。外不解，病过十日，脉续浮者，与小柴胡汤。[十八]。脉但浮，无余证者，与麻黄汤。[十九]。若不尿，腹满加哕者，不治。

> 浮大为阳，风在表也。弦则为阴，风在里也。短气腹满，胁下及心痛，风热壅于腹中而不通也。若寒客于内而痛者，按之则寒气散而痛止。此以风热内壅，故虽久按而气亦不通。阳明病，鼻干不得卧，自汗出者，邪在表也，此鼻干不得汗而嗜卧者，风热内攻，不干表也。一身面目悉黄，小便难，有潮热，时时哕者，风热攻于胃也。阳明之脉出大迎，循颊车，上耳前，过客主人，热胜则肿，此风热在经，故耳前后肿，刺之经气通，肿则小差。如此者，外证罢则可攻。若外证不解，虽过十日，脉续浮者，邪气犹在半表半里，与小柴胡汤以和解之。若其脉但浮而不弦，又无诸里证者，是邪但在表也，可与麻黄汤以发其汗。若不尿腹满加哕者，关格之疾也，故云：不治。《难经》曰：关格者，不得尽其命而死。

阳明病，自汗出，若发汗，小便自利者，此为津液内竭，虽鞕不可攻之，当须自欲大便，宜蜜煎导而通之。若土瓜根及与大猪胆汁，皆可为导。[二十]

> 津液内竭，肠胃干燥，大便因鞕，此非结热，故不可攻，宜以药外治而导引之。

蜜煎导方

蜜七合，一味，内铜器中，微火煎之，稍凝似饴状，搅之勿令焦著，欲可

---

① 则外无热，而手足寒：汪氏本作"则外热而无手足寒"。

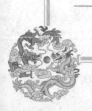

丸，并手捻作挺，令头锐，大如指，长二寸许，当热时急作，冷则硬。以内谷道中，以手急抱，欲大便时，乃去之①。

猪胆汁方

大猪胆一枚，泻汁，和醋少许，以灌谷道中，如一食顷，当大便出。

阳明病脉迟，汗出多，微恶寒者，表未解也，可发汗，宜桂枝汤。[二十一]

> 阳明病脉迟，汗出多，当责邪在里，以微恶寒知表未解，与桂枝汤和表。

阳明病，脉浮，无汗而喘者，发汗则愈，宜麻黄汤。[二十二]

> 阳明伤寒表实，脉浮，无汗而喘也，与麻黄汤以取②汗。

阳明病，发热汗出，此为热越，不能发黄也。但头汗出，身无汗，剂颈而还，小便不利，渴引水浆者，此为瘀热在里，身必发黄，茵陈汤③主之。[二十三]

> 但头汗出，身无汗，剂颈而还者，热不得越。小便不利，渴引水浆者，热甚于胃，津液内竭也。胃为土而色黄，胃为热蒸，则色夺于外，必发黄也。与茵陈汤，逐热退黄。

茵陈汤方④

茵陈蒿六两，苦微寒　　栀子十四枚，擘，苦寒　　大黄二两，去皮，苦寒

> 小热之气，凉以和之。大热之气，寒以取之。茵陈、栀子之苦寒，以逐胃燥。宜下必以苦，宜补必以酸。大黄之苦寒，以下瘀热。

上三味，以水一斗⑤，先煮茵陈，减六升，内二味，煮取三升，去滓，分温三服，小便当利，尿如皂角汁状，色正赤，一宿腹减，黄从小便去也。

阳明证，其人喜忘者，必有畜血。所以然者，本有久瘀血，故令喜忘，屎虽鞕，大便反易，其色必黑，宜抵当汤下之。[二十四]

> 《内经》曰：血并于下，乱而喜忘，此下本有久瘀血，所以喜忘也。津液少，大便鞕，以畜血在内。屎虽鞕，大便反易，其色黑也。与抵当汤，以下瘀血。

阳明病，下之，心中懊憹而烦，胃中有燥屎者可攻，腹微满，初头鞕，后必溏，不可攻之。若有燥屎者，宜大承气汤。[二十五]

> 下后，心中懊憹而烦者，虚烦也，当与栀子豉汤。若胃中有燥屎者，非虚烦也，可与大承气汤下之。其腹微满，初鞕后溏，是无燥屎，此热不在胃而在上也，故不可攻。

病人不大便五六日，绕脐痛，烦躁，发作有时者，此有燥屎，故使不大便也。

---

① 乃去之：《宋本伤寒论》在此句下，有"疑非仲景意，已试甚良"句。
② 以取汗：汪氏本作"以发汗"。
③ 茵陈汤：医统本作"茵陈蒿汤"。
④ 茵陈汤方：汪氏本作"茵陈蒿汤方"。
⑤ 一斗：医统本作"一斗二升"。

不大便五六日①者，则大便必结为燥屎也。胃中燥实，气②不得下通，故绕脐痛，烦躁，发作有时也。

病人烦热，汗出则解，又如疟状，日晡所发热者，属阳明也。脉实者宜下之。脉浮虚者，宜发汗。下之与大承气汤，发汗宜桂枝汤。［二十六］

虽得阳明证，未可便为里实，审看脉候，以别内外，其脉实者，热已入府为实，可与大承气汤下之。其脉浮虚者，是热未入府，犹在表也，可与桂枝汤，发汗则愈。

大下后，六七日不大便，烦不解，腹满痛者，此有燥屎也。所以然者，本有宿食故也，宜大承气汤。［二十七］

大下之后，则胃弱不能消谷，至六七日不大便，则宿食以③结不消，故使烦热不解而腹满痛，是知有燥屎也。与大承气汤以下除之。

病人小便不利，大便乍难乍易，时有微热，喘冒不能卧者，有燥屎也，宜大承气汤。［二十八］

小便利，则大便鞕，此以有燥屎，故小便不利，而大便乍难乍易。胃热者，发热，喘冒无时及嗜卧也，此燥屎在胃，故时有微热，喘冒不得卧也，与大承气汤以下燥屎。

食谷欲呕者，属阳明也，吴茱萸汤主之［二十九］。得汤反剧者，属上焦也。

上焦主内，胃为之市，食谷欲呕者，胃不受也，与吴茱萸汤以温胃气。得汤反剧者，上焦不内也，以治上焦法治之。

吴茱萸汤方

吴茱萸一升，洗，辛热　人参三两，甘温　生姜六两，切，辛温　大枣十二枚，擘，甘温

《内经》曰：寒淫于内，治以甘热，佐以苦辛。吴茱萸、生姜之辛以温胃，人参、大枣之甘以缓脾。

上四味，以水七升，煮取二升，去滓，温服七合，日三服。

太阳病，寸缓、关浮、尺弱，其人发热汗出，复恶寒，不呕，但心下痞者，此以医下之也。如其不下者，病人不恶寒而渴者，此转属阳明也。小便数者，大便必鞕，不更衣十日，无所苦也。渴欲饮水，少少与之，但以法救之。渴者，宜五苓散。［三十］

太阳病，脉阳浮阴弱，为邪在表。今寸缓、关浮、尺弱，邪气渐传里，则发热汗出，复恶寒者，表未解也。传经之邪入里，里不和者必呕。此不呕但心下痞者，医下之早，邪气留于心下也。如其不下者，必渐不恶寒而渴，太阳之邪转属阳明也。若吐、若下、若发汗后，小便数，大便鞕者，当与小承气汤和之。此不因吐下，发汗后，小便数，大便鞕，若是无满实，虽不更衣十日无所苦也，候津液还入胃中，小便数少，大便

---

① 五六日：医统本作"六七日"。
② 气：医统本作"其气"。
③ 以：汪氏本作"已。"

必自出也。渴欲饮水者，少少与之，以润胃气，但审邪气所在，以法救之。如渴不止，与五苓散是也。

脉阳微而汗出少者，为自和也。汗出多者，为太过。

　　脉阳微者，邪气少，汗出少者为适当，故自和。汗出多者，反损正气，是汗出太过也。

阳脉实，因发其汗出多者，亦为太过。太过为阳绝于里，亡津液，大便因鞕也。

　　阳脉实者，表热甚也。因发汗，热乘虚，蒸津液外泄，致汗出太过，汗出多者，亡其阳，阳绝于里，肠胃干燥，大便因鞕也。

脉浮而芤，浮为阳，芤为阴，浮芤相搏，胃气生热，其阳则绝。

　　浮芤相搏，阴阳不谐，胃气独治，郁而生热，消泺津液，其阳为绝。

趺阳脉浮而涩，浮则胃气强，涩则小便数，浮涩相搏，大便则难，其脾为约，麻人丸①主之。［三十一］

　　趺阳者，脾胃之脉，诊浮为阳，知胃气强。涩为阴，知脾为约。约者，俭约之约，又约束之约。《内经》曰：饮入于胃，游溢精气，上输于脾，脾气散精，上归于肺，通调水道，下输于膀胱，水精四布，五经并行，是脾主为胃行其津液者也。今胃强脾弱，约束津液，不得四布，但输膀胱，致小便数，大便难，与脾约丸，通肠润燥。

麻人②丸方

麻子人③二升，甘平　芍药半斤，酸平　枳实半斤，炙，苦寒　大黄一斤，去皮，苦寒　厚朴一尺④，炙，去皮，苦温⑤　杏仁一斤，去皮尖，熬别作脂，甘温

　　《内经》曰：脾欲缓，急食甘以缓之。麻子⑥、杏仁之甘，缓脾而润燥。津液不足，以酸收之，芍药之酸，以敛津液。肠燥胃强，以苦泄之，枳实、厚朴、大黄之苦，下燥结而泄胃强也。

上六味，为末，炼蜜为丸，桐子大，饮服十丸，日二服，渐加，以知为度。

太阳病三日，发汗不解，蒸蒸发热者，属胃也，调胃承气汤主之。［三十二］

　　蒸蒸者，如热熏蒸，言甚热也。太阳病三日，发汗不解，则表邪已罢，蒸蒸发热，胃热为甚，与调胃承气汤下胃热。

伤寒吐后，腹胀满者，与调胃承气汤。［三十三］

　　《内经》曰：诸胀腹大，皆属于热。热在上焦则吐，吐后不解，复腹胀满者，邪热

---

① 麻人丸：汪氏本作"麻仁丸"。
② 麻人：汪氏本作"麻仁"。
③ 麻子人：汪氏本作"麻子仁"。
④ 一尺：汪氏本、医统本均作"一斤"。
⑤ 苦温：汪氏本作"苦寒"。医统本亦作"苦温"。
⑥ 麻子：汪氏本作"麻仁"。

入胃也，与调承气汤下其胃热。

太阳病，若吐、若下、若发汗，微烦，小便数，大便因鞕者，与小承气汤和之，愈。[三十四]

> 吐下发汗，皆损津液，表邪乘虚传里。大烦者，邪在表也。微烦者，邪入里也。小便数，大便因鞕者，其脾为约也。小承气汤和之，愈。

得病二三日，脉弱，无太阳柴胡证，烦躁，心下鞕，至四五日，虽能食，以小承气汤少少与，微和之，令小安，至六日，与承气汤一升。若不大便六七日，小便少者，虽不能食，但初头鞕，后必溏，未定成鞕，攻之必溏，须小便利，屎定鞕，乃可攻之，宜大承气汤。[三十五]

> 《针经》曰：脉软者，病将下。弱为阴脉，当责邪在里，得病二三日脉弱，是日数虽浅，而邪气已入里也。无太阳证，为表证已罢。无柴胡证，为无半表半里之证。烦躁心下鞕者，邪气内甚也。胃实热甚，则不能食。胃虚热甚，至四五日虽能食，亦当与小承气汤微和之，至六日则热甚，与大承气汤一升。若不大便六七日，小便多者，为津液内竭，大便必鞕，则可下之。小便少者，则胃中水谷不别，必初鞕后溏，虽不能食，为胃实，以小便少则未定成鞕，亦不可攻，须小便利，屎定鞕，乃可攻之。

伤寒六七日，目中不了了，睛不和，无表里证，大便难，身微热者，此为实也。急下之，宜大承气汤。[三十六]

> 《内经》曰：诸脉者，皆属于目。伤寒六七日，邪气入里之时，目中不了了，睛不和者，邪热内甚，上熏于目也。无表里证，大便难者，里实也。身大热者，表热也，身微热者，里热也。《针经》曰：热病目不明，热不已者，死。此目中不了了，睛不和，则证近危恶也，须急与大承气汤下之。

阳明发热汗多者，急下之，宜大承气汤。[三十七]

> 邪热入府，外发热，汗多者，热迫津液将竭，急与大承气汤以下其府热。

发汗不解，腹满痛者，急下之，宜大承气汤。[三十八]

> 发汗不解，邪热传入府，而成腹满痛者，传之迅也，是须急下之。

腹满不减，减不足言，当下之，宜大承气汤。[三十九]

> 腹满不减，邪气实也。《经》曰：大满大实，自可除下之。大承气汤，下其满实。若腹满时减，非内实也，则不可下。《金匮要略》曰：腹满时减复如故，此为寒，当与温药。是减不足言也。

阳明少阳合病，必下利，其脉不负者，顺也；负者，失也。互相克贼，名为负也。脉滑而数者，有宿食也，当下之，宜大承气汤。[四十]

> 阳明土，少阳木，二经合病，气不相和，则必下利。少阳脉不胜，阳明不负，是不相克为顺也。若少阳脉胜，阳明脉负者，是鬼贼相克，为正气失也。《脉经》曰：脉滑者，为病食也。又曰：滑数则胃气实，下利者，脉当微厥。今脉滑数，知胃有宿食，与大承气汤以下除之。

病人无表里证，发热七八日，虽脉浮数者，可下之。假令已下，脉数不解，合热则消谷喜饥，至六七日，不大便者，有瘀血，宜抵当汤。[四十一]

七八日，邪入府之时，病人无表里证，但发热，虽脉浮数，亦可与大承气汤下之。浮为热客于气，数为热客于血，下之，邪热去，而浮数之脉，相当解①。若下后，数脉去而脉但浮，则是荣血间热并于卫气间也，当为邪气独留，心中则饥，邪热不杀谷，潮热发渴之证，此下之后，浮脉去而数不解，则是卫气间热合于荣血间也，热气合并，迫血下行，胃虚协热，消谷善饥②。血至下焦，若大便利者，下血乃愈。若六七日不大便，则血不得行，畜积于下为瘀血，与抵当汤以下去之。

若脉数不解，而下不止，必协热而便脓血也。

下后，脉数不解，而不大便者，是热不得泄，畜血于下，为瘀血也。若下后，脉数不解而下利不止者，为热得下泄，迫血下行，必便脓血。

伤寒，发汗已，身目为黄，所以然者，以寒湿在里，不解故也。以为不可下也，于寒湿中求之。

《金匮要略》曰：黄家所起，从湿得之。汗出热去，则不能发黄。发汗已，身目为黄者，风气去，湿气在也。脾恶湿，湿气内著，脾色外夺者，身目为黄。若瘀血在里发黄者，则可下。所以寒湿在里，故不可下，当从寒湿法治之。

伤寒七八日，身黄如橘子色，小便不利，腹微满者，茵陈蒿汤主之。[四十二]

当热甚之时，身黄如橘子色，是热毒发泄于外。《内经》曰：膀胱者，津液藏焉，气化则能出。小便不利，小腹满者，热气甚于外而津液不得下行也，与茵陈汤，利小便，退黄逐热。

伤寒身黄发热者，栀子蘗皮汤主之。[四十三]

伤寒身黄，胃有瘀热，当须下去之。此以发热，为热未实，与栀子柏皮汤解散之。

栀子蘗皮汤

栀子一十五个③，苦寒　甘草一两，甘平　黄蘗二两

上三味，以水四升，煮取一升半，去滓，分温再服。

伤寒瘀热在里，身必发黄，麻黄连轺赤小豆汤主之。[四十四]

湿热相交，民多病瘅。瘅，黄也。伤寒为寒湿在表，发黄为瘀热在里，与麻黄连轺赤小豆汤除热散湿。

麻黄连轺赤小豆汤方

麻黄二两，去节，甘温　赤小豆一升，甘平　连轺二两，连翘房④也，苦寒　杏仁四十个，去皮尖，甘温　大枣十二枚⑤，甘温　生梓白皮一升，苦寒　生姜二两，切，辛温　甘草二两，炙，甘平

《内经》曰：湿上甚而热，治以苦温，佐以甘辛，以汗为故止。此之谓也。又煎用

---

① 相当解：汪本作"俱当解"。
② 善饥：医统本作"喜饥"。
③ 医统本有"擘"字。
④ 房：汪氏本作"根"。
⑤ 医统本有"擘"字。

潦水者，亦取其水味薄，则不助湿气。

已上八味，以潦水一斗，先煮麻黄，再沸，去上沫，内诸药，煮取三升，分温三服，半日服尽。

辨少阳病脉证并治^①第九

少阳之为病，口苦、咽干、目眩也。

> 足少阳胆经也。《内经》曰：有病口苦者，名曰胆瘅。《甲乙经》曰：胆者中精之府，五藏取决于胆，咽为之使。少阳之脉，起于目锐眦。少阳受邪，故口苦、咽干、目眩。

少阳中风，两耳无所闻，目赤，胸中满而烦者，不可吐下，吐下则悸而惊。

> 少阳之脉，起于目眦，走于耳中。其支者，下胸中贯膈。风伤气，风则为热。少阳中风，气壅而热，故耳聋，目赤，胸满而烦。邪在少阳，为半表半里，以吐除烦，吐则伤气，气虚者悸。以下除满，下则亡血，血虚者惊。

伤寒，脉弦细，头痛，发热者，属少阳。少阳不可发汗，发汗则谵语。此属胃，胃和则愈。胃不和，则烦悸。

> 《经》曰：三部俱弦者，少阳受病。脉细者，邪渐传里，虽头痛、发热，为表未解。以邪客少阳，为半在表半在里，则不可发汗，发汗亡津液，胃中干燥。少阳之邪，因传入胃，必发谵语，当与调胃承气汤下之，胃和则愈。不下，则胃为少阳木邪干之，故烦而悸。

本太阳病不解，转入少阳者，胁下鞕满，干呕不能食，往来寒热，尚未吐下，脉沉紧者，与小柴胡汤。[一]

> 太阳转入少阳，是表邪入于里。胁下鞕满，不能食，往来寒热者，邪在半表半里之间。若已经吐下，脉沉紧者，邪陷入府为里实。尚未经吐下，而脉沉紧为传里，虽深未全入府，外犹未解也，与小柴胡汤以和解之。

若已吐、下、发汗、温针，谵语，柴胡汤证罢，此为坏病，知犯何逆，以法治之。

> 少阳之邪，在表里之间，若妄吐、下、发汗、温针，损耗津液，胃中干燥，木邪干胃，必发谵语。若柴胡证不罢者，则不为逆；柴胡证罢者，坏病也。详其因何治之逆，以法救之。

三阳合病，脉浮大，上关上，但欲眠睡，目合则汗。

> 关脉，以候少阳之气，太阳之脉浮，阳明之脉大。脉浮大，上关上，知三阳合病。胆热则睡，少阴病但欲眠睡，目合则无汗，以阴不得有汗。但欲眠睡，目合则汗，知三

---

① 并治：汪氏本作"并治法"。

阳合病，胆有热也。

伤寒六七日，无大热，其人躁烦者，此为阳去入阴故也。

　　表为阳，里为阴。邪在表则外有热。六七日，邪气入里之时，外无大热，内有躁烦者，表邪传里也，故曰：阳去入阴。

伤寒三日，三阳为尽，三阴当受邪。其人反能食而不呕，此为三阴不受邪也。

　　伤寒四日，表邪传里，里不和，则不能食而呕。今反能食而不呕，是邪不传阴，但在阳也。

伤寒三日，少阳脉小者，欲已也。

　　《内经》曰：大则邪至，小则平。伤寒三日，邪传少阳，脉当弦紧。今脉小者，邪气微而欲已也。

少阳病，欲解时，从寅至辰上。

　　《内经》曰：阳中之少阳，通于春气。寅、卯、辰，少阳木生之时①。

释　音

厕初史切，圊溷也　　瘕音假，腹中久病　　疸音旦，黄病　　愦古对切，心乱也　　忱敕律切，恐②也　　惕音踢，敬也，又忧惧也　　瘅丁贺切，劳病也

注解伤寒论

---

① 木生之时：汪氏本作"木王之时"。
② 恐：汪氏本作"愳"。

注解伤寒论卷第六　仲景全书第十六

辨太阴病脉证并治①第十

太阴之为病，腹满而吐，食不下，自利益甚，时腹自痛。若下之，必胸下结鞭。

> 太阴为病，阳邪传里也。太阴之脉，布胃中，邪气壅而为腹满。上不得降者，呕吐而食不下，下不得上②者，自利益甚，时腹自痛。阴寒在内而为腹痛者，则为常痛。此阳邪干里，虽痛而亦不常痛，但时时腹自痛也。若下之，则阴邪留于胸下为结鞭。《经》曰：病发于阴，而反下之，因作痞。

太阴中风，四肢烦疼，阳微阴涩而长者，为欲愈。

> 太阴，脾也，主营四末。太阴中风，四肢烦疼者，风淫末疾也。表邪少则微，里向和则涩而长。长者阳也，阴病见阳脉则生，以阴得阳则解，故云：欲愈。

太阴病欲解时，从亥至丑上。

> 脾为阴主③，王于丑、亥、子，向王④，故云：⑤ 解时。

太阴病，脉浮者，可发汗，宜桂枝汤。[一]

> 《经》曰：浮为在表，沉为在里。太阴病脉浮者，邪在经也。故当汗散之。

自利不渴者，属太阴，以其藏有寒故也。当温之，宜服四逆辈。[二]

> 自利而渴者，属少阴，为寒在下焦。自利不渴者，属太阴，为寒在中焦，与四逆等汤，以温其藏。

伤寒脉浮而缓，手足自温者，系在太阴。太阴当发身黄。若小便自利者，不能发黄。至七八日，虽暴烦，下利日十余行，必自止，以脾家实，腐秽当去故也。

> 太阳病至七八日，大便鞭者，为太阴入府，传于阳明也。今至七八日，暴烦，下利十余行者，脾家实，腐秽去也。下利烦躁者死。此以脾气和，逐邪下泄，故虽暴烦，下利日十余行，而利必自止。

---

① 并治：汪氏本作"并治法"。
② 上：汪氏本作"升"。
③ 主：汪氏本作"土"，是。
④ 向王：汪氏本作"向阳"
⑤ 故云：医统本作"故为"。

注解伤寒论

本太阳病，医反下之，因而腹满时痛者，属太阴也，桂枝加芍药汤主之。
[三]

　　表邪未罢，医下之，邪因乘虚传于太阴，里气不和，故腹满时痛，与桂枝汤以解表，加芍药以和里。

大实痛者，桂枝加大黄汤主之。

　　大实大满，自可除下之，故加大黄以除①大实。

太阴为病，脉弱，其人续自便利，设当行大黄芍药者，宜减之，以其人胃气弱，易动故也。

　　腹满痛者，太阴病也。脉弱，其人续自便利，则邪虽在里，未成大实。欲与大黄、芍药攻满痛者，宜少与之，以胃气尚弱，易为动利也。

辨少阴病脉证并治②第十一

少阴之为病，脉微细，但欲寐也。

　　少阴为病，脉微细，为邪气传里深也。卫气行于阳则寤，行于阴则寐。邪传少阴，则气行于阴而不行于阳，故但欲寐。

少阴病，欲吐不吐，心烦，但欲寐，五六日，自利而渴者，属少阴也，虚故引水自救。若小便色白者，少阴病形悉具。小便白者，以下焦虚有寒，不能制水，故令色白也。

　　欲吐不吐，心烦者，表邪传里也。若腹满痛，则属太阴。此但欲寐，则知属少阴。五六日，邪传少阴之时，自利不渴者，寒在中焦，属太阴。此自利而渴，为寒在下焦，属少阴。肾虚水燥，渴欲引水自救，下焦虚寒，不能制水，小便色白也。《经》曰：下利欲饮水者，以有热故也。此下利虽渴，然以小便色白，明非里热，不可不察。

病人脉阴阳俱紧，反汗出者，亡阳也，此属少阴，法当咽痛，而复吐利。

　　脉阴阳俱紧，为少阴寒，法当无汗；反汗出者，阳虚不固也，故云：亡阳，以无阳阴独，是属少阴，《内经》曰：邪客少阴之络，令人嗌痛，不可内食。少阴寒甚，是当咽痛而复吐利。

少阴病，咳而下利谵语者，被火气劫故也，小便必难，以强责少阴汗也。

　　咳而下利，里寒而亡津液也，反以火劫，强责少阴汗者，津液内竭，加火气烦之，故谵语、小便难也。

少阴病，脉细沉数，病为在里，不可发汗。

　　少阴病，始得之，反发热脉沉者，为邪在经，可与麻黄附子细辛汤发汗。此少阴病，脉细沉数，为病在里，故不可发汗。

_____

① 除：汪氏本作"下"。
② 并治：汪氏本作"并治法"。

注解伤寒论

少阴病，脉微，不可发汗，亡阳故也。阳已虚，尺脉弱涩者，复不可下之。

> 脉微为亡阳表虚，不可发汗，脉弱涩为亡阳里虚，复不可下。

少阴病脉紧，至七八日，自下利，脉暴微，手足反温，脉紧反去者，为欲解也，虽烦下利，必自愈。

> 少阴病，脉紧者，寒甚也。至七八日传经尽，欲解之时，自下利，脉暴微者，寒气得泄也。若阴寒胜正，阳虚而泄者，则手足厥，而脉紧不去。今手足反温，脉紧反去，知阳气复，寒气去，故为欲解。下利烦躁者逆，此正胜邪微，虽烦下利，必自止。

少阴病，下利，若利自止，恶寒而踡卧，手足温者，可治。

> 少阴病下利，恶寒，踡卧，寒极而阴胜也。利自止，手足温者，里和阳气得复，故为可治。

少阴病，恶寒而踡，时自烦，欲去衣被者，可治。

> 恶寒而踡，阴寒甚也。时时自烦，欲去衣被，为阳气得复，故云：可治。

少阴中风，脉阳微阴浮者，为欲愈。

> 少阴中风，阳脉当浮，而阳脉微者，表邪缓也。阴脉当沉，而阴脉浮者，里气和也。阳中有阴，阴中有阳，阴阳调和，故为欲愈。

少阴病欲解时，从子至寅上。

> 阳生于子，子为一阳，丑为二阳，寅为三阳，少阴解于此者，阴得阳则解也。

少阴病，吐利，手足不逆冷，反发热者，不死。脉不至，灸少阴七壮。

> 《经》曰：少阴病，吐利躁烦四逆者，死。吐利，手足不厥冷者，则阳气不衰，虽反发热，不死。脉不至者，吐利，暴虚也。灸少阴七壮，以通其脉。

少阴病，八九日，一身手足尽热者，以热在膀胱，必便血也。

> 膀胱，太阳也。少阴太阳为表里。少阴病至八九日，寒邪变热，复传太阳。太阳为诸阳主气，热在太阳，故一身手足尽热。太阳经多血少气，为热所乘，则血散下行，必便血也。

少阴病，但厥无汗，而强发之，必动其血，未知从何道出，或从口鼻，或从目出，是名下厥上竭，为难治。

> 但厥无汗，热行于里也，而强发汗，虚其经络，热乘经虚，迫血妄行，从虚而出，或从口鼻，或从目出，诸厥者，皆属于下，但厥为下厥，血亡于上为上竭，伤气损血，邪甚正虚，故为难治。

少阴病，恶寒身踡而利，手足逆冷者，不治。

> 《针经》曰：多热者易已，多寒者难治①。此内外寒极，纯阴无阳，故云：不治。

少阴病，吐利，躁烦，四逆者，死。

> 吐利者，寒甚于里。四逆者，寒甚于表。躁烦则阳气欲绝，是便②死矣。

---

① 难治：汪氏本作"难已"。
② 便：汪氏本作"知"。

少阴病，下利止而头眩，时时自冒者，死。

　　下利止，则水谷竭，眩冒则阳气脱，故死。

少阴病，四逆恶寒而身蜷，脉不至，不烦而躁者，死。

　　四逆恶寒而身蜷，则寒甚。脉不至则真气绝。烦，热也。躁，乱也。若愤躁之躁，从烦至躁，为热来有渐则犹可。不烦而躁，是气欲脱而争也。譬犹灯将灭而暴明，其能久乎。

少阴病，六七日，息高者，死。

　　肾为生气之源，呼吸之门。少阴病六七日不愈而息高者，生气断绝也。

少阴病，脉微细沉，但欲卧，汗出不烦，自欲吐，至五六日，自利，复烦躁，不得卧寐者，死。

　　阴气方盛，至五六日传经尽，阳气得复则愈。反更自利，烦躁，不得卧寐，则正气弱，阳不能复，病胜藏，故死。

少阴病，始得之，反发热，脉沉者，麻黄附子细辛汤主之。[一]

　　少阴病，当无热，恶寒，反发热者，邪在表也。虽脉沉，以始得，则邪气未深，亦当温剂发汗以散之。

麻黄附子细辛汤方

麻黄二两，去节，甘热　　细辛二两，辛热　　附子一枚，炮，去皮，破八片，辛热

　　《内经》曰：寒淫于内，治以甘热，佐以苦辛，以辛润之。麻黄之甘，以解少阴之寒。细辛、附子之辛，以温少阴之经。

上三味，以水一斗，先煮麻黄，减二升，去上沫，内药①，煮取三升，去滓，温服一升，日三服。

少阴病，得之二三日，麻黄附子甘草汤[二]，微发汗，以二三日无里证②，故微发汗也。

　　二三日，邪未深也。既无吐利厥逆诸里证，则可与麻黄附子甘草汤，微汗以散之。

麻黄附子甘草汤方

麻黄二两，去节　　甘草二两，炙　　附子一枚，炮，去皮

　　麻黄、甘草之甘，以散表寒，附子之辛，以温经气③。

上三味，以水七升，先煮麻黄一二沸，去上沫，内诸药，煮取三升，去滓，温服一升，日三服。

少阴病，得之二三日以上，心中烦，不得卧，黄连阿胶汤主之。[三]

　　《脉经》曰：风伤阳，寒伤阴。少阴受病，则得之于寒，二三日已上，寒极变热之时，热烦于内，心中烦，不得卧也。与黄连阿胶汤，扶阴散热。

---

①　内药：医统本作"内诸药"。
②　无里证：医统本作"无证"。
③　经气：汪氏本作"寒气"。

黄连阿胶汤方

黄连四两，苦寒　黄芩一两，苦寒　芍药二两，酸平　鸡子黄二枚，甘温　阿胶三两，甘温

阳有余，以苦除之，黄芩、黄连之苦，以除热。阴不足，以甘补之，鸡黄、阿胶之甘，以补血。酸，收也，泄也，芍药之酸，收阴气而泄邪热。

上五味，以水五升，先煮三物，取二升，去滓，内胶烊尽，小冷，内鸡子黄，搅令相得，温服七合，日三服。

少阴病，得之一二日，口中和，其背恶寒者，当灸之，附子汤主之。〔四〕

少阴客热，则口燥舌干而渴，口中和者，不苦不燥，是无热也。背为阳，背恶寒者，阳气弱，阴气胜也。《经》曰：无热恶寒者，发于阴也。灸之，助阳消阴。与附子汤，温经散寒。

附子汤方

附子二枚，破八片，去皮，辛热　茯苓三两，甘平　人参二两，甘温　白术四两，甘温　芍药三两，酸平

辛甘①散之，附子之辛以散寒。甘以缓之，茯苓、人参、白术之甘以补阳。酸以收之，芍药之酸以扶阴。所以然者，偏阴偏阳则为病，火欲实，水当平之，不欲偏胜也。

上五味，以水八升，煮取三升，去滓，温服一升，日三服。

少阴病，身体痛，手足寒，骨节痛，脉沉者，附子汤主之。〔五〕

少阴肾水而主骨节，身体疼痛，支冷，脉沉者，寒成于②阴也。身疼骨痛，若脉浮，手足热，则可发汗。此手足寒，脉沉，故当与附子汤温经。

少阴病，下利便脓血者，桃花汤主之。〔六〕

阳病下利便脓血者，协热也。少阴病下利便脓血者，下焦不约而里寒也。与桃花汤，固下散寒。

桃花汤方

赤石脂一斤，一半全用，一半筛末，甘温　干姜一两，辛热　粳米一升，甘平

涩可去脱，赤石脂涩，以固肠胃。辛以散之，干姜之辛，以散里寒。粳米之甘，以补正气。

上三味，以水七升，煮米令熟，去滓，温服七合，内赤石脂末方寸匕，日三服。若一服愈，余勿服。

少阴病，二三日至四五日，腹痛，小便不利，下利不止便脓血者，桃花汤主之。〔七〕

二三日以至四五日，寒邪入里深也。腹痛，里寒也。小便不利者，水谷不别也。下利不止，便脓血者，肠胃虚弱下焦不固也。与桃花汤，固肠止利也。

---

① 甘：汪氏本作"以"，是。
② 寒成于：医统本作"寒盛于"。

少阴病，下痢①便脓血者，可刺。

> 下焦血气留聚，腐化则为脓血。刺之，以利下焦，宣通血气。

少阴病，吐利，手足厥冷，烦躁欲死者，吴茱萸汤主之。［八］

> 吐利手足厥冷，则阴寒气甚。烦躁欲死者，阳气内争。与吴茱萸汤，助阳散寒。

少阴病，下痢②，咽痛，胸满心烦者，猪肤汤主之。［九］

> 少阴之脉，从肾上贯肝膈，入肺中，则循喉咙。其支别者，从肺出，络心注胸中。邪自阳经传于少阴，阴虚客热，下利、咽痛、胸满、心烦也，与猪肤汤，调阴散热。

猪肤汤方

猪肤一斤，甘寒

> 猪，水畜也，其气先入肾。少阴客热，是以猪肤解之。加白蜜以润躁除烦，白粉以益气断利。

上一味，以水一斗，煮取五升，去滓，加白蜜一升，白粉五合，熬香，和令③相得，温分六服。

少阴病，二三日咽痛者，可与甘草汤［十］。不差者，与桔梗汤。［十］

> 阳邪传于少阴，邪热为咽痛，服甘草汤则差。若寒热相搏为咽痛者，服甘草汤，若不差，与桔梗汤，以和少阴之气。

甘草汤方

甘草二两

上一味，以水三升，煮取一升半，去滓，温服七合，日二服。

桔梗汤方

桔梗一两，辛甘④，微温　甘草二两，甘平⑤

> 桔梗辛温以散寒，甘草味甘平以除热，甘梗相合，以调寒热。

上二味，以水三升，煮取一升，去滓，分温再服。

少阴病，咽中伤，生疮，不能语言，声不出者，苦酒汤主之。［十一］

> 热伤于络，则经络干燥，使咽中伤，生疮，不能言语，声不出者，与苦酒汤，以解络热，愈咽疮。

苦酒汤方

半夏洗，破如枣核大，十四枚，辛温　鸡子一枚，去黄，内上苦酒著鸡子壳中，甘微寒

> 辛甘⑥散之，半夏之辛，以发音声⑦。甘以缓之，鸡子之甘，以缓咽痛。酸以收之，苦酒之酸，以敛咽疮。

---

① 下痢：医统本作"下利"。
② 下痢：医统本作"下利"。
③ 令：汪氏本无"令"字。
④ 辛甘：医统本作"味辛甘。
⑤ 甘平：医统本作"味甘平"。
⑥ 甘：汪氏本作"以"，是。
⑦ 音声：汪氏本作"声音"。

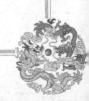

上二味，内半夏，著苦酒中，以鸡子壳，置刀钚中，安火上，令三沸，去滓，少少含咽之。不差，更作三剂。

少阴病，咽中痛，半夏散及汤主之。［十二］

> 甘草汤，主少阴客热咽痛。桔梗汤，主少阴寒热相搏咽痛。半夏散及汤，主少阴客寒咽痛也。

半夏散及汤方

半夏洗，辛温　桂枝去皮，辛热　甘草炙，甘平，以上各等分

> 《内经》曰：寒淫所胜，平以辛热，佐以甘苦。半夏、桂枝之辛，以散经寒。甘草之甘，以缓正气。

已上三味，各别捣筛已，合治之，白饮和，服方寸匕，日三服。若不能散服者，以水一升，煎七沸，内散二方寸匕，更煎三沸，下火，令小冷，少少咽之。

少阴病，下利，白通汤主之。［十三］

> 少阴主水，少阴客寒，不能制水，故自利也。白通汤温里散寒。

白通汤方

葱白四茎，辛温　干姜一两，辛热　附子一枚，生用，去皮，破八片，辛热

> 《内经》曰：肾苦燥，急食辛以润之。葱白之辛，以通阳气。姜附之辛，以散阴寒。

上三味，以水三升，煮取一升，去滓，分温再服。

少阴病，下利脉微者，与白通汤。利不止，厥逆无脉，干呕烦者，白通汤加猪胆汁汤[①]主之［十四］。服汤脉暴出者死，微续者生。

> 少阴病，下利，脉微，为寒极阴胜，与白通汤复阳散寒。服汤利不止，厥逆无脉，干呕烦者，寒气太甚，内为格拒，阳气逆乱也，与白通汤加猪胆汁汤以和之。《内经》曰：逆而从之，从而逆之。又曰：逆者正治，从者反治。此之谓也。服汤脉暴出者，正气因发泄而脱也，故死；脉微续者，阳气渐复，故生。

白通加猪胆汁汤[②]方

葱白四茎　干姜一两　附子一枚，生，去皮，破八片　人尿五合，咸寒　猪胆汁一合，苦寒

> 《内经》曰：若调寒热之逆，热必行，则热物冷服，下嗌之后，冷体既消，热性便发，由是病气随愈，呕哕皆除，情且不违，而致大益。此和人尿、猪胆汁咸苦寒物于白通汤热剂中，要其气相从，则可以去格拒之寒也。

已上三味，以水三升，煮取一升，去滓，内胆汁、人尿，和令相得，分温再服，若无胆，亦可用。

少阴病，二三日不已，至四五日，腹痛，小便不利，四肢沉重疼痛，自下利

---

① 白通汤加猪胆汁汤：汪氏本作"白通加猪胆汁汤"。
② 白通加猪胆汁汤：汪氏本作"白通加猪胆汁"。

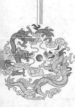

者，此为有水气，其人或咳，或小便利，或下利，或呕者，真武汤主之。[十五]

少阴病二三日，则邪气犹浅。至四五日邪气已深。肾主水，肾病不能制水，水饮停
为水气。腹痛者，寒湿内甚也。四肢沉重疼痛，寒湿外甚也。小便不利，自下利者，湿
胜而水谷不别也。《内经》曰：湿胜则濡泄。与真武汤，益阳气散寒湿。

真武汤方

茯苓三两，甘平　芍药三两，酸平　生姜三两，切，辛温　白术二两，甘温　附子一
枚，炮，去皮，破八片，辛热

脾恶湿，甘先入脾。茯苓、白术之甘，以益脾逐水。寒淫所胜，平以辛热。湿淫所
胜，佐以酸平。附子、芍药、生姜之酸辛，以温经散湿。

上五味，以水八升，煮取三升，去滓，温服七合，日三服。

后加减法

若咳者，加五味[①]半升，细辛、干姜各一两。

气逆咳者，五味子之酸，以收逆气。水寒相搏则咳，细辛、干姜之辛，以散水寒。

若小便利者，去茯苓。

小便利，则无伏水，故去茯苓。

若下利者，去芍药，加干姜二两。

芍药之酸泄气，干姜之辛散寒。

若呕者，去附子，加生姜，足前成半斤。

气逆则呕，附子补气，生姜散气。《千金》曰：呕家多服生姜。此为呕家圣药。

少阴病，下利清谷，里寒外热，手足厥逆，脉微欲绝，身反不恶寒，其人面
赤色，或腹痛，或干呕，或咽痛，或利止，脉不出者，通脉四逆汤主之。[十六]

下利清谷，手足厥逆，脉微欲绝，为里寒。身热，不恶寒，而色赤为外热。此阴甚
于内，格阳于外，不相通也，与通脉四逆汤，散阴通阳。

通脉四逆汤方

甘草二两，炙　附子大者一枚，生用，去皮，破八片　干姜三两，强人可四两

上三味，以水三升，煮取一升二合，去滓，分温再服。其脉即出者，愈。

面色赤者，加葱九茎。

葱味辛，以通阳气。

腹中痛者，去葱，加芍药二两。

芍药之酸，通寒利腹中痛，为气不通也。

呕者，加生姜二两。

辛以散之，呕为气不散也。

咽痛者，去芍药，加桔梗一两。

咽中如结，加桔梗则能散之。

---

① 五味：医统本作"五味子"。

注解伤寒论

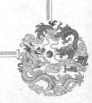

利止脉不出者，去桔梗，加人参二两。

利止脉不出者，亡血也，加人参以补之。《经》曰：脉微而利，亡血也。四逆加人参汤主之，久①病皆与方相应者，乃可服之。

少阴病，四逆，其人或咳，或悸，或小便不利，或腹中痛，或泄利下重者，四逆散主之。[十七]

四逆者，四肢不温也。伤寒邪在三阳，则手足必热。传到太阴，手足自温。至少阴则邪热渐深，故四肢逆而不温也。及至厥阴，则手足厥冷，是又甚于逆。四逆散传阴之热也。

注解伤寒论

四逆散方

甘草炙，甘平　枳实破，水渍，炙干，甘寒　柴胡苦寒　芍药酸微寒

《内经》曰：热淫于内，佐以甘苦，以酸收之，以甘发之。枳实，甘草之苦②，以泄里热。芍药之酸，以收阴气。柴胡之苦，以发表热。

上四味，各十分，捣筛，白饮和，服方寸匕，日三服。

咳者，加五味子、干姜各五分，并主下痢③。

肺寒气逆则咳。五味子之酸，收逆气。干姜之辛，散肺寒。并主下痢者，肺与大肠为表里，上咳下痢，治则颇同。

悸者，加桂枝五分。

悸者，气虚而不能通行，心下筑筑然悸动也。桂，犹圭也。引导阳气，若热④以使。

小便不利者，加茯苓五分。

茯苓味甘而淡，用以渗泄。

腹中痛者，加附子一枚，炮令坼。

里虚遇邪则痛，加附子以补虚。

泄利下重者，先以水五升，煮薤白，取三升，去滓，以散三方寸匕，内汤中，煮取一升半，分温再服。

泄利下重者，下焦气滞也，加薤白以泄气滞。

少阴病，下利六七日，咳而呕渴，心烦，不得眠者，猪苓汤主之。[十八]

下利不渴者，里寒也。《经》曰：自利不渴者，属太阴，以其藏寒故也。此下利呕渴，知非虚⑤寒。心烦不得眠，知协热也。与猪苓汤渗泄小便，分别水谷。《经》曰：复不止，当利其小便。此之谓欤？

---

① 久：汪氏本作"脉"。熊译元校记："□病皆与方相应者，乃可服之"。汪本病上增"脉"字。按旧钞本赵本，此二句皆属正文，直接加人参二两句下，惟乃下无"可"字，计凡十字，并非成氏注语也。元人开版时漏写，随改作小字，添入夹行，特于上空格以区别之，初无缺字。
② 甘：汪氏本作"甘苦"，医统本作"苦甘"。
③ 痢：医统本作"利"。
④ 若热：熊译元校记："若执以使"，汪本执改热，于义不通。按注意，言加桂以导阳，犹之执圭以为使，故上言犹圭也，此执字即根圭字来，使读去声，明桂为散中佐使药，主引导也。
⑤ 虚：汪本作"里"。

少阴病，得之二三日，口燥咽干者，急下之，宜大承气汤。[十九]

伤寒传经五六日，邪传少阴，则口燥舌干而渴，为邪渐深也。今少阴病得之二三日，邪气未深入之时，便作口燥咽干者，是邪热已甚，肾水干也，急与大承气汤下之，以全肾也。

少阴病，自利清水，色纯青，心下必痛，口干燥者，急下之，宜大承气汤。[二十]

少阴，肾水也。青，肝色也。自利色青，为肝邪乘肾。《难经》曰：从前来者为实邪。以肾蕴实邪，必心下痛，口干燥也，与大承气汤以下实邪。

少阴病，六七日，腹胀不大便者，急下之，宜大承气汤。[二十一]

此少阴入府也，六七日，少阴之邪入府之时，阳明内热壅甚，腹满，不大便也。阳明病，土胜肾，水则干，急与大承气汤下之，以救肾水。

少阴病，脉沉者，急温之，宜四逆汤。[二十二]

既吐且利，小便复利，而大汗出，下利清谷，内寒外热，脉微欲绝者，不云：急温。此少阴病脉沉而云急温者，彼虽寒甚，然而证已形见于外，治之则有成法。此初头脉沉，未有形证，不知邪气所之，将发何病，是急与四逆汤温之。

少阴病，饮食入口则吐，心中温温欲吐，复不能吐，始得之，手足寒，脉弦迟者，此胸中实，不可下也，当吐之。若膈上有寒饮，干呕者，不可吐也，急温之，宜四逆汤。[二十三]

伤寒表邪传里，至于少阴。少阴之脉，从肺出，络心注胸中。邪既留于胸中而不散者，饮食入口则吐，心中温温欲吐，阳气受于胸中，邪既留于胸中，则阳气不得宣发于外，是以始得之，手足寒，脉弦迟，此是胸中实，不可下，而当吐。其膈上有寒饮，亦使人心中温温而手足寒，吐则物出，呕则物不出，吐与呕别焉。胸中实，则吐而物出。若膈上有寒饮，则但干呕而不吐也，此不可吐，可与四逆汤以温其膈。

少阴病，下利，脉微涩，呕而汗出，必数更衣。反少者，当温其上。灸之。

脉微为亡阳，涩为亡血。下利呕而汗出，亡阳亡血也。津液不足，里有虚寒，必数更衣。反少者，温其上，以助其阳也，灸之以消其阴。

辨厥阴病脉证并治[①]第十二

厥阴之为病，消渴，气上撞心，心中疼热，饥而不欲食，食则吐蛔，下之利不止。

邪传厥阴，则热已深也。邪自太阳传至太阴，则腹满而嗌干，未成渴也。邪至少阴者，口燥舌干而渴，未成消也。至厥阴成消渴者，热甚能消水故也。饮水多而小便少者，谓之消渴。木生于火，肝气通心，厥阴客热，气上撞心，心中疼热。伤寒六七日，厥阴受

---

① 并治：汪氏本作"并治法"。

病之时，为传经尽，则当入府，胃虚客热，饥不欲食，蛔在胃中，无食则动，闻食嗅①而出，得食吐蛔，此热在厥阴经也。若便下之，虚其胃气，厥阴木邪相乘，必吐下不止。

厥阴中风，脉微浮，为欲愈。不浮，为未愈。

《经》曰：阴病见阳脉而生，浮者阳也。厥阴中风，脉微浮，为邪气还表，向汗之时，故云：欲愈。

厥阴病，欲解时，从丑②至卯上。

厥阴，木也，王于卯、丑、寅，向王，故为解时。

厥阴病，渴欲饮水者，少少与之，愈。

邪至厥阴，为传经尽，欲汗之时，渴欲得水者，少少与之，胃气得润则愈。

诸四逆厥者，不可下之，虚家亦然。

四逆者，四肢不温也。厥者，手足冷也。皆阳气少而阴气多，故不可下，虚家亦然。下之是为重虚，《金匮玉函》曰：虚者十补，勿一泻之。

伤寒先厥，后发热而利者，必自止。见厥复利。

阴气胜，则厥逆而利。阳气复，则发热，利必自止。见厥，则阴气还胜而复利也。

伤寒始发热六日，厥反九日而利。凡厥利者，当不能食，今反能食者，恐为除中，食以索饼，不发热者，知胃气尚在，必愈，恐暴热来出而复去也。后三日脉之，其热续在者，期之旦日夜半愈。所以然者，本发热六日，厥反九日，复发热三日，并前六日，亦为九日，与厥相应，故期之旦日夜半愈。后三日脉之而脉数，其热不罢者，此为热气有余，必发痈脓也。

始发热，邪在表也。至六日，邪传厥阴，阴气胜者，作厥而利，厥反九日，阴寒气多，当不能食，而反能食者，恐为除中。除，去也。中，胃气也。言邪气太甚，除去胃气，胃欲饮食自救，故暴能食，此欲胜也。食以索饼试之，若胃气绝，得面则必发热。若不发热者，胃气尚在也。恐是寒极变热，因暴热来而复去，使之能食，非除中也。《金匮要略》曰：病人素不能食，而反暴思之，必发热。后三日脉之，其热续在者，阳气胜也，期之旦日，或③夜半愈，若旦日不愈，后三日，脉数而热不罢者，为热气有余，必发痈脓。《经》曰：数脉不时，则生恶疮。

伤寒脉迟，六七日，而反与黄芩汤彻其热。脉迟为寒，今与黄芩汤，复除其热，腹中应冷，当不能食，今反能食，此名除中，必死。

伤寒脉迟，六七日，为寒气已深，反与黄芩汤寒药，两寒相搏，腹中当冷，冷不消谷，则不能食。反能食者，除中也。四时皆以胃气为本，胃气已绝，故云：必死。

伤寒先厥后发热，下利必自止，而反汗出，咽中痛者，其喉为痹。发热无汗而利必自止，若不止，必便脓血。便脓血者，其喉不痹。

伤寒先厥而利，阴寒气胜也。寒极变热后发热，下利必自止，而反汗出，咽中痛，

---

① 嗅：医统本作"臭"。
② 丑：汪氏本作"寅"。
③ 或：汪氏本无此字。

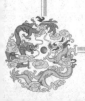

其喉为痹者，热气上行也。发热无汗而利必自止，利不止，必便脓血者，热气下行也。热气下而不上，其喉亦不痹也。

伤寒一二日，至四五日而厥者，必发热，前热者，后必厥，厥深者，热亦深，厥微者，热亦微，厥应下之，而反发汗者，必口伤烂赤。

前厥后发热者，寒极生热也。前热后厥者，阳气内陷也。厥深热深，厥微热微，随阳气陷之深浅也。热之伏深，必须下去之，反发汗者，引热上行，必口伤烂赤。《内经》曰：火气内发，上为口糜。

伤寒病，厥五日，热亦五日，设六日当复厥，不厥者，自愈。厥终不过五日，以热五日，故知自愈。

阴胜则厥，阳胜则热，先厥五日为阴胜，至六日阳复胜，热亦五日，后复厥者，阴复胜。若不厥为阳全胜，故自愈。《经》曰：发热四日，厥反三日，复热四日，厥少热多，其病为愈。

凡厥者，阴阳气不相顺接，便为厥。厥者，手足逆冷是也。

手之三阴三阳，相接于手十指。足之三阴三阳，相接于足十指。阳气内陷，阳不与阴相顺接，故手足为之厥冷也。

伤寒，脉微而厥，至七八日，肤冷，其人躁，无暂安时者，此为藏厥，非为蛔厥也。蛔厥者，其人当吐蛔。今病者静，而复时烦，此为藏寒。蛔上入膈，故烦，须臾复止，得食而呕，又烦者，蛔闻食臭出，其人当自吐蛔。蛔厥者，乌梅丸主之〔一〕。又主久利方。

藏厥者死，阳气绝也。蛔厥，虽厥而烦，吐蛔已则静，不若藏厥而躁无暂安时也。

病人藏寒胃虚，蛔动上膈，闻食臭出，因而吐蛔，与乌梅丸，温藏安虫。

乌梅丸方

乌梅三百个，味酸温　细辛六两，辛热　干姜十两，辛热　黄连一斤，苦寒　当归四两，辛温　附子六两，炮，辛热　蜀椒四两，去汗①，辛热　桂枝六两，辛热　人参六两，甘温　黄柏六两，苦寒

肺主气，肺欲收，急食酸以收之，乌梅之酸，以收阳②气。脾欲缓，急食甘以缓之，人参之甘，以缓脾气。寒淫于内，以辛润之，以苦坚之，当归、桂、椒、细辛之辛，以润内寒。寒淫所胜，平以辛热，姜、附之辛热，以胜寒。蛔得甘则动，得苦则安，黄连、黄柏之苦，以安蛔。

上十味，异捣筛，合治之，以苦酒浸③乌梅一宿，去核，蒸之五升米下，饭熟，捣成泥，和药令相得，内臼中，与蜜，杵二千下，丸如梧桐子大，先食饮，服十丸，日三服，稍加至二十丸。禁生冷、滑物、臭食等。

伤寒，热少厥微，指头寒，默默不欲食，烦躁数日，小便利，色白者，此

---

① 去汗：汪氏本作"去子"。
② 阳：汪氏本作"肺"。
③ 浸：汪氏本作"渍"。

注解伤寒论

热除也，欲得食，其病为愈。若厥而呕，胸胁烦满者，其后必便血。

> 指头寒者，是厥微热少也。默默不欲食烦躁者，邪热初传里也。数日之后，小便色白，里热去，欲得食，为胃气已和，其病为愈。厥阴之脉，挟胃贯膈，布胁肋。厥而呕，胸胁烦满者，传邪之热，甚于里也。厥阴肝主血，后数日热不去，又不得外泄，迫血下行，必致便血。

病者手足厥冷，言我不结胸，小腹满，按之痛者，此冷结在膀胱关元也。

> 手足厥，不结胸者，无热也。小腹满，按之痛，下焦冷结也。

伤寒发热四日，厥反三日，复热四日，厥少热多，其病当愈。四日至七日，热不除者，其后必便脓血。

> 先热后厥者，阳气邪传里也。发热为邪气在表。至四日后厥者，传之阴也。后三日复传阳经，则复热。厥少则邪微，热多为阳胜，其病为愈。至七日传经尽，热除则愈。热不除者，为热气有余，内搏厥阴之血，其后必便脓血。

伤寒厥四日，热反三日，复厥五日，其病为进，寒多热少，阳气退，故为进也。

> 伤寒阴胜者先厥，至四日邪传里，重阴必阳，却热三日，七日传经尽，当愈。若不愈而复厥者，传作再经，至四日则当复热。若不复热，至五日厥不除者，阴胜于阳，其病进也。

伤寒六七日，脉微，手足厥冷，烦躁，灸厥阴，厥不还者，死。

> 伤寒六七日，则正气当复，邪气当罢，脉浮身热为欲解。若反脉微而厥，则阴胜阳也。烦躁者，阳虚而争也。灸厥阴，以复其阳。厥不还，则阳气已绝，不能复正而死。

伤寒发热，下利，厥逆，躁不得卧者，死。

> 伤寒发热，邪在表也。下利厥逆，阳气虚也。躁不得卧者，病胜藏也。故死。

伤寒发热，下利至甚，厥不止者，死。

> 《金匮要略》曰：六府气绝于外者，手足寒。五藏气绝于内者，利下不禁。伤寒发热，为邪气独甚，下利至甚，厥不止，为府藏气绝，故死。

伤寒六七日，不利，便发热而利，其人汗出不止者，死。有阴无阳故也。

> 伤寒至七日，为邪正争之时，正胜则生，邪胜则死。始不下利，而暴忽发热，下利汗出不止者，邪气胜正，阳气脱也，故死。

伤寒五六日，不结胸，腹濡，脉虚，复厥者，不可下，此为亡血，下之死。

> 伤寒五六日，邪气当作，里热①之时。若不结胸，而腹濡者，里无热也。脉虚者，亡血也。复厥者，阳气少也。不可下，下之为重虚，故死。《金匮玉函》曰：虚者重泻，真气乃绝。

发热而厥，七日，下利者，为难治。

> 发热而厥，邪传里也。至七日传经尽，则正气胜邪，当汗出而解，反下利，则邪气胜，里气虚，则为难治。

---

① 里热：汪氏本作“里实”。

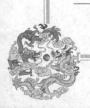

伤寒脉促，手足厥逆者，可灸之。

> 脉促，则为阳虚不相续。厥逆，则为阳虚不相接。灸之，以助阳气。

伤寒脉滑而厥者，里有热也，白虎汤主之。[二]

> 滑为阳厥，气内陷，是里热也，与白虎汤以散里热也。

手足厥寒，脉细欲绝者，当归四逆汤主之。[三]

> 手足厥寒者，阳气外虚，不温四末。脉细欲绝者，阴血内弱，脉行不利。与当归四
> 逆汤，助阳生阴也。

当归四逆汤方

当归三两，辛温　桂枝三两，辛热　芍药三两，酸寒　细辛三两，辛热　大枣二十五
个，甘温　通草二两，甘平　甘草二两，炙，甘平

> 《内经》曰：脉者，血之府也。诸血者，皆属心。通脉者，必先补心益血。苦先入于
> 心①，当归之苦，以助心血。心苦缓，急食甘以缓之，大枣、甘草、通草之甘，以缓阴血。

上七味，以水八升，煮取三升，去滓，温服一升，日三服。

若其人内有久寒者，宜当归四逆加吴茱萸生姜汤主之。[四]

> 茱萸辛温，以散久寒；生姜辛温，以行阳气。

大汗出，热不去，内拘急，四肢疼，又下利，厥逆而恶寒者，四逆汤主
之。[五]

> 大汗出，则热当去；热反不去者，亡阳也。内拘急下利者，寒甚于里。四肢疼，厥
> 逆而恶寒者，寒甚于表。与四逆汤，复阳散寒。

大汗，若大下利而厥冷者，四逆汤主之。[六]

> 大汗，若大下利，内外虽殊，其亡津液、损阳气则一也。阳虚阴胜，故生厥逆，与
> 四逆汤，固阳退阴。

病人手足厥冷，脉乍紧者，邪结在胸中。心中②满而烦，饥不能食者，病
在胸中，当须吐之，宜瓜蒂散。[七]

> 手足厥冷者，邪气内陷也。脉紧牢者，为实。邪气入府，则脉沉。今脉乍紧，知邪
> 结在胸中为实，故心下满而烦，胃中无邪则喜饥，以病在胸中，虽饥而不能食，与瓜蒂
> 散，以吐胸中之邪。

伤寒厥而心下悸者，宜先治水，当服茯苓甘草汤 [八]，却治其厥。不尔，
水渍入胃，必作利也。

> 《金匮要略》曰：水停心下，甚者则悸。厥虽寒胜，然以心下悸，为水饮内甚，先
> 与茯苓甘草汤，治其水，而后治其厥。若先治厥，则水饮浸渍入胃，必作下利。

伤寒六七日，大下后，寸脉沉而迟，手足厥逆，下部脉不至，咽喉不利，
唾脓血，泄利不止者，为难治。麻黄升麻汤主之。[九]

> 伤寒六七日，邪传厥阴之时。大下之后，下焦气虚，阳气内陷，寸脉迟而手足厥逆，

---

① 苦先入于心：汪氏本作"苦先入心"。
② 心中：医统本作"心下"。

下部脉不至。厥阴之脉，贯膈上注肺，循喉咙。在厥阴随经射肺，因亡津液，遂成肺痿，咽喉不利而唾脓血也。《金匮要略》曰：肺痿之病，从何得之，被快药下利，重亡津液，故得之。若泄利不止者，为里气大虚，故云：难治。与麻黄升麻汤，以调肝肺之气。

麻黄升麻汤方

麻黄二两半，去节，甘温　升麻一两一分，甘平　当归一两一分，辛温　知母苦寒　黄芩苦寒　萎蕤甘平，各十八铢　石膏碎，绵裹，甘寒　白术甘温　干姜辛热　芍药酸平　天门冬去心，甘平　桂枝辛热　茯苓甘平　甘草炙，甘平，各六铢

《玉函》曰：大热之气，寒以取之。甚热之气，以汗发之。麻黄、升麻之甘，以发浮热。正气虚者，以辛润之，当归、桂、姜之辛以散寒。上热者，以苦泄之，知母、黄芩之苦，凉心去热。津液少者，以甘润之，茯苓、白术之甘，缓脾生津。肺燥气热，以酸收之，以甘缓之，芍药之酸，以敛逆气，萎蕤、门冬①、石膏、甘草之甘，润肺除热。

上十四味，以水一斗，先煮麻黄一二沸，去上沫，内诸药，煮取三升，去滓，分温三服，相去如炊三斗米顷，令尽，汗出，愈。

伤寒四五日，腹中痛，若转气下趋少腹者，此欲自利也。

伤寒四五日，邪气传里之时。腹中痛，转气下趋少腹者，里虚遇寒，寒气下行，欲作自利也。

伤寒本自寒下，医复吐下之，寒格，更逆吐下。若食入口即吐，干姜黄连黄芩人参汤主之。[十]

伤寒邪自传表，为本自寒下，医反吐下，损伤正气，寒气内为格拒。《经》曰：格则吐逆。食入口即吐，谓之寒格，更复吐下，则重虚而死，是更逆吐下，与干姜黄连黄芩人参汤以通寒格。

干姜黄连黄芩人参汤方

干姜辛热　黄连苦寒　黄芩苦寒　人参甘温，各三两

辛以散之，甘以缓之，干姜、人参之甘辛，以补正气。苦以泄之，黄连、黄芩之苦，以通寒格。

上四味，以水六升，煮取二升，去滓，分温再服。

下利，有微热而渴，脉弱者，今自愈。

下利，阴寒之疾，反大热者逆。有微热而渴，里气方温也。《经》曰：诸弱发热，脉弱者，阳气得复也，今必自愈。

下利，脉数，有微热汗出，今自愈。设复紧，为未解。

下利，阴病也。脉数，阳脉也。阴病见阳脉者生，微热汗出，阳气得通也，利必自愈。诸紧为寒，设复脉紧，阴气犹胜，故云：未解。

下利，手足厥冷无脉者，灸之不温，若脉不还，反微喘者，死。

下利，手足厥逆无脉者，阴气独胜，阳气太②虚也。灸之，阳气复，手足温而脉

---

① 门冬：医统本作"天门冬"。
② 太：汪氏本作"大"。

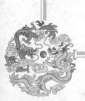

还，为欲愈。若手足不温，脉不还者，阳已绝也，反微喘者，阳气脱也。

少阴负趺阳者，为顺也。

少阴肾水，趺阳脾土。下利，为肾邪干脾，水不胜土，则为微邪，故为顺也。

下利，寸脉反浮数，尺中自涩者，必清脓血。

下利者，脉当沉而迟，反浮数者，里有热也。涩为无血，尺中自涩者，肠胃血散也，随利下，必便脓血。清与圊通，《脉经》曰：清者，厕也。

下利清谷，不可攻表，汗出，必胀满。

下利者，脾胃虚也。胃为津液之主，发汗亡津液，则胃气愈虚，必胀满。

下利，脉沉弦者，下重也。脉大者，为未止。脉微弱数者，为欲自止，虽发热不死。

沉为在里，弦为拘急，里气不足，是主下重。大则病进，此利未止。脉微弱数者，邪气微而阳气复，为欲自止，虽发热，止由阳胜，非大逆也。

下利，脉沉而迟，其人面少赤，身有微热，下利清谷者，必郁冒，汗出而解，病人必微厥。所以然者，其面戴阳，下虚故也。

下利清谷，脉沉而迟，里有寒也。面少赤，身有微热，表未解也。病人微厥，《针经》曰：下虚则厥。表邪欲解，临汗之时，以里先虚，必郁冒，然后汗出而解也。

下利，脉数而渴者，今自愈。设不差，必清脓血，以有热故也。

《经》曰：脉数不解，而下不止，必协热便脓血也。

下利后脉绝，手足厥冷，晬时脉还，手足温者生，脉不还者死。

下利后，脉绝，手足厥冷者，无阳也。晬时，周时也。周时厥愈，脉出，为阳气复，则得生①。若手足不温，脉不还者，为阳气绝，则见死也②。

伤寒下利，日十余行，脉反实者死。

下利者，里虚也。脉当微弱反实者，病胜藏也，故死。《难经》曰：脉不应病，病不应脉，是为死病。

下利清谷，里寒外热，汗出而厥者，通脉四逆汤主之。［十一］

下利清谷，为里寒。身热不解，为外热。汗出阳气通行于外，则未当厥。其汗出而厥者，阳气大虚也，与通脉四逆汤，以固阳气。

热利下重者，白头翁汤主之。［十二］

利则津液少，热则伤气，气虚下利③，致后重也。与白头翁汤，散热厚肠。

白头翁汤方

白头翁二两，苦寒　黄柏苦寒　黄连苦寒　秦皮苦寒，各三两

《内经》曰：肾欲坚，急食苦以坚之。利则下焦虚，是以纯苦之剂坚之。

上四味，以水七升，煮取二升，去滓，温服一升。不愈，更服一升。

---

① 则得生：汪氏本作"则生"。
② 则见死也：汪氏本作"则死"。
③ 下利：汪氏本作"不利"。

注
解
伤
寒
论

下利，腹胀满，身体疼痛者，先温其里，乃攻其表。温里①四逆汤，攻表②桂枝汤。[十三]

下利腹满者，里有虚寒，先与四逆汤温里。身疼痛，为表未解，利止里和，与桂枝汤攻表。

下利，欲饮水者，以有热故也，白头翁汤主之。[十四]

自利不渴，为藏寒，与四逆③以温藏。下利饮水为有热，与白头翁汤以凉中。

下利，谵语者，有燥屎也，宜小承气汤。[十五]

《经》曰：实则谵语。有燥屎为胃实，下利为肠虚，与小承气汤以下燥屎。

下利后更烦，按之心下濡者，为虚烦也，宜栀子豉汤。[十六]

下利后不烦，为欲解。若更烦而心下坚者，恐为谷烦。此烦而心下濡者，是邪热乘虚，客于胸中，为虚烦也，与栀子豉汤，吐之则愈。

呕家有痈脓者，不可治呕，脓尽，自愈。

胃脘有痈，则呕而吐脓，不可治呕，得脓尽，呕亦④自愈。

呕而脉弱，小便复利，身有微热见厥者，难治，四逆汤主之。[十七]

呕而脉弱，为邪气传里。呕则气上逆，而小便当不利。小便复利者，里虚也。身有微热见厥者，阴胜阳也，为难治，与四逆汤温里助阳。

干呕，吐涎沫，头痛者，吴茱萸汤主之。[十八]

干呕，吐涎沫者，里寒也。头痛者，寒气上攻也，与吴茱萸汤温里散寒。

呕而发热者，小柴胡汤主之。[十九]

《经》曰：呕而发热者，柴胡证具。

伤寒大吐大下之，极虚，复极汗出者，其人外气怫郁，复与之水，以发其汗，因得哕。所以然者，胃中寒冷故也。

大吐大下，胃气极虚，复极发汗，又亡阳气。外邪怫郁于表，则身热，医与之水，以发其汗，胃虚得水，虚寒相搏成哕也。

伤寒，哕而腹满，视其前后，知何部不利，利之则愈。

哕而腹满，气上而不下也。视其前后部，有不利者即利之，以降其气。前部，小便也；后部⑤，大便也。

释　音

跬音拳，不伸也　愤扶粉切，懑也　恶湿左，乌路切，耻也，憎也　撞宅江切，击也

---

① 温里：医统本作"温里宜"。
② 攻表：医统本作"攻表宜"。
③ 四逆：医统本作"四逆汤"。
④ 呕亦：医统本作"呕即"。
⑤ 后部：医统本作"后部者"。

注解伤寒论卷第七　仲景全书第十七

辨霍乱病脉证并治①第十三

问曰：病有霍乱者何？答曰：呕吐而利，名曰霍乱。

　　三焦者，水谷之道路。邪在上焦，则吐而不利。邪在下焦，则利而不吐。邪在中焦，则既吐且利。以饮食不节，寒热不调，清浊相干，阴阳乖膈，遂成霍乱。轻者，名曰吐利；重者，挥霍撩乱，名曰霍乱。

问曰：病发热，头痛，身疼，恶寒，吐利者，此属何病？答曰：此名霍乱。自吐下，又利止，复更发热也。

　　发热，头痛，身疼，恶寒者，本是伤寒，因邪入里，伤于脾胃，上吐下利，令为霍乱。利止里和，复更发热者，还是伤寒，必汗出而解。

伤寒，其脉微涩者，本是霍乱，今是伤寒，却四五日，至阴经上，转入阴，必利，本呕下利者，不可治也。欲似大便而反失气，仍不利者，属阳明也，便必鞕，十三日愈，所以然者，经尽故也。

　　微为亡阳，涩为亡血。伤寒脉微涩，则本是霍乱，吐利亡阳、亡血，吐利止，伤寒之邪未已，还是伤寒，却四五日，邪传阴经之时，里虚遇邪，必作自利，本呕者，邪甚于上，又利者，邪甚于下，先霍乱里气太②虚，又伤寒之邪，再传为吐利，是重虚也，故为不治。若欲似大便，而反失气仍不利者，利为虚，不利为实，欲大便而反失气，里气热也，此属阳明，便必鞕也。十三日愈者，伤寒六日，传过③三阴三阳，后六日再传经尽，则阴阳之气和，大邪之气去而愈也。

下利后，当便鞕，鞕则能食者愈。今反不能食，到后经中，颇能食，复过一经能食，过之一日，当愈。不愈者，不属阳明也。

　　下利后，亡津液，当便鞕，能食为胃和，必自愈。不能食者，为未和。到后经中，为复过一经，言七日后再经也。颇能食者，胃气方和，过一日当愈。不愈者，暴热使之能食，非阳明气和也。

恶寒，脉微而复利，利止，亡血也，四逆加人参汤主之。［一］

　　恶寒脉微而利者，阳虚阴胜也，利止则津液内竭，故云：亡血。《金匮玉函》曰：水竭则无血，与四逆汤温经助阳，加人参生津液益血。

---

①　并治：汪氏本作"并治法"。
②　太：汪氏本作"大"。
③　过：汪氏本作"遍"。

霍乱，头痛，发热，身疼痛，热多欲饮水者，五苓散主之。寒多不用水者，理中丸主之。[二]

> 头痛发热，则邪自风寒而来。中焦为寒热相半之分，邪稍高者，居阳分，则为热，热多欲饮水者，与五苓散以散之。邪稍下者，居阴分，则为寒，寒多不用水者，与理中丸温之。

理中丸方

人参甘温　甘草炙，甘平　白术甘温　干姜辛热，已上各三两

> 《内经》曰：脾欲缓，急食甘以缓之。用甘补之，人参、白术、甘草之甘，以缓脾气调中，寒淫所胜，平以辛热。干姜之辛，以温胃散寒。

上四味，捣筛为末，蜜和丸，如鸡黄大，以沸汤数合，和一丸，研碎，温服之。日三服，夜二服，腹中未热，益至三四丸，然不及汤。汤法：以四物依两数切，用水八升，煮取三升，去滓，温服一升，日三服。

加减法

若脐上筑者，肾气动也，去术加桂四两。

> 脾虚肾气动者，脐上筑动。《内经》曰：甘者，令人中满，术甘壅补，桂泄奔豚，是相易也。

吐多者，去术，加生姜三两。

> 呕家不喜甘，故去术。呕家多服生姜，以辛散之。

下多者，还用术。悸者，加茯苓二两。

> 下多者，用术以去湿。悸加茯苓，以导气。

渴欲得水者，加术，足前成四两半。

> 津液不足则渴，术甘以缓之。

腹中痛者，加人参，足前成四两半。

> 里虚则痛，加人参以补之。

寒者，加干姜，足前成四两半。

> 寒淫所胜，平以辛热。

腹满者，去术，加附子一枚。服汤后，如食顷，饮热粥一升许，微自温，勿发揭衣被。

> 胃虚则气壅腹满，甘令人中满，是去术也。附子之辛，以补阳散壅。

吐利止而身痛不休者，当消息和解其外，宜桂枝汤小和之。[三]

> 吐利止，里和也。身痛不休，表未解也。与桂枝汤小和之。《外台》云：里和表病，汗之则愈。

吐利汗出，发热恶寒，四肢拘急，手足厥冷者，四逆汤主之。[四]

> 上吐下利，里虚汗出，发热恶寒，表未解也。四肢拘急，手足厥冷，阳虚阴胜也。与四逆汤助阳退阴。

即吐且利，小便复利而大汗出，下利清谷，内寒外热，脉微欲绝者，四逆

汤主之。[五]

吐利亡津液，则小便当少，小便复利而大汗出，津液不禁，阳气大虚也。脉微为亡阳，若无外热，但内寒，下利清谷，为纯阴。此以外热，为阳未绝，犹可与四逆汤救之。

吐已下断，汗出而厥，四肢拘急不解，脉微欲绝者，通脉四逆加猪胆汁汤主之。[六]

吐已下断，津液内竭，则不当汗出，汗出者，不当厥。今汗出而厥，四肢拘急不解，脉微欲绝者，阳气太①虚，阴气独胜也。若纯与阳药，恐阴为格拒，或呕或躁，不得复入也。与通脉四逆汤加猪胆汁，胆苦人心而通脉，胆寒补肝而和阴，引置阳药不被格拒。《内经》曰：微者逆之，甚者从之。此之谓也。

吐利发汗，脉平，小烦者，以新虚不胜谷气故也。

《内经》曰：食入于阴，长气于阳。新虚不胜谷气，是生小烦。

辨阴阳易差后劳复病证并治②第十四

伤寒，阴阳易之为病，其人身体重，少气，少腹里急，或引阴中拘挛，热上冲胸，头重不欲举，眼中生花，膝胫拘急者，烧裈散主之。[一]

大病新差，血气未复，余热未尽，强合阴阳，得病者名曰易。男子病新差未平复，而妇人与之交，得病，名曰阳易；妇人病新差未平复，男子与之交，得病，名曰阴易。以阴阳相感动，其余毒相染著，如换易也。其人病身体重，少气者，损动真气也。少腹里急，引阴中拘挛，膝胫拘急，阴气极也。热上冲胸，头重不欲举，眼中生花者，感动之毒，所易之气，熏蒸于上也。与烧裈散以道阴气。

烧裈散方

上取妇人中裈近隐处，剪烧灰，以水和服方寸匕，日三服。小便即利，阴头微肿，则愈。妇人病，取男子裈当烧灰。

大病差后，劳复者，枳实栀子豉汤主之。若有宿食者，加大黄如博棋子大五六枚。[二]

病有劳复，有食复。伤寒新差，血气未平，余热未尽，早作劳动病者，名曰：劳复。病热少愈而强食之，热有所藏，因其谷气留传③，两阳相合而病者，名曰：食复。劳复，则热气浮越，与枳实栀子豉汤以解之。食复，则胃有宿积，加大黄以下之。

枳实栀子豉汤方

枳实三枚，炙，苦寒　栀子十四枚，擘，苦寒　豉一升，绵裹，苦寒

---

① 太：汪氏本作"大"。
② 并治：汪氏本作"并治法"。
③ 传：汪氏本作"搏"。

注解伤寒论

枳实栀子豉汤，则应吐剂，此云复令微似汗出者，以其热聚于上，苦则吐之。热聚①于表者，苦则发之。《内经》曰：火淫所胜，以苦发之。此之谓也。

上三味，以清浆水七升，空煮取四升，内枳实、栀子，煮取二升，下豉，更煮五六沸，去滓，温分再服，复令微似汗。

伤寒，差已后，更发热者，小柴胡汤主之［三］。脉浮者，以汗解之。脉沉实者，以下解之。

差后余热未尽，更发热者，与小柴胡汤以和解之。脉浮者，热在表也，故以汗解。脉沉者，热在里也，故以下解之。

大病差后，从腰已下有水气者，牡蛎泽泻散主之。［四］

大病差后，脾胃气虚，不能制约肾水，水溢下焦，腰以下为肿也。《金匮要略》曰：腰以下肿，当利小便。与牡蛎泽泻散，利小便而散水也。

牡蛎泽泻散方

牡蛎熬，咸平　泽泻咸寒　括蒌根苦寒　蜀漆辛平，洗去腥②　葶苈苦寒，熬　商陆根辛酸咸平，熬　海藻咸寒，洗去咸，已上各等分

咸味涌泄，牡蛎、泽泻、海藻之咸以泄水气。《内经》曰：湿淫于内，平以苦，佐以酸辛，以苦泄之。蜀漆、葶苈、括蒌、商陆之酸辛与苦，以导肿湿。

上七味，异捣下筛为散，更入臼中治之，白饮和，服方寸匕。小便利，止后服，日三服。

大病差后，喜唾，久不了了者，胃上有寒，当以丸药温之，宜理中丸。［五］

汗后，阳气不足，胃中虚寒，不内津液，故喜唾，不了了。与理中丸以温其胃。

伤寒解后，虚羸少气，气逆欲吐者，竹叶石膏汤主之。［六］

伤寒解后，津液不足而虚羸，余热未尽，热则伤气，故少气，气逆欲吐，与竹叶石膏汤，调胃散热。

竹叶石膏汤方

竹叶二把，辛平　石膏一斤，甘寒　半夏半升，洗，辛温　麦门冬一升，去心，甘平　人参三两，甘温　甘草二两，炙，甘平　粳米半升，甘微寒

辛甘发散而除热，竹叶、石膏、甘草之甘辛，以发散余热。甘缓脾而益气，麦门冬、人参、粳米之甘，以补不足。辛者散也，气逆者，欲其散，半夏之辛，以散气逆③。

上七味，以水一斗，煮取六升，去滓，内粳米，煮米熟，汤成，去米，温服一升，日三服。

病人脉已解，而日暮微烦，以病新差，人强与谷，脾胃气尚弱，不能消

---

① 聚：汪氏本作"散"。
② 去腥：汪氏本作"去脚"。
③ 气逆：汪氏本作"逆气"。

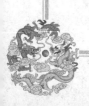

谷，故令微烦，损谷则愈。

<blockquote>阳明王于申、酉、戌，宿食在胃，故日暮微烦，当小下之，以损宿谷。</blockquote>

辨不可发汗病脉证并治[①]第十五

夫以为疾病至急，仓卒寻按，要者难得，故重集诸可与不可方治，比之三阴三阳篇中，此易见也。又时有不止是三阴三阳，出在诸可与不可中也。

<blockquote>诸不可汗、不可下，病证药方，前三阴三阳篇中，经注已具者，更不复出。其余无者，于此已后经注[②]备见。</blockquote>

脉濡而弱，弱反在关，濡反在巅，微反在上，涩反在下。微则阳气不足，涩则无血。阳气反微，中风，汗出而反躁烦。涩则无血，厥而且寒。阳微发汗，躁不得眠。

<blockquote>寸关为阳，脉当浮盛，弱反在关，则里气不及。濡反在巅，则表气不逮。卫行脉外，浮为在上以候卫。微反在上，是阳气不足。荣行脉中，沉为在下以候荣。涩反在下，是无血也。阳微不能固外，腠理开疏，风因客之，故令汗出而躁烦。无血则阴虚，不与阳相顺接，故厥而且寒。阳微无津液，则不能作汗，若发汗则必亡阳而躁。《经》曰：汗多亡阳，遂虚，恶风烦躁，不得眠也。</blockquote>

动气在右，不可发汗，发汗则衄而渴，心苦烦，饮即吐水。

<blockquote>动气者，筑筑然气动也。在右者，在脐之右也。《难经》曰：肺内证，脐右有动气，按之牢若痛。肺气不治，正气内虚，气动于脐之右也。发汗则动肺气，肺主气，开窍于鼻，气虚则不能卫血，血溢妄行，随气出于鼻为衄。亡津液，胃燥，则烦渴而心苦烦。肺恶寒，饮水[③]则伤肺，故饮即吐水。</blockquote>

动气在左，不可发汗，发汗则头眩，汗不止，筋惕肉瞤。

<blockquote>《难经》曰：肝内证，脐之[④]左有动气，按之牢若痛。肝气不治，正气内虚，气动于脐之左也。肝为阴之主，发汗，汗不止，则亡阳外虚，故头眩，筋惕肉瞤。《针经》曰：上虚则眩。</blockquote>

动气在上，不可发汗，发汗则气上冲，正在心端。

<blockquote>《难经》曰：心内证，脐上有动气，按之牢若痛。心气不治，正气内虚，气动于脐之上也。心为阳，发汗亡阳，则愈损心气，肾乘心虚，欲上凌心，故气上冲，正在心端。</blockquote>

动气在下，不可发汗，发汗则无汗，心中太[⑤]烦，骨节苦疼，目运，恶

<blockquote>
① 并治：汪氏本作"并治法"。
② 经注：汪氏本作"复注"。
③ 饮水：汪氏本作"饮冷"。
④ 之：汪氏本无此字。
⑤ 太：汪氏本作"大"。
</blockquote>

注解伤寒论

寒，食则反吐，谷不得前。

《难经》曰：肾内证，脐下有动气，按之牢若痛。肾气不治，正气内虚，动气发于脐之下也。肾者主水，发汗则无汗者，水不足也。心中大烦者，肾虚不能制心火也。骨节苦疼者，肾主骨也；目运者肾病则目眩眩如无所见。恶寒者，肾主寒也。食则反吐，谷不得前者，肾水干也。王冰曰：病呕而吐，食久反出，是无水也。

咽中闭塞，不可发汗，发汗则吐血，气欲绝，手足厥冷，欲得蜷卧，不能自温。

咽门者，胃之系。胃经不和，则咽内不利。发汗攻阳，血随发散而上，必吐血也。胃经不和，而反攻表，则阳虚于外，故气欲绝，手足冷，欲蜷而不能自温。

诸脉得数动微弱者，不可发汗，发汗则大便难，腹中干，胃燥而烦，其形相象，根本异源。

动数之脉，为热在表。微弱之脉，为热在里。发汗亡津液，则热气愈甚，胃中干燥，故大便难，腹中干，胃燥而烦。根本虽有表里之异，逆治之后，热传之则一，是以病形相象也。

脉濡[①]而弱，弱反在关，濡反在巅。弦反在上，微反下下。弦为阳运，微为阴寒。上实下虚，意欲得温。微弦为虚，不可发汗，发汗则寒栗，不能自还。

弦在上，则风伤气，风胜者，阳为之运动。微在下，则寒伤血，血伤者，里为之阴寒。外气怫郁为上实，里有阴寒为下虚。表热里寒，意欲得温，若反发汗，亡阳阴独，故寒栗不能自还。

咳者则剧，数吐涎沫，咽中必干，小便不利，心中饥烦，晬时而发，其形似疟，有寒无热，虚而寒栗，咳而发汗，蜷而苦满，腹中复坚。

肺寒气逆，咳者则剧。吐涎沫，亡津液，咽中必干，小便不利。膈中阳气虚，心中饥而烦。一日一夜，气大会于肺，邪上相击，晬时而发，形如寒疟，但寒无热，虚而寒栗。发汗攻阳，则阳气愈虚，阴寒愈甚，故蜷而苦满，腹中复坚。

厥，脉紧，不可发汗，发汗则声乱、咽嘶、舌萎、声不得前。

厥而脉紧，则少阴伤寒也，法当温里，而反发汗，则损少阴之气。少阴之脉，入肺中，循喉咙，挟舌本。肾为之本，肺为之标，本盛则标弱，故声乱、咽嘶、舌萎、声不得前。

诸逆发汗，病微者难差。剧者言乱、目眩者，死，命将难全。

不可发汗而强发之，轻者因发汗重而难差，重者脱其阴阳之气，言乱目眩而死。《难经》曰：脱阳者，见鬼，是此言乱也；脱阴者，目盲，是此目眩也。眩非玄而见玄，是近于盲也。

咳而小便利，若失小便者，不可发汗，汗出则四肢厥逆冷。

肺经虚冷，上虚不能治下者，咳而小便利，或失小便。上虚发汗，则阳气外亡。四肢者，诸阳之本，阳虚则不与阴相接，故四肢厥逆冷。

---

① 濡：汪氏本作"微"。

伤寒头痛，翕翕发热，形象中风，常微汗出自呕者，下之益烦，心中懊侬如饥。发汗则致痓，身强，难以屈伸。熏之则发黄，不得小便。灸则发咳唾。

　　伤寒当无汗、恶寒，今头痛、发热、微汗出，自呕，则伤寒之邪传而为热，欲行于里。若反下之，邪热乘虚流于胸中为虚烦，心中懊侬如饥。若发汗，则虚表，热归经络，热甚生风，故身强直而成痓。若熏之，则火热相合，消烁津液，故小便不利而发黄。肺恶火，灸则火热伤肺，必发咳嗽而唾脓。

辨可发汗病①脉证并治②第十六

大法，春夏宜发汗。

　　春夏阳气在外，邪气亦在外，故可发汗。

凡发汗，欲令手足俱周，时出以漐漐然，一时间许，亦佳③。不可令如水流漓。若病不解，当重发汗。汗多必亡阳，阳虚，不得重发汗也。

　　汗缓缓出，则表里之邪悉去。汗大出，则邪气不除，但亡阳也。阳虚为无津液，故不可重发汗。

凡服汤发汗，中病便止，不必尽剂。

　　汗多则亡阳。

凡云：可发汗，无汤者，丸散亦可用。要以汗出为解，然不如汤，随证良验。

　　《圣济经》曰：汤液主治，本乎腠理壅郁。除邪气者，于汤为宜。《金匮玉函》曰：水能净万物，故用汤也。

夫病脉浮大，问病者，言但便鞕尔。设利者，为大逆。鞕为实，汗出而解。何以故？脉浮当以汗解。

　　《经》曰：脉浮大应发汗，医反下之，为大逆。便鞕难，虽为里实。亦当先解其外，若行利药，是为太逆。结胸虽急，脉浮大，犹不可下，下之即死，况此便难乎。《经》曰：本发汗而复下之，此为逆。若先发汗，治不为逆。

下利后，身疼痛，清便自调者，急当救表，宜桂枝汤发汗。

　　《外台》云：里和表病，汗之则愈。

释　音④

拒音巨，抑也　函音含，又音咸，书函　䀮音荒，目不明也

---

① 病：原书无此字，今据原书目录补。
② 并治：汪氏本作"并治法"。
③ 亦佳：医统本作"益佳"。
④ 汪氏本的"释音"列在卷八后。

注解伤寒论卷第八　仲景全书第十八

辨发汗后病脉证并治①第十七

发汗多亡阳，谵语者，不可下，与柴胡桂枝汤，和其荣卫，以通津液，后自愈。

> 胃为水谷之海，津液之主。发汗多，亡津液，胃中燥，必发谵语；此非实热，则不可下，与柴胡桂枝汤，和其荣卫，通行津液，生则胃润，谵语自止。

此一卷，第十七篇，凡三十一证，前有详说。

辨不可吐第十八

合四证，已具太阳篇中。

辨可吐第十九

大法，春宜吐。

> 春时阳气在上，邪气亦在上，故宜吐。

凡用吐汤，中病即止，不必尽剂也。

> 要在适当，不欲过也。

病胸上诸实，胸中郁郁而痛，不能食，欲使人按之，而反有涎唾，下利日十余行，其脉反迟，寸口脉微滑，此可吐之。吐之，利则止。

> 胸上诸实，或痰实，或热郁，或寒结胸中，郁而痛，不能食，欲使人按之，反有涎唾者，邪在下，按之气下而无涎唾，此按之反有涎唾者，知邪在胸中。《经》曰：下利脉迟而滑者，内实也。今下利日十余行，其脉反迟，寸口脉微滑，是上实也，故可吐之。《玉函》曰：上盛不已，吐而夺之。

宿食，在上脘者，当吐之。

---

① 并治：汪氏本作"并治法"。

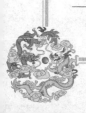

宿食在中下脘者，则宜下。宿食在上脘，则当吐。《内经》曰：其高者因而越之，其下者引而竭之。

病人手足厥冷，脉乍结，以客气在胸中。心下满而烦，欲食不能食者，病在胸中，当吐之。

此与第六卷厥阴门瓜蒂散证同。彼云：脉乍紧，此云：脉乍结，惟此有异。紧为内实，乍紧则实未深，是邪在胸中。结为结实，乍结则结未深，是邪在胸中。所以证治俱同也。

释　音

脘音管，胃府也　竭渠蘖切，尽也　蒂音帝，瓜蒂也

注解伤寒论卷第九　仲景全书第十九

辨不可下病脉证并治^①第二十

脉濡而弱，弱反在关，濡反在巅，微反在上，涩反在下。微则阳气不足，涩则无血。阳气反微，中风、汗出而反躁烦。涩则无血，厥而且寒。阳微不可下，下之则心下痞鞭。

阳微下之，阳气已虚，阴气内甚，故心下痞鞭。

动气在右，不可下。下之则津液内竭，咽燥、鼻干、头眩，心悸也。

动气在右，肺之动也。下之伤胃，动肺，津液内竭。咽燥鼻干者，肺属金，主燥也。头眩、心悸者，肺主气而虚也。

动气在左，不可下。下之则腹内拘急，食不下。动气更剧。虽有身热，卧则欲蜷。

动气在左，肝之动也。下之损脾，而肝气益胜，复得于脾，故腹内拘急，食不下，动气更剧也。虽有身热，以里气不足，故卧则欲蜷。

动气在上，不可下。下之则掌握热烦，身上浮冷，热汗自泄，欲得水自灌。

动气在上，心之动也。下之则伤胃，内动心气。心为火，主热。《针经》曰：心所生病者，掌中热。肝为藏中之阴，病则虽有身热，卧则欲蜷，作表热里寒也。心为藏中之阳，病则身上浮冷，热汗自泄，欲得水自灌，作表寒里热也。二藏阴阳寒热，明可见焉。

动气在下，不可下。下之则腹胀满，卒起头眩，食则下清谷，心下痞也。

动气在下，肾之动也。下之则伤脾，肾气则动，肾寒乘脾，故有腹满、头眩、下利^②则^③心下痞之证也。

咽中闭塞，不可下。下之则上轻下重，水浆不下，卧则欲蜷，身急痛，下利日数十行。

咽中闭塞，胃已不和也。下之则闭塞之邪为上轻，复伤胃气为下重，至水浆不下，卧则欲蜷，身急痛，下利日数十行，知虚寒也。

---

① 并治：汪氏本作"并治法"。
② 下利：汪氏本作"下清谷"。
③ 则：汪氏本无"则"字。

诸外实者，不可下。下之则发微热，亡脉厥者，当脐握热。

> 外实者，表热也，汗之则愈，下之为逆。下后里虚，表热内陷，故发微热。厥深
> 者，热亦深，亡脉厥者，则阳气深陷，客于下焦，故当脐握热。

诸虚者，不可下，下之则大渴，求水者易愈，恶水者剧。

> 《金匮玉函》曰：虚者十补，勿一泻之。虚家下之为重虚，内竭津液，故令大渴。
> 求水者，阳气未竭，而犹可愈。恶水者，阳气已竭，则难可制。

脉濡而弱，弱反在关，濡反在巅。弦反在上，微反在下。弦为阳运，微为
阴寒。上实下虚，意欲得温。微弦为虚，虚者不可下也。

> 虚家下之是为重虚。《难经》曰：实实虚虚，损不足益有余。此者，是中工所害也。

微则为咳，咳则吐涎，下之则咳止，而利因不休，利不休，则胸中如虫
啮，粥入则出，小便不利，两胁拘急，喘息为难，颈背相引，臂则不仁，极寒
反汗出，身冷若冰，眼睛不慧，语言不休，而谷气多入，此为除中，口虽欲
言，舌不得前。

> 《内经》曰：感于寒，则受病。微则为咳，甚则为泄、为痛。肺感微寒为咳，则脉
> 亦微也。下之，气下咳虽止，而因利不休，利不休则夺正气，而成危恶。胸中如虫啮。
> 粥入则出，小便不利，两胁拘急，喘息为难者，里气损也。颈背相引，臂为不仁，极寒
> 反汗出，身冷如冰者，表气损也。表里损极，至阴阳俱脱，眼睛不慧，语言不休。《难
> 经》曰：脱阳者见鬼，脱阴者目盲。阴阳脱者，应不能食，而谷多入者，此为除中，是
> 胃气除去也。口虽欲言，舌不得前，气已衰脱，不能运也。

脉濡而弱，弱反在关，濡反在巅。浮反在上，数反在下。浮为阳虚，数为
亡血[1]，浮为虚，数为热。浮为虚，自汗出而恶寒。数为痛，振寒而栗。微弱
在关，胸下为急，喘汗而不得呼吸，呼吸之中，痛在于胁，振寒相搏，形如疟
状，医反下之，故令脉数、发热、狂走见鬼，心下为痞，小便淋沥，小腹甚
硬，小便则尿血也。

> 弱在关，则阴气内弱。濡在巅，则是气外弱。浮为虚，浮在上，则卫不足也，故
> 云：阳虚。阳虚不固，故腠理汗出、恶寒。数亦为虚，数在下则荣不及，故云：亡血。
> 亡血则不能温润脏腑，故[2]数而痛，振而寒栗。微弱在关，邪气传里也，里虚遇邪，胸
> 下为急，喘而汗出，胁下引痛，振寒如疟。此里邪未实，表邪未解，医反下之，里气益
> 虚，邪热内陷，故脉数、发热、狂走见鬼，心下为痞，此热陷于中焦者也。若热气深
> 陷，则客于下焦，使小便淋沥，小腹甚鞕，小便尿血也。

脉濡而紧，濡则卫[3]气微，紧则荣中寒。阳微卫中风，发热而恶寒。荣紧
胃气冷，微呕心内烦。医为有大热，解肌而发汗。亡阳虚烦躁，心下苦痞坚。
表里俱虚竭，卒起而头眩。客热在皮肤，怅怏不得眠。不知胃气冷，紧寒在关

---

① 亡血：汪氏本作"无血"。
② 故：汪氏本作"脉"。
③ 卫：汪氏本作"胃"。

注解伤寒论

元。技巧无所施，汲水灌其身。客热应时罢，栗栗而振寒。重被而复之，汗出而冒巅。体惕而又振，小便为微难。寒气因水发，清谷不容间。呕变反肠出，颠倒不得安。手足为微逆，身冷而内烦。迟欲从后救，安可复追还。

　　胃冷荣寒，阳微中风，发热恶寒，微呕心烦。医不温胃，反为有热，解肌发汗，则表虚亡阳，烦躁，心下痞坚。先里不足，发汗又虚其表，表里俱虚竭，卒起头眩。客热在表，怅怏不得眠。医不救里，但责表热，汲水灌洗以却热，客热易罢，里寒益增，栗而振寒。复以重被复之，表虚遂汗出，愈使阳气虚也。巅，顶也，颠冒顶①体振寒，小便难者，亡阳也。寒因水发，下为清谷，上为呕吐，外有厥逆，内为躁烦，颠倒不安，虽欲拯救不可得也。《本草》曰：病势已过，命将难全。

脉浮而大，浮为气实，大为血虚。血虚为无阴，孤阳独下阴部者，小便当赤而难，胞中当虚，今反小便利，而大汗出，法应卫家当微，今反更实，津液四射，荣竭血尽干，烦而不得眠，血薄肉消，而成暴液。医复以毒药攻其胃，此为重虚，客阳去有期，必下如污泥而死。

　　卫为阳，荣为阴。卫气强实，阴血虚弱，阳乘阴虚，下至阴部。阴部，下焦也。阳为热则消津液，当小便赤而难。今反小便利而大汗出者，阴气内弱也。《经》曰：阴弱者，汗自出。是以卫家不微而反更实，荣竭血尽干，烦而不眠，血薄则肉消，而成暴液者，津液四射也。医反下之，又虚其里，是为重虚，孤阳因下而又脱去，气血皆竭，胃气内尽，必下如污泥而死也。

脉数者，久数不止，止则邪结，正气不能复，正气却结于藏，故邪气浮之，与皮毛相得。脉数者，不可下，下之则必烦，利不止。

　　数为热，止则邪气结于经络之间，正气不能②复行于表，则却结于藏，邪气独浮于皮毛。下之虚其里，邪热乘虚而入，里虚协热，必烦，利不止。

脉浮大，应发汗，医反下之，此为大逆。

　　浮大属表，故不可下。病欲吐者，不可下。

呕多，虽有阳明证，不可攻之。

　　为邪犹在胸中也。

太阳病，外证未解，不可下，下之为逆。

　　表未解者，虽有里证亦不可下，当先解外为顺。若反下之，则为逆也。《经》曰：本发汗而复下之，此为逆也。若先发汗，治不为逆。

夫病阳多者热，下之则鞕。

　　阳热证多，则津液少，下之虽除热，复损津液，必便难也。或谓阳多者表热也。下之则心下鞕。

无阳阴强，大便鞕者，下之则必清谷腹满。

　　无阳者，亡津液也。阴强者，寒多也。大便鞕则为阴结，下之虚胃，阴寒内甚，必

---

① 顶：汪氏本作"而"。
② 不能：医统本作"不得"。

清谷腹满。

伤寒发热，头痛，微汗出。发汗，则不识人。熏之则喘，不得小便，心腹满。下之则短气，小便难，头痛，背强。加温针则衄。

伤寒则无汗，发热，头痛，微汗出者，寒邪变热，欲传于里也。发汗则亡阳，增热，故不识人。若以火熏之，则火热伤气，内消津液，结为里实，故喘，不得小便，心腹满。若反下之，则内虚津液，邪欲入里，外动经络，故短气，小便难，头痛，背强。若加温针，益阳增热，必动其血，而为衄也。

伤寒，脉阴阳俱紧，恶寒发热，则脉欲厥。厥者，脉初来大，渐渐小，更来渐渐大，是其候也。如此者恶寒，甚者，翕翕汗出，喉中痛。热多者，目赤脉多，睛不慧，医复发之，咽中则伤。若复下之，则两目闭，寒多者便清谷，热多者便脓血。若熏之，则身发黄。若熨之，则咽燥。若小便利者，可救之。小便难者，为危殆。

脉阴阳俱紧，则清邪中上，浊邪中下，太阳少阴俱感邪也。恶寒者少阴，发热者太阳，脉欲厥者，表邪欲传里也。恶寒甚，则变热，翕翕汗出，喉中痛，以少阴之脉，循喉咙故也。热多者，太阳多也。目赤脉多者，睛不慧，以太阳之脉起于目故也。发汗攻阳，则少阴之热因发而上行，故咽中伤。若复下之，则太阳之邪，因虚而内陷，故两目闭。阴邪下行为寒多，必便清谷。阳邪下行为热多，必便脓血。熏之，则火热甚，身必发黄。熨之，则火热轻，必为咽燥。小便利者，为津液未竭，犹可救之。小便难者，津液已绝，则难可制而危殆矣。

伤寒发热，口中勃勃气出，头痛，目黄，衄不可制，贪水者必呕，恶水者厥。若下之，咽中生疮，假令手足温者，必下重便脓血。头痛目黄者，若下之，则两目闭。贪水者，脉必厥，其声嘤，咽喉塞。若发汗，则战栗，阴阳俱虚。恶水者，若下之，则里冷不嗜食，大便完谷出。若发汗，则口中伤，舌上白胎。烦燥①、脉数实，不大便六七日，后必便血，若发汗，则小便自利也。

伤寒发热，寒变热也。口中勃勃气出，热客上膈也。头痛目黄，血②不可制者，热蒸于上也。《千金》曰：无阳即厥，无阴即呕。贪水者必呕，则阴虚也。恶水者厥，则阳虚也。发热口中勃勃气出者，咽中已热也，若下之亡津液，则咽中生疮，热因里虚而下，若热气内结，则手足必厥。设手足温者，热气不结而下行，作协热利，下重便脓血也。头痛目黄者，下之，热气内伏，则目闭。贪水为阴虚，下之又虚其里，阳气内陷，故脉厥，声嘤，咽喉闭塞。阴虚发汗，又虚其阳，使阴阳俱虚而战栗也。恶水为阳虚，下之又虚胃气，虚寒内甚，故里冷不嗜食。阳虚发汗，则上焦燥烦，故口中伤烂，舌上白胎而烦燥③也。《经》曰：脉数不解，合热则消谷喜饥。至六七日不大便者，此有瘀血，此脉数实，不大便六七日，热畜血于内也。七日之后，邪热渐解，迫血下行，必便血也。便血发汗，阴阳俱虚，故小便利。

① 烦燥：汪氏本、医统本皆作"烦躁"。是。
② 血：医统本作"衄"。
③ 烦燥：医统本作"烦躁"。是。

注解伤寒论

下利，脉大者，虚也，以其强下之故也。设脉浮革，固尔肠鸣者，属当归四逆汤主之。

> 脉大为虚，以未应下而下之，利因不休也。浮者，按之不足也。革者，实大而长微弦也。浮为虚，革为寒，寒虚相搏，则肠鸣，与当归四逆汤，补虚散寒。

辨可下病脉证并治①第二十一

大法，秋宜下。

> 秋时阳气下行，则邪亦在下，故宜下。

凡服下药，用汤胜丸，中病即止，不必尽剂也。

> 汤之为言荡也，涤荡肠胃，溉灌脏腑，推陈燥结，却热下寒，破散邪疫，理导，润泽枯槁，悦人皮肤，益人血气。水能净万物，故胜丸散。中病即止者，如承气汤证云：若一服，利而②止后服。又曰：若一服，谵语止，更莫复服。是不尽剂也。

下利，三部脉皆平，按之心下鞕者，急下之，宜大承气汤。

> 下利者，脉当微厥，今反和者，此为内实也。下利三部脉平者，已为实，而久③按之心下鞕，故④知邪甚，故宜大承气汤下之。

下利，脉迟而滑者，内实也。利未欲止，当下之，宜大承气汤。

> 《经》曰：脉迟者，食干物得之。《金匮要略》曰：滑则谷气实。下利脉迟而滑者，胃有宿食也。脾胃伤食，不消水谷，是致下利者，云：⑤内实。若但以温中厚肠之药，利必未⑥止，可与大承气汤，下去宿食，利自止矣。

问曰：人病有宿食，何以别之？师曰：寸口脉浮而大，按之反涩，尺中亦微而涩，故知有宿食，当下之，宜大承气汤。

> 寸以候外，尺以候内。浮以候表，沉以候里。寸口脉浮大者，气实血虚也。按之反涩，尺中亦微而涩者，胃有宿食里气不和也。与大承气汤，以下宿食。

下利，不欲食者，以有宿食故也，当下之⑦，与大承气汤。

> 伤食则恶食，故不欲食，如伤风恶风、伤寒恶寒之类也。

下利差后，至其年月日复发者，以病不尽故也，当下之，宜大承气汤。

> 乘春，则肝先受之。乘夏，则心先受之。乘至阴，则脾先受之。乘秋，则肺先受

---

① 并治：汪氏本作"并治法"。
② 而：医统本作"则"。
③ 久：汪氏本作"又"。
④ 故：汪氏本作"则"。
⑤ 云：汪氏本作"为"。
⑥ 未：汪氏本作"不"。
⑦ 当下之：汪氏本作"当宜下之"。

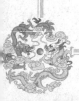

之。假令春时受病，气必伤肝，治之难愈①，邪有不尽者，至春时元受月日，内外相感，邪必复动而痛也②。下利为肠胃疾，宿积不尽，故当下去之。

下利，脉反滑，当有所去，下之乃愈，宜大承气汤。

《脉经》曰：滑脉者，为病③食也。下利脉滑，则内有宿食，故云：当有所去，与大承气汤，以下宿食。

病腹中满痛者，此为实也，当下之，宜大承气汤。

《金匮要略》曰：病者腹满，按之不痛为虚，痛为实，可下之。腹中满痛者，里气壅实也，故可下之。

伤寒后脉沉，沉者，内实也。下解之，宜大柴胡汤。

伤寒后，为表已解，脉沉为里未和，与大柴胡汤，以下内实。《经》曰：伤寒差以后，更发热，脉沉实者，以下解之。

脉双弦而迟者，必心下鞭。脉大而紧者，阳中有阴也，可以下之，宜大承气汤。

《金匮要略》曰：脉双弦者寒也。《经》曰：迟为在藏。脉双弦而迟者，阴中伏阳也，必心下鞭。大则为阳，紧则为寒，脉大而紧者，阳中伏阴也，与大承气汤，以分阴阳。

释　音

啮鱼结切，噬也　盥音贯，澡手也　怅怏左，丑亮切，望恨也。右，于亮切，不服也　嘤于耕切，鸟鸣也　溉灌左，居代切。右，音贯，注也

---

① 难愈：医统本作"难，虽愈"。
② 痛也：医统本作"病也"。
③ 熊译元校记：脉滑者为宿食也。汪本宿误病。

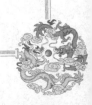

注解伤寒论卷第十 仲景全书第二十

辨发汗吐下后病脉证并治①第二十二

此第十卷，第二十二篇，凡四十八证，前三阴三阳篇中，悉具载之。

卷内音释，上卷已有。

此已下诸方，于随卷本证下虽已有，缘止以加减言之，未甚明白，似于览者检阅未便，今复校勘，备列于后。

桂枝加葛根汤②方

葛根四两　芍药二两　甘草二两　生姜三两，切　大枣十二枚，擘　桂枝二两，去皮③

上六④味，以水一斗，先煮、麻黄⑤、葛根减二升，去上沫，内诸药，煮取三升，去滓，温服一升，复取微似汗，不须啜粥，余如桂枝⑥法。

桂枝加厚朴杏子汤方

于桂枝汤方内，加厚朴二两，杏仁五十个，去皮尖，余依前法。

桂枝加附子汤方

于桂枝汤方内，加附子一枚，炮，去皮，破八片，余依前法。术附汤方，附于此方内，去桂枝，加白术四两，依前法。

桂枝去芍药汤方

于桂枝汤方内，去芍药，余依前法。

桂枝去芍药加附子汤方

于桂枝汤方内，去芍药，加附子一枚，炮，去皮，破八片，余依前法。

桂枝麻黄各半汤方

桂枝一两十六铢，去皮　芍药　生姜切　甘草炙　麻黄各一两，去节　大枣四枚，擘　杏仁⑦二十四个，汤浸，去皮尖及两仁⑧者

---

① 并治：汪氏本作"并治法"，是。
② 汪氏本"汤"下有"主之"。
③ 汪氏本此后有"麻黄三两，去节"。
④ 六：汪本作"七"。
⑤ 麻黄：医统本无"麻黄"二字。
⑥ 桂枝：医统本作"桂枝汤"。
⑦⑧ 杏仁：医统本作"人"。

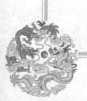

上七味，以水五升，先煮麻黄一二沸，去上沫，内诸药，煮取一升八合，去滓，温服六合。

桂枝二麻黄一汤方

桂枝一两十七铢，去皮 芍药一两六铢 麻黄十六铢，去节 生姜一两六铢，切 杏仁①十六个，去皮尖 甘草一两二铢，炙 大枣五枚，擘

上七味，以水五升，先煮麻黄一二沸，去上沫，内诸药，煮取二升，去滓，温服一升，日再。

白虎加人参汤方

于白虎汤方内，加人参三两，余依白虎汤法。

桂枝去桂加茯苓白术汤方

于桂枝汤方内，去桂枝，加茯苓、白术各三两，余依前法，煎服，小便利，则愈。

已上九方病证，并在第二卷内。

葛根加半夏汤方

于葛根汤方内，加入半夏半升，余依葛根汤法。

桂枝加芍药生姜人参新加汤方

于第二卷桂枝汤方内，更加芍药、生姜各一两，人参三两，余依桂枝汤法服。

栀子甘草豉汤方

栀子豉汤方内，加入甘草二两，余依前法。得吐，止后服。

栀子生姜豉汤方

栀子豉汤方内，加生姜五两，余依前法。得吐，止后服。

柴胡加芒消④汤方

小柴胡汤方内，加芒消④六两，余依前法。服不解，更服。

桂枝加桂汤方

第三⑤卷桂枝汤方内，更加桂二两，共五两，余依前法。

已上六方病证，并在第三卷内。

柴胡桂枝汤方

桂枝去皮 黄芩 人参各一两半 甘草一两，炙 半夏二合半 芍药一两半 大枣六枚，擘 生姜一两半，切 柴胡四两

上九味，以水七升，煮取三升，去滓，温服。

附子泻心汤方

大黄二两 黄连 黄芩各一两 附子一枚，炮，去皮，破，别煮取汁

上四味，切三味，以麻沸汤二升渍之，须臾，绞去滓，内附子汁，分温

---

① 杏仁：医统本作"人"。
④ 芒消：汪氏本作"芒硝"。
⑤ 三：汪氏本作"二"，是。

注解伤寒论

再服。

生姜泻心汤方

生姜四两，切　甘草三两，炙　人参三两　干姜一两　黄芩三两　半夏半升，洗　黄连一两　大枣十二枚，擘①

上八味，以水一斗，煮取六升，去滓，再煎，取三升，温服一升，日三服。

甘草泻心汤方

甘草四两　黄芩三两　干姜三两　半夏半升，洗　大枣十二枚，擘　黄连一两

上六味，以水一斗，煮取六升，去滓，再煎，取三升，温服一升，日三服。

黄芩加半夏生姜汤方

于黄芩汤方内，加半夏半升，生姜一两半，余依黄芩汤法服。

已上五方病证，并在第四卷内。

桂枝加大黄汤方

桂枝三两，去皮　大黄一两　芍药六两　生姜三两，切　甘草二两，炙　大枣十二枚，擘

上六味，以水七升，煮取三升，去滓，温服一升，日三服。

桂枝加芍药汤方

于第二卷桂枝汤方内，更加芍药三两，通②前共六两，余依桂枝汤法服。

四逆加吴茱萸生姜汤方

当归三两　芍药三两　甘草二两，炙　通草二两　桂枝三两，去皮　细辛三两　生姜半斤，切　吴茱萸二升　大枣二十五枚，擘

上九味，以水六升，清酒六升，和煮，取五升，去滓，温分五服。一方，水酒各四升。

已上三方病证，并在第六卷内。

四逆加人参汤方

于四逆汤方内，加人参一两，余依四逆汤法服。

四逆加猪胆汁汤方

于四逆汤方内，加入猪胆汁半合，余依前法服。如无猪胆，以羊胆代之。

已上二方病证，并在第七卷内。

---

① 擘：汪氏本无"擘"字。
② 通：汪氏本作"随"。

《注解伤寒论》考

《伤寒论》在明、清时代通行的版本有两种：一是明·赵开美复刻的北宋国家校正医书局高保衡等人校正的北宋本；二是南宋绍兴 14 年严器之刻印的金·成无已编著的《注解伤寒论》。由于赵氏《宋本伤寒论》流传不广，且又是白文，而《注解伤寒论》经成无已引经据典，逐条逐句详尽注释，为医家所欢迎，故为主要流行版本，其意义自不待言。

一、《注解伤寒论》版本溯源

金·聊摄（今山东省聊城县）人成无已于 1140 年前已编著完成《注解伤寒论》，大约在金熙宗天眷与皇统年间（1138 年～1144 年）成无已在临潢府（辽称西楼，今内蒙古巴林左翼的波罗和屯）会见了严器之，严器之"亲观其书，诚难默默，不揆荒芜，聊序其略"于 1144 年（绍兴 14 年甲子），严器之亦为当时名医，"余家医业五十载，究旨穷经，自幼迄老"（《伤寒明理论》严器之序），成无已约请严器之作序，亦在情理之中。严器之为《伤寒明理论》作序时间 1142 年（壬戌绍兴十二年），为《注解伤寒论》作序时间是 1144 年（甲子绍兴十四年）。赵开美的复刻本当取是书。收集在《仲景全书》中，于1599 年（明万历二十七年）刊行问世。

毛晋所刻金钞本与赵开美的刻本略有小异，毛晋的刻本，前不但有严器之的序，还增加渑池令魏公衡、武安王纬的序和退翁王鼎的跋，此刻本刊行于1172 年（大定十二年壬辰），根据王鼎的跋可知该本为一乡人在临潢遇赦放回，带回《注解伤寒论》，后被王鼎所获得，王鼎因无力刻版刊行，于 1171 年"遂于辛卯冬，出谒故人，以于所费，一出而就"，求救故人，资助刊行，此时成无已已去世，魏公衡的序中写道："未及刊行，而成君不幸去世"。

张孝忠的版本是将《注解伤寒论》、《伤寒明理论》和《伤寒论方》共同收编成集刊行，此版本最早刊刻于 1204 年 5 月（开禧改元五月甲子）。该本《注解伤寒论》的来源，根据张孝忠的跋可知，张孝忠于 1190 年（绍熙庚戌年）入都，在医师王光庭家获得该本，后守荆门，再迁襄阳（均在今湖北省境内），寻得《明理论》四卷（《明理论》三卷五篇、《论方》一卷二十篇，亦合称《明理论》四卷），后又迁徙郴山，张孝忠考虑到"士大夫宦四方，每病无医。予来郴山，尤所叹息，欲示以教，难于空言"，因此决定，"故刊此书"（世称

注
解
伤
寒
论

"郴山本"），做到"以为模式，使家藏其本，人诵其言，夭横伤生，庶乎免矣"。《四库全书提要》赞许曰："则在当时，固已深重其书矣"！

二、成无己生平简介

成天己的生平无系统的历史文献资料可查考，唯有《医林列传》、早期《注解伤寒论》版本的严器之的序、魏公衡的序、王纬的序以及张孝忠的跋、王鼎的跋等零星资料可供参考。

成无己聊摄人（今山东省聊城县），生卒年代不详，根据张孝忠的跋："成公当乙亥、丙子岁，其年九十余，则必生于嘉祐、治平之间"，即 1063～1066 年。其后的《四库全书总目》、《郑堂读书记》、《读书敏求记》及《山东通志》等，皆宗张说，后人亦未提出异议。《医林列传》未记成无己的生卒。现代李玉清先生根据魏公衡的序和王鼎的跋，推算成无己约生于"庆历末年～至和初年"，即 1044 年～1052 年间（李玉清．成无己生平及《注解伤寒论》撰注年代考，中华医史杂志，1997；27（4）：24）。成无己卒于 1144 年～1172 年间，因为严器之的序作于"甲子中秋日"（1144 年），其时成无己尚在世，而魏公衡的序则写道："未及刊行而成君不幸去世"，该版刊行 1172 年（大定十二年），可知成氏于 1172 年前已去世。推算成无己享年 100～120 岁。

成无己家世代业医，且精通儒学，有"儒医"之称。成无己自幼聪明，知识渊博，继承家业而从医，后成名医，"治病百无一失"，名噪一时。成氏精通《本草经》、《难经》、《素问》、《灵枢》及《伤寒论》等。大约在靖康——天眷年间（1127年～1140年）"为权贵挈居临潢"，从此成无己伦落金人地区，直至客死临潢。后人称宋成无己，即指成氏前半生而言；称金成无己，即指成氏后半生，两者皆可。

成无己"皆引《内经》，旁牵众说"，"四十余年方成"《注解伤寒论》。是年成无己已九十岁矣。

三、《注解伤寒论》的价值

1.《注解伤寒论》为注释《伤寒论》的创始者，且注释水平，如汪琥说："成无己注解《伤寒论》，犹王太仆（王冰）之注《内经》"《伤寒论辨证广注》），《四库全书总目》亦说："在当时已深重其书矣"，《郑堂读书记》云："注则本《灵》、《素》、《难经》诸书，以发其奥，可谓仲景之忠臣，医家之圭臬矣"。《注解伤寒论》不仅是《伤寒论》注释的创始者，而且注释精详，不仅在当时，直至现代，也仍然是学习和研究《伤寒论》重要参考书。《伤寒杂病论》成书后即散佚，后虽经王叔和整理成《伤寒论》和《金匮要略》，然《伤寒论》仍流传不广，后再经北宋医书校正局校正的宋本，亦传世稀少，直至明代赵开美复刻《宋本伤寒论》，所见者亦寥，而在元明清时代，《注解伤寒论》则是主要的《伤寒论》版本，因此医家学习和研究《伤寒论》，多数依据《注解伤寒论》，可见《注解伤寒论》在历史上起到《伤寒论》传播和学习的承前启后的作用，其贡献不可磨灭。

2.《宋本伤寒论》在北宋治平二年（1065 年）校正颁行，是年成无己出生，40 岁开始注解《伤寒论》，至 80 岁前成书（1144 年），故多数学者认为"成无己始据宋刊本，为《伤寒论》作注"，但是，《注解伤寒论》与《宋本伤寒论》略有差异，咎其原因，一说"成本辗转翻刻，已非聊摄之旧"（陆渊雷语），二说"成氏注一，已掺入不少己见，又经一再翻雕，出入更大"（任应秋语），此二说无确凿证据，似乎推断，1960 年赵有忱先生在《辽宁医药杂志》上提出："成氏生于北宋治平二年，80 岁时注解完《伤寒论》。那时他的家乡虽然沦陷于金国统治下之，但 60 岁以前，他是属于北宋的，当时林亿等校正的《伤寒论》印刷本，刚刚问世不久。并且成氏家世业医，所以他研究和注解《伤寒论》时，除参考了林亿的校正本而外，一定还可以找到未经林亿校勘的民间写本来作参考。这是成本与宋本《伤寒论》之间，在内容上往往有些出入的原因。"此说虽有见地，但未找到证据，但我们从陆渊雷的《伤寒论今释》中可以看到其考证可以作此佐证，陆氏云："《本草纲目》谓人参、柴胡，唯张仲景《伤寒论》作'人蓡'、作'茈'者，唯成本释音，有'蓡音参'、'茈音柴'之文，则知成本多存古字。"我们可以认为成无己在注解《伤寒论》时另有版本，因此对《注解伤寒论》与《宋本伤寒论》的差异处，不可轻率否定或认为是成氏掺入的己见，可以认为是来源于别本《伤寒论》，何况成无己注释《伤寒论》严谨、认真，历 40 年而成，其随意性绝无可能。

3.《注解伤寒论》与《宋本伤寒论》皆为 10 卷、22 篇本，两者的篇次、条文顺序及内容基本相同。

《注解伤寒论》比《宋本伤寒论》多有：全书前多"首卷"运气图解；各卷后多"释音"一项，将各卷中的疑难字标出注音和释义；原文各条下，均有成氏的精详注解。

"首卷"运气图解（汪济川本作"图解运气图"），除《注解伤寒论》外，均不见于《伤寒论》版本，因此多数学者认为此"首卷"为成无己所编加。纵观全文，"首卷"内容与《伤寒论》毫无联系，非为《伤寒论》所原有，这是医家共识，但认为是成无己自编，我不敢苟同，因为若为成无己自编，成氏又何必在"首卷"中加注，因此极可能成氏取《宋本伤寒论》前民间抄本所为。

"释音"项为初学者提供疑难字的读音和释义，亦为成氏贡献之一。

"条文注解"乃是成无己的主要贡献，严器之赞叹曰："实前贤所未言，后学所未识，是得仲景之深意者也。"诚然成无己在注解《伤寒论》时，前后略有矛盾之处，但"亦白璧微瑕，固无损于连城也"（王肯堂语），此说公允。

《注解伤寒论》与《宋本伤寒论》不同之处还有：《注解伤寒论》无《宋本伤寒论》中的林亿等人的校注语以及王叔和校注语等；重大区别在于《注解伤寒论》没

注解伤寒论

有《宋本伤寒论》各卷首的子目性条文，而这些子目性条文与正文条文相重复，没有子目性条文应该是正确的；《注解伤寒论》无复出方，同名处方只保留一处一方，而《宋本伤寒论》有40首复出方，亦显累赘；《注解伤寒论》卷八、卷九、卷十的"可"与"不可"中无重出条文，而《宋本伤寒论》卷八、卷九、卷十中则有重出条文，亦显多余；《注解伤寒论》卷十集中备列25首加减方，而此25首加减方在《宋本伤寒论》中则分列于卷二、卷三、卷四、卷六及卷七中；此外两者在个别条文字句和少数方药剂量存在差异。

《注解伤寒论》和《宋本伤寒论》出现差异的原因何在？除认为《注解伤寒论》掺入了成无己的己见和《注解伤寒论》反复雕版出现的错误外，我认为成无己注解《伤寒论》时，是《宋本伤寒论》刚颁行40年，成无己治学严谨，注释认真，倘若采用《宋本》，似不可能轻率地全部删去林亿等人的校注语，是否可认为成无己在注解《伤寒论》时所采用的底本非《宋本》，或是选用了民间流传本。如果是这样，《注解伤寒论》的价值不仅是注释作用，其校勘《伤寒论》的价值亦不可低估。

4.《注解伤寒论》的版本现今流行的主要有二种：

一是明代赵开美于明·万历己亥（1599年）翻刻南宋绍兴甲子年（1144年）严器之的校正本，并收集于《仲景全书》中刊行，前有严器之序。由于《仲景全书》刊行量少，见其全貌者亦不多，人民卫生出版社在1956年2月影印赵开美本《注解伤寒论》，是取材于《仲景全书》的版本，并将赵开美"刻《仲景全书》序"、高保衡等人校正"《伤寒论》序"、"医林列传"及北宋元祐三年（1088年）发售小字本《伤寒论》的敕文等也影印在《注解伤寒论》中，这些序文等，原本在《仲景全书》前，即在《伤寒论》前，由于人卫社在影印单行本《注解伤寒论》时，将此序文等，移植于此，因此也误导了个别学者，如鲁兆麟等先生认为："《注解伤寒论》现在比较通行的有三种版本，第一是影印明·赵开美翻刻的宋·林亿新校正本（鲁兆麟等点校《注解伤寒论》"点校说明"辽宁科学技术出版社），显然是错误的。

二是上海涵芬楼影印明·嘉靖乙巳（1545年）汪济川校刊的《注解伤寒论》，该版前有：嘉靖乙巳年（1545年）江瓘的《刻伤寒论序》，嘉靖乙巳年郑佐的《新刻伤寒论序》、《伤寒论》原序及南宋绍兴甲子年（1144年）严器之的序。由于人民卫生出版社自1963年后10余次将汪济川氏本排印达345700余册，所以现在此版本最为流行，后来的注释者亦多取此书。另外要指出，人民卫生出版社在"出版说明"中，"曾参照赵开美本校勘"的说明，赵开美是指赵开美翻刻的此宋本《伤寒论》，即本书称之为《宋本伤寒论》，不是指赵开美翻刻的《注解伤寒论》。

赵氏版《注解伤寒论》与汪氏版《注解伤寒论》，其内容基本一致，但有细微差异，主要是少数字句上。但较为明显的差别在《辨脉法》中："立夏得洪大脉，是其本位。其人病身体苦疼重者，须发其汗。若明日身不疼不重者，不须发汗。若汗濈濈自出者，明日便解矣。何以言之？立夏得洪大脉，是其时脉，故使然也。四时仿此。"此段赵开美本《注解伤寒论》为正文，而汪济川本《注解伤寒论》则为注文，现考据《金匮玉函经》、《敦煌本伤寒论》、《高继冲本伤寒论》、《宋本伤寒论》等，此段皆为正文，可知汪济川本误作注文了。由于汪氏本流传较广，知该段为正文者为数不多，而误认此段为注文者比比皆是。

四、《注解伤寒论》版本复刻印简况

国内有：

① 1144 年严器之刊本。

② 1172 年王鼎刊本。

③ 1304 年孝永堂刊本。

④ 1365 年西园余氏刊本。

⑤ 1509 年种德堂刊本。

⑥ 1545 年汪济川主一斋刊本。

⑦ 1599 年赵开美影刻本。

⑧ 明代步月楼刊行《古今医统正脉全书》单行本。

⑨ 1601 年吴勉学刊行《古今医统正脉全书》本。

⑩ 明代同德堂刊本。

⑪ 1741 年《四库全书》本。

⑫ 1823 年贵文堂刊本。

⑬ 1844 年信元堂刊本。

⑭ 1862 年刊本。

⑮ 1864 年刊本。

⑯ 1865 年聚锦堂刊本。

⑰ 1870 年双白燕堂刊本。

⑱ 1975 年宛委山庄刊本。

⑲ 1880 年扫叶山房刊本。

⑳ 1894 年及 1901 年崇文斋刊本。

㉑ 1895 年文运书局刊本。

㉒ 1896 年复古斋石印本。

㉓ 1896 年益元书局刊本。

㉔ 1896 年湖南书局刊本。

㉕ 1896 年汉文书局刊本。

㉖ 1899 年刊本。

㉗ 1907 年京师医书局刊本。

㉘ 广州大文堂刊本。

㉙ 清两仪堂刊本。

㉚ 1911 年上海江东书局石印本。

㉛ 1923 年北京中医学社木刻本。

㉜ 1924 年上海启新书局石印本。

㉝ 1924 年上海广雅书局石印本。

㉞ 1924 年上海中华书局铅印《四部备要》本。

㉟ 1924 年上海中医书局铅印本。

㊱ 1924 年丰城，熊罗宿影本。

㊲ 1955 年上海商务印书馆校正注济川刊本，1973 年再版。

㊳ 1956 年人民卫生出版社影印本，1982 年再版。

㊴ 1962 年人民卫生出版社点校本，1963 年～1997 年共 10 次再版。

㊵ 1997 年辽宁科技出版社点校本。

㊶ 2000 年学苑出版社李顺保编著《伤寒论版本大全》校注本。

日本有：

① 1659 年（万治二年）《仲景全书》本。

② 1715 年（正德五年）刊本。

③ 1756 年（宝历六年》京都刊本。

④ 1835 年（天保六年）跻寿馆影刊本。

⑤ 1835 年（天保六年）覆元刊本。

⑥ 1840 年（天保十年）《和训伤寒论》刊本。

⑦ 1841 年（天保十一年）《订字标注伤寒论》刊本。

⑧ 1847 年（弘化四年）刊本。

历代《伤寒论》类著作书目汇总表

说　　明

　　自《伤寒论》以降，迄今近二千年，其《伤寒论》类著作约近 2000 余种之多，虽经历代整理，但因逐年增加而不可终止，故借编著《伤寒论版本大全》之余，将汉末至 1999 年历代《伤寒论》类书目汇总成表，以供学习《伤寒论》时检索、参考、研究之用。

　　该《表》参考书藉如下。

《历代伤寒书目考》1934 年曹炳章撰

《中医图书联合目录》1961 年中医研究院图书馆编

《中国分省医藉考》1984 年天津中医学院编

《馆藏中医线装书目》1986 年中国中医研究院图书馆编

《伤寒论辞典》1987 年刘渡舟主编

《全国中医图书联合目录》1991 年北京图书馆中医研究院图书馆合编

《历代伤寒著作书目辑录》1991 年唐明华编

《中医古藉珍本提要》1992 年余瀛鳌等编著

《伤寒论手册》1994 年张启基等编

《历代史志书目著录医藉汇考》1994 年李茂如等编著

《伤寒论学术史》1995 年叶发正著

《伤寒论古今研究》1994 年关庆增等主编

《中国医籍考》（日）丹波元胤

《宋以前医籍考》（日）冈西为人

《中国医学书目》（日）黑田源次

《全国总书目》1949 年～1965 年、1970 年、1972 年、1981 年～1989 年、1991 年、1992 年、1996 年

《全国新书目》1966 年～1969 年、1971 年～1987 年

《全国科技图书总览》1991 年～1994 年、1996 年、1997 年

《科技新书目》1998 年、1999 年

　　该《汇总表》分四类：

一、《伤寒论》类著作存世书目

二、《伤寒论金匮要略合编》类著作存世书目

三、《伤寒论》类著作存目

四、《伤寒论金匮要略》合编类著作存目

各类书目按著作年代顺序排列，首列该总表书目序号、书名、卷数（一卷或不分卷者不录）、作者时代、作者姓名（号、字）、著作方式、著作出版年代（无成书年代者，按序年代论处）、出版者（出版社）、版本版次等。

丛书中有单行本者，以单行本编号，无单行本者，以丛书中子目编号，丛书一般不编号，以免重复计算。

《伤寒论》类书籍中的校注本、重编本等，凡有新意者，皆作新书编号处理。

凡《伤寒论》类书籍已亡佚，但留书名者，皆作存目处置，其著作年代不详者，以作者生年计。

《伤寒论》类书籍数以千计，因年代久远，亡佚难免，残缺亦多。近代人虽加以整理，但遗漏、重复者亦不少见，故无公认之准确数字。我今步前人之后尘，错误难免，祈望专家学者斧正。

李顺保

二〇〇〇年元月

一、《伤寒论》类著作存世书目

001　**仲景全书·伤寒论　十卷**　（宋本伤寒论）　　　　　　　　　　　1599 年
〔汉〕张仲景述　〔晋〕王叔和撰次
〔宋〕林亿等校正　〔明〕赵开美校刻
① 1912 年湖北柯逢时刊印本
② 1915 年神州医药书报社铅印本
③ 1923 年恽铁樵影印本
④ 1926 年上海复古书局石印本
⑤ 1931 年上海中医书局影印本
⑥ 1955 年重庆市中医学会铅印本（重辑宋本伤寒论）
⑦ 1973 年台湾台联国风书局铅印本
⑧ 1976 年上海人民卫生出版社（删去"平脉"、"辨脉"、"伤寒例"）
⑨ 1982 年台湾集文书局排印本
⑩ 1991 年刘渡舟主编《伤寒论校注》人民卫生出版社
002　⑪ 2000 年李顺保《伤寒论版本大全·宋本伤寒论》学苑出版社
003　**金匮玉函经　八卷**　〔汉〕张仲景著　〔晋〕王叔和撰次
① 1066 年〔宋〕林亿等校正本
② 1084 年北宋元祐刊本
③ 1716 年上海陈士杰刊本
④ 1955 年人民卫生出版社影印本
004　⑤ 2000 年学苑出版社李顺保《伤寒论版本大全·金匮玉函经》校注本
005　**康平本伤寒论**　〔汉〕张仲景撰
① 1061 年〔日〕丹波雅忠抄本
② 1937 年〔日〕大冢敬节校注汉方医学会刊本
③ 1946 年苏州友助医学社刊本
④ 1947 年上海千顷堂铅印本
⑤ 1954 年上海千顷堂重印本
⑥ 1988 年湖南科技出版社铅印本
006　⑦ 2000 年学苑出版社李顺保《伤寒论版本大全·康平本伤寒论》校注本

007 **康治本伤寒论** 〔汉〕张仲景撰
　　① 1143 年〔日〕沙门了纯抄录
　　② 1858 年〔日〕户上玄斐重校京都书林刊本
　　③ 1965 年〔日〕日本民族医学研究所影印本
　　④ 1982 年中医古籍出版社影印本
008 ⑤ 2000 年学苑出版社李顺保《伤寒论版本大全·康治本伤寒论》校注本
009 **敦煌本伤寒论**
　　① 1988 年马继兴主编《敦煌古医藉考释》江西科学技术出版社
　　② 1988 年赵健雄著《敦煌医粹》贵州人民出版社
　　③ 1994 年丛春雨主编《敦煌中医药全书》中医古籍出版社
010 ④ 2000 年李顺保编著《伤寒论版本大全·敦煌本伤寒论》学苑出版社
011 **唐本伤寒论** 〔汉〕张仲景著　〔唐〕孙思邈编次　　　　　　628 年
　　① 628 年《千金翼方》本
　　② 1066 年林亿等校正《千金翼方》本
　　③ 1307 年梅溪书院复刻《千金翼方》本
　　④ 1605 年王肯堂《千金翼方》刊刻本
　　⑤ 1763 年保元堂《千金翼方》刊刻本
　　⑥ 1955 年、1985 年人民卫生出版社《千金翼方》影印本
　　⑦ 1997 年辽宁科技出版社《千金翼方》点校本
　　⑧ 1994 年中医古籍出版社钱超尘《唐本伤寒论》校注本
012 ⑨ 2000 年苑出版社李顺保《伤寒论版本大全·唐本伤寒论》校注本
013 **高继冲本伤寒论** 〔汉〕张仲景撰　〔荆南〕高继冲编次　　　968 年
　　① 992 年《太平圣惠方》本
　　② 1794 年日本宽政本
　　③ 1958 年人民卫生出版社排印本
014 ④ 1993 年学苑出版社钱超尘《伤寒论文献通考·高继冲本伤寒论》校注本
015 ⑤ 2000 年学苑出版社李顺保《伤寒论版本大全·高继冲本伤寒论》点校本
016 **伤寒微旨论　二卷** 〔宋〕韩祗和撰　　　　　　　　　　　1086 年
　　① 1854 年新昌庄氏过客轩校刻长恩书室丛书
　　② 1914 年上海千顷堂书局石印本
　　③ 影钞文溯阁四库全书
　　④ 见四库全书
　　⑤ 见守山阁丛书
　　⑥ 见珠丛别录

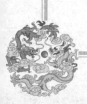

⑦ 见求志居丛书

⑧ 见长恩书室丛书

⑨ 见半亩园丛书

⑩ 见丛书集成初编

017 伤寒论总病论　六卷　〔宋〕庞安时（安常）撰　　　　　　1100 年

① 1823 年黄氏思居礼居复宋刻本

② 清光绪蜚英馆石印本

③ 1912 年武昌医馆刻本

④ 1922 年上海博古斋据士礼居黄氏丛书本影印

⑤ 上海千顷堂书局据士礼居黄氏全书本影印

⑥ 民国进业书局据士礼居黄氏丛书本影印

⑦ 1956 年商务印书馆铅印本

⑧ 见士礼居黄氏丛书

⑨ 见四库全书

⑩ 见武昌医馆丛书

⑪ 见丛书集成初编

⑫ 1987 年湖北科学技术出版社铅印本

⑬ 1989 年人民卫生出版社邹德环点校本

018 伤寒类证活人书（南阳活人书）　二十卷　〔宋〕朱肱（翼中）撰　　1107 年

① 1591 年徐熔校刻本

② 1616 年刻本

③ 1786 年浙江问梅居士抄本

④ 清嘉庆刻本

⑤ 1884 年江南机器制造局刻本

⑥ 1886 年广东刻本

⑦ 1897 年儒林堂刻本

⑧ 1897 年广州拾芥园刻本

⑨ 棱陵吴鸣凤校刻本

⑩ 1919 年上海鸿章书局石刻本

⑪ 1939 年商务印书馆铅印本

⑫ 1955 年商务印书馆铅印本

⑬ 见伤寒全书

⑭ 见古今医统正脉全书

⑮ 见丛书集成初编

⑯ 1982 年台湾集文书局铅印精装本

⑰ 1978 年台湾文光图书有限公司铅印本

019 **伤寒百问　六卷**　〔宋〕朱肱(翼中)撰　　　　　　　　　1108 年

　① 1757 年书林涩川清石旦门刻本

　② 见南阳活人书

020 **伤寒十劝　一卷**　〔宋〕李子建　　　　　　　　　　　年代不详

　① 见类证活人书后附

　② 见医方类聚卷三十

021 **伤寒百证歌(注解仲景伤寒百证歌)　五卷**　　　　　　　1132 年
〔宋〕许叔微(知可)撰

　① 元刻本

　② 1852 年藏修书屋刻本

　③ 清汀州张氏刻励志斋丛书本

　④ 1881 年吴兴陆氏刻十万卷楼丛书本

　⑤ 翠琅玕馆丛书本

　⑥ 铁琴铜剑楼影抄本

　⑦ 1889 年上海江左书林石印本

　⑧ 1890 年新会刘氏藏修书屋刻本

　⑨ 南海黄氏刻芋园丛书本

　⑩ 成都铅印本

　⑪ 1918 年福州郑奋扬校勘铅印本

　⑫ 1935 年苏州国医书社铅印王氏医学丛书本

　⑬ 1937 年上海商务印书馆铅印本

　⑭ 见述古丛抄

　⑮ 见十万卷楼丛书

　⑯ 见丛书集成初编

022 **伤寒九十论　十卷**　〔宋〕许叔微(知可)撰　　　　　　1132 年

　① 1853 年木活字排印琳琅秘室丛书本

　② 1888 年会稽董氏取斯堂木活字排印琳琅秘室丛书本

　③ 1899 年成都邓氏崇文斋刻本

　④ 1912 年双流黄氏济忠堂刻本

　⑤ 见琳琅秘室丛书

　⑥ 见求志居丛书

　⑦ 见丛书集成初编

⑧ 见中国医学大成

⑨ 1955、1956 年商务印书馆铅印合刊本

023 **伤寒发微论（注解仲景伤寒发微论） 三卷**　　　　　　1132 年

〔宋〕许叔微（知可）撰

① 元刻本

② 1611 年乔山堂刘龙田刻本

③ 1881 年吴兴陆氏十万卷楼丛书本

④ 1884 年上海王氏文海堂刻本

⑤ 见十万卷楼丛书

⑥ 见丛书集成初编

024 **伤寒百问歌　四卷**　〔宋〕钱闻礼撰　　　　　　　　1162 年

① 1309 年刻本

② 明万历雷杏泉刻本

③ 1912 年武昌医馆刻本

④ 1960 年人民卫生出版社铅印本

⑤ 1977 年台湾大孚书局铅印本

⑥ 1991 年中国书店据武昌医馆本影印本

025 **伤寒解惑论　一卷**　〔宋〕汤尹才　　　　　　　　　1173 年

① 见伤寒百问歌卷一

② 见医方类聚

026 **伤寒要旨　二卷**　〔宋〕李柽（与几）　　　　　　　1171 年

117 年始执郡斋刻本

027 **伤寒补亡论（仲景伤寒补亡论）　二十卷**　〔宋〕郭雍（子和）　　1181 年

① 明万历刻本

② 1821 年徐锦校刻本心太平轩藏板

③ 1911 年武昌医馆校刻本

④ 1909 年海丰吴氏梁园铅印豫医双璧本

⑤ 1925 年苏州锡承医社铅印本

⑥ 1959 年上海科技出版社铅印本（更名为仲景伤寒补亡论）

⑦ 见豫医双璧

⑧ 见武昌医馆丛书

⑨ 1992 年中国书店影印本

⑩ 1994 年人民卫生出版社排印本

028　**伤寒类书活人总括(活人总括)　七卷**　　　　1264 年
〔宋〕杨士瀛(登父、仁斋)撰
① 元刻本
② 1550 年朱崇正刻本
③ 1828 年鲍泰圻重校活字本
④ 见鲍氏汇校医学四种
⑤ 见仁斋直指医学四种

029　**类编伤寒活人书括指掌图论(伤寒类证活人书括、证类伤寒活人书括)**
　　　九卷　　　　　　　　　　　　　　　　　　　1166 年
〔宋〕李知先(元象)原撰　〔元〕吴恕(蒙斋)图论
〔明〕熊均(宗立、道轩、勿听子)续编
① 1564 年日新书堂刻本
② 1589 年金陵书坊唐少桥刻本
③ 明崇义詹道坚刻本

030　**伤寒括要诗　一卷**　〔宋〕刘元宾(子仪、通真子)撰
见医方类聚

031　**注解伤寒论　十卷**　〔汉〕张机(仲景)撰　〔金〕成无己注　　1144 年
① 1144 年严器之刊本
② 1172 年王鼎刊本
③ 1304 年孝永堂刊本
④ 1365 年西园余氏刊本
⑤ 1509 年熊氏种德堂刊本
⑥ 1545 年江济川主一斋刊本
⑦ 1599 年赵开美《仲景全书》刊本
⑧ 明代步月楼《古今医统正脉全书》单行本
⑨ 1601 年吴勉学刊《古今医统正脉全书》单行本
⑩ 明代同德堂刊本
⑪ 1823 年贵文堂刊本
⑫ 1844 年信元堂刊本
⑬ 1862 年刊本
⑭ 1864 年刊本
⑮ 江阴朱文震本
⑯ 1865 年聚锦堂刊本
⑰ 1870 年常郡双白燕堂刊本

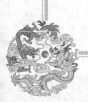

⑱ 1741 年《四库全书》本

⑲ 1875 年常郡宛委山庄刊本

⑳ 1880 年扫叶山房刊本

㉑ 1894 年和 1901 年崇文斋刊本

㉒ 1895 年文运书局刊本

㉓ 1986 年益元书局刊本

㉔ 1896 年湖南书局刊本

㉕ 1896 年复古斋刊本

㉖ 1899 年刊本

㉗ 1907 年京师书局刊本

㉘ 清广州大文堂本

㉙ 清两仪堂刊本

㉚ 补山房刊本

㉛ 文翰楼刊本

㉜ 1923 年北京中医学社刊本

㉝ 1911 年、1912 年上海江东书局本

㉞ 1924 年上海启新书局本

㉟ 1924 年上海广雅书局本

㊱ 1924 年上海中华书局本

㊲ 1924 年上海中医书局本

㊳ 1924 年丰城熊罗宿影印本

㊴ 1919 年、1929 年、1936 年上海商务印书馆影印本

㊵ 1929 年上海受古书店本

㊶ 1956 年、1982 年人民卫生出版社影印本

㊷ 1963 年～1997 年人民卫生出版社排印本(汪氏本)10 次

㊸ 1997 年辽宁科技出版社点校本

032 ㊹ 2000 年学苑出版社《伤寒论版本大全》排印点校本

033 **伤寒明理论 三卷** 〔金〕成无己撰 一卷

① 元刻本

② 明安政堂刻本

③ 1601 年新安吴勉学校刻古今医统正脉全书本

④ 1728 年洛阳万卷堂刻本

⑤ 1880 年扫叶山房刻本

⑥ 1894 年成都崇文斋邓氏刻仲景全书本

⑦ 1896 年益元书局刻本

⑧ 1896 年湖南书局刻本

⑨ 清常州陆氏双白燕堂刻本

⑩ 清广州大文堂刻本

⑪ 民国上海受古书店石印本

⑫ 1955 年商务印书馆铅印本

⑬ 1957 年上海卫生出版社铅印本

⑭ 1959 年科技卫生出版社铅印本

⑮ 见古今医统正脉全书

⑯ 见注解伤寒论附录

⑰ 见仲景全书

⑱ 见丛书集成初编

⑲ 见中国医学大成

034 **伤寒直指　十六卷**　　　　　　　　　　　　　　　　　　1156 年

〔汉〕张机(仲景)述　〔晋〕王熙(叔和)撰　〔金〕成无己注

1759 年上海强健抄本

035 **伤寒类证　三卷**〔金〕宋元公　　　　　　　　　　　　　　1163 年

① 1163 年刻本(据抱经楼藏书志)

② 见仲景全书

036 **伤寒标本心法类萃　二卷**　〔金〕刘完素(守真、河间居士)撰　1186 年

① 1601 年吴勉学校刻古今医统正脉全书本

② 明万历中吴勉学刻刘河间医学六书本

③ 1907 年京师医局刻古今年统正脉全书本

④ 民国千顷堂书局石印刘河间医学六书本

⑤ 1982 年人民卫生出版社铅印本

⑥ 见古今医统正脉全书

⑦ 见刘河间医学六书

⑧ 见丛书集成初编

037 **伤寒直格(刘河间直格论方)　三卷**　　　　　　　　　　　1186 年

〔金〕刘完素撰　〔元〕葛雍(仲穆)编

① 1328 年建安翠岩精舍刻本

② 1431 年刻本

③ 1609 年书林张斐刻本

④ 民国千顷堂书局石印刘河间医学六书本

⑤ 1982 年人民卫生出版社点校铅印本

⑥ 见河间伤寒三、六书

⑦ 见河间医学六书

⑧ 见古今医统正脉书

⑨ 见丛书集成初编

038 **伤寒心镜（伤寒心镜别集、张子和心镜别集） 一卷**

〔金〕张从正(子和、戴人)撰　常德编　　　　　　　　　　1217 年

① 1609 年书林张斐刻本

② 1909 年上海千顷堂书局石印本

③ 见古今医统正脉全书

④ 见刘河间医学六书

039 **伤寒心要（河间伤寒心要） 一卷** 〔金〕镏洪编　　　　1234 年

① 元刊本据酝宋楼藏书志略

② 明种德堂本据图书寮善本书目略

③ 明嘉靖刊本据郎园读收志略

④ 1909 年上海千顷堂书局石印本

⑤ 见古今医统正脉全书

⑥ 见刘河间医学六书

⑦ 见丛书集成初编

040 **伤寒钤法** 〔金〕马宗素　程德斋撰　　　　　　　　　1234 年

① 清初陈长卿刻本

② 清东溪堂刻本

③ 1921 年上海大成书局石印本

④ 见薛氏医案

041 **刘河间伤寒医鉴 一卷** 〔金〕马宗素撰　　　　　　　1235 年

① 1601 年吴勉学校刻古今医统正脉全书本

② 1909 年上海千顷堂书局印刘河间医学六书本

③ 见古今医统正脉全书

④ 见刘河间医学六书

⑤ 见丛书集成初编

042 **阴证略例 一卷** 〔元〕王好古(进之、海藏)撰　　　　1237 年

① 1879 年归安陆心源十万卷楼丛书本

② 1956 年上海商务印书馆铅印本

③ 1985 年江苏科技出版社中医古籍小丛书点校本

④ 见济生拔萃

⑤ 见十万卷楼丛书

⑥ 见三三医书

⑦ 见丛书集成初编

⑧ 见中国医学大成

043　**此事难知**　二卷　〔元〕王好古（进之、海藏）撰　　　　1308年

① 1308年刻本

② 1484年刻本

③ 1529年梅南书屋刻东垣十书本

④ 1601年步月楼刻东垣十书本映旭斋藏板

⑤ 1881年广州云林阁刻本

⑥ 1907京师医书局刻古今医统正脉全书本、1923年补刻本

⑦ 清文奎堂刻本

⑧ 1956、1957年人民卫生出版社影印本

⑨ 1985年江苏科学技术出版社中医古籍小丛书校注本

⑩ 见济生拔萃

⑪ 见古今医统正脉全书

⑫ 见东垣十书

⑬ 见四库全书

⑭ 见影印元明善本丛书十种

044　**伤寒纪玄妙用集**　十卷　〔元〕尚从善编次　　　　1311年

浙江省图书馆藏抄本

045　**伤寒活人指掌图**　三卷　〔元〕吴恕（如心、蒙斋）撰　　　1337年

① 元刻黑口本

② 1704年天盖楼刻本

③ 见医方类聚

046　**伤寒图歌活人指掌**　五卷　〔元〕吴恕（蒙斋）撰　　　1337年

① 1600年闽乔山堂刘龙田刻本

② 1605年闽书林熊成治刻本

③ 1615年刻本

④ 明末致和堂刻本

⑤ 清初清苑王轩刻本

⑥ 见医要集览

047 **伤寒活人指掌提纲　一卷**　〔元〕吴恕撰　　　　　　　1337 年
　　① 明刻医要集览本
　　② 见医要集览

048 **云歧子保命集论类要　三卷**　〔元〕张璧（云歧子）撰　　1341 年
　　① 明宣德钱氏刻本
　　② 见济生拔萃
　　③ 见丛书集成初编

049 **伤寒金镜录（敖氏伤寒金镜录、外伤金镜录、伤寒舌辨）　一卷**　1341 年
　　〔元〕杜本（伯原）撰
　　① 1559 年马崇儒校刊本
　　② 1766 年钱塘王氏刻本
　　③ 医林指月本
　　④ 图书集成印书局据医林指月刻印本
　　⑤ 史可华重订本 1955 年杭州新医书局铅印本
　　⑥ 1956 年上海卫生出版社据前版重印本

050 **医经溯洄集　一卷**　〔元〕王履（安道、畸叟、抱独山人）撰　1368 年
　　① 明初刊本
　　② 见东垣十书
　　③ 见古今医统正脉全书
　　④ 见四库全书
　　⑤ 见丛书集成初编
　　⑥ 1956 年人民卫生出版社影印本

051 **伤寒治例　一卷**　〔明〕刘纯（宗厚）撰　　　　　　　　1396 年
　　① 明刻本
　　② 见刘纯医学全集

052 **金镜内台方议　十二卷**　〔明〕许宏（弘宗道）撰集　　　1422 年
　　① 1794 年程永培校刻本
　　② 1819 年敬业乐群楼刻本
　　③ 1957 年上海卫生出版社铅印本
　　④ 1959 年上海科学技术出版社铅印本
　　⑤ 1985 年江苏科学技术出版社铅印本
　　⑥ 1986 年人民卫生出版社王云凯点校本

053 **伤寒全生集　四卷**　〔明〕陶华（尚文、节庵）撰　　　　1445 年
　　① 1615 年在关中薛贞刻本

② 1640 年娄东蔡懋德刻本

③ 明崇祯豫章长春堂刻本

④ 1772 年松荫堂刻本

⑤ 1782 年古越尺木堂刻本，又眉寿堂刻本

⑥ 1810 年叶氏眉寿堂刻本

⑦ 1819 年眉寿堂刻本，又长洲书业堂刻本，桐石山房刻本

⑧ 1912 年上海江东书局石印本

054 **伤寒明理续论** 〔明〕陶华撰 　　　　　　　　　　　　　　1445 年
① 明刻本

② 见伤寒六书

③ 见古今医统正脉全书

④ 见丛书集成初编

055 **伤寒家秘的本** 〔明〕陶华撰 　　　　　　　　　　　　　　1445 年
① 1529 年胡汝城刻本

② 见伤寒六书

③ 见古今医统正脉全书

④ 见丛书集成初编

056 **伤寒六书** 〔明〕陶华撰 　　　　　　　　　　　　　　1445 年
（1）伤寒家秘的本　一卷

（2）伤寒明理续论　一卷

（3）伤寒琐言　一卷

（4）伤寒杀车槌法　一卷

（5）伤寒一提金启蒙　一卷

（6）伤寒脉证截江网　一卷

① 1522 年刻本

② 1601 年吴勉学校刻古今医统正脉全书本

③ 1612 年李存济刻本

④ 明万历书林锡环堂刻本

⑤ 明武林何景道刻本

⑥ 明学会堂刻本

⑦ 明书林遗德堂刻本

⑧ 1833 年文发堂刻本

⑨ 1864 年经国堂刻本

⑩ 清敦化堂刻本

⑪ 清大兴堂刻本

⑫ 清味经堂刻本

⑬ 清鸣盛堂刻本

⑭ 1901 年京师医书局刻古今医统正脉全书本 1923 年补刻

⑮ 1930 年上海千顷堂石印本

⑯ 1931 年、1934 年上海中医书局铅印本

⑰ 1990 年人民卫生出版社点校本

⑱ 见古今医统正脉全书

⑲ 见丛书集成初编

057 **伤寒一提金启蒙** 一卷 〔明〕陶华撰   1445 年

① 见伤寒六书

② 见古今医统正脉全书

③ 见丛书集成初编

058 **伤寒琐言** 一卷 〔明〕陶华撰   1445 年

① 1522 年刻本

② 见明刊医书四种

③ 见伤寒六书

④ 见古今医统正脉全书

⑤ 见丛书集成初编

059 **伤寒杀车槌法** 一卷 〔明〕陶华撰   1445 年

060 **伤寒脉证截江网** 一卷 〔明〕陶华撰   1445 年

① 见伤寒六书

② 见古今医统正脉全书

③ 见丛书集成初编

061 **陶氏伤寒全书** 〔明〕陶华撰   1445 年

1719 年抄本

062 **伤寒类证便览** 十二卷 〔明〕陆彦功辑   1449 年

明弘治刻本

063 **潜溪续编伤寒蕴要** 〔明〕彭用光编   1505 年

1516 年刻本

064 **伤寒蕴要全书** 〔明〕吴绥辑   1505 年

① 明刻本

② 康熙刻本

065　**伤寒全书　五卷**　〔明〕陶华撰　　　　　　　　　　　　1521 年
　　　明正德刻本

066　**伤寒摘锦　二卷**　〔明〕万全(密斋)撰　　　　　　　　　1549 年
　　　① 明末清畏堂刻本
　　　② 1712 年忠信堂刻本、1778 年重印本
　　　③ 清康熙间视履斋刻本
　　　④ 清敷文堂刻万密斋医学全书本
　　　⑤ 见万密斋医学全书

067　**伤寒摘玄**　〔明〕杨珣撰　黄伯淳编　　　　　　　　　　1560 年
　　　明嘉靖刻本

068　**王氏家宝伤寒证明条备览**　〔明〕王震(志霖)编　　　　　1561 年
　　　① 1561 年双泉书斋刻本
　　　② 明天启刻本

069　**伤寒撮要　六卷**　〔明〕缪存济(慕松)撰　　　　　　　　1567 年
　　　1567 年新安汪滋刻本

070　**伤寒论条辨　八卷　附录　三卷**〔明〕方有执(中行)撰　　1589 年
　　　① 1592 年歙县方氏刻本浩然楼藏板
　　　② 清康熙浩然楼刻本
　　　③ 1805 年成都过学斋刻本
　　　④ 清秩斯堂刻本
　　　⑤ 1925 年谓南严氏孝义家塾刻本
　　　⑥ 1957 年四川人民出版社据 1925 年谓南严氏原版重印本
　　　⑦ 1957 年人民卫生出版社铅印本
　　　⑧ 见四库全书
　　　⑨ 1991 年上海古籍出版社影印本

071　**伤寒论注三种**　〔明〕方有执
　　　1957 年上海商务印书馆铅印本

072　**仲景伤寒论注解**　〔明〕方有执撰　　(清)北园主人删订
　　　1819 年拱辰堂刻本

073　**伤寒三秘**　〔明〕刘浴德(肖斋、子新)撰　　　　　　　　1596 年
　　　1596 年刻本

074　**校定伤寒论旧文理镜　六卷**
　　　〔明〕王肯堂(字泰)校　〔明〕　日　(康信)注　　　　　　1602 年
　　　1602 年刻本

075 **伤寒准绳 八卷** 〔明〕王肯堂（宇泰、损庵、念西居士）辑　　1604 年
　①1604 年刻本
　②1699 年金坛虞氏刻本
　③1793 程永培校修敬堂刻本
　④1892 年上海图书集成印书局铅印本
　⑤清九思堂刻本
　⑥1912 年上海鸿宝斋石印本
　⑦1935 年上海扫叶山房石印本
　⑧见六科证治准绳

076 **东垣伤寒正脉 十二卷** 〔明〕王执中（叔权）撰　　1608 年
　明万历云间姚氏世征堂刻本

077 **伤寒典 二卷** 〔明〕张介宾（会卿、景岳、通一子）撰　　1624 年
　见景岳全书

078 **治伤寒全书** 〔明〕李盛春　　1626 年
　见医学研悦

079 **伤寒五法** 〔明〕陈长卿撰　　1631 年
　①1631 年权滋堂刻本
　②1666 年石楷校刻本
　③1667 年颐志堂刻本
　④1683 年刻本
　⑤1785 年浪华好古堂梧桐馆刻本
　⑥见伤寒三种
　⑦见十竹斋刊袖珍本医书

080 **伤寒活人指掌补注辨疑 三卷** 〔明〕童养学（壮吾）编　　1632 年
　①明崇祯刻本
　②1661 年醉耕堂刻本
　③1795 年黄鹤龄家刻本
　④1888 年刻本
　⑤见伤寒六书纂要辨疑后附

081 **伤寒六书纂要辨疑 四卷** 〔明〕童养学（壮吾）撰　　1632 年
　①1632 年金陵原刻本
　②1658 年大梁周氏醉耕堂刻本
　③1661 年新筑玉堂书室刻本
　④1797 年乐道堂刻本

⑤ 1984 年中医古籍出版社据 1632 年刻本影印本（附伤寒活人指掌补注辨疑）

082　**伤寒集验　六卷**　〔明〕陈文治（国章）撰　　　　1633 年
　　① 1633 年四川布政司刻本
　　② 1980 年上海古籍书店据崇祯六年本影印

083　**伤寒会要**　〔明〕江原岷　　　　1637 年
　　1637 年抄本（上海中医学院图书馆藏）

084　**伤寒补天石　二卷　续二卷**　〔明〕戈维城（存橘）撰　　　　1644 年
　　① 1811 年朱陶性活字本经义堂藏板
　　② 清宁波汲绠堂刻本
　　③ 清金阊经义堂刻本
　　④ 1932 年上海中医书局铅印本
　　⑤ 见活人精言

085　**伤寒论遥问（附张仲景伤寒原方遥问）十四卷**　　　　1644 年
　　〔明〕徐行（周道、还园）编

086　**伤寒续论遥问**　〔明〕徐行（周道、还园）编　　　　1644 年
　　上海中医药大学图书馆藏清抄本

087　**伤寒秘要　二卷**　〔明〕陈长卿撰　　　　1644 年
　　见十竹斋刻袖珍本医书

088　**伤寒意珠篇　二卷**　〔明〕韩籍琬撰　　　　1644 年
　　明画锦堂刻本

089　**张卿子伤寒论　七卷**　〔明〕张遂辰（卿子、相期、西庄老人）撰　　　　1644 年
　　① 明刻本
　　② 清初圣济堂刻本
　　③ 清文翰楼刻本
　　④ 清锦和堂刻本
　　⑤ 1929 年上海受古书店石印本
　　⑥ 1956 年上海卫生出版社铅印本
　　⑦ 见仲景全书（五种本）
　　⑧ 见中国医学大

090　**伤寒括要　三卷　附方二卷**
　　〔明〕李中梓（士材、念藏、尽凡居士）撰　　　　1649 年
　　① 1649 年刻本
　　② 清康熙刻本

③ 清嘉庆朱陶活字本白鹿山房藏板

④ 清书三味楼刻本

⑤ 见珍本医书集成

091 撰集伤寒世验精法　八卷

〔明〕张吾仁(春台)撰　(清)张于乔(孟迁)编　　　　1666年

① 1666年刻本

② 1743年天中保和堂刻本

③ 清乾隆刻本

④ 1817年思诚堂杜氏刻本

⑤ 1890年广东文乐轩刻本

⑥ 1992年上海科技出版社影印本

092 仲景伤寒论疏钞金锌

〔明〕卢之颐(繇生、晋公、子繇、芦中人)撰　　　　1644年

① 明刻本

② 1649年刻本

③ 1657年刻本

093 伤寒总论　〔明〕秦昌遇(景明)撰　　　　　1706年

清刻本

094 伤寒三种　〔明〕胡正心纂集　　　　　　1632年

(1) 陈长卿伤寒五法

(2) 陈长卿伤寒秘要

(3) 杜本伤寒金镜

见十竹斋刻袖珍本

095 类编伤寒活人书括指掌图论　十卷　〔明〕熊宗立(道轩、勿听子)

① 明正德间刻本

② 1508年刻本

③ 1589年金陵书坊唐少桥刊本

④ 明崇义詹道坚刻本

096 伤寒门医案　〔明〕萧京(万兴、通隐子》　　　1644年

见轩歧救正录

097 集注伤寒论　〔明〕赵开美集注　　　　　1599年

见张仲景医学全书

098 伤寒心大成　四卷　〔明〕陈法昂参订　　　1687年

清康照初天盖楼刊本

099　**伤寒述微　三卷**　〔清〕李栻撰　　　　　　　　　　　　　1646 年
南益堂刻本

100　**尚论篇(尚论张仲景伤寒论重编三百九十七法、伤寒尚论篇)　四卷**
〔清〕喻昌(嘉言、西昌老人)撰　　　　　　　　　　　　　1648 年

101　**尚论后篇　四卷**　〔清〕喻昌(嘉言、西昌老人)撰　　　1648 年

① 1648 年锡环堂刻本

② 清康熙刻本

③ 1736 年两仪堂刻本

④ 1739 年靖安在兹园刻本

⑤ 1740 年三让堂刻本

⑥ 1742 年葵锦堂刻本

⑦ 1763 年黎川陈守城刻本集思堂藏板

⑧ 1765 年嵩秀堂刻本

⑨ 1785 年步月楼刻本

⑩ 1795 年博古堂刻本

⑪ 1808 年同文堂刻本

⑫ 清同治竹秀山房刻本

⑬ 1894 年上海图书集成印书局铅印本

⑭ 1898 年、1900 年、1909 年上海扫叶山房石印本

⑮ 1899 年刻本

⑯ 1900 年校经山房石印本

⑰ 1905 年经元书室刻本

⑱ 1907 年简青斋书局石印本

⑲ 清同仁堂刻本

⑳ 清车溪堂刻本

㉑ 清右文堂刻本

㉒ 清重庆善城堂刻本

㉓ 清宏道堂刻本

㉔ 1917 年南昌刻豫章丛书本

㉕ 1929 年、1940 年锦章书局石印本

㉖ 1940 年章福记书局石印本

㉗ 民国上海广益书局石印本

㉘ 1955 年上海锦章书局石印本

㉙ 见喻氏医书三种

㉚ 见四库全书

㉛ 1984 年江西人民出版社喻嘉言医学三书本

㉜ 1976 年台湾新文丰出版股份有限公司铅印本

102　**伤寒脉证歌**　**二卷**　〔清〕喻昌编　　　　　　　　　　　1664 年

　　1751 年虚白堂张超校刻本

103　**伤寒起景集**　〔清〕吴殳(修会)撰　　　　　　　　　　　　1657 年

　　抄本,上海中医学院图书馆藏

104　**伤寒论宗印**　**八卷**　〔清〕张志聪(隐庵)注　　　　　　　1663 年

　　清康熙刻本

105　**伤寒大成**　〔清〕张璐(路玉、石顽老人)　　　　　　　　　1665 年

　　(1)伤寒缵论　二卷　〔清〕张璐撰

　　(2)伤寒绪论　二卷　〔清〕张璐撰

　　(3)伤寒舌鉴　〔清〕张登撰

　　(4)伤寒兼证析义　〔清〕张倬撰

　　(5)诊宗三昧　〔清〕张璐撰

　　① 1665 年隽永堂刻本

　　② 1667 年金阊书业堂刻本

　　③ 1667 年同德堂刻本

　　④ 1668 年明德堂刻本

　　⑤ 1894 年上海图书集成印书局铅印本

　　⑥ 见张氏医书七种

106　**伤寒绪论**　**二卷**　〔清〕张璐撰　　　　　　　　　　　　1665 年

　　① 1667 年刻本

　　② 1668 年明德堂刻本

　　③ 清雍正善成堂刻本

　　④ 清乾隆嘉庆间金阊书业堂刻本

　　⑤ 1801 年刻本

　　⑥ 1835 年刻本

　　⑦ 1804 年东都亦西斋刻本

　　⑧ 1894 年上海图书集成印书局铅印本

　　⑨ 见伤寒大成

　　⑩ 见张氏医书七种

107　**伤寒缵论**　**二卷**　〔清〕张璐撰　　　　　　　　　　　　1665 年

　　① 1665 年刻本

② 1667 年思德堂刻本

③ 清乾隆金闾书业堂刻本

④ 1801 年刻本

⑤ 1804 年刻本

⑥ 1899 年浙江书局据日本文化元年原板重印本

⑦ 清天禄堂刻本

⑧ 清隽永堂刻本

⑨ 见张氏医书七种

108　**伤寒兼证析义**　〔清〕张倬(飞畴)撰　　　　　　　　　　1665 年

① 1667 年金闾书业堂刻本

② 1689 年即墨郭琇刻本

③ 1894 年上海图书集成印书局铅印本(附伤寒舌鉴)

④ 1895 年上海局石印本

⑤ 1907 年上海书局石印本(附伤寒舌鉴)

⑥ 见伤寒大成

⑦ 见张氏医书七种

⑧ 见四库全书

⑨ 见中国医学大成

109　**伤寒述**　〔清〕张璐撰　　　　　　　　　　　　　　　　1667 年

北京中医药大学图书馆存抄本

110　**伤寒手援**　〔清〕施端教撰　　　　　　　　　　　　　　1667 年

1667 年刻本

111　**伤寒尚论篇全书**　〔清〕喻昌撰　〔清〕徐彬(忠可)编　　1667 年

(1)尚论篇四卷　〔清〕喻昌撰

(2)伤寒尚论篇编次仲景原文一卷　〔清〕喻昌编

(3)伤寒百十三方发明一卷　〔清〕徐彬撰

(4)伤寒抉疑一卷　〔清〕徐彬撰

112　(5)伤寒图说一卷　〔清〕徐彬撰

清康熙书林李秀芝宋诚甫刻本

113　**伤寒方论**　〔清〕徐彬撰　　　　　　　　　　　　　　　1667 年

① 日本皮纸刻本

② 中国中医研究院图书馆藏本

114　**伤寒抉疑**　一卷　〔清〕程云来、喻嘉言、徐彬撰　　　　1667 年

中国中医研究院图书馆藏本

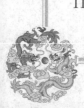

115 **伤寒百十三方发明** 〔清〕徐彬（忠可）撰　　　　　　　　1667 年

　①　1667 年刻本

　②　见伤寒尚论篇全书

116 **伤寒舌鉴　一卷** 〔清〕张登（诞先）　　　　　　　　1668 年

　①　1668 年刻本

　②　1870 年上海大魁桢记刻本

　③　1877 年维扬文富堂刻本

　④　1787 年刻本

　⑤　1885 年校经山房刻本

　⑥　1885 年扫叶山房刻本

　⑦　1886 年锡山月琴阁刻本

　⑧　1887 年古吴绿慎堂刻本

　⑨　1904 年扫叶山房刻本

　⑩　1912 年上海江东书局石印本

　⑪　1854 年上海锦章书局铅印本

　⑫　1958 年上海卫生出版社铅印本

　⑬　1959 年上海科技出版社铅印本

　⑭　见四库全书

　⑮　见陈修园医书四十、六十种

117 **伤寒来苏集　八卷** 〔清〕柯琴（韵伯）撰　　　　　　1669 年

　（1）伤寒论注　四卷

　（2）伤寒论翼　二卷

　（3）伤寒附翼　二卷

　①　1706 年刻本

　②　1755 年昆山马氏绥福堂刻本

　③　1766 年博古堂刻本

　④　清乾隆金阊绿慎堂刻本

　⑤　清初三多斋刻本

　⑥　清嘉庆古香室刻本

　⑦　1840 年一经堂刻本

　⑧　1865 年灵芝堂刻本

　⑨　1900 年宁乡世德堂刻本

　⑩　1906 年上海玉麟局石印本

　⑪　1909 年同文会刻本

历代《伤寒论》类著作书目汇总表

⑫ 清文聚堂、务本堂、宏道堂、扫叶山房、弘仁会、金闾经文堂、文富堂、文魁堂诸刻本

⑬ 1921 年上海会文堂书局石印本

⑭ 1931 年上海千顷堂书局石印本

⑮ 1931 年大众医学社石印本

⑯ 1932 年广州民强书局铅印本

⑰ 1933 年广东顺德吴尚德堂铅印本

⑱ 上海锦章书局石印本

⑲ 上海文瑞楼石印本

⑳ 1956 年上海卫生出版社铅印本

㉑ 1959 年上海科学技术出版社铅印本

㉒ 1986 年上海科技出版社铅印本

㉓ 见中国医学大成

118 **伤寒论注　四卷** 〔清〕柯琴撰　　　　　　　　　　　　　1669 年

① 1755 年昆山马氏绥福堂刻本

② 1755 年扫叶山房刻本

③ 1760 年博古堂刻本

④ 清乾隆金闾经义堂刻本

⑤ 1804 年萧氏敬业斋刻本

⑥ 清光绪金闾绿慎堂刻本

⑦ 1909 年同文会刻本

⑧ 清文富堂、弘仁会、文聚堂、文魁堂、诸刻本

⑨ 民国上海文楼石印本

⑩ 民国上海锦章书局石印本

⑪ 见伤寒来苏集

⑫ 见中国医学大成

⑬ 见医现元枢

119 **伤寒启蒙集稿** 〔清〕柯琴撰　　　　　　　　　　　　　　1669 年
辽宁省中医学院图书馆藏抄本

120 **伤寒晰疑　四卷** 〔清〕柯琴撰　钱谅臣集注　　　　　　　　1669 年
1816 年白鹿山房刻本

121 **伤寒经注　十三卷** 〔清〕程知(扶生)编　　　　　　　　　　1669 年

① 1699 年澹远堂刻本

② 1766 年勤慎堂刻本

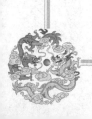

122　**伤寒证治明条**　八卷　〔清〕马中骅撰　　　　　　　1669 年
　　苏州医学院图书馆藏清丁忠达抄本

123　**伤寒论后条辨**　十五卷　〔清〕程应旄(郊倩)撰　　　1670 年
　　① 1671 年式好堂刻本
　　② 1744 年致和堂刻本
　　③ 1744 年文明阁刻本
　　④ 清美锦堂刻本

124　**经方衍义**　五卷　〔清〕史树骏(庸庵)　　　　　　　1671 年
　　1671 年刻本

125　**伤寒论纲目**　九卷　〔清〕张志聪(隐庵)撰　　　　　1673 年
　　1673 年著者自刻本

126　**伤寒方翼**　〔清〕柯琴(韵伯)撰　　　　　　　　　　1669 年
　　北京图书馆藏有抄本

127　**伤寒附翼**　二卷　〔清〕柯琴撰　　　　　　　　　　1674 年
　　① 清康熙刻本
　　② 1755 年昆山马中骅刻本
　　③ 1766 年刻本
　　④ 1854 年刻本
　　⑤ 清同治刻本
　　⑥ 1900 年刻本
　　⑦ 清文聚堂、金阊绿慎堂、扫叶山房、条本堂、古香室诸刻本
　　⑧ 1931 年上海千顷堂书局石印本
　　⑨ 见伤寒来苏集

128　**伤寒论翼**　二卷　〔清〕柯琴撰　　　　　　　　　　1674 年
　　① 1716 年江都王氏秩斯堂刻本
　　② 1734 年刻本
　　③ 1747 年歙州程氏重刻本
　　④ 1755 年马中骅校刻本
　　⑤ 1766 年博古堂刻本
　　⑥ 1893 年苏州绿荫堂刻本
　　⑦ 清古香室,三多斋、宏道堂、聚文堂、务本堂诸刻本
　　⑧ 见伤寒来苏集
　　⑨ 见中国医学大成
　　⑩ 见艺海珠尘

⑪ 见丛书集成初编

129　**伤寒法祖　二卷**　〔清〕任越庵撰　　　　　1674 年
见珍本医书集成

130　**伤寒折衷　二十卷**　〔清〕林澜（观子）撰　　1680 年
1680 年刻本

131　**伤寒正宗　八卷**　〔清〕史以甲　　　　　　1678 年
1678 年刻本

132　**伤寒辨证　四卷**　〔清〕陈尧道（素中）撰　　1678 年
① 清康熙家刻本
② 1679 年刻本
③ 1762 年至诚堂刻本
④ 1806 年苏树堂刻本
⑤ 1852 聚奎堂刻本
⑥ 上海会文堂石印本
⑦ 1957 年人民卫生出版社据 1806 年苏树堂刻本影印
⑧ 1992 年人民卫生出版社中医古籍整理丛书点校本

133　**伤寒括义必读**　〔清〕刘古汝撰　　　　　　1678 年
1678 年修吉堂刻本

134　**伤寒论辨证广注　十四卷**　〔清〕汪琥（苓友）撰　1680 年
① 1680 年吴郡萧家巷汪氏自刻本
② 清康熙平阳季子东璧刻本
③ 清槐荫堂据汪氏自刻本重印
④ 1958 年上海卫生出版社影印本
⑤ 1959 年上海科技出版社影印本

135　**伤寒论辨证广经　三卷**　〔清〕汪琥　　　　1680 年
① 清康熙平阳季子东璧刻本
② 见伤寒论辨证广注

136　**伤寒论三注　十六卷**　〔清〕周扬俊（禹载）撰　1683 年
① 1683 年刻本
② 1780 年松心堂刻本
③ 清乾隆嘉禾堂刻本
④ 1887 年味经堂刻本
⑤ 1887 年渔古山房刻本
⑥ 1910 年扫叶山房石印本

137 **伤寒论集注　六卷**
　　〔清〕张志聪(隐庵)撰　〔清〕张世栻(士宗)续补　　　　1683年
　　① 清乾隆刻本
　　② 1856年刻本
　　③ 1870年内邑公司刻本
　　④ 1899年石印本
　　⑤ 1908年石印本
　　⑥ 清平远楼刻本
　　⑦ 1912年成都昌福公司铅印本
　　⑧ 1914年国粹书局石印本
　　⑨ 1917年章福书局石印本
　　⑩ 1923年上海炼石斋书局石印本
　　⑪ 1923、1925、1928、1930、1932、1936年上海广益书局石印本
　　⑫ 1936年核经山房铅印本
　　⑬ 民国上海进步书局石印本
　　⑭ 民国上海锦章书局石印本
　　⑮ 1954年锦章书局石印本

138 **伤寒六经辨证治法　八卷**　〔清〕沈明宗(目南、秋湄)编　　　1693年
　　① 清康熙世德堂刻本
　　② 清步月楼刻本
　　③ 1809年刻本
　　④ 见中国医学大成

139 **伤寒六经纂注　二十四卷**　〔清〕沈明宗(目南、秋湄)撰　　　1693年
　　见医征五种

140 **伤寒源流　六卷**　〔清〕陶憺庵编　　　　　　　　　　　　　1697年
　　① 1697年杨家修等校刻本
　　② 1985年中医古籍出版社一函六册线装本

141 **伤寒近编前集　五卷　后集　五卷**　〔清〕陈治(三农)撰　　　1697年
　　见证治大还

142 **医宗承启　六卷**　〔清〕吴人驹(灵稚)撰　　　　　　　　　　1702年
　　① 1702年兰松堂刻本
　　② 1704年永思堂刻本
　　③ 1822年兰松堂刻本

143 **伤寒论条辨续注　十二卷**
〔清〕郑重光(在辛、素圃、完夫)续注　　　　　　　　　　1705 年
1705 年广陵秩斯堂刻本

144 **伤寒溯源集　十卷(又名张仲景伤寒论证治发明溯源集)**
〔清〕钱潢(天来)撰　　　　　　　　　　　　　　　　　1707 年
① 1749 年虚自室刻本
② 1957 年上海卫生出版社铅印本
③ 1959 年上海科学技术出版社铅印本

145 **伤寒伐洗十二稿　三卷**　〔清〕钱座书撰　　　　　　1710 年
上海中医药大学图书馆藏抄本

146 **伤寒论方法正传**　〔清〕程瑗(绳玉)　程铎合编　　　1711 年
1711 年觉后堂刻本

147 **伤寒论证辨　二卷**　〔清〕郑重光(在辛、素圃、完夫)编　1712 年
① 1712 年许华生刻本广陵至力堂藏板
② 见郑彤园医书四种

148 **伤寒附余**　〔清〕张锡驹(今韶)
见伤寒论直解附录

149 **伤寒药性赋**　〔清〕蒲松龄(留仙)撰
见蒲松龄集

150 **伤寒论直解　六卷**　〔清〕张锡驹(令韶)　　　　　　1712 年
① 1712 年钱塘张氏三余堂刻本
② 1885 福州醉经阁刻本

151 **伤寒论三注　十七卷　附伤寒医方歌诀　一卷**
〔清〕周扬俊(禹载)编　〔清〕刘宏璧删补　　　　　　　1713 年
① 1713 年刻本
② 1723 年刻本
③ 1743 年世德堂刻本
④ 1890 年平阳李氏刻本
⑤ 浙江书局刻本

152 **伤寒大白　四卷**　〔清〕秦皇士(之桢)撰　　　　　　1714 年
① 1714 年其顺堂陈氏刻本
② 1714 年博古堂刻本
③ 1884 年还读楼刻本
④ 1915 年成都昌福公司铅印本

⑤ 1922 年吴门宁瑞堂殷氏石印本

⑥ 1982 年人民卫生出版社铅印本

153 **陶氏伤寒完书　四卷**　〔明〕陶华原撰　〔清〕何损(伯吹)编　　1719 年

中国中医研究院图书馆藏 1719 年抄本

154 **伤寒论类注　八卷**　〔清〕余谦牧注　　　　　　　　　　　1720 年

上海中医药大学院图书馆藏抄本

155 **伤寒论本义　十卷**　〔清〕魏荔彤(念庭)编　　　　　　　　1721 年

① 康熙刻本

② 1724 年宝纶堂刻本

③ 1724 年学耕堂刻本

④ 1725 年刻本

⑤ 清乾隆绿荫堂刻本

⑥ 见伤寒论本义金匮要略方论本义合刻

156 **伤寒直指　二卷**　〔清〕余远撰　　　　　　　　　　　　　1721 年

摘自伤寒论辞典

157 **伤寒句解释意**　〔清〕陈裕(无知子)编　　　　　　　　　　1722 年

中国中医研究院图书馆藏清乾隆抄本

158 **伤寒证治准绳增删　八卷**　〔清〕陆遇霖撰　　　　　　　　1722 年

清康熙最乐堂刻本

159 **伤寒书稿**　作者佚名　　　　　　　　　　　　　　　　　　1722 年

中国中医研究院图书馆藏 1722 年稿本

160 **伤寒经解　八卷**　〔清〕姚球集注　　　　　　　　　　　　1724 年

安徽省图书馆藏抄本

161 **伤寒论集注外篇　四卷**　〔清〕徐赤(五成)撰　　　　　　　1727 年

见伤寒论集注

162 **伤寒论集注　十卷　附外篇　四卷**　〔清〕徐赤(五成)集注　1727 年

① 1727 年著者自刻本

② 1752 年瓜泾徐氏家刻本

163 **伤寒贯珠集　八集**　〔清〕尤怡(在泾、饲鹤山人)撰　　　　1729 年

① 1810 年朱陶性活字本白鹿山房藏板

② 1813 年苏州会文堂刻本

③ 1876 年刻本

④ 1878 年苏州会文堂刻本

⑤ 清苏州绿润堂刻本

⑥ 清苏州来青阁刻本

⑦ 清苏州绿荫堂刻本

⑧ 清广州惠济仓刻本

⑨ 上海千顷堂书局石印本

⑩ 1956 年上海卫生出版社铅印本

⑪ 1959 年上海科技出版社铅印本

⑫ 见中国医学大成

⑬ 1971 年台湾世一书局铅印本

⑭ 1985 年台湾综合出版社铅印本

⑮ 1987 年上海科技出版社铅印本

164 **伤寒古方通**　六卷　〔清〕王子接(晋三)注　　　　　　1731 年
清光绪上海乐善堂据 1731 年版补刻本

165 **伤寒方法**　〔清〕王子接(晋三)撰　　　　　　　　　　1732 年
清乾隆俞氏刻本

166 **伤寒方论**　作者佚名　　　　　　　　　　　　　　　　1732 年
1984 年中医古籍出版社影印汪午桥藏本

167 **考慈备览伤寒论**　四卷　〔清〕汪纯粹(春圃)撰　　　　1734 年
1734 年杭城并育堂刻本

168 **伤寒心悟**　四卷　〔清〕汪纯粹(春圃)撰　　　　　　　1734 年
① 1734 年刻本

② 清乾隆刻本

169 **伤寒辟误真经**　六卷　〔清〕汪文芳　　　　　　　　　1735 年
安徽省图书馆藏清 1741 年抄本

170 **伤寒论类编**　〔清〕虞铺注　　　　　　　　　　　　　1736 年
上海中医药大学书馆藏抄本

171 **伤寒医验**　六卷　〔清〕卢云乘撰　　　　　　　　　　1738 年
1738 年得一堂刻本

172 **林氏活人录汇编二集**　六卷　〔清〕林开燧(慕莪)撰　　1738 年
① 1753 年刻本

② 1796 年重刻本

173 **舒氏伤寒集注(伤寒集注)**　十卷　附五卷
〔清〕舒诏(驰远、慎斋学人)撰　　　　　　　　　　　　1739 年
① 1760 年著者自刻本

② 1770 年英德堂刻本

③ 1770 年双峰堂刻本

④ 1770 年立德堂刻本

⑤ 1772 年刻本

⑥ 1781 年刻本

⑦ 1852 年正古堂刻本

⑧ 清经元堂、宏道堂、文胜堂、文光堂、令德堂、崇德堂、两仪堂诸刻本

⑨ 1921 年上海千顷堂书局石印本

⑩ 1985 年台湾新文丰出版股份有限公司铅印本

174 **舒氏伤寒六经定法** 〔清〕舒诏撰   1739 年

  ① 1819 年贻砚堂刻本(附伤寒问答、痢门挈纲)

  ② 见述古丛钞

  ③ 见翠琅玕馆丛书

  ④ 见藏修堂丛书

  ⑤ 见芋园丛书

175 **伤寒问答** 〔清〕舒诏撰   1739 年

  见述古丛钞

176 **伤寒三阴篇** 〔清〕舒诏撰   1739 年

  辽宁省中医学院图书馆藏抄本

177 **增补舒伤寒集注晰义** 十卷 〔清〕舒诏撰 刘鳞增补   1739 年

  摘自伤寒论辞典

178 **伤寒审病定经** 〔清〕浩然医室主人编   1739 年

  淇园医室抄本

179 **伤寒心法要诀** 三卷 〔清〕吴谦(六吉)等撰   1742 年

  ① 见医宗金鉴

  ② 1980 年台湾旋风书局铅印本

  ③ 1981 年台湾新文丰出版股份有限公司铅印本

180 **伤寒神秘精萃录** 〔清〕吴谦编   1742 年

  天津市卫生职工医学院藏抄本

181 **订正伤寒论注** 十五卷 〔清〕吴谦等纂   1742 年

  ① 见医宗金鉴诸本

  ② 1977 年台湾新文丰出版股份有限公司铅印本

  ③ 1981 年台湾新文丰出版股份有限公司铅印本

  ④ 1986 年台湾力行书局有限股份公司铅印本

182 **医效秘传** 〔清〕叶桂(天士、香岩)撰　　　　　　　　　1742 年
　　① 1831 年贮春仙馆吴氏刻本
　　② 1843 年刻本
　　③ 1901 年上海汉续楼石印本
　　④ 1907 年上海洋左书局石印本
　　⑤ 清务堂刻本
　　⑥ 上海图书集成印书局铅印本
　　⑦ 1963 年上海科学技术出版社铅印本

183 **伤寒指南解** 〔清〕倪大成编注　　　　　　　　　　　　1744 年
　　上海中医药大学图书馆藏抄本

184 **伤寒类证解惑　四卷** 〔清〕张泰恒撰　　　　　　　　　1745 年
　　1887 年至 1889 年邓州张炳义刻本

185 **伤寒正医录　十卷** 〔清〕邵成平(庸济)编　　　　　　　1744 年
　　① 1744 年三当轩刻本
　　② 1997 年中医古籍出版社

186 **叶氏伤寒家秘全书　四卷**　题〔清〕叶桂撰　　　　　　1740 年
　　上海中医药大学图书馆藏抄本

187 **伤寒归　二卷** 〔清〕谢景泽(汝霖)校录　　　　　　　　1749 年
　　上海中医药大学图书馆藏清乾隆抄本

188 **伤寒论注** 〔清〕朱音恬编　　　　　　　　　　　　　　1753 年
　　见医理元枢

189 **伤寒悬解　十四卷　卷首一卷　卷末一卷**
　　〔清〕黄元御(坤载、研农、玉楸子)撰　　　　　　　　　1756 年
　　① 1832 年长沙燮和精合刻本
　　② 1834 年赵汝毅刻本
　　③ 1860 年长沙徐氏燮和精合刻本
　　④ 1861 年七曲会刻本
　　⑤ 1866 年渝郡东华观黄济刻本
　　⑥ 1894 年上海图书集成印书局铅印黄氏医书八种本
　　⑦ 1905 年经元书室刻本
　　⑧ 清善成堂刻本
　　⑨ 民国石印本
　　⑩ 见黄氏医书八种诸本

190　**伤寒说意　十卷**　〔清〕黄元御撰　　　　　　　　　1756 年

①　1834 年刻本

②　1860 年长沙徐树铭燮和精舍校刻黄氏医书八种本

③　1868 年江夏彭氏成都刻本

④　1894 年上海图书集成印书局铅印本

⑤　1905 年经元书室刻本

⑥　见黄氏医书八种

191　**长沙药解　四卷**　〔清〕黄元御撰　　　　　　　　　1753 年

①　1830 年阳湖张锜宛邻书屋刻本

②　1832 年刻本

③　1860 年长沙徐树铭校刻黄氏医书八种本

④　1862 年刻本

⑤　1894 年上海图书集成印书局铅印本

⑥　1905 年经元堂刻本

⑦　民国上海书局石印本

⑧　见黄氏医书八种

192　**伤寒论近言　七卷**　〔清〕何梦瑶（报之、西池）撰　　1757 年

①　1795 年乐只堂刻本

②　见乐只堂医书汇函

193　**伤寒类方（伤寒论类方）　四卷**　〔清〕徐大椿（灵胎、洄溪老人）撰　1759 年

①　1759 年刻本

②　1864 年刻本

③　1873 年湖北崇文书局刻本

④　1878 年扫叶山房刻本

⑤　1889 江左书林补刻本

⑥　1892 年湖北官书处刻本

⑦　1893 年上海图书集成印书局铅印本

⑧　1907 年上海六艺书局石印本

⑨　1910 年陇右乐普书局刻本

⑩　济南慈济印刷所铅印本

⑪　1956 年人民卫生出版社影印本

⑫　见四库全书

⑬　见徐氏医书六、八、十、十二、十六种

⑭　见铧园医学六种

⑮ 1984 年江苏科技出版社铅印本

⑯ 1985 年台湾新文丰出版股份有限公司铅印本

194 **伤寒约编** 六卷 〔清〕徐大椿编 1759 年

① 1907 年上海六艺书局石印徐灵胎医学全书十六种本

② 见徐灵胎医略六书

③ 见徐灵胎医学全书十六种

195 **增辑伤寒论类方** 四卷 〔清〕徐大椿编 潘霨增辑 1759 年

摘自伤寒论辞典

196 **六经病解** 〔清〕徐大椿撰

① 1907 年上海六艺书局石印徐灵胎医学全书十六种本

② 见徐氏医学全书

197 **伤寒论类方增注** 〔清〕徐大椿原撰 汪发奎增辑 1764 年

上海图书馆藏抄本

198 **六经脉证** 〔清〕徐大椿撰 1764 年

见徐灵胎医书三十二种

199 **伤寒卒病论读(伤寒论读)** 〔清〕沈尧封(又彭)撰 1765 年

① 1765 年宁俭堂刻本

② 1769 年博古堂刻本

③ 见三三医书

200 **伤寒分经** 十卷 〔清〕吴仪洛(遵程)订 1766 年

1766 年碳川利堂刻本

201 **伤寒阴阳表里传变愈解**

〔清〕沈金鳌(芊绿、汲门、尊生老人)编 1774 年

见沈氏尊生书

202 **伤寒论读** 〔清〕沈尧封(又彭)撰 1764 年

见三三医书

203 **尚论翼** 〔清〕舒诏(驰远)撰 1770 年

1789 年敬直堂刻本

204 **伤寒论选注** 十卷 卷首一卷 〔清〕臧应詹撰 1772 年

① 1772 年抄本上海图书馆藏

② 庄湛然抄本山东省图书馆藏

205 **伤寒论纲目** 十六卷

〔清〕沈金鳌(芊绿、汲门、尊生老人)撰 1774 年

① 1774 年无锡沈氏师俭堂刻本

② 1784 年湖北崇文书局刻本

③ 1958 年上海卫生出版社铅印本

④ 1959 年上海科技出版社铅印本

⑤ 见沈氏尊生书

⑥ 1794 年台湾大学书局铅印本

206 **伤寒论参注** 〔清〕王更生编　　　　　　　　　　　　　　1776 年
中国中医研究院图书馆藏 1776 年稿本

207 **伤寒易简** 〔清〕王鉴庵编　　　　　　　　　　　　　　1776 年
1776 年刻本

208 **通俗伤寒论　十二卷** 〔清〕俞根初撰　何廉臣校　　　　1776 年

① 1916 年绍兴医药学报社铅印本

② 1932、1933、1934 年上海六也堂书局铅印本

③ 1934 年上海卫生出版社铅印本

④ 1959 年上海科技出版社铅印本

⑤ 见医药丛书五十六种

⑥ 见何氏医学丛书

⑦ 1976 年台湾旋风出版社铅印本

⑧ 1980 年台湾照人书局铅印本

209 **伤寒时方歌诀评注** 〔清〕俞根初等撰　　　　　　　　　1776 年

① 1933 年苏州国医书社铅印本

② 1937 年上海世界书局铅印本

210 **伤寒第一书　四卷　附余二卷** 〔清〕车宗辂　胡宪丰(骏宁)编　1780 年

① 1780 年刻本

② 1784 年刻本

③ 1885 年浙绍奎照楼重刻本

④ 1917 年上海大德书局石印本

⑤ 1917 年朝记书庄二友书屋石印本

⑥ 1928、1933 年广益书局石印本

211 **伤寒论集注** 〔清〕熊寿试撰　　　　　　　　　　　　　1781 年

① 1781 年武林大顺堂刻本

② 1785 年奉时堂刻本

③ 1864 年瑞霭堂刻本

212 **史氏实法寒科** 〔清〕史大受(春亭)撰　　　　　　　　　1781 年
苏州市图书馆藏抄本

213 （增订）伤寒证治明条　八卷　〔清〕杏村主人撰　思恒居士增订　1782年
河南中医学院图书馆藏抄本

214 张仲景伤寒论一得篇　十卷　〔清〕丁瑶宗（石渠）撰　1787年
北京中医药大学图书馆藏1787年抄本

215 伤寒三书合璧　〔清〕顾沧等编　1787年
（1）伤寒舌辨二卷　〔明〕申斗垣撰
（2）伤寒琐言二卷　〔明〕陶华撰
（3）伤寒方法二卷　〔清〕王子接撰
1787年刻本

216 伤寒论集解（伤寒经集解）　九卷　〔清〕屠人杰（俊夫）　1788年
1788年嘉善屠氏稽古堂刻本

217 伤寒点睛（伤寒论原文点睛）　二卷　〔清〕孟承意（覃怀）撰　1788年
① 清乾隆刻本
② 1874年覃怀董春刻本

218 张仲景伤寒论集成　四卷　〔清〕李璜注撰　1789年
江西医学院图书馆藏抄本

219 伤寒六经　作者未详　1789年
1789年刻本

220 伤寒方论辑要（伤寒辑要）　十六卷　〔清〕林玉友（渠清）撰　1790年
① 1797年刻本
② 1831年寸经堂刻本
③ 见本草伤寒辑要合编

221 伤寒方集注　〔清〕缪遵义（方彦、宜亭）编　管鼎节录　1794年
中国中医研究院藏稿本

222 医抄醇粹首集　二卷　〔清〕高赓歌（嗣庭）编　1794年
保艾堂刻本

223 伤寒杂病心法集解（附医方合编）　〔清〕郑玉坛（彤园）撰　1795年
见郑彤园医书四种

224 伤寒指掌（感证宝筏）　四卷　〔清〕吴贞（坤安）　1796年
① 1807年刻本
② 1844年江公专祠刻本
③ 1877年三是砦刻本
④ 1912年绍兴浙东书局铅印本
⑤ 1918年上海鸿宝斋石印本

⑥ 1928 年上海广益书局石印本

⑦ 1957 年上海卫生出版社铅印本

⑧ 1959 年上海科技出版社铅印本

225 伤寒论浅注　六卷　〔清〕陈念祖（修园）注　　　　　　1797 年

① 1797 年三让堂刻本

② 1820 年刻本

③ 清道光刻本

④ 1862 年恭寿堂刻本

⑤ 1877 年渔古山房刻本

⑥ 1889 年江左书林刻本

⑦ 1901 年三味书局刻本

⑧ 上海经香阁书庄石印本

⑨ 1908 年宝庆经元书局刻本

⑩ 1935 年上海三星书店石印本

⑪ 1937 年上海大文书局铅印本

⑫ 民国上海锦章书局石印本

⑬ 见陈修园医书十六、二十一、二十三、二十八、三十、三十二、四十八、
　五十、六十、七十、七十二种。

⑭ 1972 年台湾正文书局铅印本

⑮ 1978 年台湾益群书局铅印本

⑯ 1986 年北京市中国书店据上海广益书局影印本

226 伤寒提要　四卷　〔清〕王梦祖编　　　　　　　　　　　1799 年

① 1839 年瑞鹤堂刻本

② 1851 年琉璃厂篆云斋刻本

③ 1880 年静益山房刻本

④ 1930、1931 年上海中医书局据静益山房刻本影印

⑤ 见影印古本医学丛书

227 伤寒谱　八卷　〔清〕沈凤辉撰　　　　　　　　　　　　1802 年

① 1802 年钱憩南刻本

② 1803 年大中堂刻本

③ 1980 年上海古籍出版社据清嘉庆八年癸亥刻本复印

228 伤寒医诀串解　六卷　〔清〕陈念祖（修园）撰　　　　　1803 年

① 1856 年味根斋刻本

② 1856 年南雅堂刻本

③ 1903 年湖南书局刻本

④ 1904 年上海经香阁书庄石印本

⑤ 1908 年宝庆富记书局刻本

⑥ 1915 年重庆中西书局铅印本

⑦ 1916、1917 年上海广益书局石印本

⑧ 1958 年上海科技卫生出版社铅印本

⑨ 1959 年上海科技出版社铅印本

⑩ 1983 年福建科技出版社铅印本

⑪ 见陈修园医书十六、十八、二十一、二十三、三十二、四十、四十八、五十、五十二、六十、七十、七十二种

229 **伤寒真方歌括　六卷**〔清〕陈念祖撰　　　　　　　1803 年

① 1895 年三山林氏味根斋校刻本

② 1875 年南雅堂刻本

③ 1895 年宏道堂刻本

④ 1903 年湖南书局刻本

⑤ 1908 年宝庆经元书局刻本

⑥ 1916 年上海广益书局石印本

⑦ 1958 年上海科技卫生出版社铅印本

⑧ 1959 年上海科技出版社铅印本

⑨ 见陈修园医书十六、十八、二十一、二十三、二十八、三十、三十二、四十八、五十、六十、七十、七十二等

230 **长沙方歌括　六卷**〔清〕陈念祖撰　　　　　　　1803 年

① 1808 年天禄阁刻本

② 清南雅堂家刻本

③ 1898 年多文会刻本

④ 1903 年湖南益元书局刻本

⑤ 1907 年巴蜀善成堂校刻本

⑥ 1935 年上海三星书店石印本

⑦ 民国上海锦章书局石印本

⑧ 见陈修园医书十六、十八、二十一、二十三、二十八、三十、三十二、四十八、五十、六十、七十、七十二种

231 **伤寒医药录　三卷**〔清〕陈念祖撰　　　　　　　1903 年

① 1859 年书林南雅堂刻本

② 清二酉堂刻本

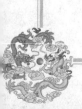

232 **伤寒论浅注条论摘要** 〔清〕黄子言编　　　　　　　1803 年
上海中医药大学藏抄本

233 **伤寒** 〔清〕黄朝坊(妙山)编撰　　　　　　　　　1804 年
见金匮启钥

234 **伤寒辨类** 二卷 〔清〕何世仁(元长)撰　　　　　1806 年
① 1926 年中原书局石印本
② 1981 年上海古籍书店影印本
③ 1984 年学林出版社影印本

235 **伤寒杂证论案** 四卷 〔清〕何世仁(元长)撰　　　1906 年
中国中医研究院图书馆藏抄本

236 **伤寒括要** 〔清〕钟章元撰
1840 年连义堂刻本小天别墅藏板

237 **伤寒论正误集注** 十卷 〔清〕上元湛编　　　　　1814 年
1814 年明彰堂刻本

238 **伤寒三说辨** 〔清〕汪必昌(燕亭)撰　　　　　　　1816 年
1816 年自刻本

239 **伤寒论注解** 〔清〕王元济编　　　　　　　　　　1818 年
上海中医药大学图书馆藏 1818 年抄本

240 **伤寒大乘** 〔清〕沈元凯(少微山人)撰　　　　　　1820 年
中国中医研究院图书馆藏稿本

241 **回春集** 十卷 〔汉〕张机(仲景)撰　〔清〕陈念祖注　1820 年
清刻本,中国医学科学院图书馆藏本

242 **调治伤寒论脉诀** 〔清〕顾积庵撰　　　　　　　　1820 年
苏州市图书馆藏清嘉庆抄本

243 **伤寒总病论札记** 〔清〕黄丕烈(绍武、尧圃、复翁)撰　1823 年
见伤寒总病论附录

244 **伤寒论本旨(医门棒喝二集)** 九卷 〔清〕章楠(虚谷)撰　1825 年
① 1835 年称山书屋刻本
② 见医门棒喝

245 **伤寒析疑** 〔清〕程杏轩撰　　　　　　　　　　　1826 年

246 **伤寒提钩** 〔清〕程文囿(杏轩、观泉)撰　　　　　1826 年
见医述

247 **伤寒论** 〔清〕郭治(元峰)注　　　　　　　　　　1827 年
清刻本

248 **伤寒节录** 〔清〕王华文（云溪）编 1829 年
1829 年沈阳达三松崔氏刻本

249 **伤寒总略** 〔清〕翁藻（稼江）编 1830 年

250 **六经定法** 〔清〕翁藻（稼江）编 1830 年
见医钞类编

251 **百一三方解** 三卷 〔清〕文通（林香）撰 1834 年
① 1834 年刻本
② 1838 年长白文氏家刻本

252 **张仲景伤寒心法集注** 作者佚名 1837 年
1837 年武林大顺堂刻本

253 **伤寒卒病论笺** 〔清〕邹汉璜撰 1840 年

254 **伤寒翼** 〔清〕邹汉璜（仲辰、稼江）撰 1840 年
见邹氏纯懿庐集

255 **伤寒经晰疑证误** 十二卷 王时泰撰
1841 年抄本安徽省图书馆藏

256 **切总伤寒** 四集 〔清〕廖云溪撰 1844 年
见医学五则

257 **医经指迷** 三卷 作者佚名 1845 年
中国科学院图书馆藏抄本

258 **伤寒杂病论** 〔清〕胡嗣超（鹤生）编注 1847 年
1847 年海隐书屋刻本

259 **伤寒论归真（仲景归真）** 〔清〕陈焕堂编 1849 年
① 1849 年五云楼刻本
② 1849 年光华堂刻本
③ 1907 年四美堂刻本

260 **伤寒寻源** 三集 〔清〕吕震名（楪村）撰 1850 年
① 1854 年吴门潘氏刻本（有陆懋修批校）
② 1881 年刻本
③ 1930 年上海中医书局影印本
④ 长春大陆书局铅印本
⑤ 见影印古本医学丛书
⑥ 见珍本医书集成

261 **伤寒摘粹秘览** 〔清〕程尔资编 1850 年
见程尔资抄辑临症医书八种

262　**伤寒论章句**　四卷　〔清〕陈恭溥编　　　　　　　　　　1851 年
263　**伤寒论方解**　二卷　〔清〕陈恭溥编　　　　　　　　　　1851 年
　　① 1851 年刻本
　　② 1854 年刻本
　　③ 1855 年刻本
　　1957 年福建省中医学术研究委员会铅印本
264　**调治伤寒论**　〔清〕顾德华编　　　　　　　　　　　　　1851 年
　　苏州市图书馆藏清稿本
265　**伤寒论百十三方解略**　六卷　〔清〕杨希闵(钱佣)编　　　1852 年
　　中国医学科学院图书馆藏 1852 年稿本
266　**伤寒六经定法**　〔清〕李耕春编　　　　　　　　　　　　1852 年
　　见医要三书
267　**伤寒剖绪**　二卷　〔清〕陈厚溪撰　　　　　　　　　　　1854 年
　　1854 年刻本
268　**余注伤寒论翼**　〔清〕柯琴撰　余景和(听鸿)注　　　　　1854 年
　　① 1854 年刻本
　　② 1893 年苏州谢文翰斋刻本
　　③ 1893 年苏州绿荫堂刻本
　　④ 1893 年古越扫闲居士刻本
　　⑤ 1893 年上海文瑞楼石印本
　　⑥ 1905 年集古山房刻本
269　**伤寒歌括**　〔清〕遂夫等编　　　　　　　　　　　　　　1856 年
　　① 1856 年上海锦章书局石印本
　　② 1904 年毕书石碑坊市馆抄本
270　**新刻指建医碑(张仲景指迷医碑)**　〔清〕蔡玉美(阳和)　　1856 年
　　1865 年恒盛堂刻本
271　**仲景存真集**　〔清〕吴蓬莱编　　　　　　　　　　　　　1864 年
　　① 1866 年合州怀德堂刻本
　　② 1882 年合州文星堂刻本
　　③ 1911 年文裕堂刻本
　　④ 1931、1939 年上海锦章书局石印本
272　**增辑伤寒论类方**　四卷
　　〔清〕徐大椿(灵胎)原撰　潘蔚(伟如)增补　　　　　　　　1865 年
　　① 1866 年古吴潘氏刻铧园医学六种本

② 1884 年江西书局刻铧园医学六种本

③ 民国初年苏州振兴书社据江西书局重印本

④ 1956 年人民卫生出版社据铧园医书影印

⑤ 见铧园医书学六种

273　**伤寒论阳明病释　四卷**〔清〕陆懋修（九芝）撰　　　　　1866 年

① 1883 年刻本

② 1886 年山左书林刻本

③ 1931 年上海中医书局铅印本

④ 见世补斋医书

274　**太阳病寒水病方说**〔清〕陆懋修　　　　　　　　　　　1866 年

中国图书馆藏抄本

275　**宏维新编**〔清〕陆懋修　　　　　　　　　　　　　　　1866 年

中国图书馆藏稿本

276　**伤寒论注（附伤寒论附余、伤寒例新注、读伤寒论心法、迥澜说，**

时节气候决病法各一卷）　六卷〔清〕王丙（朴庄、绳林）撰

陆懋修（九芝、免旃、江左下工、林屋山人）校　　　　　　1866 年

① 1910 年刻本

② 1934 年上海中医书局铅印本

③ 见世补斋医书

277　**伤寒论附余**　　　　　　　　　　　　　　　　　　　1866 年

278　**伤寒论新注**　　　　　　　　　　　　　　　　　　　1866 年

279　**伤寒例新注**　　　　　　　　　　　　　　　　　　　1866 年

280　**读伤寒论心法**〔清〕王丙（朴庄、绳林）撰　　　　　　　1866 年

见世补斋医书

281　**伤寒读本　二卷**〔清〕栗山痴叟撰　　　　　　　　　　1868 年

① 1868 年刻本

② 1914 年富顺县凝善书局刻本

③ 见医学便览

282　**伤寒新集详解便览**〔清〕王恒楚撰　　　　　　　　　　1869 年

广东省中山图书馆藏清同治八年抄本

283　**伤寒恒论　十卷**〔清〕郑寿全（钦安）撰　　　　　　　1869 年

① 1875 年刻本

② 1894 年刻本

③ 1897 年刻本

④ 清成都志古堂刻本

284 **伤寒审证表　一卷**　〔清〕包诚(兴言)撰　　　　　　　1870 年
① 1871 年湖北崇文书局刻本(陆懋修批注)
② 1901 年上海商务印书馆铅印本
③ 上海千顷堂书局石印本

285 **伤寒正解　四卷**　〔清〕戴耀墀(旭斋)撰　　　　　　　1871 年
1871 年刻本

286 **伤寒方经解**　〔清〕姜国伊(伊人)注　　　　　　　　　1872 年
① 1872 年刻本
② 1887 年刻本
③ 1872 年成都茹古书局刻本
④ 1931 年刻本
⑤ 见姜氏医学丛书

287 **伤寒尚论辨似**　〔清〕高学山(汉峙)撰　　　　　　　　1872 年
① 1956 年新医书局铅印本
② 1956 年上海卫生出版社铅印本
③ 1959 年上海科技出版社铅印本

288 **伤寒论尚论篇辨似补抄**　〔清〕高学山(汉峙)编　　　　1872 年
中国医学科学院图书馆藏稿本

289 **六经伤寒证　四卷**　〔清〕蔡宗玉(茗庄、象征)编　林昌彝补　1873 年
1873 年刻本

290 **仲景伤寒论指归小注　十一卷**　〔清〕陈桂林(孔授、心斋)编　1873 年
上海中医药大学图书馆藏抄本

291 **伤寒六经主症**　〔清〕沈金鳌(芊绿、汲门、尊生老人)编　　1874 年
见沈氏尊生书

292 **伤寒辨证集解　八卷**　〔清〕黄钰(宝臣)编　　　　　　1874 年
① 1893 年芸经堂刻本
② 见伤寒辨证集解等四种

293 **伤寒分类集成　三卷**　〔清〕沈灵犀编　　　　　　　　1875 年
见钱塘沈氏医书九种

294 **伤寒悬解经方歌诀　十一卷**　〔清〕钟文焕(霁帆)编　　　1875 年
① 清徐延卫校师德堂刻本
② 1887 年师德堂刻本

295 **伤寒摘要** 〔清〕沈灵犀编 　　　　　　　　　　　　1875 年
见钱塘沈氏医书九种

296 **伤寒论原文贯义** 〔清〕万青藜编 　　　　　　　　　1876 年
南通医学院图书馆藏 1876 年抄本

297 **伤寒法眼** 二卷 〔清〕麦乃求(务耘)撰 　　　　　　　1876 年
① 1876 年刻本
② 1936 年广州登云阁刻本

298 **伤寒直解辨证歌(附四明心法)** 〔清〕薛公望撰 　　1878 年
中国中医研究院图书馆藏清黄寿南抄本

299 **南病别鉴** 三卷 〔清〕宋兆淇(佑甫)编 　　　　　　1878 年
① 1878 年自刻本
② 1879 年刻本
③ 1883 年刻本
④ 中国医学大成本
⑤ 1958 年上海卫生出版社铅印本

300 **伤寒锦囊** 〔清〕刘渭川撰
辽宁中医学院图书馆藏三槐堂汇以氏抄本

301 **伤寒方经解** 〔清〕姜国伊(尹人)注 　　　　　　　　1882 年
① 1882 年新刻本
② 1887 年李澄校刻本
③ 见姜氏医学丛书五种

302 **伤寒六经辨证歌括** 〔清〕吴楚编 　　　　　　　　　1882 年
中国中医研究院图书馆藏 1995 年抄本

303 **伤寒科** 一卷 〔清〕朱廷嘉(心柏)编 　　　　　　　1883 年
见宋氏实法等三种

304 **伤寒杂病论补注** 〔清〕顾观光(尚之、漱泉、武陵山人) 　1883 年
① 1883 年刻本
② 1904 年刻武陵山人遗书本
③ 见武陵山人遗书

305 **六经方证中西通解** 十二卷 〔清〕唐宗海(容川)编 　1884 年
1917 年上海千顷堂书局石印本

306 **经方便释** 三卷 〔清〕莫文泉(枚士)撰 　　　　　　1884 年
1884 年月河莫氏刻本

307 **伤寒指归　十卷**　〔清〕戈颂平（直哉）撰　　　　1885 年
　　　见戈氏医学丛书四种

308 **外感伤寒证提纲**　〔清〕王廷钰编　　　　　　　　　1886 年

309 **读伤寒论歌**　〔清〕王廷钰编　　　　　　　　　　　1886 年
　　　见正谊堂医书

310 **伤寒类证　十五卷**　〔清〕关耀南（道吾）编　　　　1886 年
　　　1886 年信江书院刻澄园医书初集本

311 **伤寒歌诀　十一卷**　〔清〕钟文焕（霁帆）编　　　　1887 年
　　　见钟氏医书歌诀四种

312 **伤寒伏阴论（医寄伏阴论）**　〔清〕田宗汉著　　　　1888 年
　　　① 1888 年刻本
　　　② 见珍本医书集成

313 **伤寒摘要鼓爻歌**　〔清〕李承纶撰　　　　　　　　　1888 年
　　　① 民国石印本
　　　② 李希贤、孙纯一铅印新医学丛书本
　　　③ 见黄寿南抄辑医书二十种

314 **寄梦庐伤寒述注　八卷**　〔清〕秦冠瑞撰　　　　　　1890 年
　　　上海中医药大学图书馆藏稿本

315 **伤寒六经病解**　〔清〕余景和（听鸿）编　　　　　　1891 年
　　　辽宁中医学院图书馆藏抄本

316 **证治集解（伤寒捷解）**　〔清〕庞润田（作云）撰　　1891 年
　　　1891 年诚心堂刻本

317 **仲景脉法续注　二卷**　〔清〕李彰五（盛卿）续注　　1891 年
　　　① 1891 年贵阳刻本
　　　② 1898 年滇省刻本
　　　③ 1920 年云南铅印本

318 **伤寒论浅注补正　七卷**
　　　〔清〕陈念祖（修园）注　〔清〕唐宗海（容川）补正　　1892 年
　　　① 1892 年上海图书集成印书局铅印本
　　　② 1894 年袖海山房石印本
　　　③ 1896 年、1906 年善成堂刻本
　　　④ 1900 年成都两仪堂刻本
　　　⑤ 1906 年、1908 年上海千顷堂书局石印本
　　　⑥ 1935 年大达图书供应社铅印本

⑦ 1934、1935、1936 年上海千顷堂书局铅印本

⑧ 上海广益书局铅印本

⑨ 见中西汇通医书五种

⑩ 见中西医学劝读十二种

⑪ 见中西医学全书十二种

⑫ 1978 年台湾益群书店股份有限公司铅印本

⑬ 1978 年台湾力行书局铅印本

319　**伤寒类经**　〔清〕王祖光撰　　　　　　　　　　1894 年

　　① 上海中医文献馆藏 1894 年稿本

　　② 1895 年抄本

320　**伤寒证方歌括**　〔清〕庆恕(云阁)撰　　　　　　1895 年

　　1911、1915 年奉天作新书局刻本

321　**伤寒十六证类方**　二卷　〔清〕庆恕(云阁)　　　1895 年

　　① 1903 年刻本

　　② 见医学摘粹

322　**伤寒论章节**　五卷

　　〔汉〕张机(仲景)原撰　〔清〕包育华、包识生(一虚、德逮)编　　1902 年

　　① 1902 年刻本

　　② 1920 年铅印本

　　③ 1930、1936 年上海铅印本

　　④ 见包氏医宗

323　**伤寒秘要**　〔清〕顾时田　　　　　　　　　　　1903 年

　　1903 年敦复书屋刻本

324　**伤寒辨证**　〔清〕庆恕(云阁)编　　　　　　　　1903 年

　　① 1903 年刻本

　　② 见医学摘粹

325　**伤寒补例**　二卷　〔清〕周学海(澄之)撰　　　　1905 年

　　① 1910 年福慧双修馆刻本

　　② 见周氏医学丛书

　　③ 见中国医学大成

326　**伤寒论类纂**　十二卷　〔清〕周庭华编　　　　　1905 年

　　河南中医学院图书馆藏 1905 年抄本

327　**永嘉先生伤寒论讲义**　〔清〕徐定超编　　　　　1906 年

　　1906 年刻本

328 **伤寒条解** 〔清〕赵廷玉（双修）撰   1907 年
见赵双修医书十四种

329 **伤寒读本** 佚名   1907 年
中国中医研究院图书馆藏抄本

330 **六经说** 〔清〕赵廷玉编   1907 年
见赵双修《医书十四种》

331 **伤寒理解** 十二卷 〔清〕吴槐绶撰   1907 年
① 著者铅印本
② 民国上海书店铅印本
③ 见吴氏医学丛刊

332 **伤寒杂抄** 〔清〕佚名   1908 年
中国中医研究院图书馆藏抄本

333 **伤寒括要** 〔清〕钟远洋撰   1908 年
摘自伤寒论辞典

334 **张仲景治伤寒三百九十七法** 佚名   1908 年
中国科学院图书馆藏清光绪抄本

335 **南阳药证汇解** 〔清〕吴槐绶编   1908 年
见吴氏医学丛刊

336 **伤寒金口诀** 佚名   1908 年
中国中医研究院图书馆藏抄本

337 **伤寒捷诀** 〔清〕严宫方撰   1908 年
见珍本医书集成

338 **伤寒论浅注方论合编** 六卷 〔清〕陈念祖编   1908 年
① 1909 年渭南严氏汇刻医学初阶本
② 1957 年四川人民出版社铅印本
③ 见医学初阶

339 **伤寒论通论** 〔清〕丁福保（仲祐、畴隐居士）撰   1909 年
1909 年上海文明书局铅印本

340 **伤寒讲义** 〔清〕张锡纯（寿甫）撰   1909 年
① 函授讲义铅印本
② 1978 年台湾创译书局铅印本
③ 见医学衷中参西录第三册

341 **济世元真伤寒全部解义先圣遗范** 六卷 〔清〕宝斋氏编   1910 年
1922 年上海益书局石印本

历
代
《
伤
寒
论
》
类
著
作
书
目
汇
总
表

342 **伤寒证治** 原题〔清〕张璐（路玉）撰 1910 年
见石室丛钞医书十七种

343 **伤寒说约编** 〔清〕俞文起编 1911 年
中国中医研究院图书馆藏抄本

344 **伤寒六经明义** 〔清〕陈药闲撰 1911 年
① 1911 年铅印本
② 1936 年铅印本

345 **伤寒论合解** 〔清〕许星东（宗立）编 1911 年
1911 年刻本

346 **伤寒心法辑要** 佚名 1911 年
见《方药集义阐微》

347 **六经提纲** 佚名 1911 年
见《方药集义阐微》

348 **伤寒方** 佚名 1911 年
见《方药集义阐微》

349 **类伤寒辨** 〔清〕吴钧撰 1911 年
① 1931 年上海国医书局铅印国医小丛书本
② 见国医小丛书

350 **伤寒证治明条**（附五运时行民病证治、伤寒备览、张仲景方及家传本方）
三卷 卷首一卷 佚名 1911 年
河南中医学院图书馆藏抄本

351 **伤寒提纲主意** 佚名 1911 年
苏州市图书馆藏清抄本

352 **伤寒解义** 佚名 1911 年
辽宁中医学院图书馆藏抄本

353 **伤寒备览** 佚名 1911 年

354 **伤寒补正** 佚名

355 **伤寒得心录** 佚名
苏州医学院图书馆藏抄本

356 **伤寒集解** 佚名 1911 年

357 **伤寒论读本** 佚名
天津中医学院图书馆藏抄本

358 **伤寒论脉证治歌** 佚名 1911 年

359 **伤寒发挥四种（伤寒弁言、伤寒要诀、伤寒捷要、三十六方法）**
　　佚名　　　　　　　　　　　　　　　　　　　　　1911 年

360 **伤寒六经要诀**　佚名　　　　　　　　　　　　　1911 年

361 **吴氏世传调理伤寒捷法（附随证用药加减歌诀）**　佚名　1911 年
　　以上中国中医研究院图书馆藏抄本

362 **伤寒证论传经验舌图**　佚名　　　　　　　　　　1911 年

363 **发明张仲景伤寒论方法正传　六卷**　佚名

364 **伤寒捷要**　佚名

365 **伤寒的秘珠玑　二卷**　佚名

366 **伤寒证治海眼底秘法　二卷**　佚名

367 **伤寒要言**　佚名

368 **伤寒一掌经**　佚名

369 **伤寒条例解释**　佚名

370 **伤寒万泉歌**　佚名
　　上九种著作上海中医药大学图书馆藏抄本

371 **伤寒宗正全书**　〔清〕陆经正撰　　　　　　　　1911 年
　　上海中医药大学图书馆藏稿本

372 **太素内经伤寒总论补正**　〔清〕廖平（季平）撰
　　见六译馆医学丛书

373 **伤寒集腋**　佚名　　　　　　　　　　　　　　　1911 年
　　浙江医科大学图书馆藏抄本

374 **类伤寒四言**　〔清〕吴达光撰　　　　　　　　　1911 年
　　内蒙古自治区图书馆藏抄本

375 **伤寒虚实辨**　佚名　　　　　　　　　　　　　　1911 年

376 **伤寒奥旨九卷**　佚名
　　南通医学院藏抄本

377 **伤寒新书**　佚名　　　　　　　　　　　　　　　1911 年
　　河南中医学院图书馆藏抄本

378 **伤寒概念**　佚名　　　　　　　　　　　　　　　1911 年
　　江西省图书馆藏抄本

379 **伤寒卒病论疏证**　佚名　　　　　　　　　　　　1911 年
　　天津市卫生职工医院图书馆藏抄本

380 **伤寒入门**　佚名　　　　　　　　　　　　　　　1911 年
　　南京图书馆藏抄本

381 **伤寒论原文浅注集解　七卷**　〔清〕陈立观撰　　　　　　　1911 年
浙江省图书馆藏抄本

382 **李千古伤寒论**　〔清〕李溶（千古）撰　程有为补正　　　　　1911 年
1911 年石印本

383 **伤寒活人书纂注**　佚名　　　　　　　　　　　　　　　　　　1911 年
天津市卫生职工医院图书馆藏抄本

384 **伤寒杂说　五卷**　佚名　　　　　　　　　　　　　　　　　　1911 年
南京中医药大学图书馆藏抄本

385 **伤寒治法　一卷**　佚名　　　　　　　　　　　　　　　　　　1911 年
浙江省图书馆藏抄本

386 **伤寒六经要诀**　〔清〕佚名　　　　　　　　　　　　　　　　1911 年
中国中医研究院图书馆藏清刻本

387 **伤寒论类注**　〔清〕余谦牧注　　　　　　　　　　　　　　　1911 年
摘自伤寒论辞典

388 **伤寒（附医案）**　佚名　　　　　　　　　　　　　　　　　　1911 年

389 **伤寒要法十三章**　佚名
中华医学会上海分会图书馆藏抄本

390 **伤寒百问**　〔清〕雷顺春撰　　　　　　　　　　　　　　　　1911 年
四川图书馆藏抄本

391 **伤寒便读　二卷**　佚名　　　　　　　　　　　　　　　　　　1911 年
上海图书馆藏抄本

392 **伤寒辨论**　佚名　　　　　　　　　　　　　　　　　　　　　1911 年
天津市卫生职工医学院图书馆藏抄本

393 **伤寒门余氏藏稿**　佚名　　　　　　　　　　　　　　　　　　1911 年
扬州市图书馆藏抄本

394 **伤寒遗书**　〔清〕李璋撰　　　　　　　　　　　　　　　　　1911 年
中华医学会上海分会图书馆藏抄本

395 **伤寒玄珠**　佚名　　　　　　　　　　　　　　　　　　　　　1911 年
天津市卫生职工医学院图书馆藏抄本

396 **伤寒方歌**　〔清〕甘席隆撰　　　　　　　　　　　　　　　　1911 年
重庆刻本

397 **伤寒猝病论分证辑注　六卷**　〔清〕刘南辉编　　　　　　　　1911 年
四川省图书馆藏抄本

398 **伤寒悬解经方歌诀** 〔清〕钟文焕辑   1911 年
    摘自伤寒论辞典

399 **伤寒辨类括要** （原题宋刘元宾撰）编者未详   1911 年
    南京医科大学图书馆藏抄本

400 **伤寒集注辨诬篇** 〔清〕秦光勋撰   1911 年
    云南中医学院图书馆藏抄本

401 **王氏家宝伤寒证治条例** 〔清〕王橘泉撰   1911 年
    1935 年上海中西药书局铅印本

402 **伤寒论翊** 十二卷 原题〔清〕邹汉璜（仲辰、稼江）编   1911 年
    湖北省图书馆藏抄本

403 **六经提纲** 佚名   1911 年

404 **伤寒心法辑要** 佚名   1911 年
    见方药集义阐微

405 **伤寒纂要备解** 吴耀撰   1911 年
    成都中医学院图书馆藏抄本

406 **尚论张仲景伤寒论重论** 〔清〕朱梦元编   1911 年
    浙江中医学院图书馆藏抄本

407 **沈读伤寒论** 冠时编   1912 年
    见居学仁编

408 **伤寒经方阐奥** 一卷 何仲皋（汝夔）撰   1913 年
    ① 1913 年成都何氏刻本
    ② 1913 年中医学堂刻本

409 **伤寒平议**   1913 年

410 **仲景三部九候诊法**（附伤寒浅注读法）

411 **伤寒总论**（附太素内经伤寒总论补证、太素四时病补证、疟病补证、
    伤寒讲义）

412 **伤寒古本订补**

413 **伤寒古本考**

414 **伤寒附义**

415 **桂枝汤讲义** 廖平（季平）撰
    以上见六译馆医学丛书

416 **伤寒论讲义** 包识生（一虚、德建）编   1914 年
    ① 1915 年上海神州医药书报社铅印本
    ② 1930 年著者铅印本

③ 见包氏医宗

④ 1975 年台湾旋风出版社铅本

417　**伤寒讲义**　朱鸿渐编　　　　　　　　　　　　　1914 年
民国北洋医学堂木活字本

418　**伤寒六经标本杂抄**　佚名　　　　　　　　　　　1914 年
中国中医研究院图书馆藏 1914 年抄本

419　**包氏伤寒三种**　　包育华　包识生(一虚、德逮)合撰　　1914 年
(1)伤寒论章节
(2)伤寒表
(3)伤寒方法附经方歌伤寒方加减歌
1915 年神州医药书报社铅印本

420　**伤寒方法(附经方歌括)**　〔清〕包育华(桃初)编　　1914 年
见包氏医宗

421　**包氏医宗**　包育华　　包识生合撰　　　　　　　1914 年
(1)伤寒论章节
(2)伤寒方法
(3)伤寒表

422　(4)**伤寒论讲义**

423　(5)**伤寒方讲度**
1939 年著者铅印本

424　**伤寒指髓**　二卷　〔清〕陈念祖浅注　　唐宗海(容川)补正　　裴荆山编

　　　　　　　　　　　　　　　　　　　　　　　　　1915 年

见裴氏医书指髓七种

425　**六经指髓**　〔清〕唐宗海(容川)撰　　裴荆山编　　1915 年
见裴氏医书指髓七种

426　**伤寒论讲义**　王溶编　　　　　　　　　　　　　1915 年
1915 年陕西医学讲习所铅印本

427　**伤寒讲义**　曹运昌编　　　　　　　　　　　　　1915 年
民国北洋医学堂活字本

428　**伤寒论溯源详解**　八卷　高愈明(骏轩)编　　　　1916 年
① 1916 年盖平汤地印字馆铅印本
② 1917 年沈阳私立中医学讲习所铅印本

429　**六经定法**　刘鳞(疾鳌)编　　　　　　　　　　　1917 年
见梅城刘氏编医书六种

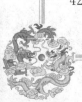

430 **伤寒论讲义**　冯应泉编　　　　　　　　　　　　　　1917 年
　　　1917 年广州中汉印书局铅印本

431 **张仲景伤寒杂病论表识新编注释九卷**　〔清〕田启荣撰　　1919 年
　　　1919 年四川田氏刻本

432 **伤寒论汇注精华**　**九卷**　汪莲石编　　　　　　　　1920 年
　　　1920 年上海扫叶山房石印本

433 **伤寒论集注**　**四卷**　〔清〕王广运编　　　　　　　1920 年
　　　1920 年河南商水王氏石印本

434 **伤寒方歌(附伤寒本草药性)**　吴羲如(炳耀)编　　　1920 年
　　　1933 年尚德堂铅印本

435 **伤寒心悟**　**三卷**　杨福增编　　　　　　　　　　1920 年
　　　南京中医药大学图书馆藏 1920 年抄本

436 **伤寒论新元编**　**四卷**　王正枢(立庵)编　　　　1920 年
　　　1922 年著者铅印本

437 **增补舒氏伤寒集注晰义**　**十卷**　刘鳞(疾鳌)增补　　1921 年
　　　中国中医研究院图书馆藏抄本

438 **伤寒七十二问汤证讲义**　张之基　杨海峰合编　　　1921 年
　　　1922 年铅印本

439 **伤寒易知录**　郑业居(修诚)撰　　　　　　　　　1922 年
　　　1922 年长沙明道中医学校石印本

440 **(最新)伤寒论精义折衷**　**二卷**　朱弗(壶山)撰　　1922 年
　　　1922、1934、1936 年北平京华印书局铅印本

441 **伤寒论研究**　**四卷**　恽铁樵(树珏)撰　　　　　1923 年
　　　① 1924 年上海商务印书馆铅印本
　　　② 1924、1935 年恽氏铅印本
　　　③ 1948 年新中医学出版社铅印药庵医学全书

442 **(最新)伤寒问答**　萧屏撰　　　　　　　　　　　1923 年
　　　1923 年无锡锡成公司铅印本

443 **六经辨证定法**　曹荫南(秉征、孟仙)撰　　　　　1923 年
　　　见(新注)医学辑著解说

444 **伤寒医方歌括**　〔清〕陆儋辰(莞泉)编　　　　　1923 年

445 **伤寒证治赋**　**六卷**〔清〕陆儋辰(莞泉)编　　　1923 年
　　　见陆管泉医书十六种

446　**伤寒论旁训**　二卷　赵雄驹编　　　　　　　　　　　1923 年
　　　1923 年铅印本

447　**伤寒论讲义**　张有章编　　　　　　　　　　　　　　1923 年
　　　石印本

448　**六经法门**　曹荫南(秉征、孟仙)撰　　　　　　　　　1923 年
　　　见(新注)医学辑注解说

450　**百大名家合注伤寒论**　吴考槃(隐亭)编　　　　　　　1924 年
　　　1924、1926 年上海千顷堂书局石印本

451　**伤寒论集注**　黄竹斋编　　　　　　　　　　　　　　1924 年
　　　1957 年人民卫生出版社铅印本

452　**伤寒辨注**　陈金声编注　　　　　　　　　　　　　　1924 年
　　　1924 年石印本

453　**伤寒广要讲义**　恽铁樵(树珏)撰　　　　　　　　　　1924 年
　　　见铁樵函授中医学校讲义十七种

454　**伤寒论蜕**　陈无咎(淳白、易简、茂弘)编　　　　　　1925 年
　　　1929 年丹溪学社铅印黄溪医斋丛书本

455　**太阳原病**　冯瑞鎏撰　　　　　　　　　　　　　　　1925 年
　　　广东省中山图书馆藏抄本

456　**伤寒学讲义**　十卷　冯瑞鎏编　　　　　　　　　　　1925 年
　　　1925 年广东中医药专门学校铅印本

457　**伤寒论崇正编**　八卷　黎天佑编　　　　　　　　　　1925 年
　　　1925 年崇正草堂铅印本

458　**伤寒论串解**　七卷　陈开乾撰　　　　　　　　　　　1926 年
　　　1926 年昆明铅印本

459　**伤寒类编**　陈庆保编　　　　　　　　　　　　　　　1927 年
　　　1927 年番禺陈氏家塾铅印陈氏医学丛书本

460　**伤寒论翼义**　泉唐寿编　　　　　　　　　　　　　　1927 年
　　　1927 年铅印本

461　**伤寒借治论**　三卷　张有章撰　张书勋参订　　　　　1927 年
　　　1927 年京师融会中西医学讲习所石印本

462　**伤寒科函授讲义**　尉稼谦编　　　　　　　　　　　　1927 年
　　　① 民国天津国医函授学院铅印本
　　　② 见新国医讲义教材十四种

463 **伤寒论注疏考证 五卷** 程铭谦(谦山)注考   1927 年
　　中国中医研究院图书馆藏石印本

464 **伤寒论辑义按 六卷** 恽铁樵(树珏)   1927 年
　　① 1928、1929 年上海商务印书馆铅印本
　　② 1941 年上海千顷堂铅印本
　　③ 见药庵医学丛书

465 **国医伤寒新解** 王趾周编   1927 年
　　1939 年天津中西医学研究社铅印本

466 **新释伤寒论** 李遂良编注   1927 年
　　① 1927 年天津新中医学社铅印本
　　② 福州中医专校铅印本

467 **伤寒杂病指南 三卷** 叶衡隐编   1928 年
　　1928 年上海广益书局石印本

468 **(增订)伤寒百证歌注 四卷** 〔宋〕许叔微原撰 何廉臣增订   1928 年
　　① 1931、1936 年上海六也堂书药局铅印本
　　② 见何氏医学全书

469 **伤寒论新注 四卷** 胡剑华(子钰)编注   1928 年
　　① 1930 年上海宏大善书局石印本
　　② 1930 年上海中医书局铅印本

470 **伤寒论集注折衷 七卷** 胡毓秀编   1928 年
　　① 1928 年信阳强华石印馆石印本
　　② 1937 年信阳义兴福印书馆铅印本

471 **伤寒科** 尉稼谦编   1929 年
　　摘自伤寒论辞典

472 **伤寒论释义 七卷** 高宗善编   1929 年
　　1929 年铅印本

473 **伤寒切解** 黄公伟编   1929 年
　　1929 年梅县中医学校铅印本

474 **读过伤寒论 十八卷** 陈伯坛(英畦)撰   1929 年
　　① 1930 年上海陈善福堂刻本
　　② 1954 年北京人民出版社影印本

475 **伤寒论新注** 王秉钧(和安)撰   1929 年
　　1929 年武汉印书馆铅印本

476 **伤寒论今释　八卷**　陆渊雷(彭年)撰　　　　　　1930 年
　　① 1931 年上海国医学院铅印本
　　② 1935 年上海千顷堂书局铅印本
　　③ 1940 年上海陆氏医室铅印本
　　④ 1956 年人民卫生出版社铅印本

477 **伤寒论今释补正**　陆渊雷(彭年)撰　　　　　　　1930 年
　　民国铅印本

478 **伤寒论今释选**　陆渊雷(彭年)撰　编者佚名
　　铅印本

479 **伤寒捷径**　罗东生撰　　　　　　　　　　　　1930 年
　　① 1930、1934、1939 年上海国医书局铅印本
　　② 见国医小丛书

480 **六经法门**　曹荫南(秉征、孟仙)撰　　　　　　　1930 年

481 **六经证治歌诀**　曹荫南(秉征、孟仙)撰　　　　　1930 年

482 **伤寒法解正讹　十卷**　曹荫南(秉征、孟仙)撰
　　见(新注)医学辑著解说

483 **伤寒论启秘**　叶劲秋(秋渔)撰　　　　　　　　　1930 年
　　1934 年少年中医社铅印本

484 **伤寒六经指掌**　孙春萱撰　　　　　　　　　　　1930 年
　　1930 年扬州教场街业勤文化社印刷所铅印本

485 **伤寒定论篇**　邓怡如编　　　　　　　　　　　　1930 年
　　1930 年福成祥铅印本

486 **伤寒论校勘记**　秦又安撰　　　　　　　　　　　1930 年
　　摘自伤寒论辞典

487 **伤寒方解**　祝味菊撰　　　　　　　　　　　　　1931 年
　　① 1931、1932 年著者铅印本
　　② 见祝氏医学丛书

488 **伤寒讲义**　胡树城编　　　　　　　　　　　　　1931 年
　　民国湖北省医会夜校铅印本

489 **论寒论讲义**　邓柏游编　　　　　　　　　　　　1931 年
　　广州汉兴国医学校铅印本

490 **伤寒纲要**　孟承意撰　　　　　　　　　　　　　1931 年
　　1931 年上海中医书局铅印本

491 **伤寒新义**　祝味菊撰　　　　　　　　　　　　　　　1931年
　　① 1931年上海祝味菊诊所铅印本
　　② 1940年上海中医卫生局铅印本
　　③ 见祝氏医学丛书

492 **曹氏伤寒发微**　四卷　曹颖甫（家达）撰　　　　　　　1931年
　　① 1931年上海昌明医药学社铅印本
　　② 1956年上海千顷堂书局石印本

493 **伤寒论霍乱训解**　刘夏编　　　　　　　　　　　　　　1931年
　　1931年铅印本中国古医学会藏板

494 **伤寒全书**　邓源和编　　　　　　　　　　　　　　　　1932年
　　1932年上海新医编译社铅印本

495 **增订条注伤寒心法**　陈绍勋（云门）编注　　　　　　　1932年
　　① 1932年四川省江北县鱼镇里医学传习所石印本
　　② 1932年邻水县国医讲习所石印本

496 **伤寒百十三方证药略解**　于有五编　　　　　　　　　　1932年
　　① 染素斋抄本
　　② 民国铅印本

497 **伤寒证治述要**　陈邦镇（宜生）编　　　　　　　　　　1932年
　　1932年武昌永盛印书馆铅印本

498 **伤寒心法**　陈绍勋（云门）撰　　　　　　　　　　　　1932年
　　1932年石印本

499 **伤寒三字经**　刘懋勋撰　　　　　　　　　　　　　　　1932年
　　1932年上海千顷堂石印本

500 **伤寒论纲要**　朱阜山撰　　　　　　　　　　　　　　　1932年
　　1932年中国医药学社铅印本

501 **伤寒论讲义**　王溶编　　　　　　　　　　　　　　　　1932年
　　民国初陕西医学传习所第一学期讲义铅印本

502 **伤寒会参**　七卷　张拱瑞编　　　　　　　　　　　　　1932年
　　1932年常德今和石印局石印本

503 **伤寒论讲义**　恽铁樵（树珏）编　　　　　　　　　　　1933年
　　见铁樵函授中医学校讲义十七种

504 **伤寒原旨**　何仲皋（汝燹）编注　　　　　　　　　　　1933年
　　1933年四川高等国医学校铅印本

505 **伤寒条辨** 费通甫撰 　　　　　　　　　　　　　　　　1933 年
　　① 1933 年上海读者书局铅印本
　　② 1937 年上海中国医学院铅印本

506 **伤寒要旨** 何仲皋(汝爕)撰 　　　　　　　　　　　　　1933 年
　　1933 年四川国医学校铅印本

507 **伤寒汲古** 周隐歧(利川)编 　　　　　　　　　　　　　1933 年
　　1933 年四明怡怡书屋铅印本

508 **二十世纪伤寒论** **六卷** 刘亚农(幼雪)编 　　　　　1933 年
　　1934 年著者铅印本

509 **伤寒杂病论义疏** **十六卷** 刘世桢(昆湘)撰 刘瑞注 　1934 年
　　1934 年长沙商务印书馆铅印本

510 **(群经大旨)伤寒论** 秦伯未(之济)编 　　　　　　　　1934 年
　　1934 年中医指导社铅印本

511 **伤寒六经辨证要诀** 黄了凡撰 　　　　　　　　　　　　1934 年
　　1934 年梅县同仁药房铅印本

512 **伤寒入门** 陈景歧编
　　见中国医学入门丛书

513 **历代伤寒书目考** 曹炳章编 　　　　　　　　　　　　　1934 年
　　1934 年上海千顷堂书局

514 **伤寒概要** 朱志成编 　　　　　　　　　　　　　　　　1934 年
　　① 1934、1935 年上海新中医研究社铅印本
　　② 见中医各科问答丛书

515 **伤寒论笔记** 范念慈编 　　　　　　　　　　　　　　　1934 年
　　南京图书馆藏抄本

516 **伤寒病药歌诀** 金伯森撰 　　　　　　　　　　　　　　1934 年
　　1934 年著者铅印本

517 **伤寒评志(急性传染病通论)** 谭次仲(星缘)撰 　　　　1935 年
　　1947 年北平国医砥柱月刊社铅印本

518 **伤寒论句解** 江谐(幼三)编注 　　　　　　　　　　　　1935 年
　　1935 年福建仙游国医专校石印本

519 **伤寒论改正并注** 陈逊斋撰 　　　　　　　　　　　　　1935 年
　　1935 年著者铅印本

520 **伤寒纲要讲义** 吴锡璜(瑞甫)撰 　　　　　　　　　　　1935 年
　　1935 年厦门国医专门学校铅印本

521　**伤寒论**　王哲中编　　　　　　　　　　　　1935 年
　　　1935 年北平华北国医学院铅印本

522　**伤寒病问答**　蔡陆仙撰　　　　　　　　　　1935 年
　　　见民众医药指导丛书

523　**伤寒简要**　陈微尘　　　　　　　　　　　　1935 年
　　　见陈微尘医书五种

524　**伤寒论评释**　阎德润编　　　　　　　　　　1936 年
　　　① 1936 年满大印书馆铅印本
　　　② 1955、1958 年人民卫生出版社铅印本

525　**伤寒论广训**　八卷　巫烽(伯荣)编注　　　　1936 年
　　　1937 年铅印本

526　**伤寒论新解**　潘澄濂编　　　　　　　　　　1936 年
　　　① 1936、1937、1947 年上海大众书局铅印本
　　　② 1947 年中医书局铅印本

527　**伤寒方证歌括**　罗振湘撰　　　　　　　　　1936 年
　　　1936 年长沙振湘医社铅印本

528　**伤寒简学**　周佑人撰　　　　　　　　　　　1937 年
　　　中国中医研究院图书馆藏 1937 年抄本

529　**经方学**　蔡陆仙撰　　　　　　　　　　　　1937 年
　　　见中国医学院讲义十三种

530　**伤寒论脉证式校补**　八卷　张骥(先识)校补　1937 年
　　　1937 年成都义生堂刻本

531　**伤寒读本**　王一仁(晋第、依仁)编　　　　　1937 年
　　　① 1937 年仁庵学舍铅印本
　　　② 见仁邠医学丛书

532　**伤寒论浅说**　邱崇(宗山)撰　　　　　　　　1937 年
　　　① 民国铅印本
　　　② 见邱氏内科大纲

533　**伤寒折衷**　杨叔澄撰　　　　　　　　　　　1937 年
　　　1937 年华北国医学院铅印本

534　**伤寒新释**　陈拔群编　　　　　　　　　　　1937 后
　　　1937 年上海涵照庐铅印本

535　**伤寒辑注**　罗绍祥(熙如)编　　　　　　　　1937 年
　　　见广东中医药专门学校各科讲义

536　**伤寒门经**　陈伯坛（英畦）　鞠日华合撰　　　　　　　　　　1937 年
　　　广东光汉中医药专门学校铅印本

537　**伤寒读法与伤寒门经**　鞠日华撰　　　　　　　　　　　　　　1937 年
　　　广东光汉中医药专门学校铅印本

538　**伤寒论概要**　减守平编　　　　　　　　　　　　　　　　　　1937 年
　　　见广东中医药专门学校各科讲义

539　**伤寒论讲义**　六卷（附六经定法）　陈绍勋（云门）编　　　　1937 年
　　　1937 年岳池陈氏铅印本

539　**伤寒发微**　包天白编　　　　　　　　　　　　　　　　　　　1937 年
　　　见中国医学院讲义十四种

541　**伤寒论讲义**　许振庆编　　　　　　　　　　　　　　　　　　1937 年
　　　广东光汉中医药专门学校铅印本

542　**伤寒论新诠**　廖鼎新（勤氏）注　　　　　　　　　　　　　　1938 年
　　　1938 年赣县春华印刷所铅印本

543　**伤寒学讲义**　王仲香编　　　　　　　　　　　　　　　　　　1938 年
　　　见浙江中医专校讲义八种

544　**伤寒卒病论简注**　六卷　宋汝桢撰　　　　　　　　　　　　　1938 年
　　　上海中医药大学图书馆藏抄本

545　**（图表注释）伤寒论新义**　十卷　余无言（择明）编　　　　　1938 年
　　　① 1940、1949 年上海中华书局铅印本
　　　② 1954、1956 年上海千顷堂书局铅印本

546　**伤寒漫谈**　程天灵撰　　　　　　　　　　　　　　　　　　　1939 年
　　　四川泸杲建文石印社石印本

547　**伤寒论概要**　陆渊雷撰　　　　　　　　　　　　　　　　　　1940 年
　　　1940 年稿本藏上海中医药大学图书馆

548　**伤寒论通注**　朱茀（壶山）撰　　　　　　　　　　　　　　　1940 年
　　　1940 年北京朱壶山医庐铅印本

549　**伤寒科讲义**　天津国医学院编　　　　　　　　　　　　　　　1940 年
　　　1940 年天津中国国医函授学院铅印本

550　**伤寒论讲义**　杨医亚编　　　　　　　　　　　　　　　　　　1940 年
　　　民国北平国医砥柱总社铅印本

551　**伤寒学讲义**　黄樨门编　　　　　　　　　　　　　　　　　　1940 年
　　　民国广西省立南宁医药研究所铅印本

552　**伤寒饮食指南**　程国树编　　　　　　　　　　　1941 年
　　1941 年铅印本

553　**伤寒针方浅解**　承淡安撰　　　　　　　　　　　1941 年
　　1941 年石印本

554　**伤寒论之研究**　三卷　伍律宁撰　　　　　　　　1941 年
　　1942 年台山伍氏铅印本

555　**汉方简义**　王邈达著
　　① 民国铅印本
　　② 1955 年杭州新医书局铅印本

556　**伤寒入微**　沈伯超撰　　　　　　　　　　　　　1942 年
　　西安竞业印刷社石印本

557　**伤寒六经新解**　雒镛撰　　　　　　　　　　　　1942 年
　　1942 年西安克兴印书馆铅印本

558　**伤寒论讲义**　宋志华编　　　　　　　　　　　　1942 年
　　1942 年长春国风印刷社铅印本

559　**伤寒论释义**　邓绍先注　　　　　　　　　　　　1942 年
　　1942 年成都中国医药文化服务社铅印本

560　**伤寒折衷**　二卷　欧阳逸休（逸林）编　　　　　1942 年
　　1942 年铅印本

561　**伤寒病治疗教本**　宋慎编　　　　　　　　　　　1943 年
　　1943 年长春益智书店铅印本

562　**伤寒汇证表解**　黄茂生撰　　　　　　　　　　　1943 年
　　1943 年中国医药文化服务社铅印本

563　**伤寒质难**　祝味菊述　陈苏生记　　　　　　　　1943 年
　　1950 年自印铅印本大众书店发行

564　**伤寒论讲义**　于有五编　　　　　　　　　　　　1994 年
　　1994 年光华国医学社铅印本

565　**新国医讲义—伤寒科**　天津国医专修学校编　　　1944 年
　　天津国医专修学校铅印本

566　**伤寒论发微**　高知一撰　　　　　　　　　　　　1944 年
　　中国中医研究院图书馆藏稿本

567　**伤寒病之认识与治疗**　车驹编　　　　　　　　　1945 年
　　1945 年光大印刷厂铅印本

568 **伤寒汇要** 佚名 　　　　　　　　　　　　　　　　1945 年
天津中医学院图书馆藏 1945 年抄本

569 **新伤寒证治庸言　四卷** 罗止园(文杰)撰 　　　　1947 年
1947 年北京庆记京城印书局铅印本

570 **伤寒论集注** 佚名 　　　　　　　　　　　　　　　1946 年
中国中医研究院图书馆藏 1946 年广州抄本

571 **伤寒论新诠** 夏禹甸撰 　　　　　　　　　　　　　1947 年
① 1947 年中国医药研究社铅印本
② 湖南湘潭中医药出版社铅印本

572 **伤寒论析义** 范敏言编 　　　　　　　　　　　　　1948 年
1948 年南宁合利印刷所石印本

573 **伤寒论研究** 恽铁樵著 　　　　　　　　　　　　　1948 年
① 1948 年新中国医药出版社铅印药庵医学丛书本
② 见药庵医学丛书

574 **伤寒论讲义** 赵述尧撰 　　　　　　　　　　　　　1949 年
民国铅印本

575 **注伤寒论** 管侃编 　　　　　　　　　　　　　　　1949 年
南京图书馆藏抄本

576 **伤寒论广注** 林少鹤编 　　　　　　　　　　　　　1949 年
中国中医研究院图书馆藏抄本

577 **伤寒论读本** 蔡剑魂编 　　　　　　　　　　　　　1949 年
广州厚朴社铅印中国医学研究丛书本

578 **伤寒学** 廖莫阶撰 　　　　　　　　　　　　　　　1949 年
民国成都国医讲习所铅印本

579 **伤寒论注辑读　四卷** 陈祖同编 　　　　　　　　　1949 年
中国中医研究院图书馆藏 1949 年稿本

580 **伤寒疗养论** 章巨膺(寿栋)撰 　　　　　　　　　　1949 年
1949 年上海章氏铅印本

581 **伤寒解毒疗法** 聂云台(其杰)撰 　　　　　　　　　1949 年
1949 年上海乐中印书社铅印本

582 **新伤寒论** 龚松仙撰
见实用医疗全书

583 **伤寒指掌舌苔(附伤寒诸汤)** 佚名 　　　　　　　　1949 年
河南中医学院图书馆藏抄本

584 (秘传御选)伤寒三十六症(附舌图样) 佚名 1949 年
广西壮族自治区第一图书馆藏民国汪如垲抄本

585 伤寒真诠方义 三卷 佚名 1949 年
中国科学院图书馆藏抄本

586 六经伤寒方 佚名 1949 年
广东省中山图书馆藏抄本

587 伤寒论集方补注 佚名 1949 年
上海图书馆藏抄本

588 伤寒论医方集注摘录 佚名 1949 年
中国中医研究院图书馆藏民国广州六和印书馆抄本

589 太阳方 佚名 1949 年
陕西省中医药研究院图书馆藏抄本

590 伤寒纲领 佚名 1949 年
上海中医药大学图书馆藏抄本

591 伤寒论考证 佚名 1949 年
中国科学院图书馆藏抄本

592 伤寒赋(附药性篇) 炳焱珍编 1949 年
南京医科大学图书馆藏本

593 伤寒附翼表解 郑文保编 1949 年
扬州市图书馆藏抄本

594 伤寒证治述要 陈宜生编 年代不详
永盛印书馆

595 华北国医学院伤寒论讲义 王仲哲编 年代不详
湖北省中医药研究院图书馆藏本

596 伤寒六病方症学——三阴病篇 金铸撰 年代不详

597 伤寒论存疑条 金铸撰 年代不详

598 仁寿堂伤寒定本 陶宏宾撰 年代不详
上海中医药大学图书馆藏上述抄本

599 伤寒摘髓 王闻喜编 年代不详
苏州中医医院图书馆藏抄本

600 伤寒传变大略(附伤寒疫病大略) 沈竹安撰 年代不详
南京中医药大学图书馆藏抄本

601 伤寒疫病大略 鲁瑛(在田)撰 年代不详
见伤寒传变大略抄本

602 **伤寒琐屑附翼** 吴开业编　　　　　　　　　　　年代不详
上海中医药大学图书馆藏抄本

603 **伤寒导窍** 徐时进(学山)撰　　　　　　　　　年代不详
苏州市图书馆藏抄本

604 **伤寒论辨** 汪阊如编　　　　　　　　　　　　年代不详
苏州医学院图书馆藏

605 **伤寒指掌参** 沈来有编　　　　　　　　　　　年代不详
上海中医药大学图书馆藏抄本

606 **伤寒寿世良编　四卷** 吴达光撰　　　　　　　年代不详
黑龙江祖国医学研究所图书馆藏抄本

607 **伤寒证治明条　九卷** 王心春撰　　　　　　　年代不详
上海中医药大学图书馆藏抄本

608 **伤寒论讲义　二卷** 于道济编　　　　　　　　1954 年
北京中医进修学校讲义(内部刊印)

609 **伤寒论一百十三方药病理路系统表** 郑少玄编　1955 年
北京中医学会印本(内部刊印)

610 **伤寒论语译** 中医研究院中医教材编辑委员会编　1956 年
中医研究院铅印本(未经审定教材草稿)

611 **伤寒论讲义** 河南省卫生厅编　　　　　　　　1956 年
河南省卫生厅铅本

612 **重订通俗伤寒论** 〔清〕俞根初原撰　徐荣斋重订　1956 年
① 1956 年新医书局出版
② 1956 年上海卫生出版社出版
③ 1959 年科技卫生出版社新 1 版
④ 1959 年上海科技出版社新 1 版

613 **古本伤寒论六经分证表** 周歧隐编者　　　　　1956 年
中医书局印本

614 **伤寒论新注(附针灸疗法)** 承淡安注解　朱襄君参订　1956 年
① 1956 年江苏人民出版社铅印本
② 1984 年台湾文光图书股份有限公司铅印本

615 **伤寒论语译** 任应秋(鸿滨)撰　　　　　　　　1957 年
① 1957 年上海卫生出版社铅印本
② 1958 年科技卫生出版社铅印本

616 **伤寒论集注** 黄竹斋(维翰)注 1957 年
人民卫生出版社铅印本

617 **伤寒论类方汇参** 左季云编著 1957 年
人民卫生出版社铅印本

618 **伤寒论条析** 李荫岚编著 1957 年
人民卫生出版社铅印本

619 **伤寒论著三种** 1957 年
方有执:伤寒论条辨。喻嘉言:尚论篇。柯韵伯:伤寒论翼。
商务印书馆铅印本

620 **伤寒与温病诊疗表解** 胡友梅编 1958 年
福建人民出版社铅印本

621 **伤寒论释义** 江苏省中医学校编著 1958 年
江苏人民出版社铅印本

622 **夹阴伤寒正治** 曹永康编 1958 年
江苏人民出版社铅印本

623 **中医研究院祖国医学书目(第四分册:仲景学说(初稿)** 1958 年
中医研究院编
中医研究院刊本

624 **伤寒论讲义** 安徽省中医进修学校伤寒教研组编 1958 年
安徽省中医进修学校印本(内部刊本)

625 **论伤寒论(初稿)** 山东省中医研究所研究班编 1958 年
山东省中医研究所铅印本(内部刊本)

626 **论新编伤寒论** 河北中医学院编 1958 年
① 1958 年河北人民出版社铅印本
② 1980 年河北人民出版社第二次修订本

627 **伤寒论简明释义** 河北中医学院编 1958 年
河北人民出版社铅印本

628 **伤寒论教学参考资料** 南京中医学院编著 1959 年
江苏人民出版社铅印本

629 **伤寒论证治类诠** 任应秋编 1959 年
科技卫生出版社铅印本

630 **伤寒纲要** 1959 年
江苏省西医学习中医讲师团、南京中医学院伤寒教研组合编
人民卫生出版社铅印本

631 **伤寒论译释** 南京中医学院伤寒教研组编著 1959 年
① 1959 年上海科技出版社铅印本
② 1980 年上海科技出版社修订第二版

632 **伤寒论串解衍义** 山东省中医进修学校编 1959 年
山东人民出版社铅印本

633 **伤寒论讲义** 山西省中医学校编 1959 年
山西人民出版社铅印本

634 **伤寒论讲义** 山东省中医研究所编 1959 年
山东省中医研究所铅印本

635 **伤寒论通俗讲义** 安徽中医学院编 1959 年
安徽人民出版社铅印本

636 **伤寒论语译** 中医研究院编 1959 年
① 1959 年人民卫生出版社铅印本
② 1974 年人民卫生出版社第二版

637 **小柴胡汤证的研究** 林伯良著 1959 年
人民卫生出版社铅印本

638 **伤寒论方解** 中国医学科学院江苏分院中医研究所编 1959 年
① 1959 年江苏人民出版社铅印本
② 1978 年江苏科技出版社铅印本

639 **伤寒论讲义** 浙江医科大学中医学院编 1960 年
编者自印本

640 **伤寒论集注** 冯琪注 1960 年
包头市科技委员会铅印本

641 **作寒论讲义（中医学院试用教材）** 1960 年
成都中医学院伤寒教研组主编
人民卫生出版社铅印本

642 **伤寒论注释要编** 孙纯一编著 1960 年
吉林人民出版社铅印本

643 **伤寒论中级讲义（中医学校试用教材）** 成都中医学院主编 1961 年
人民卫生出版社铅印本

644 **伤寒论类证浅释** 胡友梅（统松）编著 1962 年
福建中医学院铅印本

645 **伤寒论新编** 天津中医学院编 1962 年
天津市公共卫生局铅印本

646 **伤寒论百题问答**　江西中医学院第一届西医学习中医班编　　　1962年
江西人民出版社铅印本

647 **伤寒论讲义**　万有生编著　　　　　　　　　　　　　　　　　1963年
江西中医学院函授大学铅印本

648 **伤寒论讲义**　湖北中医学院编　　　　　　　　　　　　　　　1963年
湖北中医学院油印本（内部刊印）

649 **伤寒六经证治歌括**　杨卓寅编著　　　　　　　　　　　　　　1963年
江西宜春地署卫生处铅印本

650 **医宗全鉴伤寒心法白话解**　北京中医学院伤寒教研组　　　　　1963年
人民卫生出版社铅印本

651 **伤寒论讲义（中医学院试用教材重订本）**　成都中医学院主编　　1964年
上海科学技术出版社铅印本

652 **伤寒论汇要分析**　俞长荣编著　　　　　　　　　　　　　　　1964年
① 1964年福建人民出版社铅印本
② 1985年福建科技出版社修订本

653 **柯氏伤寒论翼笺正**　李培生编著　　　　　　　　　　　　　　1965年
人民卫生出版社铅印本

654 **伤寒论讲义**　武汉中医班编　　　　　　　　　　　　　　　　1966年
内部刊本

655 **伤寒论要义总述**　邓治先编著　　　　　　　　　　　　　　　1969年
内部刊本

656 **伤寒类编**　陈庄保编　　　　　　　　　　　　　　　　　　　1972年
内部刊本

657 **伤寒论讲义**　河南中医学院编　　　　　　　　　　　　　　　1973年
内部刊本

658 **伤寒论温病学（福建医科大学试用教材）**　福建医科大学编　　1973年
内部刊本

659 **伤寒论讲义**　云南中医学院编　　　　　　　　　　　　　　　1974年
内部刊本

660 **伤寒论讲义**　全国伤寒师资进修班编　　　　　　　　　　　　1975年
内部刊本

661 **伤寒宗正全书**　陆经正著　　　　　　　　　　　　　　　　　1976年
见伤寒论辞典收目

662　**伤寒论歌诀**　正言编辑部　　　　　　　　　　　1976 年
　　台湾正言出版社铅印本

663　**伤寒论讲义**　林辉镇编　　　　　　　　　　　　1976 年
　　台湾益群书店股份有限公司铅印本

664　**伤寒论梗注**　赵晓光著　　　　　　　　　　　　1976 年
　　台湾力行书局有限公司

665　**伤寒杂病指南**　叶隐衡著　　　　　　　　　　　1977 年
　　台湾大孚书局有限公司

666　**伤寒论科学化新注**　注者未详　　　　　　　　　1977 年
　　台湾旋风出版社

667　**伤寒医案选**　戴佛延编　　　　　　　　　　　　1978 年
　　内部刊本

668　**伤寒论（全国西医学习中医普及教材）**　湖北中医学院主编　　1978 年
　　人民卫生出版社铅印本

669　**问答式中国医药指南丛书（伤寒病问答）**　蔡陆仙编　　1978 年
　　台湾正源出版社

670　**伤寒论语释**　李克绍编著　　　　　　　　　　　1978 年
　　人民卫生出版社铅印本

671　**伤寒解惑论**　李克绍（君复）编著　　　　　　　1978 年
　　山东科技出版社

672　**伤寒论方解**　江苏省中医研究所编著　　　　　　1978 年
　　江苏科技出版社

673　**伤寒论精解**　杨惟杰编　　　　　　　　　　　　1978 年
　　台湾乐群出版事业有限公司

674　**伤寒论重点总整理**　吴埙材编
　　台湾世一书局

675　**伤寒论重编**　杨宏仁编
　　台湾世一书局

676　**伤寒论证状分析**　辽宁中医学院编著　　　　　　1979 年
　　见伤寒论辞典

677　**伤寒论方证临床阐述**　留韦杰编著　　　　　　　1979 年
　　泉州市医学科研所铅印

678　**三阴三阳提纲**　黄竹斋编
　　内部刊本

679 **伤寒论讲义**（西医学习中医试作教材） 于己百主编　　　　1979 年
甘肃人民出版社铅印本

680 **伤寒论选读**（全国高等医药院校试用教材）　　　　　1979 年
湖北中医学院主编
上海科学技术出版社

681 **伤寒论选读**　北京中医学院主编　　　　　　　　　　1979 年
人民卫生出版社

682 **伤寒论脉法研究**　王占玺主编　赵荃、李焕玲校录　　1980 年
科学技术文献出版社重庆分社出版

683 **伤寒论通俗讲话**　刘渡舟编　　　　　　　　　　　　1980 年
上海科学技术出版社

684 **伤寒金匮测验精化**　吴埙村编　　　　　　　　　　　1980 年
台湾光田出版社

685 **伤寒论速读表解**　陈杉源编　　　　　　　　　　　　1980 年
台湾光田出版社

686 **伤寒论析义**　黄圣馥编　　　　　　　　　　　　　　1980 年
台湾昭人出版社

687 **伤寒论应用题汇**　陈杉源编　　　　　　　　　　　　1980 年
台湾光田出版社

688 **张仲景学术思想论文集**　南阳地区科技协会编　　　　1981 年
内部刊本

689 **伤寒萃要**　邵余三编著　　　　　　　　　　　　　　1981 年
青海科技协会（内刊）

690 **伤寒论方医案选编**　高德编著　　　　　　　　　　　1981 年
湖南科技出版社

691 **伤寒论选释和题答**　何志雄编著　　　　　　　　　　1981 年
广东科学技术出版社

692 **伤寒名案选新注**　熊寥笙编著　　　　　　　　　　　1981 年
四川人民出版社

693 **金榜中医特考全集**（伤寒）　立得教研组编　　　　　1981 年
台湾立得出版社

694 **中医检考必备教材——检考指定解说教材**（图说伤寒论）
立得教研组编　　　　　　　　　　　　　　　　　　　1981 年
台湾立得出版社

历代《伤寒论》类著作书目汇总表

695　**伤寒论释义**　启业编辑部　　　　　　　　　　1981 年
　　台湾启业书局有限公司

696　**伤寒论电脑题库范例精解**　林辉镇著　　　　　1981 年
　　台湾益群书店股份有限公司

697　**伤寒论新释**　作者未详　　　　　　　　　　　1981 年
　　台湾文光图书有限公司

698　**冉注伤寒论**　冉雪峰编著　　　　　　　　　　1982 年
　　科学技术文献出版社

699　**宋本伤寒论校注**　朱佐武点校　　　　　　　　1982 年
　　湖南科学技术出版社

700　**伤寒论语释**　李克绍（君复）编著　　　　　　1982 年
　　山东科学技术出版社

701　**伤寒知要**　万有生编著　　　　　　　　　　　1982 年
　　江西人民出版社

702　**中医四大经典作题解**　万兰靖等编写　　　　　1982 年
　　江西人民出版社

703　**张仲景学说论文选编**　中医研究院编　　　　　1982 年
　　内部刊本

704　**中华全国中医学会仲景学说讨论会论文汇编**　　1982 年
　　中华全国中医学会编
　　内部刊本

705　**经方发挥**　赵明锐编著　　　　　　　　　　　1982 年
　　山西人民出版社

706　**伤寒论十四讲**　刘渡舟编著　　　　　　　　　1983 年
　　① 1983 年天津科学技术出版社
　　② 1985 年天津科学技术出版社第二版

707　**伤寒论古今临床**　　　　　　　　　　　　　　1983 年
　　浙江医科大学第一期西医学习中医提高班编
　　浙江科学技术出版社

708　**伤寒挈要**　刘渡舟　聂惠民　傅世垣编著　　　1983 年
　　人民卫生出版社

709　**伤寒论方医案选编**　高德编　　　　　　　　　1983 年
　　见《伤寒论辞典》书目

710 **伤寒论诠解** 刘渡舟　傅士垣编著　　　　　　　1983 年
　　　天津科学技术出版社

711 **伤寒论汤证新编** 郭子光　冯显逊编著　　　　　　1983 年
　　　上海科学技术出版社

712 **伤寒论临床研究** 王占玺主编　　　　　　　　　　1983 年
　　　科技文献出版社铅印本

713 **伤寒论阐释** 成友仁编著　　　　　　　　　　　　1983 年
　　　陕西科学技术出版社

714 **伤寒论** 李育德编　　　　　　　　　　　　　　　1983 年
　　　台湾国兴出版社

715 **伤寒论概要** 黄三元编　　　　　　　　　　　　　1983 年
　　　台湾八德教育文化出版公司

716 **伤寒论诠释** 吴国定编　　　　　　　　　　　　　1983 年
　　　台湾昭人出版社

717 **伤寒论研究** 启业编辑部　　　　　　　　　　　　1983 年
　　　台湾启业书局有限公司铅印精装本

718 **白话本伤寒论** 朱三和编　　　　　　　　　　　　1983 年
　　　台湾五陵出版社

719 **伤寒论方运用法**　　　　　　　　　　　　　　　　1984 年
　　　浙江科技出版社

720 **伤寒论手册** 张启基　王辉武合编　　　　　　　　1984 年
　　　科技文献出版社重庆发社铅印本

721 **伤寒论表解** 广州中医学院伤寒教研室编　　　　　1984 年
　　　广西人民出版社

722 **伤寒论方证研究** 辽宁省中医药研究院编　　　　　1984 年
　　　辽宁科学技术出版社

723 **伤寒论临床实验录** 邢锡波编著　　　　　　　　　1984 年
　　　天津科学技术出版社

724 **伤寒论辨证表解** 杜雨茂编著　　　　　　　　　　1984 年
　　　陕西科学技术出版社

725 **伤寒温病瘟疫证治会通诀要** 武明钦编著　　　　　1984 年
　　　河南科技出版社铅印本

726 **伤寒论析要** 阎洪臣主编　　　　　　　　　　　　1984 年
　　　吉林人民出版社

历代《伤寒论》类著作书目汇总表

727　**新编伤寒论类方**　刘渡舟编著　　　　　　　　　　1984 年
　　　山西人民出版社

728　**伤寒论针灸配穴选注**　单玉堂著　　　　　　　　　1984 年
　　　人民卫生出版社

729　**伤寒海底眼**　〔明〕何渊著　何时希编校　　　　　1984 年
　　　学林出版社铅印本

730　**伤寒论类方**　〔清〕徐灵胎撰著　李铁石校注　　　1984 年
　　　江苏科学技术出版社

731　**张仲景药法研究**　王占玺编著　　　　　　　　　　1984 年
　　　科学技术文献出版社

732　**伤寒论解析**　杨东喜编著　　　　　　　　　　　　1984 年
　　　台湾国光出版社

733　**伤寒论备要**　胡洋吉编　　　　　　　　　　　　　1984 年
　　　台湾文笙书局

734　**伤寒论新编新义**　黄三元编　　　　　　　　　　　1984 年
　　　台湾八德教育文化出版公司

735　**伤寒名案选新注**　启业编辑部　　　　　　　　　　1984 年
　　　台湾启业书局有限公司

736　**伤寒论译释**　启业编辑部　　　　　　　　　　　　1984 年
　　　台湾启业书局有限公司

737　**伤寒论(问答式总整理)**　陈淑贞　简辛朴编　　　　1984 年
　　　台湾昭人出版社

738　**伤寒论**　吴国定编著　　　　　　　　　　　　　　1984 年
　　　台湾正中书局股份有限公司

739　**伤寒论题库**　吴埧村编　　　　　　　　　　　　　1984 年
　　　世一书局

740　**伤寒纂要**　〔清〕何汝阈著　何时希编校　　　　　1985 年
　　　学林出版社

741　**伤寒六经病证治撮要**　张世浚　谢立业编著　　　　1985 年
　　　陕西科技出版社

742　**小柴胡汤的临床应用**　叶锦文编著　　　　　　　　1985 年
　　　陕西科学技术出版社

743　**伤寒百问**　李克绍　徐国仟编著　　　　　　　　　1985 年
　　　山东科学技术出版社

744 **伤寒论讲义（高等医学院校教材）** 李培生主编　　　　　　1985 年
　　上海科技出版社

745 **伤寒论释义** 姜春华著　　　　　　　　　　　　　　　　1985 年
　　上海科技出版社

746 **伤寒论自学辅导** 史定文等编　　　　　　　　　　　　　1985 年
　　中医古籍出版社

747 **伤寒论集要** 邓铁涛著　　　　　　　　　　　　　　　　1985 年
　　广东科技出版社

748 **伤寒论类要注疏** 〔清〕徐大桂遗著　　杜兆雄点校　　　1985 年
　　安徽科学技术出版社

749 **伤寒论精义** 黄三元编　　　　　　　　　　　　　　　　1985 年
　　台湾八德教育文化出版公司

750 **伤寒真方歌括** 〔清〕陈修园著　　陈竹友校注　　　　　1985 年
　　福建科学技术出版社

751 **伤寒谱** 沈凤辉撰　　　　　　　　　　　　　　　　　　1985 年
　　台湾新文丰出版股份有限公司

752 **伤寒论汇要分析（修订本）** 俞长荣编著　　　　　　　　1985 年
　　福建科学技术出版社

753 **伤寒论百题解答** 陆巨卿著　　　　　　　　　　　　　　1986 年
　　云南科学技术出版社

754 **中医学多选题题库（伤寒论分册）** 梅国强主编　　　　　1986 年
　　山西科学教育出版社

755 **伤寒论讲义（全国高等中医学院函授教材）** 李培生主编
　　湖南科技出版社　　　　　　　　　　　　　　　　　　　1986 年

756 **中医学解难·伤寒论分册** 天津中医学院编　　　　　　　1986 年
　　天津科学技术出版社

757 **经方要义** 石国璧编著　　　　　　　　　　　　　　　　1986 年
　　甘肃人民出版社

758 **柯氏伤寒附翼笺正** 李培生编著　　　　　　　　　　　　1986 年
　　人民卫生出版社

759 **伤寒论医案集** 孙溥泉编著　　　　　　　　　　　　　　1986 年
　　陕西科学技术出版社

760 **伤寒论纵横** 贺有琰编著　　　　　　　　　　　　　　　1986 年
　　湖北科学技术出版社

历代《伤寒论》类著作书目汇总表

761 **伤寒论（英文版）** 罗希文译 1986 年
　　新世界出版社

762 **伤寒赋** 邵维翰著 1986 年
　　陕西科技出版社

763 **伤寒论串解** 时振声编著 1987 年
　　中医古籍出版社

764 **伤寒论求是** 陈亦人编著 1987 年
　　人民卫生出版社

765 **经证证药录** 王继志遗稿 1987 年
　　甘肃科学技术出版社

766 **伤寒论（高等中医院校教学参考丛书）** 李培生主编 1987 年
　　人民卫生出版社

767 **中华全国第二次张仲景学说讨论会论文汇编** 1987 年
　　1987 年 10 月南阳（内部刊本）

768 **伤寒论选读（中医自学丛书）** 刘渡舟编 1987 年
　　江西科学技术出版社

769 **伤寒理法析** 张斌编 1987 年
　　内蒙古人民出版社

770 **伤寒论条文表解** 李筱国等编著 1987 年
　　云南科学技术出版社

771 **伤寒方识证** 裴慎编著 1987 年
　　甘肃科学技术出版社

772 **伤寒论指归** 王继中编著 1987 年
　　青海人民出版社铅印本

773 **伤寒论研究** 赵恩俭编著 1987 年
　　天津科学技术出版社

774 **伤寒论讲解** 光明涵授大学主编 1987 年
　　光明日报出版社

775 **伤寒论（白话中医古籍丛书）** 高德主编 1988 年
　　中外文化出版公司；春秋出版社

776 **伤寒论多选题评述** 梅国强主编 1988 年
　　上海科学技术出版社

777 **伤寒论研究** 王琦主编 1988 年
　　广东高等教育出版社

778 **伤寒论辞典** 刘渡舟主编 1988 年
解放军出版社

779 **伤寒论训解** 夏洪生编著 1988 年
中医古籍出版社

780 **伤寒论讲解** 王琦主编 1988 年
河南科学技术出版社

781 **伤寒论通俗讲话** 刘渡舟著 1988 年
上海科技出版社

782 **寒温统一论** 万友生著 1988 年
上海科技出版社

783 **简明伤寒论注解及临床应用** 赵凌云编著 1989 年
学术期刊出版社

784 **伤寒论汤证论治** 李文瑞编著 1989 年
人民军医出版社

785 **伤寒（中医药自学丛书第六分册）** 杨医亚主编 1989 年
河北科学技术出版社

786 **伤寒心悟** 程昭寰主编 1989 年
学苑出版社出版

787 **桂枝汤类方证应用研究** 江尔逊等主编 1989 年
四川科技出版社

788 **经方方法论** 孙朝宗等编 1989 年
山东科学技术出版社

789 **伤寒论临床应用** 王占玺主编 1990 年
科学技术出版社

790 **伤寒论语译** 刘渡舟主编 1990 年
人民卫生出版社

791 **伤寒论词语解释** 严育斌编 1990 年
陕西科学技术出版社

792 **伤寒六经病证治验选录** 黄卿发编著 1990 年
上海中医学院出版社

793 **伤寒论析疑** 沈齐苍编著 1990 年
上海科技出版社

794 **仲景方与临床** 陈伯涛著 1991 年
中国医药科技出版社

795 **伤寒论专题研究** 孙瑞编著 1991 年
河南科技出版社

796 **伤寒论研究** 关祥祖等编 1991 年
云南大学出版社

797 **伤寒论校注** 刘渡舟主编 1991 年
人民卫生出版社

798 **伤寒论症状鉴别纲要** 吴元黔等编著 1991 年
上海中医学院出版社

799 **历代伤寒著作书目辑录** 唐明华编 1991 年
中州古籍出版社

800 **《伤寒论》中三阴病之我见** 蔡振东编著 1991 年
青海大学（内刊）

801 **古本伤寒杂病论校评** 蔡德元编著 1992 年
河南科技出版社

802 **伤寒六经病变** 杨育周著 1992 年
人民卫生出版社

803 **伤寒论方证药研究** 李昌主编 1992 年
黑龙江科技出版社

804 **伤寒论东考** 李华安著 1992 年
中国医药科技出版社

805 **伤寒论析义** 叶午庄编著 1992 年
安徽科技出版社

806 **伤寒论释义** 刘举俊主编 1992 年
甘肃科技出版社

807 **伤寒解要** 于书本编著 1992 年
青岛海洋大学出版社

808 **试论仲景学说的集论思想** 杨培坤等编著 1992 年
上海交通大学出版社

809 **伤寒论现代临床研究** 杨麦青编著 1992 年
中国中医药出版社

810 **伤寒撮要校注** 李明廉等校注 1992 年
陕西科技出版社

811 **伤寒论类辨** 陈宝明编著 1993 年
人民卫生出版社

812 **伤寒论归真** 张正昭编 1993 年
湖南科技出版社

813 **伤寒论汤证纂要及歌括** 1993 年
陕西科技出版社

814 **伤寒论七字经** 黄荣活编著 1993 年
广西科技出版社

815 **伤寒论与临床** 聂惠民主编 1993 年
广东科技出版社

816 **伤寒论临证指要** 刘渡舟著 1993 年
学苑出版社

817 **伤寒论文献通考** 钱超尘著 1993 年
学苑出版社

818 **伤寒学** 张丰强主编 1993 年
中国中医药出版社

819 **伤寒六经求真** 郭春霖著 1993 年
海豚出版社

820 **六经辨证与方技新析** 王伯章著 1994 年
广东科技出版社

821 **伤寒论研究大辞典** 傅延龄主编 1994 年
山东科技出版社

822 **伤寒证治通论** 许孔璋编著 1994 年
安徽科技出版社

823 **中医学问答题库——伤寒论** 刘渡舟编 1994 年
山西科技出版社

824 **何氏伤寒二种** 何汝国等编 1994 年
(1)何氏伤寒家课
(2)伤寒辨类
上海科技出版社

825 **伤寒从新** 〔清〕王少峰撰 1994 年
安徽科技出版社

826 **伤寒证治心法** 程绍恩等主编 1994 年
北京科技出版社

827 **伤寒论坛一墨** 崔河泉等著 1994 年
中州古籍出版社

828 **伤寒论古今研究** 关庆增等主编　　　　　　　1994 年
辽宁科技出版社

829 **伤寒论学术史** 叶发正著　　　　　　　　　　1995 年
华中师范大学出版社

830 **伤寒论新解** 马堪温等著　　　　　　　　　　1995 年
中国中医药出版社

831 **伤寒论临床应用五十论** 裴永清著　　　　　　1995 年
学苑出版社

832 **伤寒论便读** 钟小南编著　　　　　　　　　　1995 年
人民卫生出版社

833 **柯氏伤寒论注疏正** 李培生编著　　　　　　　1996 年
人民卫生出版社

834 **伤寒论讲义（高等中医药院校教材）** 张桂珍主编　　1996 年
山东大学出版社

835 **伤寒论讲义（普通高等中医院校协编教材）** 聂惠民主编
学苑出版社　　　　　　　　　　　　　　　　　1996 年

836 **日本医家伤寒论注解辑要** 郭秀梅等编　　　　1996 年
人民卫生出版社

837 **伤寒论校注语释** 郭霭春等编著　　　　　　　1996 年
天津科技出版社

838 **伤寒论选读（普通高等教育中医药类规划教材）** 柯雪帆主编　1996 年
上海科技出版社

839 **中医学的选题题库——伤寒论分册** 梅国强主编　　1996 年
山西科技出版社

840 **陈瑞春论伤寒** 陈瑞春著　　　　　　　　　　1997 年
中国中医药出版社

841 **注解伤寒论** 鲁兆麟主校　　　　　　　　　　1997 年
辽宁科技出版社

842 **伤寒论** 历畅等点校　　　　　　　　　　　　1997 年
中医古籍出版社

843 **基层中医临证必读大系—伤寒分册** 程昭寰等编著　1998 年
中国科技出版社

844 **张仲景五十味药证** 黄煌编著　　　　　　　　1998 年
人民卫生出版社

845　**伤寒析疑**　姜建国等编著　　　　　　　　　　　　　　1998 年
　　　　科技文献出版社

846　**《伤寒论》方证证治准绳**　关庆增编著　　　　　　　　1998 年
　　　　大连出版社

847　**伤寒论现代研究与临床应用**　孟承利等编著　　　　　1998 年
　　　　学苑出版社

848　**伤寒名医验案精选**　陈明等编著　　　　　　　　　　1999 年

849　**全国中医院校各科课程习题集·伤寒论习题集**
　　　　张桂珍等编著　　　　　　　　　　　　　　　　　　1999 年
　　　　上海中医药大学出版社

历代《伤寒论》类著作书目汇总表

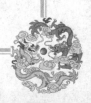

二、《伤寒论金匮要略合编》类著作存世书目

850　**论寒论金匮要略**　〔汉〕张机（仲景）撰　　　　　　　219 年
中国中医研究院图书馆藏抄本

851　**仲景全书**　〔汉〕张机（仲景）原撰　〔明〕赵开美编　　1599 年
（1）伤寒论　十卷　〔汉〕张机述
（2）注解伤寒论　十卷　〔金〕成无己注
（3）伤寒类证　三卷　〔金〕宋云公撰
（4）金匮要略方论　三卷　〔汉〕张机述
①1599 年海虞赵开美校刊本
②明文升阁校刻本
③清光绪刻本
④铅印本
⑤1982 年台湾集文书局铅印本

852　**仲景全书**　〔汉〕张机（仲景）等撰　编著佚名　　　　1610 年
（1）注解伤寒论　十卷　〔金〕成无己注
（2）伤寒明理论　四卷　〔金〕成无己撰
（3）金匮要略　三卷　〔汉〕张机撰
（4）增注类证活人书二十二卷　〔宋〕朱肱撰
明步月楼刻本

853　**张仲景医学全书　二十卷**
（1）集注伤寒论　十卷　〔明〕赵开美集注
（2）金匮要略方论　三卷　〔汉〕张机撰
（3）伤寒类证　三卷　〔金〕宋云公撰
（4）伤寒明理论　三卷　〔金〕成无己撰
（5）运气掌诀录　一卷　〔清〕曹东斋撰
①1894 年成都邓氏崇文斋日本摹明刻本
②1916 年千顷堂书石印本
③1929 年上海受古书店、中一书局石印本

854 伤寒本义金匮要方论本义合刻　〔清〕魏荔彤（念庭）注　　　1724 年
　　1924 年兼济堂刻本

855 伤寒正医录　十卷　〔清〕邵成平（庸济）编　　　　　　　　1744 年
　　1744 年三当轩刻本

856 伤寒杂病论　十六卷　〔清〕曹家珍编　　　　　　　　　　　1795 年
　　1932 年据清乾隆稿本影印

857 伤寒论大方图解（附金匮要略大方图解）〔清〕何贵孚编　　　1833 年
　　1833 年刻本

858 伤寒杂病论　十六卷　〔清〕胡嗣超编　　　　　　　　　　　1847 年
　　1847 年海隐书屋刻本

859 张仲景伤寒金匮方　佚名　　　　　　　　　　　　　　　　　1850 年
　　中国中医研究院图书馆藏清抄本

860 要略厘辞　〔清〕于云巢撰　　　　　　　　　　　　　　　　1858 年
　　① 1858 年坊刻本
　　② 中国中医研究院及上海中医药大学图书馆藏清刻本

861 医学真传　〔清〕宫藻（建章）编　　　　　　　　　　　　　1866 年
　　中国中医研究院图书馆藏 1866 年稿本

862 伤寒杂病论合编　〔清〕汪宗沂（仲尹）撰　　　　　　　　　1869 年
　　1869 年刻本

863 经方歌括　〔清〕黄钰（室臣）撰　　　　　　　　　　　　　1871 年
　　① 1893 年芸经堂刻本
　　② 见伤寒辨证集解等四种

864 订正仲景伤寒论释义（订正医圣全集、保寿经名医必读）
　　〔清〕李缵文注　　　　　　　　　　　　　　　　　　　　1888 年
　　① 1888 年苏州李氏自刻本
　　② 1909 上海文瑞楼石印本

865 伤寒类方金匮方歌纂　〔清〕耿刘彬（焦录）编　　　　　　　1896 年
　　① 中国中医研究院图书馆藏 1896 年抄本
　　② 1981 年中医古籍出版社影印本，更名为《张仲景方易记便学册)》

866 张仲景伤寒杂病之方解　十五卷　〔清〕田伯良

867 汉张仲景伤寒杂病（白文）〔清〕田伯良　　　　　　　　　　1900 年
　　见中华古圣医经大全

868 伤寒杂病论方法　〔清〕包桃初　　　　　　　　　　　　　　1902 年
　　见无妄集活法医书

869　**伤寒论浅注金匮要略浅注方论合编**　〔清〕陈念祖（修园）注　　　1909 年
1909 年渭南严氏刻本

870　**仲景条文类录**　佚名　　　1910 年
中国中医研究院图书馆藏 1910 年抄本

871　**伤寒例篇**　佚名　　　1910 年
中国中医研究院图书馆藏抄本

872　**仲景方汇录**　〔汉〕张机撰　〔清〕陆九芝辑　　　1914 年
1981 年据林屋丹房稿本复制

873　**伤寒杂病论正义**　十六卷　〔清〕孙桢　　　1911 年
中华医学会上海分会图书馆藏抄本

874　**伤寒杂病论精义折中**　朱弅（壶山）撰　　　1922 年
1922、1934、1936 年北平国医学院铅印本

875　**伤寒杂病论集注**　十六卷　黄维翰（竹斋）撰　　　1923 年
① 1926、1935、1936 年中和堂黄氏铅印本
② 1935 年中央国医馆铅印本
③ 1934、1936 年西安克兴印书馆铅印本

876　**杂病论注疏考证**　九卷　程铭谦（谦山）注考　　　1927 年
1927 年江西玉山文星堂石印本

877　**伤寒论金匮要略新注**　王秉钧（和安）撰　　　1929 年
1929 年汉口武汉印书馆铅印本

878　**仲景学说之分析**　叶劲秋撰　　　1929 年
1934、1936 年上海少年医药社铅印本

879　**仲景大全书**　余道善编　　　1929 年
1929 年大理乐真堂刻本

880　**伤寒杂病论方歌括**　余炳昆编　　　1930 年
中国中医研究院图书馆藏抄本

881　**伤寒金匮方证类录**　三卷　佚名　　　1930 年
中国中医研究院图书馆藏抄本

882　**曹氏伤寒金匮发微合刊**　曹家达（颖甫）编　　　1931 年
① 1956 年上海千顷堂书局铅印本
② 1956—1957 年上海卫生出版社铅印本
③ 1959 年上海科技出版社铅印本

883　**古本伤寒杂病论**　十六卷　　　1932 年
原题〔汉〕张机（仲景）撰　刘瑞融校

① 1932 年长沙石印本

② 1934 年涪陵刘氏雨春楼石印本

③ 1936 年上海大成书局铅印本

④ 1938 年常德国医公会铅印本

⑤ 1939 年张钫刻本南阳医圣祠藏板

⑥ 民国成都日新印刷工业社铅印本

⑦ 民国贵阳文通书局铅印本

⑧ 千顷堂书局铅印本

884　**伤寒杂病论　十六卷**　黄维翰（竹斋）校订　　　　　　　　　　1932 年

① 1932 年石印本

② 1939 年张钫刻本

③ 1960 年修定本

885　**伤寒杂病论读本　三卷**　孙鼎宜编　　　　　　　　　　　　　1932 年

① 1932、1936 年中华书局铅印孙氏医学丛书本

② 见孙氏医学丛书

886　**伤寒杂病论章句　十六卷**　孙鼎宜注　　　　　　　　　　　　1932 年

见孙氏医学丛书

887　**伤寒杂病精义折衷**　朱壶山撰　　　　　　　　　　　　　　　1934 年

1934 年华北国医学院铅印本

888　**伤寒论金匮要略集注折衷**　胡毓秀撰　　　　　　　　　　　　1934 年

① 1937 年豫南信阳义兴福印书馆铅印本

② 1937 年上海中医科学书局铅印本

889　**伤寒杂病论义疏**　刘世祯述义　刘瑞融疏释　　　　　　　　　1934 年

1934 年长少商务印书馆本

890　**伤寒杂病论读本**　黄维翰（竹斋）校订　　　　　　　　　　　　1935 年

① 1936 年上海医界春秋社铅印黄氏医学丛书本

② 1936 年中国医药书局铅印本

891　**伤寒杂病论读本**　章炳麟（太炎）撰　　　　　　　　　　　　　1936 年

1936 年铅印本

892　**张长沙原文读本（长沙方歌括）**　南宗景（振镛）校　　　　　　1936 年

1936 年苏州南氏医药事务所铅印本

893　**伤寒杂病论**　蔡陆仙等编　　　　　　　　　　　　　　　　　1936 年

① 1941 年上海中华书局铅印中国医药汇海本

② 见中国医药汇海

894　**仲景学说讲义三种**　周介人编　　　　　　　　　　　1936 年
　　　1936 年北京华北国医学院铅印本

895　**伤寒金匮折衷**　三卷　杨叔澄编　　　　　　　　　　1937 年
　　　1937 年华北国医学院铅印本

896　**伤寒金匮补遗合编**　原题惠和祖撰　　　　　　　　　1939 年
　　　① 1939 年铅印本
　　　② 1941 年铅印本

897　**伤寒金匮条释**　二十二卷　李彦师编著　　　　　　　1942 年
　　　1957 年人民卫生出版社铅印本

898　**伤寒金匮评注**　张公让（其升）撰　　　　　　　　　1946 年
　　　1946 年著者铅印本

899　**伤寒金匮方易解**　二卷　何舒（竟心）编　　　　　　1947 年
　　　见寿康之路

900　**伊尹汤液经**　六卷　　　　　　　　　　　　　　　　1948 年
　　　原题（商）伊尹撰　〔汉〕张机（仲景）广论
　　　杨师伊（尹绍）　考次刘复（民叔）补修
　　　1948 年一钱阁曾福臻铅印本

901　**伤寒杂病论会通**　十六卷　黄维翰（竹斋）编　　　　1948 年
　　　① 1949 年著者石印本
　　　② 1979 年陕西中医药研究院铅印本

902　**伤寒论杂症篇摘要**　佚名　　　　　　　　　　　　　1949 年
　　　上海中医学院图书馆藏本

903　**伤寒论方歌诀金匮方歌诀**　佚名　　　　　　　　　　1949 年
　　　中国中医研究院图书馆藏抄本

904　**伤寒金匮浅释**　欧阳锜编　　　　　　　　　　　　　1957 年
　　　上海人民卫生出版社

905　**伤寒论金匮要略合编新释**　十二卷　黄维翰编　　　　1959 年

906　**伤寒杂病论类编**　八卷　　　　　　　　　　　　　　1959 年

907　**伤寒杂病经方类编**　　　　　　　　　　　　　　　　1959 年

908　**伤寒杂病类证录**　三卷　　　　　　　　　　　　　　1959 年

909　**伤寒论合金匮要略方证类编**　　　　　　　　　　　　1959 年
　　　以上见《黄竹斋先生医稿二十九种》

910　**伤寒金匮测验精华**　吴埧村编著　　　　　　　　　　1980 年
　　　台湾光田出版社铅印本

911 **经方应用**　王琦等编著　　　　　　　　　　　　　1981 年
　　　宁夏人民出版社

912 **最新内科学测验精要——伤寒论金匮要略**　国兴编委会　　1983 年
　　　台湾国兴出版社铅印

913 **经方临床集要**　张有俊编著　　　　　　　　　　　1983 年
　　　河北人民出版社

914 **伤寒论金匮要略精解**　杨维杰编著　　　　　　　　1984 年
　　　台湾乐群山版事业有限公司铅印

915 **张仲景药法研究**　王占玺主编　　　　　　　　　　1984 年
　　　科技文献出版社

916 **金鉴内科学伤寒论金匮要略**　李永田编　　　　　　1985 年
　　　台湾国兴出版社

917 **杂病原旨**　欧阳锜编　　　　　　　　　　　　　　1987 年
　　　人民卫生出版社

918 **长沙方歌括**　俞慎初等编写　　　　　　　　　　　1988 年
　　　福建科技出版社

919 **仲景方在急难重病中的运用**　上海市中医文献馆编　　1989 年
　　　上海中医学院出版社

920 **仲景内科学**　张谷才编著　　　　　　　　　　　　1990 年
　　　上海中医学院出版社

921 **经方用药研究**　王永庆等著　　　　　　　　　　　1991 年
　　　黑龙江科技出版社

922 **经方中药研究集成**　林乾良等编著　　　　　　　　1992 年
　　　中医古籍出版社

923 **经方各科临床新用与探索**　王三虎主编　　　　　　1992 年
　　　科学技术文献出版社

924 **经方临证指南**　刘渡舟主编　　　　　　　　　　　1993 年
　　　天津科技出版社

925 **伤寒杂病论汤方现代研究及应用**　王付等编著　　　1993 年
　　　青海人民出版社

926 **当代医家论经方**　刘渡舟等主编　　　　　　　　　1993 年
　　　中国中医药出版社

927 **仲景辨证治疗学**　戴玉等编著　　　　　　　　　　1995 年
　　　中国中医药出版社

928　**伤寒金匮汇诠解**　廖厚泽编著　　　　　　　　　　1996 年
　　　中医古籍出版社

929　**伤寒论金匮要略教学探索**　熊曼琪主编　　　　　　1996 年
　　　广东科技出版社

930　**经方用药真谛**　张树生主编　　　　　　　　　　1997 年
　　　中国医药科技出版社

931　**现代中医药应用与研究大系——伤寒及金匮**
　　　施杞等主编　　　　　　　　　　　　　　　　　1998 年
　　　上海中医药大学出版社

932　**中医经典通释——伤寒杂病论**　刘建平等编著　　1998 年

933　**仲景方药现代研究**　叶森编著　　　　　　　　　1999 年
　　　中国中医药出版社

三、《伤寒论》类著作存目

001 **辨伤寒一卷** （南齐）徐文伯
隋书经籍志引七录

002 **伤寒身验方一卷** （东晋）王珉（季琰）
隋书经籍志引七录

003 **伤寒总要二卷** 佚名
隋书经籍志引七录

004 **正理伤寒论** 〔唐〕王冰素问次注
成无己注解伤寒论引

005 **伤寒论** 〔唐〕张果（通元）
崇文总目

006 **伤寒方论** 〔唐〕李涉（清溪子）
宋史艺文志

007 **巢氏伤寒论一卷** 〔唐〕巢元方
通志艺文略

008 **伤寒治法撮要** 〔宋〕李柽（与几）
医经正本书

009 **伤寒手鉴 二卷** 〔宋〕田谊卿
崇文总目

010 **伤寒证辨集 一卷** 佚名
崇文总目

011 **百中伤寒论 三卷**〔宋〕 陈昌允（一作陈昌胤）
崇文总目

012 **钱氏伤寒百问方 一卷** 佚名
宋史艺文志

013 **伤寒指南论 一卷** 〔宋〕李大参
宋史艺文志

014 **伤寒类要 四卷** 〔宋〕高若讷（保衡、敏之）
宋史艺文志

历代《伤寒论》类著作书目汇总表

015 **四时伤寒总病论 六卷 佚名**
宋史艺文志

016 **伤寒论脉诀**〔宋〕杨介（吉老）
宋史艺文志

017 **伤寒要法 一卷**
宋史艺文志

018 **伤寒要法 佚名**
宋史艺文志

019 **伤寒直格 五卷**〔宋〕刘开（三点、立之、复真）
宋史艺文志

020 **伤寒集验方 十卷 佚名**
通志艺文略

021 **伤寒百问经络图 一卷**〔宋〕朱肱
通志艺文略

022 **阴毒形证诀 一卷**〔宋〕宋迪
通志艺文略

023 **伤寒方（历代伤寒书目考称伤寒方口诀）**〔宋〕孙兆
通志艺文略

024 **伤寒慈济集 三卷**〔宋〕丁德用
通志艺文略

025 **玉川伤寒论 一卷 佚名**
通志艺文略

026 **伤寒论后集 六卷 佚名**
通志艺文略

027 **证辨伤寒论 一卷**〔宋〕石昌琏撰
通志艺文略

028 **伤寒论集论方 十卷**
通志艺文略

029 **孙王二公伤寒论方 二卷佚名**
通志艺文略

030 **集伤寒要论方 一卷**〔宋〕尚官均（彦衡）
通志艺文略

031 **朱氏伤寒论 一卷**〔宋〕朱旦
通志艺文略

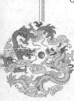

032　**明时政要伤寒论**　三卷　〔宋〕陈昌祚
　　通志艺文略

033　**郑氏伤寒方**　一卷　佚名
　　通志艺文略

034　**伤寒类要方**　十卷　佚名
　　通志艺文略

035　**伤寒式例**　一卷　〔宋〕刘君翰
　　通志艺文略

036　**曾氏伤寒论**　一卷
　　通志艺文略

037　**伤寒证治**　三卷　〔宋〕王实(仲弓)

038　**伤寒治要**　〔宋〕王实(仲弓)

039　**局方续添伤寒证治**　一卷　〔宋〕王实(仲弓)

040　**伤寒摘捷**　一卷　佚名
　　历代伤寒书目考

041　**伤寒论注解**　一卷　〔宋〕刘元宾
　　历代伤寒书目考

042　**伤寒百问**　二卷　〔宋〕张松著
　　历代伤寒书目考

043　**伤寒必用**　二卷　〔宋〕刘温舒
　　历代伤寒书目考

044　**仲景脉法三十六图**　〔宋〕许叔微

045　**图翼伤寒论**　二卷　〔宋〕许叔微

046　**伤寒辨类**　五卷　〔宋〕许叔微
　　历代伤寒书目考

047　**伤寒语**　佚名
　　历代伤寒书目考

048　**东垣伤寒正脉**　一卷　〔金〕李杲
　　历代伤寒书目考

049　**伤寒辨疑**　五卷　佚名
　　历代伤寒书目考

050　**长沙石函遗书**　佚名
　　历代伤寒书目考

051 **伤寒辨疑论** 〔宋〕吴敏修
历代伤寒书目考

052 **伤寒证类要略** 二卷 〔宋〕平尧卿

053 **伤寒玉鉴新书** 一卷 〔宋〕平尧卿
直斋书录解题

054 **伤寒泻痢方** 一卷 〔宋〕陈孔硕(肤仲)
直斋书录解题

055 **四时治要** 一卷 〔宋〕屠鹏(时举)
直斋书录解题

056 **伤寒证法** 佚名
遂初堂书目

057 **伤寒遗法** 佚名
遂初堂书目

058 **伤寒论翼** 佚名
遂初堂书目

059 **伤寒类例** 〔宋〕胡勉
南阳活人书张序

060 **别次伤寒** 〔宋〕沈括(存中)
南阳活人书张序

061 **伤寒片玉集** 三卷 〔宋〕户昶
管见大全良方

062 **拟进活人参同余议** 〔宋〕卢祖常(砥镜老人)
续易简方中卢氏自序

063 **增释南阳活人书** 二十二卷 〔宋〕王作肃
乾隆鄞县志

064 **伤寒指微论(伤寒指迷)** 五卷 〔宋〕钱乙(仲阳)
古今医统大全

065 **伤寒脉诀** 〔宋〕孙兆
医学源流

066 **伤寒类要方** 十卷 〔宋〕许叔微
嘉庆扬州府志

067 **伤寒纂要** 三卷 〔宋〕贾祐
历代名医蒙求

068 **伤寒辨疑** 一卷 〔宋〕何滋
读书敏求记

069 **仲景家藏伤寒奥论** 一篇 〔宋〕何滋
伤寒类证便览

070 **活人书辨** 〔宋〕程迥（可久）
文集偶读漫记

071 **仲景或问** 〔宋〕李浩
国史经籍志

072 **伤寒论** 〔宋〕王炎（晦叔）
乾隆婺源县志

073 **伤寒活人书** 〔宋〕黄执之
乾隆江南通志

074 **伤寒救俗方** 一卷 〔宋〕罗适（正之）
浙江通志

075 **伤寒治法举要** 一卷 〔金〕李杲（明之、东垣）
伤寒辨证广注

076 **伤寒会要** 〔金〕李杲
王好问文集

077 **伤寒纂类** 四卷 〔金〕李庆嗣
四善堂藏书目录

078 **改正活人书** 二卷 〔金〕李庆嗣
补元史艺文志

079 **李庆嗣伤寒论** 三卷 〔金〕李庆嗣
补辽金元艺文志

080 **伤寒摘疑（江琥作伤寒摘疑问目）** 一卷 〔元〕朱震亨（彦修）
达古堂书目

081 **伤寒发挥** 〔元〕朱震亨
浙江通志

082 **伤寒论辨** 〔元〕朱震亨
补元史艺文志

083 **伤寒论钞（伤寒例钞）** 〔元〕滑寿（伯仁）
补元史艺文志

084 **活人节要歌括** 〔元〕王好古（海藏）

085 **仲景详辨** 〔元〕王好古（海藏）

086 **解仲景一集** 〔元〕王好古（海藏）

087 **伤寒辨惑论** 〔元〕王好古（海藏）
　　医学源流

088 **活人释疑** 〔元〕赵嗣真
　　伤寒辨证广注

089 **活人书辨** 〔元〕戴同父（启宗）
　　中国医籍考引吴文定公集

090 **伤寒一览方** 〔元〕吴光霁
　　中国医籍考

091 **伤寒补亡论** 〔元〕徐止善
　　中国医籍考

092 **伤寒大易览** 〔元〕叶如庵
　　中国医籍考引王圻语

093 **伤寒歌括** 〔元〕王翼
　　阳城县志

094 **伤寒直格** 〔元〕郭忠（恕甫）
　　雍正扬州府志

095 **仲景伤寒论治法歌诀** 〔宋〕周鼎（仲恒）
　　民国吉安县志

096 **伤寒集方法** 〔元〕李辰拱（正心）
　　内阁文库书目

097 **伤寒论后集** 佚名
　　历代伤寒书目考

098 **伤寒生意　四卷** 〔元〕熊景先（仲光、景元）
　　补元史艺文志

099 **伤寒明理论删补　四卷** 〔明〕闵芝庆（松筠馆主人）

100 **伤寒阐要篇　七卷** 〔明〕闵芝庆（松筠馆主人）
　　中国医籍考

101 **伤寒释疑** 〔明〕赵慈心
　　中国医籍考

102 **伤寒类例** 〔明〕赵景元
　　中国医籍考

103 **伤寒宗陶全生金镜录** 〔明〕杨恒山
　　中国医籍考

104　**伤寒一掌金**　佚名
中国医籍考

105　**伤寒书**　〔明〕方广（约之）
中国医籍考

106　**伤寒集要**　〔明〕刘会
中国医籍考

107　**伤寒备览**　〔明〕吴中秀（端所）
中国医籍考

108　**伤寒全生集**　四卷　〔明〕朱映璧
中国医捷经书

109　**伤寒捷经书**　〔明〕孙文胤（文允）
中国医籍考

110　**伤寒指掌详解**　〔明〕邢增捷
中国医籍考

111　**治伤寒全书研悦**　一卷　〔明〕李盛春
中国医籍考

112　**伤寒汇言**　〔明〕倪洙龙（冲之）
中国医籍考

113　**伤寒实录**　〔明〕吴有性（又可）
中国医籍考

114　**伤寒类编**　七卷　〔明〕胡朝臣（敬所）
伤寒辨证广注

115　**伤寒论注**　十四卷　〔明〕史暗然（百韬）
伤寒辨证广注

116　**伤寒补遗**　〔明〕王日休
伤寒辨证广注

117　**伤寒指南书**　〔明〕叶允仁
伤寒辨证广注

118　**伤寒纂要**　二卷　〔明〕闵道扬
医藏书目

119　**伤寒解惑**　〔明〕许兆祯（培元）
医藏书目

120　**伤寒观舌心法**　一卷　〔明〕申辰拱（斗垣）
医藏书目

121 **伤寒神镜** 一卷 〔明〕刘全德
医藏书目

122 **伤寒论篇** 七卷 〔明〕胡南金
医藏书目

123 **伤寒类证辨疑** 一卷 〔明〕吴时宰
医藏书目

124 **伤寒心要** 二卷 〔明〕唐钦训（道术）
嘉定县志

125 **伤寒明理补论** 四卷 〔明〕巴应奎

126 **阐明伤寒论** 〔明〕巴应奎
医藏书目

127 **伤寒通义** 佚名

128 **解伤寒百证辨疑** 一卷 佚名

129 **伤寒论大全** 一卷 佚名

130 **伤寒或问** 一卷 佚名
医藏书目

131 **伤寒指要** 二卷 〔明〕翁光春
医藏书目

132 **伤寒集验** 佚名
医藏书目

133 **厘正伤寒六书** 六卷 〔明〕赵心山
医藏书目

134 **伤寒百问** 〔明〕唐椿（尚龄）
医藏书目

135 **伤寒石髓** 二卷 〔明〕张兼善
历代伤寒书目考

136 **伤寒篇** 〔明〕汪机
历代伤寒书目考

137 **伤寒启蒙** 六卷 〔明〕黄升（启东）
历代伤寒书目考

138 **伤寒指南** 二卷 〔明〕王乾

139 **伤寒纲目** 〔明〕王乾
历代伤寒书目考

140 **伤寒驳参** 〔明〕赵嗣真（嘉谟）

历代伤寒书目考

141 伤寒直指 〔明〕马云龙
历代伤寒书目考

142 伤寒治例 〔明〕汪益敬
历代伤寒书目考

143 伤寒诸证辨疑 〔明〕吴球（荧仙）
历代伤寒书目考

144 伤寒原理 〔明〕王仲礼
历代伤寒书目考

145 刘草窗手足分配四时说 一卷 〔明〕刘邦永
历代伤寒书目考

146 补遗伤寒治例 〔明〕刘纯
历代伤寒书目考

147 证要伤寒论 三卷 佚名
历代伤寒书目考

148 伤寒心法大成 〔明〕龚太宇
历代伤寒书目考

149 伤寒纂读 二卷 〔明〕王宏翰
历代伤寒书目考

150 增删景岳伤寒 〔明〕诸朝栋
历代伤寒书目考

151 景岳伤寒摘要 二卷 佚名
历代伤寒书目考

152 内科伤寒秘法 佚名
历代伤寒书目考

153 伤寒秘籍方 四卷 〔明〕钱鸿声
历代伤寒书目考

154 伤寒秘籍方续集 四卷 〔明〕钱鸿声
历代伤寒书目考

155 伤寒选录 八卷〔明〕 汪机（省之）
伤寒广要

156 伤寒集义 二册 佚名
文渊阁书目

157 伤寒发明 十卷 〔明〕张兼善

篆竹堂书目

158 **伤寒类证　十卷**　〔明〕黄仲理
古今医统

159 **长沙论伤寒十释**　〔明〕吕复(元膺)
九灵山房集沧州翁传

160 **伤寒提要**　〔明〕杨珦(恒斋)
国史经籍志

161 **伤寒指掌　十四卷**　〔明〕皇甫中(云洲)
续文献通考

162 **活人心鉴**　〔明〕吴正能(子叙)
中医大辞典

163 **伤寒翼**　〔明〕陈宏宾
中医人物辞典

164 **伤寒集验**　〔明〕陈文治(国章)
中医人物辞典

165 **伤寒杂证**　〔明〕程仑(原仲)
中医人名辞典

166 **伤寒要约　一卷**　〔明〕史宝(国信)

167 **伤寒要格**　〔明〕史宝(国信)
乾隆嘉定县志

168 **伤寒意珠篇　三卷**　〔明〕韩来鹤(藉琬)
吴县志

169 **伤寒类证(伤寒类证书)**　〔明〕赵道震(处仁)
乾隆江南通志

170 **六经证辨**　〔明〕盛寅(启东)
吴江县志

171 **伤寒捷法歌**　〔明〕申相
潞安府志

172 **伤寒指南**　〔明〕万拱
同治监利县志

173 **仲景论**　〔明〕卢复(不远)
康熙浙江通志

174 **伤寒家秘心法(伤寒心法)**　〔明〕姚能
天启海盐县图经

175 **伤寒秘用**（伤寒秘问）〔明〕彭浩（养浩）
康熙浙江通志

176 **伤寒书** 〔明〕方炯（用晦）
福建通志

177 **伤寒要诀** 〔明〕霍应兆（汉民）
武进县志

178 **伤寒考证** 〔明〕潘仲斗
歙县志

179 **伤寒补古** 〔明〕罗仲光（觐吾）
南充县志

180 **伤寒运气或问** 一卷 〔明〕邹彬（文质）

181 **伤寒权** 〔明〕戴文炳
颍州府志

182 **伤寒发明** 〔明〕雷竣
重纂福建通志

183 **注陶节庵伤寒六法** 〔明〕刘天和（养和）
黄州府志

184 **伤寒摘锦** 〔明〕黄廉（伯清）
乾隆黄州府志

185 **伤寒慧解** 四卷 〔明〕尹隆宾
同治汉川县志

186 **伤寒秘诀** 〔明〕王崇道（辉宸）
同治黄安县志

187 **伤寒心要** 〔明〕李大吕
光绪黄冈县志

188 **伤寒金口诀汤头歌句注** 〔明〕毛世鸿
同治芷江县志

189 **六经治要** 〔明〕赵琢

190 **伤寒法略** 〔明〕赵琢
万历合州志

191 **伤寒脉赋** 〔明〕刘寅
民国龙陵县志

192 **伤寒纂要** 〔明〕李鸿
宣统信文志稿

193 **伤寒辨疑** 〔明〕钮道三（尺能）
民国震泽县志

194 **伤寒** 〔明〕沈自明
民国震泽县志续

195 **伤寒六书** 〔明〕王轩（临卿）
光绪清苑县志

196 **伤寒捷径** 〔明〕张可爱·
嘉靖长垣县志

197 **伤寒传经论** 〔明〕刘贲卿（以成）
道光鄢陵县志

198 **伤寒方注方药** 〔明〕郑二阳
民国鄢陵县志

199 **钤法书 二卷** 〔明〕高昶
光绪益都县志

200 **陶节庵伤寒六书归一愚见三同** 〔明〕郭宗皋
民国福山县志

201 **伤寒** 〔明〕杨惟正
光绪益都县图志

202 **伤寒辑要 一卷** 〔明〕姚廷皋
民国潍县志稿

203 **伤寒纂例 一卷** 〔明〕徐彪（文蔚）
康熙松江府志

204 **伤寒论** 〔明〕谢金
顺治六合县志

205 **伤寒探微** 〔明〕刘道深（公原）
乾隆上海县志

206 **伤寒统会** 〔明〕冯鸾（子雍）
康熙通州志

207 **伤寒金镜** 〔明〕汤哲（浚中）
光绪嘉定县志

208 **伤寒全集** 〔明〕陈汪
嘉庆太仓县志

209 **伤寒辨论** 〔明〕晋骥（子良）
康熙苏州府志

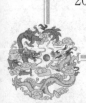

210 **注解伤寒论 四卷** 〔明〕方喆（复斋）
　　民国新登县志

211 **读仲景书题语 一卷** 〔明〕石震
　　道光武进阳湖县志

212 **伤寒一览** 〔明〕马兆圣
　　民国常昭合志

213 **伤寒钤领 一卷** 〔明〕陈定（以静）
　　光绪青田县志

214 **伤寒会通** 〔明〕沈贞（士怡）
　　万历昆山县志

215 **伤寒论略** 〔明〕陆鲤（时化）
　　嘉庆同里志

216 **伤寒要诀歌括** 〔明〕张世贤（天成）
　　光绪鄞县志

217 **医圣阶梯** 〔明〕周济（用仁）
　　光绪归安县志

218 **伤寒论** 〔明〕诸余龄（原静）
　　民国杭州府志

219 **伤寒烛途** 〔明〕秦东旸
　　光绪慈溪县志

220 **伤寒摘要** 〔明〕袁璜
　　光绪台州府志

221 **治伤寒书** 〔明〕孟凤来（瑞林）
　　民国绍兴县志资料

222 **伤寒捷书** 〔明〕陆圻（丽京）
　　康熙仁和县志

223 **张长沙伤寒论注** 〔明〕王宣（化卿）
　　同治金溪县志

224 **善读伤寒论** 〔明〕傅白岑
　　光绪抚州府志

225 **伤寒运气全书 十卷** 〔明〕熊宗立
　　明史艺文志

226 **伤寒发明书** 〔明〕汪畴
　　永乐大典卷 3615 引

227 **伤寒六书** 〔明〕王轩（临卿）
光绪畿辅县志

228 **伤寒十剂新笺** 〔明〕王翃

229 **伤寒汇编** 〔明〕王翃
光绪嘉定县志

230 **伤寒发明** 二卷 〔明〕张介宾
历代伤寒书目考

231 **伤寒全生集** 〔明〕何炉（仁源）
镇江府志

232 **伤寒十论** 〔明〕徐南强
金陵通志补

233 **伤寒讲义** 六卷 〔清〕郑兆丰
历代伤寒书目考

234 **伤寒秘旨** 一卷 〔清〕赵惇
历代伤寒书目考

235 **感证集腋** 四卷 〔清〕毛钟盈
历代伤寒书目考

236 **伤寒新元篇** 四卷 〔清〕王立庵
历代伤寒书目考

237 **伤寒纲要** 〔清〕朱鸿寿
历代伤寒书目考

238 **增订伤寒备要** 十卷 〔清〕施涛（源晖）
历代伤寒书目考

239 **伤寒选方解** 〔清〕沈亮宸（晋垣）
历代伤寒书目考

240 **伤寒要旨** 二卷 〔清〕高日震（远声）
历代伤寒书目考

241 **伤寒杂病论** 二卷 〔清〕张畹庵
历代伤寒书目考

242 **伤寒经论** 十卷 〔清〕萧埙（赓六）
历代伤寒书目考

243 **伤寒摘要** 佚名
历代伤寒书目考

244 **伤寒拟论　二卷**　〔清〕王殿表(佩坤)
　　　历代伤寒书目考

245 **伤寒证治明条　六卷**　〔清〕吴澄(师朗)
　　　历代伤寒书目考

246 **伤寒条辨　六卷**　〔清〕董西园(魏如)
　　　历代伤寒书目考

247 **伤寒篇　一卷**　〔清〕董西园(魏如)
　　　历代伤寒书目考

248 **伤寒类方　四卷**　〔清〕董西园(魏如)
　　　历代伤寒书目考

249 **伤寒活心法　五卷**　〔清〕王文选
　　　历代伤寒书目考

250 **伤寒论注　四卷**　〔清〕朱咏清撰
　　　历代伤寒书目考

251 **伤寒辨证抉微**　〔清〕郑伯埙
　　　历代伤寒书目考

252 **伤寒医鉴　二卷**　佚名
　　　历代伤寒书目考

253 **伤寒辨色观验　二卷**　佚名
　　　历代伤寒书目考

254 **伤寒辑要　一卷**　佚名
　　　历代伤寒书目考

255 **伤寒证治明辨**　佚名
　　　历代伤寒书目考

256 **伤寒捷径**　佚名
　　　历代伤寒书目考

257 **伤寒全书**　佚名
　　　历代伤寒书目考

258 **伤寒浅说　一卷**　佚名
　　　历代伤寒书目考

259 **伤寒纲要　二卷**　佚名
　　　历代伤寒书目考

260 **伤寒秘诀　二卷**　佚名
　　　历代伤寒书目考

历代《伤寒论》类著作书目汇总表

261 **伤寒要略 二卷** 佚名
历代伤寒书目考

262 **伤寒百证歌 二卷** 佚名
历代伤寒书目考

263 **伤寒要论 一卷** 佚名
历代伤寒书目考

264 **伤寒提要 一卷** 佚名
历代伤寒书目考

265 **感证入门 一卷** 佚名
历代伤寒书目考

266 **伤寒证治集要** 佚名
历代伤寒书目考

267 **伤寒类方 二卷** 〔清〕董恕云
历代伤寒书目考

268 **伤寒辨证 一卷** 〔清〕董恕云
历代伤寒书目考

269 **时病慈航集 四卷** 〔清〕王于圣
历代伤寒书目考

270 **伤寒杂病论正义 十八卷** 〔清〕孙桢（松涛）
历代伤寒书目考

271 **伤寒宗印 六卷** 〔清〕严岳莲
历代伤寒书目考

272 **伤寒集注 九卷** 〔清〕马良伯（冠群）
历代伤寒书目考

273 **伤寒类编 八卷** 〔清〕马良伯（冠群）
历代伤寒书目考

274 **伤寒辨证直解 八卷** 〔清〕张兼善
历代伤寒书目考

275 **伤寒讲义（浙江中医专门学校本）六册** 〔清〕王仲香
历代伤寒书目考

276 **伤寒法眼 二卷** 〔清〕飞驼山人
历代伤寒书目考

277 **伤寒说约** 〔清〕俞文起
历代伤寒书目考

278 **伤寒论经注** 七卷 〔清〕许政敷
历代伤寒书目考

279 **删定伤寒论** 一卷 〔清〕丁福保
历代伤寒书目考

280 **新伤寒论** 三卷 〔清〕丁福保
历代伤寒书目考

281 **伤寒诸证** 三卷 〔清〕罗广纲
历代伤寒书目考

282 **伤寒问答** 一卷 〔清〕沈麟(汉卿)
历代伤寒书目考

283 **伤寒汇考** 四卷 〔清〕纪世炜
贩书偶记续编

284 **伤寒总注** 〔清〕詹德祖
贩书偶记续编

285 **伤寒论注** 〔清〕何百钧
贩书偶记续编

286 **伤寒神秘精粹录** 〔清〕吴廉如
贩书偶记续编

287 **伤寒要法** 一卷 〔清〕余涛 口授
贩书偶记续编

288 **证治辨疑** 一卷 〔清〕余涛 口授
贩书偶记续编

289 **伤寒论衬** 五卷 〔清〕姚大椿
贩书偶记续编

290 **伤寒翼** 〔清〕蒋示吉
伤寒广要采撫书目

291 **论伤寒** 〔清〕陈月坡
卢云乘伤寒医验自序

292 **伤寒大旨** 〔清〕潘楫(硕甫)
医灯续焰序

293 **伤寒论集** 〔清〕程林(云来)
金匮要略直解·凡例

294 **伤寒辨略** 〔清〕邵三山
中国医籍考引艮斋稿

295 **注许氏伤寒百证歌** 〔清〕徐彬(忠可)
中国医籍考

296 **伤寒论赘余** 一卷 〔清〕程应旄(郊倩)
中国医籍考

297 **伤寒答问** 〔清〕程云鹏
中国医籍考

298 **伤寒论注** 〔清〕戴震(在原、情修)
中国医籍考

299 **长沙原本伤寒论注疏** 〔清〕唐千顷(方淮、桐园)
中国医籍考

300 **伤寒论类疏** 〔清〕张孝培(宽公)
伤寒论辨证广注

301 **增补成氏明理论** 〔清〕汪琥(苓友)
伤寒论辨证广注

302 **伤寒论注** 〔清〕陈亮斯
伤寒论辨证广注

303 **伤寒或问** 〔清〕何镇(培元)
中医人物辞典

304 **伤寒理解** 十二卷 〔清〕吴槐授(子拔)
中医人物辞典

305 **南阳药证汇解** 六卷 〔清〕吴槐授(子拔)
中医人物辞典

306 **伤寒节旨** 〔清〕胡醴铭
中医人物辞典

307 **经方触类** 〔清〕胡醴铭
中医人物辞典

308 **伤寒五法** 〔清〕石楷
康熙嘉兴府志

309 **伤寒正宗** 〔清〕吴嗣昌(懋先)
康熙仁和县志

310 **伤寒全略解** 〔清〕潘毓俊(力田)
雍正猗氏县志

311 **伤寒心印** 一卷 〔清〕顾行(敏三)
乾隆杭州府志

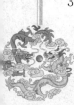

312　**伤寒本义**　〔清〕何炫（令韶）
　　乾隆奉贤县志

313　**伤寒类书**　〔清〕唐玉书
　　乾隆上海县志

314　**伤寒会集　四卷**　〔清〕唐藻（瑞亭）
　　乾隆上海县志

315　**伤寒准绳辑要**　〔清〕黄德嘉（瑞丰）
　　乾隆阳湖县志

316　**发明伤寒论　二十卷**　〔清〕程瑷
　　乾隆直隶通州志

317　**伤寒汇解**　（清（）蒋钟尹（愚溪）
　　乾隆直隶通州志

318　**伤寒辨论**　〔清〕吴天挺
　　乾隆盱眙县志

319　**千秋铎　一卷**　〔清〕方起英
　　乾隆历城县志

320　**伤寒准绳**　〔清〕杨仙枝
　　乾隆咸阳县志

321　**伤寒集注　二十卷**　〔清〕曹士兰
　　乾隆衡州府志

322　**伤寒论纂**　〔清〕史洞
　　乾隆偃师县志

323　**伤寒**　〔清〕李鼎玉（水樵）
　　乾隆陈州府志

324　**伤寒经条**　〔清〕汤日休
　　乾隆衡州府志

325　**伤寒辨似**　〔清〕易经（乾长）
　　乾隆郧县志

326　**伤寒寸金**　〔清〕曹若楫（济臣）
　　乾隆绩溪县志

327　**伤寒尊是**　〔清〕石中玉（米袖）
　　乾隆高平县志

328　**伤寒论翼**　〔清〕郑重光（在莘）
　　嘉庆嘉善县志

329 **伤寒论注释** 〔清〕韩煐 韩镒
嘉庆嘉善县志

330 **伤寒分汇** 〔清〕徐养士(圩士谔)
嘉庆嘉善县志

331 **伤寒脉诀** 〔清〕卜祖学
嘉庆嘉善县志

332 **伤寒析疑** 〔清〕丁元启(令舆)
嘉庆重修嘉善县志

333 **伤寒四条辨** 〔清〕陈士铎(敬之)
嘉庆山阴县志

334 **伤寒数编辑注** 〔清〕叶葩(正叔)
嘉庆山阴县志

335 **评定陶节庵全生集** 〔清〕叶桂(天士)
吴门补乘

336 **伤寒论正宗** 〔清〕陆敬铭(师尚)
嘉庆上海县志

337 **伤寒合璧** 〔清〕钱士清(耕山)
嘉庆嘉兴县志

338 **伤寒补注** 一卷 〔清〕姜森玉(浮尹)
嘉庆吴门补乘

339 **伤寒注** 〔清〕陆德阳(广明)
嘉庆扬州府志

340 **伤寒论集注** 十卷 〔清〕葛天民
嘉庆扬州府志

341 **伤寒摘要** 六卷 〔清〕谢鹏(在云)
嘉庆松江府志

342 **伤寒论辨证详说** 〔清〕周同文(衡章)
嘉庆密县志

343 **伤寒论读法** 〔清〕王廷侯(锡斋)
嘉庆鲁山县志

344 **伤寒六书节要** 〔清〕孙之基
嘉庆安亭志

345 **伤寒扩论** 四卷 〔清〕罗健亨
嘉庆湘潭县志

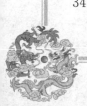

346 **伤寒秘要** 〔清〕黄载鼎(镇久)
嘉庆宁乡县志

347 **伤寒辨论** 〔清〕胡履吉(坦旋)
嘉庆绩溪县志

348 **伤寒指南** 〔清〕周瑶
嘉庆备修天长县志稿

349 **伤寒心源** 〔清〕董九成(凤仪)
嘉庆续修曲沃县志

350 **伤寒余义** 〔清〕赖一帖
道光象山县志

351 **张仲景医学** 〔清〕万迁兰(芝堂)
道光南昌县志

352 **伤寒余论** 〔清〕朱檠(魏成)
道光海昌县志

353 **伤寒集注** 〔清〕朱雍模(皋亭)
道光海昌县志

354 **伤寒晰义** 〔清〕朱洵(山音)
道光海昌县志

355 **伤寒经证附余　一卷** 〔清〕薛承基(公望)
道光苏州府志

356 **伤寒辨证　二卷** 〔清〕法征麟(仁源)
道光武进阳湖县志

357 **伤寒汇参** 〔清〕刘敝(芳州)
道光仪征县志

358 **伤寒论注** 〔清〕金溥(韩城)
道光武进阳湖县志

359 **伤寒汇通　四十卷** 〔清〕吕宗达
道光武进阳湖县志

360 **伤寒尚论商榷篇　十二卷** 〔清〕蒋蘅
道光武进阳湖县志

361 **伤寒变通论** 〔清〕金彭(又篯)
道光仪征县志

362 **伤寒析义　十四卷** 〔清〕吴廷桂(东山)
道光无锡金匮续志

363 **伤寒心法** 〔清〕戚缵(圣俞)
道光江阴县志

364 **伤寒论注解** 〔清〕窦光彝
道光绪城县续志

365 **伤寒摘要** 〔清〕高如崑(峻甫)
道光章邱县志

366 **伤寒易简录 一卷** 〔清〕康士珩(楚白)
道光章邱县志

367 **伤寒捷要** 〔清〕谭震东
道光泌阳县志

368 **伤寒备考** 〔清〕潘肇封撰
道光吴江县志续

369 **伤寒经注** 〔清〕汪志毅
道光重辑张堰志

370 **伤寒提要** 〔清〕韦建章撰
道光东阳县志

371 **伤寒说约** 〔清〕庄之义(路公)
道光震泽镇志

372 **脉如伤寒论 一卷** 〔清〕郭治(元峰)
道光南海县志

373 **订正金匮玉函经全书集注 二十卷** 〔清〕黄子健(江皋)
道光南海县志

374 **修辑伤寒六书** 〔清〕孙承恩(芷邻)
道光直隶澧州志

375 **伤寒简易** 〔清〕周传复
道光天门县志

376 **伤寒论注** 〔清〕五廷相(赞震)
道光休宁县志

377 **纂要伤寒金镜录** 〔清〕李从泰
道光新修曲沃县志

378 **伤寒论近言** 〔清〕何梦瑶(报之)
道光广东通志

379 **伤寒心得** 〔清〕邵浚(昼人)
咸丰南浔县志

380 **伤寒律要 四卷** 〔清〕汪廷（立人）
咸丰九年南浔县志

381 **伤寒门问答神行集** 〔清〕郑楫（济川）
咸丰靖江县志稿

382 **伤寒纪效书** 〔清〕刘士财（挺生）
同治九江府志

383 **伤寒辑要** 〔清〕曾秉豫（悦生）
同治南丰县志

384 **伤寒汇集 一卷** 〔清〕邹大麟（玉书）
同治宜黄县志

385 **伤寒论** 〔清〕章穆（深远）
同治鄱阳县志

386 **伤寒括注** 〔清〕艾芬
同治武宁县志

387 **伤寒论注 十一卷** 〔清〕刘宏壁
同治南昌县志

388 **仲景伤寒论** 〔清〕肖德
同治庐陵县志

389 **论翼丹髓 八卷** 〔清〕戴元枚（定楷）
同治湖州府志

390 **伤寒续方遥问 一卷** 〔清〕徐行（周道）
同治湖州府志

391 **伤寒明理论赘语** 〔清〕陈辂（朴生）
同治扬州府志

392 **伤寒论注** 〔清〕陈有统
同治长乐县志

393 **伤寒论注钞撮** 〔清〕陈锦鸢（灵羽）
同治宿迁县志

394 **伤寒论辨** 〔清〕陈凤佐
同治如皋县续志

395 **伤寒直指** 〔清〕强行健（顺之）
同治上海县志

396 **伤寒集解** 〔清〕张瑶
同治叶县志

历代《伤寒论》类著作书目汇总表

397　**张仲景伤寒正解**　〔清〕吴景玉（子珍）
　　同治义县志

398　**伤寒详注**　〔清〕陈心泰
　　同治万县志

399　**伤寒论翼评语**　一卷　〔清〕章汝鼎（玉田）

400　**伤寒论附翼评语**　一卷　〔清〕章汝鼎（玉田）
　　同治合川县志

401　**伤寒辨证录**　四卷　〔清〕王鼎
　　光绪同州府续志

402　**长沙发挥**　二卷　〔清〕费密（此度）
　　同治新繁县志

403　**伤寒来苏辨论**　〔清〕杨士杰（留人）
　　同治新化县志

404　**伤寒杂证歌赋**　一卷　〔清〕汤明峻
　　同治衡阳县志

405　**伤寒辨疑**　〔清〕夏逢谕
　　同治益阳县志

406　**伤寒禹鼎**　〔清〕李应五（鉴堂）
　　同治汉川县志

407　**伤寒类编**　〔清〕张培（天眷）
　　同治枝江县志

408　**伤寒论注**　〔清〕葛廷玉（荫谷）
　　同治涡阳县志

409　**伤寒歌诀**　〔清〕黄廷杰
　　同治祁门县志

410　**尚论篇注**　〔清〕江龙锡（策旗）
　　光绪常昭合志稿

411　**伤寒证**　〔清〕潘文元（华也）
　　光绪婺源县志

412　**伤寒翼**　〔清〕余述祖（余承）
　　光绪婺源县志

413　**伤寒辨证**　〔清〕李承超（逊卿）
　　光绪婺源县志

414 **仲景伤寒补遗** 〔清〕方圣德(国望)
光绪太平续志

415 **伤寒合璧** 二卷 〔清〕姚鉴(镜候)

416 **伤寒集方** 一卷 〔清〕姚鉴(镜候)
光绪嘉兴府志

417 **伤寒辨误** 〔清〕徐大振(金声)
光绪兰溪县志

418 **伤寒论全书本义** 十三卷 〔清〕许宋珏(式如)
光绪鄞县志

419 **伤寒易知** 〔清〕祝诒燕(翼如)
光绪海盐县志

420 **伤寒论质疑** 〔清〕张锡(百朋)
光绪嘉兴县志

421 **伤寒明理论** 〔清〕闵光瑜(蕴儒)
光绪乌程县志

422 **伤寒辨论** 〔清〕陈于公
光绪处州府志

423 **伤寒论注** 〔清〕沈明宗(目南)
光绪嘉兴府志

424 **伤寒六经论** 二卷 〔清〕岳昌源(鲁山)
光绪归安县志

425 **读来苏集伤寒论注笔记** 二卷 〔清〕王凤藻(梧巢)
光绪江宁府志

426 **伤寒条辨** 〔清〕任侃(光鱼)
光绪宜荆续志

427 **伤寒论辨** 〔清〕田杜(树芳)
光绪六合县志

428 **伤寒析义** 四十卷 〔清〕方奇(问之)
光绪甘泉县志

429 **读伤寒论** 二卷 〔清〕潘道根(确潜)
光绪昆新两县续修合志

430 **伤寒表** 一卷 〔清〕蒋宝素(问斋)
光绪丹徒县志

431 **伤寒一得篇　十篇**　〔清〕丁琮
　　光绪武进阳湖县志

432 **伤寒论增注**　〔清〕张宝仁(健元)
　　光绪娄县续志

433 **伤寒杂病说**　〔清〕陈荣(近光)
　　光绪江宁府志

434 **伤寒析义　四卷**　〔清〕施镐
　　光绪崇明县志

435 **伤寒示掌**　〔清〕卫显明(谔臣)
　　光绪崇明县志

436 **伤寒论注**　〔清〕管士芳
　　光绪松江府志

437 **伤寒通解　四卷**　〔清〕邹澍(润安)
　　光绪武进阳湖县志

438 **考订柯琴伤寒论注**　〔清〕马中骅(骧北)

439 **考订柯琴伤寒翼注**　〔清〕马中骅(骧北)
　　光绪苏州府志

440 **伤寒字字金言　四卷**　〔清〕赵苍舒
　　光绪苏州府志

441 **伤寒心法绪论**　〔清〕徐养恬(淡成)
　　光绪苏州府志

442 **伤寒论衬**　〔清〕屠锦
　　光绪青浦县志

443 **伤寒一得**　〔清〕朱士铨
　　光绪嘉定县志

444 **伤寒经论**　〔清〕方文伟(燮宇)
　　光绪嘉定县志

445 **伤寒一百一十三方精义**　〔清〕缪缤(尔均)
　　光绪丹徒县志

446 **伤寒第一书**　〔清〕徐昌
　　光绪昆新两县续修合志

447 **伤寒温病异同辨**　〔清〕程兆和(凤喈)
　　光绪武阳县志

448 **伤寒要义** 〔清〕黄惠畴（揆伯）
光绪宝山县志

449 **伤寒摘要** 〔清〕贺宽（瞻度）
光绪丹阳县志

450 **伤寒正当** 〔清〕郝慎衡
光绪续增乾隆栖霞县志

451 **伤寒贯解** 〔清〕王瑞辰（星五）
光绪寿张县志

452 **伤寒论选注** 〔清〕臧应詹

453 **伤寒妇幼三科** 〔清〕臧应詹
光绪诸城县续志

454 **批伤寒论** 〔清〕耿纯正（辉山）
光绪昌邑县志

455 **伤寒暗室明灯论** 〔清〕陈简（以能）
光绪保定府志

456 **伤寒集要** 〔清〕朱峨（奉璋）
光绪正定县志

457 **伤寒论** 〔清〕冀栋（任中）
光绪广平府志

458 **伤寒论 二卷** 〔清〕吴瑞（玉书）
光绪续修永北直隶厅志

459 **六经便读** 〔清〕陈道人（正东）
光绪湄潭县志

460 **尚论新编** 〔清〕秦克勋（相台）
光绪毕节县

461 **溯源论 一卷** 〔清〕张懋昌
光绪崇庆县志

462 **仲景伤寒论浅说 四卷** 〔清〕祝开新
光绪增刻同治荣昌县志

463 **伤寒庸解 二十四卷** 〔清〕周迁燮

464 **伤寒解意 四卷** 〔清〕周迁燮
光绪井研县志

465 **伤寒医悟 四卷** 〔清〕王璲（元佩）
光绪江宁府志

466 **伤寒检验提要** 三卷 〔清〕吴汝兰(韵轩)
光绪恭城县志

467 **伤寒纂要** 二卷 〔清〕区翰府
光绪五年广州府志

468 **伤寒要论** 一卷 〔清〕袁永纶
光绪五年广州府志

469 **伤寒论归真** 七卷 〔清〕陈焕堂
光绪广州府志

470 **伤寒论笺** 十卷 〔清〕陈贤书
光绪湖南通志

471 **伤寒辨证** 二卷 〔清〕陈思堂(孔坚)
光绪兴国州志补编

472 **伤寒述要** 一卷 〔清〕彭文楷(端轩)
光绪麻城县志

473 **伤寒集锦** 〔清〕陶宏炳(星浦)
光绪黄冈县志

474 **伤寒萃锦** 〔清〕鲍芹堂(香岩)
光绪麻城县志

475 **伤寒论翼** 〔清〕郭唐臣(戴尧)
光绪潜江县志

476 **伤寒辨微论** 〔清〕魏晋锡(晋贤)
光绪丹阳县志

477 **仲景伤寒集注** 〔清〕曹家珍(钧植)
光绪壬癸志编

478 **六经定法** 〔清〕武景节
光绪沔阳州志

479 **伤寒纲领** 〔清〕萧凤翥
光绪黄冈县志

480 **校正伤寒全生集** 四卷 〔清〕沈忠谨
光绪十年松江府志

481 **伤寒摘要** 〔清〕杨体泗
光绪沔阳州志

482 **伤寒对** 一卷 〔清〕刘兴湄(秋浦)
光绪沔阳州志

483　**寒热条辨合纂　八卷**　〔清〕熊煜奎（去臣）
　　江绪武昌县志

484　**伤寒诸证书**　〔清〕曾葵局
　　光绪重修荆州志

485　**伤寒正宗　四卷**　〔清〕徐行榘（季方）
　　光绪蕲水县志

486　**伤寒纂要**　〔清〕陈文斌（武烈）
　　光绪黄梅县志

487　**伤寒辨论　二十卷**　〔清〕邱翔（翼臣）
　　光绪黄州府志

488　**伤寒还真**　〔清〕黄绍先
　　光绪增修光泽县志

489　**伤寒百问增注**　〔清〕金玉音
　　光绪续修庐州府志

490　**伤寒注疏**　〔清〕章元弼（鼎臣）
　　光绪贵池县志

491　**伤寒知要**　〔清〕翟万麒
　　光绪续修庐州府志

492　**伤寒百问**　〔清〕金本田
　　光绪续修庐州府志

493　**伤寒摘要**　〔清〕方熔
　　光绪重修安徽通志

494　**伤寒辨徽**　〔清〕胡润川
　　光绪重修安徽通志

495　**伤寒集成**　〔清〕田廷玉
　　光绪重修安徽通志

496　**伤寒辑要**　〔清〕胡应亨
　　光绪宿州志

497　**伤寒录**　〔清〕查宗枢
　　光绪续修庐州府志

498　**删定伤寒论**　〔清〕郭明威（南宫）
　　光绪沁州复续志

499　**伤寒旁训**　〔清〕詹之志（润初）
　　光绪婺源县志

500 **伤寒辨似　四卷**〔清〕孙士荣
宣统泰州志

501 **箬园医说　四卷**（上两卷论"长沙伤寒新编新测"）〔清〕成瓘（隶中）
宣统山东通志

502 **伤寒论**〔清〕陈东飞
宣统山东通志

503 **伤寒论直解　八卷**〔清〕马桐芳（子琴）
宣统山东通志

504 **伤寒辨证歌**〔清〕宋言杨
宣统山东通志

505 **伤寒论辨脉诗**〔清〕李会霖
宣统濮州志

506 **伤寒杂气辨证　二卷**〔清〕关文炳
宣统南海县志

507 **劝读张仲景书十则**〔清〕吴光慧
民国合州县志

508 **伤寒三字诀**〔清〕谢养源（静安）
民国丰城县志

509 **伤寒发微**〔清〕邬有坦
民国盐乘艺文志

510 **伤寒论辨**〔清〕彭子惠（学祖）
民国潍县志稿

511 **伤寒易知录**〔清〕俞士熙（静斋）
民国宣平县志

512 **医论正解　六十卷**（内有论伤寒六气）〔清〕洪瞻陛（子升）
民国临海县志

513 **仲景伤寒论疏　四卷**〔清〕韩鹏（凤楼）
民国萧山县志稿

514 **仲景伤寒论**〔清〕蒋念恃（竹卿）
民国海宁州志稿

515 **伤寒集成**〔清〕劳梦鲤（肯之）
民国余姚云仓县志

516 **伤寒辨证　四卷**〔清〕金起诏（公选）
民国台州府志

517 **伤寒辨证抉微** 四卷 〔清〕郑家学(伯埙)
民国杭州府志

518 **伤寒集成** 〔清〕褚樟轩(清云)
民国余姚县志

519 **伤寒歌诀** 〔清〕张明(士才、杏村)
民国常昭合志

520 **伤寒歌诀** 〔清〕余祚宸
民国丹徒县志摭余

521 **伤寒说约歌** 一卷 〔清〕包与堂
民国吴县志

522 **伤寒卑迩集** 〔清〕袁谦(豫来)
民国宝山县续志

523 **伤寒易晓** 八卷 〔清〕陆光裕(呤玉)
民国青浦县续志

524 **伤寒论辨证** 四卷 〔清〕徐楗(墨君)
民国上海县续志

525 **伤寒述义** 四卷 〔清〕朱承鼎(理卿)
民国上海县志

526 **伤寒荟英** 〔清〕颜宝(善夫)
民国瓜州续志

527 **重编伤寒论** 六卷 〔清〕张肇瑞
民国常昭合志

528 **伤寒衣钵** 一卷 〔清〕顾愈
民国常昭会志

529 **伤寒详解** 〔清〕法文淦(功甫)
民国宜荆续志

530 **伤寒论汇解** 〔清〕钱荣国(缙甫)
民国江阴县志

531 **伤寒心印** 〔清〕顾敏三
民国杭州府志

532 **伤寒汇篇** 〔清〕陶锡恩(汉云)
民国铜山县志

533 **伤寒慎思录** 〔清〕朱星(意耘)

534 **伤寒明辨** 〔清〕朱星（意耘）
民国甘泉县续志

535 **伤寒辨** 〔清〕宋孔传（斐成）
民国崇明县志

536 **伤寒论稿** 〔清〕居骏
民国常昭合志

537 **伤寒论浅说** 二卷 〔清〕庞树敏
民国临圻县志

538 **伤寒论辨** 四卷 〔清〕杨延庆
民国高密县志

539 **伤寒宝镜集** 〔清〕赵丹魁（星五）
民国利津县志

540 **伤寒要旨** 〔清〕赵丹成（镇湘）
民国利津县志

541 **伤寒针灸** 〔清〕赵文栋（干亭）
民国博兴县志

542 **伤寒合解** 〔清〕王瑛琳（聘卿）
民国夏津县志续编

543 **伤寒易解** 四卷 〔清〕尹方远（乐朋）
民国邹县志稿

544 **伤寒秘要** 一卷 〔清〕陈长卿（超元）
民国潍县志稿

545 **伤寒温习录** 〔清〕潘遵鼎
民国济宁直隶州志

546 **伤寒歌诀** 〔清〕谭昺煦
民国潍县志稿

547 **伤寒论补注** 〔清〕王立楹（临轩）
民国长清县志

548 **伤寒指南** 〔清〕于溥泽（皆林）
民国平度县志

549 **伤寒指南** 一卷 〔清〕李溶（千古）
民国河南通志

550 **伤寒论** 〔清〕王云锦（柳溪）
民国河南通志

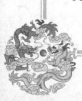

551 **伤寒论注** 〔清〕王鸿印
民国续武涉县志

552 **伤寒摘要 八卷** 〔清〕杨永锡
民国密县志

553 **伤寒论注** 〔清〕高建章
民国河南通志

554 **伤寒抉微** 〔清〕韩溥
民国长垣县志

555 **伤寒阐微** 〔清〕李再田
民国重修信阳县志

556 **张仲景伤寒论评注解** 〔清〕王广运
民国河南通志

557 **伤寒夺命** 〔清〕杨居午
民国禹县志

558 **伤寒三疫论** 〔清〕李学正
民国正阳县志

559 **伤寒穷源 一卷** 〔清〕陈其昌(兆隆)
民国获嘉县志

560 **伤寒论** 〔清〕何金熔(剑光)
民国汝南县志

561 **伤寒辨证** 〔清〕张应鳌(晓策)
民国阌乡县志

562 **伤寒抉微** 〔清〕武兆麟(善甫)
民国密云县志

563 **伤寒歌** 〔清〕蒋浚源(哲亭)
民国遵化县志

564 **伤寒论** 〔清〕萧健图(铁崖)
民国交河县志

565 **伤寒医牖** 〔清〕袁荫元(心梅)
民国沧县志

566 **伤寒易解 二卷** 〔清〕荣玉璞(琢之)
民国霸县新志

567 **伤寒补注** 〔清〕魏汝霖(载泽)
民国柏乡县志

568　**伤寒心汇**　〔清〕吴嗣昌（懋先）
　　　民国续纂浙江通志

569　**伤寒舌鉴**　〔清〕任潮
　　　民国浙江通志稿

570　**伤寒尚论评注**　〔清〕陈锡朋（勉亭）

571　**伤寒贯珠评注**　〔清〕陈锡朋（勉亭）
　　　民国绍兴县志采房稿

572　**伤寒典要　二十四卷**　〔清〕徐国麟（遂生）
　　　民国浙江通志稿

573　**伤寒类辨**　〔清〕陈埙
　　　民国衢县志

574　**六经传说**　〔清〕曹国楠
　　　民国泰兴县志稿

575　**伤寒正义　二十卷**　〔清〕叶霖
　　　民国江都县续志

576　**发明伤寒论　四卷**　〔清〕赵春霖
　　　民国如皋县志稿

577　**伤寒管见**　〔清〕高云章（锦）
　　　民国江都县续志

578　**伤寒论**　〔清〕徐子石
　　　民国南汇县志

579　**伤寒汇要**　〔清〕鲍以熊
　　　民国南汇县志

580　**伤寒疾补　一卷**　〔清〕张泰类
　　　民国江苏通志稿

581　**伤寒试验经**　〔清〕王思恭（畏之）
　　　民国锦西县志

582　**伤寒体注　十卷**　〔清〕杨维仁（伯廉）
　　　民国重修皋兰县志

583　**伤寒论笺注**　〔清〕王九思（睿生）
　　　民国府谷县志

584　**伤寒论**　〔清〕白珩
　　　民国咸宁长安两县志

585　**伤寒逆证赋**　〔清〕奚毓嵩
　　民国鹤庆县志

586　**伤寒论略**　〔清〕赵同文（书棣）
　　民国盐丰县志

587　**六经辨证**　〔清〕张维一（汝菊）
　　民国余庆县志

588　**伤寒论浅注**　〔清〕宦应清
　　民国贵州通志

589　**伤寒论类证录**　四卷　〔清〕曾芳桐
　　民国遂宁县志

590　**伤寒论翼**　一卷　〔清〕宋怀璟
　　民国乐山县志

591　**伤寒论注**　六卷　〔清〕吴锡玲

592　**伤寒辨证**　十卷　〔清〕吴锡玲
　　民国西昌县志

593　**长沙串注方歌**　二卷
　　民国合川县志

594　**伤寒炳麟**　〔清〕杨正（致君）

595　**伤寒读本**　七卷　〔清〕杨正（致君）
　　民国郫县志

596　**伤寒六经定法**　〔清〕周智端（子方）
　　民国蓬溪县志

597　**医学探骊**　二卷（上卷辑伤寒大旨、六经证治）　〔清〕杨进蕃（笠台）
　　民国合川县志

598　**伤寒瘟疫辨似论**　一卷　〔清〕何炳椿（茂堂）
　　民国合江县志

599　**伤寒浅注歌括**　〔清〕林毓璠（兰阶）
　　民国大竹县志

600　**批伤寒论**　〔清〕庞鹏展
　　民国武宣县志

601　**伤寒科学识**　〔清〕石德培
　　民国藤县志稿

602　**伤寒备要**　二卷　〔清〕李晃宇
　　民国东莞县志

603 **伤寒论解真　九卷**　〔清〕罗佐廷

604 **伤寒分证　三卷**　〔清〕罗佐廷
民国顺德县志

605 **伤寒撷要表**　〔清〕涂廷献(省斋)
民国大浦县志

606 **伤寒述　二卷**　〔清〕陈琮(玉山)
民国始兴县志

607 **伤寒辨证　四卷**　〔清〕郑华国
民国香山志续编

608 **伤寒论讲义　六卷**　〔清〕崔荫炎
民国宁乡县志

609 **伤寒补注**　〔清〕张官曙
民国增补乾隆永顺县志

610 **伤寒论歌诀**　〔清〕罗味经(思陶)
民国宁乡县志

611 **伤寒发明　六卷**　〔清〕周世教
民国宁乡县志

612 **伤寒夹注**　〔清〕王三锡
民国湖北通志

613 **伤寒问答**　〔清〕何增荣(景五)
民国钟祥县志

614 **伤寒心编**　〔清〕邓锦
民国湖北通志

615 **伤寒集证汇方　四卷**　〔清〕郑葆仁
民国长乐县志

616 **经方新歌一百十三首**　〔清〕吴其安(少袁)
民国崇安县志

617 **伤寒论撮要　二册**　〔清〕萧廷扬(俊杰)
民国周墩区志

618 **十二经方议秘要**　〔清〕陶思渠
民国霞浦县志

619 **伤寒玉钥　十卷**　〔清〕黄润光

620 **伤寒要诀　一卷**　〔清〕黄润光

621 **经方要诀 一卷** 〔清〕黄润光
民国永定县志

622 **伤寒汇证** 〔清〕许燮（阳吉）
民国闽清县志

623 **伤寒论注** 〔清〕彭光奎
民国崇安县志

624 **伤寒论集解** 〔清〕汪广庵
民国歙县志

625 **伤寒变论** 〔清〕饶煌（福堂）

626 **伤寒诀** 〔清〕饶煌（福堂）
民国歙县志

627 **伤寒舌鉴 一卷** 〔清〕郑汭
民国乡宁县志

628 **伤寒定规** 〔清〕阎南图
民国榆次县志

629 **伤寒小解** 〔清〕宁述俞
民国榆次县志

630 **伤寒病症笺释** 〔清〕文锦华（朴楼）
民国昭萍志略

631 **伤寒论集解** 〔清〕汪广庵
民国歙县志

632 **六经伤寒辨证补方** 〔清〕蔡茗庄
民国福建通志

633 **伤寒论集说便读 六卷** 〔清〕陈定涛（环海）
民国闽侯县志

634 **伤寒论读** 〔清〕应诗洽（在阳）
1951年鄞县通志

635 **伤寒汲古一得** 〔清〕周利川
1951年鄞县通志

636 **增订条注伤寒法** 周绍勋（云门） 民国
中医人物辞典

637 **长沙秘法** 谭志光（容园） 民国
中医人物辞典

638 **寒温辨疑** 谭志光（容国）　　　　　　　　民国
中医人物辞典

639 **长沙类症约旨** 廖鼎（幼民）　　　　　　　　民国
中医人物辞典

640 **伤寒十八方** 胡宝书（自安、玉涵）　　　　　民国
中医人物辞典

641 **伤寒论方歌** 梁湘岩（慕周）　　　　　　　　民国
中医人物辞典

642 **伤寒六经释义** 王邈达（若国）　　　　　　　民国
中医人物辞典

643 **伤寒论讲义** 王邈达（若国）　　　　　　　　民国
中医人物辞典

644 **伤寒论读法** 一卷　　　　　　　　　　　　　民国
历代伤寒书目考

645 **伤寒论微言** 一卷　　　　　　　　　　　　　民国
历代伤寒书目考

646 **伤寒详解** 四卷 邹趾痕撰　　　　　　　　　　民国
历代伤寒书目考

647 **伤寒自疗法** 萧屏萍编　　　　　　　　　　　民国
历代伤寒书目考

648 **伤寒心解** 周隐歧撰　　　　　　　　　　　　民国
历代伤寒书目考

649 **伤寒图表** 周隐歧撰　　　　　　　　　　　　民国
历代伤寒书目考

650 **伤寒方歌** 吴炳耀　　　　　　　　　　　　　年代不详

651 **六经证治歌诀** 曹荫南　　　　　　　　　　　年代不详

652 **伤寒脉证宜忌歌** 佚名　　　　　　　　　　　年代不详

653 **伤寒入门** 佚名　　　　　　　　　　　　　　年代不详

654 **伤寒心法** 佚名　　　　　　　　　　　　　　年代不详

655 **伤寒真诠方** 佚名　　　　　　　　　　　　　年代不详

656 **伤寒论集方补注** 佚名　　　　　　　　　　　年代不详

四、《伤寒论金匮要略》合编类著作存目

657 **伤寒金匮方解** 六卷 〔清〕邹澍
   光绪武进阳湖县志

658 **伤寒杂病论** 十二卷 〔清〕霍又坚
   光绪广州府志

659 **伤寒金匮合编歌注** 八卷 〔清〕张国治（子喻）
   光绪枫泾小志

660 **伤寒杂病论** 〔清〕张畹庵
   历代伤寒书目考

661 **伤寒杂病论正义** 十八卷 〔清〕孙桢
   历代伤寒书目考

662 **伤寒杂病论读** 四卷 〔清〕沈又彭（尧封）钞注
   历代伤寒书目考

663 **伤寒金匮经方简易歌括** 郑永湘（雪渔）
   民国歙县志

664 **伤寒杂病论四传** 包育华
   民国上杭县志

665 **伤寒杂病论校注** 二十六卷 莫文泉
   民国浙江通志稿

666 **伤寒金匮指归补解** 曹丹楠
   民国泰兴县志

667 **伤寒金匮歌诀** 一卷 何炳椿
   民国合江县志

668 **伤寒金匮附翼韵编** 陈启予
   民国合川县志

669 **伤寒金匮恒解** 金纯煦
   民国蓬溪县志

670 **伤寒金匮辨正** 陈金声（子和）
   民国泰县志稿

671 **伤寒卒病论考** 八卷 陈颖
   民国曲阜县志

日本《伤寒论》类著作书目汇总表

说　明

　　《伤寒论》自唐传入日本后，成为日本汉方医研究和学习的主要科目，其著作颇多，不乏有价值者，今将日本《伤寒论》类著作书目汇总如下。

　　该《表》参考资料如下：

　　龙野一雄，伤寒论研究史（日本の部），日本医学史杂志 1305 期 278 页，1942 年。

　　大冢敬节·修琴堂藏书目录抄，汉方の临床 1974；21（2）：3。

　　松田邦夫·日本《伤寒论》研究的概况，北京中医学院学报 1981；(4)：36。

　　《中医图书联合目录》中医研究院图书馆编，1961 年。

　　《历代伤寒书目考》曹炳章撰，1934 年。

　　《伤寒论辞典》刘渡舟主编，1987 年。

　　《伤寒论手册》张启基等编，1994 年。

　　《伤寒论学术史》叶发正著，1995 年。

　　《皇汉医学书目一览》汤本求真撰，1927 年。

001	小刻伤寒论（成本）　香川修庵校订	1715年
002	伤寒论便蒙编　幡养元	1732年
003	伤寒备急门　渡边玄良	1734年
004	伤寒论神解　有马元函	1750年
005	伤寒论后条辨抄译　甲驾通元	1750年
006	伤寒论集诘　一濑穆	1760年
007	伤寒通玄类证　加藤谦斋	1761年
008	伤寒论国字解　云林院了作	1771年
009	翼注伤寒论　宫义方	1779年
010	伤寒论证　中西惟忠	1790年
011	辑光伤寒论　吉益南涯	1813年
012	补正辑光伤寒论　鹤田真	1821年
013	医断　鹤元逸	1759年
014	删正伤寒论　满生成章	1779年
015	伤寒摭粹　清水相斋	1781～1788年间
016	古文伤寒论　桃井安贞	1793年
017	删定伤寒论　中西君友	1798年
018	伤寒论正文　樱井延山	1799年
019	删定伤寒论　中西深斋	1801年
020	简易伤寒论　北条若斋	1803年
021	伤寒论章句　贺屋敬恭	1811年
022	鉴定伤寒论　获生徂徕	1811年
023	伤寒论古义　大久保常安	1812年
024	鉴定伤寒论　山本主善	1820年
025	私定伤寒论　菅原景知	1822年
026	修正伤寒论　中川修亭	1848年
027	定本伤寒论　吉益靖	不详
028	原文伤寒论　纪南风	不详
029	金匮玉函伤寒论定本　高谷主善	1786年
030	伤寒便览　河府正安	1787年
031	伤寒论张义定本　伊藤大助	1818年
032	伤寒杂病论类编　内藤希哲	1819年
033	康平本伤寒论　丹波雅忠	1063年
034	正方伤寒论　田口鼎	1826年

035 伤寒论正解 中茎暍谷　　　　　　　　　　　　　　　　　　1826 年
036 正文伤寒论复圣辩 古矢知白　　　　　　　　　　　　　　　1846 年
037 伤寒论圆机 冈昌平　　　　　　　　　　　　　　　　　　　1847 年
038 风寒热病方经篇 宇津木昆台　　　　　　　　　　　　　　　1830 年
039 删定伤寒论撷余外篇 井每卿　　　　　　　　　　　　　　　1847 年
040 校正宋板伤寒论 浅野元甫　　　　　　　　　　　　　　　　1797 年
041 新校伤寒论 稻叶元熙　　　　　　　　　　　　　　　　　　1844 年
042 订定标注伤寒论 小原兰峡　　　　　　　　　　　　　　　　1854 年
043 翻刻宋板伤寒论 掘川未济　　　　　　　　　　　　　　　　1856 年
044 和气古本伤寒论 佚名　　　　　　　　　　　　　　　　　　1854 年
045 康治本伤寒论 沙门了纯　　　　　　　　　　　　　　　　　1143 年
046 伤寒论示旧 喜多见重远　　　　　　　　　　　　1868 年～1911 年
047 伤寒论集成 山田正珍　　　　　　　　　　　　　　　　　　1789 年
048 伤寒启微 片仓鹤陵　　　　　　　　　　　　　　　　　　　1793 年
049 伤寒论辑义 多纪元简　　　　　　　　　　　　　　　　　　1822 年
050 伤寒论韵语图 冈田静安　　　　　　　　　　　　　　　　　1830 年
051 伤寒论汇考 喜多村直宽　　　　　　　　　　　　　　　　　1852 年
052 伤寒论劄记 喜多村真宽　　　　　　　　　　　　　　　　　1852 年
053 伤寒论讲义 高桥子德　　　　　　　　　　　　　　　　　　1857 年
054 伤寒论择精录 山本高明　　　　　　　　　　　　　　　　　1858 年
055 伤寒论正义 吉益南涯　　　　　　　　　　　　　　　　　　1913 年
056 伤寒论要解 平山直则　　　　　　　　　　　　　　　　　　1825 年
057 伤寒论札记 山田业广　　　　　　　　　　　　　　　　　　不详
058 伤寒文字考 伊藤子德　　　　　　　　　　　　　　　　　　1851 年
059 伤寒论考注 森立子　　　　　　　　　　　　　　　　　　　不详
060 丛桂偶记 原南阳　　　　　　　　　　　　　　　　　　　　1790 年
061 伤寒考 山田正珍　　　　　　　　　　　　　　　　　　　　1826 年
062 医宗仲景考 平田笃胤　　　　　　　　　　　　　　　　　　1827 年
063 伤寒论作者考 中村元恒　　　　　　　　　　　　　　　　　不详
064 伤寒论解故 铃木素行　　　　　　　　　　　　　　　　　　1893 年
065 伤寒论解丛 平信敏　　　　　　　　　　　　　　　　　　　1771 年
066 伤寒论自序广义 横地玄常　　　　　　　　　　　　　　　　1764 年
067 伤寒论自序讲录 村井琴山　　　　　　　　　　　　　　　　1977 年
068 张仲景伤寒论自序集解 伊藤子德　　　　　　　　　　　　　1945 年

069	伤寒论序文注解　加藤良白	1846 年
070	伤寒论自序纂注　权藤行	1854 年
071	伤寒论序文讲义　上泷先生	不详
072	伤寒论自序考　权藤吉人	不详
073	医方分量考　吉益东洞	不详
074	作剂鉴　刘栋田良	1774 年
075	张仲景用药分量考　平井贞赖	1784 年
076	药方分量考闻书　冈田静安	1814 年
077	伤寒论度量衡考　黑田玄鹤	1821 年
078	经方权量略说　喜多村直宽	1630 年
079	古方分量考　平井	1793 年
080	伤寒论药品体用　川越衡山	1797 年
081	药量考　村井琴山	不详
082	伤寒论章句　贺屋敬恭	1811 年
083	伤寒论文诀　马渊岚山	1830 年
084	伤寒六经析义　喜多村直宽	1851 年
085	伤寒论述义　多纪元坚	1844 年
086	伤寒论一贯集　今村了庵	1830 年～1844 年
087	伤寒论大意　泽田致道	1868 年
088	伤寒辨要　浅田宗伯	1881 年
089	方极　吉益东洞	1764 年
090	古文节义　内岛保定	1771 年
091	古文便览　六角重任	1782 年
092	腹证奇览　稻叶文礼	1801 年
093	类聚方集览　雉间焕	1803 年
094	古方漫笔　原南洋	1832 年
095	圣剂发蕴　小岛有乡	1832 年
096	方极直解　武藤吉得	不详
097	方极积硅录　吉益政虎	不详
098	方极国字解　文山人	不详
099	方极删定　村井椿寿	1755 年
100	方极附言　岩渊任令	不详
101	吉益先生方极口诀　玄东山人	不详
102	方极疑问　赤松彦	不详

日本《伤寒论》类著作书目汇总表

103	方极一味解　佚名	1842 年
104	方极百对　佚名	不详
105	读类聚方　平井村	1762 年
106	类聚方辨正　秦恭德	1827 年
107	类聚方方证辨　吉益南涯	不详
108	类聚方释义　佚名	不详
109	类聚方集成　难波抱节	1858 年
110	类聚方广义　尾中榕堂	1856 年
111	方机　吉益东洞	不详
112	为方絜矩　平野革谿	不详
113	方筌　深河蟠龙	1775 年
114	方庸　吉益南涯	不详
115	腹诊配剂录　村井琴山	不详
116	方舆　有持希藻	1853 年
117	方读便解　福井枫亭	不详
118	伤寒论夜话　原南阳	1846 年
119	伤寒论正文解　和田东郭	1835 年
120	伤寒论讲义　华冈青洲	1827 年
121	生生堂伤寒论讲义　中神琴溪	1925 年
122	伤寒论辨名　泷无量	不详
123	伤寒图说　原元麟	1798 年
124	鉴定伤寒论　山本主善	1792 年
125	伤寒论讲义　木村博	1933 年
126	伤寒论考注　木村博	1933 年
127	复圣伤寒论　古矢知白	不详
128	生生堂伤寒约言　中神琴溪	1925 年
129	伤寒论精义外传　和田元庸	1826 年
130	丰浦还珠　丰浦元贞	1849 年
131	伤寒论私撰　佐井闻庵	1842 年
132	证法格　中茎暍谷	1842 年
133	病根精义辨　金古景山	1846 年
134	伤寒论水火交易国字辨　金古景山	1847 年
135	伤寒论国字复圣辨　古矢知白	不详
136	伤寒论精一议总论　古矢知白	不详

137	**古方括要** 金古景山	不详
138	**古家法则** 古矢知白	不详
139	**病因问答** 古矢知白	不详
140	**伤寒说新注** 贺来佐之	1844 年
141	**蛮说伤寒论** 奈良敬甫	1855 年
142	**伤寒论笺注** 山边笃雅	1779 年
143	**伤寒论辨证** 中西深斋	1790 年
144	**伤寒论特解** 斋静斋	1790 年
145	**伤寒论古训传** 及川东谷	1804 年
146	**伤寒论实义** 早川宗安	1825 年
147	**私考伤寒论** 今村了庵	不详
148	**伤寒论识** 浅田宗伯	1894 年
149	**伤寒论古训传** 及川达	1804 年
150	**伤寒经方或门** 喜多村直宽	不详
151	**伤寒论疏义** 喜多村直宽	1852 年
152	**伤寒论详解** 池田义之	1825 年
153	**伤寒论译解** 柳田子和	1853 年
154	**伤寒论通释** 石原吾道	1877 年
155	**伤寒论古训编** 芳村如也	不详
156	**伤寒论纪闻** 中西君友	不详
157	**伤寒论读** 福井	不详
158	**帐中伤寒论** 和田	不详
159	**伤寒六经志** 加藤犹龙	1798 年
160	**家刻伤寒论** 广冈子长	1807 年
161	**伤寒论私考** 平野君明	1815 年
162	**伤寒提要** 众立之	不详
163	**伤寒名数解** 中西深斋	1774 年
164	**伤寒论类证法** 进藤子晖	1811 年
165	**长沙证汇** 田中荣信	1790 年
166	**伤寒杂病类汇** 山田业广	1849 年
167	**伤寒杂病辨证** 浅田宗伯	不详
168	**类证聚方便览** 安倍士德	不详
169	**伤寒论类证** 寺尾显融	不详
170	**伤寒论脉证类辨** 稻叶元熙	不详

日本《伤寒论》类著作书目汇总表

171	观症辨疑　吉益南涯	1831 年
172	伤寒论秘要　中西深斋	不详
173	伤寒论四象类方　由良㘦	1817 年
174	医学警悟　宇津木昆台	1883 年
175	伤寒论各证方决　嵩山道人	1787 年
176	伤寒图说　原元麟	1798 年
177	治方佩诀　能条保庵	1813 年
178	治方直诀　佚名	不详
179	金匮玉函要略类方　山田业广	1834 年
180	伤寒杂病类方　喜多村直宽	1852 年
181	药性辨　学之泰人	1767 年
182	药征　吉益东洞	1785 年
183	续药征　村井琴山	1778 年
184	伤寒药能考　中山照久	1809 年
185	药性讨源　曾槃	1817 年
186	伤寒药议　喜多村直宽	1852 年
187	重校药征　尾台榕堂	1853 年
188	气血水药征　吉益南涯	不详
189	药极　吉益赢斋	不详
190	药雅　丹波元胤	不详
191	丛桂亭药语　原南阳	不详
192	古法枢要　关属领南	1812 年
193	伤寒论新解　杉原德行	1950 年
194	医经解惑论　内藤希哲	1731 年
195	伤寒论刘氏传　刘栋	1772 年
196	复古伤寒论征　天泰岳	1780 年
197	伤寒论选注　津田世赏	1787 年
198	伤寒津氏徵　津田尝	1790 年
199	伤寒论纲要　橘南溪	1791 年
200	伤寒证治约言　后藤省	1795 年
201	伤寒外传　橘南溪	1796 年
202	伤寒用药研究　川越正淑	1797 年
203	伤寒论考文　本山观	1801 年
204	古医方晰义　儿岛翮	1802 年

日本《伤寒论》类著作书目汇总表

205	伤寒论脉证式　川越正淑	1804 年
206	伤寒论脉证式校补　川越正椒著　张骥校补	1804 年
207	伤寒论精义　吉益南涯	1813 年
208	伤寒举踏　无量居士	1817 年
209	伤寒论考　乾乾堂主人	1821 年
210	伤寒论要解　平山直则	1825 年
211	伤寒广要　丹波元坚	1827 年
212	医门窥观　关口本贞	1825 年
213	伤寒发微　中川故	1827 年
214	伤寒论辑义释字草稿　扶阳老人	1801 年
215	伤寒论正文解　和田璞	1837 年
216	伤寒辨述　浅田宗伯	1838 年
217	伤寒论私撰　佐井间庵	1842 年
218	伤寒论类辨　古田原	1846 年
219	经方辨　山田业广	1879 年
220	伤寒翼方　浅田宗伯	1881 年
221	伤寒论撮解　河野通定、河野通德	1883 年
222	伤寒古本考　内藤希振	1913 年
223	伤寒论正解　浅田贺寿卫	1928 年
224	伤寒论分类疑解　中西惟忠	1929 年
225	金匮玉函要略方解　佚名	1930 年
226	伤寒之研究　中西惟忠	1935 年
227	伤寒论辨害　万年栎山	不详
228	伤寒论解说　大冢敬节	不详
229	东洞先师方极删定考证　邨井枕	1755 年
230	类聚方　吉益东洞	1751 年
231	古方通览　佐藤正昭	1799 年
232	上世方证鉴　铃木一贯	1816 年
233	张氏方函　藤田大信	1823 年
234	伤寒杂病全论解　德内常矩	1880 年
235	伤寒金匮称量考分量笄考合刻　浅野先醒　正本先醒	1781 年
236	伤寒论阶梯　实田谦藏	1954 年
237	伤寒杂病类方　喜多村直宽	1978 年
238	伤寒杂病论类纂　山田业广	不详

239 伤寒粹言 桥本吉斋　　　　　　　　　　不详

240 伤寒论二义 三谷岩田　　　　　　　　　不详

241 伤寒方 三谷岩田　　　　　　　　　　　不详

242 伤寒法则 浅田惟常　　　　　　　　　　不详

243 伤寒论五类 三谷岩田　　　　　　　　　不详

244 伤寒方意略解 三谷岩田　　　　　　　　不详

245 金匮伤寒分量考 高桥原助　　　　　　　不详

246 伤寒论微词辨 花井　　　　　　　　　　不详

247 伤寒论反正 龟井安贞　　　　　　　　　不详

248 伤寒论微 泰岳　　　　　　　　　　　　不详

249 伤寒论张义 伊藤大助　　　　　　　　　不详

250 伤寒论定本 高谷德彰　　　　　　　　　不详

251 伤寒论取策 枣轩木间　　　　　　　　　不详

252 伤寒论义疏 山田业广　　　　　　　　　不详

253 伤寒新书 杉田玄田　　　　　　　　　　不详

254 伤寒论分注 橘春晖　　　　　　　　　　不详

255 伤寒论迩言 橘春晖　　　　　　　　　　不详

256 伤寒论类释 枣杆木间　　　　　　　　　不详

257 伤寒后条辨钞译 陶觅廷美　　　　　　　不详

258 复圣正光伤寒论 浅井贞蒲　　　　　　　不详

259 伤寒一家言 经子常　　　　　　　　　　不详

260 伤寒初步 宫木叔　　　　　　　　　　　不详

261 伤寒类症鉴别法 寺尾国平　　　　　　　不详

262 修正伤寒全论附论 中川故其德　　　　　不详

263 伤寒药录 中川故其德　　　　　　　　　不详

264 伤寒论讲义 山田橘井　　　　　　　　　不详

265 伤寒约言注解 衡阳先生　　　　　　　　不详

266 伤寒论方 山田橘井　　　　　　　　　　不详

267 伤寒古方训 佚名　　　　　　　　　　　不详

268 伤寒百问 佚名　　　　　　　　　　　　不详

269 伤寒众方规矩 冈本玄治　　　　　　　　不详

270 伤寒方 中泽养亭　　　　　　　　　　　不详

271 伤寒手引草 横井玄同　　　　　　　　　不详

272 伤寒译通 铃木定宽　　　　　　　　　　不详

273　伤寒论逢源　田中荣信　　　　　　　　　　　不详
274　伤寒国字辨　浅野微　　　　　　　　　　　　不详
275　伤寒杂病论通解　虾惟义　　　　　　　　　　不详
276　伤寒论俗解　新井保之　　　　　　　　　　　不详
277　伤寒论章句　吉益南涯　　　　　　　　　　　不详
278　医圣方格　能条方庵　　　　　　　　　　　　不详
279　伤寒论经传晰义　儿岛冲夫　　　　　　　　　不详
280　伤寒发微　中川修亭　　　　　　　　　　　　不详
281　伤寒臆拔书六经辨　铃木仓部　　　　　　　　不详
282　伤寒新志　铃木雪星　　　　　　　　　　　　不详
283　伤寒私语示蒙　宫崎贞顺　　　　　　　　　　不详
284　伤寒五种传正文　伊东国珍　　　　　　　　　不详
285　伤寒论述义补　丹波元坚　　　　　　　　　　不详
286　伤寒论方法琐辨　冈田省吾　　　　　　　　　不详
287　伤寒论阴阳辨　田宫尚旋　　　　　　　　　　不详
288　告伤寒瘟疫家说　长尾全庵　　　　　　　　　不详
289　伤寒论集解　目黑道琢　　　　　　　　　　　不详
290　伤寒初心抄　竹田定佑　　　　　　　　　　　不详
291　伤寒论贵耳　吉益北洲　　　　　　　　　　　不详
292　勿误药室方函口诀　浅田宗伯　　　　　　　　不详
293　伤寒腹证辨　吉益赢斋　　　　　　　　　　　不详
294　读伤寒论　永富独啸庵　　　　　　　　　　　不详
295　伤寒论议义　山田橘井　　　　　　　　　　　不详
296　修正伤寒全论　中川故其德　　　　　　　　　不详
297　伤寒论五注　佚名　　　　　　　　　　　　　不详

后　记

　　该《汇总表》中的日文资料，来自日本朋友曾山荣子女士和李云祥先生的馈赠，在此谨致谢忱！

　　由于现代资料匮乏，致该《汇总表》尚不完整，待日后继续搜集，以臻完善。

李顺保

2000 年 2 月

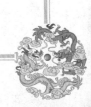

日本《伤寒论》类著作书目汇总表